U0922357

2011

中国药学年鉴

CHINESE PHARMACEUTICAL YEARBOOK

第二军医大学出版社

图书在版编目(CIP)数据

中国药学年鉴.2011/彭司勋主编.—上海:第二军医大学出版社,2012.1
ISBN 978-7-5481-0375-2

Ⅰ.①中… Ⅱ.①彭… Ⅲ.①药物学-中国-2011-年鉴 Ⅳ.①R9-54

中国版本图书馆 CIP 数据核字(2012)第 010560 号

中国药学年鉴(2011)
Chinese Pharmaceutical Yearbook

主　　编:彭司勋
责任编辑:李　娜　郑　民
出版发行:第二军医大学出版社
社　　址:上海市翔殷路 818 号
邮政编码:200433
电话传真:021-65344595(总编办)
　　　　　021-65493093(发行部)
电子信箱:cbs_208@Smmu.edu.cn
国内经销:全国各地新华书店
　　　　　南京东汉文化传播有限公司
　　　　　(电话:025-83750085)
国外经销:中国国际图书贸易总公司
　　　　　(国外发行代号 AN1946)
印　　刷:江苏省地质测绘院印刷厂
开　　本:889mm×1230mm　1/16
字　　数:988 千字
印　　张:29.75
插　　页:24
版　　次:2012 年 1 月第 1 版
印　　次:2012 年 1 月第 1 次印刷
ISBN　978-7-5481-0375-2/R·1171

定　　价:298.00 元

《中国药学年鉴》编委会(2011)

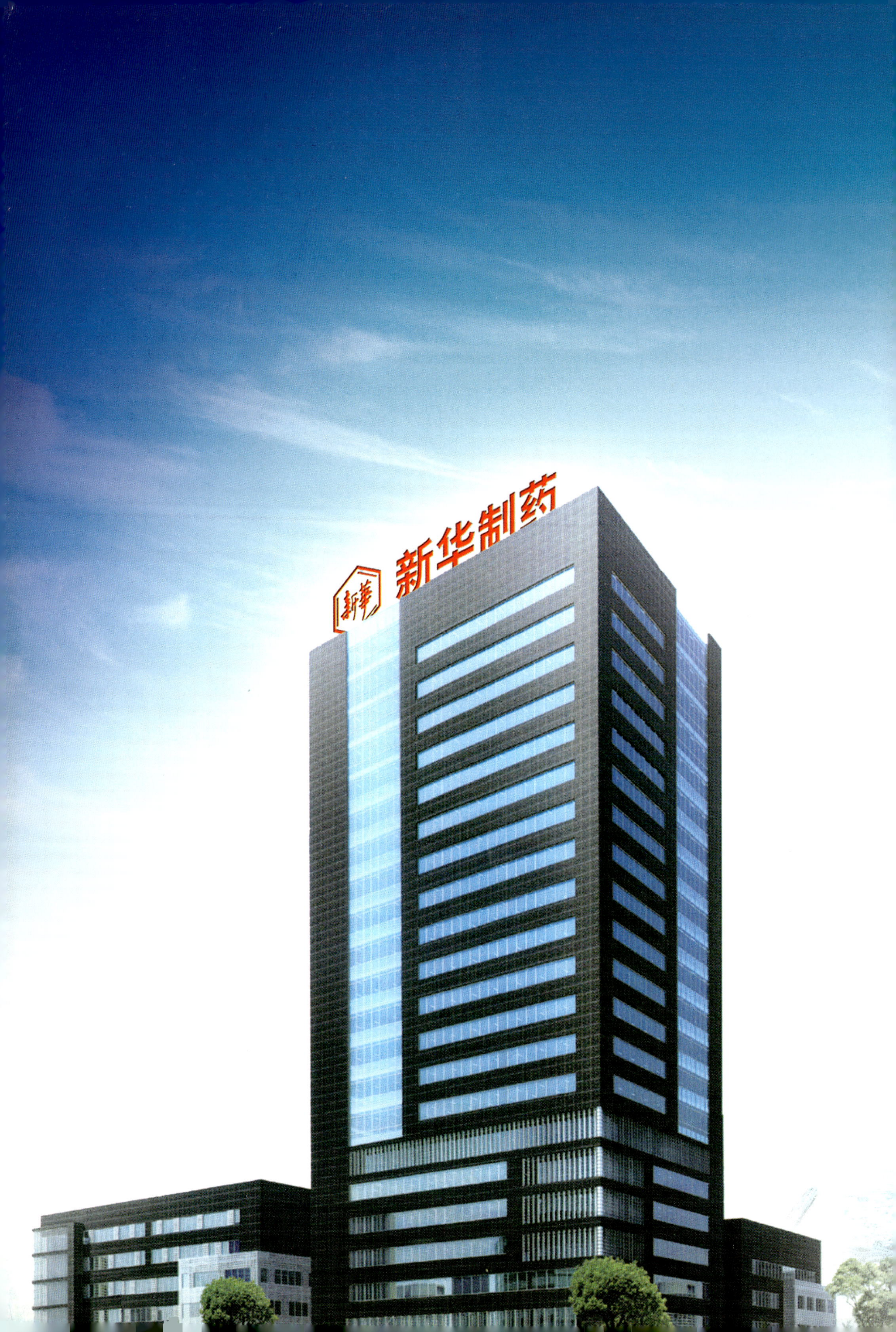
新华制药

瑞阳制药　造福四方

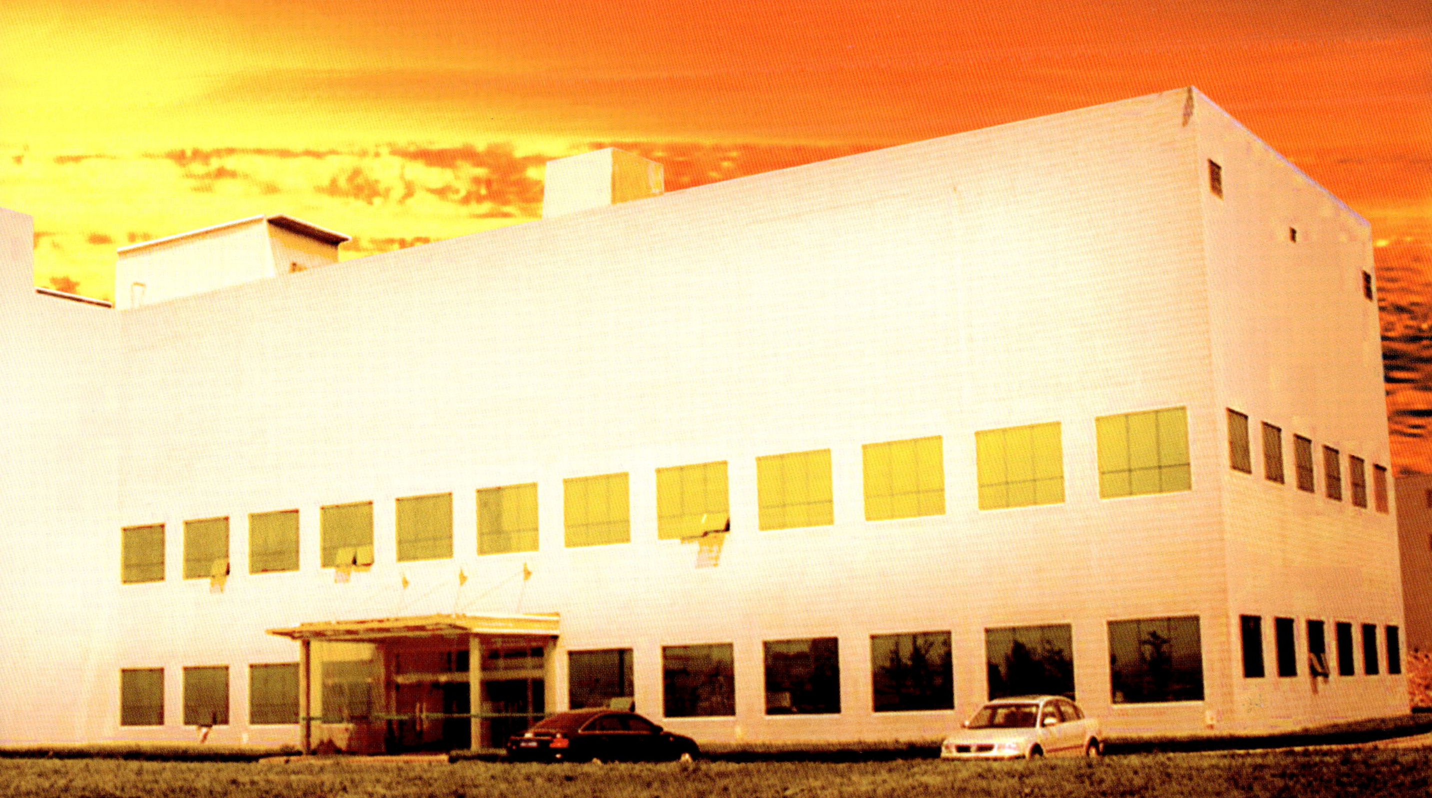

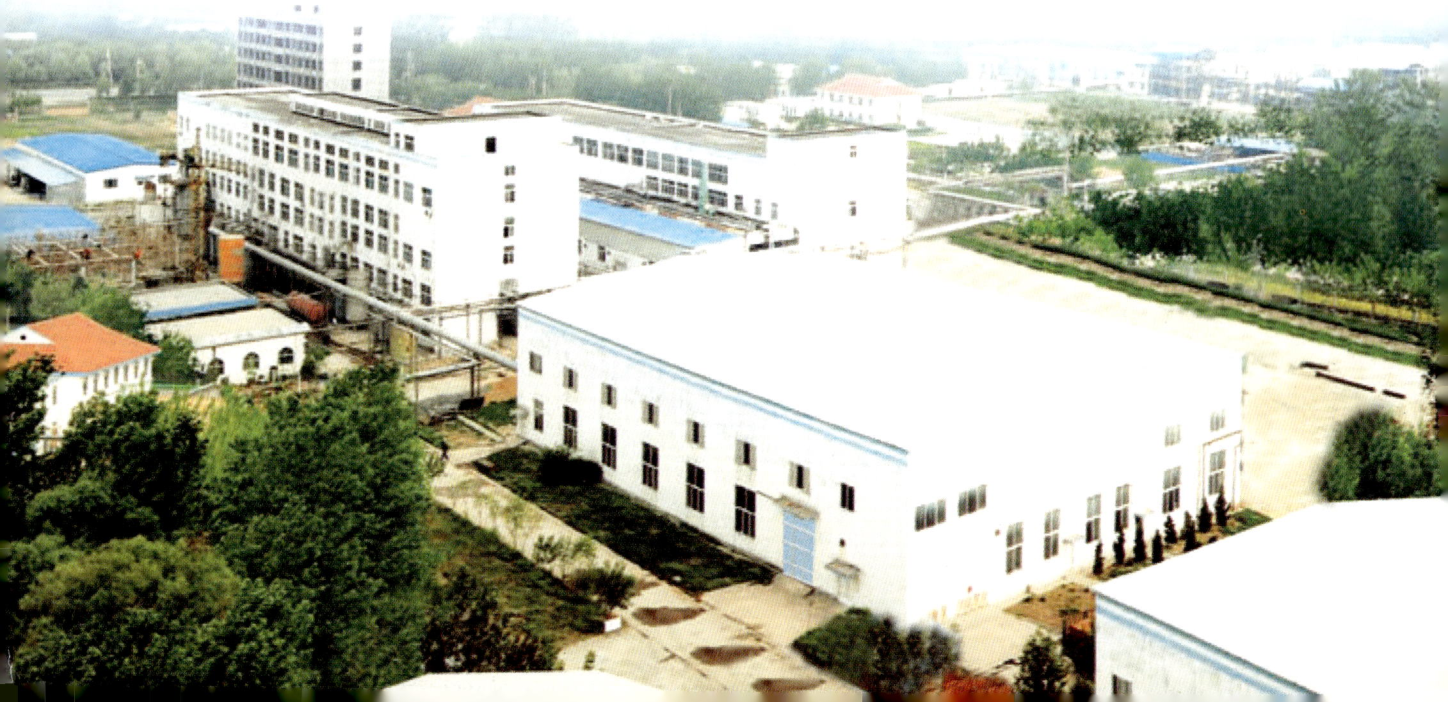

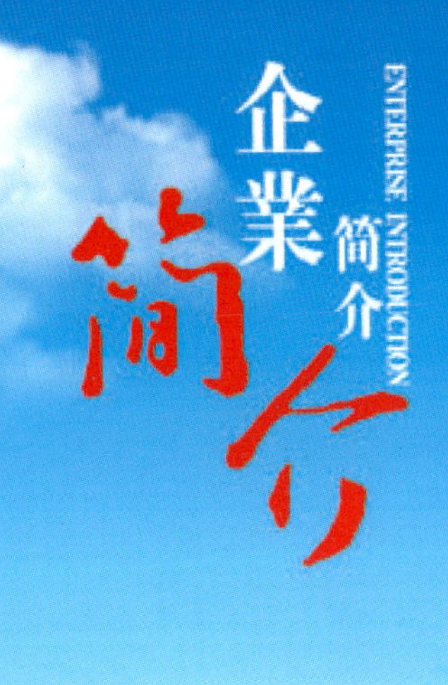

山东润泽制药有限公司成立于2009年,其前身为菏泽睿鹰制药集团有限公司,座落于菏泽市睿鹰医药工业园区,占地1000余亩,是一家主要从事头孢类、青霉素类医药中间体、原料药和注射粉针制剂、口服片剂、颗粒剂等产品研发、生产、销售于一体的大型高新技术企业。公司拥有注册资本1.48亿元,资产总额5.1亿元。2010年产值、销售收入20亿元、利税6000万元。

公司成立后通过吸收合并进行公司重组,现下辖1个生产科研机构、1个设备研发机构、2个化学合成分厂、1个原料药合成分厂、1个头孢母核发酵分厂、2个头孢粉针剂车间、1个口服固体制剂车间、1个高端研发公司(苏州)及6个商业公司。目前,公司拥有员工1300余人,其中大专以上人员占公司总人数的40%以上,部分人员拥有博士、硕士学位。

公司自成立之日起,就高度重视科技研发,现拥有一支近百人的专业科研团队,专门负责新产品的研发;并拥有一整套达到GMP标准的生产设备、检验仪器和完善的质量保证体系。

公司产品涵盖头孢类和青霉素类两大类别三十多个品种,是长江以北规模最大、品种最多、产品链最完善的大型医药生产企业。产品95%属公司自行开发,技术水平达到国际领先,部分产品填补国内空白。其中有20项科研成果通过省级鉴定,并获得多项奖励;有8项科研项目为国内独创,达到国际先进水平。

公司的主要产品,头孢类粉针制剂8个品种、24个规格已通过国家GMP认证并上市销售。2011年预计全部产品能实现销售收入30亿元。

公司建立了完善的法人治理结构,从整体规划、环保控制、质保体系等方面均严格按照国家医药行业生产标准运作并与国际接轨。

公司致力于人类的健康事业,注重以产品的高质量,高科技含量,疗效显著为研制导向,坚持质量第一,树立品牌战略,为患者提供有效安全的医药产品。

公司下一步发展思路:在今后的3-5年将继续做精做强现有的产品,并大力发展生物医药产业,推进生物医药关键技术的开发与应用,加快生物医药产品的研发及产业化。力争3至5年内跻身国内现代医药生产企业的前列,带动菏泽医药产业的新发展。

公司下一步的发展规划:两年内在睿鹰医药工业园区内再扩建一处年产10亿支粉针制剂车间;新建一个年产值近10亿元的高端医药中间体的生产厂;新建一个年产值20亿元的大环内酯类抗生素的原料发酵厂。

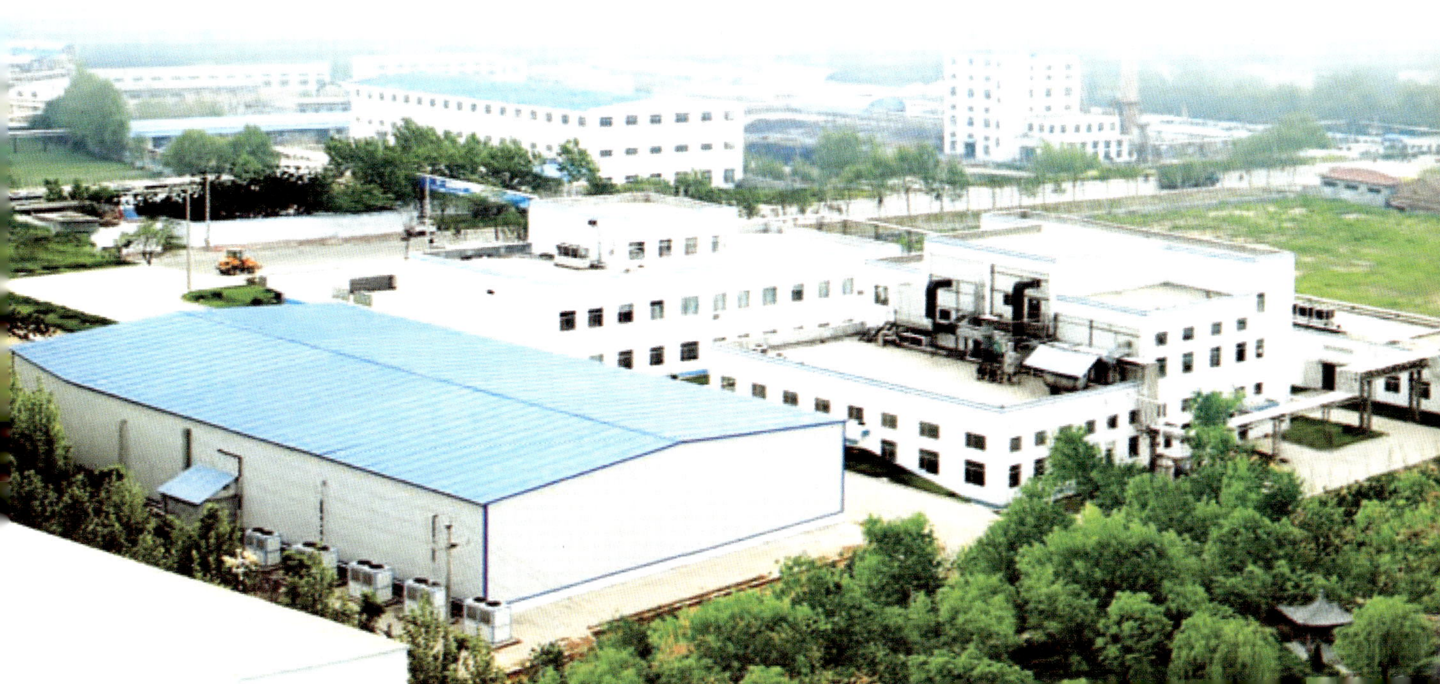

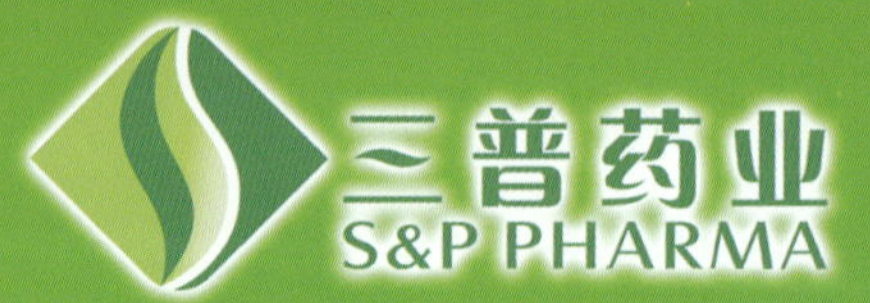

天然药物专家 来自青藏高原

企业简介

三普药业股份有限公司系远东控股集团下属企业，于1995年2月在上交所挂牌上市，股票代码600869，经过多年的经营发展，现已成为青海省最大的中藏药生产基地。三普药业拥有雄厚的科研开发实力和遍布全国的营销网络，产品体系涵盖心脑血管系统、呼吸系统和保健品等大类100多个品种。主导产品三普乙肝健片、三普心脑欣胶囊、三普利肺片、三普芪风颗粒、三普红景天胶囊等均采用青海本地天然药材精制而成，其中乙肝健片为独家中药保护品种，芪风颗粒为独家品种。公司以"天然药物专家，来自青藏高原"的品牌定位，始终坚持诚信负责的经营理念，致力于产品的持续提升和研发，为社会大众奉献最优质、最有效、最安全的天然药物，为全人类的健康生活带来福音！

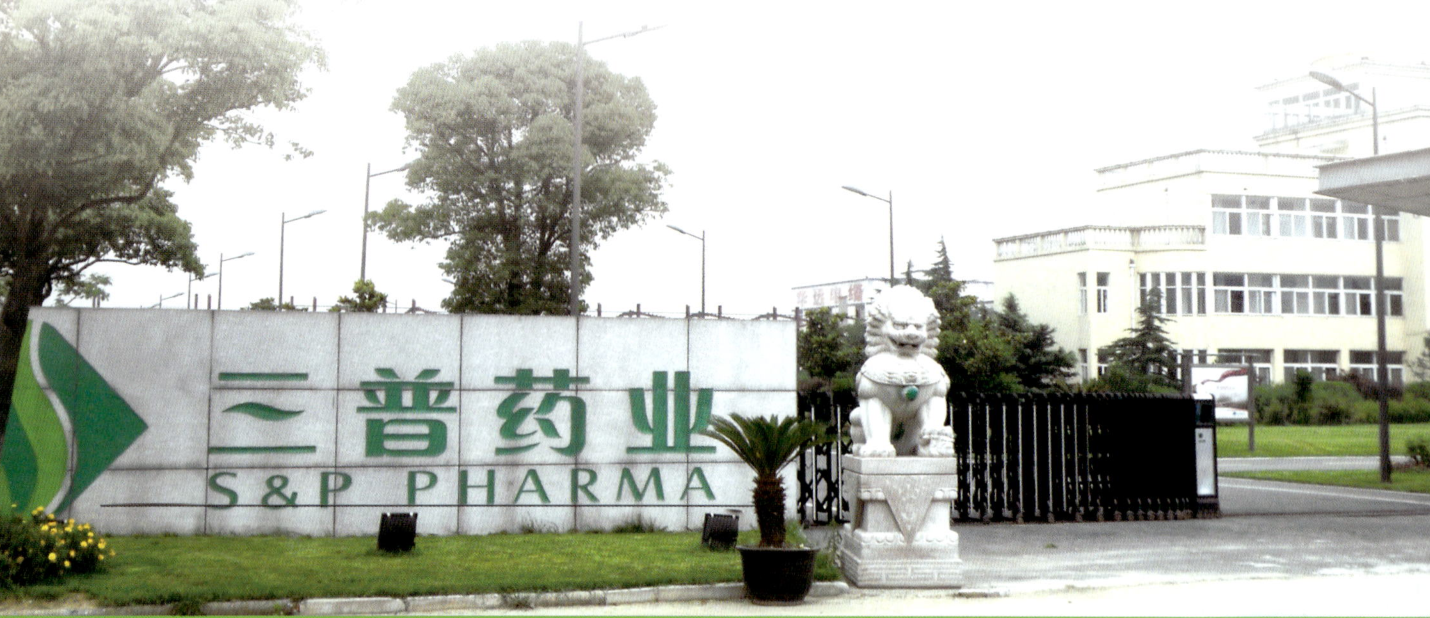

企业名称：三普药业股份有限公司
生产地址：青海省西宁市德令哈路58号　邮政编码：810007
电话传真：0971-8144042　咨询电话：8008287200
网　　址：www.600869.com

管理总部：江苏宜兴高塍桃园工业区华远路
邮政编码：214257
联系电话：0510-87249668 87249266
传　　真：0510-87249868 87249266

三普药业股份有限公司
S&P Pharmaceutical Co.,Ltd.

企业荣誉 Corporate Awards

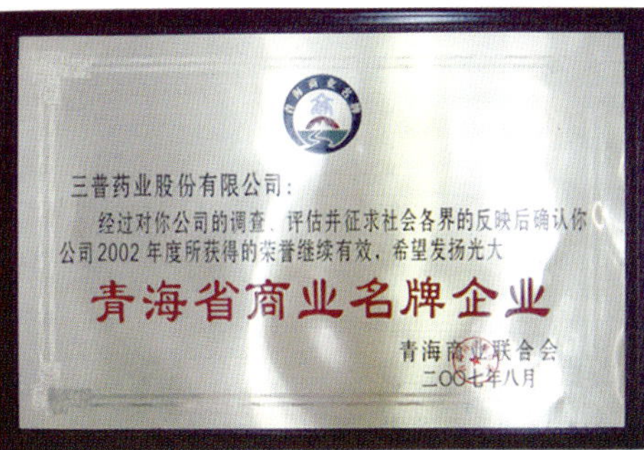

青海省商业名牌企业

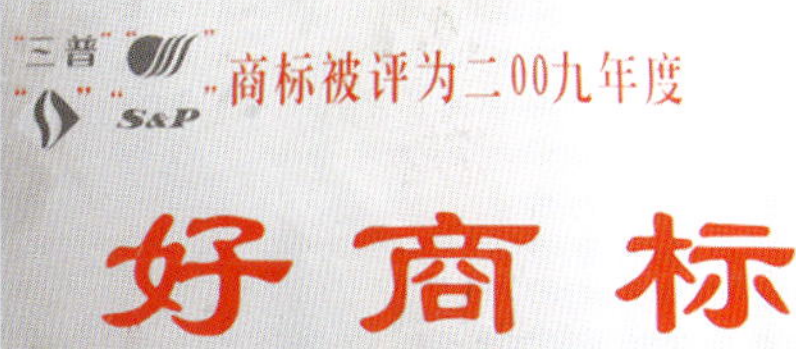

三普商标被评为2009年度好商标

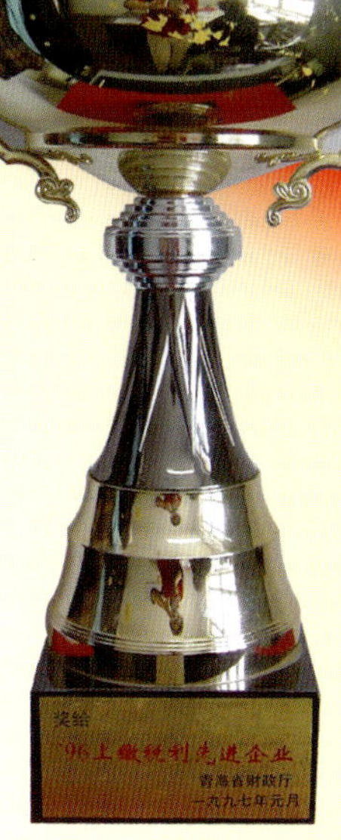

96上缴税利先进企业

三普
青海省著名商标
有效期:2007.2-2010.2 注册号:3864729 类别:5类
青海省人民政府
二〇〇七年四月

三普青海省著名商标

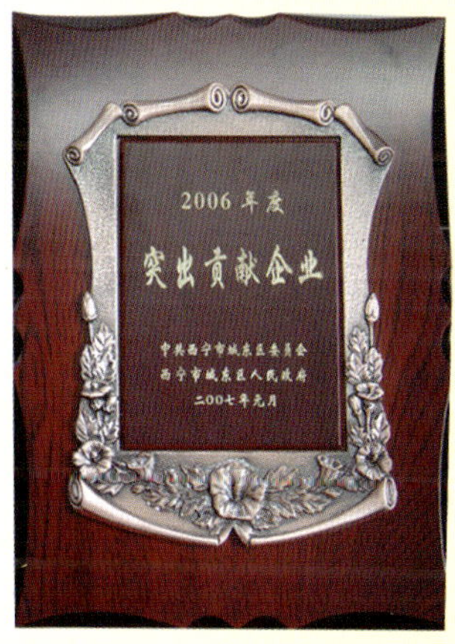

2006年度突出贡献企业

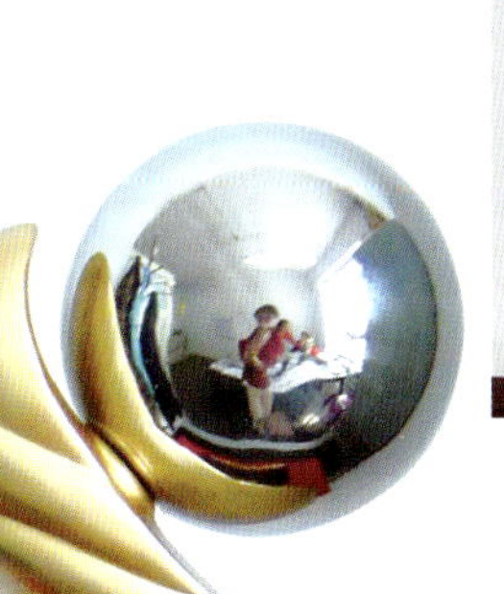

04年度青海省上缴税收先进企业

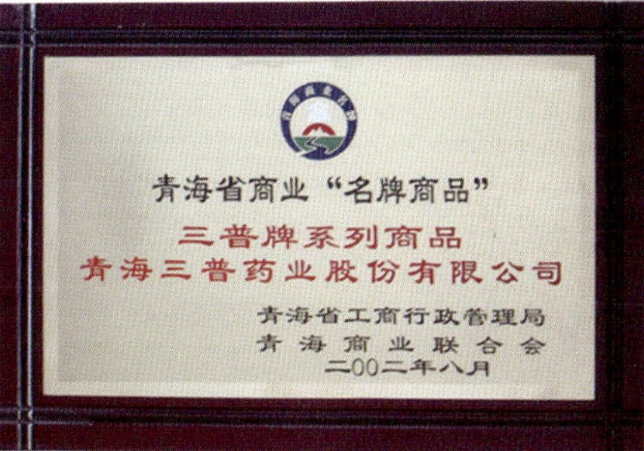

青海省商业"名牌商品"

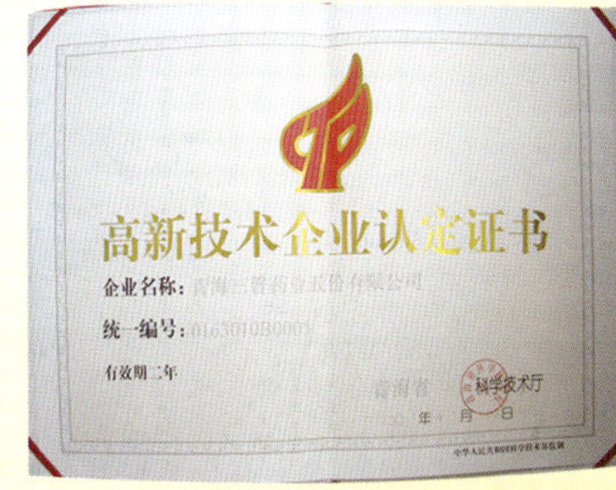

高新技术企业认定证书

浙江医药股份有限公司
ZHEJIANG MEDICINE CO., LTD.

新昌制药厂
XINCHANG PHARMACEUTICAL FACTORY

浙江医药股份有限公司新昌制药厂系"全国医药大型综合性化学制药企业"，为国家级高新技术企业，国家级企业技术中心,国家创型示范企业，国家级博士后科研工作站，国家"企业创新药物孵化基地"，被商务部授予"重点培育和发展的出口名牌企业"，连续六年浙江省十佳医药工业企业，中国最具竞争力医药企业二十强，中国医药保健品出口十强。2009年，企业被科技部、国务院国资委、中华全总工会评为创新型企业；企业综合经济指标列全国医药行业二十强，是集科研、生产、销售为一体的高新技术企业。

企业拥有一流的符合GMP要求的化学制药、微生物制药和制剂生产设施，并且兼产天然药物、食品添加剂和饲料添加剂。已通过了中CCEMS、英国UKAS的ISO14001认证（环境管理体系）。系中国维生素类、抗生素类和氟喹诺酮类药物的重要生产基地。企业主导产品主要有成维生素E、天然维生素E、维生素A、生物素、乳酸左氧氟沙星注射液、辅酶Q10、盐酸万古霉素、替考拉宁等。2009年，虽然遭遇国际金危机，但企业能审视度势、逆流而上，继续保持了良好的发展态势，销售收入、出口创汇、利税均较去年都有一定程度的增长。

2009年,企业国际认证及商标注册工作成果显著：原料药本芴醇和蒿甲醚通过了美国FDA认证，饲料添加剂欧盟注册工作进展顺利，公众牌商标已在18个国家成功注册，据世界知识产权组织和国家商标局公布的数据，公司现成为中国首次进入马德里体系国际注册商标申请前10名企业。

2009年，被列为国家第一批"重大新药创制"重大科技专项——"企业新药物孵化基地"正式启动；拥有自主知识产权的一类新药酸昌欣沙星片2009年获得国家食品药品监督管理局临床实验批件，正式进入一期临床；至2009年底，企业已累计申请国内发明专利208项，权49项；累计申请国际发明专利36项，授权7项。

企业坚持技术进步，在产品特别是优势产品的工艺改进、装备更新、降耗节能等方面也取得了显著成效，取得了显著成效。通过工艺新，VE中间体产量增加10%；盐酸万古霉素和替考拉宁发酵水平均有了大幅度的提高，收率稳定；天然VE通过技术革新收率不断上升，生产本不断降低。

企业通过不断的技术改进、设备改造，推行清洁生产，减少了"三废"产生量，从源头上控制污染的产生；另一方面加大污染治理硬投入，提高废水、固体废物的循环利用。全年环保新投入上千万元。2009年企业重点加强了尾气的回收整治工作，新上了十多台(套)废气收装置，大大降低了尾气的排放量,有效改善了对周边环境的影响；投资改造污水处理站，并强化了污水站的各项管理工作，提高了污水的处理能力和效果。

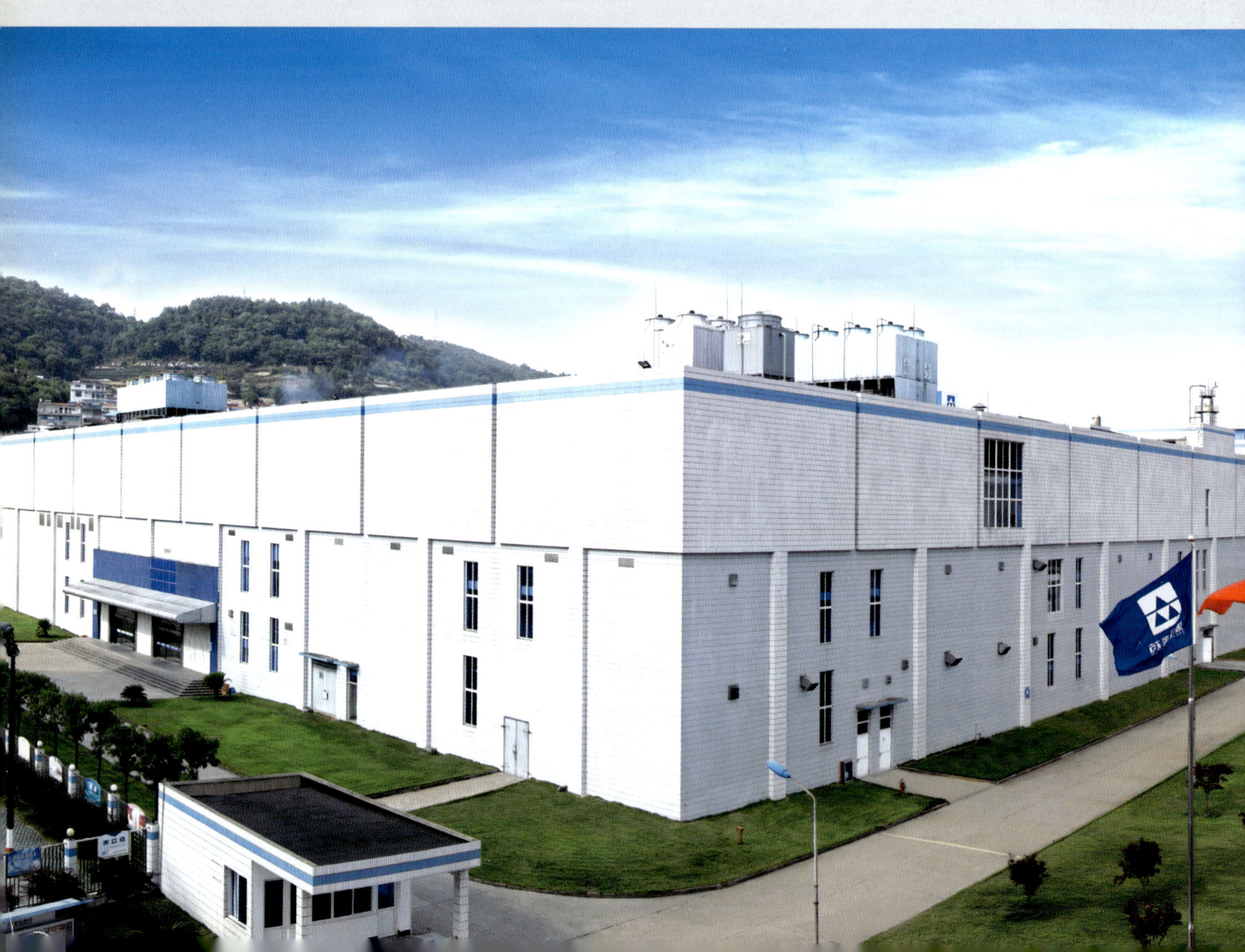

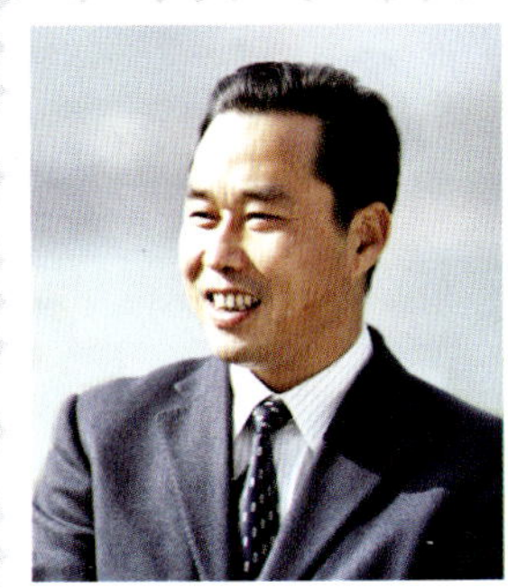

董事长：李春波

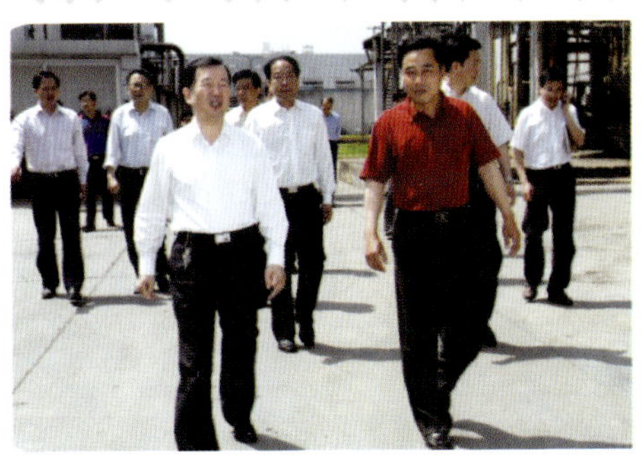

2007年5月14日，浙江省人大常委会副主任张猛进到新昌制药厂调研

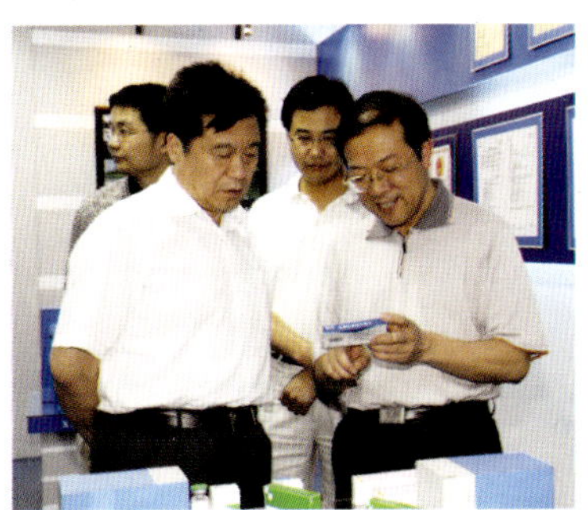

2008年6月3日，浙江省副省长王建满到新昌制药厂视察

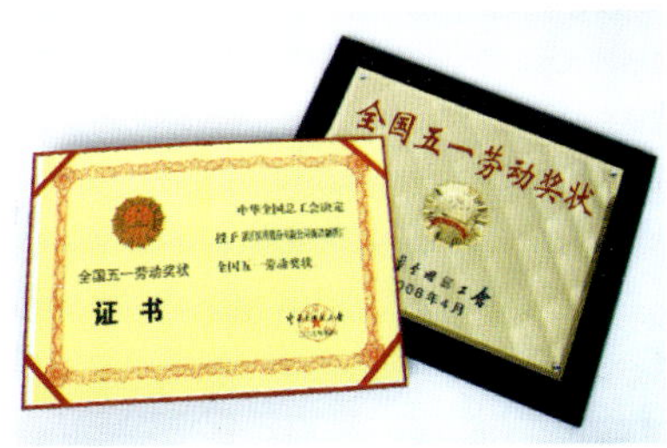

2008年4月，新昌制药厂荣获“全国五一劳动奖”

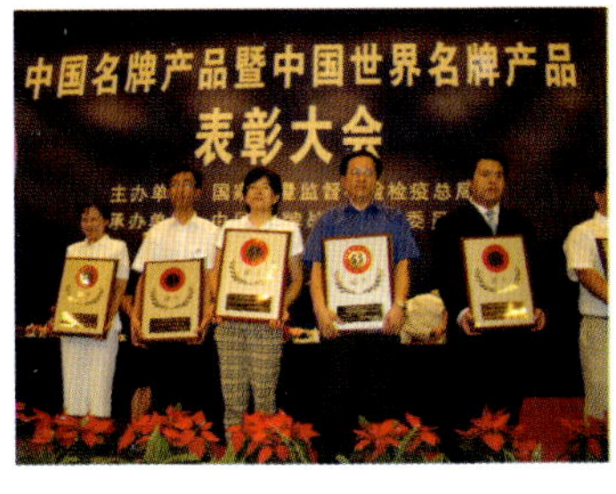

2007年9月11日，新昌制药厂“众”牌饲料维生素被认定为“中国名牌产品”

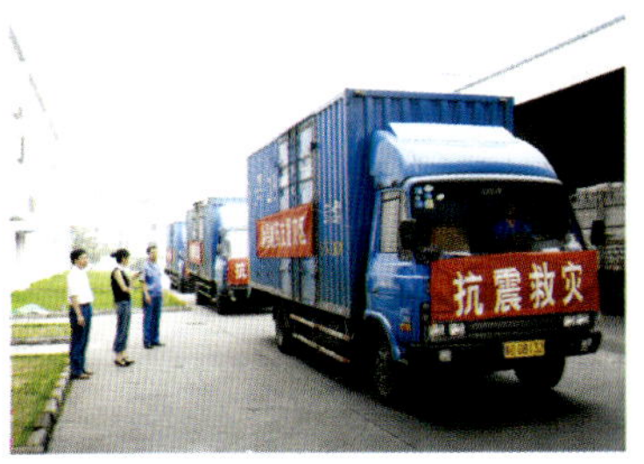

2008年5月14日–25浙江医药股份有限公司共向四川地震灾区捐赠价值226万元的药品，并紧急调运80余吨国家储备药品

□ 新昌制药厂区全景

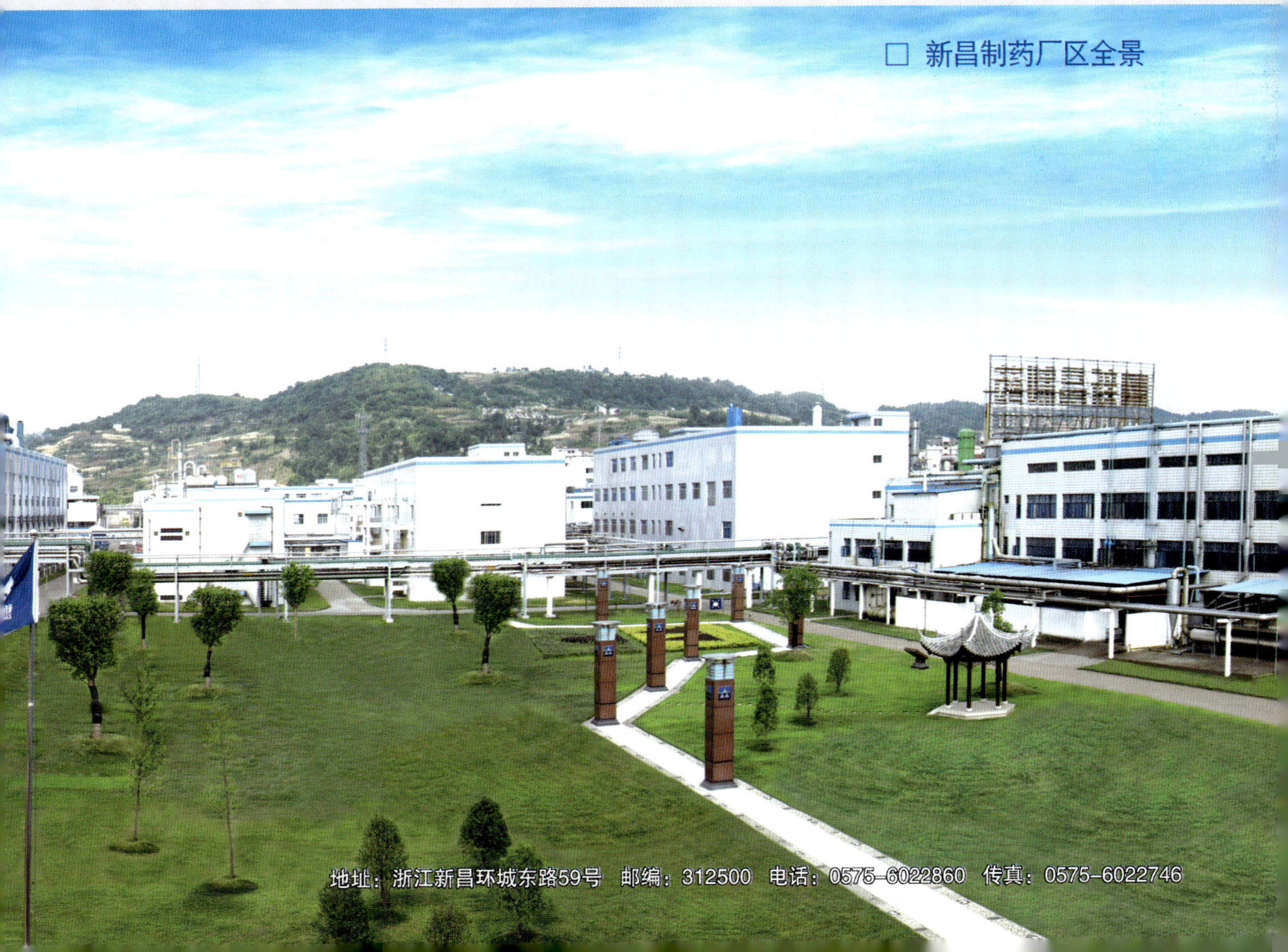

地址：浙江新昌环城东路59号 邮编：312500 电话：0575-6022860 传真：0575-6022746

北京军区总医院制剂中心

北京军区总医院成立于1913年，坐落于北京市东城区南门仓5号，院址是清朝原皇家七大粮仓之一的富新仓，是一所历史悠久、设备精良、技术领先，集预防、保健、医疗、科研、教学、康复为一体的大型三级甲等综合医院。医院占地面积23.2万平方米，总建筑面积31万多平方米，分为东、西两个医疗区，西区为院本部，实际展开床位近2000张，是解放军第二军医大学北京临床医学院，第三、第四军医大学临床教学医院，有国家人事部批准的博士后工作站。医院拥有1个全军研究所，8个全军中心，1个全军药物研究重点试验室，14个军区研究诊疗中心。涌现出了“人民的好军医”华益慰、南丁格尔奖获得者陈海花、“首都十大白衣天使”梁英琳等先进典型。2005年12月，在搜狐网举办的最受百姓信赖的三甲医院评选活动中，医院荣登榜首。2007、2008、2009年39健康网、新浪网联合主办的中国健康年度总评榜评选中，医院连续荣登北京市最受欢迎三甲医院榜首，多次被解放军总后勤部评为“为部队服务先进单位”、“全军医院建设工作先进单位”等，被卫生部评为“2010年全国百家改革创新医院”。

我院新的制剂中心始建于2003年7月,占地面积3000平方米，建筑面积4902.5平方米，直接生产用房2998.4平方米。拥有现代化的中药煎煮、提取、固体制剂、酊水油膏、大容量注射剂、小容量注射剂以及消毒间、制水间等 8 个制剂单元，分为中药制剂、普通制剂、灭菌制剂 3 个制剂车间，拥有设备先进的药检室和研发室，目前能够生产25种剂型，共计82种制剂。

制剂中心拥有各类人员60多人，其中高级职称5人，博士生4人，硕士生6人；拥有一流的净化车间及先进的药品生产、检测设备，包括膜分离设备、超临界流体萃取、喷雾干燥、喷雾制粒、冷冻干燥、全自动胶囊填充机及液相色谱、气相色谱和高精密分析仪器等，共计151台（套），为国内领先的医院制剂室和药品研发、生产中试基地，是北京军区“中心制剂室”。

近年来，制剂中心科研能力不断增强，先后承担国家863项目1项，国家自然科学基金青年基金项目2项。编写出版《新编医院药学》等专著9部，每年发表统计源期刊30～40篇，发表SCI论文1～3篇。承办国家一类期刊《中国药物经济学》杂志。研发生产的复方帕吉林片（降压欣）、消骨增贴、四珍力维胶囊、血塞通滴丸等多种制剂已成为深受患者和医务人员信赖的特色制剂。“血塞通滴丸”2009年被评为北京军区名优制剂，该制剂和复方帕吉林片已被总后卫生部批准为调剂使用品种。先后荣立集体三等功 2次，被解放军总后勤部评为“全军药材先进单位”，被中国药学会评为“抗‘非典’先进单位”。相信随着大输液等生产线及一些新的特色制剂研发投入生产，北京军区总医院制剂中心将迎来新的发展机遇。

地址：北京市东城区南门仓5号 / 电话：4006120998 / E-mail：webmaster@ljzy.com.cn / 网址：http://www.ljzy.com.cn

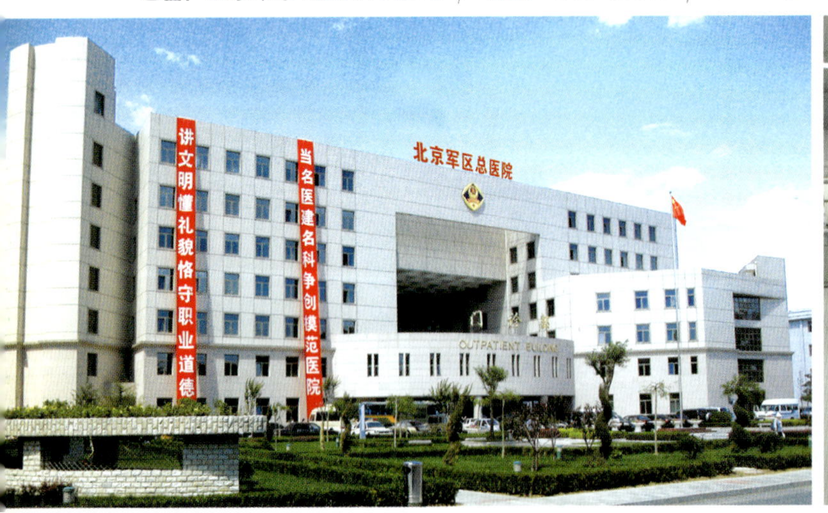

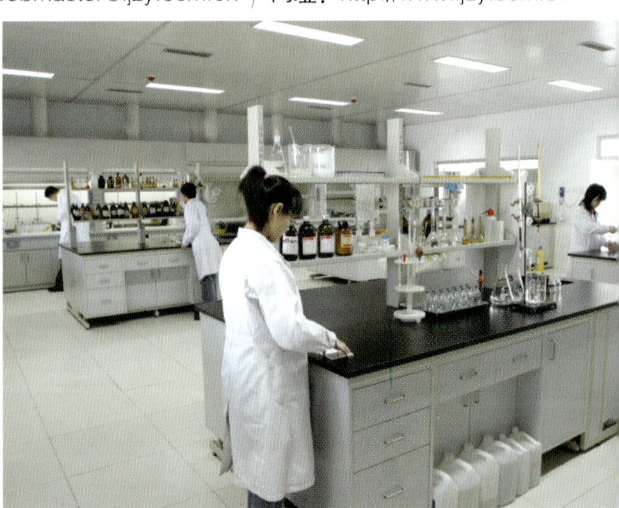

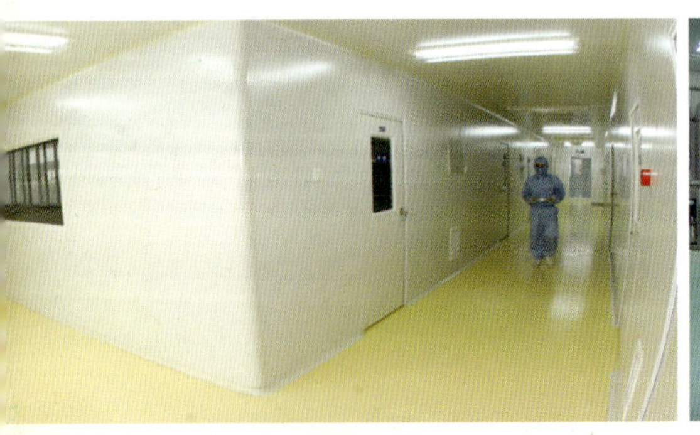

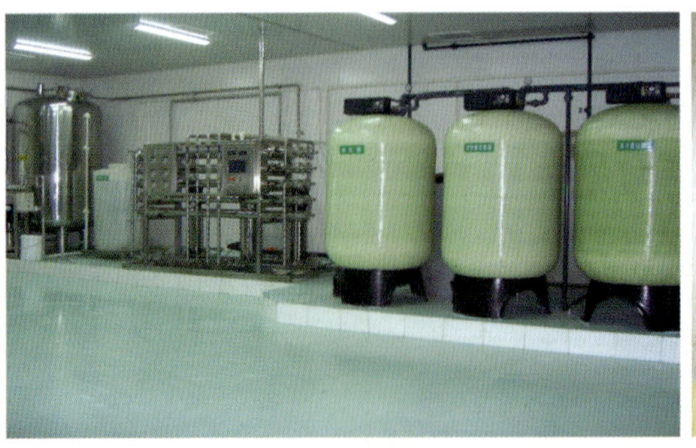

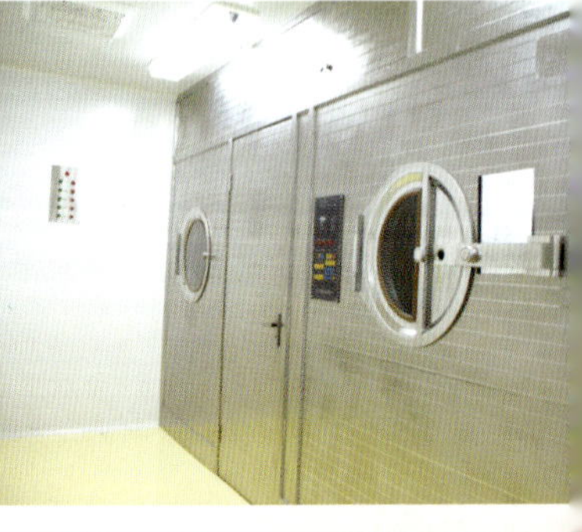

天然药物活性物质与功能国家重点实验室

“天然药物活性物质与功能国家重点实验室”在“中草药物质基础与资源利用教育部重点实验室”（主任庾石山）和“天然药物生物合成卫生部重点实验室”（主任朱平）及国家药学一级重点学科的基础上筹建，2011年3月29日得到国家科技部的批准，依托单位为中国医学科学院药物研究所。

国家重点实验室现有固定人员72名，分别隶属天然药物活性物质的发现及其结构表征研究，天然药物活性物质的化学/生物合成、优化及成药性研究，天然药物活性物质作用的分子机制研究，天然药物活性物质的体内过程研究，天然药物活性物质及其功能发现的新技术新方法研究等研究单元，国家重点实验室主任由药物研究所副所长庾石山教授担任，国家重点实验室学术委员会主任由中国工程院院士于德泉教授担任。

国家重点实验室研究方向是：生物靶标导向的天然药物活性物质的发现及其结构和功能研究；天然药物活性物质的成药性研究；天然药物活性物质与功能发现的新方法和新技术研究。

国家重点实验室将坚持“开放、流动、联合、竞争”的运行机制，整合优势资源，突出重点，强化支持，完善相关研究平台和体系；以天然药物活性物质与功能研究为核心，发现一批结构新颖、功能独特的天然药物活性物质，优化其结构，阐明其分子机制，在抗肿瘤、治疗心脑血管、神经精神疾病、抗糖尿病等活性天然产物的成药性基础研究方面，取得突破性进展，创制具有国际影响力和竞争力的新药。充分发挥重点实验室的开放和协作功能，多方位多渠道开展合作交流。创造优越条件，引进和培养高端人才，优化队伍，发挥更大的引领、辐射和带动作用。

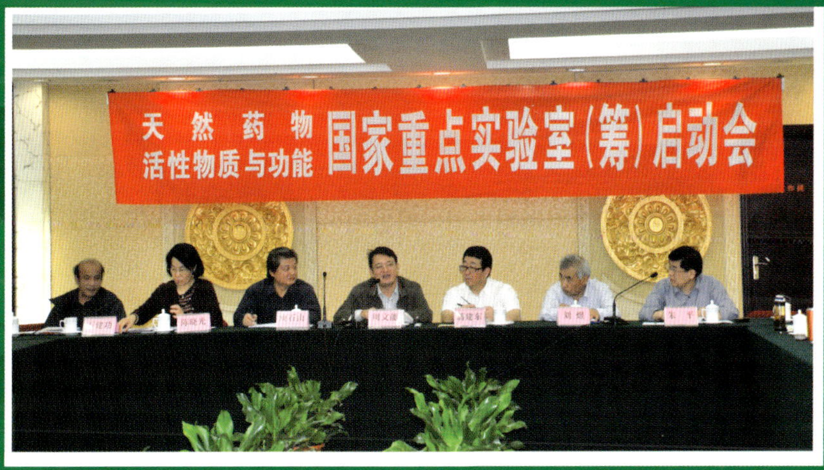

国家科技部基础司基地处周文能处长到会祝贺并致辞

（自左至右为药物所植化室主任石建功、副所长陈晓光、副所长庾石山、科技部周文能处长、药物所所长蒋建东、党委书记刘煜、生物合成室主任朱平）

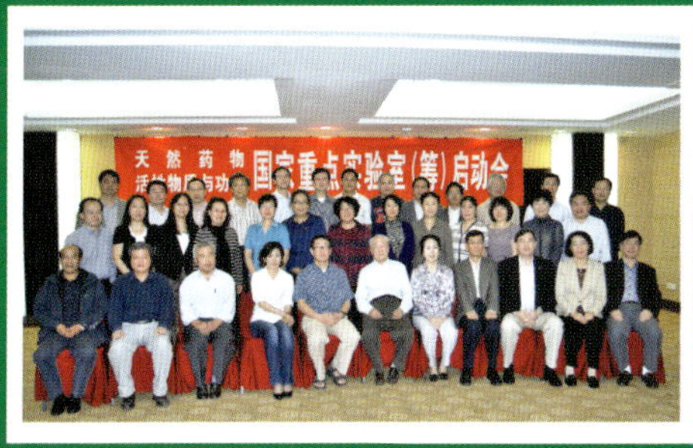

与会人员合影

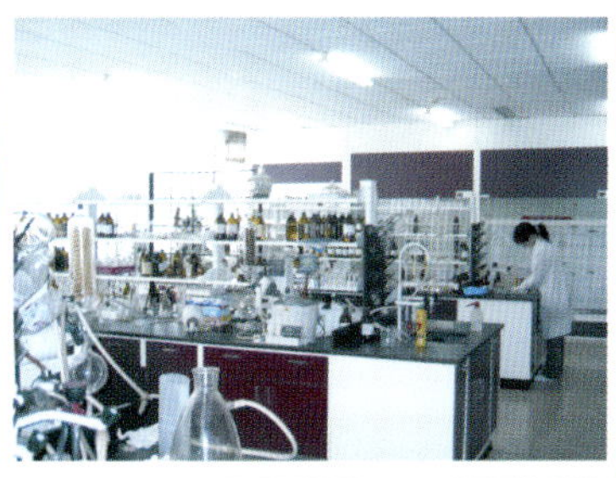

国家重点实验室一角

地　址：江苏省溧阳市溧城镇西后街121号
网　址：http://www.lyzyy.com
邮　编：213300
服务中心：0519—87265900
急救中心：0519—87289999　0519—872659

溧阳市中医院

☆中国质量认证中心ISO9001：2008国际质量标准认证

医院占地面积2.293万平方米,建筑面积2.7658万平方米。开放床位350张，年门诊量30.8万人次，年住院1.2万人次，年业务收入1.58亿元。南京中医药大学教学医院。

医院在编职工521人，其中卫技人员437人，高级专业技术职称44人，中级专业技术职称191人。拥有全国“五一”劳动奖章、江苏省劳动模范、“省333人才工程”培养对象、常州市高层次医学创新人才、溧阳市杰出人才、溧阳市拔尖人才等。骨伤科、肾内科为常州市中医临床重点专科，中医妇科、针灸科、眼科、心内科、呼吸科为溧阳市级临床重点专科。

医院配有德国西门子1.5T磁共振、德国西门子全身多排螺旋CT、日本岛津DSA、美国雅培全生化仪、美国威视准分子激光仪等大型先进医疗设备。

医院倡导“以健康体检的整体诊疗模式关心每一位患者”新的医学人文理念；建立了医疗环节过程的公开承诺制；完善了医院绩效和风险管理制度；基本实现移动查房、电子病历、成本核算等数字、网络信息化建设。

医院已发展成为集医疗、急救、教学、科研、预防、保健和康复为一体的“扬中医之长，纳西医之优”现代化综合性二级甲等中医院。

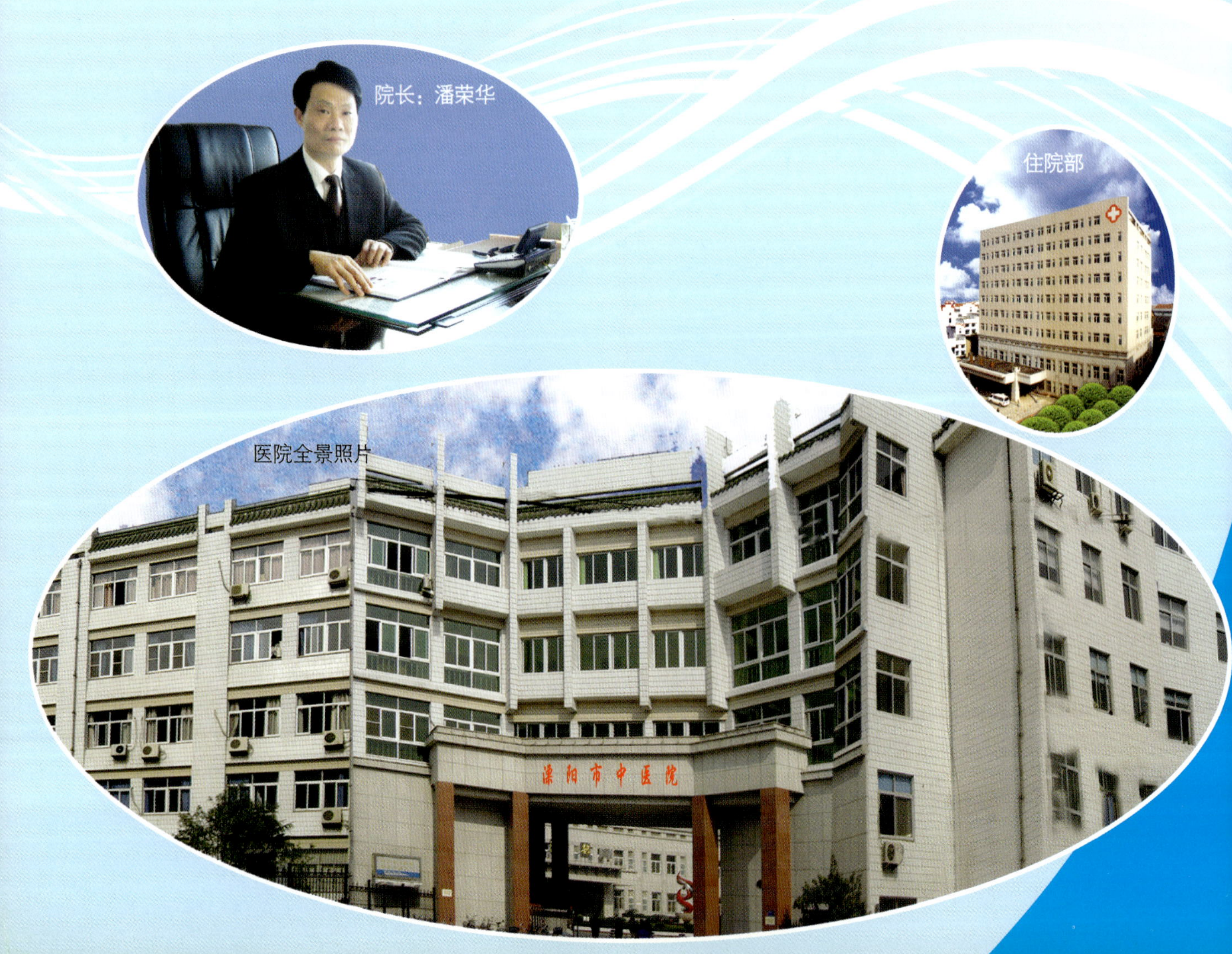

院长：潘荣华
住院部
医院全景照片

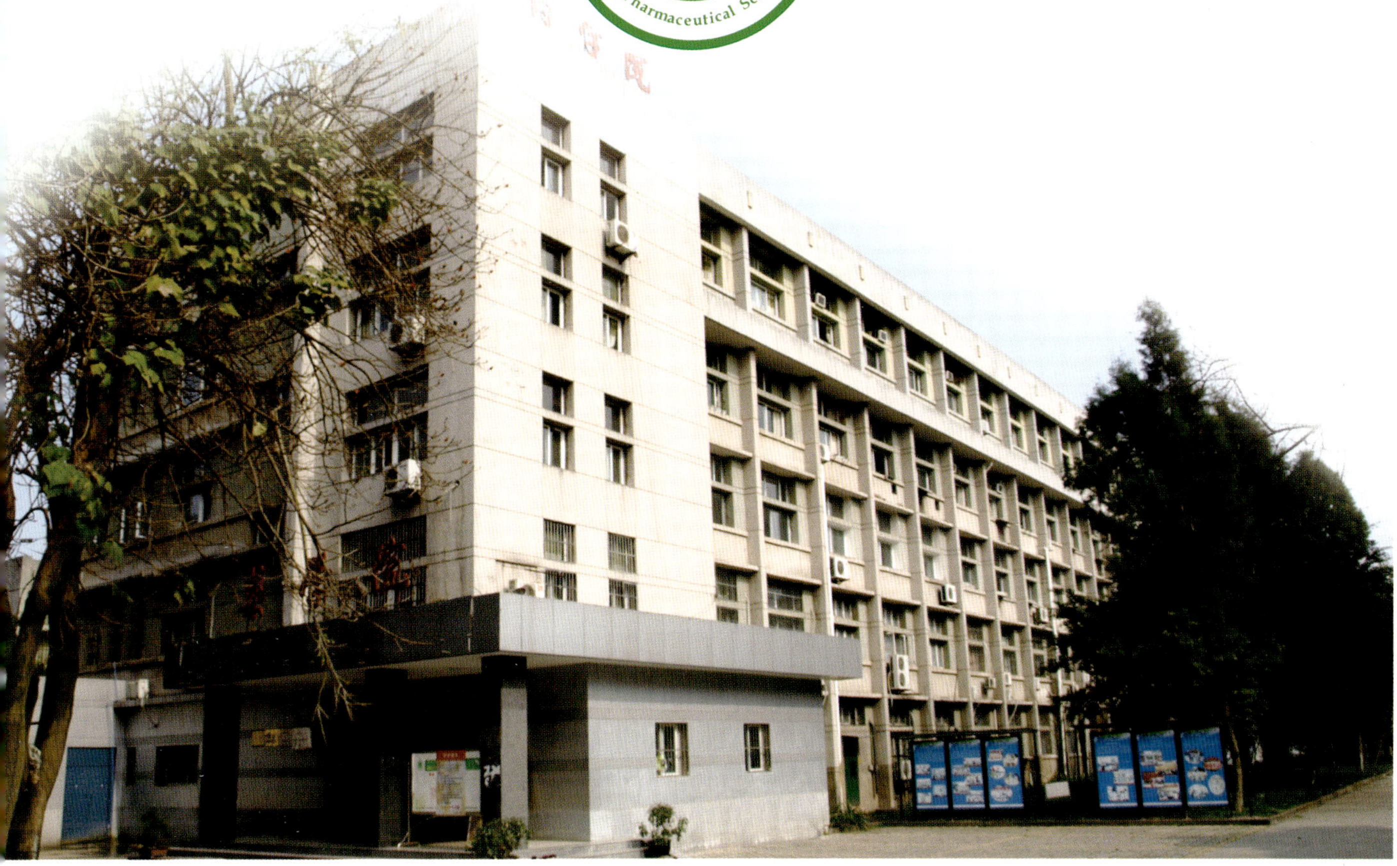

西南大學藥學院
College of Pharmaceutical Sciences SWU

西南大学药学院简介

COLLEGE OF PHARMACEUTICAL SCIENCES SWU
INTRODUCTION

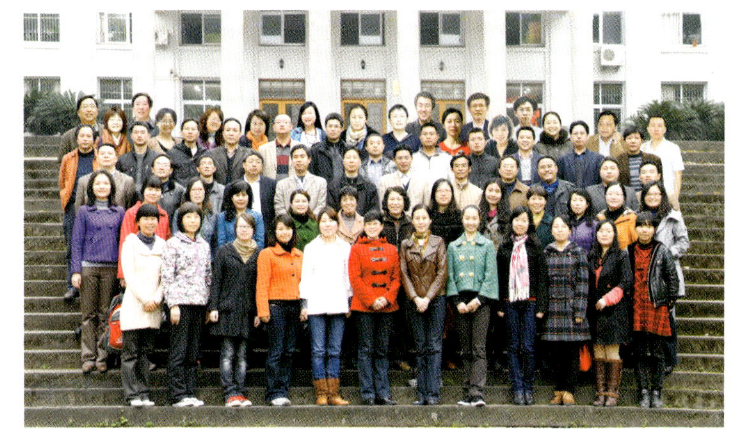

西南大学药学院成立于2006年4月30日，是西南大学合并后，依托学校药学综合力量组建而成的新学院。学院现有教职员工67名，其中正高级职称18名，副高级职称19名。54名教职工具有硕士学位、31名教职工具有博士学位，21名教职工具有海外留学经历，聘请了10余名国内外著名教授和制药工程师为本院兼职教授，已形成一支结构合理的师资队伍。

目前，学院建筑面积8000多平方米，设有7个教研室、4个研究所和1个新药研发中心，并与重庆市第九人民医院和重庆市北碚中医院共建2个教研室和工程中心，建有5个省部级重点实验室和工程技术研究中心，还与企业共建了2个省部级工程技术中心。与国内20余家制药企业建立了研究生培养工作站和本科生实习实训基地。

学院现正承担国家及省部级重大重点科研和教学项目120余项，在研经费2500多万元。是重庆市中药产业创新战略联盟常务副理事长单位。学院建立了较为完善的现代高等药学教育和科研体系，拥有博士、硕士、专业硕士研究生授权点和药学、制药工程本科专业。

西南大学药学院诚邀天下有为之士携手共进，铸就辉煌！

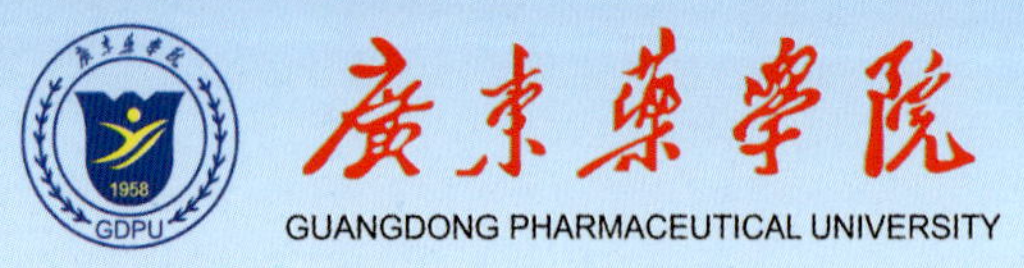

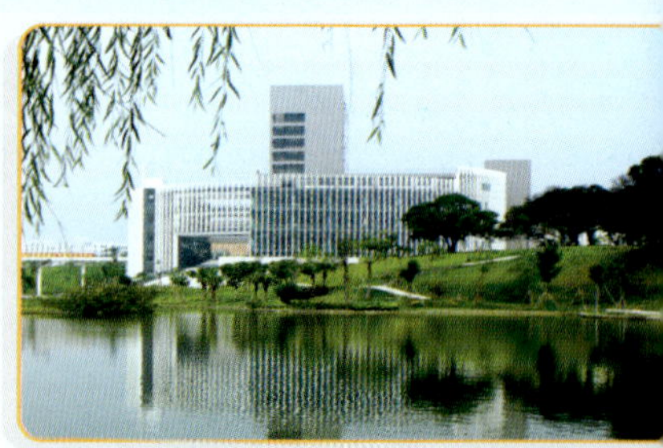

广东药学院是我国独立建制的3所药科大学之一，是广东省培养药学、预防医学和临床医学等高级技术人才和管理干部的重要基地和广东省国家执业药师培训中心。学校已有53年的办学历史，具有硕士学位授予权,以及接收港澳台学生、外国留学生和面向全国招生资格。

学校坚持“以药学为特色、医药结合、多学科门类协调发展”的办学思路，深化教学改革，不断探索和实践创新人才的培养模式，拓展办学空间，形成了大学城、赤岗、宝岗和中山等多校区协调发展的办学格局，研究生、普通本科及成人教育等多层次的教育体系。学校设有二级院部18个，开设本科专业28个，包括医学、理学、工学、管理学、经济学、法学、文学7个学科门类，其中药学、预防医学、药物制剂为国家级特色专业；现有中药学、药剂学、预防医学等12个硕士点（含1个硕士专业学位授权点）。

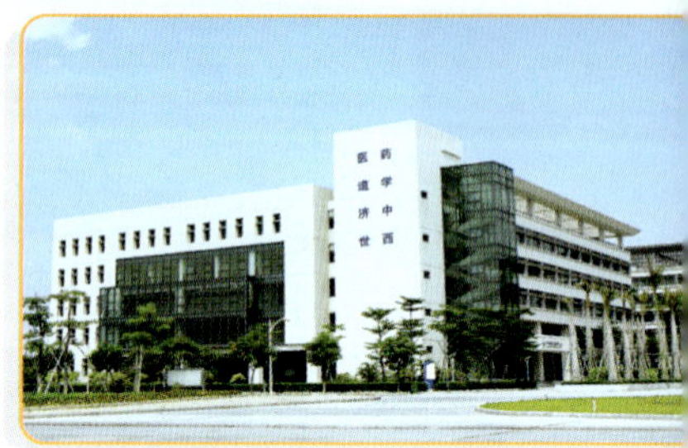

学校现有教职工2 651人，专任教师1 461人，副高职称以上教师约37.8%，硕士以上学历约64.5%，有各类在校生约3.5万人，其中普教生22300多人。

学校设有国家中医药管理局高脂血症调肝降脂重点研究室、国家中医药管理局三级实验室、广东省药物新剂型重点实验室、广东省教育厅现代中药重点实验室等9个省厅级以上重点实验室、工程研究中心，以及中医药研究院、药物研究所、中药开发研究所、生物制药研究所等研究机构，有直属附属医院1所、非直属附属医院4所、非直属附属制药厂1家，有华南地区信息量最大的医药信息检索中心，拥有人体科学教育中心、中药标本馆及药用植物园等省市科普教育基地。

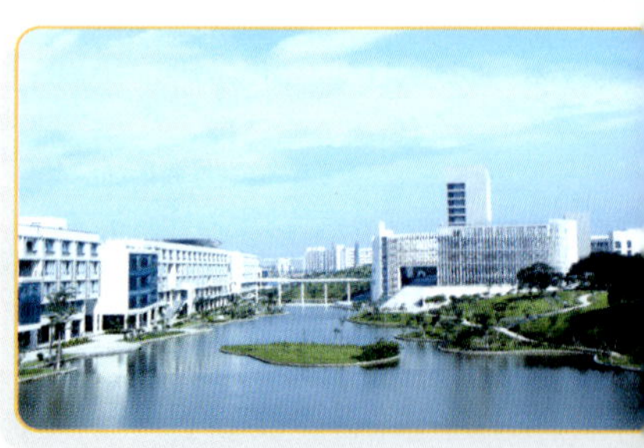

近年来，学校承担了国家级、省部级等各类科研课题，具有较强的科研创新能力和药物研究能力，并积极开展与企业的横向合作和对外交流，取得了良好的社会效益及经济效益，为广东省的经济建设和社会发展做出了应有贡献。

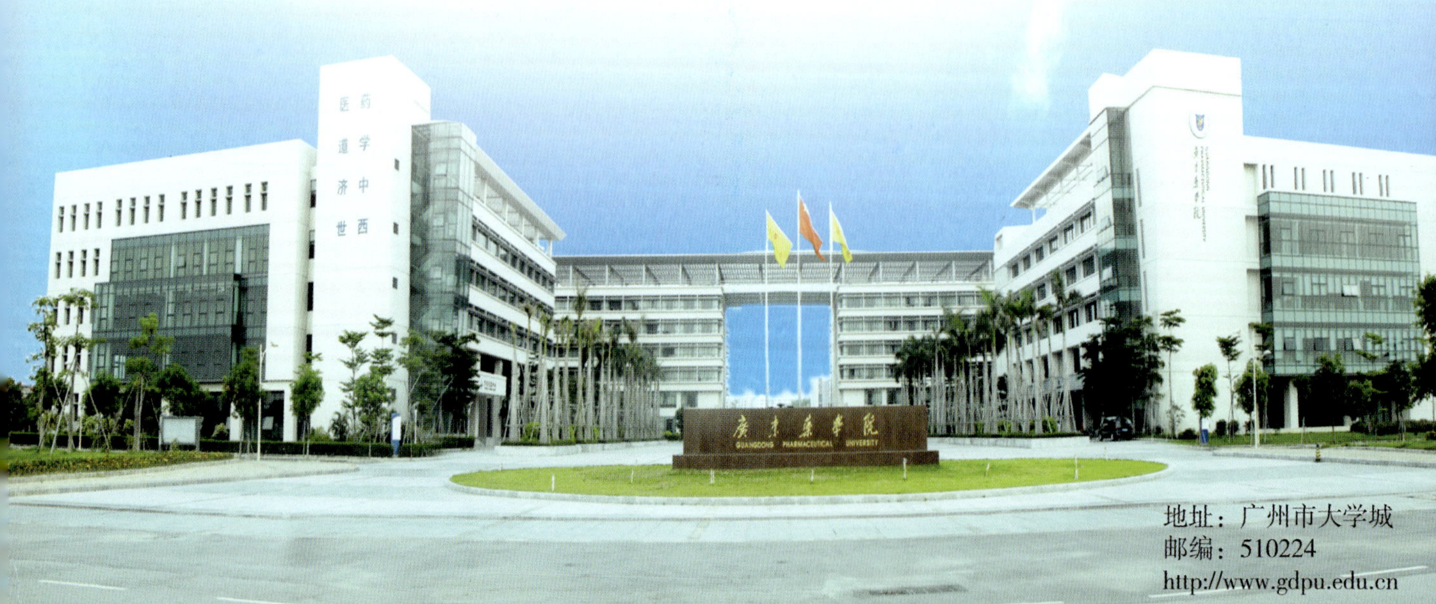

地址：广州市大学城
邮编：510224
http://www.gdpu.edu.cn

四川大学华西药学院

学院历史

华西药学院前身为华西协合大学理学院药学系，创建于1932年，是我国最早的全日制本科高等药学院系之一。1989年，在国内率先招收临床药学专业的本科学生；2000年10月，原华西医科大学与四川大学合并，组建新的四川大学，随之更名为四川大学华西药学院。

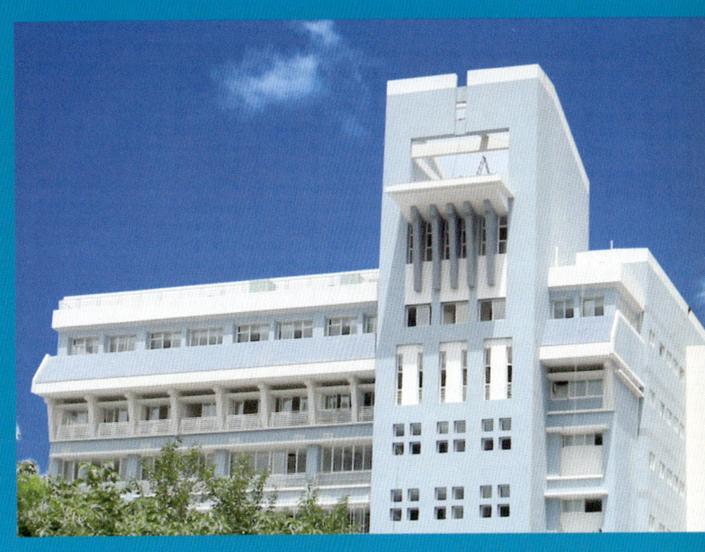

学院概况

华西药学院现有建筑面积27000平方米的教学楼和实验楼，分布在风景如画的华西钟楼和荷花池畔。现有教职工136人，其中教授25人，副教授21人，副研究员和高级实验师等17人，讲师28人，博士研究生导师17人，硕士研究生导师28人。目前人才队伍中有中国科学院院士1人（兼职）、国家杰出青年基金获得者2人，教育部跨世纪（新世纪）优秀人才资助计划4人，四川省学术和技术带头人4人，四川省杰出青年基金获得者5人。每年招收本科生200名左右，博士生、硕士生100余人，全院在校生1000余人。

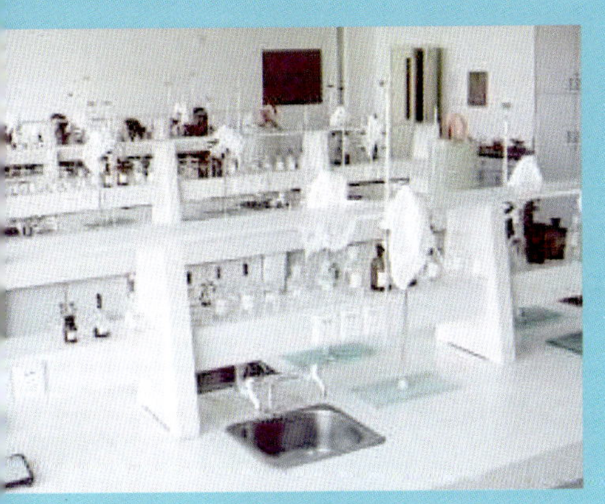

专业及重点实验室

华西药学院现设药学本科专业，下设药物化学、药学和临床药学三个专业方向。为药学一级学科博士学位授权单位，有药学博士后流动站1个，二级学科博士授权点3个（药物化学、药剂学、药物分析学），二级学科硕士授权点6个（药物化学、药剂学、药物分析学、生药学、微生物与生化药物和药理学）。2005年经教育部批准建立了"靶向药物与释药系统教育部重点实验室"，是我国唯一从事靶向药物与释药系统研究的部级重点实验室，2007年通过验收。同年，药剂学被评为国家级重点学科。此外，拥有省重点实验室2个（靶向药物与新型给药系统实验室和天然药物学实验室）；省重点学科2个（药物化学和药剂学）。

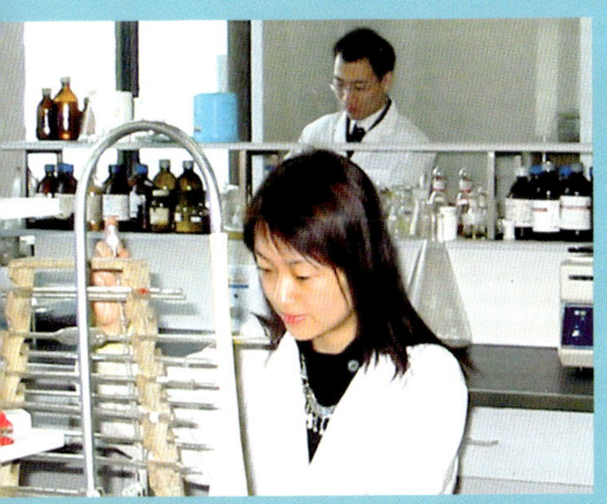

科学研究

近年来，药学院在新药研究、新剂型开发、药物分析、临床药学及药理学方面开展了系列科研工作；在抗肿瘤药、心血管疾病用药、计划生育用药、天然活性成分、靶向药物和释药系统、药物稳定性、中药新剂型、化学传感器和新药质量标准等研究方面都取得了有价值的成果。近5年来，出版学术专著10余部；编写教材10余部；发表科研论文近千篇，其中SCI收录300余篇；完成和正在承担包括国家973项目、863项目、国家自然科学基金重点项目等在内的一批重点科研任务。横向课题300余项。获国家部委及省市科技成果奖18项，获各类新药证书或新药临床批文10余个；申请专利20余项，获准10项。拥有一大批先进的仪器设备供教师和研究生工作使用。

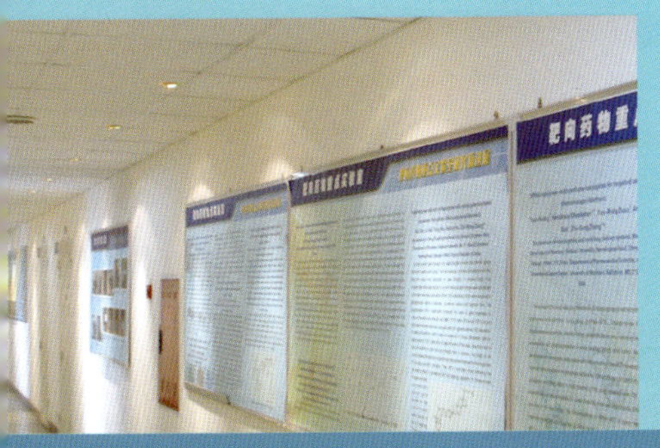

六系

药物化学系　药剂学系　天然药物化学与生药学系　药物分析学系
药理学系　临床药学与药事管理学系

一所

药物研究所

两中心

现代药学专业教学中心　分析测试中心

地址：成都市人民南路三段17号　邮编：610041　电话：028-85501628

第二军医大学药学院

Second Military Medical University
School of Pharmacy

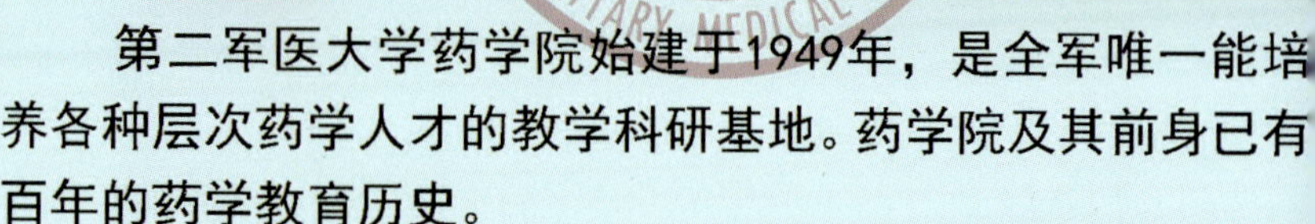

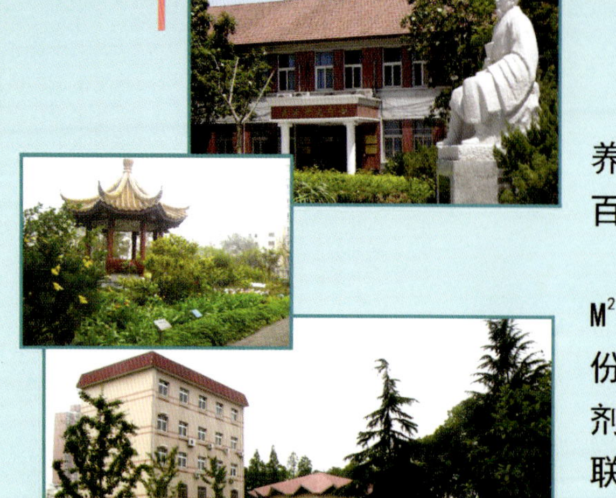

第二军医大学药学院始建于1949年，是全军唯一能培养各种层次药学人才的教学科研基地。药学院及其前身已有百年的药学教育历史。

药学院地处国际化大都市上海，院内总建筑面积2.1万M^2。有培育700余种植物的药用植物园和暖房，有收藏5000余份药用植物和生药标本的标本室，有固体、半固体药物新制剂中试基地，有核磁共振仪、激光共聚焦显微镜、液相-质谱联用仪、气相-质谱联用仪等多台大型仪器，设备总值8000余万元。

药学院于1995年建成药学博士后流动站，1998年被评为药学一级学科博士点。2007年药学一级学科被评为国家重点学科。

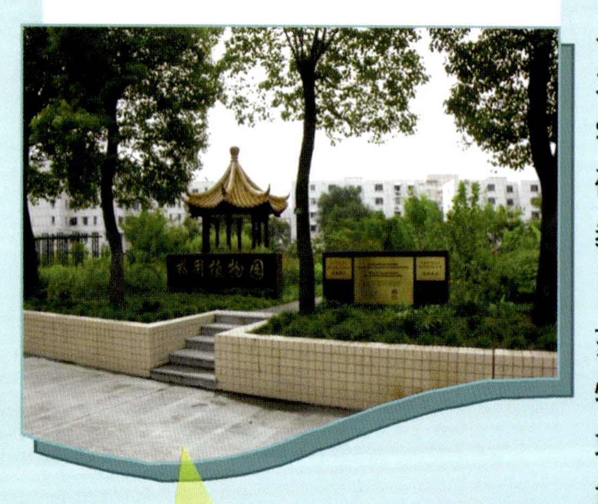

全院现有教学科研人员150余人，高级专业技术资格65人，设药理学、药物分析学、药剂学、生药学、药物化学、天然药物化学、有机化学、无机化学、药事管理学、生化药学等10个教研室和基础化学实验教学、药物分析测试、新药研究、海洋药物等4个中心，主要承担本科生、硕士、博士的教学和培养任务。

药学院在心脑血管疾病防治药物、抗真菌药物、抗肿瘤药物、抗病毒药物和军队特需药物等研究领域已形成鲜明的特色和优势。近五年，共获得省部级二等奖以上科研奖励6项，其中国家自然科学二等奖1项，上海市科技进步一等奖1项。获国家级教学成果2项，上海市教学成果4项。获973项目1项，863项目8项，国家自然科学基金重点项目等4项，国家杰出青年基金3项，上海市重大课题8项，国家“重大新药创制”科技重大专项27项，纵向课题经费总额达2.8亿元。发表SCI论文500多篇，出版专著教材30多部，获专利授权63项，新药证书4项。与众多大型医药企业有广泛深入的合作，获得横向课题经费7700多万元。

地址：上海市杨浦区国和路325号

邮编：200433

目　次

专　论

药学研究

药学教育

药物生产与流通

医院药学

药品监督管理

药学人物

学会与学术活动

药学书刊

药学记事

附　录

索　引

彩页目次

MAIN CONTENT

Review

Pharmaceutical Research

Pharmaceutical Education

Drug Production, Supply and Distribution

Hospital Pharmacy

Drug Supervision and Administration

Prominent Figures

Association and Academic Activities

Pharmaceutical Publications

Events

Appendix

Index

专论

Review

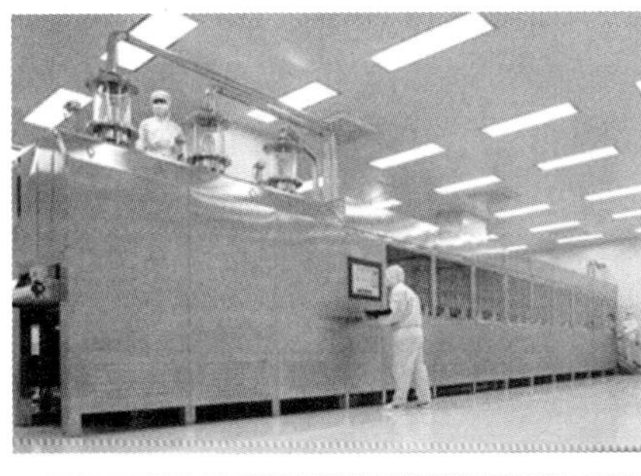

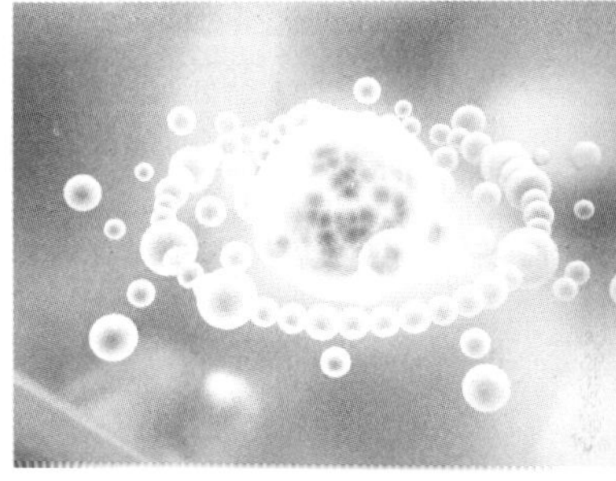

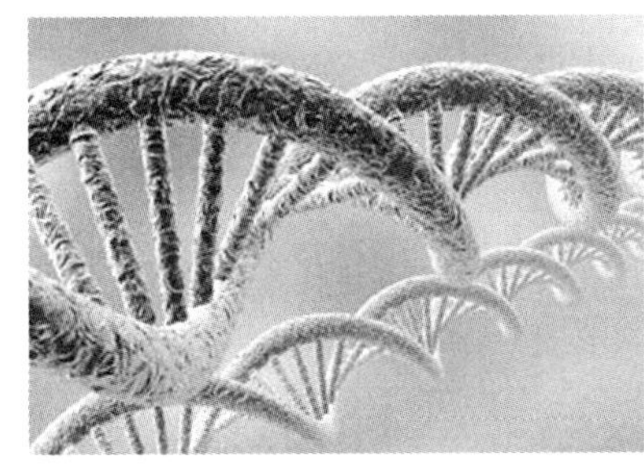

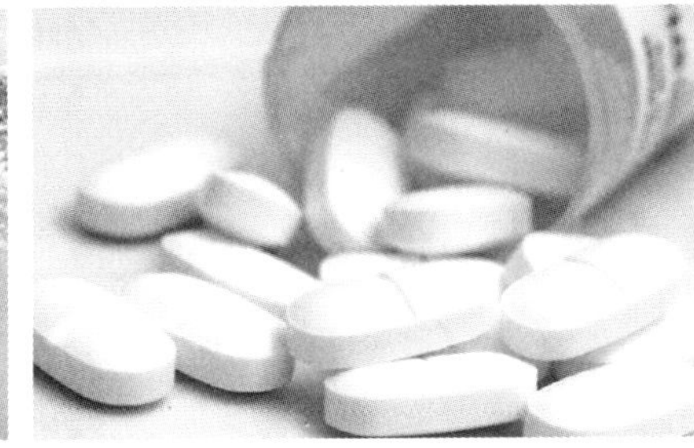

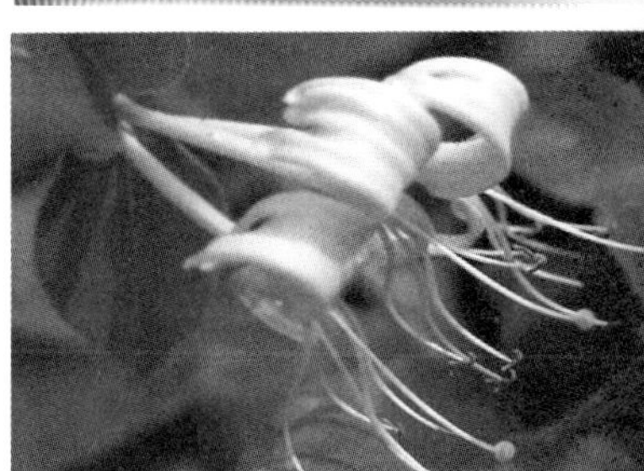

2010 年我国天然药物化学研究进展

李希强,唐春萍,姚 胜,叶 阳

(中国科学院上海药物研究所天然药物化学研究室,上海 201203)

摘 要 本文综述了 2010 年我国科学家在天然药物化学领域内的研究成果。选择其中具有新颖性或者显著生物活性的化合物,按其结构分类分别介绍。

2010 年,我国科学家在天然药物化学研究领域继续保持着活跃的姿态。比如,英国皇家化学会杂志 *Nature Products Report* 刊出了四川大学华西药学院王锋鹏教授关于 1998 年至 2008 年期间新的二萜生物碱的化学结构以及生物合成等的综述;中科院上海药物所郭跃伟研究员获得由德国 Paul Scheuer 奖,表彰其在海洋天然产物领域做出的突出贡献。同时,2010 年对我国科学家来说又是调整的一年。从论文发表情况来看,我国科学家在该领域国际专业杂志上发表论文的总数与上一年比有了明显下降,除 *Phytochemistry* 以外,在 *Org Lett*、*J Nat Prod*、*Tetrahedron*、*Planta Med* 等杂志上发表论文数量均有不同程度的下降,如 *J Nat Prod* 上发表的论文数从 2009 年的 83 篇下降到 57 篇。从研究内容来看,围绕楝科中高度氧化的柠檬苦素类化合物,中国科学家在前几年发表了一系列新颖骨架类型化合物,在该领域形成了一个研究热点,2010 年关于该类新颖结构化合物的文章数量减少。本文就 2010 年我国科学家在国内外杂志发表的结构新颖、活性显著的新化合物作一归纳,希望帮助读者对我国科学家在该领域取得的成绩有一个概括性的了解。

1 萜 类

1.1 单 萜

从菊科蟹甲草属三角叶蟹甲草(*Parasenecio deltophylla*)中分到单萜化合物 3-*O*-palmitoylloliolide (**1**),能够有效地抑制 Hela 细胞增殖[1]。

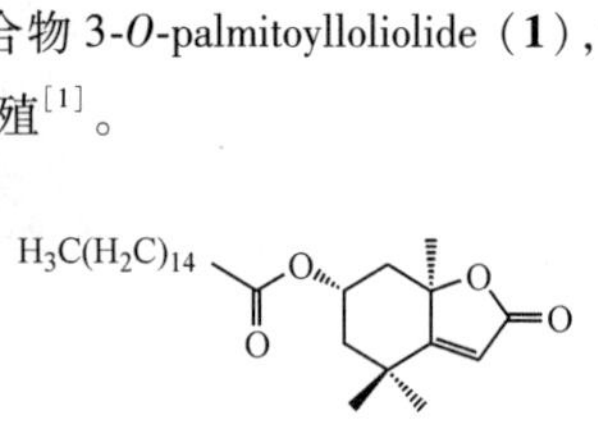

$H_3C(H_2C)_{14}$

1

环烯醚萜作为一类特殊的单萜广泛分布于植物界,但在其结构上由氯原子、硫原子取代的并不多见。2010 年我国学者从败酱科缬草属蜘蛛香(*Valeriana jatamansi*)中分到结构中含氯的化合物 volvaltrate B (**2**)[2]。从茜草科染木树属染木树(*Saprosma ternatum*)中分到含硫的环烯醚萜苷类化合物 epipaederoside 和 epipaederosidic acid (**3**)[3]。

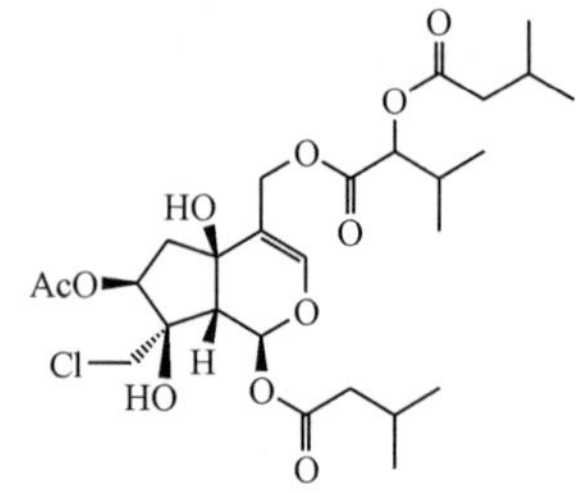

2 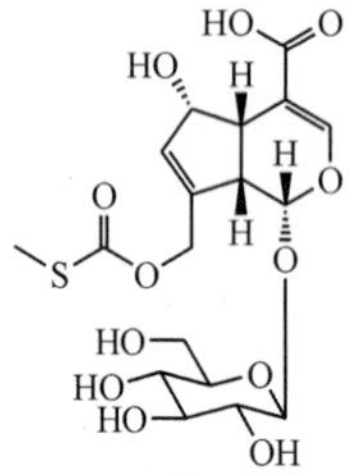 **3**

1.2 倍半萜

从大戟科黑面神属黑面神(*Breynia fruticosa*)和喙果黑面神(*Breynia rostrata*)中分到链状的倍半萜皂苷 **4**[4]。从金粟兰科安徽金粟兰(*Chloranthus anhuiensis*)的新鲜叶片中分到一个艾里莫酚烯类倍半萜 anhuienol (**5**),该化合物是植物叶片在 $CuCl_2$ 诱导的非生物胁迫下应答产生的植保素,其结构中包含一个少见的 2,6-二甲氧基-4-羟基苯基侧链[5]。从菊科鸦葱属鸦葱(*Scorzonera austriaca*)中分到一系列倍半萜内酯,其中 scorzoaustriacin (**6**)及其皂苷为愈创木内酯衍生物,其结构中含有较少见的氨甲基-γ-丁内酯边链[6]。通过生物活性导向分离,从八角科八角属红茴香(*Illicium henryi*)中得到一系列在 HBV 病毒转染的 Hep G2. 2. 15 细胞模型上具有抑制 HBsAg 和 HBeAg 生成活性的倍半萜内酯化合物,其中 henrylactone A (**7**)为一个双内酯环化合物[7]。

从粪锈伞科田头菇属杨柳田头菇(*Agrocybe salicacola*)担子菌体中分到苡路烷型倍半萜的二聚体 agrocybone (**8**),其八环结构中包括一个螺二烯酮片段以及 7 个手性中心[8]。从金粟兰科金粟兰属多穗金粟兰(*Chloranthus multistachys*)中分到倍半萜二聚体 multistalides A (**9**)和 B[9]。从菊科旋复花属旋复花(*Inula japonica*)中分到一系列倍半萜内酯的二聚体,其中 japonicone F (**10**)具有抑制 LPS 诱导的 RAW264. 7 巨噬细胞生产 NO 的能力[10]。从该科橐吾属木里橐吾(*Ligularia muliensis*)中分到 2 个非对称的二聚倍半萜化合物,其中 ligulamulienin B (**11**)对于 MGC-803 和 HEP-G2 肿瘤细胞株表现出一定的抑制活性[11]。

从桃金娘科番石榴属番石榴(*Psidium guajava*)中分到倍半萜与二苯甲烷的聚合物 psiguadials A (**12**)和 B (**13**)[12],以及 psidials B 和 C (**14**)[13]。从齿菌科齿耳菌属赭黄齿耳菌(*Steccherinum ochraceum*)中分到 3-去甲基扁柏烷型

倍半萜的过氧化衍生物 steperoxides A (**15**) 和 B[14]。从败酱科缬草属缬草(*Valeriana officinalis*)中分到结构中存在5/6/6三环体系的单降倍半萜类化合物 volvalerenone A (**16**)[15]。

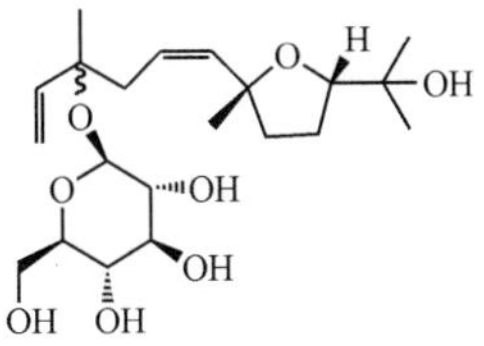

4 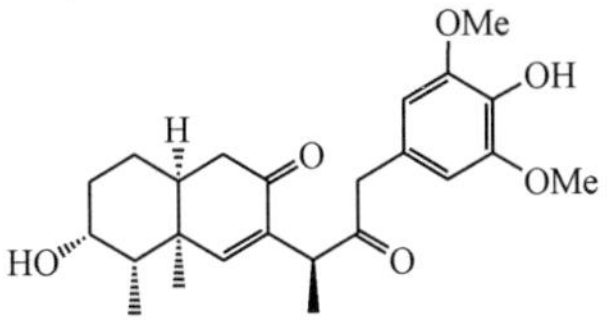 5 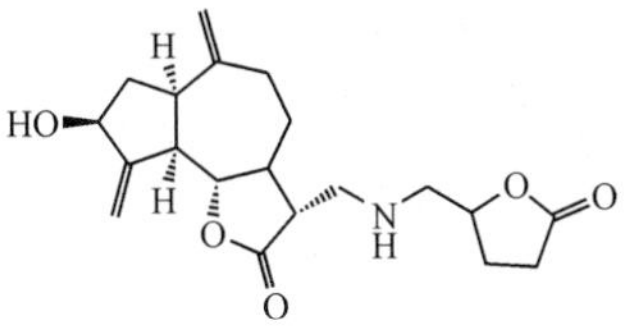 6 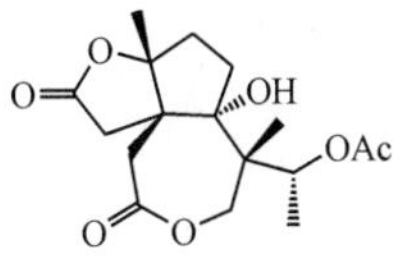 7

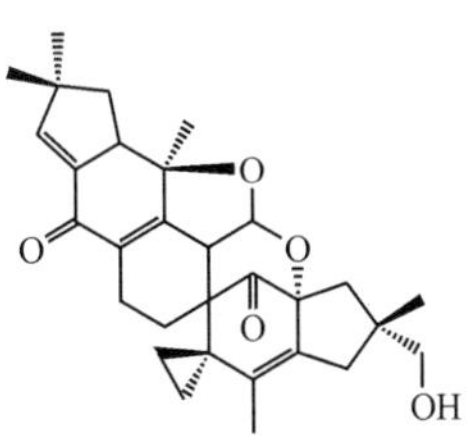

8 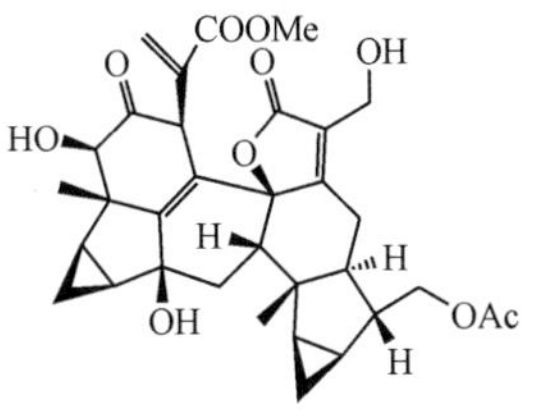 9 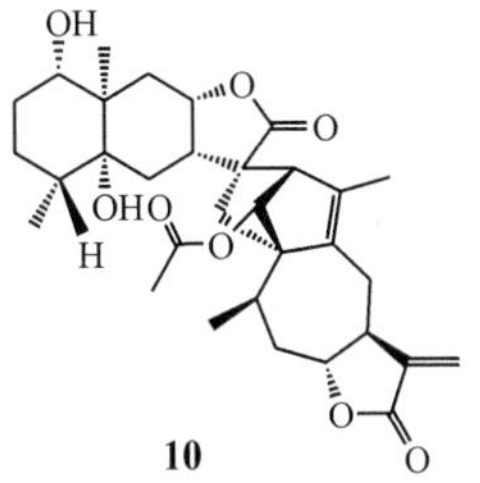 10 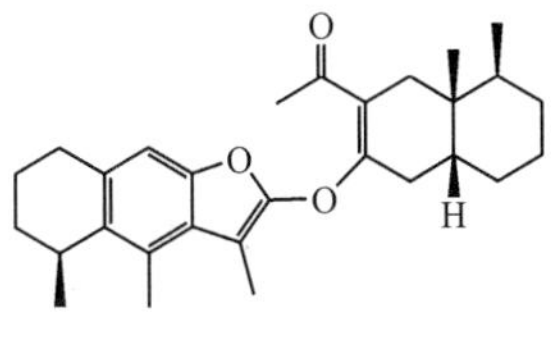 11

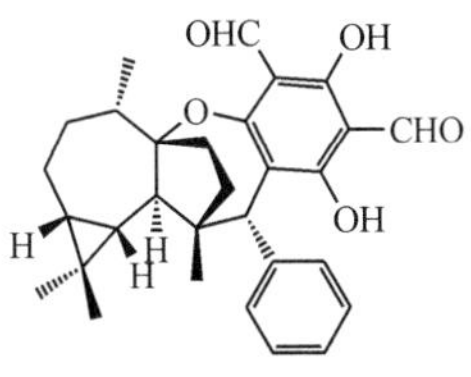

12 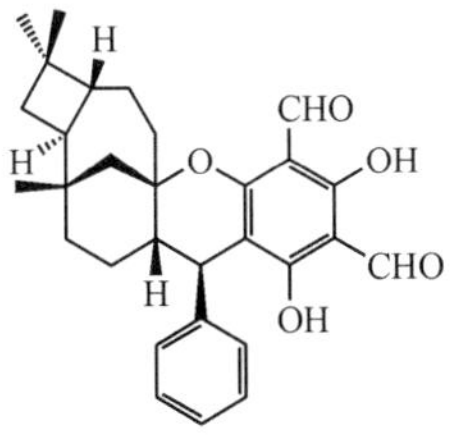 13 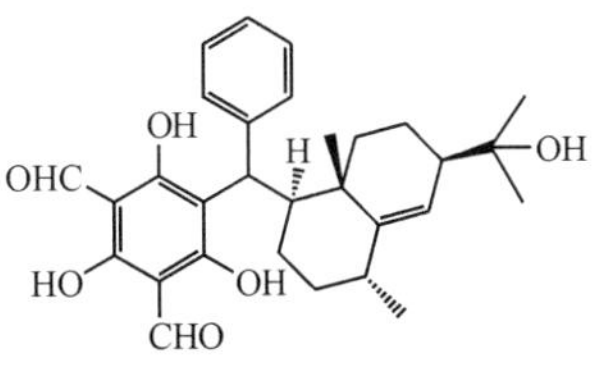 14 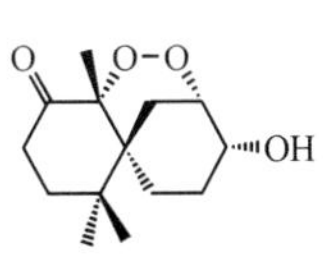 15 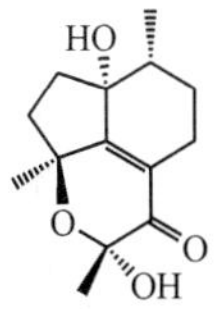 16

1.3 二 萜

从杜鹃花科杜鹃花属羊踯躅(*Rhododendron molle*)中分到高度乙酰化的3,4位开环的木藜芦烷型二萜,其中 secorhodomollolide D (**17**)在5 mg/kg 剂量下表现出显著的镇痛和镇静活性[16]。从大戟科三宝木属长梗三宝木(*Trigonostemon thyrsoideum*)中分到高度氧化的瑞香烷型二萜,该类结构具有特征性的氧杂四元环以及12,13和14位的原酸酯片段,其中 trigonothyrin C (**18**)能抑制 HIV-1 引起的 C8166 细胞病变,EC_{50}为2.19 μg/mL,治疗指数(TI)大于90[17]。从同属植物三宝木(*Trigonostemon chinensis*)中分到高度氧化的瑞香烷型二萜 trigochinins A-C,其中化合物 C (**19**)能够抑制 MET 酪氨酸激酶活性[18]。

从苔藓类合叶苔科合叶苔属 *Scapania parva* 中分到1个笼状的顺式克罗烷型二萜类新骨架 scaparvin A (**20**),其结构以 C6 和 C11 位直接相连并在12位形成缩酮环为特征[19]。从唇形科鼠尾草属柔毛栗色鼠尾草(变型)(*Salvia castanea* Diels f. *pubescens* Stib.)中分到一对开环降松香烷型二萜对映体 castanolide 和 *epi*-castanolide (**21**),其结构中包含一个少见的α,β-不饱和六元内酯环以及一个α-甲基-α,β-不饱和γ-内酯螺环[20]。从该科香茶菜属冬凌草(*Isodon rubescens* var. *lushanensis*)中分到贝壳杉烷型二萜 luanchunins A (**22**)和 B,均能抑制 HL-60 肿瘤细胞增殖[21]。从豆科格木属格木(*Erythrophleum fordii*)中分到二萜与二萜酰胺的二聚体 erythrophlesin E (**23**),对 BGC-823 和 A2780 肿瘤细胞株表现出细胞毒活性[22]。从米曲霉(*Aspergillus oryzae*)中分到 asporyzin A (**24**)等由吲哚和二萜骈合而成化合物及其衍生物[23]。从马鞭草科牡荆属黄荆(*Vitex negundo*)中分到半日花烷型二萜 negundoins C (**25**)和 E,能够抑制 LPS 诱导的 RAW 264.7 巨噬细胞中 NO 生成,进一步研究发现它们能同时减少 iNOS 蛋白和 COX-2 蛋白水平[24]。从大戟科巴豆属光叶巴豆(*Croton laevigatus*)中分到 laevigatlactone B (**26**)等西松烷型二萜,对 HL-60 肿瘤细胞增殖表现出中等强度的抑制活性[25]。

1.4 三 萜

从多孔菌科灵芝属紫芝(*Ganoderma sinense*)中分到 methyl ganosinensate A (**27**)等结构中 C1 和 C11 位连接形成四元环片段的三萜化合物[26]。从五味子科五味子属华中五味子(*Schisandra sphenanthera*)中分到重排的环菠萝蜜烷型三萜类化合物 schinalactone A (**28**),分子中 C30 与 C1 连接形成一个新的五元环,对 PANC-1 肿瘤细胞株具有抑制活性[27]。从该科南五味子属中泰南五味子(*Kadsura ananosma*)中分到 kadnanolactone A (**29**)等一系列三萜化合物[28]。从毛茛科升麻属升麻(*Cimicifuga fetida*)中分到一系列9,19环阿尔廷类三萜,其中化合物 **30** 能够显著抑制 HepG2 肿瘤细胞株增殖[29]。从大戟科大戟属甘遂(*Euphorbia kansui*)中分到结构重排的大戟烷型三萜 kansuinone (**31**),能够抑制人以及小鼠 11-β-HSD1 酶的活性,并表现出剂量依赖性[30]。从楝科缩序米仔兰(*Aglaia abbreviata*)中分到 aglaiabbreviatin E (**32**)等三萜化合物,化合物 **32** 对 K562、SMMC-7721、MCF-7、KB 以及多药耐药的 MCF-7/

ADM 和 KB/VCR 人肿瘤细胞株具有细胞毒作用[31]。

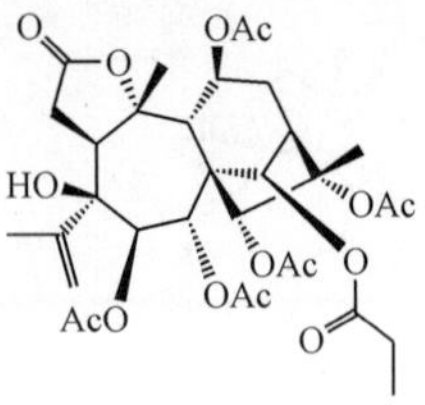

17

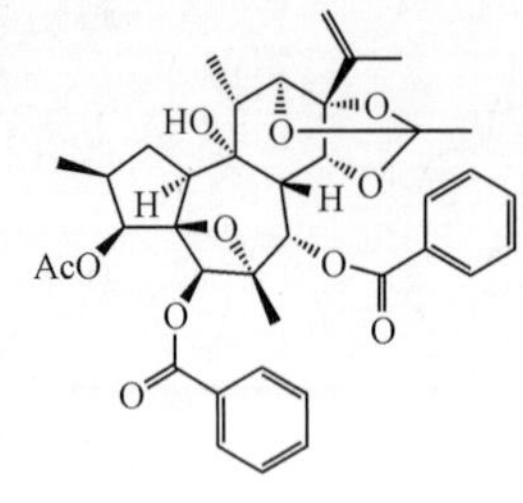

18

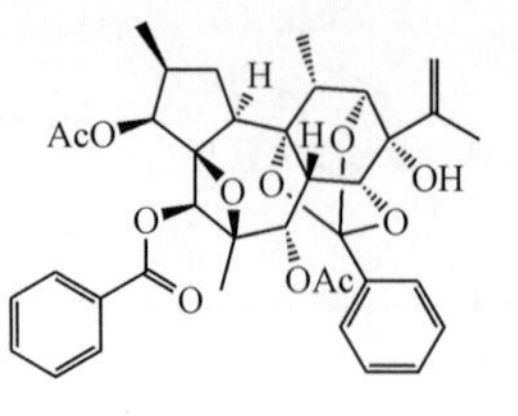

19

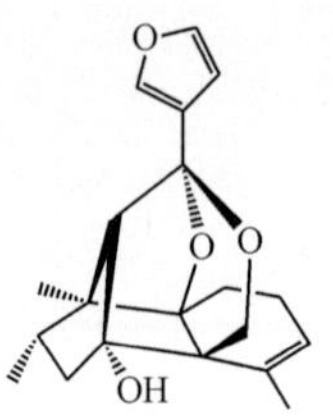

20

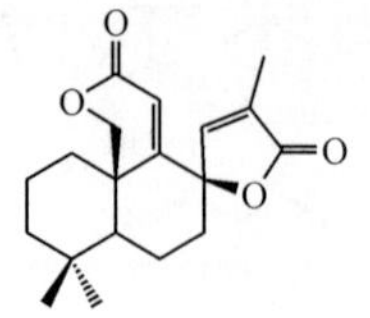

21

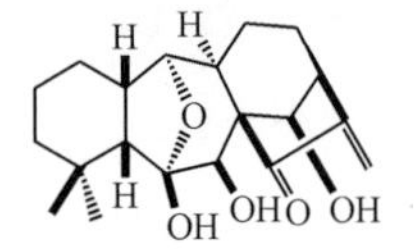

22

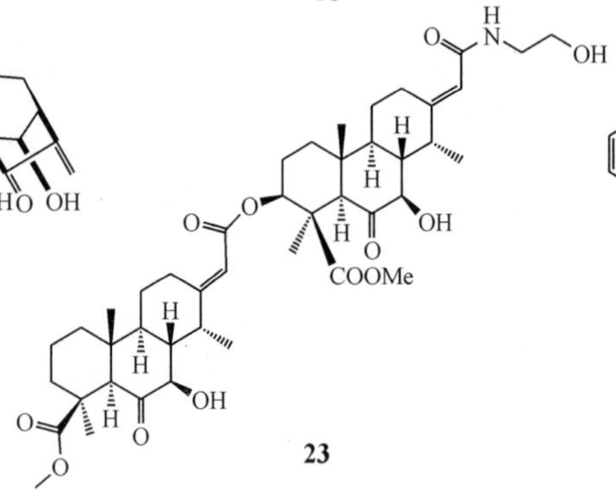

23

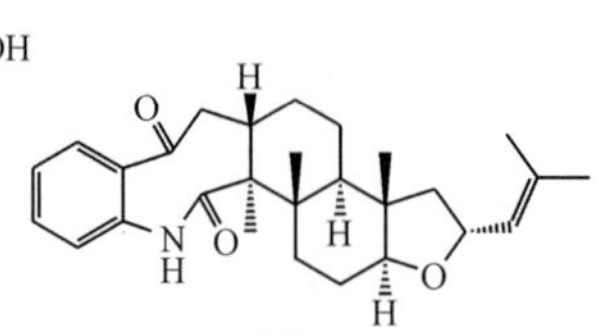

24

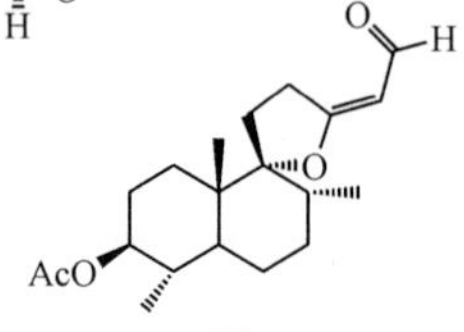

25

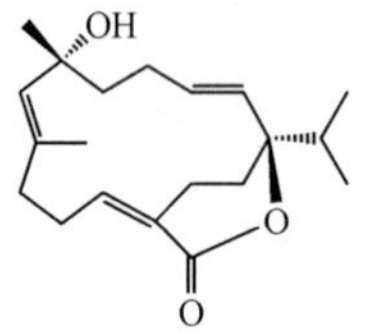

26

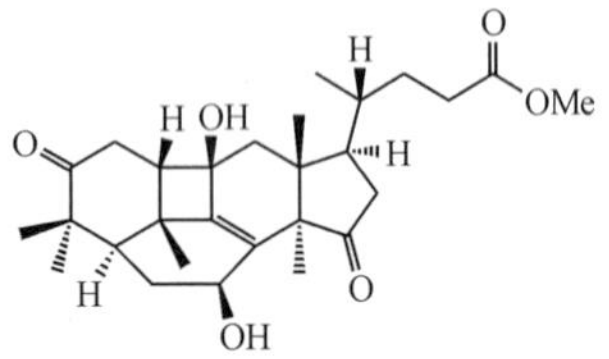

27

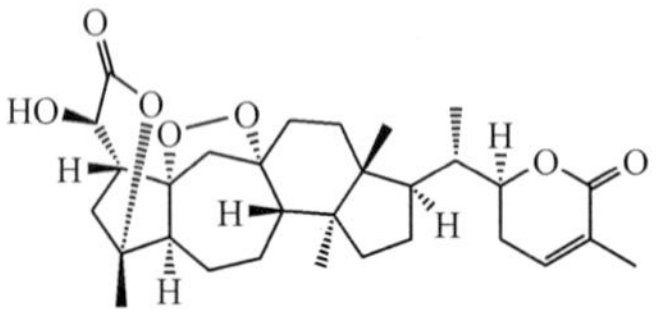

28

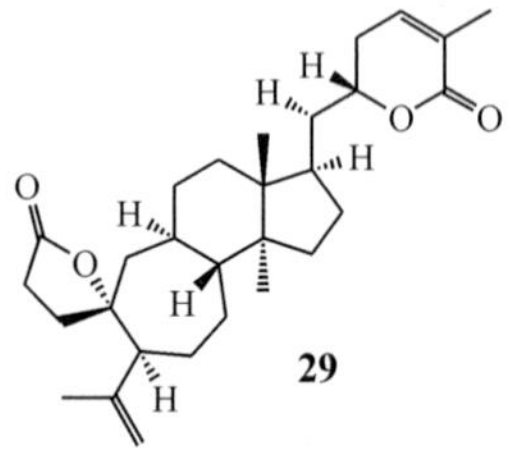

29

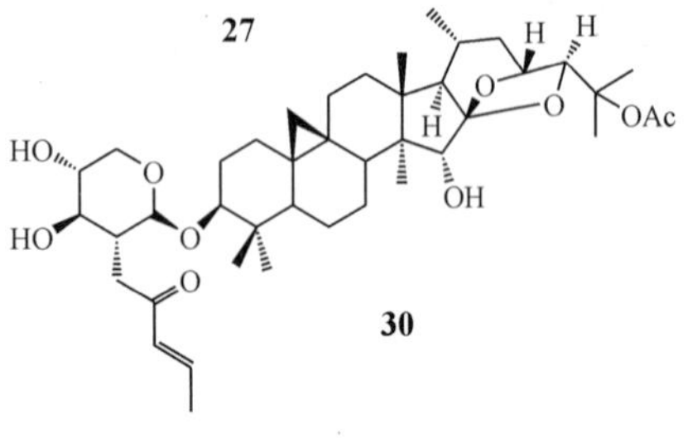

30

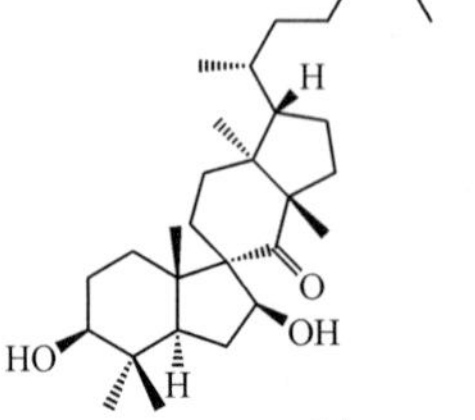

31

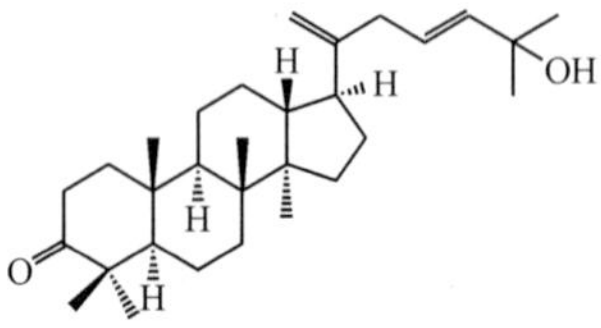

32

1.5　降三萜

从南海海绵 *Rhabdastrella globostellata* 中分到异玛拉巴烷型降三萜化合物,其中 globostelletin I (**33**)对 A2780 肿瘤细胞株表现出抑制活性[32]。从五味子科五味子属铁箍散(*Schisandra propinqua* var. *propinqua*)中分到 pre-schiartane 以及 wuweiziartane 骨架的 29 碳降三萜双内酯类化合物 **34** 和 **35**[33]。从同种植物中分到 schisandilactone A (**36**)等多环骨架的降三萜化合物[34]。从楝科楝属印度楝(*Melia azedarach*)中分到四降三萜化合物 3,20-diacetylmethoxymeliacarpinin (**37**)[35]。

从产自印度的楝科木果楝属植物 *Xylocarpus moluccensis* 中分到 godavarin A (**38**)等,对于椰心叶甲第三龄幼虫表现出一定的拒食活性[36]。从同属木果楝(*Xylocarpus granatum*)中分到 hainangranatumin A (**39**)等少见的 9,10 开环的 mexicanolide 型柠檬苦素类化合物,其中 hainangranatumin G (**40**)结构中存在一个吡啶环[37]。从该科地黄连属云南地黄连(*Munronia delavayi*)中分到 mulavanin A (**41**)等 B 环开环的 prieurianin 型柠檬苦素[38]。从麻楝属麻楝(*Chukrasia tabularis* var. *velutina*)中分到 16-norphragmalin 型柠檬苦素 chuktabularin E (**42**)等,这些化合物在 C15 位有乙酰基或者丙酰基取代,并与母核形成特征性的缩酮片段[39]。从浆果楝属浆果楝(*Cipadessa baccifera*)中分到 mexicanolide 型柠檬苦素类化合物 cipadesin N (**43**)等[40]。从同种植物中还分到 trijugin‥型柠檬苦素类化合物 cipatrijugin E (**44**)等,对 MCF-7、SW480、HL-60 和 SMMC-7721 等四种肿瘤细胞株均表现抑制活性[41]。从非洲楝属非洲桃花心木(*Khaya senegalensis*)中分到 khayalenoid C (**45**)等[42]。从楝属川楝(*Melia toosendan*)中分到 meliatoosenin A (**46**)等[43]。

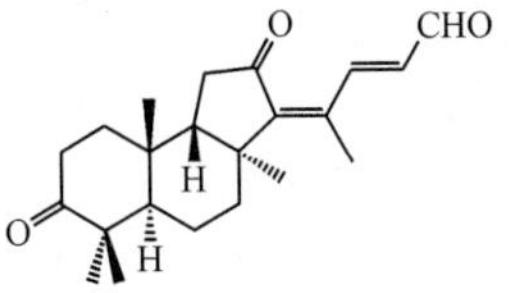

33

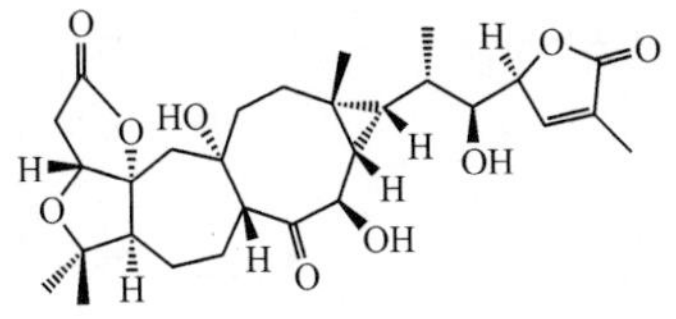

34

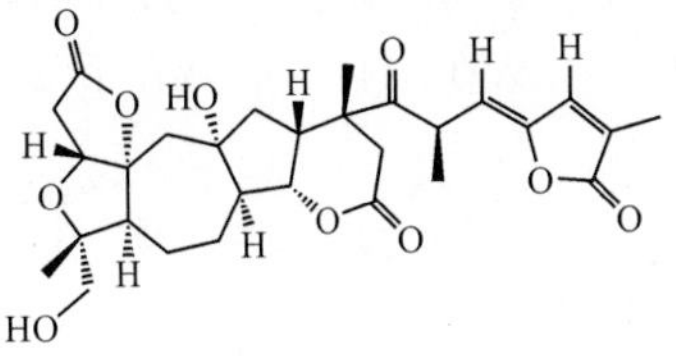

35

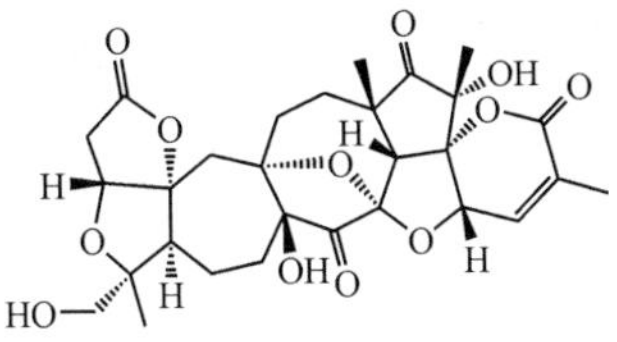

36

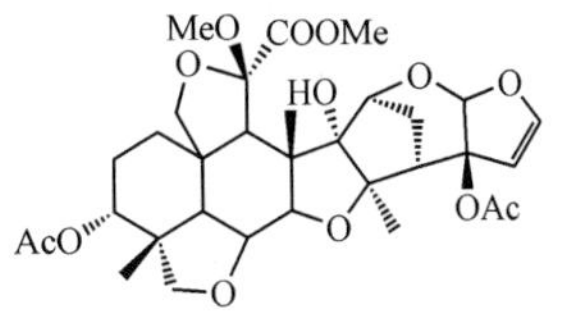

37

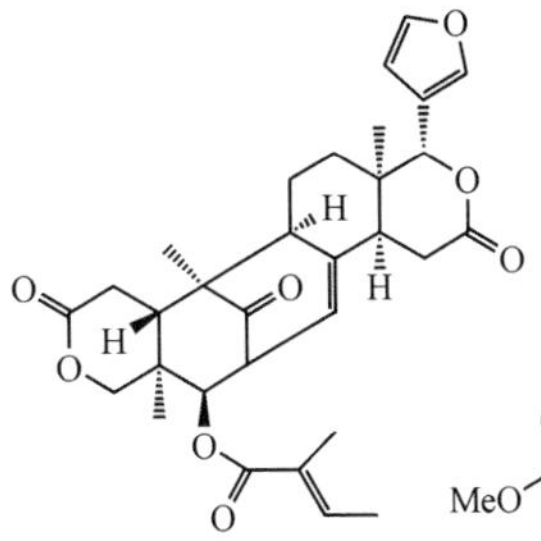

38

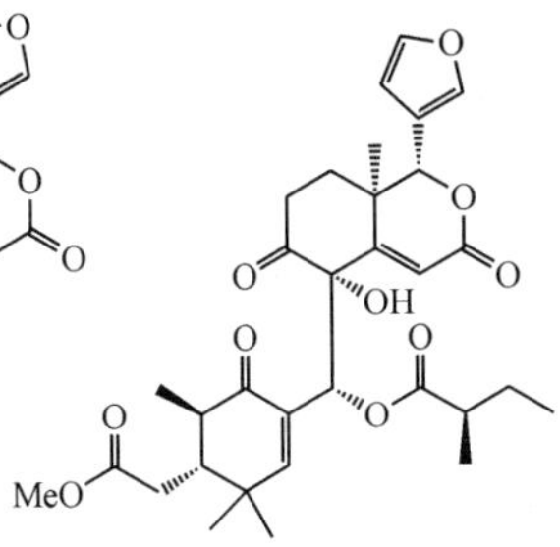

39

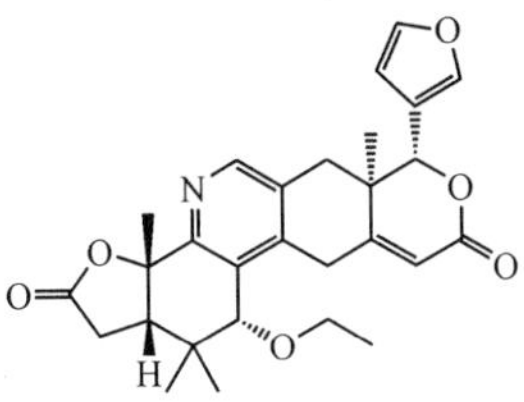

40

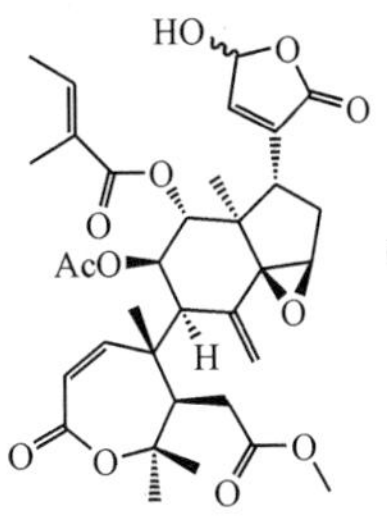

41

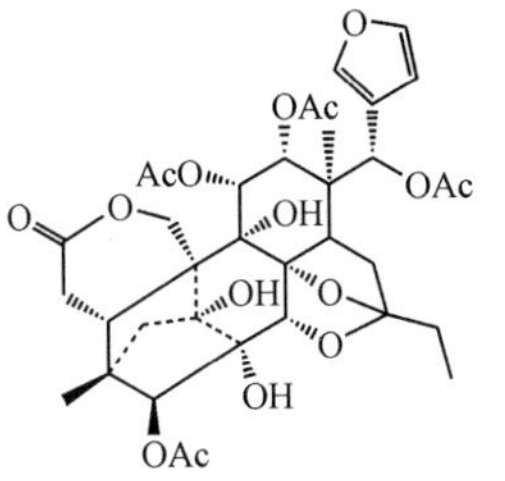

42

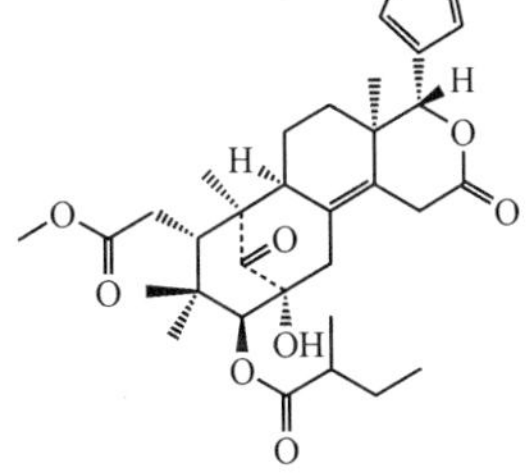

43

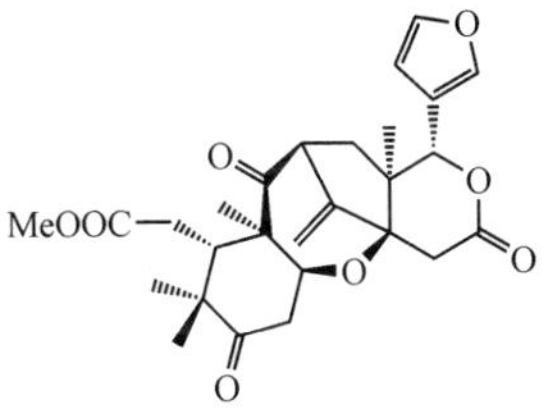

44

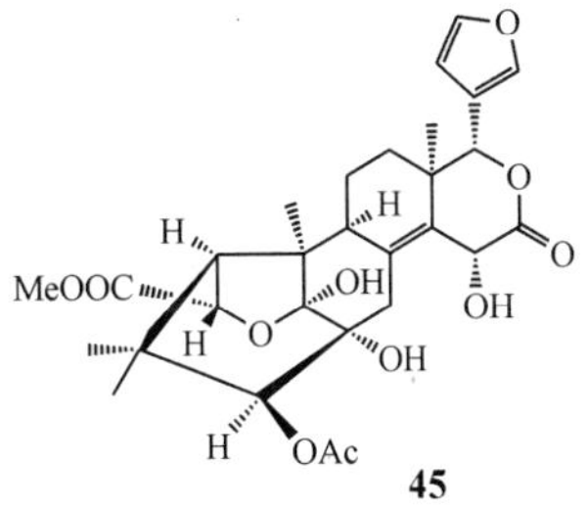

45

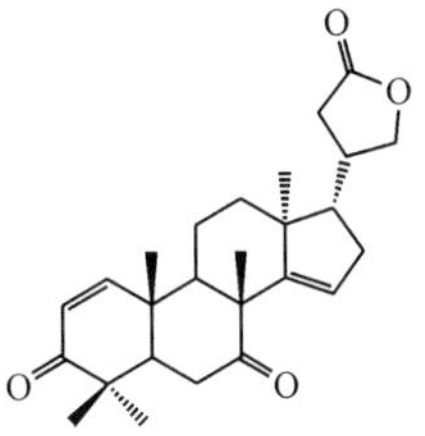

46

2 生物碱

从大戟科三宝木属孟仑三宝木(*Trigonostemon lii*)中分到 trigonoliimine A (**47**)等具有多环体系的吲哚类生物碱[44]。从茜草科团花属团花树(*Neolamarckia cadamba*)中分到吲哚类生物碱 aminocadambines A (**48**)和 B,其结构中存在四氢呋喃环和四氢吡啶环[45]。从菊科蒿属黄花蒿(*Artemisia anuua*)中分到的植物内生菌球毛壳菌 IFB-E041 (*Chaetomium globosum* IFB-E041)中得到吲哚类生物碱 chaetoglobosin W (**49**),其结构中 C3 和 C6 位之间以氧桥相连,对 KB 和 HepG2 肿瘤细胞株表现出中等强度的抑制活性[46]。从同一种植物中分离到的另一种内生真菌土曲霉(*Aspergillus terreus*)中分到具有乙酰胆碱酯酶抑制活性的吲哚生物碱 16α-hydroxy-5N-acetylardeemin(**50**)[47]。通过活性追踪的方法从夹竹桃科狗牙花属海南狗牙花(*Ervatamia hainanensis*)中分到吲哚类生物碱 coronaridine(**51**)和 voacangine,对乙酰胆碱酯酶表现出显著的抑制活性,其 IC_{50} 分别为 8.6 和 4.4 μmol/L(阳性对照加兰他敏 3.2 μmol/L)[48]。从该科山橙属薄叶山橙(*Melodinus tenuicaudatus*)中分到 melodinine H (**52**)等吲哚类生物碱的二聚体,对多种肿瘤细胞株表现出一定的细胞毒活性[49]。

从罂粟科博落回属小果博落回(*Macleaya microcarpa*)中分到苯并菲啶类生物碱,其中 maclekarpine A (**53**)对于 BGC-823 肿瘤细胞株表现出抑制活性[50]。从海桑科海桑属海南海桑(*Sonneratia hainanensis*)中分到二苯乙基哌啶类生物碱 sonneratine A (**54**)[51]。从楝科樫木属总序樫木(*Dysoxylum laxiracemosum*)中分到的 tirucallane 型三萜类生物碱 laxiracemosin E (**55**),对 HL-60、SMMC-7721、A-549、MCF-7 和 SW480 等肿瘤细胞株均表现出显著的细胞毒活性(阳性对照为顺铂)[52]。从苦木科苦木属苦木(*Picrasma quassioides*)中分到双咔啉类生物碱 quassidine A (**56**),其结构中存在一个四元环结构片段[53]。从黄杨科板凳果属板凳果(*Pachysandra axillaris*)中分到 pachysamine M (**57**)等一系列甾体类生物碱[54]。从钟萼木科伯乐树属伯乐树(*Bretschneidera sinensis*)中分到含硫生物碱 bretschneiderazine A (**58**)[55]。从蜜蜂采集的十字花科芸苔属油菜花(*Brassica campestris*)花粉中分到分别具有5/6和6/6螺环骨架的生物碱pollenopyrrosides A (**59**)和B (**60**)[56]。从防己科轮环藤属西南轮环藤(*Cyclea wattii*)中分到的curine型双苄基异喹啉生物碱wattisine A (**61**)等,对HCT-8和Bel-7402肿瘤细胞株表现出抑制活性[57]。

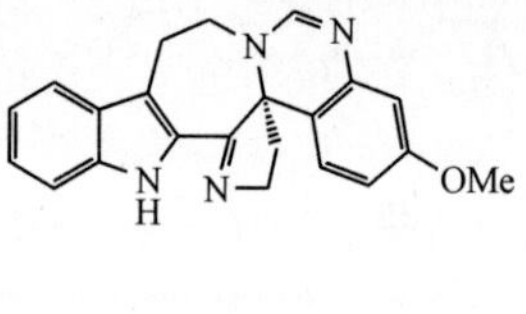
47

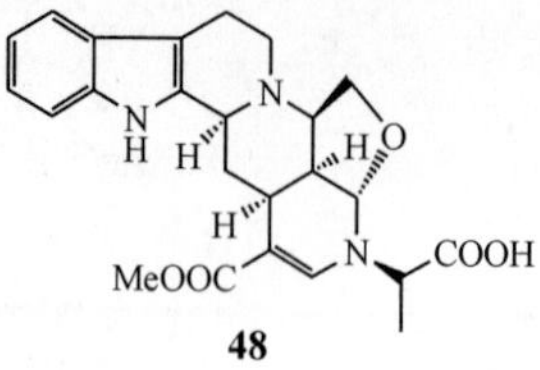
48

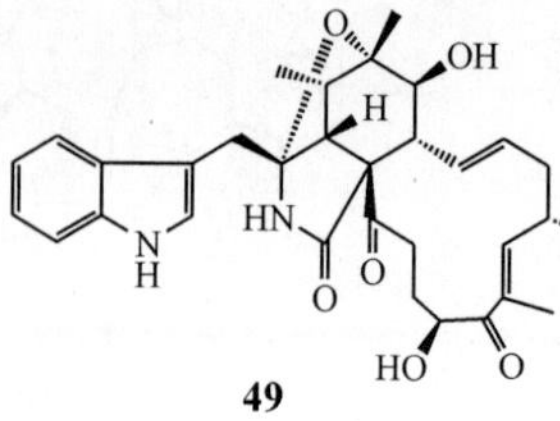
49

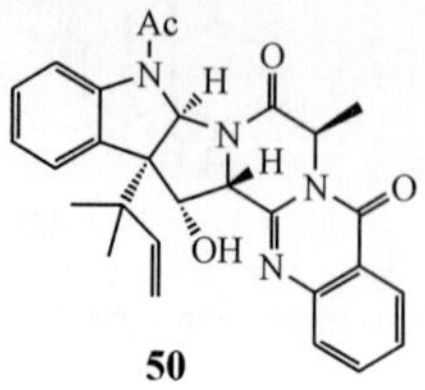
50

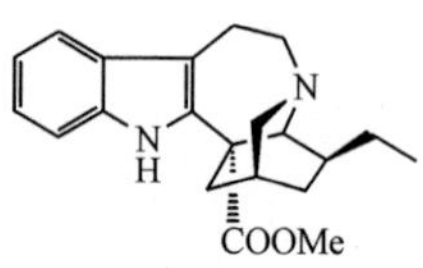
51

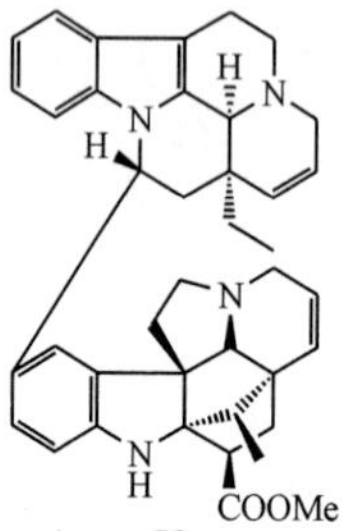
52

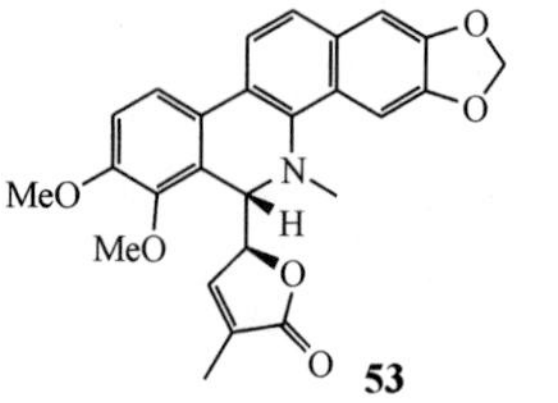
53

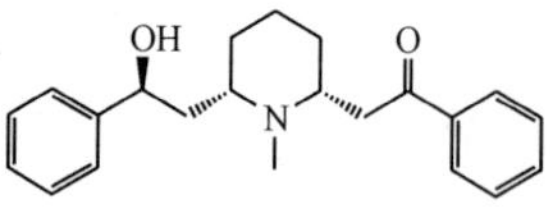
54

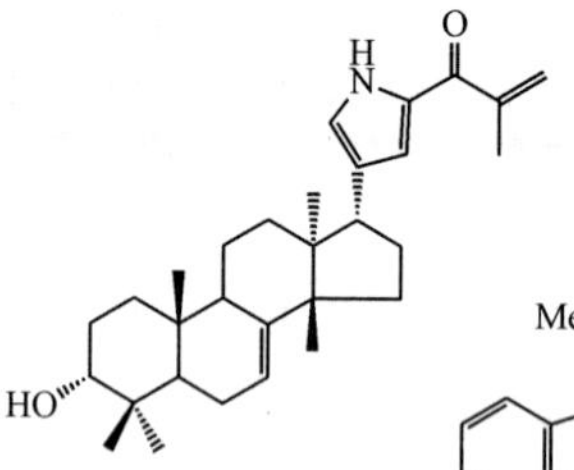
55

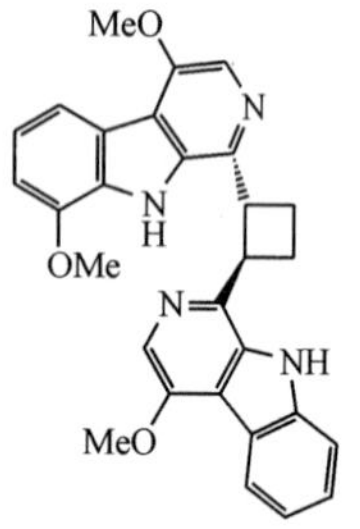
56

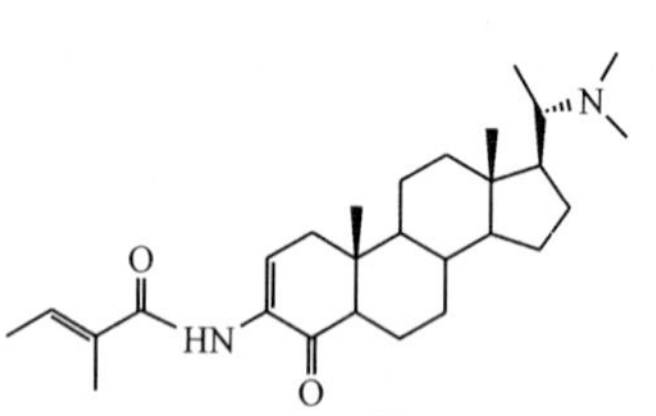
57

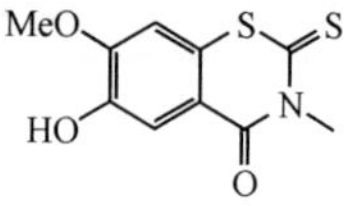
58

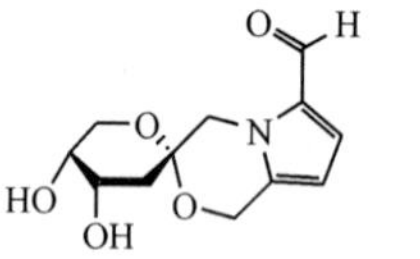
59

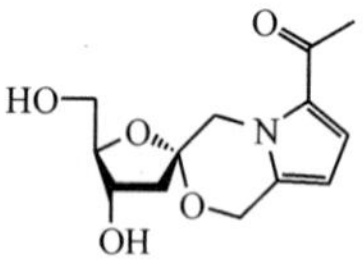
60

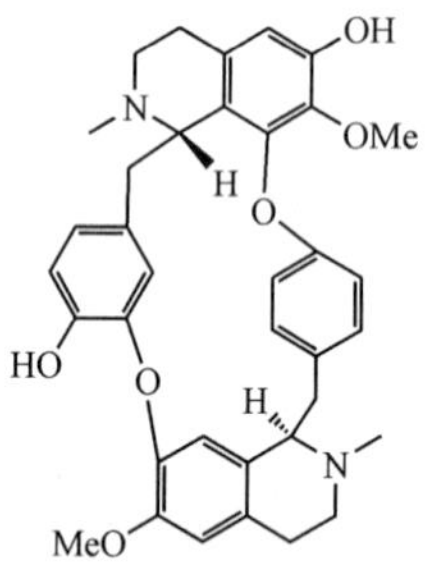
61

3 木脂体

从八角科八角属地枫皮(*Illicium difengpi*)中分到结构中存在甘油取代的木脂体化合物**62**,能够抑制血小板活性因子诱导的大鼠中性粒细胞释放β-葡糖醛酸酶的能力,其IC_{50}为1.62 μmol/L[58]。从五味子科五味子属鹤庆五味子(*Schisandra wilsoniana*)中分到marlignan C (**63**)等一系列联苯环辛二烯类木脂体,具有显著的HIV-1抑制活性[59]。从同属狭叶五味子(*Schisandra lancifolia*)中分到木脂体苷lancilignanside A (**64**)[60]。从桑科桑属桑(*Morus alba*)中分到的苯并呋喃类木脂体moracin W (**65**),对BGC823和HCT8肿瘤细胞株表现出抑制活性[61]。

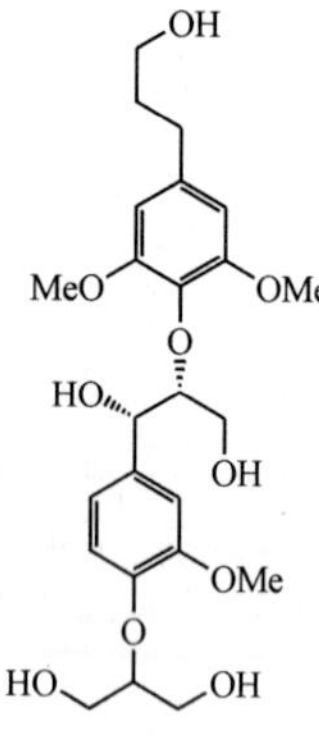
62

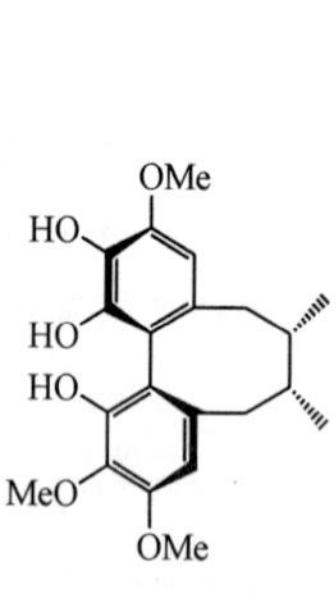
63

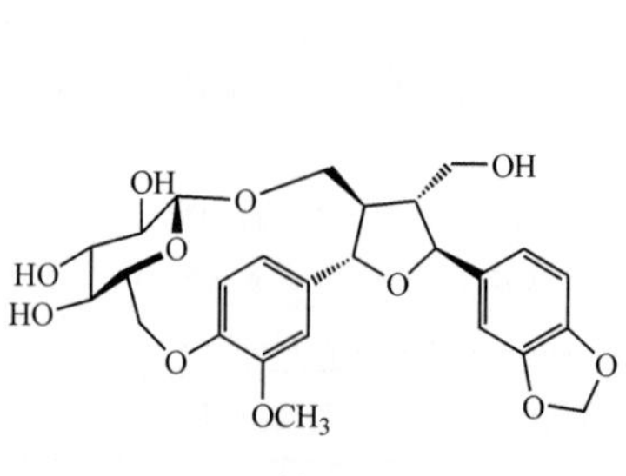
64

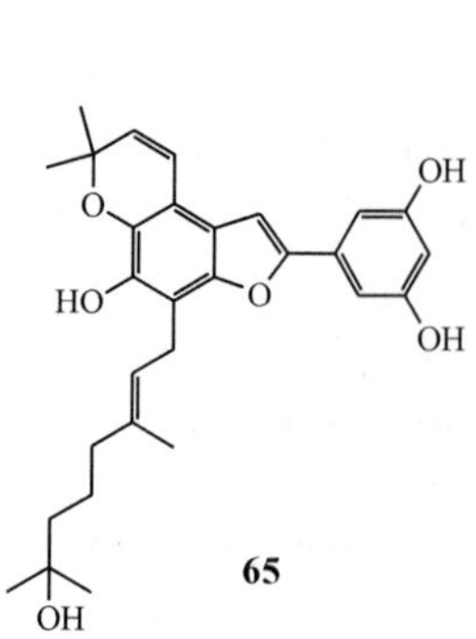
65

4 香豆素

从豆科黧豆属白花油麻藤(*Mucuna birdwoodiana*)中首次分到处于稳定状态的天然来源的7-醌基香豆素 mucodianin A (**66**)[62]。从旋花科丁公藤属毛叶丁公藤(*Erycibe hainanesis*)中分到香豆素二糖苷 eryciboside B (**67**),10 μmol/L 浓度下在大鼠肝脏上皮干细胞 WB F334 细胞中能够对抗 *D*-半乳糖胺引起的毒性,抑制率为 19.8%,而对细胞本身基本没有毒性[63]。

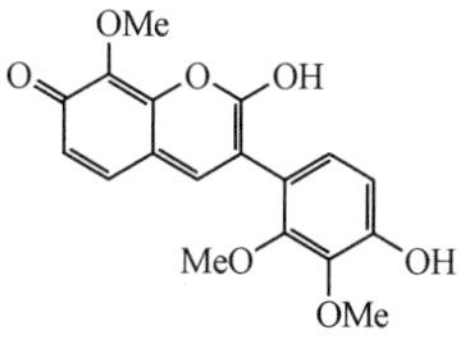

66 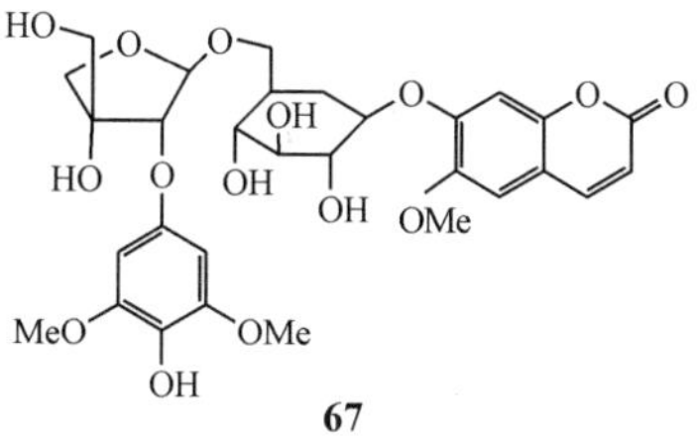 67

5 黄　酮

从菊科红花属红花(*Carthamus tinctorius*)中分到2个查耳酮的碳苷,其中 saffloquinoside A (**68**)结构中存在5/6 螺环骨架,而 saffloquinoside B (**69**)分子中存在一个环己三酮骨架[64]。从假红树科假红树属假红树(*Laguncularia racemosa*)中分到二氢黄酮醇类化合物(2*R*,3*R*) pinobanksin-3-caffeoylate (**70**),用 TLC-DPPH 方法测定下显示有自由基清除活性,并且对与人肿瘤相关的蛋白激酶 FLT3,SAK 表现出特异性的抑制作用[65]。从龙胆科獐芽菜属淡黄獐芽菜(*Swertia punicea*)中分到二聚和三聚 xanthone 的皂苷化合物,其中 puniceaside B (**71**) 在 12.5 μg/mL 浓度下在双氧水诱导的 PC12 神经细胞损失模型上表现出显著的细胞保护活性[66]。从蕨类植物卷柏科卷柏属卷柏(*Selaginella tamariscina*)中分到苯甲酸与黄酮以 C-C 键相连的化合物 6-(2-hydroxy-5-carboxyphenyl)-apigenin (**72**)[67]。从乌毛蕨科苏铁蕨属苏铁蕨(*Brainea insignis*)中分到黄烷和苯丙素以及莽草酸的聚合物 brainicin (**73**)[68]。

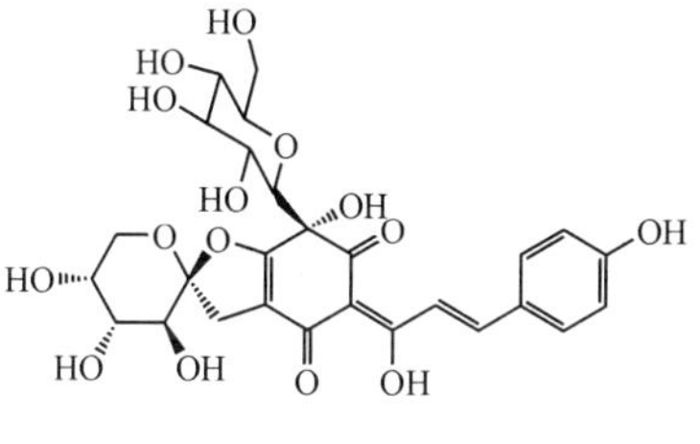

68 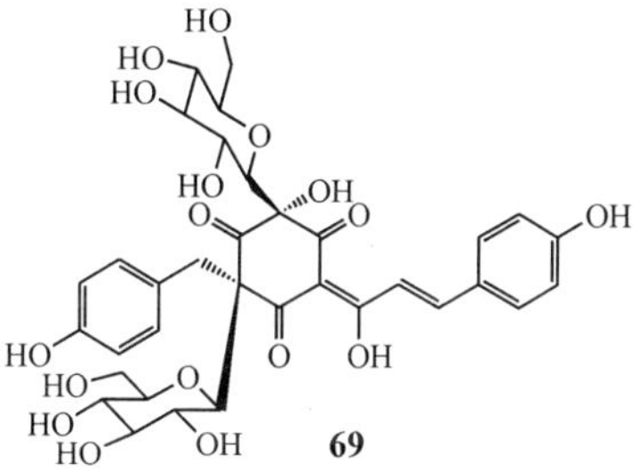 69 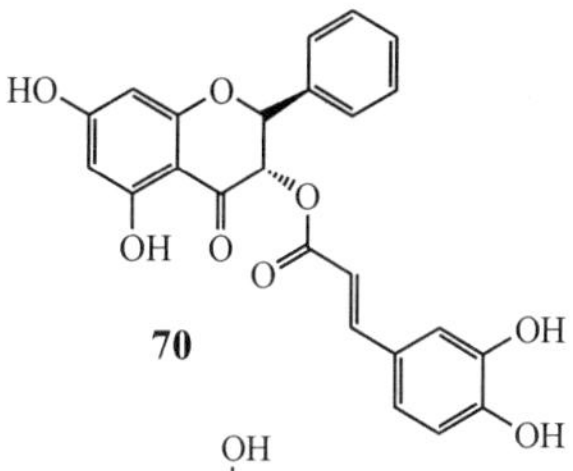 70

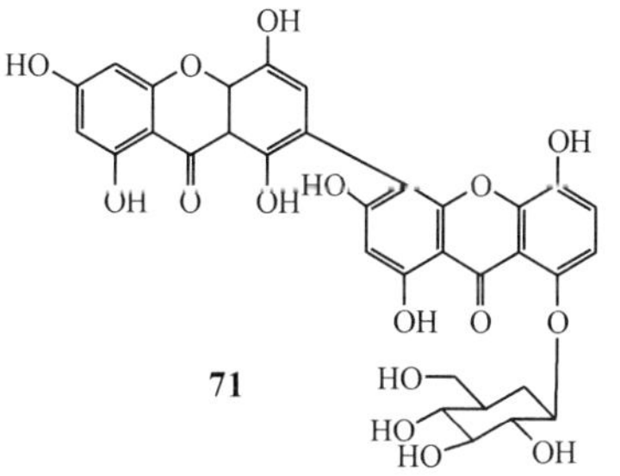

71 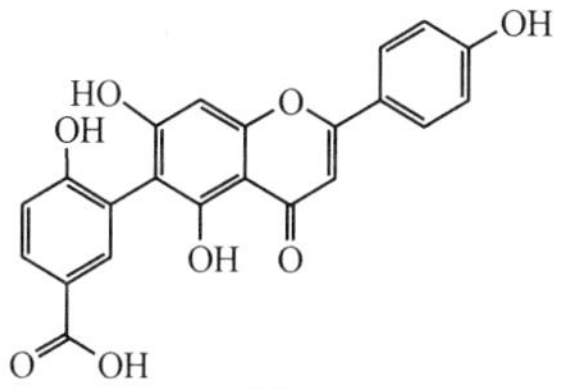 72 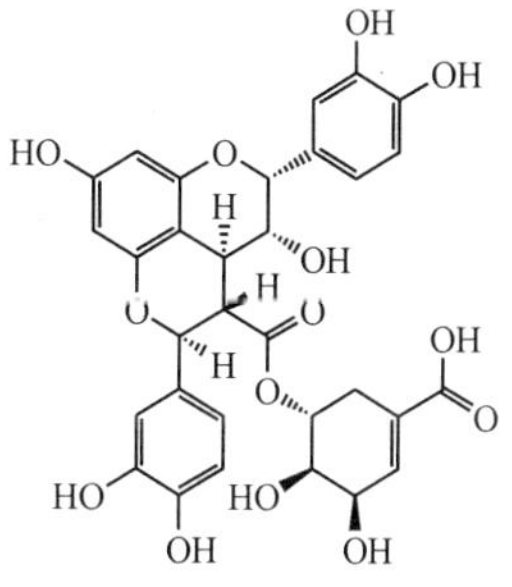 73

6 甾　体

从萝藦科牛奶菜属通光散(*Marsdenia tenacissima*)中分到 C_{21} 甾化合物 **74** 等,对 BEL-7402、KB 和 A549 肿瘤细胞株均表现一定的抑制活性[69]。从龙舌兰科龙血树属长花龙血树(*Dracaena angustifolia*)中分到磺酸基取代的螺甾烷类化合物 angudracanoside F (**75**),对新生隐球菌表现抑制活性[70]。从蟾蜍科蟾蜍属中华大蟾蜍(*Bufo bufo gargarizans*)的蟾酥中分到结构重排的蟾酥二烯类甾体 bufogargarizins A (**76**) 和 B[71]。从多孔菌科多孔菌属猪苓(*Polyporus umbellatus*)中分到的 C_{28} 甾体 ergone (**77**),对 HepG2、Hep-2 和 Hela 肿瘤细胞株表现出抑制活性[72]。从楝科楝属苦楝(*Melia azedarach*)叶中分到 A 环开环的 C_{21} 甾体化合物 **78**[73]。

7 内　酯

从产自南中国海红树植物无瓣海桑(*Sonneratia apetala*)中分到未鉴定的内生真菌 Zh6-B1 中得到十元内酯类化合物 3*R*,5*R*-sonnerlactone (**79**) 和 3*R*,5*S*-sonnerlactone,能够抑制耐药人口底癌细胞 KV/MDR 的生长[74]。从龙胆科獐芽菜属青叶胆(*Swertia mileensis*)中分到内酯类化合物 swerilactone E (**80**) 和 F,在 HBV 病毒转染的 Hep G 2.2.15 细胞中表现出显著的 HBsAg 以及 HBeAg 释放抑制活性[75]。从一种农作物病害真菌黑黏座孢霉(*Myrothecium roridum*) IFB E091 固态培养基中分到一个 trichothecene 型大环内酯类化合物 roritoxin E (**81**),对 SGC-7901 和 SMMC-7721 肿瘤细胞株具有抑制活性[76]。从一种担子菌 *Basidiomycete Boreostereum* vibrans 中分到的内酯类代谢产物 vibralactone D (**82**)，对不同来源的 11β-羟基类固醇脱氢酶具有一定的抑制作用[77]。从一种拟青霉属真菌 *Paecilomyces* sp. SC0924. 固体发酵物中分到 β-resorcylic acid 型大环内酯类化合物 paecilomycin E (**83**)，对疟原虫 D37 具有明显的抑制活性，IC_{50} 为 20 nmol/L，对疟原虫 Dd2 具有中等强度的抑制活性[78]。

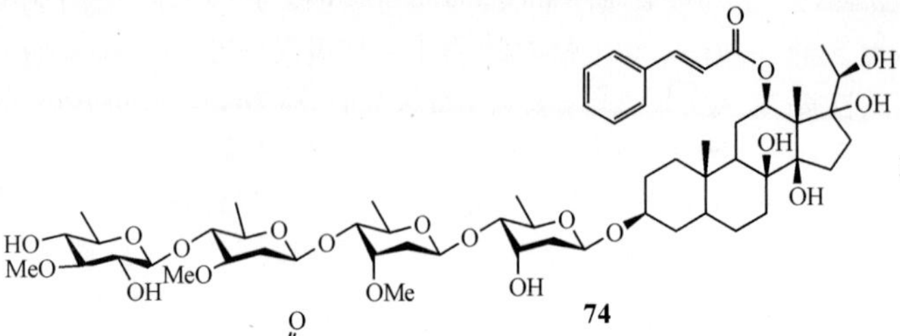

74 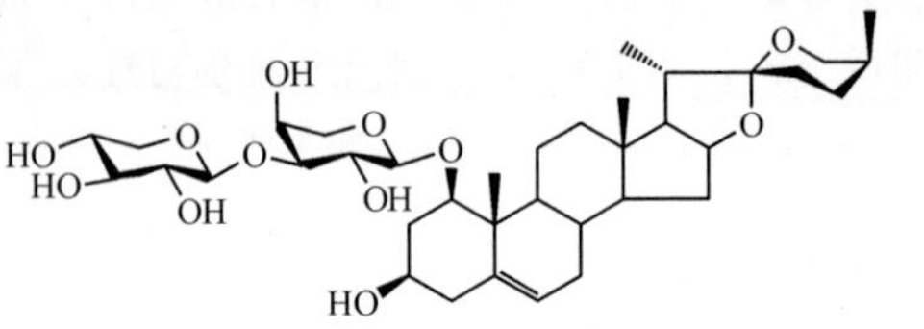 **75** 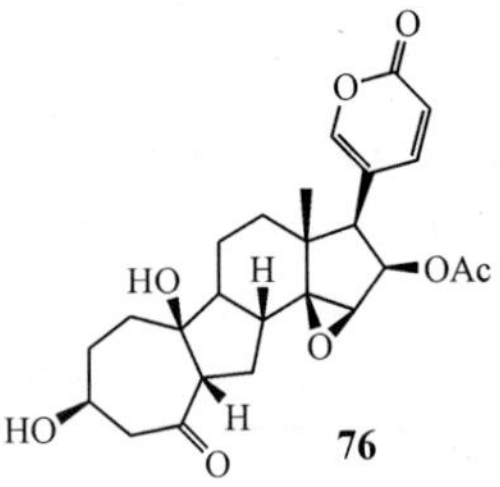 **76** 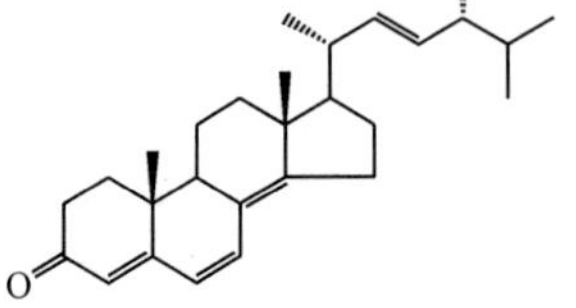 **77** 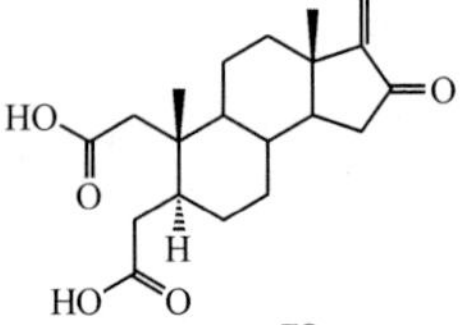 **78** 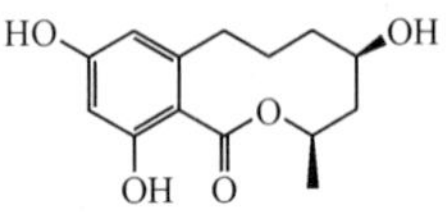 **79** 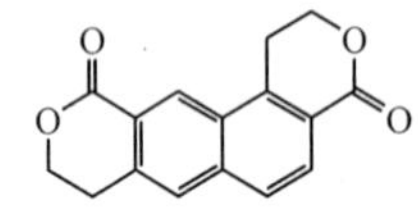 **80** 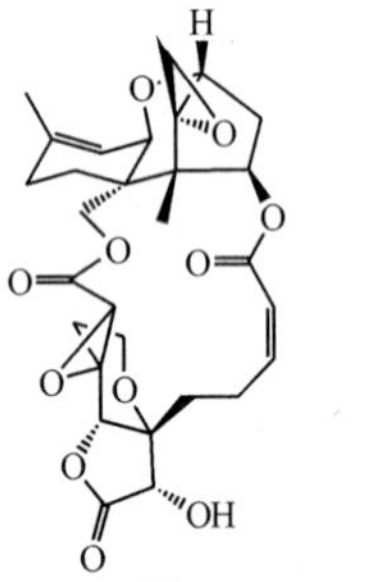 **81** 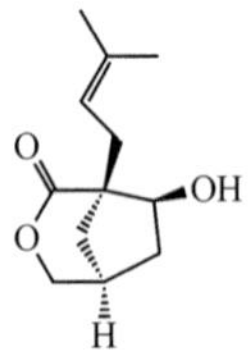 **82** 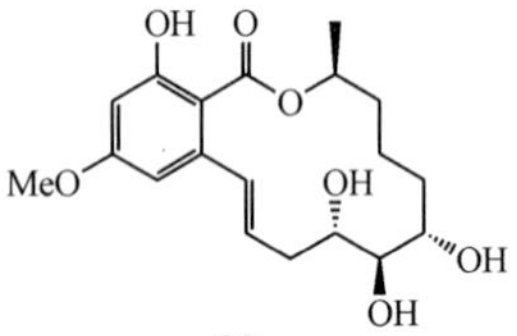 **83**

8 酚 类

从龙胆科龙胆属华南龙胆(*Gentiana loureirii*)中分到成环的苯丙酸苷的二聚体 cyclic 4-*O*-β-*D*-glucopyranosylcaffeic acid dimer (**84**)[79]。从苏木科仪花属仪花(*Lysidice rhodostegia*)中分到具有苯基苯并[*b*]呋喃并[3,2-*d*]呋喃骨架的酚类化合物，其中 lysidicin F (**85**)是从天然资源分到的呋喃环反式稠合的化合物[80]。从产自中国南海的红藻松节藻科凹顶藻属似瘤凹顶藻(*Laurencia similis*)中分到高度溴代的酚类代谢产物 **86**，对蛋白酪氨酸磷酸化酶 1B(PTP1B)具有抑制活性[81]。

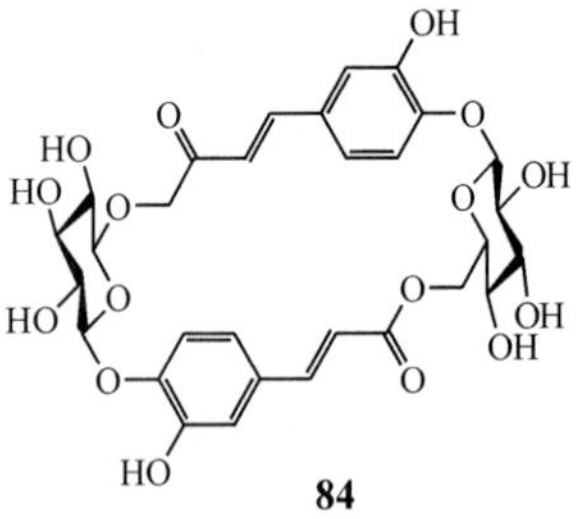

84 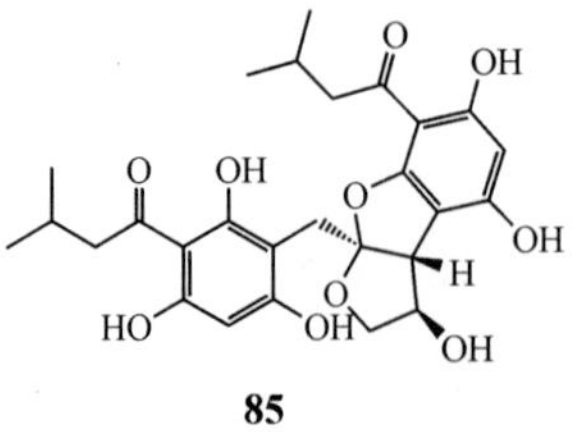 **85** 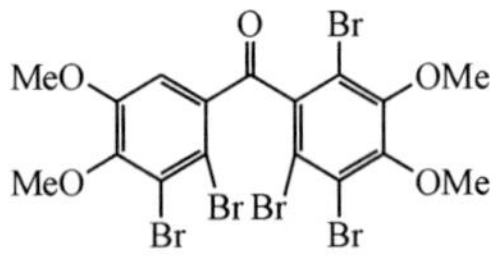 **86**

9 芪 类

从毛茛科芍药属牡丹(*Paeonia suffruticosa*)中分到二苯乙烯的三聚化合物 *trans*-suffruticosol D (**87**)、*cis*-suffruticosol D 和 *cis*-gnetin H[82]。

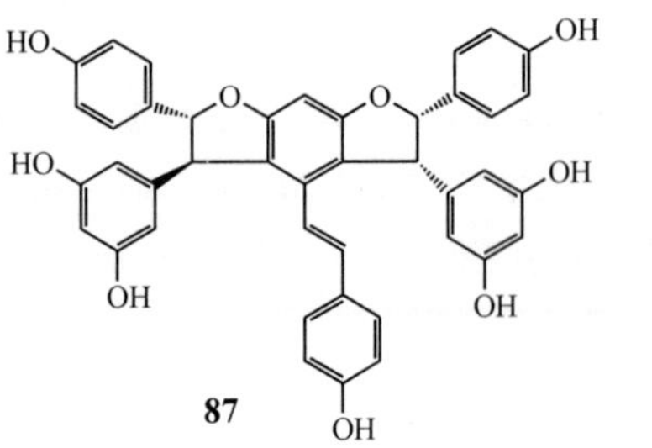

87

10 酰 胺

从豆科棘豆属联荚棘豆(*Oxytropis falcata*)中分到天然来源的 oxytrofalcatin A (**88**)等酰胺类化合物[83]。从黄花蒿中分到的一个植物内生真菌土曲霉 IFB-E030(*Aspergillus terreus*)中分到 10-phenyl-[12]-cytochalasins Z17 (**89**)[84]。利用活性追踪的方法从菊科红花属红花(*Carthamus tinctorius*)中分到香豆素取代的精脒类化合物 N^1, N^5-(*Z*)-N^{10}-(*E*)-tri-*p*-coumaroylspermidine (**90**),具有显著的 5-羟色胺摄取阻断作用,IC_{50} 为 0.54 ± 0.15 μmol/L[85]。从分离自青岛胶州湾海泥的真菌绮丽穗霉(*Spicaria elegans*)中分到 aspochalsin R (**91**)等少见的 C19 氧化的 aspochalasin 型酰胺类化合物[86]。从一种从干生苔草叶中分到的链格孢属内生真菌 *Alternaria* sp. HG1 发酵液中分到一个酰胺类代谢产物(-)-Alternarlactam (**92**),其对 Hela 和 QGY-7701 肿瘤细胞株表现出显著的抑制活性[87]。

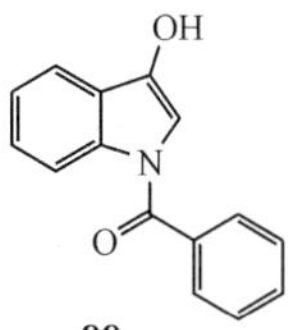

88 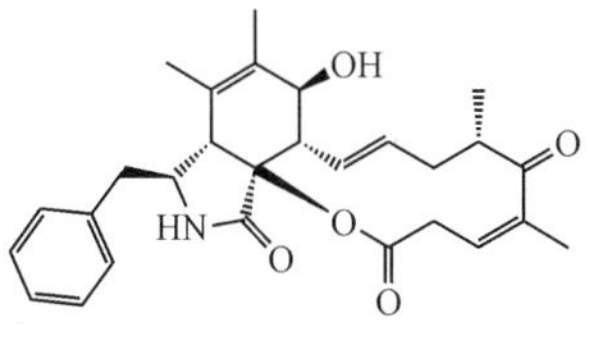　89 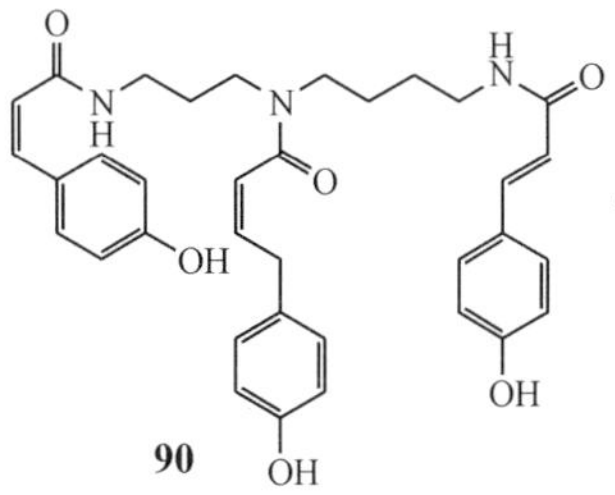　90 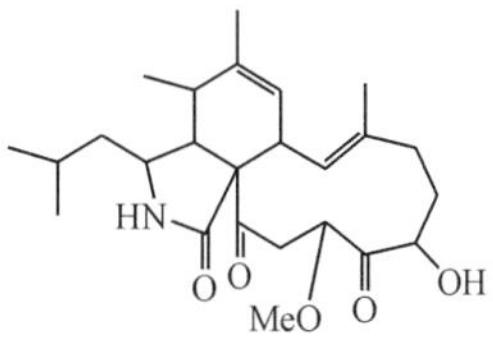　91 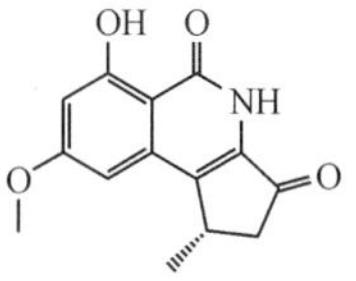　92

11 环 酮

从一种深海来源的真菌 *Phialocephala* sp. FL30r. 中分到 sorbicillin 型环酮的三聚化合物 trisorbicillinones B (**93**)、C 和 D[88]。从产自南中国海的红树植物秋茄(*Kandelia candel*)中分离出的内生真菌 *Talaromyces* sp. ZH-154 发酵液中分到环酮类化合物 7-epiaustdiol (**94**),对绿脓杆菌(*Pseudomonas aeruginosa*)具有显著的抑制活性[89]。从一种从云南大屯废旧锡矿土壤中分到的拟诺卡氏菌属放线菌 *Nocardiopsis* sp. (YIM DT266)发酵液中得到一个具有双环[3,2,1]十酮骨架的十元内酯类代谢产物 naphthospironone A (**95**),对 Hela、L929 和 AGZY 肿瘤细胞株显示中等强度抑制活性[90]。

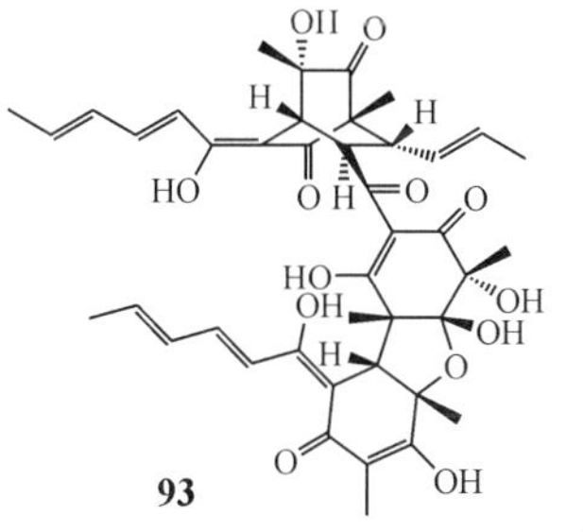

93

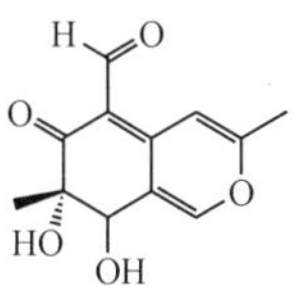

94 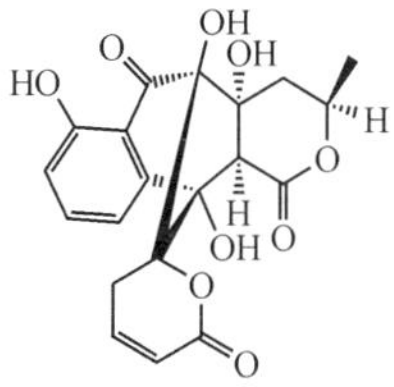　95

12 环 肽

从茜草科茜草属紫参(*Rubia yunnanensis*)中分到环六肽 rubiyunnanins B (**96**),对 MDA-MB-231、A549、BGC-823、U251 和 B16 肿瘤细胞株表现出中等强度抑制活性[91]。从石竹科金铁锁属金铁锁(*Psammosilene tunicoides*)中分到的具有抗真菌活性的环肽类化合物 tunicyclin D (**97**)[92]。

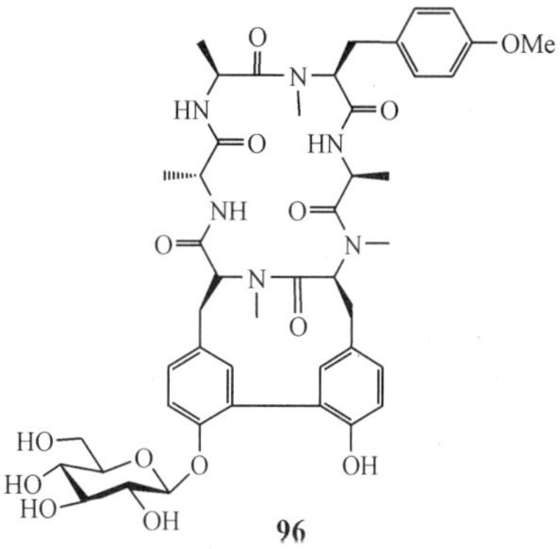

96

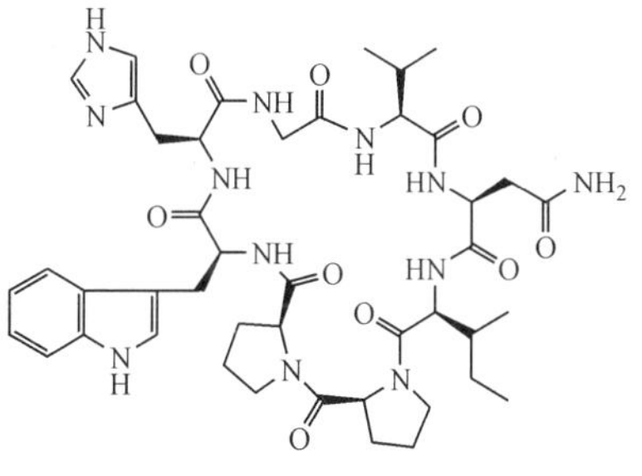

97

13 其 他

从采自南中国海的软珊瑚 *Menella* sp. 中分到一个多取代的环戊烯 menellin A (**98**),对 LPS 诱导的大鼠巨噬细胞 NO 生成具有中等强度的抑制活性[93]。从番荔枝科紫玉盘属乌藤(*Uvaria tonkinensis* var. *subglabra*)中分到开环的高度氧化的环己烯类化合物 uvarisubols A (**99**)和 B[94]。从菊科风毛菊属心叶风毛菊(*Saussurea cordifolia*)中分到 10 碳的聚炔苷类化合物 4,6-decadiyne-1-*O*-β-*D*-apiofuranosyl-(1→6)-

β-D-glucopyranoside（**100**）等[95]。从萝藦科杠柳属杠柳（*Periploca sepium*）中分到 perisesaccharide B（**101**）等具有船式构象的寡糖[96]。从豆科水黄皮属水黄皮（*Pongamia pinnata*）中分到的内生真菌塔宾曲霉（*Aspergillus tubingensis*）中分到萘并吡喃酮的二聚体 rubasperone C（**102**），能够抑制 α-葡萄糖苷酶的活性[97]。

98 **99** **100**

101 **102**

14 生物转化

利用短刺小克银汉霉（*Cunninghamella blakesleeana*）AS 3.970 对甘草次酸进行生物转化，从发酵液中分到化合物 **103** 等主要代谢产物，研究结果表明，短刺小克银汉霉能够催化甘草次酸结构中 C-3 位羟基氧化成酮基，以及 C-7 位羟基化[98]。

103

15 结　语

我国科学家经过长期努力，在国际天然产物化学领域表现日渐突出，充分说明我们已经在人才、设备和理念等方面逐步进入国际领先水平。保护和利用我国宝贵的传统中草药资源优势，做出有我国特色的工作是每个天然药物化学工作者始终面临的挑战和机遇，同时也需要本学科的研究人员加强与药理学、系统生物学、化学生物学等领域的交叉配合。

参 考 文 献

1 Huang GD, Yang YJ, Wu WS, *et al*. Terpenoids from the aerial parts of *Parasenecio deltophylla*. *J Nat Prod*, 2010, 73(11): 1954-1957.

2 Lin S, Shen YH, Zhang ZX, *et al*. Revision of the structures of 1,5-dihydroxy-3,8-epoxyvalechlorine, volvaltrate B, and valeriotetrate C from *Valeriana jatamansi* and *V. officinalis*. *J Nat Prod*, 2010, 73(10): 1723-1726.

3 Lu XL, Cao X, Liu XY, *et al*. Iridoid glycosides from *Saprosma ternatum*. *Planta Med*, 2010, 76(15): 1746-1748.

4 Meng DH, Wu J, Zhao WM. Glycosides from *Breynia fruticosa* and *Breynia rostrata*. *Phytochemistry*, 2010, 71(2-3): 325-331.

5 Wu B, Gan LS, Qu HB. An unusual stress metabolite induced by $CuCl_2$ and other constituents from the leaves of *Chloranthus anhuiensis*. *J Nat Prod*, 2010, 73(6): 1069-1074.

6 Zhu Y, Hu PZ, He ZW, *et al*. Sesquiterpene lactones from *Scorzonera austriaca*. *J Nat Prod*, 2010, 73(2): 237-241.

7 Liu JF, Jiang ZY, Zhuang Q, *et al*. Henrylactones A-E and anti-HBV constituents from *Illicium henryi*. *Planta Med*, 2010, 76(2): 152-158.

8 Zhu YC, Wang G, Yang XL, *et al*. Agrocybone, a novel bis-sesquiterpene with a spirodienone structure from basidiomycete *Agrocybe salicacola*. *Tetrahedron Lett*, 2010, 51(26): 3443-3445.

9 Zhang S, Yang SP, Yuan T, *et al*. Multistalides A and B, two novel sesquiterpenoid dimers from *Chloranthus multistachys*. *Tetrahedron Lett*, 2010, 51(4): 764-766.

10 Qin JJ, Jin HZ, Zhu JX, *et al*. Japonicones E-L, dimeric sesquiterpene lactones from *Inula japonica* Thunb. *Planta Med*, , 2010, 76(3): 276-283.

11 Fei DQ, Wu QH, Li SG, *et al*. Two new asymmetric sesquiterpene dimers from the rhizomes of *Ligularia muliensis*. *Chem Pharm Bull*, 2010, 58(4): 467-469.

12 Shao M, Wang Y, Liu Z, *et al*. Psiguadials A and B, two novel meroterpenoids with unusual skeletons from the leaves of *Psidium guajava*. *Org Lett*, 2010, 12(21): 5040-5043.

13 Fu HZ, Luo YM, Li CJ, *et al*. Psidials A-C, three unusual meroterpenoids from the leaves of *Psidium guajava* L. *Org Lett*, 2010, 12(4): 652-659.

14 Liu ZD, Dong ZJ, Wang F, *et al*. Two novel norsesquiterpene peroxides from basidiomycete *Steccherinum ochraceum*. *Tetrahedron Lett*,

2010,51(23):3152-3153.
15 Wang PC, Ran XH, Chen R, *et al.* a new type of mononorsesquiterpenoid with an unprecedented 3,12-oxo bridge from *Valeriana officinalis*. *Tetrahedron Lett*, 2010, 51(41):5451-5453.
16 Wang SJ, Lin S, Zhu CG, *et al.* Highly acylated diterpenoids with a new 3,4-secograyanane skeleton from the flower buds of *Rhododendron molle*. *Org Lett*, 2010, 12(7):1560-1563.
17 Zhang L, Luo RH, Wang F, *et al.* Highly functionalized daphnane diterpenoids from *Trigonostemon thyrsoideum*. *Org Lett*, 2010, 12(1): 152-155.
18 Chen HD, Yang SP, He XF, *et al.* Trigochinins A-C: three new dapnnane-type diterpenes from *Trigonostemon chinensis*. *Org Lett*, 2010, 12(6):1168-1171.
19 Guo DX, Zhu RX, Wang XN, *et al.* Scaparvin A, a novel caged *cis*-clerodane with an unprecedented C-6/C-11 bond, and related diterpenoids from the liverwort *Scapania parva*, *Org Lett*, 2010, 12(19): 4404-4407.
20 Pan ZH, He J, Li Y, *et al.* Castanolide and *epi*-castanolide, two novel diterpenoids with a unique *seco*-norabietane skeleton from *Salvia castanea* Diels f. *pubescens* Stib. *Tetrahedron Lett*, 2010, 51(38): 5083-5085.
21 Zhang HB, Ju X, Pu JX, *et al.* Two novel diterpenoids from *Isodon rubescens* var. *lushanensis*. *Tetrahedron Lett*, 2010, 51(32): 4225-4228.
22 Du D, Qu J, Wang JM, *et al.* Cytotoxic cassaine diterpenoid-diterpenoid amide dimers and diterpenoid amides from the leaves of *Erythrophleum fordii*. *Phytochemistry*, 2010, 71(14-15):1749-1755.
23 Qiao MF, Ji NY, Liu XH, *et al.* Indoloditerpenes from an algicolous isolate of *Aspergillus oryzae*. *Bioorg Med Chem Lett*, 2010, 20(19): 5677-5680.
24 Zheng CJ, Huang BK, Wang Y, *et al.* Anti-inflammatory diterpenes from the seeds of *Vitex nogundo*. *Bioorg Med Chem*, 2010, 18(1): 175-181.
25 Zou GA, Ding G, Su ZH, et al. Lactonecembranoids from *Croton laevigatus*. *J Nat Prod*, 2010, 73(4):792-795.
26 Wang CF, Liu JQ, Yan YX, *et al.* Three new triterpenoids containing four-membered ring from the fruiting body of *Ganoderma sinense*. *Org Lett*, 2010, 12(8):1656-1659.
27 He F, Pu JX, Huang SX, *et al.* Schinalactone A, a new cytotoxic triterpenoid from *Schisandra sphenanthera*. *Org Lett*, 2010, 12(6):1208-1211.
28 Yang JH, Wen J, Du X, *et al.* Triterpenoids from the stems of *Kadsura ananosma*. *Tetrahedron*, 2010, 66(46):8880-8887.
29 Nian Y, Zhang YL, Chen JC, *et al.* Cytotoxic chemical constituents from the roots of *Cimicifuga fetida*. *J Nat Prod*, 2010, 73(2):93-98.
30 Guo J, He HP, Fang X, *et al.* Kansuinone, a novel euphane-type triterpene from *Euphorbia kansui*. *Tetrahedron Lett*, 2010, 51(48): 6286-6289.
31 Zhang F, Wang JS, Gu YC, *et al.* Triterpenoids from *Aglaia abbreviata* and their cytotoxic activities. *J Nat Prod*, 2010, 73(12):2042-2046.
32 Li J, Xu B, Cui JR, *et al.* Globostelletins A-I, cytotoxic isomalabaricane derivatives from the marine sponge *Rhabdastrella globostellata*. *Bioorg Med Chem*, 2010, 18(13):4639-4647.
33 Lei C, Xiao WL, Huang SX, *et al.* Pre-schisanartanins C-D and propintrilactones A-B, two classes of new nortriterpenoids from *Schisandra propinqua* var. *propinqua*. *Tetrahedron*, 2010, 66(13): 2306-2310.
34 Lei C, Huang SX, Xiao WL, *et al.* Schisanartane nortriterpenoids with diverse post-modifications from *Schisandra propinqua*. *J Nat Prod*, 2010, 73(8):1337-1343.
35 Tan QG, Ning X, Chen H, *et al.* Sterols and terpenoids from *Melia azedarach*. *J Nat Prod*, 2010, 73(4):693-697.
36 Li J, Li MY, Feng G, *et al.* Limonoids from the seeds of a godavari mangrove *Xylocarpus moluccensis*. *Phytochemistry*, 2010, 71(16): 1917-1924.
37 Pan JY, Chen SL, Li MY, *et al.* Limonoids from the seeds of a Hainan mangrove, *Xylocarpus granatum*. *J Nat Prod*, 2010, 73(10): 1672-1679.
38 Lin BD, Chen HD, Liu J, *et al.* Mulavanins A-E: limonoids from *Munronia delavayi*. *Phytochemistry*, 2010, 71(13):1596-1601.
39 Luo J, Wang JS, Wang XB, *et al.* Chuktabularins E-T, 16-norphragmalin limonoids from *Chukrasia tabularis* var. *velutina*. *J Nat Prod*, 2010, 73(5):835-843.
40 Ning J, Di YT, Fang X, *et al.* Limonoids from the leaves of *Cipadessa baccifera*. *J Nat Prod*, 2010, 73(8):1327-1331.
41 Ning J, Di YT, Wang YY, *et al.* Cytotoxic activity of trijugin-type limonoids from *Cipadessa baccifera*. *Planta Med*, 2010, 76(16): 1907-1910.
42 Yuan T, Zhang CR, Yang SP, *et al.* Limonoids and triterpenoids from *Khaya senegalensis*. *J Nat Prod*, 2010, 73(4):669-674.
43 Zhang Y, Tang CP, Ke CQ, *et al.* Limonoids and triterpenoids from the stem bark of *Melia toosendan*. *J Nat Prod*, 2010, 73(4): 664-668.
44 Tan CJ, Di YT, Wang YH, *et al.* Three new indole alkaloids from *Trigonostemon lii*. *Org Lett*, 2010, 12(10):2370-2373.
45 Liu LL, Di YT, Zhang Q, *et al.* Aminocadambines A and B, two novel indole alkaloids from *Neolamarckia cadamba*. *Tetrahedron Lett*, 2010, 51(43):5670-5673.
46 Zhang J, Ge HM, Jiao RH, *et al.* Cytotoxic chaetoglobosins from the endophyte *Chaetomium globosum*. *Planta Med*, 2010, 76(16): 1970-1976.
47 Ge HM, Peng H, Guo ZK, *et al.* Bioactive alkaloids from the plant endophytic fungus *Aspergillus terreus*. *Planta Med*, 2010, 76(8):822-824.
48 Zhan ZJ, Yu Q, Wang ZL, *et al.* Indole alkaloids from *Ervatamia hainanensis* with potent acetylcholinesterase inhibition activities. *Bioorg Med Chem Lett*, 2010, 20(21):6185-6187.
49 Feng T, Li Y, Wang YY, *et al.* Cytotoxic indole alkaloids from *Melodinus tenuicaudatus*. *J Nat Prod*, 2010, 73(5):1075-1079.
50 Deng AJ, Qin HL. Cytotoxic dihydrobenzophenanthridine alkaloids

from the roots of *Macleaya microcarpa*. *Phytochemistry*,2010,71(7):816-822.

51 Liu HL, Huang XY, Dong ML, *et al*. Piperidine alkaloids from Chinese mangrove *Sonneratia hainanensis*. *Planta Med*, 2010, 76(9):920-922.

52 Zhang XY, Li Y, Wang YY, *et al*. Tirucallane-type alkaloids from the bark of *Dysoxylum laxiracemosum*. *J Nat Prod*, 2010, 73(8):1385-1388.

53 Jiao WH, Gao H, Li CY, *et al*. Quassidines A-D, bis-β-carboline alkaloids from the stems of *Picrasma quassioides*. *J Nat Prod*, 2010, 73(2):167-171.

54 Sun Y, Yan YX, Chen JC, *et al*. Pregnane alkaloids from *Pachysandra axillaris*. *Steroids*, 2010, 75(12):818-824.

55 Liu CM, Li B, Shen YH, *et al*. Heterocyclic compounds and aromatic diglycosides from *Bretschneidera sinensis*. *J Nat Prod*, 2010, 73(9):1582-1585.

56 Guo JL, Feng ZM, Yang YJ, *et al*. Pollenopyrroside A and B, novel pyrrole ketohexoside derivatives from bee-collected *Brassica campestris* Pollen. *Chem Pharm Bull*, 2010, 58(7):983-985.

57 Wang JZ, Liu XY, Wang FP. Two new curine-type bisbenzylisoquinoline alkaloids from the roots of *Cyclea wattii* with cytotoxic activities. *Chem Pharm Bull*, 2010, 58(7):986-988.

58 Feng L, Du D, Ding GZ, *et al*. Neolignans and glycosides from the stem bark of *Illicium difengpi*. *J Nat Prod*, 2010, 73(5):818-824.

59 Yang GY, Li YK, Wang RR, *et al*. Dibenzocyclooctadiene lignans from *Schisandra wilsoniana* and their anti-HIV-1 activities. *J Nat Prod*, 2010, 73(5):915-919.

60 Xiao WL, Yang LM, Zhang HB, *et al*. Chemical constituents from the leaves and stems of *Schisandra lancifolia*. *Chem Pharm Bull*, 2010, 58(6):852-855.

61 Yang Y, Gong T, Liu C, *et al*. Four new 2-arylbenzofuran derivatives from leaves of *Morus alba* L. *Chem Pharm Bull*, 2010, 58(2):257-260.

62 Gong T, Wang DX, Yang Y, *et al*. A novel 3-arylcoumarin and three new 2-arylbenzofurans from *Mucuna birdwoodiana*. *Chem Pharm Bull*, 2010, 58(2):254-256.

63 Song S, Li YX, Feng ZM, *et al*. Hepatoprotective constituents from the roots and stems of *Erycibe hainanesis*. *J Nat Prod*, 2010, 73(2):177-184.

64 Jiang JS, He J, Feng ZM, *et al*. Two new quinochalcones from the florets of *Carthamus tinctorius*. *Org Lett*, 2010, 12(6):1196-1199.

65 Shi C, Xu MJ, Bayer M, *et al*. Phenolic compounds and their anti-oxidative properties and protein kinase inhibition from the Chinese mangrove plant *Laguncularia racemosa*. *Phytochemistry*, 2010, 71(4):435-442.

66 Du XG, Wang W, Zhang SP, *et al*. Neuroprotective xanthone glycosides from *Swertia punicea*. *J Nat Prod*, 2010, 73(8):1422-1426.

67 Liu JF, Xu KP, Li FS, *et al*. A new flavonoid from *Selaginella tamariscina* (Beauv.) Spring. *Chem Pharm Bull*, 2010, 58(4):549-551.

68 Wang K, Li MM, Chen XQ, *et al*. Phenolic constituents from *Brainea insignis*. *Chem Pharm Bull*, 2010, 58(6):868-871.

69 Zhang H, Tan AM, Zhang AH, *et al*. Five new C21 steroidal glycosides from the stems of *Marsdenia tenacissima*. *Steroids*. 2010, 75(2):176-183.

70 Xu M, Zhang YJ, Li XC, *et al*. Steroidal saponins from fresh stems of *Dracaena angustifolia*. *J Nat Prod*, 2010, 73(9):1524-1528.

71 Tian HY, Wang L, Zhang XQ, *et al*. Bufogargarizins A and B: two novel 19-norbufadienolides with unprecedented skeletons from the venom of *Bufo bufo gargarizans*. *Chem Eur J*, 2010, 16(36):10989-10993.

72 Zhao YY, Chao X, Zhang YM, *et al*. Cytotoxic steroids from *Polyporus umbellatus*. *Planta Med*, 2010, 76(15):1755-1758.

73 Tan QG, Li XN, Chen H, *et al*. Sterols and terpenoids from *Melia azedarach*. *J Nat Prod*, 2010, 73(4):693-697.

74 Li KK, Lu YJ, Song XH, *et al*. The metabolites of mangrove endophytic fungus Zh6-B1 from the South China Sea. *Bioorg Med Chem Lett*, 2010, 20(11):3326-3328.

75 Geng CA, Zhang XM, Ma YB, *et al*. Swerilactones E-G, three unusual lactones from *Swertia mileensis*. *Tetrahedron Lett*, 2010, 51(18):2483-2485.

76 Shen L, Wang JS, Shen HJ, *et al*. A new cytotoxic trichothecene macrolide from the endophyte *Myrothecium roridum*. *Planta Med*, 2010, 76(10):1004-1006.

77 Jiang MY, Zhang L, Dong ZJ, *et al*. Vibralactones D-F from cultures of the *Basidiomycete Boreostereum* vibrans. *Chem Pharm Bull*, 2010, 58(1):113-116.

78 Xu LX, He ZX, Xue JH, *et al*. β-Resorcylic acid lactones from a *Paecilomyces* fungus. *J Nat Prod*, 2010, 73(5):885-889.

79 Wu M, Wu P, Xie HH, *et al*. The first cyclic phenolic acid glycoside dimer and new a-tetralone and triterpenoid glucosides from *Gentiana loureirii*. *Chem Pharm Bull*, 2010, 58(4):565-567.

80 Wu XF, Hu YC, Yu SS, *et al*. Lysidicins F-H, three new phloroglucinols from *Lysidice rhodostegia*. *Org Lett*, 2010, 12(10):2390-2393.

81 Qin JC, Su H, Zhang YM, *et al*. Highly brominated metabolites from marine red alga *Laurencia similis* inhibit protein tyrosine phosphatase 1B. *Bioorg Med Chem Lett*, 2010, 20(23):7152-7154.

82 He CN, Peng Y, Xu LJ, *et al*. Three new oligostilbenes from the seeds of *Paeonia suffruticosa*. *Chem Pharm Bull*, 2010, 58(6):843-847.

83 Chen WH, Wu QX, Wang R, *et al*. Oxytrofalcatins A-F, N-benzoylindole analogues from the roots of *Oxytropis falcata* (Leguminosae). *Phytochemistry*, 2010, 71(8-9):1002-1006.

84 Zhang HW, Zhang J, Hu S, *et al*. Ardeemins and cytochalasins from *Aspergillus terreus* residing in *Artemisia annua*. *Planta Med*, 2010, 76(14):1616-1621.

85 Zhao G, Qin GW, Gai Y, *et al*. Structural identification of a new tri-*p*-coumaroylspermidine with serotonin transporter inhibition from safflower. *Chem Pharm Bull*, 2010, 58(7):950-952.

86 Lin ZJ, Zhu TJ, Chen L, *et al*. Three new aspochalasin derivatives from the marine-derived fungus *Spicaria elegans*. *Chin Chem Lett*, 2010, 21(7):824-826.

87 Zhang AH, Jiang N, Gu W, et al. Characterization, synthesis and self-aggregation of (-)-Alternarlactam: a new fungal cytotoxin with cyclopentenone and isoquinolinone scaffolds, *Chem Eur J*, 2010, 16(48): 14479-14485.

88 Li DH, Cai SX, Zhu TJ, *et al*. Three new sorbicillin trimers, trisorbicillinones B, C, and D, from a deep ocean sediment derived fungus *Phialocephala* sp. FL30r. *Tetrahedron*, 2010, 66 (27-28): 5101-5106.

89 Liu F, Cai XL, Yang H, *et al*. The bioactive metabolites of the mangrove endophytic fungus *Talaromyces* sp. ZH-154 isolated from *Kandelia candel* (L.) Druce. *Planta Med*, 2010, 76(2): 185-189.

90 Ding JG, Li MG, Zhao JY, *et al*. Naphthospironone A: an unprecedented and highly functionalized polycyclic metabolite from an alkaline mine waste extremophile. *Chem Eur J*, 2010, 16 (13): 3902-3905.

91 Fan JT, Chen YS, Xu WY, *et al*. Rubiyunnanins A and B, two novel cyclic hexapeptides from *Rubia yunnanensis*. *Tetrahedron Lett*, 2010, 51(52): 6810-6813.

92 Tan JM, Shen YH, Yang XW, *et al*. Antifungal cyclic peptides from *Psammosilene tunicoides*. *J Nat Prod*, 2010, 73(12): 1987-1992.

93 Chai XY, Sun JF, Tang LY, *et al*. A novel cyclopentene derivative and a polyhydroxylated steroid from a South China Sea gorgonian *Menella* sp. *Chem Pharm Bull*, 2010, 58(10): 1391-1394.

94 Zhang CR, Wu Y, Yue JM. Polyoxygenated seco-cyclohexene derivatives from *Uvaria tonkinensis* var. *subglabra*. *Chin J Nat Med*, 2010, 8 (2): 84-87.

95 Li XW, Guo ZT, Zhao Y, *et al*. Chemical constituents from *Saussurea cordifolia*. *Phytochemistry*, 2010, 71(5/6): 682-687.

96 Wang L, Yin ZQ, Wang Y, *et al*. Perisesaccharides A-E, new oligosaccharides from the root barks of *Periploca sepium*. *Planta Med*, 2010, 76(9): 909-915.

97 Huang HB, Feng XJ, Liu L, *et al*. Three dimeric naphtho-γ-pyrones from the mangrove endophytic fungus *Aspergillus tubingensis* isolated from *Pongamia pinnata*. *Planta Med*, 2010, 76(16): 1888-1891.

98 Qin YJ, Feng B, Song XB, *et al*. Biotransformation of glycyrrhetinic acid by *Cunninghamella blakesleeana*. *Chin J Nat Med*, 2010, 8(5): 373-381.

2010 年我国药用高分子材料研究进展

丁　娅，梁娟娟，张　灿

（中国药科大学药学院，南京 210009）

摘　要　本文对 2010 年我国学者在国内外期刊上发表的相关药用高分子材料研究的主要文献进行了综述，总结了在药用高分子材料领域的研究成果，重点介绍了新型药用高分子作为药物输送材料，在胶束、纳米粒、微球(微囊)、脂质体等多种剂型方面的研究进展。

随着材料科学与纳米科技的迅猛发展，一大批可生物相容和生物降解的新兴材料被应用于构建新的药物传输系统，但随着药物传输系统与纳米技术的结合，新材料的开发已进入发展平台期，而对体内特殊的病理生理环境发生响应的智能材料和整合多种性能的杂化材料已成为药物高分子材料研究的发展方向。本文通过检索 2010 年我国药用高分子材料研究的相关文献，对取得的主要研究进展进行综述。

1 胶　束

聚合物胶束是一类具有疏水核-亲水壳结构的高分子聚集体，可以用于包载药物、基因和诊断试剂等。设计、利用和整合具有多重体内生理病理环境响应的聚合物材料用于胶束体系的构建(如双重响应或三重响应的胶束体系)，以及构建具有新型结构或性能的药物传输器件(如超支化聚合物系统和药物参与构建的结合物胶束系统)成为目前的研究热点。

1.1　嵌段共聚物胶束

制备具有双亲结构的二嵌段和三嵌段共聚物，用于药物的负载已到达一个相对稳定的平台[1-2]，构建对外界环境，如温度[3]、pH[4-5]、离子强度、电场、磁场、光、压力等敏感的智能系统仍保持在本领域的延续发展，新型的具有氧化还原响应的胶束系统开始引起关注。在以往研究基础上发展的具有多重刺激响应、特定靶向功能的胶束系统，以及掺入其他材料的杂化胶束系统成为热点。

虽然，自组装聚合物胶束由于其对难溶性药物良好的增溶、长循环和被动靶向等作用，已被作为药物载体广泛研究，但与其性质相关的多个问题可能会限制它们在新制剂领域的进一步应用。通常,自组装聚合物胶束的缺点之一是它们的结构可能受到在体内环境下稀释的影响而解离,造成胶束稳定性的降低。低浓度的聚合物胶束在体液(低于临界胶束浓度)的情况下,解离成单体,加速了药物的释放,造成在非疾病组织或器官部位发生药物的蓄积,引起毒副作用。解决这一问题的主要策略是对胶束进行壳或核的交联[6-7],以稳定胶束的结构。如果将这一策略与胶束的环境响应性能相结合,则既可以增加其稳定性,又可实现药物在设定部位的靶向释放,获得性能良好的智能型药物传输体系。因此,Sun[8]和Wang[9]等设计构建了具有氧化应答功能的共聚物胶束,用于阿霉素的包载、传递和氧化应答释放研究。制备的聚己内酯-b-聚磷酸酯-b-聚乙二醇(PCL-b-PPESH-b-PEG)三嵌段共聚物在PPESH中段修饰有巯基基团,胶束自组装后形成二硫键,将胶束结构交联并稳定[8]。由于细胞内还原性谷胱甘肽(GSH)浓度大大高于胞外浓度(1000倍),具有二硫键的载药胶束进入细胞后,发生还原反应,载体中的二硫键被打开,实现药物的释放。结构表明,被包载的阿霉素仅在具有高浓度谷胱甘肽的细胞质中释放,提高了胶束在体循环过程中的稳定性。

在以上研究基础上,还开发了具有多重敏感响应的智能胶束载药系统。制备的含螺吡喃的聚甲基丙烯酸甲酯-b-聚二乙二醇甲基醚甲基丙烯酸酯(PSMA-b-PDEGMMA)二嵌段共聚物具有对光和温度双重敏感的性能,用香豆素102作为模型药物构建胶束系统,研究其光/热切换控制的药物释放性能,具有潜在的应用价值[10]。此外,还包括有高强度聚焦超声-氧化还原双重敏感的聚乙二醇-二硫键-聚乳酸(PEG-S-S-PLA)胶束体系[11]。

智能药物传递系统的设计和调控,其最终目的是为了减少被动靶向系统在体循环中的药物损失,在设定的部位发生快速释放,减小药物的毒副作用。这一目标也可通过对药用载体的主动靶向传递来实现。在嵌段共聚物结构中引入对特异性细胞、蛋白或酶等具有选择性结合的靶向配体,制备具有主动靶向的聚合物胶束系统是目前的主要方法。将乳糖和甘草次酸修饰于嵌段共聚物分子一端,制备的乳糖修饰的聚乙二醇-b-聚(*L*-乳酸-co-苹果酸)(Gal-PEG-b-PLMA)[12]和氨基卟啉-聚(2-氨基乙基甲基丙烯酸酯)-聚己内酯(Gal-APP-PAEMA-PCL)[13]、甘草次酸修饰的聚乙二醇-b-聚(g-苄基-*L*-谷氨酸)(GA-PEG-b-PBLG)[14]用于阿霉素的包载和传递研究,HepG2细胞实验均可证实此类靶向共聚物胶束具有良好的肝靶向作用,可作为肝癌治疗的良好载体。

此外,Chen等[15-16]利用嵌段共聚物聚(*L*-谷氨酸)-b-聚(环氧乙烷)(PLG-b-PEO)和树形分子PLG-b-PEO在pH低于7的条件下,聚(*L*-谷氨酸)之间形成分子间氢键,组成胶束内核,PEO为胶束外壳;在碱性条件下,加入α-环糊精(α-CD)后,胶束结构反转,形成以CD为内核,聚(*L*-谷氨酸)为外壳的反相胶束,通过CD的主客体相互作用包载阿霉素。实验结果表明,制备的胶束具有温度和pH双重相应特征,具有注射用药物传输系统的应用潜力。

1.2 天然聚合物双亲衍生物胶束

以壳聚糖或纤维素为骨架,分别修饰疏水/亲水功能基,或连接同时具有疏水和亲水嵌段的共聚物链段,可获得两亲性壳聚糖/纤维素衍生物,此类两亲性聚合物可在水中自发组装形成胶束,用于难溶性药物的包载。例如,*N*-辛基-*N*-(2-羧基环己酰胺)壳聚糖[17]、*N*-(十八醇-1-缩水甘油醚)-*O*-硫酸壳聚糖[18]和乙基纤维素-g-聚(聚乙二醇甲基醚甲基丙烯酸甲酯)[19]已分别用于紫杉醇、鱼藤酮和荧光芘的负载与释放研究。

1.3 类梳型、星型和超支化共聚物胶束

随着壳聚糖等生物相容性良好的天然聚合物长链骨架用于接枝修饰多种功能基团以来,多种形式的枝状聚合物材料被设计、合成,用于药物的传递研究,包括梳型、星型和超支化共聚物等。

梳型聚合物是指在高分子主链同侧,规则而等距离地接枝相同链长的侧链,形成像梳子一样结构的聚合物。梳型聚合物实际上是接枝聚合物的一种特例。而类梳型主要是指一类具有梳型结构的接枝聚合物,但接枝侧链的距离和长度并非完全相等。在近期的研究中,仍引入智能基团用以实现药物在外界刺激下的响应释放。在聚酰胺氨-g-聚乙二醇接枝共聚物(PAA-g-PEG)结构中引入二硫键实现了对阿霉素pH响应的释放过程[20],制备的聚(2-丙烷-1,5-二酮-CO-ε-己内酯)-g-胺基末端的聚(*N*-异丙基丙烯酰胺)(P(OPD-co-CL)-g-At-PNIPAM)接枝共聚物,在引入温度敏感的PNIPAM的同时,还在材料结构中引入对酸敏感的腙键,实现了载体材料对5-氟尿嘧啶(5-Fu)的温度和pH的双重响应释放[21]。

星型聚合物,作为非线形结构的聚合物一种,是多个线形支链通过化学键连接到同一个中心核上,由于此类聚合物特殊的结构,其表现为许多特异的性能,如结构稳定、载药量高等。通过"先臂后核"的方法,利用α-环糊精作为星型聚合物的核,对六个羟基进行修饰改造,连接聚乙二醇-聚乳酸双亲分子,制备具有六个支链的星型聚合物,在水相中形成胶束,实现对阿霉素的负载[22]。利用硅烷化试剂为核制备聚(ε-己内酯-星型-*N*-异丙基丙烯酰胺)用于布洛芬的增溶研究[23]。

超支化分子(hyperbranched molecular)是最近十几年发展起来的,在聚合物科学领域引起人们广泛兴趣的一种具有特殊大分子结构的聚合物。超支化聚合物与线性聚合物相比表现出诸多优点,如支化点很多,分子链不容易发生缠结,相对分子质量的增加对粘度影响较小,分子中带有许多官能性端基,对其进行修饰可以改善其在各类溶剂中的溶解性,或得到功能材料等。如聚醚[24]、聚磷酸酯及类似物[25-26]、聚(*N*-异丙基丙烯酰胺)(PNIPAM)[27]聚乙烯亚胺(PEI)[28]和

超支化聚酯 H40[29-30]等均被合成和改造，用于制备载药胶束的研究，已实现对苯丁酸氮芥、醋酸泼尼松、阿霉素以及质粒 DNA 的负载。

1.4 药物结合物胶束

药物结合物胶束是将药物通过共价键与双亲性嵌段共聚物的疏水端相连，或者直接将药物作为聚合物的疏水部分，形成两亲性的单元分子，其本质是一类聚合物前药(polymeric produrg)。这些单元分子在水中自组装形成具有胶束结构的聚集体后，还可以物理包埋同一种难溶性药物。该类胶束通过化学与物理两种方式包埋药物，可增加载药量。药物结合物胶束还可以结合和包埋不同的药物，达到联合治疗的目的。

目前，该类胶束发展的共同特点是在药物与聚合物分子间引入在生理条件下易于切断或发生响应的功能键，如二硫键、二茂铁等，实现药物在特定部位的触发式释放，结合物胶束药物递送系统已经成为药剂学领域的一个研究热点[25,31-34]。

2 纳米粒

纳米粒是由高分子构成的粒径在 10 ~ 100 nm 的粒子，具有提高药物的水溶性，延长药物在血液中的时间，提高生物利用度，减少副作用，对肝、脾或骨髓具有被动靶向等优点而受到广泛关注。近年来人们主要关注于纳米粒在作为抗癌药物(如多西紫杉醇)的载体[35-37]，作为提高药物生物利用度的口服制剂载体[38,39]，以及对纳米粒进行修饰使其具有主动靶向和延缓释药速度[40-41]等方面展开研究。根据纳米粒的制备方法不同可将纳米粒主要分为四类。

2.1 自组装纳米粒

将壳聚糖和乙烯基类均聚物或共聚物结合制备的接枝共聚物，分别含有亲水和疏水基团，分散于水中，可自组装得到纳米粒。用这种纳米粒作为多肽类药物的载体可以提高多肽类药物的口服生物利用度。制备了负载胰岛素的壳聚糖接枝醋酸乙烯酯纳米粒，制得的纳米粒粒径均匀，表面荷正电，包封率高，体外释放研究表明具有缓释作用[38]。

2.2 透析法制备纳米粒

由于纳米粒的小尺寸，通常对肝、脾或骨髓具有被动靶向能力，而对纳米粒进行进一步修饰可以使其具有主动靶向作用。用透析法制备了包埋紫杉醇的生物素化聚乙二醇-聚乳酸(Biotin-PEO-PLA)纳米粒，粒子表面修饰的生物素可以通过生物素受体的特异识别作用而实现对靶细胞的定向传输，且此纳米粒可以避免紫杉醇注射液中因为聚氧乙烯蓖麻油带来的过敏反应和肾毒性[40]。利用细胞毒性法比较研究包埋紫杉醇的 Biotin-PEO-PLA 纳米粒子对卵巢癌细胞 OVCAR-3(表面表达 CA-125 抗体)和 SKOV-3(表面不表达 CA-125 抗体)的体外靶向行为，实验结果为 OVCAR-3 细胞存活率明显低于 SKOV-3 细胞，表明 Biotin-PEO-PLA 对 OVCAR-3 细胞主动具有靶向作用。

2.3 乳化溶剂挥发法制备纳米粒

采用乳化溶剂挥发法制备紫杉醇聚丙交酯乙交酯共聚物纳米粒，制得的纳米粒形态圆整，粒径较小且分布均匀，包封率和载药量稳定，纳米粒冻干粉体外释放实验证明纳米粒具有缓释作用[36]。

聚(乳酸-羟基乙酸)制备纳米粒具有控制粒径大小、延缓药物降解、延长药物释放时间、靶向释药、降低药物毒性和刺激性等优点。采用乳化溶剂挥发法设计正交试验确定聚乳酸-羟基乙酸纳米粒的最佳制备工艺。其最佳条件是超声乳化时间为 15 min，乳化剂浓度为 1%，油水相体积比为 1:25，合成温度为 25 ℃[41]。在此条件下制备的纳米粒包封率高、粒径适宜，体外释放研究证明制得的纳米粒有缓释作用。

2.4 共沉淀法制备纳米粒

磁性纳米材料由于其独特的物理性质在催化剂、磁共振成像、药物控制释放等方面的应用而受到人们的普遍关注。采用共沉淀法[42]制备了内核是磁性 Fe_3O_4，中间层是生物相容的聚天冬氨酸(PAsp)载药层，最外层是亲水的聚乙二醇(PEG)稳定层的 Fe_3O_4@SiO_2@polymer 复合粒子。利用静电作用将抗癌药物阿霉素(DOX)负载在磁性纳米复合粒子上，在酸性条件下 DOX 的释放速率明显加快，这样纳米复合粒子不仅能够通过磁性作用实现药物的靶向控制释放，还能够通过 pH 值调节药物的释放速率。

长春碱是有效的抗肿瘤药物，但是由于其是 P-糖蛋白的底物，口服生物利用度低。为了提高长春碱的口服生物利用度，通过纳米粒的胞吞避免 P-糖蛋白的外排作用，从而增加长春碱在小肠中的吸收。采用共沉淀法制备了长春碱聚己内酯-聚乙二醇-聚己内酯(PCL-PEG-PCL)纳米粒[39]，所得粒子形状规则，包封率高，性质稳定，药物释放缓慢。细胞毒性实验表明：长春碱经过 PCL-PEG-PCL 纳米粒的包裹后，对 K562/A02 的细胞毒性显著增强，说明 P-糖蛋白对长春碱的外排作用减弱。

3 微球和微囊

微球作为一种典型的药物载体形式，利用其包封药物能有效地提高药物稳定性、掩盖其气味和肠胃的耐受性、延长口服给药的释放时间以及实现控制释放等功能。将药物制成微球或微囊可以减少给药次数，降低某些药物对胃肠道的刺激，增加患者服药的顺应性[47]。但由于微球的载药率和包封率低，稳定性差，缺乏对释药速度的调节，近年来人们主要关注增加微球的载药率和包封率[42-43,45-46,48]，提高微球稳定性[45]，以及调节微球的释药速度[43,45,47,50]。

3.1 共沉淀法制备微球

分子印迹聚合物对模板分子有很高的吸附力和选择性，药物被印迹到分子印迹聚合物中，在体内缓慢释放，近年来分子印迹聚合物被广泛用于药物传递系统。采用共沉淀法制备了左旋甲基多巴分子印迹微球,并对合成条件进行了考察[42]。实验结果表明,聚合温度和引发剂用量对微球大小和形态有很大影响,而模板分子对微球的形态影响不是很大,通过吸附实验证明分子印迹聚合微球(MIPMs)的最大静态吸附量是非印迹聚合物微球(NIPMs)的3倍,体外释药实验也证明了MIPMS的缓释作用。

3.2 溶胶-凝胶法制备微球

中空微球是一种具有特殊结构的新型材料,因为特有的内部空腔和多孔性的壳层使其在药物传递系统方面具有良好的应用前景。尤其是无机氧化物中空微球,其表面易于改性,通过表面改性改善微球的载药性和释药速率。姚礼峰等[43]采用溶胶-凝胶法制备了 TiO_2/SiO_2 复合中空微球,并采用硬脂酸和无机磷酸对内层二氧化钛进行了疏水和亲水改性,以布洛芬作为模型药物对改性微球进行载药率和释药速率考察,发现硬脂酸改性的中空微球载药量(189.8 mg/g)高于未改性的中空微球(177.5 mg/g)且释药速率减缓,而无机磷酸亲水改性的中空微球恰相反。

3.3 溶液上药法制备微丸

采用溶液上药法制备了祖师麻总香豆素缓释微丸,用流化床包衣机(strea-1)对微丸包衣,并对制备工艺和包衣处方进行了单因素考察[44]。当羟丙甲纤维素(HPMC)达2.0%,包衣温度为35 ℃,雾化压力为200~250Pa,喷液流速为5~10 g/min,包衣增重为4%,致孔剂为羟丙甲纤维素E5(HPMCE5)时最佳,此时制得的微球有明显的缓释作用。

3.4 乳化交联法制备微球

通过对碳纳米管(carbon nanotubes,CNTs)进行修饰,并与生物活性物质共价或非共价键结合,可用于生物传感器、药物和生物大分子传递系统、生物分子识别、介导细胞生长以及生物成像等领域。采用乳化交联法制备了纳米管复合海藻酸微球[45],用茶碱作模型药物,药物释放行为具有海藻酸微球的pH敏感性,适合于肠和结肠的药物控制释放,同时可以避免药物在胃部大量释放。实验证明碳纳米管的引入对海藻酸微球的结构与形态无明显影响,但有效地提高了其稳定性和包封率,能有效的降低药物的释放速度,并且不会增加载体的细胞毒性。

合成了星型聚乳酸,并用其对海藻酸钠疏水改性,用乳化交联法制备了改性海藻酸钠微球,布洛芬作为模型药研究药物的释放行为。改性海藻酸钠微球的包封率有一定提高,缓释效果明显[46]。

采用乳化交联法制备了盐酸海地芬-壳聚糖微球,表面光滑,粒径均匀[47]。微球的释药行为受到pH,壳聚糖量以及交联剂的影响。该微球在酸性溶液中的释药速率较碱性溶液大,释药速率随着壳聚糖量的增加而减少,并且随着交联剂用量的增加而减少。

3.5 乳化溶剂挥发法制备微球

乳化溶剂挥发法一般适用于聚酯类像聚乳酸微球的制备,合成了线形聚 *L*-乳酸(PLLA)、四臂星型聚 *L*-乳酸(sPLLA)、线形聚乙二醇-聚 *L*-乳酸嵌段共聚物(PEG-b-PLLA)和四臂星型聚乙二醇-聚L-乳酸嵌段共聚物(sPEG-b-PLLA),以布洛芬(IBU)作为模型药物,采用乳化溶剂挥发法制备了包载有布洛芬的PLLA、sPLLA、PEG-b-PLLA和sPEG-b-PLLA微球[48]。载药和释药行为的研究发现sPLLA和sPEG-b-PLLA微球的药物包封率略高,聚乳酸的星型化以及与星型聚乙二醇进行嵌段聚合,均促进了聚合物基体的溶蚀,有利于改善载药微球的早期突释,使药物的释放更为平稳。采用乳化溶剂挥发法制备的IBU/星形聚乳酸微球采用正交试验法,确定了最佳制备工艺[49]。通过比较星形聚乳酸微粒和线性聚乳酸微粒的载药量,发现星形聚乳酸的载药力较强,体外释放研究表明微粒有缓释作用。采用乳化溶剂挥发法制备了姜黄素/聚己内酯微球,发现聚己内酯微球可以有效地延长姜黄素的作用时间,并且可以通过调节聚己内酯的分子量对药物的释放进行调控[50]。制备的负载有顺铂的甲氧基聚乙二醇-聚己内酯微球具有较高的载药量和载药效率,并在体外释放试验中呈现缓释特征[51]。载体在高浓度时对细胞生长无抑制作用,载体毒性低。

3.6 无皂乳液聚合法制备微球

无皂乳液聚合制备的高分子微球具有表面清洁、比表面积大、亲和结合容量高等优点。采用无皂乳液聚合法制备了环氧基的聚(苯乙烯-甲基丙烯酸环氧丙酯)(PSG)-1,6-己二胺(PSGN)微球,通过微球表面的端氨基偶联固定培美曲塞二钠药物分子,制得的微球表面有培美曲塞二钠(多靶位叶酸阻滞剂),可以通过药物与受体蛋白的吸附和识别达到靶向于癌症细胞的作用[52]。

4 脂质体

脂质体具有高的亲和性和靶向性,可以使某些药物在体内缓慢释放,延长药物的作用时间,降低毒性,提高药物稳定性,但是脂质体具有不稳定和包载药物易泄露等缺点。近年来人们关于脂质体的研究方向主要在增加脂质体的稳定性以及脂质体在透皮制剂的应用。

传统的眼用制剂,局部给药后受到眼球运动的影响会使药物在眼中的停留时间很短,角膜和结膜的屏障作用进一步使药物的吸收减少。脂质体可以增加药物在角膜前的滞留时间,提高眼部药物的生物利用度。但是脂质体不稳定。为了增加脂质体的稳定性,制备了2代和3代是树形聚合物聚酰胺-胺(PAMAM G2,PAMAM G3)包埋的葛根素,包覆脂质体(coated liposomes)是一种新型的膜修饰脂质体,同时具有脂质体和包覆材料的特性,并改变了脂质体的电性和不稳定性[53]。实验结果表明,PAMAMG2和G3能够有效地对葛根素脂质体进行包覆,改变脂质体的表面电性,Zeta电位随PAMAM浓度的增加而增加,但对脂质体粒径影响不明显。PUE脂质体经PAMAM包覆后,可明显改善PUE的角膜渗透特性,增加角膜残留药量并延长药物在角膜前的滞留时间。

脂质体由于可以包封难以透皮或易受胃肠道破坏的高分子药物和疫苗,增加其透皮吸收以及与皮肤角质层脂质有高度的相容性,能增加药物在皮肤局部的积累,起到持续的药物释放作用而在透皮制剂中有很好的应用前景。制备了氨苯砜脂质体,并考察了薄膜-超声法、乙醚注入法、乙醇注入法、二次乳化法和逆相蒸发法等方法,最终选定薄膜-超声法制备的脂质体形态好包封率高,且具有缓释作用[54]。

5 结 语

近年来,我国在药用高分子材料用于药物传输系统方面的研究取得了一些进展,用高分子材料合成了许多具有优良性质的纳米粒、胶束、凝胶、脂质体、微球和微囊等,在药物传输系统中有很好的应用前景,与国际发展的差距也在逐渐缩小。但目前已被开发的多种药用高分子材料,只仅仅停留在研究阶段,距离临床应用还较远。随着药物传输系统的深入研究,药用高分子材料与纳米技术的结合是未来的趋势,目前已初现端倪,多种具有光、电、磁特性的纳米材料已被应用于制备具有探针、富集和热疗功能的药物复合载体。

参 考 文 献

1 Cao J, Chen YW, Chen NC, *et al*. The preparation of phosphorylcholine-containing poly (*L*-lactide) nanoparticles with solvent evaporation method. *E-Polymers*, 2010, 74.

2 Zhu C, Jung S, Luo S, *et al*. Co-delivery of siRNA and paclitaxel into cancer cells by biodegradable cationic micelles based on PDMAEMA-PCL-PDMAEMA triblock copolymers. *Biomaterials*, 2010, 31 (8): 2408-2416.

3 Zhao A, Zhou S, Zhou Q, *et al*. Thermosensitive micelles from PEG-based ether-anhydride triblock copolymers. *Pharm Res*, 2010, 27 (8): 1627-1643.

4 Zhang WL, He JL, Liu Z, *et al*. Biocompatible and pH-responsive triblock copolymer mPEG-b-PCL-b-PDMAEMA: synthesis, self-Assembly, and application. *J Polym Sci Part a-Polymer Chem*, 2010, 48 (5): 1079-1091.

5 Chang GT, Li C, Lu W, *et al*. N-Boc-histidine-capped PLGA-PEG-PLGA as a smart polymer for drug delivery sensitive to tumor extracellular pH. *Macromolecular Biosci*, 2010, 10 (10): 1248-1256.

6 Read ES, Armes SP, Recent advances in shell cross-linked micelles. *Chem Commun*, 2007, 3021-3035.

7 Duong HTT, Paul de Souza VTH, Stenzel MH, Core-cross-linked micelles synthesized by clicking bifunctional Pt (IV) anticancer drugs to Isocyanates. *Biomacromolecules*, 2010, 11 (9): 2290-2299.

8 Sun H, Guo B, Li X, *et al*. Shell-sheddable micelles based on dextran-SS-poly (epsilon- caprolactone) diblock copolymer for efficient intracellular release of doxorubicin. *Biomacromolecules*, 2010. 11 (4): 848-854.

9 Wang YC, Li Y, Sun TM, *et al*. Core-shell-corona micelle stabilized by reversible cross-linkage for intracellular drug delivery. *Macromolecular Ra Commun*, 2010, 31 (13): 1201-1206.

10 Jin Q, Liu GY, Ji J. Micelles and reverse micelles with a photo and thermo double-responsive block copolymer. *J Polym Sci Part a-Polymer Chem*, 2010, 48 (13): 2855-2861.

11 Li Y, Tong R, Xia H, *et al*., High intensity focused ultrasound and redox dual responsive polymer micelles. *Chem Commun*, 2010, 46 (41): 7739-7741.

12 Suo A, Qian J, Yao Y, *et al*., Galactosylated poly (ethylene glycol)-b-poly (l-lactide-co-beta-malic acid) block copolymer micelles for targeted drug delivery: preparation and *in vitro* characterization. *Int J Nanomedicine*, 2010, 5: 1029-1038.

13 Wu DQ, Li ZY, Li C, *et al*. Porphyrin and galactosyl conjugated micelles for targeting photodynamic therapy. *Pharm Res*, 2010, 27 (1): 187-199.

14 Huang W, Wang W, Wang P, *et al*. Glycyrrhetinic acid-modified poly (ethylene glycol)-b-poly (gamma-benzyl L-glutamate) micelles for liver targeting therapy. *Acta Biomaterialia*, 2010, 6 (10): 3927-3935.

15 Chen Y, Dong CM, pH-sensitive supramolecular polypeptide-based micelles and reverse micelles mediated by hydrogen-bonding interactions or host-guest chemistry: Characterization and *in vitro* controlled drug release. *J Phys Chem B*, 2010, 114 (22): 7461-7468.

16 Chen Y, Pang XH, Dong CM, Dual stimuli-responsive supramolecular polypeptide-based hydrogel and reverse micellar hydrogel mediated by host-guest chemistry. *Adv Functional Materials*, 2010, 20 (4): 579-586.

17 Liu J, Li HX, Jiang XQ, *et al*. Novel pH-sensitive chitosan-derived micelles loaded with paclitaxel. *Carbohydr Polym*, 2010, 82 (2): 432-439.

18 Lao SB, Zhang ZX, Xu HH, *et al*. Novel amphiphilic chitosan derivatives: Synthesis, characterization and micellar solubilization of rotenone. *Carbohydr Polym*, 2010, 82 (4): 1136-1142.

19 Tan JJ, Li YX, Liu RG, *et al*. Micellization and sustained drug release behavior of EC-g-PPEGMA amphiphilic copolymers. *Carbohydr Polym*, 2010, 81 (2): 213-218.

20 Sun Y, Yan X, Yuan T, *et al*. Disassemblable micelles based on reduction-degradable amphiphilic graft copolymers for intracellular delivery of doxorubicin. *Biomaterials*, 2010, 31 (27): 7124-7131.

21 He Y, Zhang Y, Xiao Y, *et al*. Dual-response nanocarrier based on graft copolymers with hydrazone bond linkages for improved drug delivery. *Colloids Surf B Biointerfaces*, 2010, 80 (2): 145-154.

22 Qiu LY, Wang RJ, Zheng C, *et al*. beta-cyclodextrin-centered star-shaped amphiphilic polymers for doxorubicin delivery. *Nanomedicine*, 2010, 5 (2): 193-208.

23 Ni C, Wu G, Zhu CP, *et al*. The preparation and characterization of amphiphilic star block copolymer nano micelles using silsesquioxane as the core. *J Phys Chem C*, 2010, 114 (32): 13471-13476.

24 Hu X, Ji J, Construction of multifunctional coatings via layer-by-layer assembly of sulfonated hyperbranched polyether and chitosan. *Langmuir*, 2010, 26 (4): 2624-2629.

25 Liu J, Huang W, Pang Y, *et al*. The *in vitro* biocompatibility of self-assembled hyperbranched copolyphosphate nanocarriers. *Biomaterials*, 2010, 31(21): 5643-5651.

26 Liu J, Pang Y, Huang W, *et al*. Self-Assembly of phospholipid-analogous hyperbranched polymers nanomicelles for drug delivery. *Biomaterials*, 2010, 31(6): 1334-1341.

27 Guo B, Sun XY, Zhou YF, *et al*. Supramolecular self-assembly and controllable drug release of thermosensitive hyperbranched multiarm copolymers. *Sci Chin Chem*, 2010, 53(3): 487-494.

28 焦永华,周　军,李　妍,等. 超支化聚乙烯亚胺-聚天冬氨酸苄酯共聚物的制备及性能. 高等学校化学学报, 2010, 31(6): 1280-1284.

29 Li X, Qian Y, Liu T, *et al*. Bioreducible unimolecular micelles based on amphiphilic multiarm hyperbranched copolymers for triggered drug release. *Sci Chin Chem*, 2010, 53(12): 2497-2508.

30 Liu J, Huang W, Pang Y, *et al*. Self-assembled micelles from an amphiphilic hyperbranched copolymer with polyphosphate arms for drug delivery. *Langmuir*, 2010, 26(13): 10585-10592.

31 Xiao ZP, Cai ZH, Liang H, *et al*. Amphiphilic block copolymers with aldehyde and ferrocene-functionalized hydrophobic block and their redox-responsive micelles. *J Mater Chem*, 2010, 20(38): 8375-8381.

32 Fan N, Duan K, Wang C, *et al*. Fabrication of nanomicelle with enhanced solubility and stability of camptothecin based on alpha, beta-poly (*N*-carboxybutyl)-*L*-aspartamide -camptothecin conjugate. *Colloids Surf B Biointerfaces*, 2010, 75(2): 543-549.

33 Qiu N, Cai LL, Xie D, *et al*. Synthesis, structural and in vitro studies of well-dispersed monomethoxy-poly(ethylene glycol)-honokiol conjugate micelles. *Biomed Mater*, 2010, 5(6): 065006.

34 Fan HL, Huang J, Li YP, *et al*. Fabrication of reduction-degradable micelle based on disulfide-linked graft copolymer-camptothecin conjugate for enhancing solubility and stability of camptothecin. *Polymer*, 2010, 51: 5107-5114.

35 张琳华,何颖娜,马桂蕾,等. 叶酸靶向紫杉醇聚合物纳米囊泡的制备及其抗肿瘤活性研究. 中国药学杂志, 2010, 45(22): 1742-1748.

36 吉顺莉,李　博,李　贞,等. 紫杉醇聚丙交酯乙交酯共聚物纳米粒的制备与体外评价. 医药导报, 2010, 29(11): 1411-1415.

37 武　莉,杨　菁,刘天军,等. 紫杉醇-聚氰基丙烯酸二乙酯纳米胶束载体材料的可接受效应. 中国组织工程研究与临床康复, 2010, 14(8): 1392-1396.

38 刘占军,郭启仓,于九皋. 负载胰岛素壳聚糖接枝醋酸乙烯酯纳米粒的制备和性能. 中国医院药学杂志, 2010, 30(18): 1517-1521.

39 孙敏捷,张乐洋,平其能. 长春碱 PCL-PEG-PCL 纳米粒的制备及质量评价. 中国药科大学学报, 2010, 41(1): 29-34.

40 龚妍春,熊向源,李资玲,等. 生物素化聚乙二醇/聚乳酸纳米粒子的体外主动靶向行为. 中国组织工程研究与临床康复, 2010, 14(34): 6374-6376.

41 薛　静,黄岳山. 正交优化聚乳酸-羟基乙酸纳米粒的制备. 中国组织工程研究与临床康复, 2010, 14(42): 7824-7828.

42 汤又文,赖家平,郭　娟,等. 左旋甲基多巴分子印迹微球给药系统的合成、表征及药物缓释研究. 化学学报, 2010, 68(1): 95-101.

43 姚礼峰,石　燕,温丽丽,等. TiO_2/SiO_2 复合中空微球的选择性改性与药物缓释性能研究. 无机材料学报, 2010, 25(2): 201-205.

44 张新庄,狄留庆,单进军,等. 祖师麻总香豆素缓释微丸的制备及释放特性. 中国医院药学杂志, 2010, 30(11): 891-894.

45 黄海涛,翟　智,惠忠英,等. 碳纳米管复合海藻酸微球药物载体的释药性能. 武汉大学学报, 2010, 56(3): 263-267.

46 马福文,靳　勇,张文芳,等. 星型聚乳酸对海藻酸钠的疏水改性及释药性能研究. 药学学报, 2010, 45(11): 1447-1451.

47 蒋林斌,易志远,宁春园,等. 盐酸海地芬-壳聚糖微球的制备及其释药性能. 广西大学学报, 2010, 35(3): 428-431.

48 林雅铃,张安强,陈耀东,等. 布洛芬/sPEG-b-PLLA 嵌段共聚物微球的制备及其体外释药的研究. 药学学报, 2010, 45(12): 1570-1575.

49 林雅铃,张安强. 布洛芬/星形聚乳酸缓释微球的制备及其释放特性. 中国医院药学杂志, 2010, 30(15): 1269-1272.

50 林　媚,林　晨,刘　洋. 姜黄素微球的制备及缓释性能研究. 福建医科大学学报, 2010, 44(3): 178-181.

51 龚丽萍,李茹恬,刘宝瑞. 新型顺铂纳米微球的制备及性质研究. 现代肿瘤医学, 2010, 18(1): 1-4.

52 陈　磊,方仕江. 高分子微球偶联固定培美曲塞二钠. 功能高分子学报, 2010, 23(3): 250-255.

53 刘　毅,孙考祥,姚文军. PAMAM 包覆脂质体的制备表征及作为眼部递药载体的评价. 高等学校化学学报, 2010, 31(4): 800-805.

54 闫　军,王晓东,贾献慧,等. 氨苯砜脂质体的制备及其体外释放考察. 中国医院药学杂志, 2010, 30(1): 50-53.

2010 年我国药物分析研究进展

张金兰[1],贾志鑫[1],宁保明[2],张启明[2]

([1]中国医学科学院北京协和医学院药物研究所,北京 100050;[2]中国食品药品检定研究院,北京 100050)

摘 要 本文综述了我国学者2010 年在药物分析领域的研究热点和探索实践,主要包括快速样品前处理技术的探索和应用、超高效液相色谱和二维色谱技术的应用研究、色谱和混合型质谱联用技术应用研究、高通量在线分析技术研究、快速无损分析技术研究、药物晶型分析技术研究以及综合应用多种技术、深度挖掘分析数据解决复杂问题的探索和实践。

新药研发对药物分析技术的高要求,促进了各种先进的分离分析技术和检测手段的不断发展,各种分析技术、检测手段及分离分析技术与检测手段的联用技术和应用的研究,是药物分析领域研究的热点。通过检索我国药物分析领域研究人员 2010 年发表的文献,可以发现研究热点主要集中在对快速样品前处理技术的探索和应用,采用现代先进的高效分离技术(亚二微米分离技术和二维色谱)、多种色谱联用技术(如色谱-质谱联用枝术、色谱-高分辨质谱联用技术、色谱-多级碎裂高分辨质谱联用技术)进行药物杂质、中药活性成分和代谢产物的分析鉴定,化学药品和中药多成分分析方法和药代动力学研究,高通量在线分析技术研究,快速无损分析技术研究,药物晶型分析技术研究,更可喜的是有很多综合应用多种技术、深度挖掘分析数据解决复杂问题的探索和实践,能够启迪同行的研究思路,充分利用各种分析技术、方法以及分析数据。

1 前处理技术研究

快速、高效和低成本地进行药物样品前处理技术是近几年来的研究和应用热点,目前微波辅助提取技术、加压溶剂提取技术和固相微萃取技术发展很快,相对较成熟,对于含量低、干扰成分多的样品的前处理显示出优势;另外还出现了一种新的近红外辅助提取新技术。

采用微波技术,提取乳癖消片中三七皂苷 R1 和人参皂苷 Rg1,采用 HPLC 法测定含量,较传统的回流提取法快速、溶剂用量少、提取回收率高[1]。应用微波辅助提取技术,提取绿茶中儿茶素和表儿茶素,以毛细管电泳法测定含量,结果表明回收率高,重现性好。传统的超声提取需要 60 min,而微波辅助提取技术只需 1 min,大大减少了样品前处理时间,有效地提高了样品分析的效率[2]。采用加速溶剂萃取技术提取浙贝母中 13 种有机氯及拟除虫菊酯类农药,以固相萃取方式,进行了进一步的净化,气相色谱质谱联用法测定 13 种农药,方法快速、准确,能够有效地富集有机氯及拟除虫菊酯类农药[3]。采用固相微萃取技术,有效地提取吴茱萸挥发油成分,GC-MS 法初步鉴定出 79 种成分[4]。应用近红外辅助提取技术,提取了丹参中 8 种活性成分(4 种酚酸类化合物、4 种二萜菲醌类化合物),HPLC 法测定了 8 种成分的含量,同时与微波辅助提取技术、超声提取、传统的热回流的提取效率进行了比较,表明近红外辅助提取技术对 8 种活性成分的提取效率最高[5]。

2 超高效液相色谱和二维色谱分析技术的应用研究

随着耐压亚二微米色谱填料的出现,以及满足这种小粒径色谱填料色谱柱结构的改造和装柱技术的提高,应用亚二微米色谱柱进行分离和分析成为液相色谱技术中新的发展方向,超高效液相色谱(UPLC)应运而生。超高效液相色谱仪较普通的高效液相色谱仪具有分离速度快、灵敏度高、分离度高的突出特点,已经广泛用于药物分析领域,特别是微量、多成分和复杂基质中药物的分析。

采用超高效液相色谱分析技术建立了白屈菜药材的 UPLC-UV 指纹图谱,比较分析了 10 批药材的 UPLC 特征指纹图谱,通过 UPLC 联用 Q-TOF-MS 对 17 个共有峰进行了鉴定[6]。建立了 UPLC-DAD 方法,20 min 内定量分析白屈菜中 7 种主要生物碱成分,分析了 20 个批次药材,通过对白屈菜药材有效成分的全面分析[7]。

采用超高效液相色谱-串联质谱(UPLC-MS/MS)技术,建立了内标法快速分析和确证血浆和尿液中 42 种精神药物及其代谢产物的方法,采用电喷雾源,正、负离子快速切换多反应监测模式监测,研究结果表明方法快速、灵敏、特异[8]。

二维色谱技术是一种新的分析技术,原理是将分离机制不同、互相独立的两支色谱柱作为二维色谱柱,两支色谱柱之间通过专门的接口串联,经过第一根色谱柱分离的流分被接口捕集,传送至第二根色谱柱,经过分离进入检测器,由于二维色谱的分离效率高以及分离能力强,已在复杂样品的分离分析中发挥了巨大作用。

将 β-CD 色谱柱和 C18 色谱柱构建了二维液相色谱,两根柱使用相同的流动相,分析中药五味子的化学成分,所构建的二维液相色谱是正交系统,分析检测到很多一维液相色谱系统无法有效分离的微量成分[9]。使用离子交换色谱柱和毛细管电色谱(pCEC)柱,构建了强阳离子交换-反相加压毛细管液相色谱二维系统,对中药黄柏提取物进行了分离分析。第一维样品被切割成11个馏分洗脱收集后进入第二维,经第二维RP-pCEC分离分析后,检测到900个左右的色谱峰,对于复杂体系成分分析显示出高分离和高分辨能力[10]。构建了毛细管区带电泳(CZE)/胶束电动毛细管色谱(MEKC)二维毛细管电泳技术,样品在CZE毛细管中分离后进入MEKC毛细管进一步分离,鼠尿样品中4种药物及其对映体成功分离[11]。

3 色谱与各种混合型质谱联用技术的应用研究

液相色谱和气相色谱与质谱联用技术,因灵敏度高、选择性好和快速的特点,已成为微量和复杂成分分析和鉴定的主要技术。目前与色谱联用的质谱仪已由单一质谱仪发展为混合型质谱仪,发挥各种质谱的优势,常见的混合型质谱仪有三重串联四极杆质谱(QqQ-MS)、四极杆-飞行时间质谱(Q-TOF-MS)、线性离子阱-飞行时间质谱(Q-TOF-MS)以及线性离子阱-傅利叶变换离子回旋共振质谱。色谱与混合型质谱联用技术在定量分析方面可以简化样品分离和纯化步骤,提高检测的灵敏度和方法准确性、重现性;在定性方面可以同时获得样品的色谱、光谱和质谱信息,特别是多级质谱和高分辨质谱数据,能够在线获得化合物的丰富结构信息和分子组成信息,为体内药物分析方法的建立、药物中有关物质和代谢产物的结构鉴定、中草药复杂成分分析提供了快速、准确的方法。

建立了通过液相色谱-三重四级杆串联质谱方法,采用ESI源正离子模式选择离子监测(SRM)对碘海醇注射液进行分析,所建方法可同时测定碘海醇及其注射剂中的两种有关物质[12]。建立了液相色谱-三重四级杆串联质谱方法定量分析人血浆中非索非那定,血浆用量仅为100 μL,血浆蛋白沉淀后直接进样分析,结果表明方法灵敏、准确,能够满足临床药代动力学的研究[13]。采用GC-TOF-MS技术建立了高脂血症金黄地鼠肝脏的代谢组学谱,鉴定了有差异的代谢物,认为代谢组学谱结合差异代谢物的系统分析更具有意义[14]。采用RRLC-Q-TOF-MS技术和UPLC-UV方法分析传统中药牛黄解毒丸,鉴定了10个主要活性成分,评价了不同厂家和不同批次牛黄解毒丸的质量[15]。采用UPLC-Q-TOF-MS技术分析传统中药蟾皮,鉴定出39个成分,其中19个为已知蟾毒内酯类成分,另外20个推测为新化合物[16]。建立了UPLC-Q-TOF-MS法分析氟马替尼在慢性粒细胞白血病人体内的代谢物,共鉴定出34个代谢物,并推测了代谢途径[17]。

4 高通量在线分析技术研究

新药研发以及药品生产和监管中大样本量的分析工作,要求简化样品前处理过程,缩短分析时间,能够不断地连续取样分析,实时获得分析数据,药物分析领域在线分析技术因其样本分析通量大,能够降低人力和财力的消耗,成为研究的热点。

应用全自动在线固相萃取HPLC分析系统,将血浆和尿样经乙腈沉淀蛋白后,直接上样于C18固相萃取柱,faropenem经过分离富集于切换阀中,经反冲模式faropenem进入分析色谱柱,进行ESI-Q-TOF-MS分析,从上样至分析完成的全过程仅5 min,显著地提高了分析效率,能够满足临床药代动力学研究对高通量分析的要求[18]。应用在线芯片固相萃取联用ESI-Q-TOF-MS技术,分析VE在肺上皮细胞A549体外细胞培养体系中的代谢产物[19]。采用纳米萃取电喷雾串联质谱法,建立了无需样品前处理,直接进行气雾剂药物快速定性和准确定量分析的方法[20]。

5 快速无损分析检测技术应用研究

一些波谱和光谱技术因样品分析过程简单,分析速度快,分析样品范围广,可以进行无损检测,为药品快速无损检测提供了技术支撑,特别是近红外分析技术,目前是药品现场检验筛查的重要手段。

采用傅里叶变换红外光谱仪和激光拉曼光谱仪对头孢氨苄进行光谱检测,分析了头孢氨苄的拉曼光谱与红外光谱的差异,探讨了其分子振动光谱与结构特征相关性,表明拉曼光谱分析法快速、简便、准确率高,是药品快检的有效鉴别技术[21]。应用近红外漫反射光谱技术,研究熊胆粉提取物快速无损检测方法,采集了熊胆粉提取物的近红外漫反射光谱,以HPLC法分析熊去氧胆酸和鹅去氧胆酸的含量作为参考值,利用偏最小二乘方法建立了定量校正模型,结果表明近红外漫反射光谱技术准确可靠,操作简便,能够快速无损的进行熊胆粉提取物质量评价[22]。应用*X*射线粉末衍射技术,以HPLC法测定穿心莲药材中穿心莲内酯与脱水穿心莲内酯含量,建立了衍射峰强度与含量的相关性[23]。采用表面解析附大气压化学电离质谱(DAPCI-MS)技术直接分析不经处理的复杂制剂,分析了4种不同厂家生产的阿莫西林制剂和6种不同来源的六味地黄丸,能够进行真伪、来源和质量的分析,表明DAPCI-MS是一种快速、无损分析技术,在药物现场快检中具有应用前景[24]。

6 药物晶型分析技术研究

不同的晶型可能会影响到药物的药效和毒性,因此需要系统研究药物晶型,阐明晶型与药效和毒性的关系,建立完善的药品质量标准,保证药品的有效性和安全性。目前药物晶型的分析技术包括:单晶*X*射线衍射分析技术、粉末*X*射线衍射分析技术、红外吸收光谱和拉曼光谱法分析技术、显微分析技术、热分析技术、固态核磁共振技术等。国内药物晶型研究起步相对较晚,文献报道较少。

提出"优势药物晶型"概念,认为优势药物晶型是固体化学药物研发过程中需要评价的指标,是化合物作为药物的最佳应用形式[25]。利用差示扫描量热法(DSC),建立联苯双酯晶型的测定方法，对国内联苯双酯原料的晶型进行了考察，结果发现不同企业生产的联苯双酯原料存在 A 晶型、B 晶型和混合晶型[26]。应用单晶 *X* 射线衍射法和傅立叶变换拉曼光谱法，研究盐酸林可霉素 2 种晶型晶体结构中不同分子构象对其拉曼光谱行为的影响，发现 2 种晶型由于分属不同晶系及空间群导致拉曼光谱行为的显著差别，拉曼光谱法能够用于鉴别盐酸林可霉素 2 种晶型[27]。

7 综合应用多种技术和深度挖掘分析数据的探索和实践

分析技术除了追求快速、准确、灵敏这一永恒主题外，在大的数据容量、丰富的结构信息、自动数据分析软件和检索库方面不断推陈出新，使得研究人员在有限的样品量和分析时间内，得到充分的信息。

基于色谱特征指纹图谱和生物热活性图谱检测注射用双黄连冻干粉针，进行了两种不同技术所建立图谱的相关性分析，发现特征图谱无法区别高温处理样品及污染变质样品，生物热活性图谱能够辨识高温处理和生物污染样品[28]。采用微量量热法探讨中药固体制剂体外溶出度的可行性，建立了不同溶出时间的银黄片溶出液对金葡菌抑制作用的特征生物热活性谱图，同时采用 UPLC 法测定绿原酸和黄芩苷含量，UPLC 分析结果与特征生物热活性谱图进行相关性分析，表明两方法所测的溶出度具有较好的相关性[29]。

应用 HPLC-DAD 技术建立了传统中药淫羊藿的指纹图谱，分析了药典收载品种和民间混用品种，对淫羊藿功效成分 8 位异戊烯基黄酮特征图谱分析后，发现用于评价淫羊藿质量的 4 种异戊烯基黄酮（epimedin A（A），epimedin B（B），epimedin C（C），icariin（I））在指纹图谱的中间区域，是一组特征化学成分群，命名为 ABCI 指纹区，不同品种淫羊藿呈现出不同的 ABCI 指纹区，可以进行淫羊藿品种鉴别[30]。

应用液相色谱-离子阱串联飞行时间质谱仪，建立了一个系统鉴定与中草药成分结构类似的代谢物的分析技术平台[31]。具体做法是首先进行五味子有效成分木脂素体外代谢，鉴定出 5 种代谢产物，推测了代谢途径，依据代谢途径，预测体内代谢产物类型，应用高分辨质谱准确分子量信息以及质谱特征碎片信息，有目标的进行体内代谢物检测和结构鉴定，共鉴定 44 个代谢产物。应用 UPLC/QTOF-MS 技术，分析大鼠灌胃黄蜀葵花提取物后血浆和尿液中的代谢产物，得到了大量的质谱数据和信息，应用 MetaboLynx 专业代谢分析软件，对比分析给药后样品和空白样品，在血液中发现了 16 个代谢物，尿液中 38 个代谢物，依据软件对目标代谢物质谱数据的自动分析和处理，鉴定了代谢产物的结构，节省了大量时间[32]。

采用 UPLC-UV-Q-TOF-MS 技术，分析了丹参药材、自制提取物和商品化产品，采用稳健主成分分析法进行分析数据的统计分析，将异常样品和大部分一般样品中存在明显差异的化学成分作为质量控制指标，对这些质量控制指标进行 UPLC-UV-Q-TOF-MS 深入分析，鉴定其结构，分析样品抗氧化活性与成分相对含量之间的相关性，结果表明此种选择质量控制指标的新策略是可行的，有较好的应用前景[33]。

8 结 语

现代分析技术广泛应用于药物研发和生产的各个环节，我国研究人员利用这些分析技术，进行了有意义的研究和探索实践，促进了我国新药研发水平的提高以及药品质量的提高，取得了一些成果，特别是在中草药分析和药品快速检测方面，先进分析技术不断推陈出新，我国药物分析领域将取得更大成绩。

参考文献

1 李洪书，邓春晖，陈 斌. 微波技术在乳癖消片液相色谱分析中的应用. 药物分析，2010，30(1)：138-141.

2 Li ZB，Huang DN，Tang ZX，*et al*. Microwave-assisted extraction followed by CE for determination of catechin and epicatechin in green tea. *J Sep Sci*，2010，33(8)：1079-1084.

3 吕惠卿，寿林飞，黄 亮，等. 加速溶剂萃取/固相萃取净化/气相色谱质谱联用法测定浙贝母中 13 种有机氯及拟除虫菊酯类农药多残留. 药物分析，2010，30(1)：138-141.

4 娄方明，李群芳，黄燮南，等. 固相微萃取-气相色谱-质谱联用分析吴茱萸挥发油成分. 药物分析，2010，30(7)：1248-1253.

5 Chen YL，Duan GL，Xie MF，*et al*. Infrared-assisted extraction coupled with high-performance liquid chromatography for simultaneous determination of eight active compounds in *Radix Salviae* miltiorrhizae. *J Sep Sci*，2010，33(17-18)：2888-2897.

6 顾 悦，钱大玮，段金廒，等. 白屈菜药材的 UPLC 特征图谱建立及生物碱类成分的 QTOF-MS 分析. 药物分析，2010，30(5)：780-786.

7 Gu Y，Qian DW，Duan JA，*et al*. Simultaneous determination of seven main alkaloids of *Chelidonium majus* L. by ultra-performance LC with photodiode-array detection. *J Sep Sci*，2010，33(8)：1004-1009.

8 张秀尧，张晓艺. 超高效液相色谱-串联质谱法同时快速确证检测血浆和尿液中的 42 种精神药物及其代谢产物. 色谱，2010，28(1)：23-33.

9 Jin GW，Dai YT，Feng JT，*et al*. 2-D RP/RPLC method to separate components in *Fructus schisandrae* chinensis. *J Sep Sci*，2010，33(4-5)：564-569.

10 吴 漪，王 彦，谷 雪，等. 强阳离子交换毛细管液相色谱-反相加压毛细管电色谱二维系统的构建及其在中药黄柏提取物分离中的应用. 色谱，2010，28(3)：226-230.

11 张效伟，张召香. 二维毛细管区带电泳/胶束电动毛细管色谱分离尿样中的药物及其对映体. 色谱，2010，28(4)：397-401.

12 刘 菁，蔡 梅，谭 力，等. LC-MS/MS 测定碘海醇及其注射剂中有关物质的研究. 中国药学杂志，2010，45(6)：468-471.

13 Guo DQ，Zou JJ，Zhu YB，*et al*. Measurement of fexofenadine concen-

tration in micro-sample human plasma by a rapid and sensitive LC-MS/MS employing protein precipitation: application to a clinical pharmacokinetic study. *Biomed Chromatogr*, 2010, 24(3): 335-341.

14 Gu SH, A JY, Wang GJ, *et al*. Metabonomic profiling of liver metabolites by gas chromatography-mass spectrometry and its application to characterizing hyperlipidemia. *Biomed Chromatogr*, 2010, 24(3): 245-252.

15 Xu Liang; Lin Zhang; Xi Zhang, *et al*. Qualitative and quantitative analysis of traditional Chinese medicine Niu Huang Jie Du Pill using ultra performance liquid chromatography coupled with tunable UV detector and rapid resolution liquid chromatography coupled with time-of-flight tandem mass spectrometry. *J Pharm Biomed Anal*, 2010, 51(3): 565-571.

16 Liu YF, Xiao YS, Xue XY, *et al*. Systematic screening and characterization of novel bufadienolides from toad skin using ultra-performance liquid chromatography/electrospray ionization quadrupole time-of-flight mass spectrometry. *Rapid Commun Mass Spectrom*, 2010, 24(5): 667-678.

17 Gong AS, Chen XY, Deng P, *et al*. Metabolism of flumatinib, a novel antineoplastic tyrosine kinase inhibitor, in chronic myelogenous leukemia patients. *Drug Metab Dispos*, 2010, 38(8): 1328-1340.

18 Xie R, Wen J, Wei H, *et al*. High-throughput determination of faropenem in human plasma and urine by on-line solid-phase extraction coupled to high-performance liquid chromatography with UV detection and its application to the pharmacokinetic study. *J Pharm Biomed Anal*, 2010, 52(1): 114-121.

19 Gao D, Wei HB, Guo GS, *et al*. Microfluidic cell culture and metabolism detection with electrospray ionization quadrupole time-of-flight mass spectrometer. *Anal Chem*, 2010, 82(13): 5679-5685.

20 Gu HW, Hu B, Li JQ, *et al*. Rapid analysis of aerosol drugs using nano extractive electrospray ionizationtandem mass spectrometry. *Analyst*, 2010, 135(6): 1259-1267.

21 尹利辉，张 雁. 头孢氨苄的分子振动光谱研究. 药物分析，2010，30(11)：2125-2128.

22 李文龙，刘绍勇，薛东升，等. 近红外漫反射光谱法快速测定熊胆粉提取物中熊去氧胆酸和鹅去氧胆酸的含量. 中国药学杂志，2010，45(19)：1500-1503.

23 龚宁波，吕丽娟，刘 超，等. 不同茎叶比例的穿心莲药材中穿心莲内酯与脱水穿心莲内酯的X射线衍射定量分析方法的探讨. 药学学报，2010，45(5)：673-676.

24 Zhang XL, Jia B, Huang KK, *et al*. Tracing origins of complex pharmaceutical preparations using surface desorption atmospheric pressure chemical ionization mass spectrometry. *Anal Chem*, 2010, 82(19): 8060-8070.

25 杜冠华，吕 扬. 固体化学药物的优势药物晶型. 中国药学杂志，2010，45(1)：5-10.

26 王震红，杨永刚. 热分析法对联苯双酯晶型的研究. 药物分析，2010，30(11)：2101-2103.

27 杨 梁，张 敏，鹿 颐，等. 拉曼光谱法研究盐酸林可霉素多晶型. 药物分析，2010，30(11)：2120-2124.

28 张雅铭，鄢 丹，张 萍，等. 基于化学指纹图谱-生物热活性图谱关联检测的注射用双黄连冻干粉针质量控制方法的初步研究. 药学学报，2010，45(1)：93-97.

29 黄 雪，袁海龙，肖小河，等. 基于生物热动力学表征的中药固体制剂体外溶出度分析方法初步研究. 药学学报，2010，45(3)：338-342.

30 Xie PS, Yan YZ, Guo BL, *et al*. Chemical pattern-aided classification to simplify the intricacy of morphological taxonomy of *Epimedium species* using chromatographic fingerprinting. *J Pharm Biomed Anal*, 2010, 52(4): 452-460.

31 Liang Y, Hao HP, Lin X, *et al*. Development of a systematic approach to identify metabolites for herbal homologs based on liquid chromatography hybrid ion trap time-of-flight mass spectrometry: Gender-related difference in metabolism of *Schisandra Lignans* in rats. *Drug Metab Dispos*, 2010, 38(10): 1747-1759.

32 Guo JM, Shang EX, Duan JA, *et al*. Fast and automated characterization of major constituents in rat biofluid after oral administration of Abelmoschusmanihot extract using ultra-performance liquid chromatography/quadrupole time-of-flight mass spectrometry and MetaboLynx. *Rapid Commun Mass Spectrom*, 2010, 24(4): 443-453.

33 Song ZJ, Li SL, Zhou Y, *et al*. A novel approach to rapidly explore analytical markers for quality control of Radix Salviae Miltiorrhizae extract granules by robust principal component analysis with ultra-high performance liquid chromatography-ultraviolet-quadrupole time-of-flight mass spectrometry. *J Pharm Biomed Anal*, 2010, 53(3): 279-286.

2009~2010年我国生药学研究进展

程志红,秦　艳,陈道峰

(复旦大学药学院生药学教研室,上海 201203)

摘　要　2009-2010年我国生药学研究取得了显著的进展,对部分常用中药材及民族药物进行了全国或地区范围内的资源调查;一些新型的分子生物学技术如相关序列扩增多态性(SRAP)、目标区域扩增多态性(TRAP)等技术应用于药用植物的遗传多样性分析;以主要活性成分为监测指标,研究多种生药的合理采收、加工等方面取得了诸多成果;同时测定多种活性成分和HPLC指纹图谱已成为生药质量评价研究的常规手段,而一些新型的分析技术和方法如超高效液相色谱(UPLC)和一测多评法等在生药质量控制研究中也得到了发展和较好应用;生药的农药残留、重金属及内源性毒素检测向以ICP-MS和LC-MS等质谱联用技术为代表的高灵敏度、快速及多种类同时测定的技术方向发展。

生药学以解决生药质量和资源问题为核心,是一门多学科交叉的学科。随着分子生物学技术的快速发展,一些新的DNA分子标记技术在生药的遗传多样性分析方面得到了较为广泛的应用,一定程度上为生药资源的评价与可持续利用提供了技术支撑。伴随着超高效液相色谱和质谱及其联用技术的发展与完善,在生药的质量评价和农药、重金属残留等分析方面取得了显著的进展。

1　生药资源可持续利用

1.1　资源调查

对我国当归 *Angelica sinensis* (Oliv.) Diels 主产区甘肃、四川、青海、西藏林芝等地种质资源进行了调查,发现野生当归种质主要分布于西藏林芝和四川阿坝等地,而道地产区甘肃岷县及其周边地区罕见;当归种质现已分化为“绿茎当归”和“紫茎当归”,以“紫茎当归”为优势,“绿茎当归”少见;当归的野生种质资源比较稀少,需要加强保护[1]。对我国东北地区、中西部、新疆地区的甘草 *Glycyrrhiza uralensis* Fisch. 资源调查发现,我国野生甘草分布范围没有发生明显变化,但种群密集程度发生了较大改变变化较大;当前野生甘草的蕴藏量在不断减少,已不足50万吨,人工栽培甘草将成为野生甘草的重要替代资源,但其在质量上与野生甘草还存在较大的差异[2]。全国范围内的野外调查发现,目前作为天南星入药的原植物主要集中在天南星科天南星属 *Arisaema* Mart.,另有半夏属 *Pinellia* Tenore、犁头尖属 *Typhonium* Schott 及蘑芋属 *Amorphophallus* Bl. 等;资源范围较广的,除《中国药典》收载的天南星 *A. erubescens* (Wall.) Schott、异叶天南星 *A. heterophyllum* Bl.、东北天南星 *A. amurense* Maxim 3种外,还有主要分布在云南、贵州、四川等地的虎掌 *P. pedatisecta* Schott.、花南星 *A. lobatum* Engl.、灯台莲 *A. sikokianum* Franch. *et* Sav. var. *serratum* (Mak.) Hand. -Mazt.、齿叶东北南星 *A. amurense* Maxim. var. *serratum* Nakai 等;市场上流通的天南星药材基本都是虎掌,而药典收载的品种所占份额较少,且都来自野生;虎掌在本草著作中早被收载作天南星药用,虎掌可能是天南星药材的重要资源[3]。

因市场上对石杉碱甲和石杉碱乙的大量需求,湘西地区的蛇足石杉 *Huperzia serrata* (Thunb. *ex* Murray) Trev. 资源被掠夺性地采收,其野生资源蕴藏量急剧下降,种质资源正逐步消失,应加强蛇足石杉野生种质资源的保护和合理利用[4]。

1.2　生物多样性分析

早期出现的一些分子标记技术如随机扩增多态性DNA(RAPD)、扩增片段长度多态性(AFLP)等在生药生物多样性分析方面的应用有减少之势。

对不同居群马蓝 *Baphicacanthus cusia* (Nees) Bremek 进行了RAPD分析,发现不同自然居群的马蓝资源在分子水平上存在着较明显的遗传差异,马蓝栽培类群间遗传多样性相对高于野生资源[5]。采用rDNA ITS序列差异法研究了我国冬虫夏草 *Cordyceps sinensis* (Berk.) Sacc. 的遗传分化,发现冬虫夏草ITS1和ITS2序列中碱基的量与冬虫夏草居群的纬度显著相关,基于ITS序列的碱基变异可将我国主要产地冬虫夏草分成4支,分别是环青海湖地区、青海中南部-甘肃-四川-西藏东北部区域、云南、西藏林芝米林地区[6]。采用AFLP技术对18个不同野生居群的红景天 *Rhodiola rosea* L. 样本进行了遗传多样性分析,发现红景天居群内遗传变异高于居群间遗传变异水平,居群间个体基因交流存在一定障碍,分布在海拔高度3 150~3 250 m的红景天居群遗传变异最为丰富[7]。采用RAPD和AFLP两种分子标记方法对柴胡 *Bupleurum chinense* DC 药材干根的遗传多样性进行了分析,发现RAPD和AFLP两种方法均可用于柴胡种间及种下遗传关系分析,但AFLP条带较多,多样性丰富,更有利于柴胡属植物多样性的分析[8]。采用AFLP技术还对浙贝母 *Fritillaria thunbergii* Miq.[9]、鱼腥草 *Houttuynia cordata* Thunb.[10]等药材的种间或居群间的亲缘关系进行了分析。

简单重复序列间扩增(ISSR)分子标记技术在生药的遗

传多样性分析中得到了较为广泛的应用。采用ISSR技术对7个野生黄连 *Coptis chinensis* Franch居群的78个样本进行了遗传多样性分析,发现黄连在种水平上具有较高的遗传多样性,且与地理分布表现出明显的相关性,各居群间的遗传多样性明显低于种水平的遗传多样性;此外野生黄连比栽培黄连具有较大的遗传距离,符合栽培种在长期的栽培驯化和近亲繁殖中遗传多样性低于野生种的普遍规律[11]。

一些新型的分子标记技术如相关序列扩增多态性(sequence-related amplified polymorphism,SRAP)、目标区域扩增多态性(target region amplification polymorphism,TRAP)等技术也逐渐在生药学研究中得到应用。采用SRAP技术对3种栽培类型92个单株玄参 *Scrophularia ningpoensis* Hemsl.遗传关系和遗传多样性进行了分析,发现从分子水平上玄参的遗传多样性并不丰富,仅中等水平,遗传多样性的趋同化趋势明显,且栽培类型间的遗传差异大于栽培类型内的遗传差异[12]。应用该技术还对不同产地的蒙古黄芪 *Astragalus membranaceus* (Fisch.) Bge. *var. mongholicus* (Bge.) Hsiao.[13]以及不同居群的明党参 *Changium smyrnioides* Wolf[14]进行了遗传关系分析。分别采用SRAP和ISSR分子标记技术对川党参 *Codonopsis tangshen* Oliv.的遗传多样性进行了分析,发现这两种标记方法均表明川党参具有较高的遗传多样性,且这两种标记方法间存在显著的相关性[15]。采用在SRAP技术上发展起来的TRAP分子标记技术对主产区短葶山麦冬 *Liriope muscari* (Decn.) Bailey和野生资源共50份种质进行了遗传多样性分析,发现短葶山麦冬具有较高的遗传多样性水平,多态位点百分率达96.42%;但居群内多态位点百分率相对较低,平均为20.30%,提示不同生境居群可能固定了不同的等位基因,从而导致更多遗传变异存在于居群间[16]。

1.3 生物技术的应用

1.3.1 植物细胞工程 通过将獐牙菜 *Swertia bimaculata* Sieb. *et* Zucc.种子在诱导培养基上的培养,继而在其成长为小苗后用其不带芽茎段、叶和带芽茎段作为外植体进行组织培养,在优化培养条件后,发现不带芽茎段是理想的外植体材料[17]。利用桃儿七 *Sinopodophyllum emodi* (Wall.) Ying成熟胚进行无菌苗的诱导,并在无菌苗的基础上进行其根茎的快速增殖,从而实现对其根茎及培养液中鬼臼毒素的提取,在培养50天后,桃儿七继代根、叶(叶柄)及其培养基中的鬼臼毒素的含量分别为33.2、13.0、4.6 μg/mL[18]。

通过优化南方红豆杉 *Taxus chinensis* (Pilger) Rehd. var. *mairei* (Limee *et* Lévl.) Cheng *et* L. K. Fu愈伤组织诱导及继代培养的激素组成和浓度,获得了含紫杉醇含量较高的愈伤组织,研究发现添加3.0 mg/L 2,4-二氯苯氧乙酸(2,4-D)的MS培养基有利于南方红豆杉的诱导,诱导率高于92%;添加2.0 mg/L 2,4-D与1.0 mg/L 6-苄基腺嘌呤(6-BA)的继代培养基有利于紫杉醇的积累[19]。

1.3.2 生物转化 利用三尖杉 *Cephalotaxus fortunei* Hook. F.悬浮细胞作为转化体系,对倍半萜类化合物青蒿酸I进行了转化研究,发现该转化体系可选择性的地在青蒿酸I的C-3位发生羟基化反应,得到3-α-羟基青蒿酸,且具有较高的转化率[20]。通过黄花蒿 *Artemisia annua* L.悬浮培养细胞对二氢青蒿酸进行生物转化研究,发现二氢青蒿酸在该体系中可转化为3-α-羟基二氢青蒿酸和3-β-羟基二氢青蒿酸,且这两个产物总的摩尔转化率分别为2.6%和15.7%,表明该体系可以在二氢青蒿酸的特异位点进行羟基化[21]。

2 生药的采收加工

2.1 采收时期

采用HPLC法测定了不同采收期延胡索 *Corydalis yanhusuo* W. T. Wang中延胡索乙素的含量,发现不同采收期对延胡索乙素含量的影响差异不大,但5月采收的延胡索折干率最高,故延胡索采收时间不宜过早,以地上部分植株全部枯萎后10天左右采收为宜,有利于增加产量,这与传统采收时间吻合[22]。采用HPLC法还对不同采收期亳白芍 *Paeonia lactiflora* Pall.中芍药苷与白芍总苷[23],云南粗茎秦艽 *Gentiana crassiculis* Duthie *ex* Burk.根中龙胆苦苷、马钱酸、獐牙菜苦苷和獐牙菜苷4种环烯醚萜苷[24]的含量进行了测定,并根据其有效成分的含量和药用部位的产量建议了最佳采收期。

采用高效液相色谱-蒸发光散射检测器(HPLC-ELSD)及紫外分光光度法分别测定了北柴胡 *Bupleurum chinense* DC.中主要皂苷和挥发油的含量,发现不同采收期北柴胡中柴胡皂苷a、d,挥发油及醇溶性浸出物均存在明显的差异,其含量分别以9月、12月和10月为最高,提示北柴胡的最佳采收期需根据制剂的需求而定[25]。

2.2 加工工艺

比较了烘干和晾干对虎杖 *Polygonum cuspidatum* Sieb. *et* Zucc.不同药用部位中白藜芦醇和虎杖苷含量的影响,发现晾干处理的叶和根髓部的白藜芦醇的含量较鲜品高,而根皮中的量则减少;烘干处理的虎杖除叶中的量有所提高外,根皮、根髓部中的量均不同程度地降低。虎杖苷在根皮中的含量在晾干后下降了60%,烘干后则进一步降低[26]。

对怀山药 *Dioscorea opposite* Thunb.不同炮制品中多糖含量的测定发现,麸炒、土炒、清炒、生山药多糖含量分别为17.3%、12.6%、11.3%、13.4%,清炒及土炒怀山药的多糖含量均比怀山药生品多糖含量低,而麸炒怀山药多糖含量最高[27]。

3 生药的质量评价

3.1 真伪鉴别

显微鉴定技术、分子生物学技术及色谱联用技术在生药的真伪鉴别、基原鉴定、组分表征等方面仍有较多的报道。

3.1.1 显微鉴定 对赤芍 *Paeonia lactifolra* Pall.野生品与

栽培品粉末显微特征的比较发现[28]，野生品粉末草酸钙簇晶较多，淀粉粒较少而小；栽培品粉末淀粉粒较多且大，草酸钙簇晶较少。对铁皮石斛 *Dendrobium candidum* Wall. *ex* Lindl. 及其替代资源齿瓣石斛 *D. devonianum* Paxt 的显微特征比较研究发现，齿瓣石斛具有少量网状增厚的薄壁细胞，其中含较大的草酸钙针晶和较多的柱晶，外韧型维管束约 50 个；而铁皮石斛具大量网状增厚的薄壁细胞，其中的草酸钙针晶较小、柱晶较少，有超过 80 个外韧型维管束，周围多数由厚壁纤维环绕，有的形成纤维鞘[29]。对山慈菇（杜鹃兰 *Cremastra appendiculata*（D. Don）Makino、独蒜兰 *Pleione bulbocodioides*（Franch.）Rolfe、云南独蒜兰 *P. yunnanensis* Rolfe）及其伪品的显微鉴别研究发现，可根据其大型黏液细胞的有无、草酸钙针晶的长短、导管的种类及大小、淀粉粒及脐点形状等特征作为鉴别依据[30]。对市场上流通的有柄石韦 *Pyrrosia petiolosa*（Christ）Ching 及其近缘种的叶进行了显微观察，发现虽然其外部形态相似，但叶上下表皮细胞、栅栏组织细胞列数及厚度、气孔的类型、叶片被毛情况及毛的类型等特征存在明显差异，可用于鉴别[31]。

3.1.2 分子鉴定 采用单核苷酸多态性（single nucleotide polymorphisms，SNP）法鉴别了人参 *Panax ginseng* C. A. Mey.、西洋参 *P. quinquefolius* L. 及 2 种样本的混合物，发现当退火温度为 55 ℃时，出现 252 bp 条带的为人参，有 430 bp 条带的为西洋参，该技术可以准确鉴别人参和西洋参[32]。采用位点特异性 PCR 方法鉴别了正品鹿茸与近源种鹿茸药材，发现在 25 μL PCR 反应体系中，在退火温度为 65 ℃的条件下，正品鹿茸能扩增出约 323 bp 的 DNA 条带，而伪品鹿茸未扩增出该条带[33]。采用聚合酶链反应-限制性酶切图谱（PCR-RFLP）分子标记法对 12 批贝母商品药材进行了鉴定，发现 6 批川贝类商品药材图谱显示了川贝类核糖体 DNA 的 ITS1 区存在限制性内切酶 *Sm a*I 的酶切位点，在 100-200 bp 之间出现两条酶切条带，而其余 6 批非川贝类商品药材均不能被酶切，只在 300 bp 左右出现一条 PCR 扩增条带，该方法专属性较强，可用于鉴定川贝类与非川贝类药材[34]。采用基于 RAPD 方法开发的序列特定扩增区域（sequence characterized amplified regions，SCAR）标记技术对 19 个牛膝种群（包括川牛膝 *Cyathula officinalis* Kuan. 及其混淆品红牛膝 *C. capitata*、怀牛膝 *Achyranthes bidentata* Blume）进行了分子鉴别研究，发现引物 SC-320 能稳定地区分川牛膝与怀牛膝，引物 SC-495 则能稳定地区分川牛膝与红牛膝，这两对引物结合能快速准确地鉴定川牛膝、红牛膝和怀牛膝[35]。

3.1.3 色谱-波谱联用技术对生药主要成分的快速表征 采用闪式提取法结合 GC-MS 技术从算盘子 *Glochidion puberum*（L.）Hutch. 中检出了 35 个挥发性化合物，以有机酸为主，其次是酚类和醛类化合物[36]。采用固相微萃取-GC-MS 法对藿香 *Agastache rugosa*（Fisch. *et* Mey.）O. Kuntze 不同部位的挥发油成分进行了分析，从藿香茎中鉴定了 10 个化合物，占茎中挥发性成分的 96.88%，从藿香叶中鉴定了 20 个化合物，占叶中挥发性成分的 98.12%，从藿香果中鉴定了 15 个化合物，占果实中挥发性成分的 97.86%，结果表明对甲氧基苯丙烯是藿香茎、叶和果实挥发油的主要成分[37]。采用 LC-QTOF-MS/MS 法对 8 种不同来源贝母中的甾体生物碱进行了鉴定，发现贝母中有 41 种甾体生物碱化合物，通过与对照品的比较确定了 26 个化合物，依据 MS/MS 数据鉴定出了 15 个化合物，结果表明在没有对照品的情况下，对碎片离子峰的分析仍可准确鉴定贝母中的生物碱类化合物[38]。

3.2 含量测定

气相色谱（GC）及气质联用（GC-MS）、液相色谱（LC）及液质联用（LC-MS）、高效毛细管电泳（HPCE）等技术继续占据主导地位，一些新兴的色谱技术和方法如超高效液相色谱（UPLC）、一测多评法（quantitative analysis of multi-components by single marker，QAMS）以及 HPLC 新型检测器电雾式检测器（charged aerosol detector，CAD）等在生药的含量测定中也有了较多的尝试和探索，这些技术和方法将在不同层面为中药复杂体系的质量控制提供良好的技术支撑。

3.2.1 GC 及 GC-MS 采用顶空自动进样与常规进样方法对砂仁 *Amomum villosum* Lour. 中樟脑、龙脑、乙酸龙脑酯的含量进行了 GC 法比较测定，发现两种进样方法的测定结果基本一致，说明顶空气相色谱法结果可靠，该方法前处理简单、操作便捷，可用于砂仁中挥发性成分的含量测定[39]。采用 GC 法还对高良姜 *Alpinia officinarum* Hance 挥发油中的 α-蒎烯、β-蒎烯、桉油精和 α-松油醇[40]，山蜡梅 *Chimonanthus nitens* Oliv. 叶中桉油精和芳樟醇[41]的含量进行了测定。

采用衍生化 GC-MS 法同时测定了不同来源鱼腥草中 9 种脂肪酸（月桂酸、肉豆蔻酸、棕榈酸、棕榈油酸、硬脂酸、油酸、α-亚麻酸、亚油酸、γ 亚油酸）甲酯化衍生物的含量[42]。采用 GC-MS 选择性离子检测内标定量法还测定了鱼腥草挥发油中甲基正壬酮的含量[43]。采用加压液相萃取和 GC-MS 法对 15 个肉桂 *Cinnamomum cassia* Presl 样品中的肉桂醛、可巴烯、肉桂酸、香豆素、2-甲氧肉桂醛、2-甲氧桂皮酸、黄樟油精 7 种化学成分同时进行含量测定，发现这些化合物的含量是多变的，其中肉桂醛的含量最高[44]。

3.2.2 HPLC 及 LC-MS HPLC-UV 或 HPLC-DAD 法同时测定生药中的多种化学成分得到广泛应用，如采用 HPLC 法同时测定了陈皮中 5 种黄酮类化合物的含量[45]。还有川芎 *Ligusticum chuanxiong* Hort 中阿魏酸、6,7-二羟基藁本内酯和 4-羟基-3-丁基苯酞[46]，防风 *Saposhnikovia divaricata*（Turcz.）Schischk 中升麻素苷、升麻素、5-*O*-甲基维斯阿米醇苷、亥茅酚苷[47]，金银花 *Lonicera japonica* Thunb. 中绿原酸、金丝桃苷和木犀草苷[48]，枸骨 *Ilex cornuta* Lindl. *ex* Paxt. 叶中熊果酸和羽扇豆醇[49]，獐牙菜属 3 种生药中獐牙菜苦苷、龙胆苦苷、去甲当药苷、雏菊叶龙胆苷、去甲基雏菊叶龙胆酮和雏菊叶龙胆酮等 6 种活性成分[50]，茵陈蒿中绿原酸、咖啡酸、对羟基苯乙酮[51]，大黄中大黄素、大黄酸、大黄酚、大黄素甲醚、芦荟大黄素、番泻苷 A 和番泻苷 B 等 7 种蒽醌[52]，大株红景天 *Rhodiola kirilowii*（Regel）Maxim 中红景天苷、酪醇和没食子酸[53]，膜荚黄芪 *Astragalus membranaceus*（Fisch.）Bunge 中槲皮素、山柰酚、芒柄花素等 3 种黄酮[54]，三七 *Panax notoginseng*（Burk.）F. H. Chen 花中人参皂苷 Rb 和三七皂苷 Fe[55]，红花 *Carthamus tinctorius* L. 中羟基红花黄色素 A 和红花黄色素 A[56]，白鲜皮 *Dictamnus dasycarpus* Turcz. 中白鲜碱、黄柏酮和梣酮[57]，黄连中药根碱、非洲防己碱、表小檗碱、黄连碱、巴马汀及小檗碱等 6 种生物碱[58]，菊花 *Chrysanthemum morifolium* Ramat. 中 3,5-*O*-双咖啡酰基奎宁酸、木犀草苷、3 种绿原酸 3 种酚酸[59] 的同时测定。

HPLC-ELSD 法在对生药中无紫外吸收的成分测定方面仍然发挥着重要的作用。采用 HPLC-ELSD 法对三种不同种类人参中 19 种人参皂苷进行了定性和定量分析，发现三种不同种类人参中并非都含这 19 种人参皂苷，且含量差异也较大，红参中 ginsenosides 20(*S*)-Rg3 含量较高[60]。该方法还用于测定黄芪、红芪及梭果黄芪药材中黄芪皂苷 I-IV[61]，贝母新基源植物太白贝母 *Fritillaria taipaiensis* P. Y. Li、瓦布贝母 *F. unibracteata* Hsiao *et* K. C. Hsia var. *wabuensis*（S. Y. Tang *et* S. C. Yue）Z. D. Liu, Wang *et* S. C. Chen 鳞茎中贝母辛[62]，山茱萸 *Cornus officinalis* Sieb. *et* Zucc 中马钱苷、齐墩果酸和熊果酸[63]，通关藤 *Marsdeniae tenacissimae* Caulis 中通关藤苷 H[64] 等。

电雾式检测器 CAD 是一种新型的质量型检测器，对没有紫外吸收的化合物有很好的灵敏度。采用 HPLC-CAD 法同时测定了 30 个不同来源三七中 7 个皂苷类成分（三七皂苷 R1、人参皂苷 Rg1、Re、Rb1、Rg2、Rh1、Rd）的含量，发现该检测器的检测限为 0.01～0.15 μg，定量限为 0.04～0.41 μg，灵敏度较高，同时梯度洗脱基线平稳、易于操作[65]。

采用 NH_2-硅胶色谱柱分离，建立了 HPLC-示差折光检测器（IR）法测定地黄 *Rehmannia glutinosa* Libosch. 中寡糖含量的方法[66]。另建立了同时测定制马钱子 *Strychnos nuxvomica* L. 中士的宁、马钱子碱、士的宁氮氧化物、马钱子碱氮氧化物等 4 种生物碱含量的反相离子对-HPLC 法[67]。

采用 HPLC-ESI-TOF-MS 法对 20 个不同来源黄芪中 13 个异黄酮类和皂苷类成分进行了定性定量分析，实现了对两大类活性成分的同时测定。与 HPLC-DAD-ELSD 法相比，该法更可靠，且灵敏度较高，测定结果发现不同产地和不同炮制方法的黄芪质量存在显著差异[68]。采用 LC-MS 法测定了黄连 *Coptis chinensis* Franch 和黄柏 *Phellodendron amurense* Rupr. 中木兰花碱的含量[69]。采用 LC-MS/MS 法对不同产地半枝莲 *Scutellaria barbata* D. Don 中的野黄芩苷和芹菜素进行了含量测定[70]。

3.2.3　一测多评　一测多评法在生药质量控制中有了较多研究和应用，在很大程度上解决了中药对照品严重缺乏的问题。采用一测多评法测定了黄连中 5 种主要生物碱的含量，建立了小檗碱与巴马汀、黄连碱、表小檗碱、药根碱的相对校正因子，并用该校正因子进行了巴马汀、黄连碱、表小檗碱、药根碱的含量计算（计算法），实现一测多评；同时采用外标法测定了药材中该 5 种生物碱的含量（实测法），发现采用计算法和实测法所得的含量结果是一致的，表明一测多评法用于黄连药材和饮片的质量控制是可行、准确[71]。另外还建立了以大黄素为内参物，对大黄根中 6 个蒽醌化合物[72]，以芦丁为内参物，对连翘 *Forsythia suspensa*（Thunb.）Vahl 中连翘酯苷 A、连翘苷、连翘酯素[73] 同时测定的一测多评法。

3.2.4　UPLC　建立了同时测定丹参 *Salvia miltiorrhiza* Bge 中 5 种脂溶性成分二氢丹参酮 I、降鼠尾草氧化物、隐丹参酮、丹参酮 I、丹参酮 IIA 的 UPLC 法，该法与 HPLC 相比，分析时间短、分离效率高[74]。采用 UPLC 法还对旱莲草 *Eclipta prostrata* L. 中的木犀草素和芹菜素[75]，黄柏知母药对中的盐酸小檗碱、新芒果苷和芒果苷[76]，小叶黑柴胡 *Bupleurum smithii* Wolff var. *parvifolium* Shan *et* Y. Li 中的芦丁、槲皮素、异鼠李素[77] 的含量进行了测定，证明该法是一种更为高效、快速的检测方法。

3.2.5　HPCE　以硼砂为缓冲液，采用 HPCE 法测定了板蓝根中水杨酸、苯甲酸、邻氨基苯甲酸、丁香酸的含量[78]。采用 HPCE-DAD 法同时测定了罗布麻 *Apocynum venetom* L. 叶中芦丁、异槲皮苷、金丝桃苷及槲皮素的含量[79]。

3.3　指纹图谱

3.3.1　色谱指纹图谱　采用 HPLC-PDA 法建立了不同产地马鞭草 *Verbena officinalis* L. 药材的指纹图谱，有 20 个共有峰，12 批中药材中，8 批药材的相似度为 0.9 以上，4 批在 0.8～0.9 之间[80]。同法建立 HPLC-UV（或 DAD，PDA）指纹图谱的还有：19 批不同产地温郁金 *Curcuma wenyujin* Y. H. Chen *et* C. Ling 药材[81]，23 批川芎药材[82]，不同干燥方式的金银花药材[83]，10 批雷公藤 *Tripterygium wilfordii* Hook. f. 药材[84]，29 批连翘药材[85]，10 批三叶木通 *Akebia trifoliata*（Thunb.）Koidz. 药材[86]，24 批麦冬药材[87]，12 批玄参饮片[88]，29 批川党参 *Codonopsis tangshen* Oliv. 药材[89]，20 批泽泻 *Alisma orientalis*（Sam.）Juzep. 药材[90] 等。

采用 HPLC-DAD-ELSD 法分别建立了 10 批陇西产黄芪药材黄酮类和皂苷类成分的指纹图谱，10 批黄芪皂苷类成分指纹图谱的相似度除 2 批外均大于 0.9，黄酮类成分指纹图谱的相似度均大于 0.9[91]。采用 HPLC-DAD-MS 法建立了肉苁蓉 *Cistanche deserticola* Ma 的指纹图谱，确立了 18 个特征峰，并以其为参照，通过主成分分析对另外三种肉苁蓉属植物管花肉苁蓉 *C. tubulosa*（Schenk）Wight.、盐生肉苁蓉 *C. salsa*（C. A. Mey.）G. Beck 和沙苁蓉 *C. sinensis* G. Beck 进行了比较，发现管花肉苁蓉和盐生肉苁蓉与其相似度较高，而沙苁蓉与其相似度较低[92]。

采用亲水作用色谱（hydrophilic interaction chromatography,HILIC)和反相 HPLC 法对 14 个不同来源的川芎建立了指纹图谱,分别获得其极性和非极性化合物的信息,发现两种方法均具有良好的准确性、重现性和稳定性[93]。

采用超高效液相色谱(RRLC)-UV-MS 法建立了 11 批黄芪药材的指纹图谱,标定了 12 个共有峰,非共有峰占总面积的 10 % 以下,11 批各产地及不同规格药材的相似度均在 0.92 以上,表明这些黄芪虽然存在差异但同时具有较好的相似性,同时采用 MS 技术对部分共有色谱峰进行了归属[94]。

建立了葛根 *Pueraria lobata* (Willd.) Ohwi 药材的微乳液电动毛细管色谱指纹图谱,确认了 13 个共有峰,经加样法标识确定了其中 4 个峰(大豆苷、葛根素、大豆苷元和染料木素),3 个不同产地和 4 种不同提取方法所得葛根指纹图谱的相似度均在 0.97 以上,表明葛根指纹图谱的总体特征和主要化学成分有较高的相似度[95]。

3.3.2 *其他指纹图谱* 采用 H^+-Mn^{2+}-CH_3COCH_3-BrO_3-振荡体系,以待鉴别中药材为反应底物,通过记录振荡体系中化学电位的变化而获得中药的电化学指纹图谱,对党参和桔梗的电化学指纹图谱分析发现,党参的诱导时间、振荡寿命明显小于桔梗,可作为鉴别党参和桔梗的依据[96]。

建立了麋鹿 *Elaphurus davidianus* Milne-Edwards 角的粉末的 *X* 射线衍射指纹图谱,应用该技术对不同年龄阶段、不同部位的麋鹿角指纹图谱进行了分析,发现了 9 个相对强度较高的共有特征峰,通过与鹿角的粉末的 *X* 射线衍射指纹图谱及其相似度比较,发现二者较为相似,麋鹿角与鹿角在成分上有一定的相似性;但二者的特有标记峰仍有一定差异[97]。

应用电可控液晶滤光光谱成像装置,建立了黄柏饮片的光谱成像指纹图谱。以川黄柏 *Phellodendron chinense* Schneid. 和关黄柏 *P. amurense* Rupr. 为对照药材,通过对 10 批不同市售来源的黄柏饮片光谱指纹图谱分析发现,各批饮片和两对照药材在 545、555、590 nm 均具有波峰,在 585 nm 均具有显著的波谷;对这些指纹图谱的聚类分析发现可将黄柏饮片进行等级分类,其分类结果与性状、显微和理化鉴别的结果相吻合。该方法操作简便、快速、对样品无损伤,可用于中药指纹图谱的构建和质量评价[98]。

采用 ISSR 分子标记技术构建了湖北恩施产厚朴 *Magnolia officinalis* Rehd. *et* Wils. 的 ISSR 指纹图谱,该特征指纹图谱可用于区别不同品种和不同产地的厚朴[99]。采用 AFLP 分子标记技术,建立了中药葶苈子及其常见混淆品荠菜 *Capsella bursa-pastoris* (L.) Medic 和印度蔊菜 *Dorippa indica* (L.) Hiern 的基因组 DNA 指纹图谱,利用 UP-GAM 法对样品聚类分析发现,南葶苈子 *Descurainia sopnia* (L.) Webb. *ex* Prantl 与北葶苈子 *Lepidium apetalum* Willd. 的相似系数值最高,为 0.3969,南、北葶苈子首先聚为一类,然后再和荠菜聚在一起,印度蔊菜则单独聚为一类[100]。

4 生药的安全性评价

4.1 *农药残留*

采用基质固相分散(MSPD)-GC 法测定了黄芪中 20 种有机氯和拟除虫菊酯类农药,这两类农药的最低检测量分别为 5 μg/kg 和 10 μg/kg,;方法简便、快速、有机试剂消耗量少;发现云南、内蒙古、甘肃等产地黄芪有部分农药被检出[101]。建立了桔梗药材中甲氰菊酯、高效氯氟氰菊酯、溴氰菊酯、氰戊菊酯、氯菊酯、联苯菊酯等 6 种拟除虫菊酯类农药残留的提取、净化及其 GC 法,6 种拟除虫菊酯农药回收率在 78.86% ~97.80%,其中 1 批桔梗药材中检出了 5 种拟除虫菊酯农药[102]。采用浊点萃取-GC 法对 5 个产地槲寄生 *Viscum coloratum* (Kom.) Nakai 药材中残留的 20 种有机氯和拟除虫菊酯类农药进行了测定,以聚乙二醇辛基苯基(Triton X100)为提取剂,HP5 弹性石英毛细管色谱柱分离,电子捕获检测器进行检测,槲寄生样品中有部分农药被检出,拟除虫菊酯类农药比有机氯类农药检出率低[103]。采用 GC 法对麦冬类药材中有机氯农药对六氯化苯(BHC)4 种异构体和滴滴涕(DDT)4 种异构体残留量进行了测定,发现麦冬对六氯化苯有较强的吸附能力[104]。采用 GC-MS 法测定了白果、人参、肉桂、红花、银杏叶、广藿香等中药材中的农药残留,发现这 6 种中药材样品中均未检出 53 种农药残留,该方法可用于中药材样品中农药残留的常规检测[105]。另外,建立了白果等 6 种中药中多种农药残留同时测定的 LC-MS 法,采用加速溶剂萃取、凝胶渗透色谱(GPC)和固相萃取柱(SPE)净化,6 种中药中 74 种农药的回收率大多在 70.0% ~110.0%,RSD 小于 15%,LOD 大多低于 0.01 mg/kg,符合农药残留检测的要求[106]。

4.2 *重金属*

采用电感耦合等离子体法(ICP)对中药麦冬类药材的重金属铅、镉、铜、铬、砷和汞的残留量进行了测定,发现 4 个主产区麦冬类药材对重金属的富集系数中汞偏高,其中慈溪地区的达到了 3.33,而对其他重金属的富集系数均小于 1,因此在麦冬类药材种植土壤的选择上特别要关注土壤环境中的重金属残留[104]。采用微波消解样品,建立了砂仁等 5 种中药中重金属元素铜、砷、镉、铅的 ICP-MS 含量测定法,发现不同种类中药材中重金属含量差异较大,这可能与药材种植环境等因素有关[107]。

采用原子荧光光谱法和石墨炉原子吸收法(LDBBC)分别建立了姜黄 *Curcuma longa* L. 中砷、汞、铜、铅、镉、铬的检测方法,药材经微波消解,发现铅、铜、镉超标 9.1% ~36.4%[108]。采用原子吸收光谱法测定了三七、葛根、虎杖、丹参、川芎、当归、黄连、大黄、苦参等 9 种中药材中镉、铬、铅、砷和汞的含量,微波消解样品,发现一些中药材中镉、铬、汞含量超标,其中 1 份三七药材、2 份川芎药材中镉含量超标倍数为 1.2 ~1.4 倍,三七、虎杖、丹参、川芎、当归、大黄、苦参各有 1 份样品汞超标倍数为 1.11 ~3.9 倍,川芎、当归、黄连药材中也有样品铬含量超标[109]。

4.3 生源性毒性成分

马兜铃酸是一类主要存在于马兜铃科植物中的硝基菲类化合物,因其具有严重的肾毒性和潜在的致癌作用已被许多国家禁止或限制使用,建立高灵敏度、快速的分析方法用于检测这类毒性成分取得了较大的进展。建立了基于抗马兜铃酸A单克隆抗体的间接竞争酶联免疫分析法(icELIS A)测定马兜铃酸A含量的方法,发现川木通不含马兜铃酸A,关木通(藤茎)、广防己(根)中含量较低(3.5～4.9 μg/g),天仙藤的地上部分、马兜铃的成熟果实和青木香的根中含量较高(109～1 880 μg/g);但该ELISA法测得的马兜铃酸A的含量较传统的HPLC法高,这可能与抗马兜铃酸A单克隆抗体和马兜铃酸B、C和D的交叉反应有关[110]。

采用HPLC-ESI-TOF-MS法分离和鉴定了马兜铃 *A. debilis* Sieb. *et* Zucc. 及其灵芝发酵物中马兜铃酸类成分,发现在马兜铃根中有7种不同的马兜铃酸,其中马兜铃酸I是主要成分,这些毒性化合物在马兜铃的灵芝发酵物中含量大大降低,使用灵芝发酵的方法可以有效降低马兜铃中马兜铃酸类成分的含量[111]。

近年来,茜草 *Rubia cordifolia* L. 的用药安全性遭到了德国、日本等国家的质疑,因西茜草(又名欧茜草 *R. tinctorum* L.)被报道所含蒽醌类色素lucidin及其苷EKU-4具有遗传毒性和致癌性。通过对6份茜草样品采用HPLC-UV、HPLC-DAD及LC-MS法进行检测,发现6份样品中均检测到EUK-4,3批药材含有lucidin,提示应谨慎使用茜草[112]。

参考文献

1 张宏意,罗 连,余 意,等. 当归种质资源调查研究. 中药材,2009,32(3):335-337.

2 黄明进,王文全,魏胜利. 我国甘草药用植物资源调查及质量评价研究. 中国中药杂志,2010,35(8):947-952.

3 汪荣斌,刘晓龙,王存琴,等. 天南星的本草考证与药用品种调查. 中药材,2010,33(7):1182-1185.

4 周 毅,黄衡宇,李 菁. 湘西地区蛇足石杉资源调查研究. 中药材,2010,33(2):186-188.

5 黄玉吉,陈菁瑛. 马蓝种质资源的RAPD分析. 中药材,2009,33(2):183-186.

6 郝剑瑾,程 舟,梁洪卉,等. 基于rDNA ITS序列探讨我国冬虫夏草的遗传分化及分布格局. 中草药,2009,40(1):112-116.

7 王 强,阮 晓,江 浩,等. 红景天不同地理居群遗传多样性分析. 中国中药杂志,2009,34(18):2279-2283.

8 赵良贵,南晓洁,郝媛媛,等. 柴胡栽培种的RAPD和AFLP遗传关系研究. 中草药,2010,41(1):113-117.

9 徐金中,张红叶,马喜彦,等. 浙江主产区栽培浙贝母种质遗传多样性的AFLP分析. 中草药,2010,41(1):109-113.

10 黎晓英,魏 麟,伍贤进,等. 中国不同地理居群鱼腥草遗传多样性分析. 中草药,2010,41(2)285-288.

11 张春平,何 平,胡世俊,等. 黄连遗传多样性的ISSR分析. 中草药,2009,40(10):1630-1634.

12 陈大霞,李隆云,彭 锐,等. 玄参3种栽培类型遗传关系和遗传多样性的SRAP研究. 中国中药杂志,2009,34(2):138-142.

13 钱 丹,黄璐琦,崔光红,等. 不同产地蒙古黄芪遗传关系的SRAP分析. 中国中药杂志,2009,34(4):382-385.

14 王长林,郭巧生,武玉妹. 明党参遗传多样性的SRAP分析标记. 中国中药杂志,2009,34(24):3180-3183.

15 陈大霞,彭 锐,李隆云,等. 利用SRAP和ISSR标记分析川党参的遗传多样性. 中国中药杂志,2009,34(3):255-259.

16 张君毅,陈瑞凤. 短葶山麦冬遗传多样性TRAP标记研究. 中国中药杂志,2010,35(23):3108-3112.

17 龙 华,胡雪峰,黄衡宇. 獐牙菜的组织培养. 中草药,2009,40(3):462-466.

18 栗孟飞,李 唯. 桃儿七组织培养体系的建立及鬼臼毒素的检测. 中草药,2010,41(8):1366-1370.

19 张芳芳,王 鹏,姬丹丹,等. 南方红豆杉愈伤组织培养条件的优化及紫杉醇积累的基因表达效应分析. 中草药,2010,41(12):2058-2062.

20 胡艳山,朱建华,江 波,等. 两种植物悬浮培养细胞生物转化青蒿酸的研究. 中药材,2010,33(5):662-665.

21 唐 煜,朱建华,于荣敏. 黄花蒿悬浮培养细胞对二氢青蒿酸的生物转化研究. 中草药,2010,41(8):1358-1361.

22 任江剑,徐建中,俞旭平. 不同采收期和不同加工方法对延胡索药材的影响. 中药材,2009,32(7):1026-1029.

23 金传山,蔡一杰,吴德玲. 不同采收期亳白芍中芍药苷与白芍总苷的含量变化. 中草药,2010,33(10):1548-1550.

24 曹晓燕,王命之. 云南粗茎秦艽不同采收期4种环烯醚萜类成分的测定. 药物分析杂志,2010,30(4):623-625.

25 王启帅,李晓坤,杨 云,等. 不同采收期北柴胡指标性成分的动态积累研究. 中草药,2010,33(8):1204-1207.

26 李世学,刘建利,张 楠,等. 处理方法对虎杖不同部位白藜芦醇和虎杖苷量的影响. 中草药,2009,40(3):469-471.

27 杜绍亮,李晓坤,张振凌,等. 不同炮制方法对怀山药中多糖含量的影响. 中药材,2010,33(12):1858-1861.

28 俞敬波,冯学锋,王文全,等. 不同产地赤芍野生品与栽培品性显微特征比较研究. 中国中药杂志,2010,35(19):2533-2537.

29 管燕红,李海涛,王云强,等. 齿瓣石斛和铁皮石斛的显微比较. 中药材,2010,33(12):1869-1871.

30 阮小丽,施大文. 7种山慈菇药材的比较鉴别. 中药材,2010,33(7):1077-1079.

31 杨金玲,郭庆梅,周凤琴,等. 有柄石韦及其近缘种叶的显微鉴别. 中药材,2009,32(7):1046-1048.

32 宋沁馨,冯 芳,张心悦,等. SNP测定结合芯片电泳法快速鉴别人参和西洋参. 药物分析杂志,2009,29(1):1-5.

33 王学勇,刘春生,张 蓉,等. 位点特异性PCR方法的建立及对近源种鹿茸药材的鉴别研究. 中国中药杂志,2009,34(23):3013-3016.

34 徐传林,李会军,李 萍,等. 川贝母药材分子鉴定方法研究. 中国药科大学学报,2010,41(3):226-230.

35 田孟良,官　宇,刘　帆,等. 基于 RAPD 标记的 SCAR 分子标记技术鉴定川牛膝及其混淆品. 中国中药杂志,2010,35(8):953-956.

36 黄　灿,杨天鸣,贺建云,等. 畲药算盘子闪式提取物的色谱-质谱联用分析. 中草药,2009,40(6):872-874.

37 李昌勤,姬志强,康文艺. 藿香挥发油的 HS-SPME-GC-MS 分析. 中草药,2010,41(9):1443-1444.

38 Zhou JL, Xin GZ, Shi ZQ, *et al*. Characterization and identification of steroidal alkaloids in *Fritillaria* species using liquid chromatography coupled with electrospray ionization quadrupole time-of-flight tandem mass spectrometry. *J Chromatogr A*, 2010, 1217:7109-7122.

39 张小溪,郭　星,吴雪缘,等. 顶空气相色谱法测定砂仁中樟脑龙脑、乙酸龙脑酯的含量. 中药材,2009,32(6):904-906.

40 赵晓禂,陈晓辉,谭晓婧,等. GC 同时测定高良姜挥发油中 α-蒎烯、β-蒎烯、桉油精和 α-油醇的含量. 中国中药杂志,2009,34(21):2751-2753.

41 魏惠珍,饶　毅,陈燕军,等. 气相色谱法测定山蜡梅叶中桉油精和芳樟醇. 中草药,2010,41(7):1190-1192.

42 吴　毅,李晓东,罗晓清,等. 衍生化 GC-MS 同时测定鱼腥草药材中 9 种脂肪酸的含量. 中国药学杂志,2009,44(7):545-547.

43 杨立新,张永欣,易　红,等. 气相色谱-质谱法测定鱼腥草挥发油中甲基正壬酮含量. 中国中药杂志,2010,35(15):1987-1989.

44 Lv GP, Huang WH, Yang FQ, *et al*. Pressurized liquid extraction and GC-MS analysis for simultaneous determination of seven components in *Cinnamomum cassia* and the effect of sample preparation. *J Sep Sci*, 2010, 33:2341-2348.

45 封宇飞,张宏武,邹忠梅,等. HPLC 法同时测定陈皮饮片中 5 种黄酮类化合物的含量. 药物分析杂志,2009,29(1):10-15.

46 王漪檬,张晖芬,闫宝庆,等. HPLC 法同时测定川芎药材中 3 种有效成分的含量. 药物分析杂志,2009,29(12):2109-2112.

47 曾丽君,孙启时,贾凌云. RP-HPLC 法同时测定不同产地及不同部位防风中 4 种有效成分的含量. 沈阳药科大学学报,2009,26(2):127-130.

48 胡　静,高文远. RP-HPLC 法同时测定金银花中 3 种成分的含量. 中药材,2009,32(11):1703-1704.

49 李　颜,吴　弢,王峥涛,等. RP-HPLC 内标法测定 10 个不同收集地枸骨叶中熊果酸和羽扇豆醇的含量. 中国药学杂志,2009,44(10):784-786.

50 徐康平,申　健,李福双,等. 多波长 HPLC 同时测定 3 种獐牙菜属植物中 6 种活性成分. 中国中药杂志,2009,34(11):1384-1388.

51 王志伟,高　钧,谭晓杰,等. 双波长 RP-HPLC 法同时测定茵陈蒿中绿原酸、咖啡酸和对羟基苯乙酮的含量. 药物分析杂志,2009,29(6):919-922.

52 高晓燕,卢建秋. HPLC-DAD 法同时测定大黄中 7 个蒽醌类化合物的含量. 药物分析杂志,2010,30(9):1636-1641.

53 关潇滢,王铁杰,李　军,等. HPLC 法同时测定大株红景天中红景天苷、酪醇和没食子酸的含量. 沈阳药科大学学报,2010,27(5):377-380.

54 石继亮,单　玉,张振秋,等. HPLC 法同时测定黄芪中槲皮素、山柰酚、芒柄花素的含量. 药物分析杂志,2010,30(1):114-116.

55 张　冰,陈晓辉,毕开顺. HPLC 法同时测定三七花中人参皂苷 Rb1 和三七皂苷 Fe 的含量. 药物分析杂志,2010,30(2):233-235.

56 姚苗苗,任爱农,董仲才,等. RP-HPLC 法同时测定红花中羟基红花黄色素 A 与红花黄色素 A 的含量. 药物分析杂志,2010,30(2):263-265.

57 杨晓娟,刘艳芳,鲍　忠,等. RP-HPLC 同时测定白鲜皮中 3 种活性成分的含量. 中国中药杂志,2010,35(2):187-189.

58 耿志鹏,郑海杰,张　艺,等. RP-HPLC 测定不同产地黄连中 6 种生物碱的含量. 中国中药杂志,2010,35(19):2576-2580.

59 沈　智,张文婷,黄琴伟,等. RP-HPLC 法测定菊花中 3,5-*O*-双咖啡酰基奎宁酸、木犀草苷和绿原酸. 中草药,2010,41(2):307-310.

60 Sun BS, Gu LJ, Fang ZM, *et al*. Simultaneous quantification of 19 ginsenosides in black ginseng developed from *Panax ginseng* by HPLC-ELSD. *J Pharm Biomed Anal*, 2009, 50:15-22.

61 覃红萍,鲁　静,林瑞超. HPLC-ELSD 法测定黄芪药材中黄芪皂苷Ⅰ、Ⅱ、Ⅲ、Ⅳ. 药物分析杂志,2009,9(1):106-108.

62 刘　晶,王　曙,辛贵忠,等. HPLC-ELSD 测定太白贝母和瓦布贝母中贝母辛的含量. 中国药学杂志,2010,45(13):1032-1034.

63 胡　荣,陈小虎,邓　君,等. RP-HPLC-ELSD 同时测定山茱萸中马钱苷、齐墩果酸与熊果酸的含量. 中药材,2010,33(1):70-72.

64 李华丽,卢　燕,胡嘉蕴,等. HPLC-ELSD 测定通关藤中通关藤苷 H 的含量. 中国中药杂志,2010,35(16):2083-2086.

65 Bai CC, Han SY, Chai XY, *et al*. Sensitive determination of saponins in Radix et Rhizoma Notoginseng by charged aerosol detector coupled with HPLC. *J Liq Chromatogr Relat Technol*, 2009, 32:242-260.

66 邱建国,张汝学,贾正平,等. HPLC 法测定地黄及含地黄成药中寡糖. 中草药,2010,41(12):1997-2000.

67 刘学湘,潘　扬,王　丽,等. 反相离子对 HPLC 同时测定制马钱子中 4 种生物碱的含量. 中国药学杂志,2010,45(9):698-702.

68 Qi LW, Li P, Ren MT, *et al*. Application of high-performance liquid chromatography-electrospray ionization time-of-flight mass spectrometry for analysis and quality control of Radix Astragali and its preparations. *J Chromatogr A*, 2009, 1216:2087-2097.

69 范胜军,于大海,顾袁琴,等. LC-MS 测定黄连黄柏中木兰花碱含量. 中国中药杂志,2010,35(24):3323-3324.

70 焦　燕,王英锋,刘锁兰. LC-MS/MS 法同时测定不同产地半枝莲中野黄芩苷和芹菜素含量. 药物分析杂志,2009,29(9)1451-1453.

71 匡艳辉,朱晶晶,王智民,等. 一测多评法测定黄连中小檗碱、巴马汀、黄连碱、表小檗碱、药根碱含量. 中国药学杂志,2009,44(5):390-394.

72 Gao XY, Jiang Y, Lu JQ, *et al*. One single standard substance for the determination of multiple anthraquinone derivatives in rhubarb using high-performance liquid chromatography-diode array detection. *J Chromatogr A*, 2009, 1216:2118-2123.

73 孔晶晶,朱晶晶,王智民,等. 一测多评法测定连翘中多种不同类型成分的含量. 中国药学杂志,2010,45(17):1301-1304.

74 武为宝,唐　军. UPLC法测定丹参中5种脂溶性成分的含量. 药物分析杂志,2009,29(5):827-829.

75 杨海英,曾　程,杜　刚. UPLC法测定旱莲草中木犀草素和芹菜素的含量. 中药材,2010,33(8):1275-1276.

76 徐福平,林爱华,刘奕明,等. UPLC同时测定黄柏知母药中盐酸小檗碱、新芒果苷、芒果苷的含量. 中国药学杂志,2010,45(24):1951-1953.

77 汤芳玲,蔡光明,袁　波,等. UPLC测定不同产地不同部位小叶黑柴胡中黄酮含量. 中国中药杂志,2010,35(21):2874-2876.

78 王小雪,郑文捷,谢国祥,等. 高效毛细管电泳同时测定板蓝根中水杨酸、丁香酸、苯甲酸和邻氨基苯甲酸. 中国中药杂志,2009,34(2):189-191.

79 刘训红,张月婵,李俊松,等. HPCE-DAD同时测定罗布麻叶中4种黄酮的含量. 中国药学杂志,2010,45(6):464-467.

80 段坤峰,袁志芳,郑旭光,等. 马鞭草HPLC-PDA指纹图谱研究. 中草药,2009,40(12):1984-1988.

81 刘　敏,楚生辉,崔　友,等. 浙江产温郁金挥发油的HPLC指纹图谱研究. 中草药,2009,40(6):883-885.

82 王文燕,赵　强,张铁军,等. 川芎药材的HPLC指纹图谱及模式识别研究. 中草药,2009,40(12):1980-1983.

83 熊　艳,高慧敏,王智民,等. 金银花不同干燥技术HPLC指纹图谱研究. 中国中药杂志,2009,34(8):1015-1017.

84 董林毅,张庆伟,段宏泉. 雷公藤药材HPLC指纹图谱的研究. 中国药学杂志,2009,44(6:)422-426.

85 崔　洋,王　巧,张兰桐,等. 河北道地药材连翘的高效液相色谱指纹图谱研究. 中药材,2010,41(2):297-301.

86 张　宁,肖娅萍,乐　圆,等. 三叶木通HPLC指纹图谱研究. 中药材,2010,33(7):1071-1073.

87 刘　江,陈兴福,茂　颖,等. 四川盆地麦冬种质资源RP-HPLC特征图谱的建立. 药物分析杂志,2010,30(2):247-252.

88 王敏娟,李　静,李　杨,等. 玄参饮片HPLC特征图谱研究. 药物分析杂志,2010,30(4):657-660.

89 彭　锐,马　鹏,李隆云,等. 不同产地川党参药材的HPLC指纹图谱. 中国中药杂志,2010,35(2):183-186.

90 谢　普,毕开顺,俞　悦,等. 泽泻的双波长HPLC指纹图谱研究. 中药材,2010,41(10):1712-1715.

91 李　进,陈　涛,王　洋,等. 陇西产黄芪药材HPLC-DAD-ELSD指纹图谱的研究. 中草药,2009,40(5):804-806.

92 Jiang Y, Li SP, Wang YT, *et al*. Differentiation of Herba Cistanches by fingerprint with high-performance liquid chromatography-diode array detection-mass spectrometry. *J Chromatogr A*, 2009, 1216: 2156-2162.

93 Jin Y, Liang T, Fu Q, *et al*. Fingerprint analysis of *Ligusticum chuanxiong* using hydrophilic interaction chromatography and reversed-phase liquid chromatography. *J Chromatogr A*, 2009, 1216: 2136-2141.

94 苏　娴,吴立军,屠鹏飞. 黄芪药材RRLC-UV-MS指纹图谱研究. 中国中药杂志,2010,35(6):732-735.

95 石开云,邹小兵,夏之宁. 中药葛根的毛细管电泳指纹图谱研究. 中国药学杂志,2009,44(8):571-575.

96 李守君,邹桂华,黄金宝,等. 应用电化学指纹图谱技术鉴别几组易混中药材. 中药材,2009,32(11):1680-1683.

97 王丽娟,刘训红,丁玉华,等. 麋鹿角的X射线衍射Fourier指纹图谱研究. 中药材,2009,32(5):667-669.

98 赵　静,马　骥,庞其昌,等. 黄柏饮片光谱成像指纹图谱的研究. 中草药,2010,41(3):384-386.

99 杨红兵,崔光红,詹亚华,等. 湖北恩施产厚朴ISSR指纹图谱构建. 中草药,2009,32(1):19-22.

100 黄佩蓓,崔亚茹,李思光,等. 葶苈子的AFLP指纹图谱分析. 中国中药杂志,2010,35(9):1116-1118.

101 沈　旭,陈晓辉,果德安,等. MSPD-GC法测定黄芪中20种农药残留. 中草药,2009,40(11):1814-1817.

102 翁淑琴,李俊荣,程心玲,等. 固相萃取气相色谱内标法测定桔梗中拟除虫菊酯的农药残留. 中国药学杂志,2009,44(15):1184-1188.

103 张舒婷,陈晓辉,于治国,等. 浊点萃取-气相色谱法测定槲寄生中20种农药残留. 中国中药杂志,2009,34(20):2577-2580.

104 张莲婷,郭巧生,叶正良. 麦冬类药材种植土壤和药材中有机氯农药及重金属残留分析. 中国药学杂志,2010,35(9):1100-1103.

105 苗　水,陆继伟,郑征伟,等. 气相色谱-质谱联用法同时测定中药材中53种农药残留方法. 中国药学杂志,2010,45(16):1263-1270.

106 毛秀红,郑征伟,陈　钶,等. 液相色谱-串联质谱法同时测定中药材中74种农药残留量. 中国药学杂志,2010,45(1):64-70.

107 贾　薇,江　滨,曾元儿. ICP-MS法测定5种中药材中4种重金属的含量. 中药新药与临床药理,2009,20(2):150-152.

108 陈晋红,汤毅珊,刘大伟,等. 姜黄药材中6种重金属残留量测定. 中药新药与临床药理,2009,20(5):457-459.

109 何佩雯,杜　钢,赵海誉,等. 微波消解-原子吸收光谱法测定9种中药材中重金属含量. 药物分析杂志,2010,30(9):1707-1712.

110 南铁贵,何素平,谭桂玉,等. 中药致肾毒性成分马兜铃酸A单抗制备及酶联免疫分析方法的建立. 分析化学研究简报,2010,38(8):1206-1210.

111 Liu XX, Wu XF, Pan Y, *et al*. Analysis of aristolochic acid derivates in *Aristolochia debilis* and its fermented product by HPLC-ESI-TOF-MS. *Chin J Nat Med*, 2010, 8(6):456-460.

112 司　南,杨　健,王宏洁,等. 液相色谱方法分析茜草中遗传毒性成分lucidin及其苷. 中国实验方剂学杂志,2010,16(6):88-90.

2010年我国抗肿瘤药物研究进展

江　程，尤启冬

（中国药科大学药物化学教研室，南京 210009）

摘　要　通过对我国学者2010年在国内外发表的论文进行检索和整理，本文对2010年我国抗肿瘤药物的研究情况从细胞毒抗肿瘤化合物、分子靶向抗肿瘤化合物、天然抗肿瘤化合物的结构改造及修饰等方面进行了综述。

2010我国药物化学工作者在抗肿瘤药物的研究领域进行了大量的研究与探索，设计并合成了一大批具有抗肿瘤活性的小分子，在多个方向上取得了比较大的进展。

我国自主研制的小分子靶向抗肿瘤药盐酸埃克替尼（Icotinib Hydrochloride）是以表皮生长因子受体酪氨酸激酶为靶标的新一代靶向抗癌药，也是中国第一个有自主知识产权的小分子靶向抗肿瘤药，其适应证是晚期非小细胞肺癌。

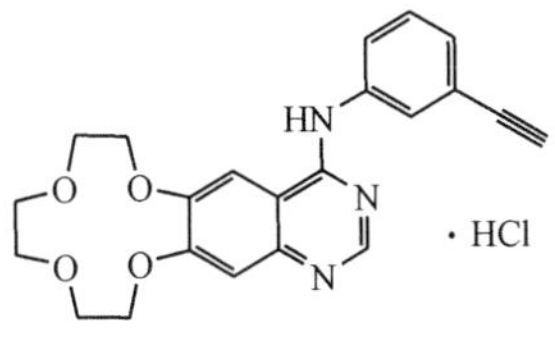

· HCl

盐酸埃克替尼

本文对2010年我国抗肿瘤药物的的研究情况进行了综述，从多个研究方向总结了我国抗肿瘤药物的的研究进展。

1　细胞毒抗肿瘤化合物

1.1　核苷类

将核苷类抗肿瘤药物的碱基部分用三氮唑替换，并对糖基进行修饰，得到一系列2′，3′-二乙基硫-2′，3′-双脱氧糖苷结构的化合物[1]，代表化合物**1**体外对HepG2、A549、LAC和Hela细胞的EC_{50}值分别为9.62、20.22、16.22和6.92 μmol/L，而阳性对照5-氟脱氧尿苷的EC_{50}值分别为18.84、9.74、32.09和10.26 μmol/L。

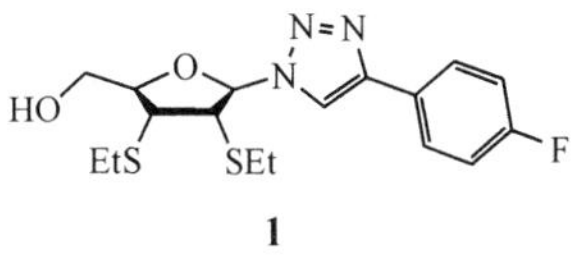

1

报道了一系列2′，3′-二乙基硫-2′，3′，5′-三脱氧-5′-三氮唑核苷结构的化合物[2]，体外细胞毒活性测试显示，5′-三氮唑基团上连有芳香基团的化合物具有较好的抗肿瘤活性，代表化合物**2**体外对HepG2、A549和Hela细胞的EC_{50}值分别为8.38、3.04和6.59 μmol/L，而阳性对照5-氟尿嘧啶对三者的EC_{50}值分别为52.43、100以上和79.79 μmol/L。当5′-三氮唑基团上没有芳香基团相连时，化合物体外没有抗肿瘤活性。

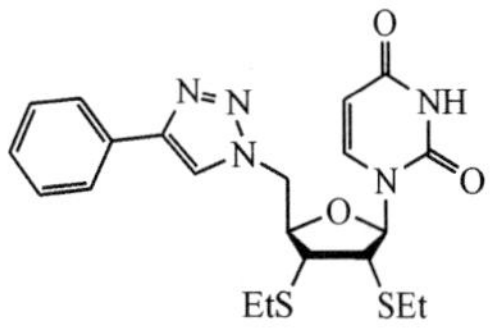

2

设计合成了11个吉西他滨（Gemicitabine）与聚谷氨酸（Polyglutamic acid，PG）的偶联物[3]，载药量介于25%～30%。稳定性实验表明，偶联物PG-Ala-3′-Gem（化合物**3**）在4 h的药物释放达到51.2%。体外实验显示，偶联物在缓冲液和血浆中均能稳定地释放药物，但在血浆中释放速率快于水溶液。

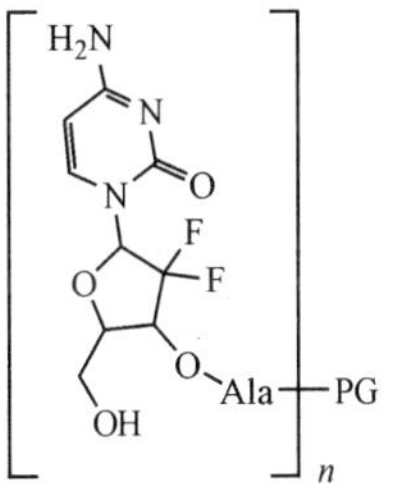

3

1.2　抗叶酸类

以短肽促黄体激素释放激素（LH-RH）为导向物，合成了促黄体激素释放激素-甲氨蝶呤（LH-RH-MTX）偶联物**4**[4]。体外活性实验表明，LH-RH-MTX对卵巢癌SKOV-3细胞株的抑制率大于游离MTX。LH-RH-MTX在200.0 ng/mL浓度下，作用12 h后的抑制率达到48.46%，而游离MTX仅为8.47%。对于SKOV-3细胞株，LH-RH-MTX在不同作用时间的IC_{50}值均小于游离MTX。其中作用12 h时，游离MTX的IC_{50}值为250.41 ng/mL，而LH-RH-MTX仅为142.57 ng/mL。对其在体内改善MTX体内药动学特性，降低MTX毒副作用的研究值得关注。

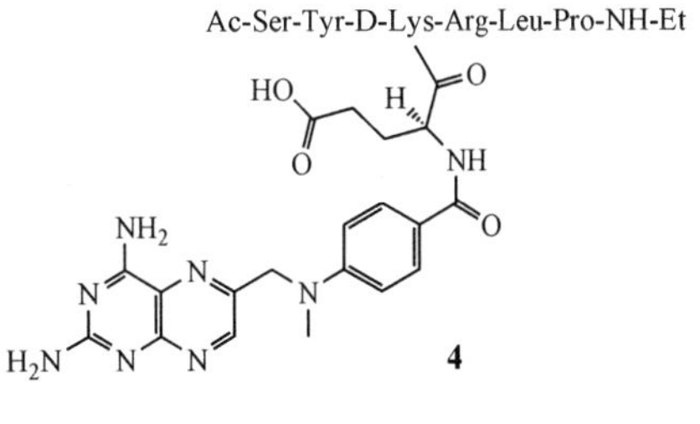

Ac-Ser-Tyr-D-Lys-Arg-Leu-Pro-NH-Et

4

设计合成了 N^5 位取代,N^8 位去氮的一系列四氢叶酸类似物[5],初步生物活性测试表明,此类化合物具有一定的二氢叶酸还原酶抑制活性,其中化合物**5**,**6**,**7** 的 IC_{50} 值分别为150以上、128和20.7 μmol/L。通过研究构效关系,提出二氢叶酸还原酶的抑制活性与 N^5 位的取代基有关:取代基为短链时,活性优于长链取代;酰基取代优于烷基取代。这对于寻找新的抗肿瘤药物有着重要的意义。

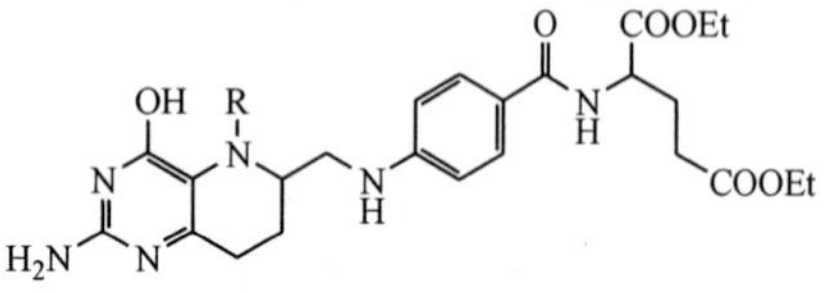

5 R = -CH$_2$CHCH$_2$
6 R = -CH$_3$
7 R = -CHO

1.3 其他细胞毒类

将2-芳酰基苯并呋喃和苯并吡喃类化合物的基本骨架进行线性叠加,设计合成了一系列5H-呋喃并[3,2-g]色烯类化合物[6]。初步的体外抗肿瘤活性实验表明,化合物**8**、**9**和**10**对人骨肉瘤细胞U20S-EGFP-aA12G有较好的抑制活性,在10 μmol/L的浓度下抑制率分别为60.11%、98.31%和66.39%,测定其 IC_{50} 值分别为16.53、7.74和13.27 μmol/L。5H-呋喃并[3,2-g]色烯类化合物作为一类新型骨架结构的化合物,具有进一步的研究价值。

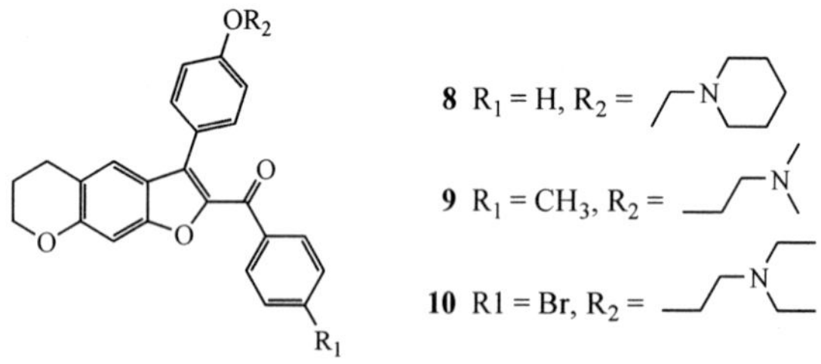

8 R_1 = H, R_2 =
9 R_1 = CH$_3$, R_2 =
10 R1 = Br, R_2 =

设计并合成了一系列含有2-氯吡啶和1,3,4-噁二唑结构的化合物[7],体外生物活性测试表明,在抗胃癌细胞SGC-7901中,该类化合物表现出很好的抗肿瘤活性,IC_{50} 值达微摩尔级,其中活性最佳的化合物**11**的 IC_{50} 值为1.61±006 μg/mL。

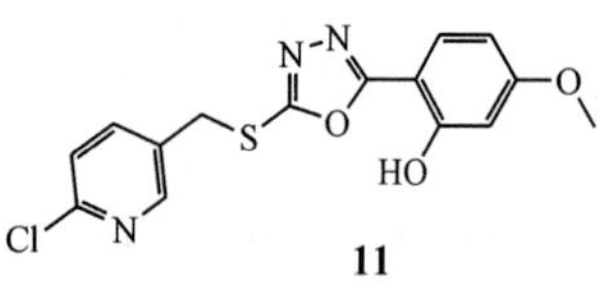

11

设计合成了一系列含有(1S,3S)-1,2,3,4-四氢异喹啉结构的顺铂类抗肿瘤化合物[8]。在体外活性测试中,采用了人类肿瘤细胞系HCT-8、BEL-7402、A2780、MCF-7、Hela、A549和BGC-823等。结果表明,一些化合物的抑制活性在某些细胞系中优于顺铂,其中,代表化合物**12**对HCT-8、BEL-7402、A2780、MCF-7和Hela的抑制活性均超过了顺铂,其 IC_{50} 值分别为2.19、1.92、1.91、1.01和0.91 μmol/L。通过构效关系研究,有助于我们发现新的活性更好的铂类抗肿瘤药物。

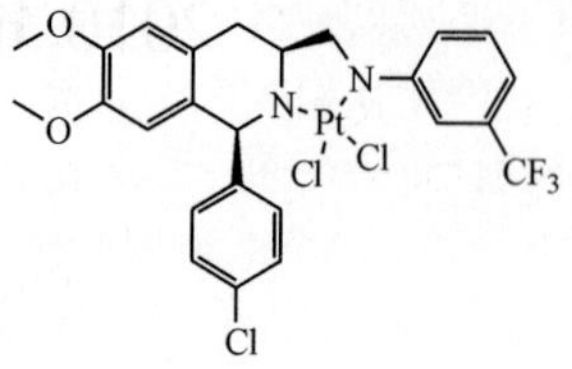

12

2 分子靶向抗肿瘤化合物

2.1 激活素样激酶(Activin-like Kinase 5,ALK5)抑制剂

设计合成了一系列1,3,5-三取代吡唑类化合物[9],并对其体外ALK5抑制活性作了初步评价。在所合成的29个新化合物中,13个化合物在1 μmol/L的浓度下显示出不同程度的ALK5抑制活性,化合物**13-18**活性较好,其抑制率百分数依次为32.0、26.0、45.3、33.9、24.4和21.0。

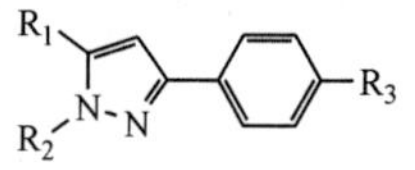

13 R_1 = 3, 4-dimethyleneoxyphenyl; R_2 = 6-methyl-pyrodin-2-yl; R_3 = -CN
14 R_1 = 3, 4-dimethyleneoxyphenyl; R_2 = 2-fluorophenyl; R_3 = -CONH$_2$
15 R_1 = 3, 4-dimethyleneoxyphenyl; R_2 = 6-methyl-pyrodin-2-yl; R_3 = -CONH$_2$
16 R_1 = 3, 4-dimethoxyphenyl; R_2 = pyridin-2-yl; R_3 = -CONH$_2$
17 R_1 = 4-fluorophenyl; R_2 = 2-fluorophenyl; R_3 = -CONH$_2$
18 R_1 = 3, 4-dimethyleneoxyphenyl; R_2 = 2-hydroxyphenyl; R_3 = -CONH$_2$

2.2 氨肽酶N(Aminopeptidase N,APN)抑制剂

氨肽酶N(APN/CD13)对肿瘤细胞的过度表达、侵袭、转移、血管生成中都起着关键作用。设计合成了含有3-苯丙氨酰基-*N'*-取代-2,6-哌啶二酮骨架的新型APN抑制剂[10]。初步的生物活性实验结果表明,大部分目标化合物显示对APN的强抑制活性,其中化合物**19-22**的活性最好,IC_{50} 值分别为5.00±3.17、6.92±0.67、6.48±0.33和8.42±0.56 μmol/L。

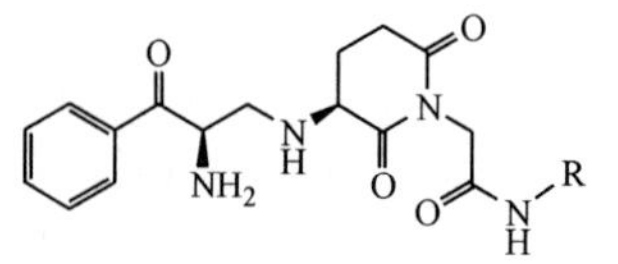

19 R = 2, 4-dimethylphenyl
20 R = 3-chlorophenyl
21 R = -L-Phe-OCH$_2$Ph
22 R = -L-Leu-OH

报道了一种新型的能显著抑制猪APN的Bestatin类似物**23**[11],然而在使用人类肿瘤细胞进行测试时却发现,**23**对抑制人类APN无效。通过计算机辅助构效关系研究证实,化合物**23**与人、猪的活性部位结合模式是不同的。尽管该化合物不能有效地抑制人类肿瘤细胞表面上的APN活性,但是它在构效关系的研究中作出了贡献,对设计新的化合物具有指导意义。

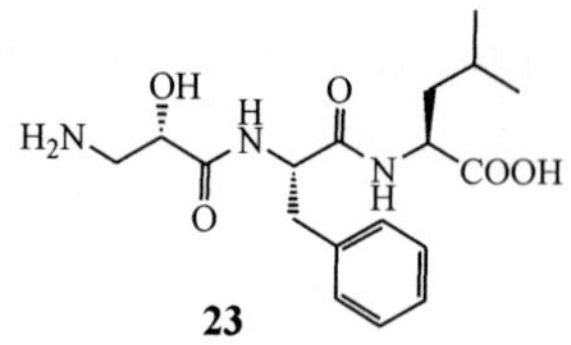

23

设计合成了一系列以 *L*-精氨酸为骨架的双向或三肽类似物[12]，并初步评价其对 APN 和金属蛋白酶-2（MMP-2）的抑制活性。初步活性测试表明，大多数化合物表现出较高的抑制活性，其中化合物 **24**、**25** 和 **26** 对 APN 的抑制活性（IC_{50} 为 4.8、4.2 和 4.3 μmol/L）可与阳性对照物 Bestatin（IC_{50} 为 3.8 μmol/L）相媲美。未来它们很可能成为研究低分子量 APN 抑制剂的先导化合物。

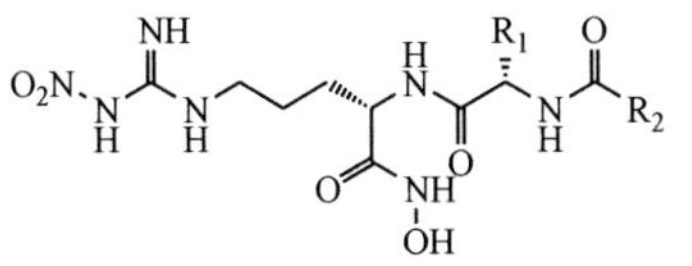

24 R_1 = 2-methylpropyl, R_2 = 2-chlorophenyl
25 R_1 = -benzyl, R_2 = -phenyl
26 R_1 = -benzyl, R_2 = 2,4-dichlorophenyl

2.3 Bcl-xL 抑制剂

将喹唑啉-2(1H)-硫酮衍生物 **27**（DCBL55）作为一个虚拟数据库筛选新的 $Bcl\text{-}x_L$、Bcl-2 和 Mcl-1 抑制剂，得到了一系列的化合物[13]。通过体外生物活性测定表明，该系列部分化合物对 $Bcl\text{-}x_L$ 的活性抑制可达微摩尔级。体外细胞毒性测试显示，该系列化合物对不同细胞系具有不同程度的抑制活性。通过对 $Bcl\text{-}x_L$ 抑制剂构效关系进行分析，建立了 $Bcl\text{-}x_L$ 结合模型，为进一步研究提供支持。

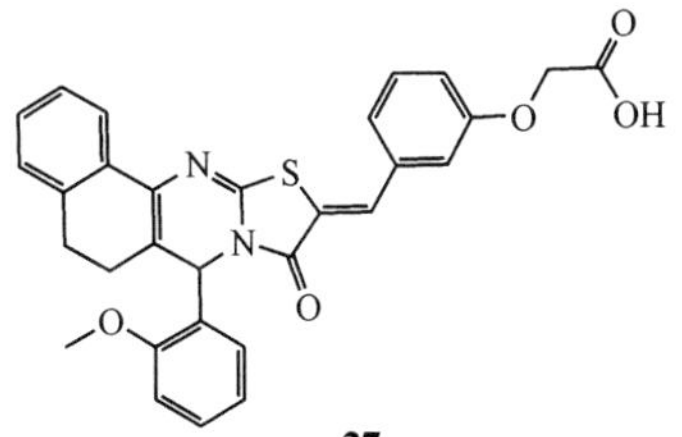

27

2.4 Cdc25 抑制剂

经过结构优化和构效关系研究得到了一系列包含 *N*-取代的马来酰亚胺与吡唑结构的 Cdc25B 抑制活性类似物[14]。从最初得到的一个 3,5-二酰基吡唑结构（化合物 **28**，IC_{50} 为 32 μmol/L）开始设计，经过多次结构改造和优化，最终得到较理想的化合物 **29**（IC_{50} 为 0.16 μmol/L）和 **30**（IC_{50} 为 0.12 μmol/L），它们较化合物 **28** 活性分别提高 200 倍和 270 倍。

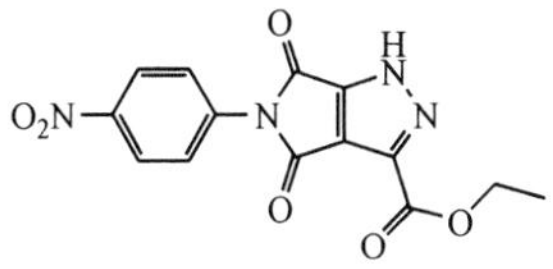

28 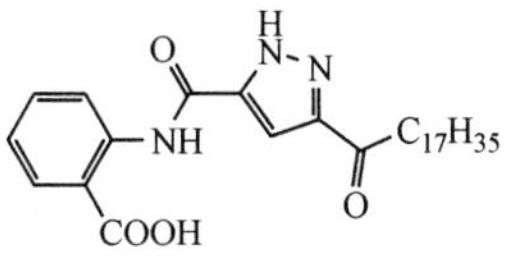 **29**

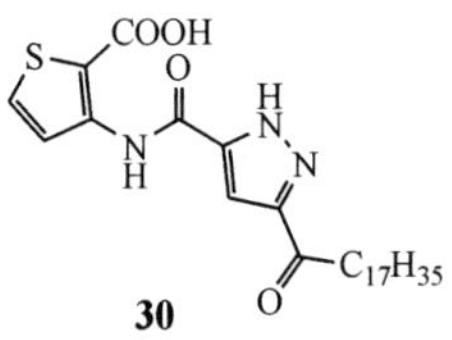

30

合成了 13 个新颖的 3-(9-吖啶基)-5-芳基-3a,6a-二氢-4,6-二氧代氮杂茂并[3′,4′-d]异噁唑啉衍生物和 2-(*N*,*N*-二甲氨基苯基)-3-(9-吖啶基)-5-芳基-3a,6a-二氢-4,6-二氧代氮杂茂并[3′,4′-d]异噁唑烷衍生物[15]。经过初步的药物活性筛选，它们对 HL-60 人白血病细胞生长具有不同程度的抑制活性。当样品浓度为 10 μmol/L 时，抑制率均小于 50%。其中化合物 **31** 和 **32** 对细胞分裂周期磷酸酯酶 Cdc25A 具有抑制作用，当样品浓度为 20 μg/mL 时，其抑制率分别为 50.90% 和 51.22%。

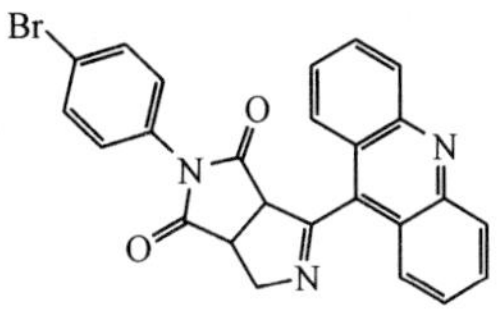

31 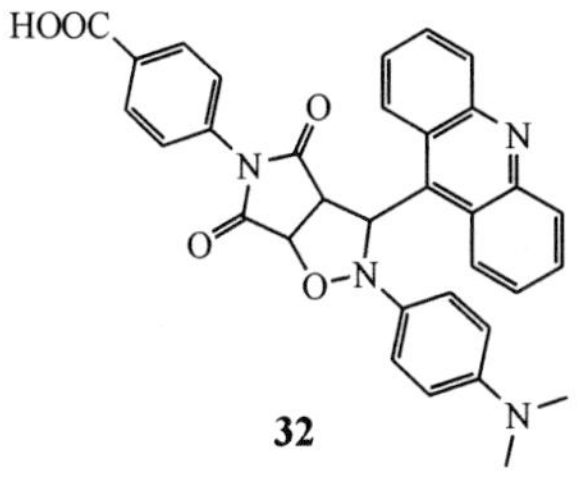 **32**

2.5 组蛋白去乙酰化酶（Histone Deacetylase，HDAC）抑制剂

合成了 21 个苯并三氮唑化合物，其中半数结构是首次被报道[16]。体外抑制活性测试表明，化合物 **33** 对三个人类癌症细胞株的 IC_{50} 值为 1.2～2.4 nmol/L，这个值与阿霉素相当。同时还发现，**33** 也是一个 HDAC 抑制剂，其 IC_{50} 值为 9.4 μmol/L。

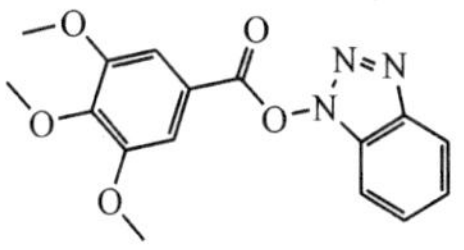

33

报道了一系列新颖的 HDAC 抑制剂 1,2,3,4-四氢异喹啉-3-羧酸衍生物[17]。初步的生物筛选表明，大多数化合物对乙酰化酶表现出抑制活性。其中，5 个化合物 **34-38** 的 IC_{50} 值分别为 1.29±0.15、1.00±0.16、1.17±0.19、1.06±0.14 和 0.58±0.10 μmol/L，活性强于 Vorinostat。

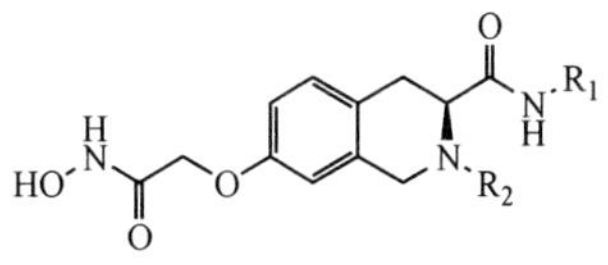

34 R_1 = -phenyl; R_2 = -Boc
35 R_1 = 4-methoxyphenyl; R_2 = -Boc
36 R_1 = 3-chlorophenyl; R_2 = -Boc
37 R_1 = -naphthyl; R_2 = -H
38 R_1 = -phenylethyl; R_2 = - phenylpropanyl

设计合成了酰胺类、脲类和酰肼类全新结构类型的 12 个化合物[18]，体外 HDAC 酶抑制活性结果表明，部分化合物具有一定的抑酶活性，其中化合物 **39** 的活性最好，在浓度 0.1、1 和 10 μmol/L 下的抑制率分别为 8.56%、24.27% 和 41.15%。

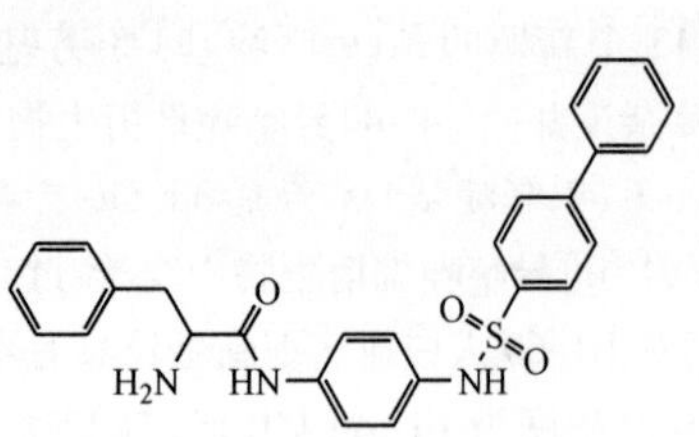

39

2.6 纺锤体驱动蛋白(Kinesin Spindle Protein,KSP)抑制剂

设计并合成了四个系列的二氢吡唑并[3,4-b]吡啶和苯并[4,5]咪唑并[1,2-a]吡啶化合物[19],并利用HCT116细胞系对其中的19个化合物进行了体外酶抑制和细胞毒性实验。结果表明,大部分化合物都能同时抑制KSP和Aurora激酶,并对HCT116细胞系有较明显的抑制活性。绝大部分化合物对KSP抑制的IC_{50}值均小于6 μmol/L,而化合物**40**和**41**更达到纳摩尔级,IC_{50}值分别为2.5和1.1 nmol/L。

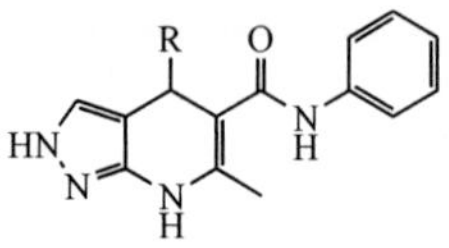

40 R = thiophen-2-yl
41 R = furan-2-yl

基于KSP抑制剂HR22C16的骨架结构,合成了一系列新型的四氢-β-咔啉类类似物[20],生物活性实验证明,化合物**42**、**43**和**44**体外对KSP的IC_{50}值分别为0.040、0.076和0.043 μmol/L,对A549细胞的IC_{50}值分别为0.94、6.66和1.79 μmol/L。

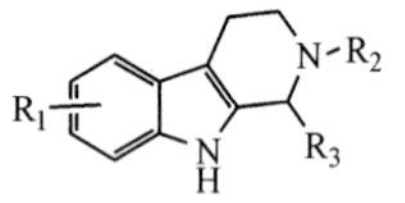

42 R_1 = 8-Cl; R_2 = $-COCH_2CH_2NH_2$; R_3 = 3-hydroxy-phenyl
43 R_1 = 6-Cl; R_2 = 4-amino-benzoyl; R_3 = 3-hydroxy-phenyl
44 R_1 = 6-Cl; R_2 = $-COCH_2CH_2NH_2$; R_3 = indol-3-yl

2.7 微管蛋白抑制剂

设计并合成了一系列新颖的*N*-γ-咔啉芳基磺酰胺衍生物[21],在体外对人类肿瘤细胞株的测试表明,多数化合物具有较强的细胞毒性,IC_{50}值达微摩尔级。其中,化合物**45**和**46**具有较好的研究潜力,化合物**45**对A549、SGC、HCT116、MCF7和K562五种细胞株的IC_{50}值分别为1.88、1.51、11.29、3.79和0.47 μmol/L;**46**对上述五种细胞株的IC_{50}值分别为3.50、0.29、6.00、6.73和0.17 μmol/L。初步机制研究还探明了**45**作用于微管蛋白,且IC_{50}为3.8 μmol/L,与CA-4相当。此外,该化合物能导致细胞周期被阻滞在G2/M期。

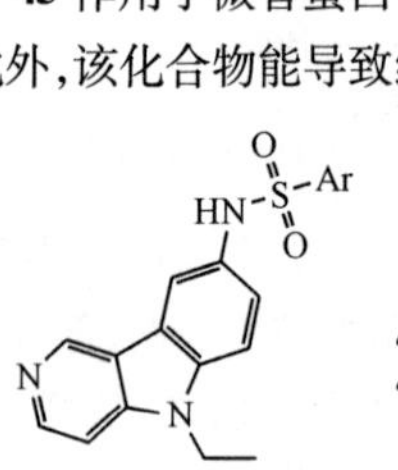

45 Ar = 4-bromo-phenyl
46 Ar = 2,4-dimethoxy-phenyl

设计并合成了一系列新颖的查耳酮胍衍生物[22],在体外生物活性评价中表明,该类化合物具有抗增殖和抑制微管蛋白作用。其中,化合物**47**活性最佳,对人乳腺癌细胞MCF-7的IC_{50}值为0.09±0.01 μmol/L,对微管蛋白聚合的IC_{50}值为8.4±0.6 μmol/L。

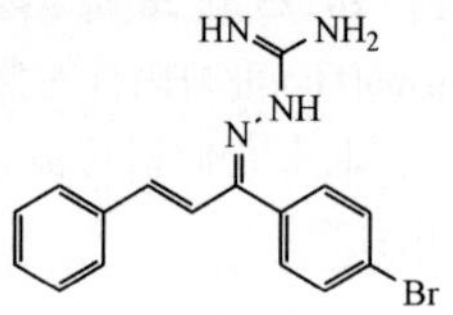

47

2.8 拓扑异构酶(Topoisomerase,Topo)Ⅱ抑制剂

设计合成了两个系列的新型杂环缩聚甲醛缩氨基硫脲衍生物[23],体外活性实验表明,大多数化合物对肿瘤细胞表现出良好的抑制活性,其中化合物**48-51**活性最好,对HL-60、SGC-7901、Hela和HT-29细胞系的IC_{50}值均小于1 μmol/L。化合物**48**又优于另外三个化合物,其对四种细胞系的IC_{50}值分别是0.05±0.01、0.03±0.00、0.09±0.02和0.02±0.01 μmol/L。对**48**作用机制的研究还表明,它不仅是铁的螯合剂,同时也是Topo Ⅱα抑制剂,其机制是直接与Topo Ⅱα的ATP酶结合区域相互作用,抑制ATP水解。

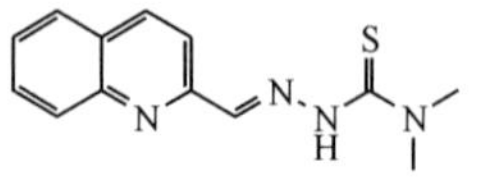

48 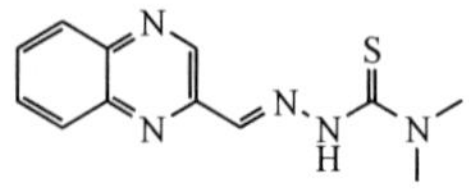　49

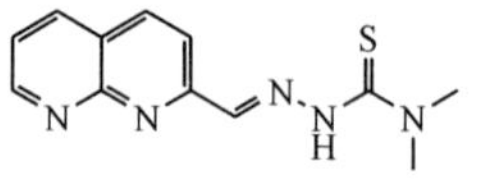

50 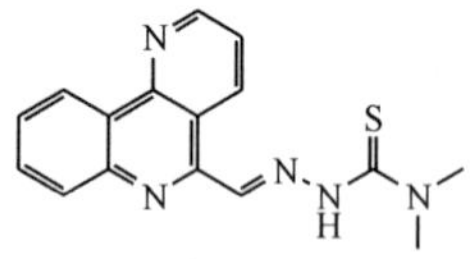　51

2.9 蛋白激酶抑制剂

设计并合成了17个4,8-二取代-8,9-二氢吡嗪[2,-g]喹唑啉-7(6H)-酮结构的化合物[24],作用于表皮细胞生长因子受体(EGFR)。体外生物活性测试表明,该系列化合物对A549、K562和SGC7901细胞株呈现不同的抑制效果。化合物**52**和**55**对A549抑制效果较好,其IC_{50}值分别为8.10和8.12 μmol/L;**52**、**53**和**56**对K562抑制效果最佳,IC_{50}值分别为2.22、0.57和7.20 μmol/L;**52**和**54**对SGC7901具有抑制效果,IC_{50}值分别为4.20和9.71 μmol/L。化合物**52**对所测瘤株均具增殖抑制活性,可作为潜在药物用于后续抗肿瘤药物研发。

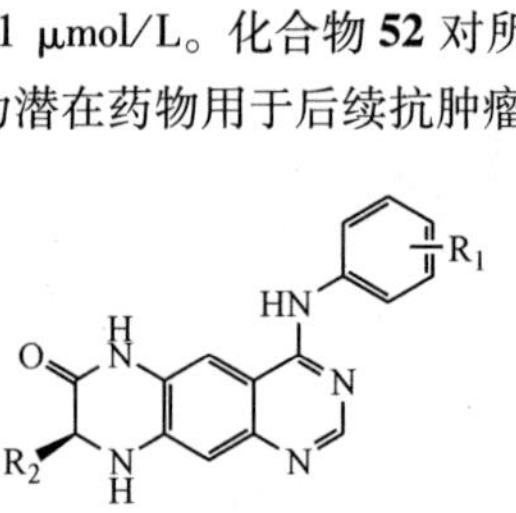

52 R_1 = 4'-$C(CH_3)_3$; R_2 = $CH_3(CH_2CH_2)CH$-
53 R_1 = 4'-OCH_3; R_2 = $(CH_3)CHCH_2$-
54 R_1 = 4'-OCH_3; R_2 = $-CH_3$
55 R_1 = 4'$C(CH_3)_3$; R_2 = -H
56 R_1 = 4'-F; R_2 = $CH_3(CH_2CH_2)CH$-

设计合成了13个5H-哒嗪并[4,5-b]吲哚类化合物，其中12个是未见文献报道的新化合物[25]。体外生物活性测试显示，8个化合物对Bel-7402和HT-1080细胞株有较好的抗肿瘤细胞增殖活性，其中，化合物**57**和**58**抗增殖活性最好，IC_{50}值分别为10.4、16.2 μmol/L和9.02、10.2 μmol/L，其活性为阳性对照物吉非替尼(Gefitinib)的3倍和4倍。

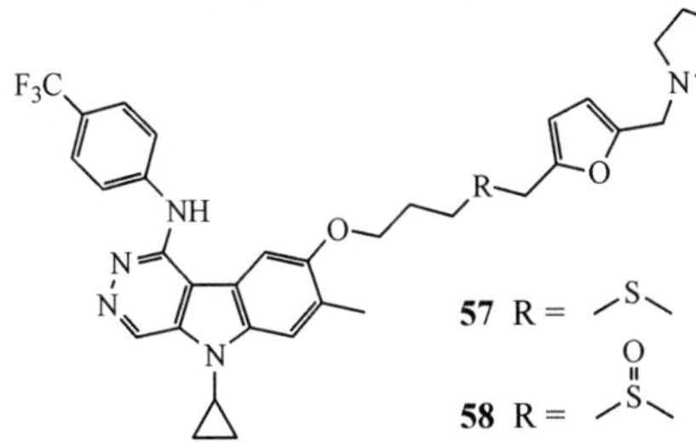

57 R =

58 R =

设计合成了一系列新的靛玉红衍生物[26]，以舒尼替尼(Sunitinib)为阳性对照药，测定了目标化合物对肿瘤细胞株SGC7901、A549、HL-60、SK-BR-3和HCT116的抗增殖活性，它们的抑制活性都在微摩尔级，大部分化合物较舒尼替尼有更好的抗肿瘤细胞增殖活性，其中化合物**59**对肿瘤细胞株SK-BR-3显示了最好的抗增殖活性，IC_{50}值为0.8 nmol/L。此外，这些衍生物显示了更好的水溶性。

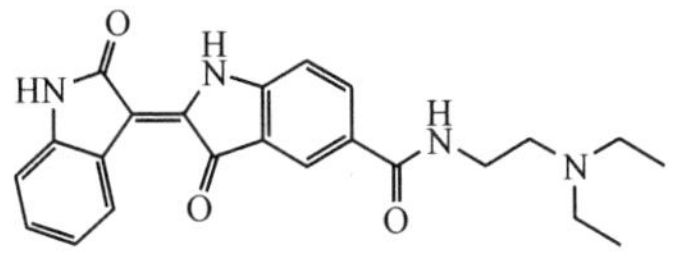

59

设计合成了一系列喹啉酰胺衍生物[27]，测定了目标化合物对血管内皮生长因子受体2(VEGFR-2)和人脐静脉内皮细胞(HUVEC)的抑制活性。其中，化合物**60**抑制活性突出，对VEGFR-2和HUVEC的IC_{50}值分别为3.8和5.5 nmol/L，可作为潜在抗肿瘤药物用于后续研发。

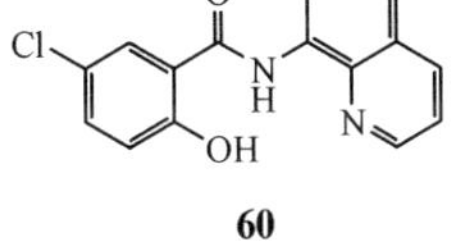

60

设计合成了两个系列的噻唑啉酮衍生物作为潜在的表皮生长因子受体(EGFR)和人表皮生长因子受体2(HER-2)激酶抑制剂[28]。体外生物活性测试表明，一部分化合物显示出较强的EGFR和HER-2抑制活性，化合物**61**的抑制活性与厄洛替尼(Erlotinib)最接近，其对EGFR的IC_{50}值为0.09 μmol/L，对HER-2的IC_{50}值为0.42 μmol/L，对MCF-7细胞株的IC_{50}值为0.06 ± 0.02 μmol/L。

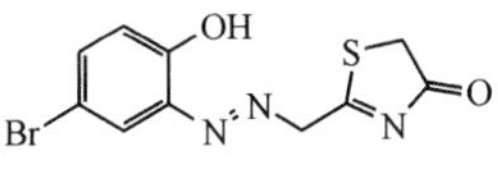

61

设计合成了12种具有苯并噻吩环结构的3-氰喹啉衍生物[29]，并使用AGS、HepG2及HT-29细胞系评估其细胞毒性。结果显示大部分化合物具有较好活性，其中，化合物**62**-**64**具有最强的细胞毒性，它们对AGS、HepG2及HT-29的IC_{50}值分别为1.56、4.65、5.59 μmol/L; 5.63、3.74、3.61 μmol/L和3.55、10.20、0.33 μmol/L。三个化合物对三种细胞系的抑制作用强于或相当于伯舒替尼(Bosutinib)，值得进一步研究。

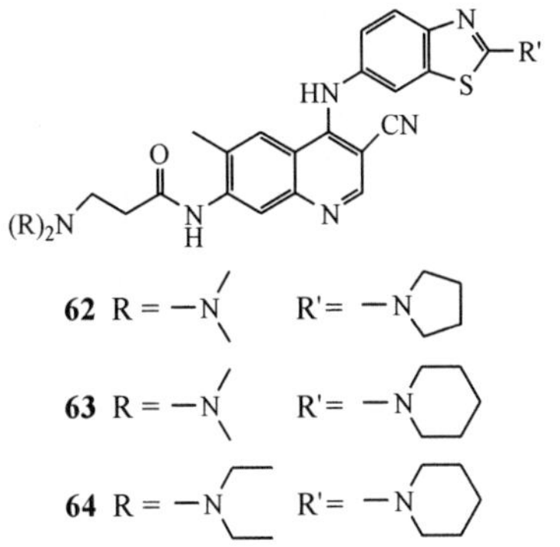

62 R =　R'=

63 R =　R'=

64 R =　R'=

设计合成了两个系列的苯脲类和硫脲类衍生物作为潜在的表皮生长因子受体(EGFR)和人表皮生长因子受体2(HER-2)激酶抑制剂[30]。这些化合物显示出较好的EGFR和HER-2抑制活性，其中，化合物**65**抑制活性最突出，其对EGFR的IC_{50}为0.08 μmol/L，对HER-2的IC_{50}为0.35 μmol/L，与厄洛替尼接近。

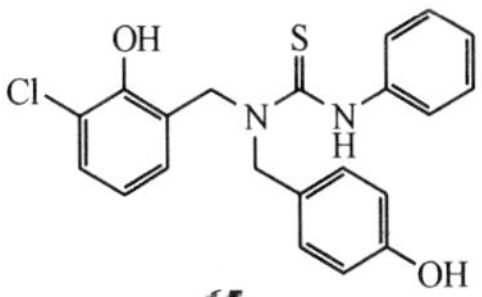

65

设计合成一系列的酰胺耦合苯甲酸氮芥衍生物[31]，它们作为潜在的表皮生长因子受体(EGFR)和人表皮生长因子受体2(HER-2)激酶抑制剂还是首次报道。体外生物活性测试表明，这些化合物具有较强的EGFR和HER-2抑制活性。其中，化合物**66**和**67**相对于厄洛替尼显示了最好的抑制活性，其对EGFR的IC_{50}值为0.08和0.09 μmol/L，对HER-2的IC_{50}值为0.41和0.35 μmol/L，对MCF-7细胞系的IC_{50}值为0.05和0.06 μmol/L。

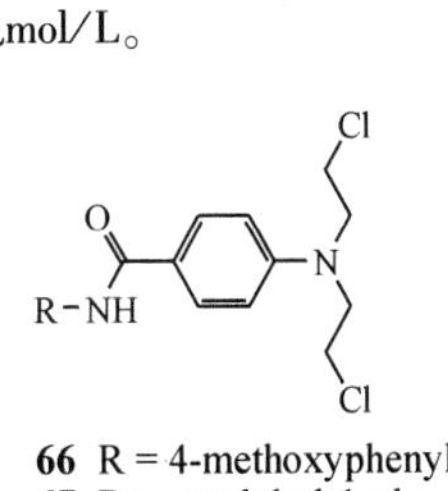

66 R = 4-methoxyphenyl
67 R = -naphthyl-1-yl

设计合成了一系列1,4-取代的酞嗪衍生物[32]，体外细胞毒作用测试结果显示，该系列化合物对A549、HT-29和

MDA-MB-231 细胞系均有抑制活性,化合物**68-75** 对 MDA-MB-231 细胞系显示出选择性,其 IC_{50}值为 1 nmol/L 至 0.92 μmol/L。其中化合物**69** 的选择性最高,对 MDA-MB-231 的 IC_{50}值达到 1 nmol/L。

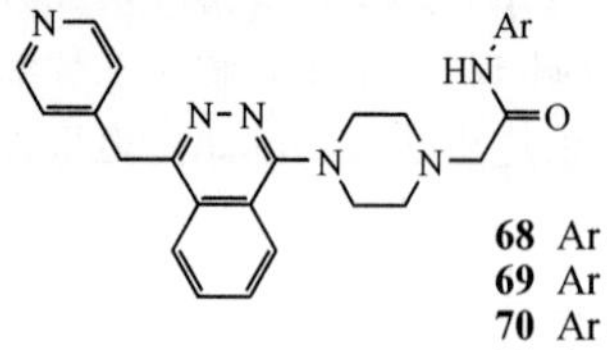

68 Ar = 2-fluoro-phenyl-
69 Ar = 3, 4-dichloro-phenyl-
70 Ar = 3, 4-dimethyl-phenyl-
71 Ar = 4-chloro-phenyl-
72 Ar = 2-fluoro-5-methyl-phenyl-
73 Ar = 2, 5-dimethyl-phenyl-
74 Ar = 4, 6-dimethoxy-pyrimidin-2-yl
75 Ar = quinolin-5-yl

设计并合成了一系列四氢二苯并呋喃类化合物[33],体外内皮细胞抑制和肿瘤细胞增殖的活性筛选结果显示,该系列化合物对 HUVEC 细胞株具有良好的选择抑制作用,化合物**76** 和**77** 活性最佳,其 IC_{50}值分别为 6.3 和 9.4 μmol/L。

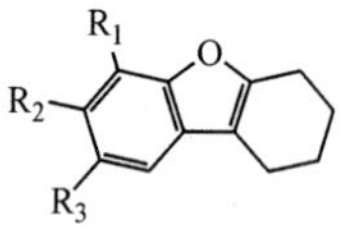

76 R_1 = -H; R_2 = -$C(CH_3)_3$; R_3 = -OH
77 R_1 = -OH; R_2 = -H; R_3 = -$C(CH_3)_3$

对细胞周期依赖性激酶-4(CDK-4)抑制剂的三维定量构效关系进行了研究[34],将文献报道的小分子异喹啉-1,3-(2H,4H)-二酮结构的抑制剂与同源模建得到的 CDK-4 的 ATP 结合位点进行对接并讨论了构效关系,为进一步的抑制剂设计提供了参考。

3 天然抗肿瘤化合物的结构改造和修饰

3.1 黄酮类

在 7-甲氧基或 7-羟基苯并吡喃酮的 3 位引入各种取代苯基,设计合成 20 个新型黄酮类化合物[35]。以人结肠癌细胞株 HCT116 和人肝癌细胞株 7721 为试验瘤株,姜黄素和大豆异黄酮为阳性对照,目标化合物的体外抗肿瘤活性显示,该系列化合物均有一定的体外抗肿瘤活性,其中化合物**78-81** 的活性较好,对 HCT116 的 IC_{50}值分别为 2.85、3.08、4.13 和 3.08 μg/mL,对 7721 的 IC_{50}值分别为 3.53、3.21、4.00 和 2.71 μg/mL。这与对照品姜黄素的 IC_{50}值(2.63 和 3.02 μg/mL)相当,明显优于对照品大豆异黄酮的 IC_{50}值(9.50 和 10.53 μg/mL)。

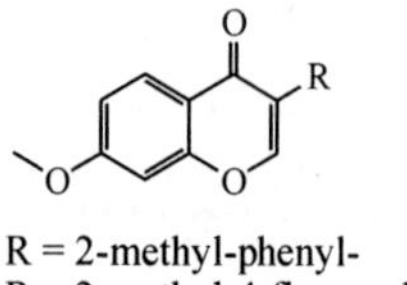

78 R = 2-methyl-phenyl-
79 R = 2-methyl-4-fluoro-phenyl-
80 R = 2, 6-dimethoxy-phenyl-
81 R = 4-trifluoromethyl-phenyl-

在黄酮母核的 7 位引入通过烷氧连接的甲基哌嗪侧链,得到化合物 DHF-18(化合物**82**)[36]和 LYG-202(化合物**83**)[37]。DHF-18 体外对人肝癌 HepG2 细胞的 IC_{50}值为 62.4 ± 1.5 μmol/L,小鼠给药 30mg/kg 剂量下,对移植瘤生长的抑制率为 53.66%。抗肿瘤机制研究发现,DHF-18 通过激活凋亡通路,诱导肿瘤细胞凋亡而发挥抗肿瘤作用[36]。LYG-202 体外对人肝癌 HepG2 细胞的 IC_{50}值为 5.13 ± 0.52 μmol/L。抗肿瘤机制研究发现,LYG-202 通过激活凋亡通路,诱导肿瘤细胞凋亡而发挥抗肿瘤作用[37]。同时,LYG-202 具有强效的抗肿瘤血管生成作用,0.1、1 和 10 μmol/L 浓度下对 VEGF 诱导的血管迁移的抑制率分别为 24%、53% 和 92%[38]。

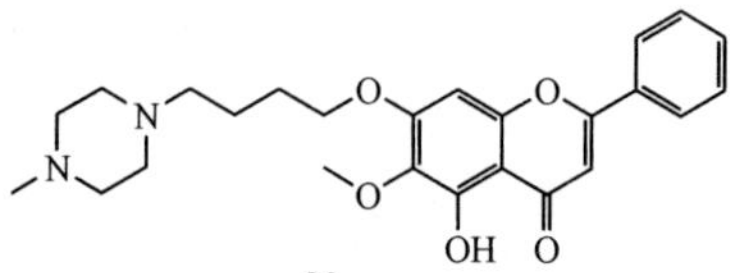

82

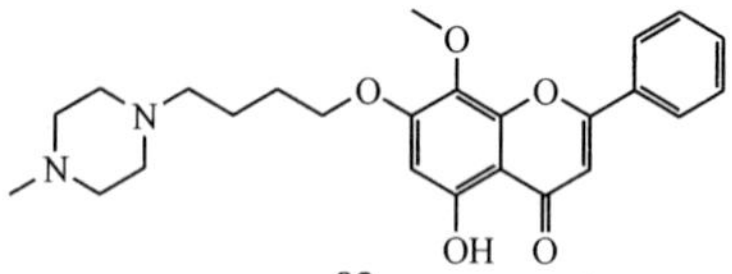

83

设计并合成了一系列 4′-取代的 5-羟基橙酮衍生物[39],在体外进行的增殖内皮细胞 HUVEC 和细胞株 MCF-7、A549 的活性研究表明,一部分化合物显示出良好的抑制活性,但对正常细胞株 CCC-HPF-1 的毒性要弱得多。其中两个活性最好的化合物**84** 和**85** 对 HUVEC、MCF-7 和 A549 的 IC_{50}值分别为 0.25、1.81、1.25 μmol/L 和 0.23、2.95、1.29 μmol/L,对 CCC-HPF-1 的 CC_{50}值分别是 7.92 和 7.77 μmol/L。

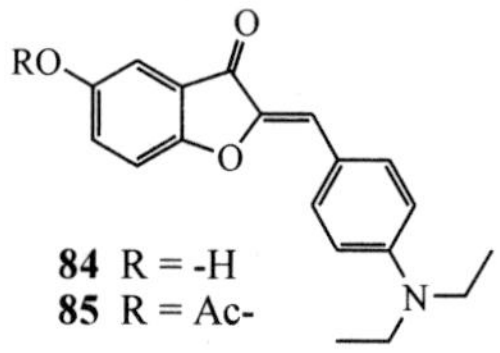

84 R = -H
85 R = Ac-

设计并合成了 16 个新型查尔酮类化合物[40],初步的体外抗肿瘤活性测试表明,16 个化合物对肿瘤细胞 A-549、SGC-7901、SW-1990 和 MCF-7 均表现出不同程度的抑制作用。其中,化合物**86** 和**87** 的活性较好,对四种细胞株的 IC_{50}值分别为 2.28、9.14、1.77、7.39 μmol/L 和 2.31、5.91、3.97、2.85 μmol/L,与阿霉素相当。

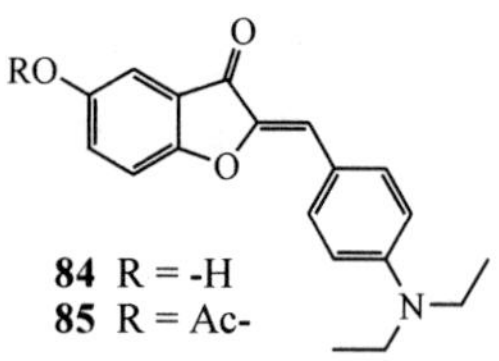

84 R = -H
85 R = Ac-

3.2 藤黄酸类

以藤黄酸(GA)为起始原料,设计并合成了13个全新的藤黄酸衍生物[41]。体外生物活性测试表明,该系列化合物对HT-29、Bel-7402、BGC-823和A549细胞系均有抑制活性。其中化合物**88**,即(38,40)-环氧-33-氯转位藤黄酸对四种细胞系的抑制活性全部超过GA,其IC_{50}值分别为3.18、0.28、1.33和0.44 μmol/L,而GA的IC_{50}值分别为3.65、2.83、3.52和2.08 μmol/L。

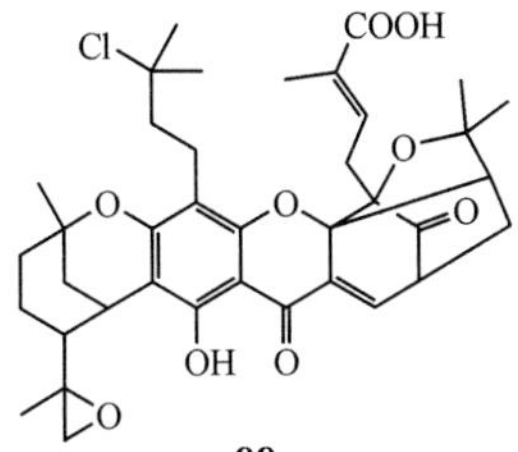

88

报道了在甲醇和酸性环境下,微波合成两个全新的藤黄酸衍生物**89**和**90**[42]。体外生物活性测试表明,两个化合物对HepG2、BGC-803、SGC-7901和MCF-7活性抑制的IC_{50}值分别为1.96、1.45、2.15、1.88 μmol/L和1.53、2.01、1.51、1.24 μmol/L,与藤黄酸接近。

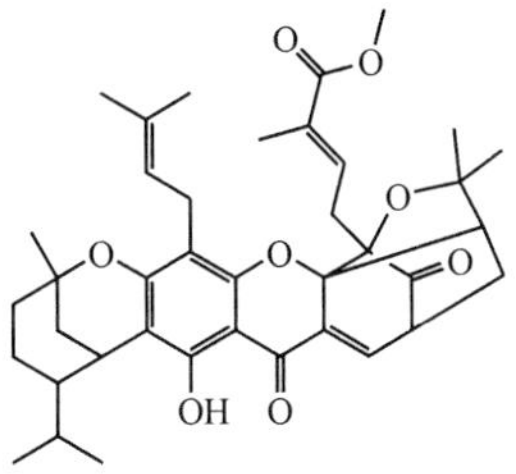

89 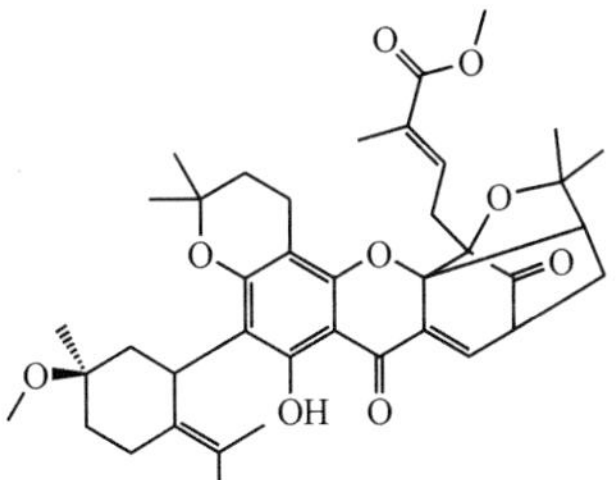 **90**

合成了一系列藤黄酸氧化衍生物并讨论了构效关系[43]。其中,在藤黄酸结构中异戊烯基的烯丙位引入羟基(化合物**91**)可以增强化合物的抗肿瘤活性,对肺癌A549细胞的IC_{50}值为3.89±0.67 μmol/L,优于藤黄酸(IC_{50}为5.81±1.2 μmol/L);而当9,10位双键被氧化为二醇时,活性大大下降(对A549细胞的IC_{50}为14.5±3.56 μmol/L),说明该双键在藤黄酸衍生物的抗肿瘤活性中起到关键作用。

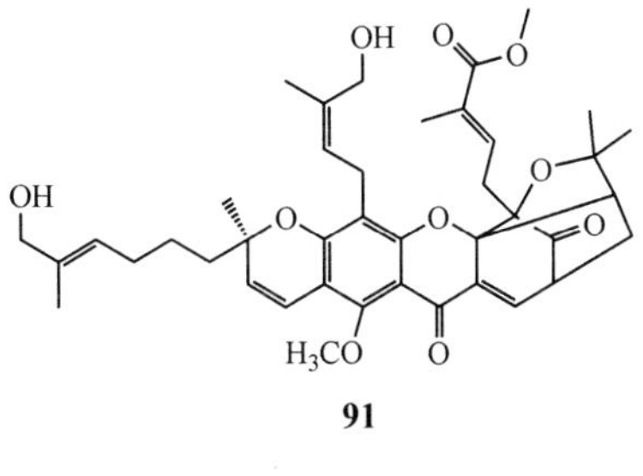

91

3.3 鬼臼毒素类

为了探讨鬼臼毒素C4位取代基对细胞毒性的影响,设计并合成了一系列4-C取代-4′-O去甲基鬼臼毒素衍生物[44]。体外活性测试表明,该系列6个化合物对A549和MCF-7表现出显著的细胞毒性。其中,化合物**92**活性最佳,对A549和MCF-7的IC_{50}值分别为0.71和0.92 μmol/L,超过阳性对照物GL-331(IC_{50}值为3.54和2.13 μmol/L)。

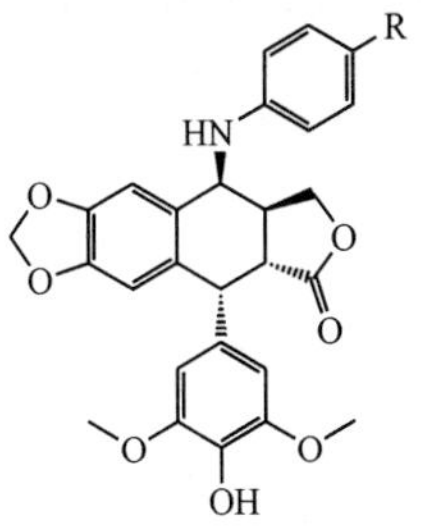

92 R = $-CONHCH_2CH_2N(CH_3)_2$
GL-331 R = $-NO_2$

设计并合成了一系列自旋标记的去氧鬼臼毒素衍生物[45],对体外肿瘤细胞系(A-549,RPMI-8226,HL-60)进行细胞毒性试验和对SD鼠组织进行抗氧化活性试验的结果表明,化合物**93-100**对A-549,RPMI-8226和HL-60的IC_{50}分别介于0.27~0.83 μmol/L、0.031~0.16 μmol/L和0.008 7~0.14 μmol/L,普遍优于阳性对照物DDPT和VP-16,展示了强效的细胞毒性。并且,它们对SD鼠肝肾组织的抗氧化活性也都强于二者。

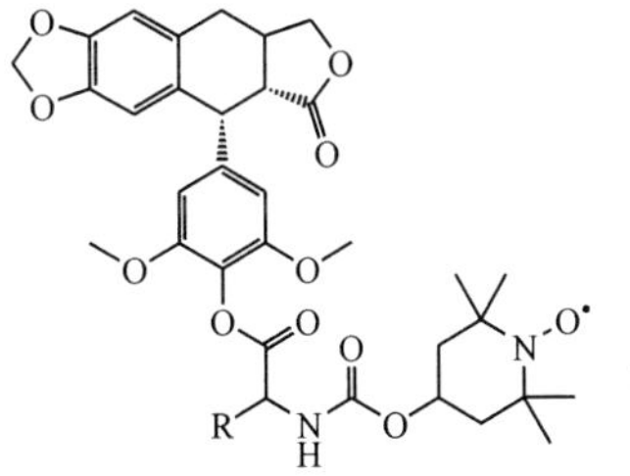

93 R = -H
94 R = -Me
95 R = $-CHMe_2$
96 R = $-CH_2CHMe_2$
97 R = -CH(Me)CH_2Me
98 R = -Proline
99 R = $-CH_2Ph$
100 R = $-CH_2(C_6H_4)OH$

设计并合成了一系列新型4β-苯胺基-4′-O-去甲基-4-去氧鬼臼毒素衍生物[46],对细胞系KB、KB/VCR、A549和95D的体外生物活性测试表明,大多数化合物表现出较好的抑制活性,IC_{50}值基本在微摩尔级左右,普遍优于对照物依托泊苷(VP-16)。其中,化合物**101**在抑制裸鼠人肺癌异种移植肿瘤细胞实验中表现出显著的生物活性,对肿瘤的抑制率达到57.3%。此外,它还可以口服给药,具有良好的开发前景。

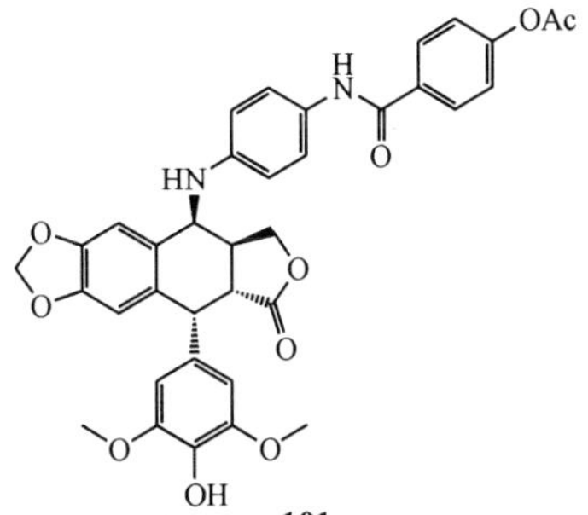

101

3.4 三萜类

设计合成了10个齐墩果酸通过3位OH与硝酸酯类NO供体偶联的化合物[47]。体外细胞毒性测试结果显示，化合物**102**在1 μmol/L浓度下对A549、HT-29、BEL-7402和SMMC-7721的抑制率百分数分别为73.17、94.71、43.40和90.27，显示出了很高的活性，值得进一步研究。

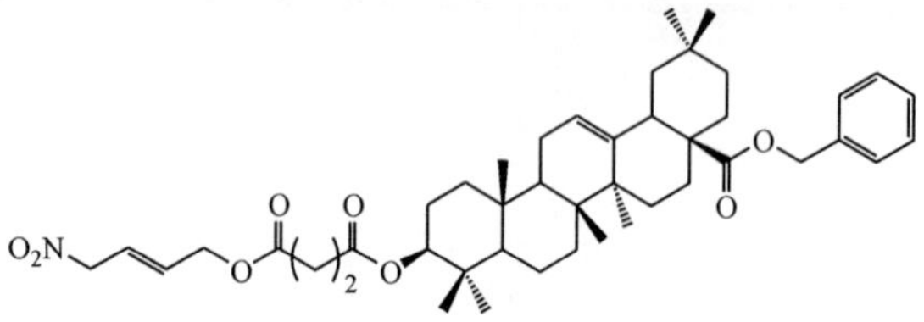

102

设计合成了8个齐墩果酸/*N*-芳基-*N'*-羟胍杂合物[48]，它们对肿瘤细胞A549、HT-29、BEL-7402和SMMC-7721的细胞毒性结果显示，该类杂合物均具有一定的抑制活性。其中，化合物**103-106**对SMMC-7721有更强细胞毒性，在1 μmol/L浓度下的抑制率百分数分别为51.16、54.95、51.16和54.95，值得进一步深入研究。

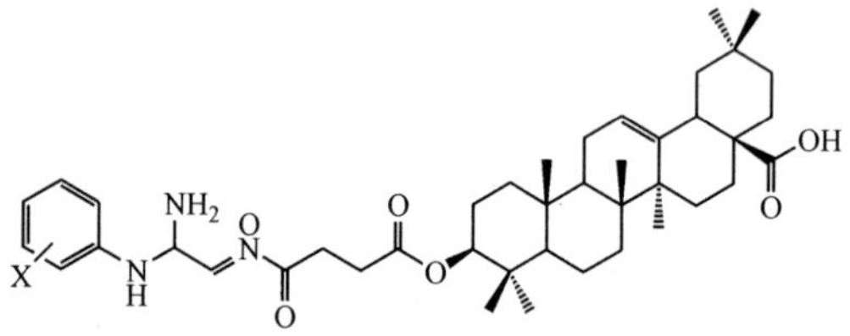

103 X = 4-CH3
104 X = 4-F
105 X = 2, 4-diF
106 X = 3, 4-diCl

报道合成了一系列新的甘草次酸衍生物[49]，体外生物活性测试显示，化合物**107-111**对肝癌细胞显示出较强的细胞毒性，其中，对HepG2的IC_{50}值为1.32～6.78 μmol/L，对BEL-7402的IC_{50}值为0.25～1.10 μmol/L。同时，它们对非肿瘤的肝脏LO2细胞的生长只有很小的影响，证明在肝癌细胞中产生了高浓度的NO，而在LO2中只产生少量NO，它们对肝癌细胞有选择性细胞毒作用。

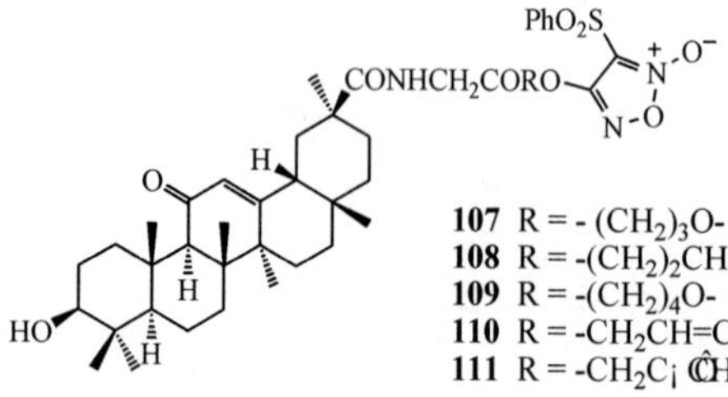

107 R = -$(CH_2)_3O$-
108 R = -$(CH_2)_2CH(CH_3)O$-
109 R = -$(CH_2)_4O$-
110 R = -CH_2CH=$CHCH_2O$-
111 R = -CH_2C¡ ĈH_2O-

3.5 其他天然产物类

设计并合成了一系列的甘草素缩氨基硫脲衍生物[50]，体外生物活性测试结果表明，该系列化合物对细胞系K562、DU-145、SGC-7901、HCT-116和Hela都具有一定的活性，部分化合物分别对K562和DU-145显示出较好的选择性。其中，化合物**112**对K562的IC_{50}值为8.9 μmol/L，化合物**113**对DU-145的IC_{50}值为10.1 μmol/L。

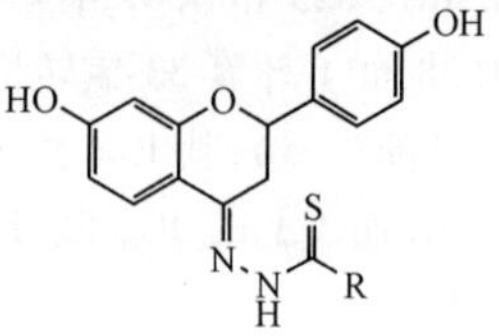

112 R = -$NHC(CH_3)_3$
113 R = —N(哌嗪)N-CH_3

设计并合成了三个系列具有不同连接骨架的氮杂咖啡酸衍生物34个[51]。体外生物活性测试表明，这34个化合物在不同肿瘤细胞系中活性各有优劣。对于K562，部分化合物显示出显著的抑制活性，其IC_{50}值均在微摩尔范围内。化合物**114**的抑制活性最强，且选择性地对KB、BEL7404、K562和Eca109产生细胞毒性，其IC_{50}值分别为0.2、2.0、1.7和1.1 μmol/L。

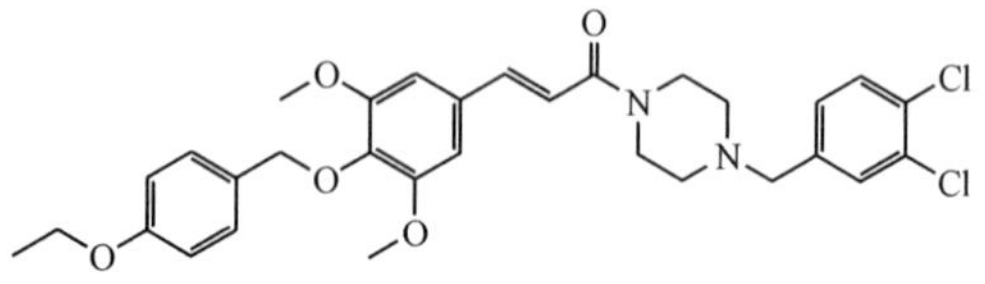

114

4 其　他

设计合成了多种*N*-苯基-2,2-二氯乙酰胺类似物衍生物[52]，生物活性测定结果表明，化合物**115**对KB、A549和BEL-7402的IC_{50}值分别为5.25、4.76和5.39 μmol/L。此外，它可以诱导肿瘤细胞凋亡，且对小鼠低毒性。

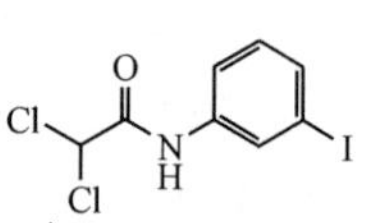

115

报道通过一种新的途径合成了一种消旋的呋喃木脂素[53]，并通过选择性水解得到两个对映异构体。代表化合物**116**对QGY-7701和HeLa细胞活性最强，IC_{50}值分别为12 μmol/L和13 μmol/L。

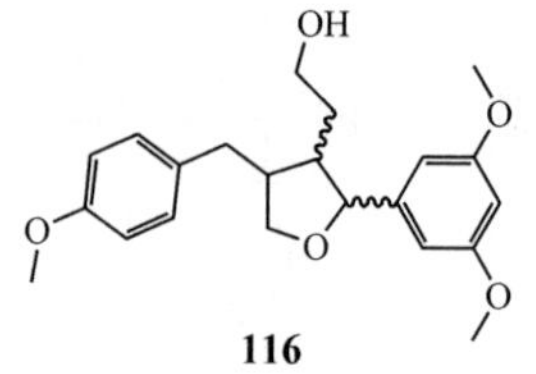

116

设计并合成了一系列2-[(5-羟甲基-3-苯基-1H-吡唑)-1-烃基]-1-苯基乙醇衍生物[54]，初步的生物评估表明化合物**117**和**118**能通过通过细胞周期阻滞和引起细胞自噬抑制肺癌细胞 A549 生长。

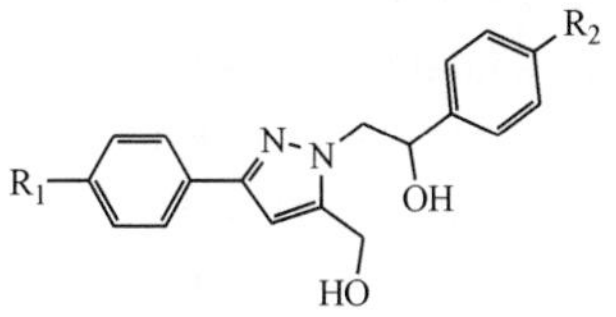

117 $R_1 = H; R_2 = Cl$
118 $R_1 = Cl; R_2 = Cl$

设计合成了一系列二茂铁基吡唑[1,5-a]哌嗪类衍生物[55],初步的生物活性评估显示,化合物 **119** 和 **120** 通过阻滞细胞周期,剂量依赖性的抑制 A549 细胞生长。在浓度 20 μmol/L 下 48h 对 A549 的抑制率分别为 68% 和 60%。

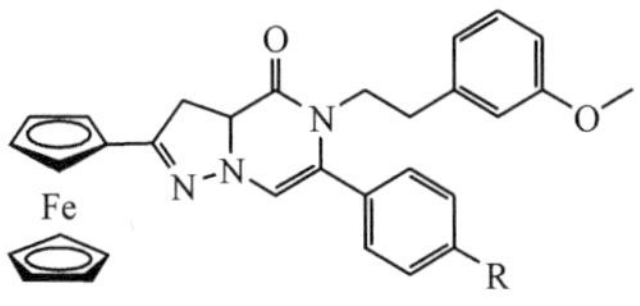

119 R = OMe
120 R = H

我国药物化学研究工作者在抗肿瘤药物的研究领域进行了大量的探索和研究,研发具有自主知识产权的抗肿瘤药物是今后努力的方向。

参考文献

1 Yu JL,Wu WP,Zhang QS,*et al*. Synthesis and antitumor activity of novel 2′,3′-dideoxy-2′,3′-diethane thionucleosides bearing 1,2,3-triazole residues. *Bioorg Med Chem Lett*,2010,20(1):240-243.

2 Yu JL,Wu WP,Zhang QS,*et al*. Synthesis and antitumor activity of novel 2′,3′-diethanethio-2′,3′,5′-trideoxy-50-triazolonucleoside analogues. *Eur J Med Chem*,2010,45(7):3219-3222.

3 土永厂,何新华,仲伯华. 以氨基酸为连接子的吉西他滨-聚谷氨酸偶合物设计、合成及评价. 国际药学研究杂志,2010(5):382-386.

4 吴学萍,谢明均,孙 艳,等. 促黄体激素释放激素-甲氨蝶呤的合成及抗肿瘤活性. 中国新药杂志,2010(17):1609-1612.

5 闫汝锋,田 超,郭 莹,等. N^8-去氮-N^5-取代四氢叶酸类似物的设计合成及生物活性研究. 有机化学,2010(11):1721-1725.

6 王世辉,王 岩,朱玉莹,等. 5H-呋喃并[3,2-g]色烯类化合物的合成及其抗肿瘤活性. 中国药物化学杂志,2010(5):342-347.

7 Zheng QZ,Zhang XM,Xu Y,*et al*. Synthesis,biological evaluation,and molecular docking studies of 2-chloropyridine derivatives possessing 1,3,4-oxadiazole moiety as potential antitumor agents. *Bioorg Med Chem*,2010,18(22):7836-7841

8 Xu G,Yan Z,Wang N,*et al*. Synthesis and cytotoxicity of cis-dichloroplatinum(Ⅱ) complexes of (1*S*,3*S*)-1,2,3,4-tetrahydroisoquinolines. *Eur J Med Chem*,2011,46(1): 356-363.

9 李行舟,王莉莉,龙 隆,等. 1,3,5-三取代吡唑类 ALK5 抑制剂的合成与生物评价研究. 中国药物化学杂志,2010(4):241-251.

10 Jia M,Yang K,Fang H,*et al*. Novel aminopeptidase N (APN/CD13) inhibitors derived from chloramphenicol amine. *Bioorg Med Chem*, 2011,19,5190-5198.

11 Wang X,Zhang L,Yang K,*et al*. The effect of different species aminopeptidase N structure on the activity screening of aminopeptidase N inhibitor. *Biol Pharm Bull*,2010,33,1658-1665.

12 Wang Q,Chen M,Zhu H,*et al*. Design,synthesis,and QSAR studies of novel lysine derives as amino-peptidase N/CD13 inhibitors. *Bioorg Med Chem*,2008,16,5473-5481.

13 Feng Y,Ding X,Chen T,*et al*. Design,synthesis,and interaction study of quinazoline-2(1H)-thione derivatives as novel potential Bcl-xL inhibitors. *J Med Chem*,2010,53,3465-3479.

14 Chen HJ,Liu Y,Wang LN,*et al*. Discovery and structural optimization of pyrazole derivatives as novel inhibitors of Cdc25B. *Bioorg Med Chem Lett*,2010,20,2876-2879.

15 穆赫塔尔·伊米尔艾山,王 婷,萨提瓦力迪·海力力,等. 含吖啶基的新型二氧代氮杂茂并[3′,4′-d]异噁唑衍生物的合成及其生物. 有机化学,2010(12): 1884-1889.

16 Fu J,Yang Y,Zhang XW,*et al*. Discovery of 1H-benzo[d][1,2,3]triazol-1-yl 3,4,5-trimethoxybenzoate as a potential antiproliferative agent by inhibiting histone deacetylase. *Bioorg Med Chem*,2010,18(24):8457-8462.

17 Zhang Y,Feng J,Liu C,*et al*. Design,synthesis and preliminary activity assay of 1,2,3,4-tetrahydroisoquinoline-3-carboxylic acid derivatives as novel Histone deacetylases (HDACs) inhibitors. *Bioorg Med Chem*,2010,18(5):1761-1772.

18 程永浩,郭彦伸,韩海珠. 新型组蛋白去乙酰化酶抑制剂的合成及抗肿瘤活性研究. 药学学报,2010,45(6): 735-741.

19 Fu RG,You QD,Yang L,*et al*. Design,synthesis and bioevaluation of dihydropyrazolo[3,4-b]pyridine and benzo[4,5]imidazo[1,2-a]pyrimidine compounds as dual KSP and Aurora-A kinase inhibitors for anti-cancer agents. *Bioorg Med Chem*,2010,18(22):8035-8043.

20 Liu F,Yu LQ,Jiang C,*et al*. Discovery of tetrahydro-β-carbolines as inhibitors of the mitotic kinesin KSP. *Bioorg Med Chem*,2010,18(12):4167-4177.

21 Chen J,Liu T,Wu R,*et al*. Design,synthesis,and biological evaluation of novel *N*-gamma-carboline arylsulfonamides as anticancer agents. *Bioorg Med Chem*,2010,18(24):8478-8484.

22 Qian Y,Zhang HJ,Lv PC,*et al*. Synthesis,molecular modeling and biological evaluation of guanidine derivatives as novel antitubulin agents. *Bioorg Med Chem*,2010,18(23):8218-8225.

23 Huang H,Chen Q,Ku X,*et al*. A Series of α-heterocyclic carboxaldehyde thiosemicarbazones inhibit topoisomerase IIα catalytic activity. *J Med Chem*,2010,53(8):3048-3064.

24 叶子奇,丁文波,陈 哲,等. 新型4,8-二取代-8,9-二氢吡嗪[2,3-g]喹唑啉-7(6H)-酮化合物合成及抗肿瘤细胞增殖构效关系研究. 浙江大学学报(医学版),2010,39(1):49-56.

25 翟 鑫,姜 楠,黄海卫,等. 5H-哒嗪并[4,5-b]吲哚类新化合物的合成及抗肿瘤细胞增殖活性. 中国药物化学杂志,2010(5):348-352.

26 Wang TC,Wei JZ,Guo CS,*et al*. Design,synthesis and anti-prolifera-

tive studies of a novel series of indirubin derivatives. *Chin Chem Lett*, 2010(12):1407-1410.

27 Yang Y, Shi L, Zhou Y, *et al*. Design, synthesis and biological evaluation of quinoline amide derivatives as novel VEGFR-2 inhibitors. *Bioorg Med Chem Lett*, 2010, 20(22):6653-6656.

28 Lv PC, Zhou CF, Chen J, *et al*. Design, synthesis and biological evaluation of thiazolidinone derivatives as potential EGFR and HER-2 kinase inhibitors. *Bioorg Med Chem*, 2010, 18(1):314-319.

29 Liu B, You QD, Li ZY. Design, synthesis and antitumor activity of 6,7-disubstituted-4-(heteroarylamino) quinoline-3-carbonitrile derivatives. *Chin Chem Lett*, 2010, 21(5): 554-557.

30 Li HQ, Yan T, Yang Y, *et al*. Synthesis and structure-activity relationships of N-benzyl-N-(X-2-hydroxybenzyl)-N′-phenylureas and thioureas as antitumor agents. *Bioorg Med Chem*, 2010, 18(1):305-313.

31 Zheng QZ, Zhang F, Cheng K, *et al*. Synthesis, biological evaluation and molecular docking studies of amide-coupled benzoic nitrogen mustard derivatives as potential antitumor agents. *Bioorg Med Chem*, 2010, 18(2):880-886.

32 Zhang SL, Liu YJ, Zhao YF, *et al*. Synthesis and antitumor activities of novel 1,4-substituted phthalazine derivatives. *Chin Chem Lett*, 2010, 21(9):1071-1074.

33 欧英勇,刘 昕,陈少鹏,等. 二苯并呋喃类化合物的设计合成及血管生成抑制作用. 中国药物化学杂志,2010,20(3):166-170.

34 Lu XY, Chen YD, Sun NY, *et al*. Molecular-docking-guided 3D-QSAR studies of substituted isoquinoline-1,3-(2H,4H)-diones as cyclin-dependent kinase 4 (CDK4) inhibitors. *J Mol Model*, 2010, 16(2):163-173.

35 董环文,刘珏莹,张月莉,等. 3-取代苯基苯并吡喃酮类化合物的设计合成及抗肿瘤活性. 中国药物化学杂志,2010,20(4):252-258.

36 Zhang LB, Qiang L, Chen FH, *et al*. DHF-18, a new synthetic flavonoid, induced a mitochondrial-mediated apoptosis of hepatocarcinoma cells *in vivo* and *in vitro*. *Eur J Pharmacol*, 2011, 651(1/3): 33-40.

37 Chen Y, Lu N, Ling Y, *et al*. LYG-202, a newly synthesized flavonoid, exhibits potent anti-angiogenic activity *in vitro* and *in vivo*. *J Pharmacol Sci*, 2010, 112(1):37-45.

38 Chen FH, Zhang LB, Qiang L, *et al*. Reactive oxygen species-mitochondria pathway involved in LYG-202-induced apoptosis in human hepatocellular carcinoma HepG(2) cells. *Cancer Lett*, 2010, 296(1): 96-105.

39 Cheng H, Zhang L, Liu Y, *et al*. Design, synthesis and discovery of 5-hydroxyaurone derivatives as growth inhibitors against HUVEC and some cancer cell lines. *Eur J Med Chem*, 2010, 45(12):5950-5957.

40 赵乐晶,石 玉,刘 巍,等. 新型查尔酮类化合物的合成及其抗肿瘤活性. 中国药物化学杂志,2010,20(3):161-165.

41 Wang J, Ma J, You Q, *et al*. Studies on chemical modification and biology of a natural product, gambogic acid (Ⅱ): Synthesis and bioevaluation of gambogellic acid and its derivatives from gambogic acid as antitumor agents. *Eur J Med Chem*, 2010, 45(9):4343-4353.

42 Wang X, Lu N, Yang Q, *et al*. Spectacular modification of Gambogic acid on microwave irradiation in methanol: isolation and structure identification of two products with potent anti-tumor activity. *Bioorg Med Chem Lett*. 2010, 20(8):2438-2442.

43 Wang JX, Yang Y, You QD, *et al*. Synthesis of gambogic acid oxidative analogues and their dimention quantity structure-activity relationship analysis. *Chem J Chin Univ*, 2010, 31(6):1172-1178.

44 Xi LW, Cai Q, Tang BY, *et al*. Design and synthesis of novel cytotoxic podophyllotoxin derivatives. *Chin Chem Lett*, 2010, 21(10): 1153-1156.

45 Zhang ZW, Zhang JQ, Hui L, *et al*. First synthesis and biological evaluation of novel spin-labeled derivatives of deoxypodophyllotoxin. *Eur J Med Chem*, 2010, 45(4):1673-1677.

46 Wang L, Yang FY, Yang XC, *et al*. Synthesis and biological evaluation of new 4β-anilino-40-*O*-demethyl-4-desoxypodophyllotoxin derivatives as potential antitumor agents. *Eur J Med Chem*, 2011, 46: 285-296.

47 陈 莉,孟 飞,王志凤,等. 硝酸酯类 NO 供体型齐墩果酸衍生物的合成及抗肿瘤活性. 中国药科大学学报,2010,41(6):487-92.

48 Chen L, Zhu ZF, Meng F, *et al*. Synthesis and cytotoxicity of oleanolic acid/ N-aryl-N′-hydroxyguanidine hybrids. *Chin J Nat Med*, 2010, 8(6): 436-440.

49 Lai Y, Shen L, Zhang Z, *et al*. Synthesis and biological evaluation of furoxan-based nitric oxide-releasing derivatives of glycyrrhetinic acid as anti-hepatocellular carcinoma agents. *Bioorg Med Chem Lett*, 2010, 20(22):6416-6420.

50 Hu K, Yang ZH, Pan SS, *et al*. Synthesis and antitumor activity of liquiritigenin thiosemicarbazone derivatives. *Eur J Med Chem*, 2010, 45(8):3453-3458.

51 Zou H, Wu H, Zhang X, *et al*. Synthesis, biological evaluation, and structure-activity relationship study of novel cytotoxic aza-caffeic acid derivatives. *Bioorg Med Chem*, 2010, 18(17):6351-6359.

52 Yang Y, Shang P, Cheng C, *et al*. Novel *N*-phenyl dichloroacetamide derivatives as anticancer reagents: design, synthesis and biological evaluation. *Eur J Med Chem*, 2010, 45(9):4300-4306.

53 Sun HL, Wang TT, Lv ZL, *et al*. Synthesis, chiral resolution, and determination of novel furan lignan derivatives with potent anti-tumor activity. *Bioorg Med Chem Lett*, 2010, 20(6):1961-1964.

54 Zheng LW, Zhu J, Zhao BX, *et al*. Synthesis, crystal structure and biological evaluation of novel 2-(5-(hydroxymethyl)-3-phenyl-1H-pyrazol-1-yl)-1-phenylethanol derivatives. *Eur J Med Chem*, 2010, 45(12):5792-5799.

55 Xie YS, Zhao HL, Su H, *et al*. Synthesis, single-crystal characterization and preliminary biological evaluation of novel ferrocenyl pyrazolo[1,5-a]pyrazin-4(5H)-one derivatives. *Eur J Med Chem*, 2010, 45(1):210-218.

2010 年我国 NO 供体型药物研究进展

赖宜生，张奕华，彭司勋

（中国药科大学药学院，南京 210009）

摘　要　本文主要综述了 2010 年我国学者从事一氧化氮供体型药物研究与开发，在治疗心血管疾病、抗肿瘤、抗炎、抗肝纤维化以及应用于生物医学材料等几方面取得的进展。

大量的研究表明，一氧化氮（NO）作为信使物质或效应分子在心血管、神经和免疫等诸多系统发挥非常重要的作用。体内 NO 生成过多或不足以及 NO 信号转导异常与多种疾病的形成和发展密切相关。因此，直接或间接调控 NO 生成及其相关代谢途径的研究已成为近年来生物医学和药学领域研究的重要课题。设计和研究 NO 供体型药物就是在上述背景下应运而生的新药研究策略。本文综述了我国学者近年从事 NO 供体型药物研究的进展。

1　NO 供体型心血管药物

研究表明，NO 在维持血管张力、血压及血流动力学方面起着十分重要的作用，主要表现在舒张血管，抑制血小板聚集与黏附等。近年来，人们将各种 NO 供体通过连接基团与已知的心血管药物偶联，研发了一系列 NO 供体型心血管药物。不同的 NO 供体和连接基团可调节 NO 的释放部位、释放量和释放时间，使 NO 以持续、可控的方式释放到特定组织和/（或）血液中，这样不仅可改善原药的心血管活性，还能减少其不良反应。

1.1　预防心肌缺血/再灌注损伤药物

缺血性心脏病已成为威胁人类健康的重大疾病之一。研究表明，NO 在心肌缺血/再灌注过程中具有减轻再灌注损伤的作用。这是由于再灌注使冠状动脉内皮合成 NO 的能力下降。NO 供体及其前体药物通过直接提供 NO 或增加内皮细胞 NO 的合成，使冠状动脉内 NO 水平升高，既可以引起冠状动脉扩张、冠状血流增加，又可以发挥其抗氧化作用，使内皮细胞免受氧自由基的损伤，维持内皮细胞的完整性，进而减少中性粒细胞的黏附，减少再灌注晚期心肌组织内中性粒细胞的浸润。因此，合理使用 NO 供体及其前体药物可起到心肌保护作用。

阿魏酸（**1**）是一种具有抗氧化活性的天然芳香酸，可通过提高心肌对活性氧簇（ROS）的清除能力来保护缺血心肌。文献[1]报道了单硝酸异山梨醇酯（**2**）与乙酰阿魏酸偶联物（AFI，**3**）具有良好抗心肌缺血/再灌注损伤活性。与阿魏酸钠、单硝酸异山梨醇酯单独治疗组或联合治疗组相比，AFI 治疗组心肌梗死面积显著减小（$n=8, P<0.01$），左室发展压、左室等容收缩/舒张期压力上升或下降最大速率显著提高（$n=8, P<0.05$），血清肌酸激酶和乳酸脱氢酶活性显著降低。此外，AFI 治疗组血清超氧化物歧化酶活性增加、过氧化氢与丙二醛含量降低，而 NO 含量显著升高（$n=8, P<0.05$）。提示 AFI 可减轻大鼠心肌缺血/再灌注损伤，具有保护心脏功能，且活性优于先导物阿魏酸和单硝酸异山梨醇酯。

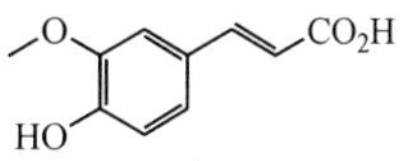

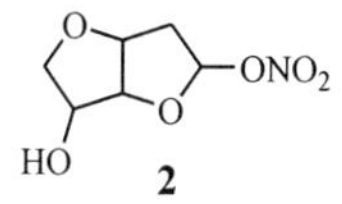

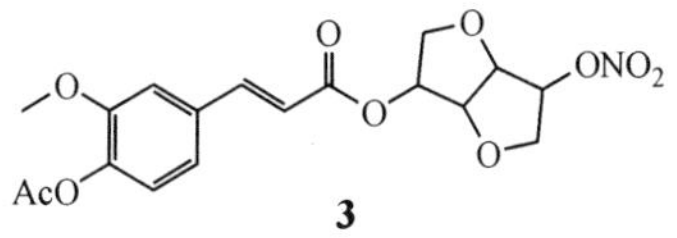

阿魏硝胺（FLNT，**4**）是一种硝酸酯类乙酰基阿魏酰胺衍生物。前期药物代谢实验（3 mg/kg，po）的数据显示[2]，在大鼠体内 FLNT 分子中的乙酰基可被快速代谢（$T_{1/2}=0.5$ h，$C_{max}=74$ μg/L）成 *N*-硝氧乙基阿魏酰胺，且在给药 12 h 后，大鼠血浆中仍可检测到该代谢物（$T_{1/2}=2.5$ h）浓度为 2 ng/mL，提示 FLNT 是一个长效的 NO 供体型药物。心肌缺血/再灌注损伤实验结果显示[?]，与未处理的心脏缺血/再灌注组相比，FLNT 预处理组的大鼠心肌梗塞面积、肌酸激酶（CK）和乳酸脱氢酶（LDH）水平均呈现显著下降（$n=10, P<0.05$），而且大鼠心脏组织中的 NO 和锰超氧化物歧化酶（Mn-SOD）含量明显升高（$n=10, P<0.05$），另外，治疗组心脏组织中的 Bcl-2/Bax 蛋白表达比率也显著提高。以上结果证明，FLNT 对心肌缺血/再灌注进行预处理可以产生心肌保护作用。

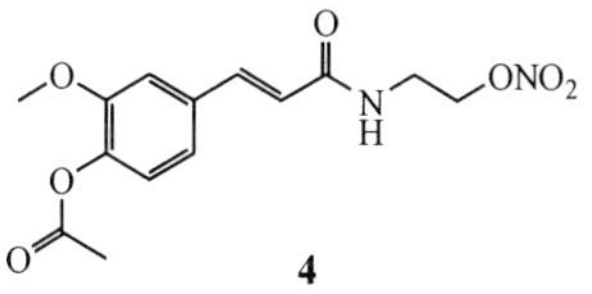

S-亚硝基-*N*-乙酰青霉胺（SNAP，**5**）是一种亚硝基硫醇类 NO 供体药物，常作为外源性 NO 供体及血管扩张剂应用于实验和临床。对动脉注射腺苷或肢体局部缺血进行远程预处理时，容易引起血源性心脏保护因子释放而导致血液流回心脏，用 SNAP 进行预处理，可以阻止这一现象产生。研究

表明[3]，SNAP可通过释放NO，调节完整未受损的局部神经通路，从而抑制由远程缺血预处理（RIPC）所致的血源性心脏保护因子的释放。

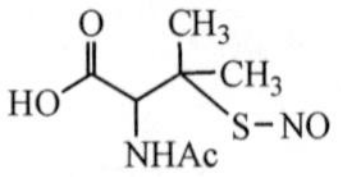

5

1.2 抗心绞痛药物

临床实验发现，心绞痛病人冠脉内NO含量明显下降，因此在血流或局部组织及细胞损伤部位。外源性给予一定量的NO，以维持NO正常需要量，保持血管内环境的稳定，将有助于治疗心绞痛。硝酸甘油作为NO供体型药物，至今仍是最有效的短效抗心绞痛药物。

雷诺嗪（Ranolazine，**6**）是一种局部脂肪氧化酶抑制剂，它可以通过调节机体的代谢，减少游离脂肪酸的氧化以降低心脏需氧量，同时加强葡萄糖氧化作用，从而增加心脏的氧利用率，改善氧供需间的不平衡，缓解局部心肌缺血的症状。雷诺嗪与其他治疗药物的不同之处在于，它在发挥抗心绞痛作用的同时并不影响心率或血压。

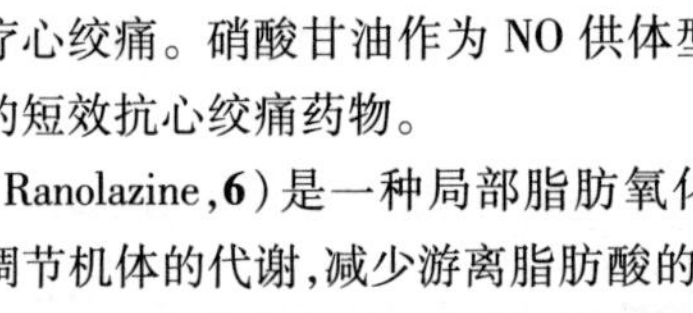

6

文献[4]根据药物设计的拼合原理，以雷诺嗪的抗心绞痛活性基团-哌嗪环和苯氧丙醇胺基为基本结构，将呋咱氮氧化物和硝酸酯分别与其偶联，设计、合成了8个NO供体型雷诺嗪类似物（**7a-g**，**8**）。体外实验表明，在pH 7.4的生理条件下，呋咱氮氧化物（**7a-g**）均可在*L*-半胱氨酸存在下释放出NO，并且其释放量在最后趋于稳定。构效关系分析表明，化合物的NO释放能力与其连接基团密切相关，其中芳基间位取代物**7f**的NO释放量最大（56.41%），芳基对位取代物**7g**释放NO的能力（44.98%）有所下降，而炔基取代物**7e**的NO释放量最小（29.85%）；硝酸酯类化合物**8**在*L*-半胱氨酸的存在下不能释放NO。

1.3 抗血小板聚集药物

正常血管内皮细胞可通过调节前列环素2（PGI2）和NO这两种高效协同的血小板抑制因子，抑制血小板聚集，从而产生抗血栓作用。大量研究表明，NO对维持心脑血管功能方面起着重要的作用。在缺血性脑卒中发病早期，增加外源性NO的供给能够起到舒张血管，抑制血小板聚集，增加脑血流量，保护神经元细胞功能等作用，从而有益于脑缺血组织的恢复和治疗。血小板内的NO可激活可溶性鸟苷酸环化酶（sGC），提升cGMP水平，进而抑制钙离子的释放以及胞外钙离子内流，从而抑制血小板聚集。

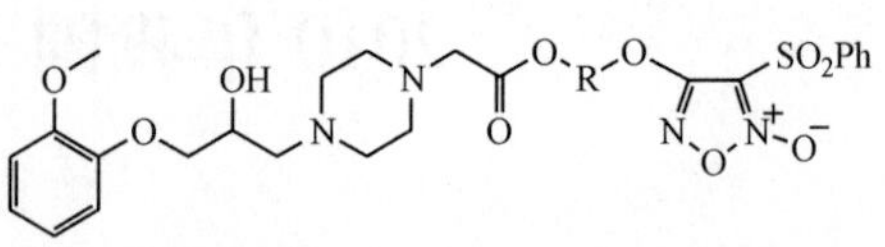

7a: R = $-CH_2CH_2-$ **7e**: R = $-CH_2C$

7b: R = $-CH_2CH_2CH_2-$ **7f**: R = -*m*-CH_2-Ph-

7c: R = $-CH_2CH_2CH_2CH_2-$ **7g**: R = -*p*-CH_2-Ph-

7d: R = $-CH_2CH{=}CHCH_2-$

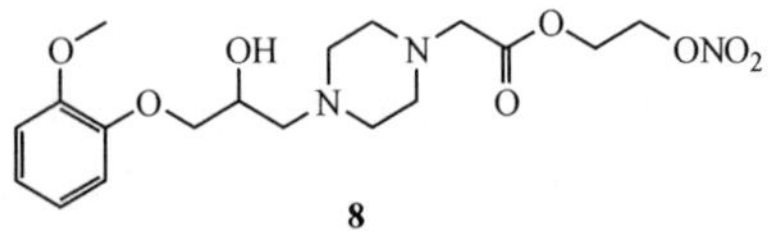

8

1.3.1 NO供体型抗血小板聚集药物 多聚丁氨二酰基-*L*-精氨酸（PDR）是一个新型的抗血栓因子。PDR可以显著抑制小鼠体内经ADP、胶原和凝血酶诱导的血小板聚集。研究表明[5]，PDR通过直接作用于其靶细胞-小鼠大动脉内皮细胞（RAEC），激活*L*-Arg/NOS/NO通路，从而显著抑制血小板聚集，这一作用可被NO合酶抑制剂*N*-硝基-*L*-精氨酸甲酯（*L*-NAME）所阻断。同时，PDR是*L*-精氨酸顺利进入RAEC的载体，它可以提供天门冬酸并激活精氨琥珀酸合酶（ASS）的表达，增强细胞内瓜氨酸-NO循环，从而增加*L*-精氨酸的利用率和NO的合成。PDR可能是一个比*L*-精氨酸更好的心血管保护因子。它能释放出NO，从而增加循环系统中NO的水平，是一种新型的口服和静注有效的抗血栓因子。

S-亚硝基硫醇（RSNO）在体内分布广泛，它是蛋白、多肽或硫醇的巯基亚硝基化的产物，参与NO的储存和转运。它可通过转亚硝基反应参与蛋白活性的调节和信号传导。*S*-亚硝基硫醇具有许多潜在的临床应用价值。近年来它作为选择性抗血栓形成因子备受关注，这主要是因为其良好的选择性血小板抑制效应，但这一作用机制尚不明确。近期研究探讨了其选择性抗血栓形成因子的可能性作用机制如下[6]：

1）RSNO代谢酶在血管壁细胞和血小板上表达不相同，如细胞表面蛋白二硫化物异构酶（cell surface protein disulphide isomerase，csPDI）和依赖于csPDI的信号转导。

2）氨基酸转运系统（*L*-AT system）或依赖于cys NO/*L*-AT的NO传递在血管壁细胞和血小板上表达不相同。

3）与血管壁细胞相比，RSNO可以较强地选择性抑制血小板聚集，它可以对血浆薄膜外表面上的靶标蛋白的修饰作用产生最小部分的抑制效应，而不需要细胞内NO的传递。

4）RSNO介导血液聚集的调控，尤其表现在特定的组织因素中，如血管损伤或循环单核细胞或血小板微粒。这可能是csPDI修饰的直接效应或从属效应。

硝酸酯及硝普钠（SNP）一般被称为硝基血管扩张剂，通过释放NO而发挥其生理效应。硝酸酯作为NO供体也备受瞩目，这些供体型药物的作用传统上归因于其动脉血管舒张和静脉扩张效应，最终增加冠状动脉血液供应和减少心脏工作量，主要应用于冠状动脉疾病和充血性心力衰竭。研究表明[7]，硝酸酯药物在体内和体外均具有内在的抗血小板聚集和抗血栓形成的作用。研究表明，硝基血管扩张剂可以非选择性地抑制由多种因素诱导的血小板聚集。

有关研究表明，在由电诱发的颈动脉血栓模型中，口服给药异山梨醇双硝酸酯（ISDN），可以显著抑制血栓的形成。体内动物实验研究表明，静脉注射硝普钠可以显著的抑制脑血管和冠状动脉血管中血栓的形成。

1.3.2 促进内源性 NO 生成的抗血小板聚集药物　研究表明[8]，17β-雌二醇（**9**）可以显著抑制由胶原和凝血酶诱导的血小板聚集。17β-雌二醇抑制血小板聚集的作用主要是通过激活 cAMP-eNOS/NO-cGMP 通路，抑制 PLCγ2 和 p38 丝裂原激活的蛋白激酶（p38MAPK）的激活，从而降低绝经妇女的心血管发病率。

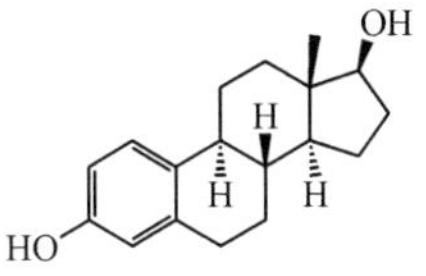

9

17β-雌二醇抑制胶原诱导的血小板聚集同时伴随着 Ca^{2+} 内流、血栓素 A2（TXA2）的形成、磷脂酶 C（PLCγ2），蛋白激酶 C（PKC）和 p38MAPK 信号通路的磷酸化。17β-雌二醇可显著增加 cAMP 和 cGMP 的水平、NO 释放、血管扩张剂刺激磷蛋白（VASP）的磷酸化和内皮 NO 合酶（eNOS）的表达。当添加 10 μmol 的 17β-雌二醇时，cAMP 和 cGMP 的水平分别是空白对照组的 2.1 倍和 2.6 倍；NO 的释放提高 3.0 倍；VASP 的磷酸化增加 1.5 倍；eNOS 的表达提高 3.0 倍。

1.4 NO 供体型抗糖尿病心血管并发症药物

糖尿病是严重威胁人类健康的慢性疾病之一，其主要特征是高血糖以及进行性的脉管系统病变，而且通常情况下，患者并发高血压、心血管疾病、肾病、视网膜病变和神经性病变的几率增加，并最终导致失明、肾衰竭等。血糖异常升高会造成诸多不良后果，因为体内过多的糖代谢过程可能会导致氧化压力，并生成高级糖基化终产物（AGE），增加氨基己糖途径通量路和醛糖还原酶（AR）介导的多元醇途径通量，激活蛋白激酶 C 等，致使内皮细胞功能紊乱。因此，高血糖是糖尿病血管病变的重要诱因。

NO 在维持心血管系统的稳定方面发挥着重要作用。当内源性 NO 的生成量减少，或其生物活性降低时，内皮细胞功能紊乱和糖尿病并发症的几率会大大增加。

白杨素是一种天然存在且广泛分布的黄酮类化合物，具有抗氧化、抗癌、抗焦虑、抗炎、抗糖尿病和抑制糖苷酶等多种生物活性。文献[9]报道了一系列硝酸酯类 NO 供体型白杨素衍生物（**10a-c**，**11a-c**，**12a-c**）。体外实验结果表明，化合物 **10a-c** 与对照药氨基胍相比（IC_{50} 为 826.22 ± 9.26 μmol/L），能有效抑制 AGE 的生成（IC_{50} 分别为 43.89 ± 6.76 μmol/L，52.47 ± 3.73 μmol/L，137.6 ± 8.86 μmol/L）；而且对 AR 的抑制方面，**10a-c** 与对照药槲皮素相比（IC_{50} 为 2.85 ± 0.04 μmol/L）能更好地抑制 AR（IC_{50} 分别为 0.30 ± 0.01 μmol/L，0.13 ± 0.03 μmol/L，0.21 ± 0.07 μmol/L）。此外，化合物 **10b**、**10c**、**11a-c** 在 10 μmol/L 给药量下，均能明显促进 HepG2 细胞对葡萄糖的消耗（$P<0.05$ *vs* 0.1% DMSO），其活性与阳性对照罗格列酮相当甚至更优。从结构上看，白杨素母核上的 5 位羟基为活性必须基团。

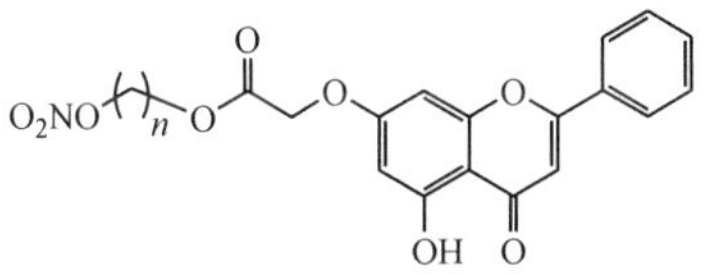

10a-c
10a: $n = 2$
10b: $n = 4$
10c: $n = 6$

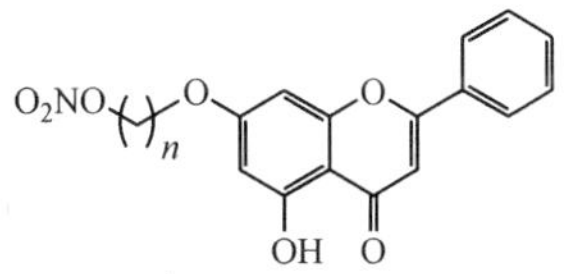

11a-c
11a: $n = 2$
11b: $n = 4$
11c: $n = 6$

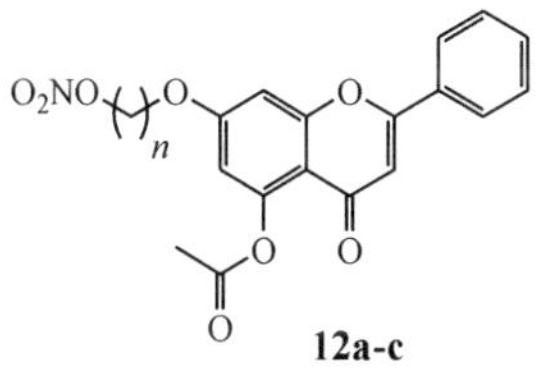

12a-c
12a: $n = 2$
12b: $n = 4$
12c: $n = 6$

在 NO 释放方面，所有的硝酸酯类 NO 供体型白杨素衍生物都能在 *L*-半胱氨酸存在下，于 PBS（pH 7.4）缓冲溶液中释放出低浓度的 NO，释放程度从 1.21% ± 0.20% 到 1.77% ± 0.10% 不等，而同等条件下硝普钠的 NO 释放为 10.42 ± 1.80%。这提示了该系列化合物能缓慢少量地释放 NO，保证了低浓度 NO 发挥其心血管保护作用的条件。

考虑到长期使用硝酸酯可能会引起耐药性，文献[10]选择呋咱氮氧化物为 NO 供体，通过适当的连接基团与白杨素的 7 位羟基相连，设计、合成了一系列呋咱氮氧化物类白杨素衍生物（**13a-b**，**14a-b**，**15**，**16**）。体外 AR 抑制试验结果表明，5 位羟基为活性必须基团。该系列化合物对 AR 的抑制活性均高于先导物白杨素、阳性对照药槲皮素、中间体 4-苯基-3-羟甲基呋咱氮氧化物和硝普钠 10 倍甚至 10 倍以上。另外，该系列化合物对 AGE 的抑制作用是阳性对照氨基胍的 22.3 ~ 33 倍，同时也优于硝酸酯类 NO 供体型白杨素衍生物。并且 5 位取代的衍生物并不会降低其对 AGE 生成的抑制作用。

与硝酸酯类白杨素衍生物类似，该系列化合物在 *L*-半胱氨酸存在下，也能于 PBS(pH 7.4)缓冲溶液中释放出低浓度的 NO，释放程度从 0.20% ±0.03% 到 1.89% ±0.03% 不等，同样显示了缓慢的 NO 释放过程。研究表明，呋咱氮氧化物可在巯基作用下释放出 NO，并且不会表现出耐药性。因此，与硝酸酯类白杨素衍生物相比，该系列化合物在具备良好活性的同时可能具有更高的安全性。

HepG2 的糖消耗试验表明，化合物 **13a**、**13b**、**15**、4-苯基-3-羟甲基呋咱氮氧化物、硝普钠和罗格列酮均能明显促进 HepG2 细胞对葡萄糖的消耗（$P < 0.05$ *vs* 0.1% DMSO）。同样，5 位羟基仍为活性必须基团。从 4-苯基-3-羟甲基呋咱氮氧化物和硝普钠对糖消耗的促进作用不难看出，NO 很可能是外周系统中糖清除的重要调控因子。因此，NO 供体型药物可能有望成为糖尿病心血管并发症的潜在治疗药物。

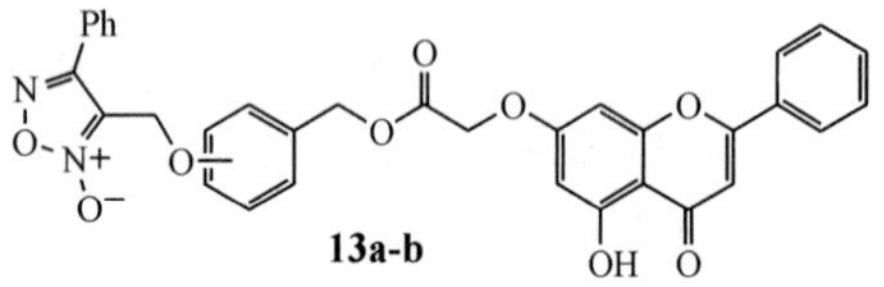

13a-b
13a: *m*-OR
13b: *p*-OR

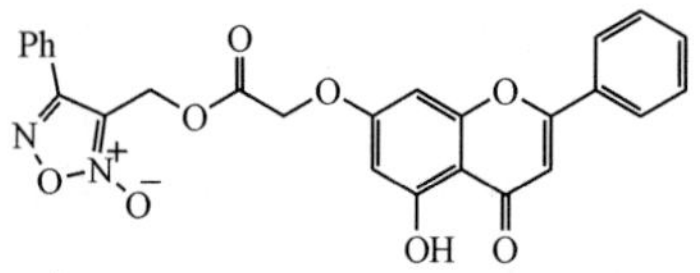

15

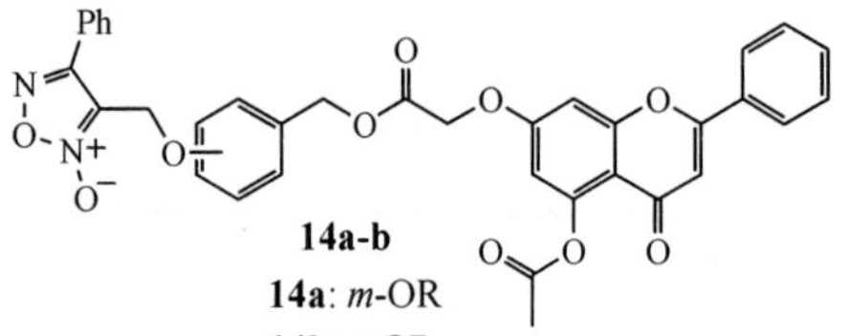

14a-b
14a: *m*-OR
14b: *p*-OR

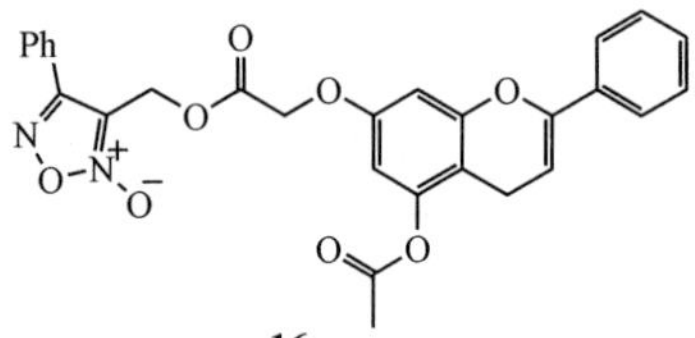

16

2 NO 供体型抗肿瘤药物

NO 在肿瘤的发生、发展和死亡中的作用已成为肿瘤研究与治疗的热点之一。基于高浓度的 NO 产生细胞毒性，诱导肿瘤细胞凋亡，阻止肿瘤细胞的扩散和转移，人们将一些 NO 供体与已有的抗肿瘤药物或具有抗肿瘤作用的天然产物及相关化合物偶联，这些偶联物在体内一般能够通过特定的酶解作用，在肿瘤细胞内释放出原药和高浓度的 NO，增强原药的抗肿瘤活性，减少其毒副作用。

2.1 NO 供体与抗肿瘤药物及相关药物偶联

NO 供体型抗肿瘤药物的设计中，通过连接臂将 NO 供体与母体化合物偶联是应用最为广泛的策略。如何选择合适的母体与连接臂，实现 NO 在肿瘤细胞内的靶向性释放，提高药物对肿瘤细胞的选择性，使原药与 NO 发挥协同作用，减少毒副作用是关键所在。

法尼基水杨酸（FTA，**17**）是一种新型的 Ras 蛋白抑制剂，其作用机理是将半乳凝素薄膜结合位点上的 Ras 亚型移除。FTA 已被用于治疗一系列的恶性肿瘤，如胰腺癌、肺癌等，但其疗效仍不理想。文献[11]选择不同的氨基酸连接臂将 FTA 与呋咱氮氧化物类 NO 供体拼合，设计、合成了一系列衍生物（**18a-p**）。

MTT 实验表明，化合物 **18d**、**18f**、**18k** 和 **18m-o** 对受试肿瘤细胞（U87、U251、MCF-7、MDA-MB-231、SGC-7901）的增殖抑制活性均强于 FTA 和阳性对照索拉菲尼。其中，**18n** 对 MDA-MB-231 的 IC_{50} 值（1.07 μmol/L）约是 FTA 的（51.22 μmol/L）50 倍，索拉菲尼的（4.77 μmol/L）4 倍。同时，偶联物的活性也明显优于其相应的 NO 供体片段，说明 NO 供体与 FTA 发挥了协同作用。NO 释放实验表明，化合物的抗肿瘤活性与其 NO 释放量相一致，并且 NO 清除剂血红蛋白显著降低化合物的活性，证实了 NO 在化合物抗肿瘤活性中的重要作用。进一步研究表明，**18f** 抑制肿瘤细胞中 Ras 相关的信号通路。5 μmol/L 的 **18f** 给药后能显著抑制细胞中 phosphor-Akt、ERK 和 Raf 水平，但是同样浓度的 FTA 却不能有效抑制 Ras 的信号通路。这些数据充分说明 **18f** 产生的高浓度的 NO 使其在低浓度下即可介导 Ras 信号通路的抑制作用。鉴于 Ras 相关的 MAPK 和 Akt 信号通路与多种细胞的的生长以及抗凋亡密切相关，**18f** 对这些通路的抑制作用可以增强细胞对细胞毒的敏感性，从而导致呋咱氮氧化物-FTA 偶联物的细胞毒性。

沙利度胺（**19**）在上世纪 50 年代被用作镇静催眠药，但由于发现其具有致畸性而撤市。尽管如此，对沙利度胺的基础研究仍在继续，特别是抗肿瘤领域。体外活性测试结果表明[12]，NO 供体型沙利度胺衍生物（**20a-d**）对三种肿瘤细胞（肝癌细胞 HepG2、肺癌细胞 A549 和前列腺癌细胞 PC-3）增殖的抑制活性均强于沙利度胺，其中 **20a**、**20d** 的活性与 5-FU 相当，而 **20b**、**20c** 的活性强于 5-FU。构效关系研究显示，用苯环代替沙利度胺结构中的戊二酰亚胺环并不影响其抗肿瘤活性；呋咱氮氧化物类 NO 供体的活性强于硝酸酯类；在连接臂的选择上，3 个碳原子的空间距离更为适宜。

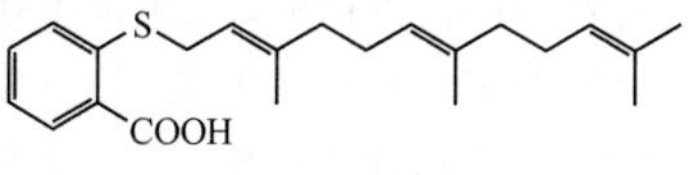

17

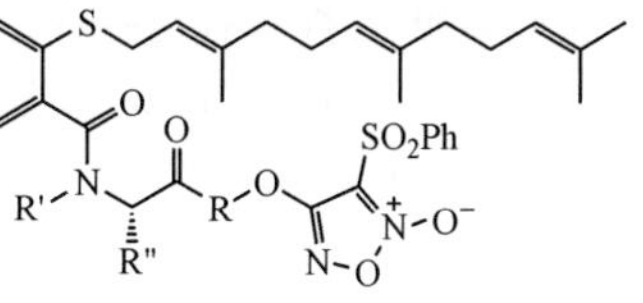

18d: R = O-CH₂-C≡C-CH₂ R' = H R" = H

18a-p

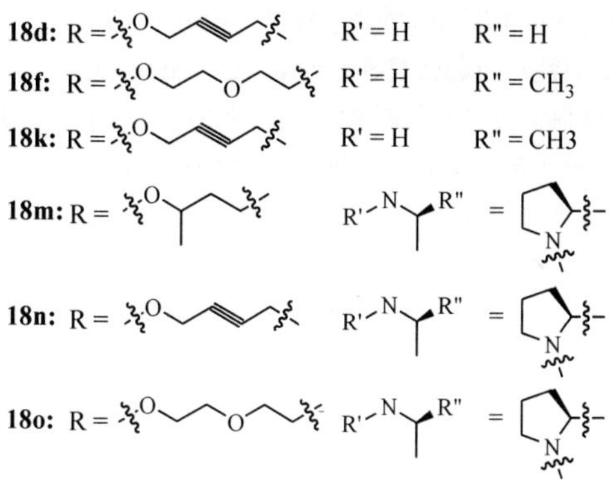

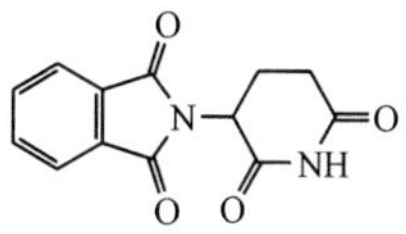

19

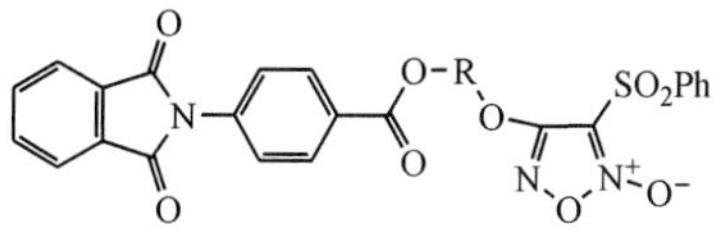

20a-d

20a: R = -$(CH_2)_2$-

20b: R = -$(CH_2)_3$-

20c: R = -$CHCH_3(CH_2)_2$-

20d: R = -$(CH_2)_4$-

NO 供体型阿司匹林(NO-ASA,**21**)作为 NO-非甾体抗炎药(NO-NSAIDs)中的一员,具有良好抗肿瘤活性。动物实验表明,NO-ASA 能预防近 90% 的导管腺癌的发生。其作用机制可能是通过氧化还原依赖的信号通路来抑制癌细胞的生长[13]。NO-ASA 可以适当地抑制 BxPC-3 细胞的增殖、诱导细胞凋亡、坏死以及 G1/S 细胞周期阻断从而抑制细胞的生长(IC_{50}为 13 μmol/L)。NO-ASA 给药 15 min,ROS 的细胞内水平开始升高,ROS 立刻以时间和剂量依赖的方式激活 MAPK 通路 p38、ERK 和 JNK(抗氧化剂 *N*-乙酰半胱氨酸终止这些激活作用)。MAPK 活化诱导 p21cip-1,从而抑制控制 G1/S 细胞周期转化的细胞周期蛋白 D1。从 p21cip-1 被诱导之后的 90 min 开始,NO-ASA 诱导 COX-2 表达。用抗 COX-2 的 siRNA 将 COX-2 的表达敲除之后,NO-ASA 同样诱导 p21cip-1 的表达,说明 COX-2 在 NO-ASA 的生长抑制作用中并不重要。这些研究表明信号激活的顺序为 ROS→MAPKs→p21cip-1→细胞周期蛋白 D1→细胞死亡。

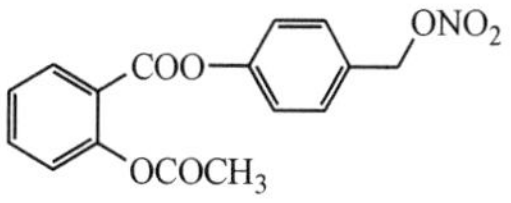

21

文献[14]将 AT1 拮抗剂依贝沙坦(**22**)类似物分别与呋咱氮氧化物及硝酸酯进行偶联合成了一系列 NO 供体型化合物(**23a-e**,**24a-e**),并测试了这些化合物对肝肿瘤细胞 BEL-7402 的体外细胞毒性。结果显示,这类化合物对 BEL-7402 具有较强的细胞杀伤作用。其中活性最强的化合物为 **23e**(IC_{50}为 16.1 μmol/L)和 **24c**(IC_{50}为 12.5 μmol/L)。体外 NO 释放试验显示,活性最强的化合物释放的 NO 量也最多,表明 NO 的释放是化合物产生细胞毒性的重要原因之一。

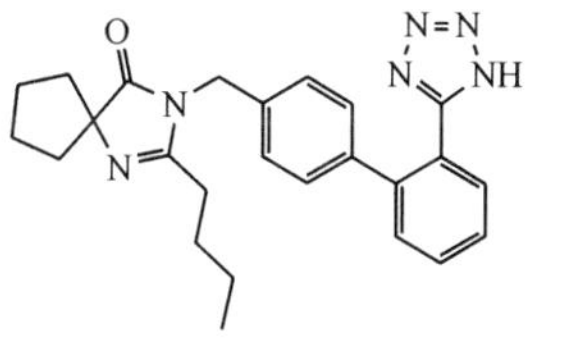

22

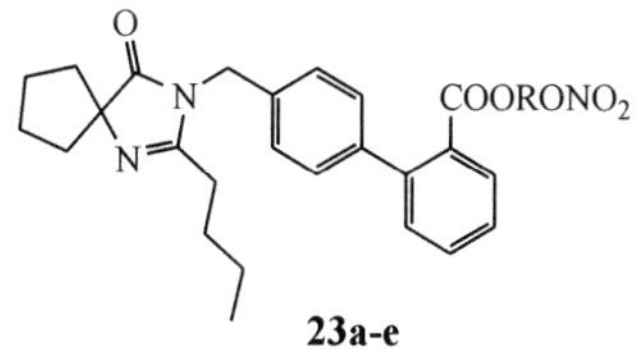

23a-e

23a: R = -$(CH_2)_2$-

23b: R = -CH_2CHCH_3-

23c: R = -$(CH_2)_3$-

23d: R = -$(CH_2)_4$-

23e: R = -$(CH_2)_5$-

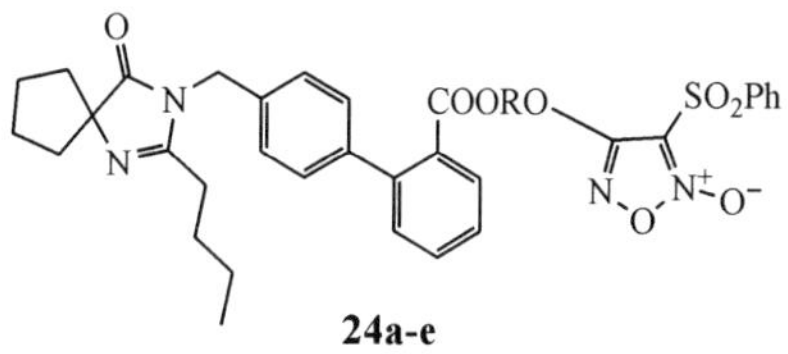

24a-e

24a: R = -$(CH_2)_2$-

24b: R = -$(CH_2)_3$-

24c: R = -$(CH_2)_4$-

24d: R = -$(CH_2)_2O(CH_2)_2$-

24e: R = -CH_2-Ph-CH_2-*p*

2.2 NO 供体与具有抗肿瘤活性的天然产物偶联

齐墩果酸(OA)为天然五环三萜类保肝药。先前的研究表明,NO 供体型 OA 衍生物(**25**)抑制肝癌细胞 HepG2 和 Hep3B 增殖的 IC_{50}为 0.05 μmol/L,并且对正常肝细胞 LO2、人肾上皮细胞及小鼠淋巴细胞无毒性作用,提示其具有特异性的肝肿瘤细胞毒性。然而,**25** 在水和乙醇中均极难溶解,限制了其临床前研究。

文献[15]对 **25** 进行了进一步改造,将其分子结构中的羧基与葡萄糖、半乳糖、葡萄糖醛酸等以酯键相连,制备了一系列糖基衍生物。研究发现,半乳糖衍生物 **26** 在多种溶剂中的溶解度均较 **25** 有所改善。例如,**26** 在 1,2-丙二醇和 HS-15 中的溶解度分别为 16.2 mg/mL 和 0.862 mg/mL,而 **25** 在这两者中的溶解度仅分别为 2.23 mg/mL 和 0.158 mg/mL。

26 体外对多种肝癌细胞(HepG2、SMMC-7721 和 BEL-

7402)具有显著的抑制生长作用(IC_{50}为1.18～2.96 μmol/L),抗肿瘤活性明显强于阳性对照药羟喜树碱。**26**在10 μmol/L的浓度下对HepG2细胞生长的抑制率为100%,而对LO2的抑制率低于10%,显示了其较高的选择性。人肝癌SMMC-7721裸小鼠尾静脉给予12.5和25 mg/kg剂量的**26**,相对肿瘤增殖率T/C分别为44.1%和50.0%,低于5-FU给药(25 mg/kg)的T/C55.2%,提示**26**体内抑瘤活性优于5-FU;急性毒性试验结果表明,小鼠静脉注射**26**的LD_{50}(94.1 mg/kg)为其有效剂量(12.5 mg/kg)的7.5倍,显示了较高的安全性。研究还发现,**26**在肝肿瘤细胞HepG2中NO释放量约是正常肝细胞LO2中的3倍,提示**15**的肝肿瘤选择性可能与NO释放相关;加入NO清除剂或将**26**结构中的NO供体片段去除后,原有的抗肿瘤作用基本消失,证明了**26**的抗肿瘤作用及其选择性与NO释放相关。进一步研究发现,**26**通过(至少是部分通过)促细胞凋亡,产生抑制肿瘤生长的效应;其机制可能与作用于凋亡相关因子Caspase-3、Bcl-2以及Bax,激活凋亡通路有关。

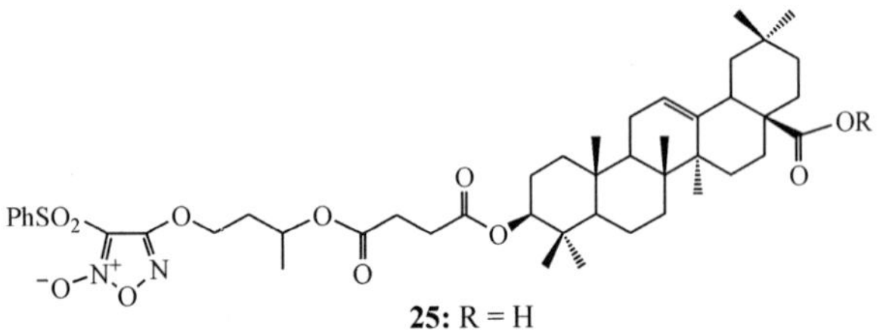

25: R = H
26: R = galactosyl

甘草次酸(GA)是另一重要的五环三萜类化合物。设计合成了一系列NO供体型GA衍生物(**27a-g**)并考察了其体外抗肝癌活性[16]。MTT测试表明,**27b-d**、**27f**和**27g**的良好抗肝癌活性,对两种肝肿瘤细胞BEL-7402和HepG2的IC_{50}分别为0.25～1.10 μmol/L和1.32～6.78 μmol/L。并且,化合物对LO2的生长无明显抑制作用,显示良好的选择性。NO释放试验表明,活性化合物在肝肿瘤细胞中释放较高浓度的NO,而在LO2细胞中NO的释放量较低。加入NO清除剂后,活性化合物的细胞毒性显著降低。

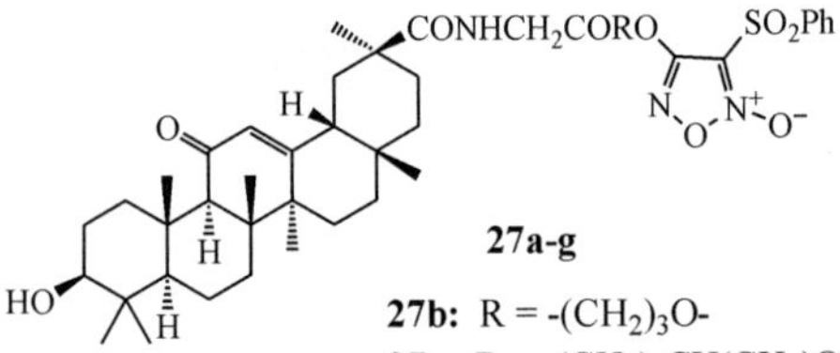

27a-g

27b: R = $-(CH_2)_3O-$
27c: R = $-(CH_2)_2CH(CH_3)O-$
27d: R = $-(CH_2)_4O-$
27f: R = $-CH_2CH{=}CHCH_2O-$
27g: R = $-CH_2C{\equiv}CCH_2O-$

苦参碱(**28**)是中药苦参的主要活性成分之一,具有广谱的抗肿瘤作用,且不破坏正常细胞。但是,由于苦参碱的抗肿瘤活性较低,其临床应用受到了限制。文献[17,18]报道了一系列基于呋咱氮氧化物的NO供体型苦参碱衍生物(**29a-f**)。MTT试验显示,化合物**29a**、**29b**、**29e**和**29f**对肝肿瘤细胞HepG2细胞具有显著的细胞毒性,其IC_{50}值分别为11.36、11.45、14.21和8.02 μmol/L,强于阳性对照药5-FU(IC_{50}为15.92 μmol/L)。构效关系表明,当R基团碳链$n=2$或3时活性最好,碳链进一步延长,活性下降;直链的活性优于支链;当R中引入杂原子时,活性略有提高。

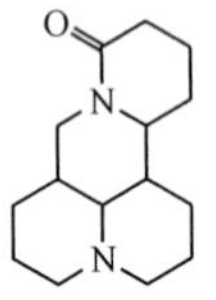

28

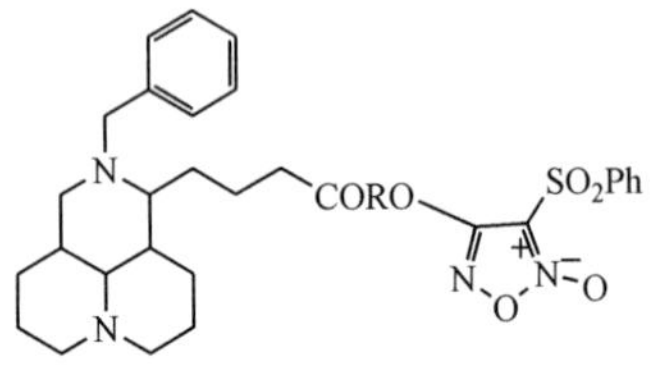

29a-f

29a: R = $-O(CH_2)_2-$
29b: R = $-O(CH_2)_3-$
29c: R = $-O(CH_2)_4-$
29d: R = $-OCH(CH_3)(CH_2)_2-$
29e: R = $-O(CH_2)_2O(CH_2)_2-$
29f: R = $-NH(CH_2)_2-$

鉴于卟啉能够选择性地在肿瘤组织内聚积,文献[19]报道了4个含硝酸酯类卟啉衍生物(**30a-d**)。研究表明,**30a-d**在肝肿瘤细胞BEL-7402中积累大于在正常肝细胞LO2中的积累量,显示一定的肝癌选择性。MTT实验表明,该类化合物对于BEL-7402显示出较强的增殖抑制活性(IC_{50}为0.8～3.0 μmol/L)。

2.3 NO供体与纳米材料偶联

如何使NO供体有效并选择性地转运至肿瘤细胞而非正常细胞一直是其应用中的一大限制因素。以纳米材料为基质的NO供体型药物被认为是克服这一局限的方法之一。文献[20]使用纳米二氧化硅作为NO传递的载体,评估其对人体卵巢癌细胞和非肿瘤细胞的增殖抑制作用。结果表明:NO供体型纳米颗粒AHAP3/NO(**31**)和MAP3/NO(**32**)与空

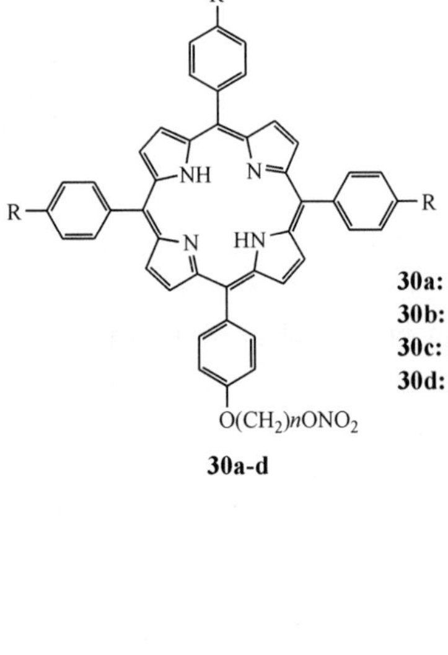

30a: $n=2$　R = H
30b: $n=2$　R = CH_3
30c: $n=3$　R = H
30d: $n=3$　R = CH_3

30a-d

白纳米颗粒以及先前报道的小分子 NO 供体 PYRRO/NO(**33**)相比呈现出更强的增殖抑制作用。此外，AHAP3/NO 和 MAP3/NO 对肿瘤衍生和 Ras 转化的卵巢细胞非停泊性生长具有更强的抑制作用。共聚焦显微镜分析表明，荧光标记的 NO 供体型纳米颗粒能进入细胞质，并聚集于晚期内涵体和溶酶体上。进一步研究表明，纳米颗粒对正常卵巢癌细胞和转化卵巢癌细胞的作用与其粒径大小相关。该研究首次将纳米颗粒衍生化的 NO 供体应用于抗肿瘤治疗。

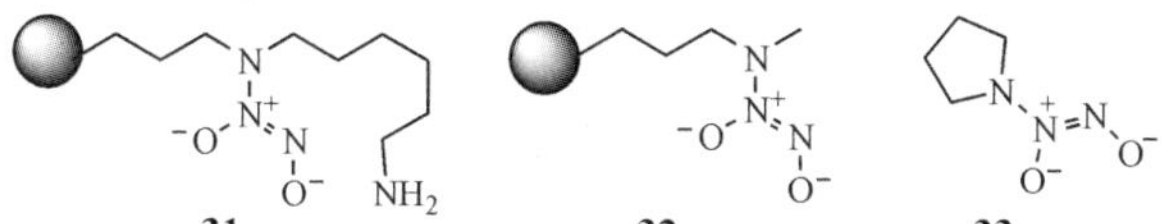

31 **32** **33**

2.4 其 他

放疗作为一线治疗法广泛应用于包括结肠癌、乳腺癌、肺癌、前列腺癌和食管癌等恶性肿瘤临床治疗，然而，肿瘤缺氧微环境极易导致放疗失败。20 世纪 50 年代，Gray 小组和 Howard-Flanders 小组便分别在 Nature 杂志报道 NO 具有放射增敏作用。但直到 90 年代，随着人们对 NO 各种生物效应的不断了解，NO 放射增敏作用才重新引起人们关注。

研究表明[21]，p53 缺陷型结肠直肠癌 HT-29 细胞对放疗产生抵抗，而 p53 野生型 HCT-116 细胞则对放疗敏感，其机制与 PARP-1 裂解相关。在 HCT-116 细胞中 p21 水平明显提高，而 HT-29 细胞中 Bcl-2 和存活素水平上调。偶氮鎓二醇盐型 NO 供体 DETA/NO(**34**)能诱导 HT-29 细胞 PARP-1 裂解，并伴有 p21、p27、BAX 提高，以及 Bcl-2 下降，从而介导 HT-29 细胞辐射致敏作用。在 HT-29 SCID 小鼠模型中，DETA/NO(0.4 mg/kg，ip)和放疗(2.0 Gy × 5)联合用药能显著提高治疗效果(放疗、DETA/NO、联合治疗抑癌率分别为 37.6%、51.1% 和 70.1%)。

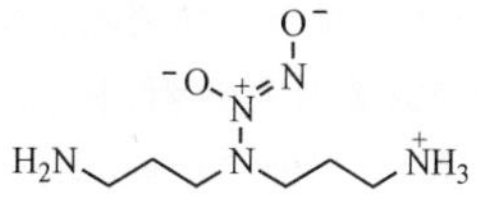

34

O2-乙烯基修饰的偶氮鎓二醇盐 V-PROLI/NO(**35**)能够在肝脏细胞色素 P450 酶的代谢下释放 NO。V-PROLI/NO 在体外能减弱无机砷引起的肝毒性，并且细胞致死率的降低与 NO 的释放水平直接相关。V-PROLI/NO 还能剂量依赖性地增加 CYP2E1 的转录表达。DNA 碎片测定表明，V-PROLI/NO 显著降低砷诱导的细胞凋亡。此外，V-PROLI/NO 还能抑制砷作用后 JNK 1/2 的磷酸化，提高金属硫蛋白的水平[22]。

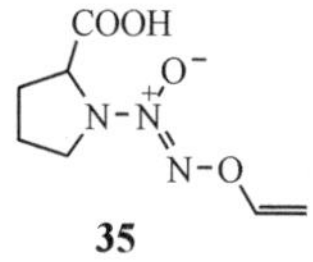

35

3 NO 供体型非甾体抗炎药

塞来昔布、罗非昔布和伐地考昔等 COX-2 选择性抑制剂能有效地消除炎症和减轻疼痛，并能降低胃肠道副作用和肾毒性。近年来研究表明，罗非昔布和伐地考昔等 COX-2 选择性抑制剂能够改变 COX 通路的生化平衡，在舒张血管和抑制 PGI2 生成的同时，却导致血管收缩及 TXA2 的水平增加。这种改变增加了高血压和心肌梗死的发病率，最终导致罗非昔布和伐地考昔撤市。

文献[23,24]利用拼合原理，将不同的 NO 供体与 COX-2 选择性抑制剂偶联，设计合成了一系列 NO 供体型 COX-2 选择性抑制剂(**36a-b ~ 41a-b**)。

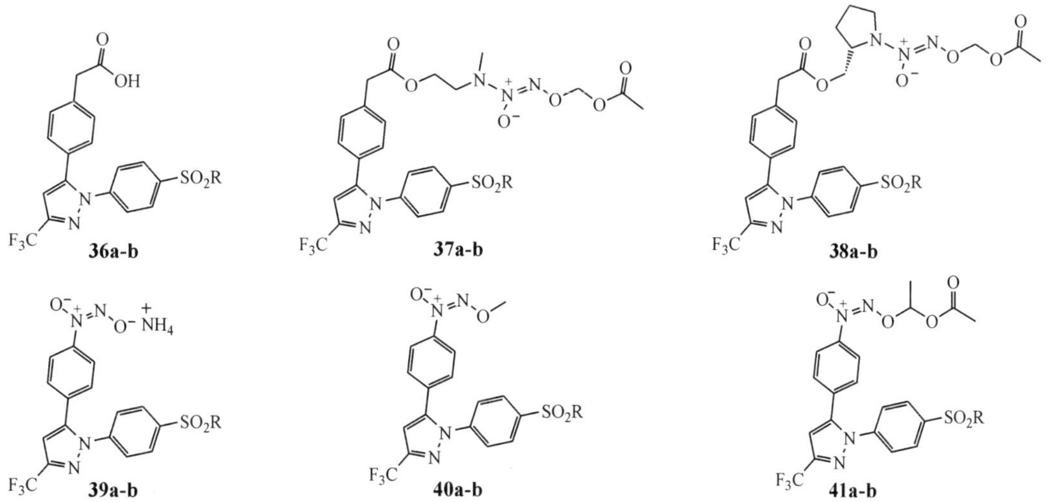

36a-b **37a-b** **38a-b**

39a-b **40a-b** **41a-b**

a: R = Me　b: R = NH$_2$

体外 COX-1/COX-2 抑制活性结果显示，化合物 **37a-b** 对 COX-1 的抑制作用与塞来昔布相当，其余化合物对 COX-1 的抑制作用较弱（IC_{50} 为 5.8～65.2 μmol/L），化合物 **35a-b**，**37a-b**，**38a-b** 对 COX-2 的抑制作用（IC_{50} 为 0.9～4.6 μmol/L）强于 COX-1，显示出更高的选择性。而化合物 **40a-b**，**41a** 对 COX-2 有中等强度的抑制作用（IC_{50} 为 1.6、3.9 和 3.3 μmol/L），与阿司匹林和布洛芬相似，弱于塞来昔布。

NO 释放测试结果显示，**37a-b**、**38a-b**、**40a-b**、**41a-b** 在大鼠血清中的 NO 释放量（18%～74.6%）要高于其在磷酸盐缓冲溶液（PBS）中的释放量（3.8%～11.6%），说明在血清中，化合物的代谢速率更快。而化合物 **39a-b** 是季铵盐，NO 的释放不需要酶的活化，在 PBS 和大鼠血清中的释放量相同。

抗炎活性实验表明，在相同口服剂量下（100 mg/kg），由于分子中含有氨磺酰基结构，化合物 **39b**、**40b**、**41b** 表现出更高的抗炎活性（分别为 65.7%、47.7% 和 18.6%）。化合物 **36a**（ED_{50} 为 215.8 μmol/kg，po）、**36b**（ED_{50} 为 113.8 μmol/kg，po）和 **39b**（ED_{50} 为 168.1 μmol/kg，po）的抗炎活性远远强于阿司匹林（ED_{50} 为 710 μmol/kg，po）和布洛芬（ED_{50} 为 327 μmol/kg，po），但弱于塞来昔布（ED_{50} = 30.9 μmol/kg，po）。

化合物 **41a-b** 体内抗炎活性的可能机制如下：它们在体内通过酶的水解作用，生成了一分子 NO 和亚硝基代谢产物发挥其抗炎作用。

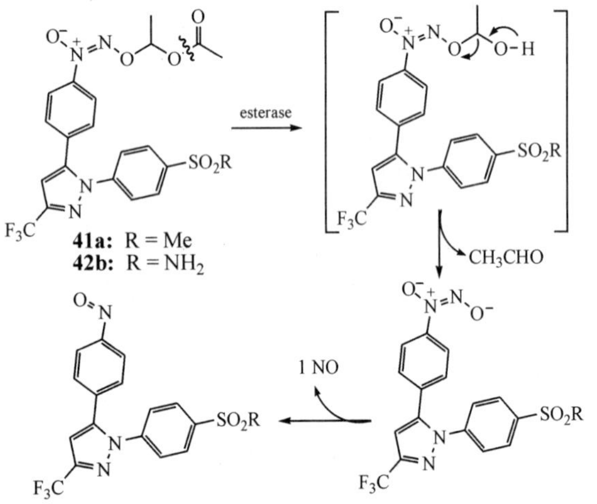

esterase

41a: R = Me
42b: R = NH_2

CH_3CHO

1 NO

文献[25]报道了一系列硝酸酯类和偶氮鎓二醇盐类阿司匹林、吲哚美辛和布洛芬衍生物（**42a-c**，**43a-c**）。体外 COX-1/COX-2 抑制活性测试结果表明，在最高测试浓度（100 μmol/L）下，所有化合物对 COX-1 无抑制活性，且对 COX-2 的选择性（COX-2 SI = 13.0～166.7）和抑制活性（IC_{50} 为 0.6～9.3 μmol/L）都低于母药。这些数据表明，与 NO 供体偶联后，母药对 COX-1 的抑制作用消失，且对 COX-2 的抑制活性减弱。然而，对大鼠口服给药后发现，相同剂量下化合物 **42a-c**、**43a-c** 的抗炎活性与母药类似，该实验结果表明化合物 **42a-c**、**43a-c** 作为前药需要在体内经过酯酶的水解活化作用来发挥药理作用。

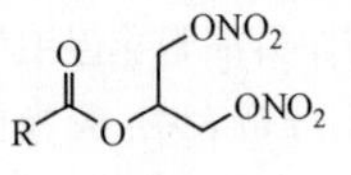

42a-c 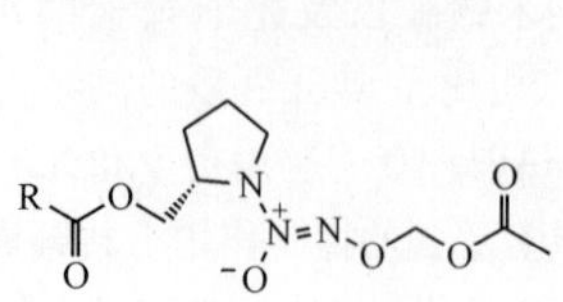 **43a-c**

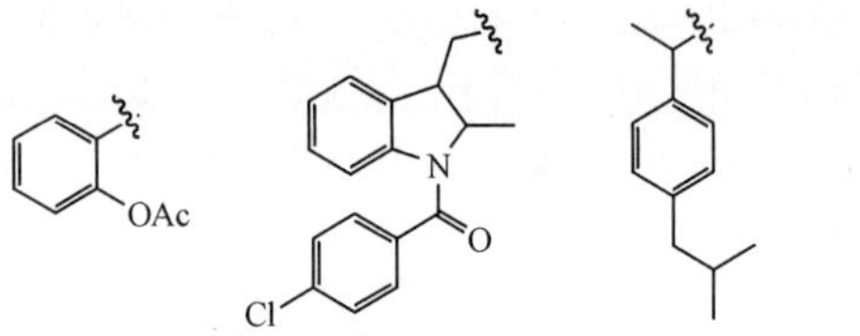

a **b** **c**

化合物 **44** 是强效的 COX-2 选择性抑制剂，抗炎作用显著。文献[26]以其为先导化合物，设计、合成一系列异羟肟酸磺酸基衍生物（**5a-g**）。

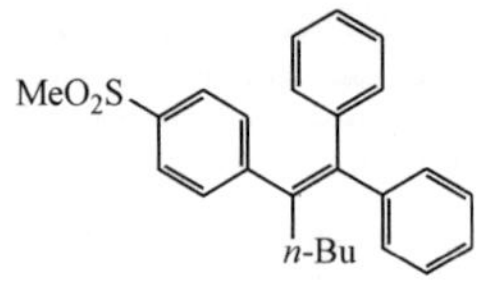

44

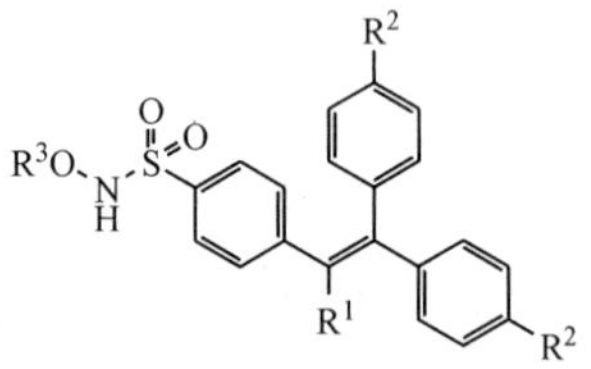

45a-g

45a: $R^1 = CH_3$, $R^2 = H$, $R^3 = H$
45b: $R^1 = CH_3$, $R^2 = CH_3$, $R^3 = H$
45c: $R^1 = CH_3$, $R^2 = F$, $R^3 = H$
45d: $R^1 = n\text{-Bu}$, $R^2 = F$, $R^3 = H$
45e: $R^1 = n\text{-Bu}$, $R^2 = H$, $R^3 = H$
45f: $R^1 = n\text{-Bu}$, $R^2 = CH_3$, $R^3 = H$
45g: $R^1 = n\text{-Bu}$, $R^2 = CH_3$, $R^3 = CH_3$

在 100 mg/kg 口服剂量下，**45f**（ED_{50} 为 88 mg/kg）和 **45e**（ED_{50} 为 114 mg/kg），以及 **45a**，**45c** 和 **45d** 显示了 49.0%～55.6% 的炎症抑制率，抗炎活性强于阿司匹林，但弱于 COX-2 非选择性抑制剂布洛芬和 COX-2 选择性抑制剂塞来昔布以及先导化合物 **44**。值得注意的是，化合物 **45g** 对 COX-1 和 COX-2 无抑制活性（IC_{50} > 100 μmol/L），显示较弱的体内抗炎活性；而化合物 **45g** 经 *O*-去甲基化得到的代谢产物 **45f** 却具有抗炎活性（ED_{50} 为 88 mg/kg，po）。

体外 NO 释放试验表明，化合物 **45a-g** 在 PBS 和含氧化剂的 PBS 中的 NO 释放量分别为 4.3%～13.5% 和 4.4%～25.6%，NO 的释放速率较慢；而化合物 **27** 的 NO 释放量分别为 59.7% 和 58.4%。有趣的是，化合物 **45a-g** 和 **44** 在含血清 PBS 中的 NO 释放速率都较慢（0.38%～5.72%）。可能的原因是亲脂性高的化合物 **45a-g** 在血清中发生蛋白键合作用，导致 NO 释放受到抑制。

由于直接检测 HNO 较难，目前仍然通过 GC 检测 N_2O 的释放量间接得到 HNO 的量。在 MeOH/TBS 体系中，化合物 **45a-g** 生成的 N_2O 的量很少（0% ~2%）；相反，再加入 NaOH 后，N_2O 的量急剧增加（2% ~71%）。而在 MeOH/NaOH/GSH 体系中，谷胱甘肽（GSH）会与 HNO 反应，因此 N_2O 生成量减少。

4 NO 供体型抗肝纤维化药物

肝纤维化是由各种致病因子所致肝内结缔组织异常增生，导致肝内弥漫性细胞外基质过度沉淀的病理过程，许多慢性肝脏疾病可引起肝纤维化。目前，肝纤维化的可逆转性及活化型肝星状细胞（HSC）凋亡在肝纤维化的逆转中的重要地位已受到广泛重视，通过诱导肝星状细胞凋亡，减少活化型星状细胞数量，减少细胞外基质分泌，增加降解，肝组织结构逐渐复原，从而促进肝纤维化的恢复。

联苯双酯是我国开发的抗肝炎药，系合成五味子丙素的中间体，可降低肝转氨酶活性，增强肝脏解毒功能，保护肝细胞，改善肝功能。文献[27]报道了 NO 供体型联苯双酯衍生物（**46**）具有良好的抗肝纤维化活性。细胞凋亡实验结果表明，化合物 **46** 呈时间依从性和浓度依从性诱导大鼠 HSC-T6 细胞凋亡，并可下降线粒体膜电位，增强 caspase 9 和 3 活性，通过 caspase 依赖性的内源性途径诱导 HSC-T6 细胞凋亡。四氯化碳诱导的肝纤维化模型实验表明，化合物 **46**（20 mg/kg）对大鼠的肝纤维化指标和肝脏病理分级有明显改善作用，并对肝功能有保护作用。这些结果提示，化合物 **46** 对四氯化碳诱导的大鼠早期肝纤维化有较好的治疗作用。

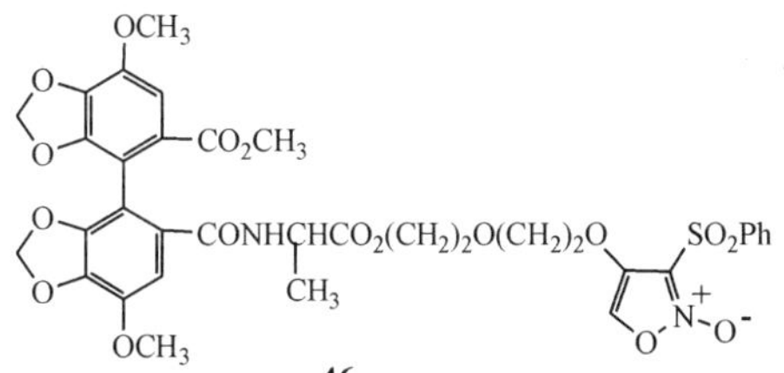

46

5 NO 供体型生物医学材料

生物医学装置由于长时间与人的组织、器官和血液接触时，因此时常引发血小板聚集和活化，从而容易在装置表面形成血栓，影响使用的同时增加患者的风险。因此，NO 供体型高分子材料有望成为解决这一问题的有效方法之一。近年来，聚碳酸酯型聚氨酯材料（PCU）由于其抗水解、抗氧化等优越性，被广泛应用于植入式医疗器材，如心脏瓣膜、人造血管、起搏器绝缘子等。目前对 PCU 的研究热点多集中在组织工程学、通过释放 NO 来模仿内皮细胞抗血小板聚集功能、对材料表面进行特殊的分子修饰等方面。文献[28]报道了在 3-氨基丙基三乙氧基硅烷（APTES）条件下，将 *L*-亚硝基半胱氨酸（*L*-CySNO）成功载药于 PCU 表面，并通过 Griess 法检测该材料的体外 NO 释放活性。实验结果显示，该材料的体外 NO 释放速率随温度升高而增加，随聚合材料中二醇分子量的增加而降低，与 PCU 的厚度无关。此外，细胞毒性和溶血性实验进一步显示，该类载有 *L*-CySNO 的 PCU 材料与合成的 PCU 材料相比，具有更优越的血液和生物相容性。

此外，文献[29]将 NO 供体偶氮鎓二醇盐溶解于碱性缓冲溶液（pH =9.0），然后用对不同温度具有敏感性的磷酯将溶液包裹。由于碱性溶液有效延缓 NO 的自发释放，所以当外界环境温度升高并达到磷脂的敏感温度时，多余的脂质体中的质子会大量内流，从而破坏脂质体所包裹的碱性环境，进而引发 NO 释放。该项研究为 NO 供体型药物在体内的控释提供了良好的研究思路。

6 结 语

近两年来我国学者从事 NO 供体型药物研究，在治疗心血管疾病、抗肿瘤、抗炎以及应用于生物医学材料等方面，均取得了一定的进展。然而，部分研究工作还比较粗浅，尤其在靶向性 NO 供体型药物设计、体内药效学评价及作用机制等方面尚有待于深入研究，需要相关学科的通力配合及资金支持。相信随着国内外 NO 基础研究的不断深入，将进一步促进我国 NO 供体型药物的研究和开发。

参 考 文 献

1 刘文冲，孙晓莉，季乐乐，等. 一种抗心肌缺血/再灌注损伤的新化合物的合成及心肌保护作用研究. 药学学报，2009，44（3）：321-326.

2 Xu J，Wang Z，Wang J. Ferilnic nirate produces delayed preconditioning against myocardial ischemia and reperfusion injury in rats. *Arch Pharm Res*，2010，33（6）：881-887.

3 Tor S，Li J，Dai X，*et al*. Pretreatment with the nitric oxide donor SNAP or nerve transection blocks humoral preconditioning by remote limb ischemia or intra-arterial adenosine. *Am J Physiol Heart Circ Physiol*，2010，299（5）：H1598-H1603.

4 姜 鸽，郑晋鄂，赵朝阳，等. 一氧化氮供体型雷诺嗪衍生物的合成及体外一氧化氮释放活性测定. 华中科技大学学报（医学版），2009，38（5）：664-668.

5 Tang Z，Zhao M，Li C，*et al*. Polyaspartoyl *L*-arginine inhibits platelet aggregation through stimulation of NO release from endothelial cells. *Euro J Pharmacol*，2008，588（1）：41-46.

6 Gordge M，Xiao F. S-nitrosothiols as selective antithrombotic agents-possible mechanisms. *Brit J Pharmacol*，2010，159（8）：1572-1580.

7 Zhou R，Frishman W. The antiplatelet effects of nitrates — Is it of clinical significance in patients with cardiovascular disease?. *Cardiol Rev*，2010，18（4）：198-203.

8 Wu G，Lee J，Chou D，*et al*. Inhibitory signaling of 17β-estradiol in platelet activation：The pivotal role of cyclic AMP-mediated nitric

oxide synthase activation. *Euro J Pharmacol*, 2010, 649 (1-3): 140-149.

9 Zou X, Peng S, Hu C, *et al*. Synthesis, characterization and vasculoprotective effects of nitric oxide-donating derivatives of chrysin. *Bioorg Med Chem*, 2010, 18(9): 3020-3025.

10 Zou X, Peng S, Hu C, *et al*. Furoxan nitric oxide donor coupled chrysin derivatives: synthesis and vasculoprotection. *Bioorg Med Chem Lett*, 2011, 21(4): 1222-1226.

11 Ling Y, Ye X, Ji H, *et al*. Synthesis and evaluation of nitric oxide-releasing derivatives of farnesylthiosalicylic acid as anti-tumor agents. *Bioorg Med Chem*, 2010, 18(10): 3448-3456.

12 Wang T, Zhang Y, Kong X, *et al*. Synthesis and biological evaluation of nitric oxide-Donating thalidomide analogues as anticancer agents. *Chem Biodivers*, 2009, 6(4): 466-474.

13 Zhou H, Huang L, Sun Y, *et al*. Nitric oxide-donating aspirin inhibits the growth of pancreatic cancer cells through redox-dependent signaling. *Cancer Lett*, 2009, 273(2): 292-299.

14 Zhang Y, Zhou J, Wu X, *et al*. Synthesis and antitumor activity of nitric oxide releasing derivatives of AT1 antagonist. *Chinese Chem Lett*, 2009, 20(3): 302-305.

15 Huang Z, Zhang Y, Zhao L, *et al*. Synthesis and anti-human hepatocellular carcinoma activity of new nitric oxide-releasing glycosyl derivatives of oleanolic acid. *Org Biomol Chem*, 2010, 8 (3): 632-639.

16 Lai Y, Shen L, Zhang Z, *et al*. Synthesis and biological evaluation of furoxan-based nitric oxide-releasing derivatives of glycyrrhetinic acid as anti-hepatocellular carcinoma agents. *Bioorg Med Chem Lett*, 2010, 20(22): 6416-6420.

17 He L, Gu H, Yin D, *et al*. Synthesis and anti-cancer activity of nitric oxide donor-based matrine derivatives. *Chemical J Chinese U*, 2010, 31(8): 1541-1547.

18 He L, Liu J, Yin D, *et al*. Synthesis and biological evaluation of nitric oxide-releasing matrine derivatives as anticancer agents. *Chin Chem Lett*, 2010, 21(4): 381-384.

19 Liu W, Liu C, Gong C, *et al*. Porphyrins containing nitric oxide donors: synthesis and cancer cell-oriented NO release. *Bioorg Med Chem Lett*, 2009, 19(6): 1647-1649.

20 Stevens E V, Carpenter A W, Shin J H, *et al*. Nitric oxide-releasing silica nanoparticle inhibition of ovarian cancer cell growth. *Mol Pharmaceut*, 2010, 7(3): 775-785.

21 Gao X, Saha D, Kapur P, *et al*. Radiosensitization of HT-29 Cells and xenografts by the nitric oxide donor detanonoate. *J Surg Oncol*, 2009, 100(2): 149-158.

22 Qu W, Liu J, Dill A L, *et al*. V-PROLI/NO, a nitric oxide donor prodrug, protects liver cells from arsenic-induced toxicity. *Cancer Sci*, 2009, 100(3): 382-388.

23 Abdellatif K, Chowdhury M, Velázquez C, *et al*. Celecoxib prodrugs possessing a diazen-1-ium-1, 2-diolate nitric oxide donor moiety: synthesis, biological evaluation and nitric oxide release studies. *Bioorg Med Chem Lett*, 2010, 20(15): 4544-4549.

24 Abdellatif K , Chowdhury M, Dong Y, *et al*. Diazen-1-ium-1, 2-diolates nitric oxide donor ester prodrugs of 5-(4-carboxymethylphenyl)-1-(4-methanesulfonylphenyl)-3-trifluoro- methyl-1H-pyrazole and its aminosulfonyl analog: synthesis, biological evaluation and nitric oxide release studies. *Bioorg Med Chem*, 2009, 17(14): 5182-5188.

25 Abdellatif K, Chowdhury M, Dong Y, *et al*. Dinitroglyceryl and diazen-1-ium-1, 2-diolates nitric oxide donor ester prodrugs of aspirin, indomethacin and ibuprofen: synthesis, biological evaluation and nitric oxide release studies. *Bioorg Med Chem Lett*, 2009, 19 (11): 3014-3018.

26 Huang Z, Velázquez C, Abdellatif K, *et al*. Acyclic triaryl olefins possessing a sulfohydroxamic acid pharmacophore: synthesis, nitric oxide/nitroxyl release, cyclooxygenase inhibition, and anti-inflammatory studies. *Org Biomol Chem*, 2010, 8(18): 4124-4130.

27 Dai L, Ji H, Kong XW, *et al*. Antifibrotic effects of ZK14, a novel nitric oxide donating biphenyldicarboxylate derivative, on rat HSC-T6 cells and CCl4-induced hepatic fibrosis. *Acta Pharmacol Sin*, 2010, 31: 27-34.

28 Guo J, Ye Y, Feng Y, *et al*. Studies on NO releasing from PCU grafted with endogenous NO donors. *Polym Adv Technol*, 2010, 21(11): 759-766.

29 Tai L, Wang Y, Yang C. Heat-activated sustaining nitric oxide release from zwitterionic diazeniumdiolate loaded in thermo-sensitive liposomes. *Nitric Oxide*, 2010, 23(1): 60-64.

2010 年我国 siRNA 药物研究进展

李　谦，王友同，吴梧桐

（中国药科大学生命科学与技术学院，南京 210009）

摘　要　近年来人们对 siRNA 药物的研发热情空前高涨，siRNA 药物在基因疾病、肿瘤、病毒感染等方面显现出极好的应用前景，多个 siRNA 药物进入临床研究阶段。文章就 2010 年我国 siRNA 药物的研究概况进行总结，重点综述了 siRNA 药物应用于病毒感染、肿瘤治疗及 siRNA 递送系统的研究进展，为今后 siRNA 药物的研发提供参考。

RNA 干扰（RNAi）是一种高度保守的由双链 RNA（dsRNA）触发的可特异性降解相应序列的 mRNA，导致转录后靶基因沉默（post-transcript gene silencing，PTGS）过程，从而产生相应的功能型缺失的现象。在 RNAi 过程中，长链 dsRNA 被 Dicer 酶剪切成小干扰 RNA（small interfering RNA，siRNA），siRNA 的一条链与 RNA 诱导的沉默复合物（RISC）结合，随后以碱基互补配对的方式与靶 mRNA 结合，最后通过剪切或转录抑制达到抑制基因的表达。RNAi 作为转录后基因沉默强有力的工具，广泛应用于基因功能分析和疾病治疗研究，并有望成为许多遗传性疾病、病毒性疾病和肿瘤的新治疗方法。

1　siRNA 药物的治疗作用研究

大量的研究结果表明，siRNA 药物在疾病治疗中具有巨大潜力。动物模型体内实验初步结果显示，siRNA 有助于对某些疾病的治疗。RNAi 类药物的开发进程正逐日加快，在美国已有 10 多个品种进入临床研究，国内开展 RNAi 类药物的研究也十分火热，RNAi 类药物的应用主要集中在基因疾病、肿瘤、病毒感染和其他炎症性疾病。

1.1　siRNA 的抗肿瘤作用

通过基因芯片技术筛选出在结肠癌肝转移与无转移组中显著差异表达的 CUGBP1 基因，利用 RNAi 技术构建 siRNA-CUGBP1 慢病毒载体感染结肠癌细胞 SW480 和 DLD-1，可显著抑制 CUGBP1 mRNA 及蛋白的表达，SW480 和 DLD-1 细胞增殖受到明显抑制，克隆形成率明显下降，细胞周期阻滞于 G1 期，侵袭能力减弱。结果提示 CUGBP1 基因可作为结肠癌治疗的潜在作用靶点[1]。

使用基于 siRNA 质粒的基因沉默系统特异性敲除 TSPAN1 在 HCT-8 结肠癌细胞系中的表达。结果以 TSPAN1 的 siRNA 质粒转染后，TSPAN1 的 mRNA 及蛋白表达均显著下降，其原因是在 G0/G1 期发生了细胞周期阻滞。同时发生侵袭的 HCT-8 细胞的数量也显著下降。RNAi 介导的 TSPAN1 表达下调显著抑制了结肠癌细胞的体外增殖与侵袭。该结果表明 TSPAN1 在结肠癌的发病过程中起重要作用，也表明 RNAi 靶向沉默 TSPAN1 可能是一种治疗结肠癌的潜在方法[2]。

探讨 siRNA 沉默 Survivin 基因后对人大肠癌细胞系 HCT116 的 Survivin 蛋白表达、细胞增殖及凋亡的影响。以脂质体 lip-2000 为载体，用针对 Survivin 特异靶点的 siRNA 转染人大肠癌细胞系 HCT116 后，免疫细胞化学结果显示 HCT116 的正常对照组、脂质体对照组及阴性错配对照组细胞浆均呈强阳性表达，Survivin-siRNA 组细胞浆 Survivin 呈弱阳性表达；Western blot 结果显示 Survivin-siRNA 抑制 Survivin 基因可以抑制大肠癌细胞增殖，促进凋亡；Survivin 有望成为大肠癌基因治疗的新靶点[3]。

研究 cripto 基因对人大肠癌细胞迁移、侵袭和肝转移的影响。以 cripto 基因小干扰 RNA 转染人大肠癌 SW480 细胞，同时以 cripto siRNA 转染 48 h 后的癌细胞接种裸鼠，观察对大肠癌细胞体内肝转移的影响。结果显示 siRNA 转染组 cripto 基因 mRNA 水平明显降低，体外实验还发现，cripto siRNA 转染组癌细胞迁移距离和穿膜细胞数目明显低于对照组，由此可见 cripto 基因在大肠癌肝转移中起着重要的作用，以 siRNA 下调 cripto 基因表达，可抑制大肠癌细胞肝转移[4]。

应用 siRNA 下调 CD_{147} 基因表达的功能实验结果显示，RNAi 较好地沉默 CD147 基因，抑制 T-24 膀胱癌细胞的增殖，迁移能力明显下降；RNAi 封闭的膀胱癌细胞自身分泌 MMPs 和 VEGF 的能力大为减弱；在 MMPs 和 VEGF 分泌量减少的情况下，膀胱癌细胞降解胶原和血管形成能力下降，侵袭力减弱。因此用 siRNA 阻断 CD147 基因的表达，有可能提供膀胱癌基因治疗的新的靶点[5]。

研究 siRNA 干扰 E2F3 基因对膀胱癌细胞（5637 细胞）增殖的抑制作用，阐明 E2F3 基因沉默对 5637 细胞增殖抑制作用的生物学机制。RT-PCR 及 Western blot 检测干扰后 5637 细胞 E2F3 基因表达抑制，3 条干扰序列对 5637 细胞周期抑制且 G1 期细胞比例增高，细胞凋亡率增加，siRNA 干扰 E2F3 基因对膀胱癌 5637 细胞具有明显增殖抑制和促进凋亡的作用[6]。

成功构建了 Cdc42-shRNA 表达载体；并成功转染肝癌 SMMC-7721 细胞，高效地抑制了肝癌细胞内源性 Cdc42 的表达。Cdc42 干扰质粒成功地转染肝癌 SMMC-7721 细胞后，明显改变了人肝癌细胞的恶性生物学行为，细胞生长速度减慢，增殖能力降低，细胞的迁移和穿过 Matrigel 胶的侵袭能力均有不同程度的降低；发现 RNAi 沉默 Cdc42 表达导致了 AFP 蛋白和 PCNA 蛋白表达含量的明显改变，降低肝癌细胞的恶性程度；体内成瘤实验也证实 RNA 干扰技术可沉默肝细胞癌 Cdc42 蛋白的表达，并且明显抑制肿瘤生长[7]。

针对肝癌细胞 HLA-E mRNA 靶序列不同位点，设计合成多个 siRNA 链，定量分析其对 HLA-E(+)肝癌 BEL-7402 细胞的基因沉默效率，筛选最佳抑制效果的 siRNA。结果经筛选的 HLA-E siRNA 能特异、高效沉默肝癌细胞 HLA-E 基因表达，可能抑制其非经典 HLA-Ⅰ途径免疫逃逸，为肝癌“基因-免疫”治疗提供新的治疗策略[8]。

研究肝癌细胞 SMMC-7721 中 SUMO-1 基因对突变型 p53 基因表达的影响，及 SUMO-1 基因对肝癌细胞增殖的作用。通过将有效的人工合成的 SUMO-1siRNA 转染肝癌细胞 SMMC-7721 后沉默 SUMO-1 基因的表达。结果发现在 SMMC-7721 中，SUMO-1 和突变型 p53 基因均高表达。SUMO-1 基因表达下调后，SMMC-7721 中突变型 p53 基因在 mRNA 及蛋白水平同步表达下调，细胞增殖明显受到抑制[9]。

构建了肺腺癌裸鼠移植模型，将 pGenesil-2-Survivin 表达载体局部注射到瘤体内，可以观察到 Survivin mRNA 及蛋白的表达明显降低，同时肿瘤生长明显抑制，而 *X* 射线照射能够增强肿瘤的抑制效果。结果显示，体外和体内实验均证明靶向 Survivin 的 RNAi 能够提高肺腺癌的放射治疗效应[10]。

通过体外实验观察 HSP70 基因的小分子干扰 RNA 对宫颈癌 HeLa 细胞株增殖及凋亡的影响，探讨 HSP70 在 HeLa 细胞增殖和凋亡中的功能，结果与对照组相比转染 pHSP70-siRNA 组 HSP70 的 mRNA 及蛋白表达均明显下降，表明 Phsp70-siRNA 质粒转染能有效降低 HSP70 的表达；细胞生长抑制率明显增高，在荧光显微镜下观察到 HeLa 细胞出现凋亡形态；流式细胞术结果显示 pHSP70-siRNA 组细胞凋亡率显著高于对照组，且 G0/G1 期细胞减少，G2/M 和 S 期细胞增多。因此 HSP70 siRNA 可以有效地抑制宫颈癌 HeLa 细胞增殖，促进 HeLa 细胞凋亡；HSP70 可能成为宫颈癌基因治疗的一个新靶点[11]。

Pokemon 基因在细胞分化、增殖和肿瘤产生的过程中发挥着关键而多样的功能，它是 ARF-HDM2-p53 和 Rb-E2F 途径的主要调节因子。Pokemon 基因在多种肿瘤中均过度表达，因此该基因可作为肿瘤治疗的靶标。研究一种宫颈癌模型中使用 RNAi 策略沉默 Pokemon 基因。用 Arg-Gly-Asp (RGD)肽配体和多聚赖氨酸(K(18))融合肽封装重组逆转录病毒质粒，该质粒以 Pokemon 基因为靶点，得到称为“模拟逆转录病毒”的混合物。融合肽与质粒比例为 2.0∶1，“模拟逆转录病毒”形成稳定而同源的纳米颗粒，抵抗 DNase I 并具有凝胶阻滞能力。该纳米颗粒抑制了 SiHa 细胞的增殖和侵袭，促进了该细胞的凋亡。该纳米粒与 SiHa 细胞的结合是由 RGD-整合素 α(v)β(3)相互作用介导。这种以肿瘤为靶标的“模拟逆转录病毒”具有裸鼠体内抗肿瘤活性，而且与表达 siRNA 的重组逆转录病毒及缺少 RGD 肽的 K(18)/P4 纳米颗粒相比，这种“模拟逆转录病毒”能更高效地抑制肿瘤生长。结果说明这种以 RNAi/RGD 为基础的“模拟逆转录病毒”疗法是一种全新的抗肿瘤策略，可用于大多数肿瘤治疗研究中，具有广阔的宫颈癌治疗潜力[12]。

探讨了 RNA 干扰沉默 Nucleostem in(NS)基因后对食管癌 Eca-109 细胞株增殖和凋亡的影响。结果与对照组相比，转染组细胞的增殖速率降低，24、48 及 72 h 细胞增殖抑制率分别为 60.32%、72.29% 和 86.00%；NS 基因表达量下降；细胞凋亡指数增加。可见 NS 基因沉默导致食管癌 Eca-109 细胞株增殖抑制，凋亡增加[13]。

探讨 RNA 干扰技术沉默 STAT3 基因对食管癌 EC21 细胞 MMP22 基因表达的影响，采用化学合成 STAT3 siRNA，转染人食管癌 EC-1 细胞，荧光显微镜下观察转染效率，半定量 RT-PCR 和 Western blot 法同时检测 STAT3、MMP22 基因和蛋白表达水平的变化。结果发现食管癌 EC21 细胞转染特异性 STAT3 siRNA 后，STAT3 和 MMP-2 基因和蛋白的表达同时受到明显抑制。显示其可有效抑制 STAT3 基因和蛋白的表达，同时通过结合 MMP-2 启动子下调 MMP-2 基因和蛋白的表达，从而在食管癌发生、发展、浸润转移中起作用，STAT3 基因有可能成为食管癌治疗中重要的靶基因位点[14]。

利用 siRNA 技术下调人胰腺癌 BxPc-3 细胞中钙结合蛋白 S100A4 表达后对细胞增殖、迁移和侵袭的影响。设计合成针对 S100A4 的特异性 siRNA，转染至人胰腺癌 BxPc-3 细胞，Western 印迹结果显示 BxPc-3 细胞转染 S100A4 siRNA 48 h 后，S100A4 蛋白表达明显下调；Transwell 小室验证转染 S100A4 siRNA 后细胞的迁移和侵袭能力明显降低。结果表明，S100A4 表达下调后可抑制胰腺癌细胞的增殖、迁移和侵袭，提示 S100A4 可以作为一个潜在的肿瘤治疗靶标[15]。

探讨 siRNA 干扰 β-catenin 对人胶质瘤细胞系 SHG44 体外增殖和凋亡的影响。利用脂质体将 β-catenin siRNA 干扰片段转染 SHG44 细胞，结果发现 β-catenin siRNA 转染 SHG44 细胞可以有效抑制 β-catenin 的表达，并抑制其向核内的转移和聚集。与对照组相比，β-catenin siRNA 转染组能够抑制细胞增殖，抑制细胞的集落形成能力，增加了细胞的凋亡，表明 β-catenin 在胶质瘤的发生发展中发挥重要作用[16]。

表皮生长因子受体(EGFR)基因和肿瘤抑制因子 PTEN 基因变异在多种恶性肿瘤的初发过程中起关键作用，并已被证实为重要的治疗靶点。使用表达以人 EGFR 基因序列为靶点的 siRNA 的表达型质粒和野生型 PTEN 的 cDNA 研究对 U251 神经胶质瘤细胞的生长抑制作用。发现下调 EGFR 表达和上调 PTEN 表达可以在体外抑制细胞增殖,阻滞细胞周期,减少细胞侵袭,促进细胞凋亡。此外,U251 神经胶质瘤细胞在裸鼠皮下的生长也得到了显著的抑制。这说明以 EGFR 和 PTEN 为靶点的合并基因治疗可能是神经胶质瘤的新型基因疗法[17]。

靶向人 DNMT1(DNA methyltransferase1)构建 RNA 干扰载体,研究其对乳腺癌细胞周期、增殖及凋亡的影响。结果发现重组质粒 pGCsi-DNMT1 能特异有效地抑制 MCF-7 细胞内 DNMT1 的表达、抑制细胞增殖、促进细胞凋亡,并可通过抑制 DNMT1 的活性来解除相关基因启动子区的高度甲基化状态,从而促进肿瘤相关基因的表达,提示 DNMT1 可作为乳腺癌基因治疗的新靶标[18]。

研究肿瘤血管导向性干扰素 IFN-α2a-NGR 抗肿瘤效应的分子机制,发现影响干扰素敏感性的关键信号分子,提高耐药肿瘤细胞敏感性[19]。

探讨沉默生存素(survivin)基因表达的小干扰 RNA 对人胃癌 BGC-823 细胞增殖和成瘤能力的影响,应用能够有效沉默 survivin 的小分子干扰 RNA(shRNA-survivin-1),建立稳定表达干扰 RNA 细胞系,探讨干扰 RNA 稳定表达对胃癌 BGC-823 细胞生长和裸鼠移植成瘤的影响。结果 shRNA-survivin-1 可以沉默 survivin 基因的表达,可以显著抑制胃癌 BGC-823 细胞的增殖,并降低胃癌 BGC-823 细胞的成瘤能力[20]。

研究间皮素(mesothelin,MSLN)基因被沉默后的卵巢癌细胞 SKOV3-MSLN-shRNA 增殖能力的变化,以及 MSLN 基因沉默对裸鼠卵巢癌腹腔移植瘤生长的影响。利用针对 MSLN 基因的 siRNA 慢病毒液和对照组慢病毒液分别感染 SKOV3 细胞,建立 SKOV3-MSLN-shRNA 细胞和 SKOV3-MSLN-neg 细胞的稳定转染株。结果说明 MSLN 基因沉默可以降低卵巢癌 SKOV3 细胞的体外增殖能力,同时可以抑制卵巢癌裸鼠腹腔移植瘤的生长和种植[21]。

皮层肌动蛋白(cortactin)是一种微丝肌动蛋白结合蛋白,其主要参与细胞骨架系统的调控,细胞外信号转导以及细胞黏附等过程,cortactin 与肿瘤的侵袭和转移有关。构建含有 cortactin 基因的 siRNA 表达载体,转染喉癌 Hep-2 细胞,G418 筛选稳定转染的细胞,Western blot 检测 siRNA 对 cortactin 蛋白表达的影响,MTT 和平皿克隆形成实验检测细胞增殖能力,Transwell 法检测细胞迁移侵袭能力,结果发现 cortactin 表达下调能显著抑制喉癌 Hep-2 细胞的增殖和侵袭[22]。

研究慢病毒载体介导 siRNA 抑制 survivin 基因表达后对人喉癌 hep-2 细胞体内增殖能力的影响以及对裸鼠移植人喉癌的抑瘤活性。靶向 survivin 基因的 siRNA 可以有效抑制 survivin 基因的表达,使 survivin-mRNA 表达减少 60% ~ 85%,蛋白表达减少 70%;流式细胞术检测细胞凋亡率明显提高,降低了在裸鼠体内成瘤的能力[23]。

研究探讨靶向 aqp1(aquaporin 1)基因的 siRNA 对 K562 细胞生长的抑制作用。设计 siRNA,转染 K562 细胞,结果表明 aqp1-siRNA 能够抑制 K562 细胞的增殖,诱导其凋亡,可作为治疗恶性肿瘤的新靶点[24]。

Livin 是细胞凋亡抑制蛋白家族的成员之一,它在一系列实体肿瘤和癌细胞系中过度表达。通过基因重组构建了一种 Livin 特异性的 siRNA 真核表达载体,将该载体转染到人 HCC 细胞系 SMMC-7221 中。Livin 特异性 siRNA 真核表达载体有效地减少了 Livin 的 mRNA 的合成和蛋白的表达。对 Livin 的靶向抑制强烈地增加了 SMMC-7721 细胞对促凋亡刺激的敏感性,并与 caspase-3 的活化相关联。MTT 试验说明 Livin 的基因沉默通过特异性抑制细胞有丝分裂而抑制了 SMMC-7721 细胞的生长。实验发现 Livin 并非仅仅增加 HCC 细胞对凋亡刺激的抗性,而且极大促进了 HCC 细胞的增殖与侵袭能力。抑制 Livin 可能是一种潜在的靶向治疗 HCC 的方法[25]。

1 型胰岛素样生长因子受体(IGF-1R)是酪氨酸蛋白激酶受体家族的一个成员。它是包括子宫内膜癌在内的多种人类恶性肿瘤发生、发展和频繁过度激活的病因之一。采用 RNA 干扰技术下调了 IGF-1R 在子宫内膜肿瘤中的表达,RNAi 介导的 IGF-1R 在子宫内膜肿瘤中的表达下调显著诱导了凋亡,减少了下游蛋白磷酸化并且减少了体外致肿瘤性,并且肿瘤组织的扩散指数较低。这表明了针对 IGF-1R 进行靶向 RNA 干扰对子宫内膜癌具有潜在治疗作用,也表明了 IGF-1R 可能是人子宫内膜癌的潜在治疗靶点[26]。

1.2 siRNA 的抗病毒作用

观察 HepG2.2.15 细胞中乙型肝炎病毒 X(HBx)基因沉默对酿酒酵母 YKL-40 蛋白表达的影响。构建靶向 HBx 基因的 siRNA 真核表达载体 pRNAT-HBx,脂质体法转染人肝癌细胞系 HepG2.2.15 细胞。结果显示,pRNAT-HBx 明显抑制 HepG2.2.15 细胞中 HBx 基因的表达,同时 YKL-40 的 mRNA 和细胞内蛋白表达水平也随之相应下调。由此可见抑制 HBx 基因的表达能下调 HepG2.2.15 细胞中 YKL-40 白的表达,提示 HBx 蛋白对 YKL-40 蛋白的表达具有一定的激活作用[27]。

制备靶向 HBV 核心抗原(HBcAg)的纳米小干扰 RNA(siRNA),利用 U6 启动子质粒转染入 HepG2 细胞;成功构建了含磁性纳米的 siRNA 质粒;多种方法检测均显示转染后的细胞 HBV 核心抗原表达明显下降;其表面抗原、e 抗原和 HBV-DNA 值均较对照组降低[28]。

构建并制备能够有效抑制 HBV mRNA 表达的 siRNA-重组腺相关病毒。将筛选到的 siRNA 片段克隆入骨架质粒 pAAV-MCS 中,与 pAAV-RC 和 pHelper 质粒共转染人胚肾 293T 细胞,包装出重组腺相关病毒,将纯化后的重组病毒直接感染 HepG 2.2.15 细胞,通过酶联免疫法和荧光定量 PCR 法检测重组腺相关病毒的抑制效果。结果重组腺相关病毒显著降低 HBV 分泌的相关抗原蛋白以及 DNA 和 RNA 水平,重组腺相关病毒载体介导的 siRNA 能够有效抑制 HBV 的表达与复制[29]。

2 siRNA 递送系统

siRNA 相对分子质量约为 14 000,是带有大量负电荷的大分子,不具有进入细胞的能力,而即使毫克级别的裸露 siRNA 分子也不能进入正常细胞或者诱导 RNAi 反应。因此,如何能研发出具有良好的细胞靶向性、无细胞毒性和不依赖 siRNA 序列的高效递送系统成为 RNAi 效应在临床应用的关键环节。目前,体内 siRNA 递送系统分为二类:病毒载体递送和非病毒载体递送。病毒载体是高效的核酸递送系统,但有的由于具有潜在的致突变力、引起毒性免疫反应等缺陷,病毒载体递送系统的临床应用受到限制。非病毒载体主要包括对 siRNA 进行化学修饰、阳离子聚合物、脂质体、细胞渗透性肽、靶向融合蛋白等。

2.1 病毒载体

目前常用的重组病毒载体包括逆转录病毒载体、腺病毒载体、腺相关病毒载体及慢病毒载体等。逆转录病毒介导的基因转移具有高效、整合及拷贝数恒定等优点,并且可以感染哺乳动物的细胞或组织,能在体内或体外进行 RNAi 实验。腺病毒具有高滴度、高感染性,不依赖于细胞分裂,体内实验安全性好等优点,这使得腺病毒成为表达 siRNA 的高效载体[29]。慢病毒载体其特点为免疫原性低,能感染分裂相和非分裂相细胞,能将自身携带片段整合入宿主细胞基因组。目前研究表明慢病毒载体能在哺乳动物各类细胞稳定表达 siRNA,长期抑制靶基因表达[23]。

2.2 非病毒载体

2.2.1 siRNA 的化学修饰 使用化学修饰可以提高 RNA 对核酸酶的稳定性、减少触发体内免疫反应的可能性、降低脱靶效应发生几率和促进药物代谢动力学吸收。siRNA 结构中的磷酸二酯结构(PO)对内切酶敏感,也不利于细胞摄取。将 S(PS)代替磷酸二酯结构中的 O(PO),或是对五碳糖中的 2-O 进行甲基化,可以延长双链 siRNA 的保留时间。广泛使用的化学修饰位点有核糖的 2′位置(包括 2′-O-甲基核糖、2′-O-丙烯基核糖、2’-脱氧尿苷等)和主链部分。此外在 siRNA 末端少量引入甲氧基、甲氧乙基和 2′-F 荧光透视基团能够延长 siRNA 体内半衰期,增强细胞和血浆中 RNAi 活力。进行恰当化学修饰的 siRNA 稳定性好,并能改善药物代谢动力学特性[30]。

2.2.2 脂质体 单层和多室脂质体正广泛应用于药物递送系统。脂质体可以使用单一或者多种类型的脂质进行构建,在体内含水环境中,这样的物质可以形成具有脂双层的脂质体。球形外部的极性基团可以形成纳米颗粒复合体,而内部的亲水基团有利于核酸类物质的存在。而且脂质体结构上的不定型性使得脂质与核酸在体内便于运输。新近研发的几种脂质复合物用于递送 siRNA,一种是应用阳离子脂质物(cationic lipids)与带负电荷的核酸在静电作用下形成纳米颗粒。将胆固醇酯、甘油三酯、二油酰磷脂酰胆碱和三氨基甲酰胆固醇在静电作用下与具有可变形性的 siRNA 和聚乙二醇(PEG)复合物合成阳离子脂质体,通过这种方法递送 siRNA 具有很低的细胞毒性和血清稳定性,可以有效地靶向 RNAi。虽然阳离子脂质物在局部递送 siRNA 方面取得了成功,但是这种聚集物的形成会产生载体与阳离子血清蛋白的相互作用,经常聚集在首先经过的器官中如肺和肝,很大程度上限制了其在系统递送 siRNA 方面的应用[31]。

合成一种含有顺二十二碳-13-烯酸侧链的脂质-阳离子多聚物(LCP)作为 siRNA 载体,用这种 LCP 把增强型绿色荧光蛋白(EGFP)siRNA 转染到 HeLa-EGFP 和 TH1080-EGFP 细胞系中,从而测定转染效率。这种 LCP 载体具有高度的 DNA 结合活性,73% 细胞荧光被该 LCP 介导的 EGFP siRNA 转染所抑制,说明其转染效率很高,而细胞活力保持 95%,说明该 LCP 的毒性很低。而且它易于在常温下储存说明 LCP 是一种成功的 siRNA 转染载体,众多的优良特性使其值得进一步研究[32]。

2.2.3 纳米颗粒 纳米颗粒载体是一类直径 1 ~ 1 000 nm 的亚微粒,装载有带负电的核酸磷酸盐基团(如 siRNA)和多聚阳离子,通过离子间的相互作用力形成聚合的电解质络合物,其具有生物相容性、无免疫原性和靶向性等特点。直径大于 100 nm 的纳米颗粒可被网状内皮组织肝、脾、肺和骨髓吸收,同时直径小于 100 nm 的颗粒可延长体内循环时间。目前,应用于纳米颗粒载体的大多是可生物降解的纳米物质,其中包括脂类多聚物如聚乳酸聚乙醇酸共聚物(PLGA)、聚乳酸(PLA)、多聚乙烯亚胺(PEI)和环糊精、半导体纳晶、三氧化二铁磁性粒子等[33]。PEI 在多种细胞中具有良好的转染效率,作为通用的多聚物广泛用于非病毒载体核酸递送。其高密度和接近中性的基团可以缓冲胞内体的酸性环境,在细胞质中释放核酸。

电荷反转金纳米颗粒最早由逐层沉积技术制备,用于把 siRNA 和质粒 DNA 运载进入肿瘤细胞。聚丙烯酰胺凝胶电泳证实了该纳米金颗粒具有电荷反转的属性。利用电荷反转金纳米颗粒作为转染佐剂,可以提高增强型绿色荧光蛋白(EGFP)的表达效率,并且降低对细胞增殖的毒性作用。Lamin A/C 是一种重要的核包膜蛋白,可被由电荷反转金纳米颗粒转染的 Lamin A/C siRNA 有效沉默,基因敲除效率高于商业载体 Lipofectamine 2000,表明了电荷反转金纳米颗粒可以提高核酸运载效率[34]。

聚乙烯亚胺(PEI)包被的纳米金颗粒(AuNPs)能通过把 PEI 作为还原剂和稳定剂的方式成功地制备出来,PEI 能通过静电作用结合 siRNA,形成良好分散、结构一致、粒度分布范围窄的纳米颗粒。PEI 包被的 AuNPs/siRNA 以一种内源细胞周期激酶——肿瘤基因 polo 样激酶 1(PLK1)为靶点,能显著敲除该基因并显著增强细胞凋亡,PEI 包被的 AuNP 无细胞毒性,是一种有潜力的向胞内转运 siRNA 的载体[35]。

2.2.4 细胞渗透性多肽 细胞渗透性多肽(cell-penetrating peptides,CPPs)是一种 5 到 40 个氨基酸大小的短肽,通过不同机制可以进入细胞内部,具有递送共价或非共价结合核酸的能力。目前在众多 CPPs 中,研究最为深入的是 TAT 短肽和穿膜肽,由人类免疫缺陷病毒 1 型(HIV-1)基因编码的一种反式转录激活因子(transactivator of transcription,TAT)蛋白,其序列位于 49 ~ 57 的 8 个碱性氨基酸具有穿膜能力。构建了结构特征模仿病毒载体的非病毒多聚乙烯氧化物微粒,其外壳经过整合素 α-vβ-3 肽段(RGD4C)和/或 TAT 修饰,内部添加了结合和保护 siRNA 的多聚阳离子精胺。经过 2 种功能肽段共同修饰的微粒在多药耐药人乳腺癌细胞株 MDA435/LCC6 中靶向递送 siRNA,与未经修饰的微粒比较,siRNA 具有更好的细胞吸收和内涵体逃逸能力,在 mRNA 与蛋白水平都可观察到与多药耐药相关的 P 糖蛋白下调,结果显示这种 RGD/TAT 功能性模仿病毒的载体能有效递送 siRNA 进行 RNAi,可以逆转 P 糖蛋白相关的多药耐药[36]。

通过合成聚阳离子和配合物,例如阳离子多聚物(LPEI、BPEI)、阳离子脂质体(DOTAP)、肽(CPP),在新的给药体系和载体研究方面取得了巨大的进步,但许多阳离子试剂常带有严重毒性,限制了它们的临床应用,一个合成的以蛋白质为基础的聚合物,也称为弹性蛋白样多肽(ELPs),该多肽源自人弹性蛋白原高重复序列 Val-Pro-Gly-Xaa-Gly(其中的 Xaa 代表除 Pro 之外的任何氨基酸)。如果将 Xaa 替换为 Lys 或 Arg,它就能成为一种强有力的阳离子聚合物 siRNA 载体[37]。

2.2.5 靶向性融合蛋白 靶向性融合蛋白是以抗体为载体,将其与具有特殊功能的蛋白或蛋白片段融合表达,获得的蛋白同时具有抗原结合能力和融合蛋白功能。利用抗体与细胞特异结合的靶向性,将融合蛋白与 siRNA 携带至靶细胞,引起 RNAi 及一系列的生物学效应。应用细胞膜表面受体的单链抗体(single chain of variable fragments,scFv)与鱼精蛋白截短体(truncated protamine,tP)融合蛋白递送 siRNA。scFv 具有相对分子质量小、免疫原性低、靶向性强等特点,而 tP 是一种碱性蛋白,具有很强的 DNA 结合能力,将 scFv 与 tP 融合后的蛋白,同时具有两种蛋白能力,与 siRNA 结合实现 siRNA 靶向递送。通过人工合成的连接体将抗禽流感病毒(AIV)血凝素(HA)抗原的 scFv 与 tP 融合表达,在 AIV 感染的 MDCK 细胞里,重组蛋白有效靶向 HA,结合 DNA 并递送流感病毒 NP 特异性 siRNA,显著抑制 AIV 复制[38]。应用 scFv 修饰脂质体、多聚阳离子和透明质酸构成的纳米颗粒,在鼠黑色瘤肺转移 B16F10 细胞里靶向原癌基因 c-Myc、MDM2 和血管内皮生长因子共递送 siRNA 和小 RNA(miRNA),能显著减少肿瘤体积,下调生存素的表达水平,增强了抗肿瘤的能力[39]。

3 结 语

siRNA 药物在基因疾病、肿瘤等疾病上虽显现出极大的应用前景,但目前 RNAi 的治疗途径还不成熟,仍然有许多问题需要克服。siRNA 作为药物的障碍主要在:体内干扰素反应、体内的不稳定状态、靶向性和脱靶效应(OTE)、递药系统、给药方式以及安全性等。特别是 siRNA 的全身给药,要求其具有很高的稳定性和靶向性,从而降低其体内的浓度,避免细胞毒性和机体免疫应答产生。通过化学修饰糖骨架或封闭 siRNA 的末端,可以抑制 RNA 酶的降解,因此可用化学修饰 siRNA 来提高其内源性核酸酶的耐受性,但修饰过程有可能导致基因沉默效率的下降。

RNAi 治疗药物应用于临床,必须要寻找高效的递药系统以及合理的给药方式。目前进行临床研究的 RNA 干扰药物大部分是采用的局部给药(如治疗湿性老年黄斑病变的眼内给药,治疗呼吸道合胞病毒病的鼻腔给药,泌尿上皮细胞和局部肿瘤给药等)。具有增强细胞靶向性、延长药物循环时间、促进膜渗透的安全、有效的 siRNA 递送系统是今后 RNAi 研究的重点之一,很多疾病是由机体内多种因子调控的,将来可以运用多靶点 siRNA 药物对代谢系统进行调控,对治疗多基因调控的肿瘤疾病等也是一种新的治疗策略。

参 考 文 献

1 钟芸诗. CUGBP1 基因对结直肠癌增殖侵袭功能的研究. 复旦大学博士学位论文,2010.

2 Chen L,Yuan D,Zhao R,*et al*. Suppression of TSPAN1 by RNA interference inhibits proliferation and invasion of colon cancer cells in vitro. *Tumori*,2010,96(5):744-750.

3 曹立宇,丁丽红,尹 玉,等. siRNA 抑制 Survivin 基因对大肠癌细胞 HCT116 增殖及凋亡的的影响. 中国组织化学与细胞化学杂志,2010,191(12):168-171.

4 钟锡明,范 钰,周永静,等. 靶向 cripto siRNA 转染对裸鼠实验性大肠癌细胞肝转移的影响. 复旦学报(医学版),2010,37(2):202-206.

5 薛义军. 腺病毒介导的 RNAi 沉默 CD147 基因对 T-24 膀胱癌细胞生物学行为的影响. 中国医科大学博士学位论文, 2010.

6 洪 泉,张文岚,赵 军,等. siRNA 沉默 E2F3 基因对人膀胱癌细胞的增殖抑制作用. 吉林大学学报(医学版),2010,36(3):523-526.

7 解英俊. Cdc42-shRNA 表达载体的构建及其对肝癌细胞生物学行为的影响. 吉林大学博士学位论文,2010.

8 方天翎,李 华,张 彤,等. HLA-E siRNA 沉默肝癌细胞 HLA-E 基因的表达. 中国药理学通报,2010,26(1):29-32.

9 郭武华,袁丽华,肖志华,等. SUMO-1 siRNA 对肝癌细胞 SMMC-7721 p53 基因表达的影响. 世界华人消化杂志,2010,18(20):2090-2094.

10 李长锋. 靶向 Survivin 的 RNAi 联合放射治疗肺腺癌的研究. 吉林大学博士学位论文,2010.

11 韩建红,赖国旗,陈 妮,等. HSP70 siRNA 对宫颈癌 HeLa 细胞 HSP70 表达及细胞增殖与凋亡的影响. 第三军医大学学报,2010,32(4):342-345.

12 Tian Z, Wang H, Jia Z, *et al*. Tumor-targeted inhibition by a novel strategy-mimoretrovirus expressing siRNA targeting the Pokemon gene. *Curr Cancer Drug Targets*, 2010, 10(8): 932-941.

13 郑学芝, 孙 卫, 张绪东, 等. Nucleostem in 基因沉默对食管癌细胞增殖和凋亡的影响. 中国老年学杂志, 2010, 30(21): 3121-3123.

14 轩小燕, 李珊珊, 郑献召, 等. RNAi 技术沉默 STA T3 基因对食管癌 EC21 细胞 MMP22 基因表达的影响. 肿瘤防治研究, 2010, 37(4): 395-397.

15 刘丽卉, 李峰生, 李 娜, 等. S100A4 siRNA 对人胰腺癌 BxPc-3 细胞增殖、迁移及侵袭的影响. 军事医学科学院院刊, 2010, 34(4): 321-323.

16 刘向荣, 赵尚峰, 吉训明, 等. siRNA 沉默 β2catenin 对人胶质瘤细胞系 SHG44 增殖和凋亡的作用. 中华肿瘤防治杂志, 2010, 17(6): 420-422.

17 Han L, Zhang AL, Xu P, *et al*. Combination gene therapy with PTEN and EGFR siRNA suppresses U251 malignant glioma cell growth *in vitro* and *in vivo*. *Medical Oncology*, 2010, 27(3): 843-852.

18 魏钦俊, 鲁雅洁, 曹 新, 等. siRNA 沉默 DNMT1 对人乳腺癌细胞 MCF-7 生长的影响. 肿瘤防治研究, 2010, 37(9): 1004-1009.

19 黄启超, 雷小英, 刘 艳, 等. siRNA 沉默 SOCS1 表达增强 IFN-α2a-NGR 的抗肿瘤效应. 细胞与分子免疫学杂志, 2010, 26(5): 412-415.

20 冷 松, 刘 颖, 赵 辉, 等. 靶向 survivin 的 siRNA 对胃癌 BGC-823 细胞增殖和转移能力的影响. 中国微生态学杂志, 2010, 22(9): 805-807.

21 李冬秀, 吴小华, 张 蕾, 等. siRNA 介导的间皮素基因沉默对卵巢癌裸鼠腹腔移植瘤生长的影响. 肿瘤, 2010, 30(3): 180-183.

22 谭桂煌, 曾龙武, 侯素平, 等. siRNA 抑制 cortactin 基因表达对 Hep-2 细胞增殖和侵袭的影响. 中国癌症杂志, 2010, 20(5): 332-337.

23 姚小宝, 王晓侠, 张少强, 等. 慢病毒载体介导 siRNA 对人喉癌抑瘤作用的实验研究. 南方医科大学学报, 2010; 30(1): 170-172.

24 刘 坚, 孙朝晖, 石玉玲, 等. 特异性抑制 Aqp1 基因对 K562 细胞生长的抑制作用. 中国实验血液学杂志, 2010, 18(1): 40-44.

25 Liu H, Wang S, Sun H, *et al*. Inhibition of tumorigenesis and invasion of hepatocellular carcinoma by siRNA-mediated silencing of the livin gene. *Mol Med Report*, 2010, 3(6): 903-907.

26 Shu S, Li X, Yang Y, *et al*. Inhibitory effect of siRNA targeting IGF-1R on endometrial carcinoma. *Inter Immunopharmacology*, 2011, 11(2): 244-249.

27 张永红, 贺兴鄂, 唐晓鹏, 等. siRNA 沉默 HBx 基因对肝癌细胞 YKL-40 蛋白表达影响的研究. 中国医科大学学报, 2010, 39(4): 241-244.

28 何 艳, 蒋永芳, 王谷丰, 等. 利用纳米和 RNA 干扰技术抑制 HBV-DNA 在 HepG22. 2. 15 细胞中的复制和表达. 中南大学学报(医学版), 2010, 35(6): 543-548.

29 辛娟娟, 孟庆玲, 高向东, 等. 腺相关病毒载体介导 siRNA 抑制 HBV 的表达与复制. 中国生物工程杂志, 2010, 30(4): 49-53.

30 姜 扩, 裘秀春. 非病毒载体在 siRNA 体内递送中的应用. 免疫学杂志, 2011, 27(11): 1001-1004.

31 Wu SY, McMillan NA. Lipidic systems for *in vivo* siRNA delivery. *AAPS J*, 2009, 11(4): 639-652.

32 Jing GJ, Fu ZG, Dan B, *et al*. Development and evaluation of a novel nano-scale vector for siRNA. *J Cell Biochem*, 2010, 111(4): 881-888.

33 Li SY, Hu MS, Li S, *et al*. Stability and cellular uptake of polymerized siRNA (poly -siRNA)/polyethyle nimine (PEI) complexes for efficient gene silencing. *J Controlled Release*, 2010, 141(3): 339-346.

34 Guo S, Huang Y, Jiang Q, *et al*. Enhanced gene delivery and siRNA silencing by gold nanoparticles coated with charge-reversal polyelectrolyte. *ACS Nano*, 2010, 4(9): 5505-5511.

35 Song WJ, Du Jz, Sun TM, *et al*. Gold nanoparticles capped with polyethyleneimine for enhanced siRNA delivery. *Small*, 2010, 6(2): 239-246.

36 Xiong XB, Uludag H, Lavasanifar A. Virus- mimetic polymeric micelles for targeted siRNA delivery. *Biomaterials*, 2010, 31(22): 5886-5893.

37 Liu Y, Jia Z, Li L, *et al*. A genetically synthetic protein-based cationic polymer for siRNA delivery. *Med Hypotheses*, 2011, 76(2): 239-240.

38 Zhang T, Wang CY, Zhang W, *et al*. Generation and characterization of a fusion protein of single- chain fragment variable antibody against hemagglutinin antigen of avian influenza virus and truncated protamine. *Vaccine*, 2010, 28(23): 3949- 3955.

39 Chen Y, Zhu X, Zhang X, *et al*. Nanoparticles modified with tumor-targeting scFv deliver siRNA and miRNA for cancer therapy. *Mol Ther*, 2010, 18(9): 1650-1656.

2010 年我国重组细胞因子药物研究进展

邓洪斌，张靖溥

（中国医学科学院北京协和医学院医药生物技术研究所，北京 100050）

摘 要 近年来重组细胞因子药物的研制有较快发展，相关新药陆续上市。文章就 2010 年我国重组细胞因子药物的研究进展情况进行了总结，着重介绍了干扰素、粒细胞-巨噬细胞集落刺激因子、白介素 17、白介素 23、白介素 24 以及白介素 35 的相关研究进展，为今后我国重组细胞因子药物的发展提供参考。

细胞因子（cytokine）是由机体免疫细胞及相关细胞合成和分泌的能调节细胞的生长与分化、调节免疫功能、参与炎症发生和细胞修复的高活性、多功能的一类蛋白质或多肽[1]。目前，利用基因工程技术生产的重组细胞因子药物作为生物应答调节剂（BRM）在治疗肿瘤、造血功能障碍以及抗感染等方面已收到良好的疗效，并且细胞因子为人体自身成分，可调节机体的生理过程和提高免疫功能，低剂量即可发挥作用，因而疗效显著，副作用小，是一种全新的生物制剂，已成为某些疑难病症不可缺少的治疗手段[2]。近十多年来，重组细胞因子药物的研制有较快发展，相关的新药陆续上市。本文重点介绍 2010 年我国重组细胞因子药物的研究进展情况。

1 干扰素

干扰素（Interferon）是目前唯一具有抗病毒和抗肿瘤双重作用的细胞因子[3]。干扰素不仅可以抗病毒和抑制肿瘤细胞增殖，还具有增加肿瘤坏死因子的表达、活化杀伤淋巴细胞、抗肿瘤血管生成等多种作用。

干扰素 α（IFNα）是治疗慢性乙型肝炎和慢性丙型肝炎的一线治疗药物，目前该品种仍具有多方面提升的空间，如增强疗效、降低给药剂量、进一步减轻毒副作用、改善药代动力学特征等。通过计算机模拟 IFN-α1b 空间结构以及受体结合位点，采用定点突变技术，将干扰素 IFN-α1b 第 31 位氨基酸残基突变为赖氨酸（K），成功构建并表达了高效低毒的 IFNα1b 突变蛋白分子 IFNα1b/31K。纯化后的 IFNα1b/31K 比活性约为 IFNα1b 的 1.7 倍，抗肿瘤增殖活性比 IFNα1b 降低，未见其对实验动物的急性毒性作用[4]。

IFNβ 在临床上主要用于急性、慢性和复发性病毒感染性疾病、神经系统炎性免疫性疾病。人 β 干扰素 S17 突变蛋白作为新一代基因工程药物，其活性和稳定性比天然人 IFNβ 明显提高。国外已有临床研究的报道，国内目前尚无此类制品。应用 PCR 定点突变技术将人干扰素 β 的第 17 位半胱氨酸突变为丝氨酸，利用家蚕杆状病毒表达系统在 Sf9 细胞中实现了人 β 干扰素 S17 的高效表达，获得了有活性的人 β 干扰素 S17 突变蛋白，并提高了其稳定性，显示出人 β 干扰素 S17 具有良好的应用开发前景[5]。

临床上人 IFN-γ 主要用于类风湿性关节炎、抗肝纤维化治疗，但常规肌肉注射或静脉给药患者依从性低。蛋白转导结构域（Protein transduction domain，PTD）是蛋白转导过程中能高效穿过膜结构的多肽分子，除可介导蛋白分子、多肽等物质跨越皮肤递送外，还可高效穿过细胞膜进入到细胞内以及跨越血脑屏障进行物质递送。PTD 可与多肽或蛋白质以共价键结合，实现药物跨膜递送功能。通过 3 轮 PCR 扩增，将 PTD 连接于小鼠 IFN-γ（mIFN-γ）N 端，通过表达载体 pQE80L，成功制备了保持天然活性的可溶性重组蛋白 PTD-mIFN-γ，为 IFN-γ 跨皮肤递送的研究奠定了基础[6]。

2 粒细胞-巨噬细胞集落刺激因子（GM-CSF）

粒细胞-巨噬细胞集落刺激因子（GM-CSF）能增强单核细胞、粒细胞、嗜酸性细胞和巨噬细胞的增殖和分化，能提高机体抗肿瘤及抗感染免疫力，进而参与杀灭和控制肿瘤细胞，促进人体骨髓造血干细胞增生的功能，具有广泛的临床应用前景[7,8]。该药目前主要以注射给药，但发热、骨痛甚至休克等临床副作用较大，治疗不方便，也难以长期给药。选择家蚕作为生物反应器，将 GM-CSF 基因植入蚕蛹活体内，在蚕蛹体内表达，产生大量人的 GM-CSF[9]。家蚕中含有的多种蛋白酶抑制剂及大量脂质成分能形成一种“脂质包被”，保护 GM-CSF“躲”过消化酶，帮助其穿过肠壁，进入人体血液。这是 GM-CSF 第一次以胶囊的剂型应用于临床研究。这一成果已经获得国家新药临床批件，全面进入二、三期临床试验，有望成为我国乃至世界上首个口服细胞因子抗肿瘤新药。

此外，构建了人 GM-CSF 的真核表达载体 pCDNA3.1-hGM-CSF，该重组质粒能在 K562 髓系白血病细胞中表达，并诱导 K562 细胞分化，抑制其增殖，可用于白血病的诱导分化治疗[10]。构建了 hGM-CSF 的毕赤酵母分泌型表达载体 pIC9K-GM-CSF，在毕赤酵母中获得了具有生物学活性的重组蛋白 hGM-CSF，蛋白表达量达 389 mg/L[11]。以壳聚糖和海藻酸钠为原料，通过壳聚糖与海藻酸钠聚电解质的络合反应制备了 rhGM-CSF 壳聚糖-海藻酸钠微囊，该微囊具有肠溶控释作用，有望成为 rhGM-CSF 等蛋白类口服药物的控释载体[12]。

3 白介素17(IL-17)

IL-17是目前国际上高度重视的细胞因子之一,是一种强有力的前炎症细胞因子[13],可诱导成纤维细胞表达多种细胞因子和粘附分子,如IL-6、IL-8、PGE2、单核细胞化学趋化蛋白(MCP)-1和G-CSF等,说明IL-17可能会在免疫系统与造血系统之间起介导作用,因此具有较高研究价值[14]。从活化的人外周血T细胞中克隆获得hIL-17 cDNA,利用SUMO融合系统制备了具有生物学活性的成熟hIL-17蛋白,该蛋白具有刺激3T3-L1细胞和HeLa细胞分泌IL-6、IL-8、G-CSF的作用,为进一步研究该蛋白在疾病中的作用奠定了基础[15]。

分别设计并克隆了去真核信号肽的人IL-17B基因[16]和人IL-17基因[17],分别用pQE3.0His原核表达载体和CHO真核表达载体,获得了具有生物学活性的IL-17B/His重组蛋白和IL-17/mFc融合蛋白。这2个融合蛋白均能刺激人巨噬细胞和HeLa分泌TNF-α、IL-6等促炎性细胞因子,为IL-17的临床研究奠定了基础。

4 白介素23(IL-23)

IL-23是近期发现的具有多种生物学功能细胞因子之一,属于IL-12家族,由p19和p40两个亚基组成。IL-23能促进T细胞尤其是CD4$^+$T细胞增殖,促进T细胞、抗原提呈细胞产生IFN-γ与IL-12,对树突状细胞的共刺激功能起调节作用,具有抗肿瘤和抗转移活性[18]。研究证实IL-23与类风湿性关节炎、肠炎、病毒性心肌炎、牛皮癣等炎症性疾病密切相关[19,20]。采用重叠PCR法克隆了小鼠IL-23基因,构建了高效稳定的mIL-23毕赤酵母表达菌株,采用甲醇诱导毕赤酵母表达的重组IL-23可以明显地促进小鼠外周血单个核细胞的增殖,为深入研究IL-23在免疫应答网络中扮演的角色和寻找治疗慢性炎症疾病靶位点奠定了基础[21]。

5 白介素24(IL-24)

IL-24是IL-10细胞因子家族中的新成员,它既能抑制肿瘤细胞生长和血管形成并诱导肿瘤细胞凋亡,又能诱导免疫细胞分泌IL-6、TNF-α、IFN-γ等多种细胞因子,因此rhIL-24有望发展为一种理想的抗肿瘤药物[22]。用RT-PCR方法扩增了人源性成熟肽IL-24基因,并构建了重组质粒pQE30/hIL-24,在大肠杆菌中表达后,包涵体经纯化并复性后的rhIL-24蛋白能诱导TH P-1细胞分泌炎症性因子和细胞凋亡,证实了rhIL-24诱导肿瘤细胞凋亡和免疫刺激抗肿瘤的协同效应[23]。

构建了表皮生长因子受体干扰序列(Epithelial growth factor receptor interference, EGFRi)与IL-24的重组真核表达载体pPIC9k-EGFRi-IL-24,实现了其在毕赤酵母中的高效分泌表达,得到了一种高效的抗肿瘤融合活性蛋白EGFRi-IL-24[24]。构建了TNF-α相关凋亡诱导配体(TNF-related apoptosis inducing ligand, TRAIL)$_{114\text{-}281}$肽和IL-24的重组原核表达质粒pET-28a/TRAIL$_{114\text{-}281}$-IL-24,在大肠杆菌BL21(DE3)中表达并纯化后获得了TRAIL$_{114\text{-}281}$-IL-24融合蛋白,该融合蛋白能明显抑制HeLa细胞和MCF-7细胞的增殖,并显著提高肿瘤细胞的caspase 3活性,诱导其发生凋亡,预示其具有肿瘤治疗应用的前景[25]。

研究显示白细胞中过度表达IL-24基因可诱导肿瘤细胞发生过度自噬,将导致自噬性细胞死亡;同时,抑制自噬将逆转肿瘤细胞对凋亡的耐受,可以显著增强抗肿瘤作用,因此IL-24靶向自噬途径为抗血液肿瘤提供了一种新方法[26]。构建了一种携带IL-24基因的重组腺病毒ZD55-IL-24,它与DTIC联合作用骨髓瘤细胞A375和M14后,可引起肿瘤细胞发生很高比例的凋亡,但对正常细胞没有影响,显示出ZD55-IL-24有望发展成为一种十分理想的肿瘤基因治疗药物[27]。

6 白介素35(IL-35)

IL-35是2007年最新命名的新型细胞因子,是EBI3(Epstein-Barr virus induced gene 3)和IL-12 p35两个亚基共价结合形成的异源二聚体。IL-35可刺激调节T细胞的增殖、抑制效应T细胞的增殖和IFN-γ的产生、抑制Th17细胞的分化及IL-17的合成[28]。因此,IL-35是一种新型抗炎性细胞因子。通过RT-PCR克隆小鼠EBI3和IL-12p35 cDNA,采用重叠延伸PCR法构建了小鼠IL-35单链融合基因及其真核表达载体pcDNA3.1/V5-HisTOPOTA[29]。利用基因重组技术构建人IL35-IgG4(Fc)融合基因真核表达载体,稳定转染CHO/DG44细胞后,获得了含抗体Fc段的融合蛋白IL-35-IG4(Fc),该融合蛋白除了保持IL-35的活性外,也获得了Fc片段的活性,这可以增加IL-35在血液中的半衰期,并发挥Fc片段的生物学效应,如激活机体的免疫功能或是提高药物的动力学活性,同时也有利于目的蛋白的分离纯化[30]。

7 结 语

目前,已经克隆成功并阐明结构与功能的细胞因子已达数百种。有数十种重组细胞因子及其抑制剂已被批准作为生物技术药物上市,用于治疗肿瘤、感染、造血功能障碍、自身免疫病等,为改善人类健康做出了贡献。根据人类功能基因数量的预测,估计目前还有一半左右的细胞因子尚未被发现[31]。随着细胞与分子免疫学的研究进展,预计今后在细胞因子领域将进一步开展基础与临床的结合研究,促进更多细胞因子相关药物和诊断方法进入临床。今后细胞因子的临床应用更加广泛,包括重组细胞因子药物、重组细胞因子抑制剂药物、细胞因子基因治疗、细胞因子作为疾病诊断标志和易感性标志的临床应用等。此外,大量的细胞因子药物正在进入更新换代的开发阶段,通过聚乙二醇修饰或基因融合等技术制备新型细胞因子药物,可以延长其体内半衰期和提高疗效，开发细胞因子生物制品的基础研究和临床应用具有广阔的前景，细胞因子药物的快速发展值得期待。

参考文献

1 林翊萍，徐沪济．细胞因子网络与滑膜炎症．细胞与分子免疫学杂志，2010，26(12)：1313-1314．

2 葛明东，胡德建，王艺超．细胞因子类药物的临床应用．中国当代医药，2009，16(6)：44-45．

3 Yap DY，Lai KN．Cytokines and their roles in the pathogenesis of systemic lupus erythematosus：from basics to recent advances．*J Biomed Biotechnol*，2010，2010：365083．

4 陶杉杉，毛德才，刘金毅，等．人干扰素 α1b 突变体 IFNα1b/31K 的构建及其生物学评价．中国生物工程杂志，2010，30(6)：113-116．

5 李晓阳，郭学青．人 β 干扰素基因定点突变及在 sf9 细胞中的表达和活性研究．国际检验医学杂志，2010，31(10)：1096-1098．

6 胡大强．蛋白转导结构域修饰小鼠干扰素-γ 的研制．中国药房，2010，21(1)：47-49．

7 李北兵，白 明，杨 莹．重组人粒细胞-巨噬细胞集落刺激因子的研究进展综述．黑龙江医药，2010，23(3)：407-408．

8 郭银燕，赵 文．粒细胞巨噬细胞集落刺激因子作为免疫佐剂在肿瘤疫苗中的研究进展．东南大学学报(医学版)，2010，29(3)：347-351．

9 Zhang W，Lv Z，Nie Z，*et al*．Bioavailability of orally administered rhGM-CSF：a single-dose，randomized，open-label，two-period crossover trial．*PLoS One*，2009，4(5)：e5353．

10 朱 红，杨晓红，王亚平，等．PcDNA3．1-rhGM-CSF 表达质粒的构建及其对 K562 细胞生长与分化的影响作用．中国免疫学杂志，2010，26(6)：494-497．

11 李俏俏，王清路，张玉军，等．人粒细胞-巨噬细胞集落刺激因子的克隆及在毕赤酵母中的表达．中国生物工程杂志，2010，30(1)：35-40．

12 戴宗祥，姬秋彦，杨增福，等．重组人粒细胞-巨噬细胞集落刺激因子壳聚糖-海藻酸钠微囊的制备．中国生物制品学杂志，2010，23(10)：1099-1101．

13 彭六生，庄 园，邹全明．IL-17F 与疾病相关的研究进展．细胞与分子免疫学杂志，2010，26(12)：1321-1323．

14 薛 帆，刘百薇，范晶晶．IL-17 与自身免疫性疾病关系的研究进展．中国当代医药，2010，17(20)：16-17．

15 朱慧萌，谷学佳，任桂萍，等．SUMO 融合系统表达人白细胞介素 17 及其活性的研究．中国免疫学杂志，2010，26(7)：595-605．

16 刘高勤，李龙标，吴鸿雅，等．重组 hIL-17B/His 原核蛋白表达和生物学活性初步研究．苏州大学学报(医学版)，2010，30(6)：1156-1159．

17 刘高勤，吴鸿雅，居颂光，等．pCEP4/hIL-17 真核表达载体的构建及表达．中国药理学通报，2010，26(12)：1564-1568．

18 冯 刚，高 忠，李 辉，等．IL-23 在肿瘤免疫中的作用．中国实验诊断学，2010，14(6)：960-963．

19 李 霞．IL-23 在类风湿关节炎滑膜成纤维细胞 RANKL 表达中的作用．中国老年学杂志，2010，30(2)：161-162．

20 杨 帆，伍伟锋．白细胞介素 23 在小鼠病毒性心肌炎中的表达．临床心血管病杂志，2010，27(2)：102-104．

21 杨建岭，姚智燕，杨艺红，等．小鼠白细胞介素 23 基因在毕赤酵母中的诱导表达及初步活性研究．中国免疫学杂志，2010，26(2)：120-123．

22 杨 林，梁 杰．白细胞介素 24 的研究进展．现代医药卫生，2009，25(18)：2813-2816．

23 何涛君，陆学东，焦海春，等．rhIL-24 蛋白诱导 THP-1 细胞分泌炎症性因子和肿瘤细胞凋亡作用的研究．中华肿瘤防治杂志，2009，16(20)：1546-1551．

24 王建玲，樊欣迎，包乐媛，等．融合基因 EGFRi-L-24 真核表达载体的构建与表达．生物医学工程学杂志，2010，27(2)：395-399．

25 刘朝阳，高 丹，徐帆洪．$TRAIL_{114-281}$-IL-24 融合蛋白的原核表达及其体外抗肿瘤细胞活性．中国生物制品学杂志，2010，23(9)：913-917．

26 Yang C，Tong Y，Ni W，*et al*．Inhibition of autophagy induced by overexpression of mda-7/interleukin-24 strongly augments the antileukemia activity *in vitro* and *in vivo*．*Cancer Gene Ther*，2010，17(2)：109-119．

27 Jiang G，Liu YQ，Wei ZP，*et al*．Enhanced anti-tumor activity by the combination of a conditionally replicating adenovirus mediated interleukin-24 and dacarbazine against melanoma cells via induction of apoptosis．*Cancer Lett*，2010，294(2)：220-228．

28 Ning-Wei Z．Interleukin (IL)-35 is raising our expectations．*Rev Med Chil*，2010，138(6)：758-766．

29 周艳春，牛青霞，许燕璇，等．重叠延伸 PCR 法构建小鼠 IL-35 单链融合基因及其真核表达载体．现代生物医学进展，2010，10(8)：1440-1442．

30 唐 静，高闻达，张 青，等．人 IL35-IgG4(Fc)融合蛋白在 CHO/DG44 细胞中的稳定表达．生物工程学报，2009，25(1)：109-115．

31 马大龙，扬梁斌．细胞因子．科学观察，2009，4(3)：43-48．

2010 年我国生化药物研究进展

王凤山，谭海宁，张天民

（山东大学药学院生化与生物技术药物研究所，国家糖工程技术研究中心，济南 250012）

摘　要　通过查阅国内文献，选择具有较大学术意义或实用价值的内容，并结合国际部分相关研究，按氨基酸、肽和蛋白质类、酶和辅酶类、糖类、脂质类及核酸类药物分别介绍并与国外现状进行比对。氨基酸、肽和蛋白质类、酶和辅酶类、糖类药物的国内外研究均较多，主要集中在这些药物的药理作用及机制、分析检测和临床应用等方面。

2010 年我国生化药物研究有较大进展，氨基酸、肽和蛋白质类药物的研究主要集中在药理活性比较明确的药物，如 *N*-乙酰半胱氨酸、牛磺酸、胸腺肽 1、谷胱甘肽、水蛭素和胰岛素等的分子机制研究及分析检测方面。另外，新颖多肽、蛋白质类药物的发现、生物活性及分子机制在国内外均是重要的研究方向。酶和辅酶类药物的研究，主要集中在分析检测、制备工艺改进、标准品的制备及分子机制研究方面。其中，对尿酸酶的研究是热点，同时包括聚乙二醇（PEG）修饰及分析检测研究，该方向在国际上同样受到重视。糖类药物的研究进展较大，主要集中在氨基葡萄糖、肝素、低分子肝素、透明质酸和壳聚糖等临床上已广泛应用或普遍研究的药物的分析检测、分子机制研究、药理活性研究及生产工艺改进等，该部分研究深入，水平较高。另外，随着国际和国内市场对肝素产品质量要求的不断和快速提高以及低分子肝素分类的更加细化，对它们的分析检测和生产工艺研究持续升温，尤其是肝素中多硫酸软骨素等杂质的检测更是在国内外均成为研究的热点。脂质类药物和核酸类药物的研究，主要集中在如前列腺素 E_1、胆红素、熊去氧胆酸、三磷酸腺苷、氟尿嘧啶及利巴韦林等较成熟药物的分子机制研究、剂型改进和分析检测等方面，其中，氟尿嘧啶的新给药系统研究在国内外均是热点。

根据发表的文献，甄选具有较大学术意义或实用价值的内容，具体按照氨基酸、肽和蛋白质类、酶和辅酶类、糖类、脂质类及核酸类药物，分别介绍我国生化药物研究进展及与国外现状的比对情况如下。

1　氨基酸、肽和蛋白质类

1.1　*N*-乙酰半胱氨酸（NAC）

研究了 NAC 对大鼠在体肺缺血再灌注损伤的保护作用[1]。结果表明，NAC 能明显减少丙二醛（MDA）含量和降低髓过氧化物酶（MPO）活性，提高超氧化物歧化酶（SOD）活性，通过对氧化和抗氧化平衡的调节，以及抑制中性粒细胞激活实现对大鼠缺血再灌注损伤的保护作用。

研究了 NAC 对非吸烟慢性阻塞性肺疾病患者炎症和氧化应激的影响。结果表明，与对照组比较，NAC 组血清谷胱甘肽过氧化物酶升高，血清和诱导痰细胞间黏附分子-1 及白介素-8（IL-8）均降低，说明 NAC 具有一定程度抗炎和抗氧化作用。

1.2　牛磺酸（Tau）

研究了 Tau 对柯萨奇病毒 B_3 及多柔比星（ADR）所致心肌炎后心肌纤维化的抑制作用并探讨了其机制[2]。结果表明，Tau 可通过抗脂质过氧化作用，对柯萨奇病毒 B_3、ADR 所致心肌炎发挥保护作用，并抑制转化生长因子$_1$（TGF-$_1$）及肿瘤坏死因子 α（TNF-α）的表达，降低 ADR 心肌炎继发的心肌纤维化的发生。

为探讨 Tau 抗心律失常的作用机制，研究了 Tau 镁配合物对乌头碱所致大鼠心室细胞心律失常模型的钠电流变化的影响[3]。表明 Tau 镁配合物对乌头碱致心律失常具有一定的治疗作用，其对乌头碱增加的钠电流具有浓度依赖性抑制作用，即钠通道是 Tau 镁配合物抗心律失常靶点之一。

研究了 Tau 与左旋肉毒碱（LC）在血管平滑肌细胞（VSMC）增殖及成骨细胞分化中的协同作用。结果表明，LC 可以增加 Tau 的吸收和 Tau 转运蛋白的表达，从而通过降低碱性磷酸酶活性和钙沉积，抑制 VSMC 增殖及 β-磷酸甘油诱导的成骨细胞分化[4]。

1.3　胸腺肽 1（thymosin 1）

研究了肝衰竭早期患者应用胸腺肽 1 治疗前后外周血 Th1 与 Th2 细胞因子水平。结果表明，胸腺肽 1 的应用可以调整 Th1 与 Th2 水平，并与临床症状改善正相关，为肝衰竭的治疗提供了免疫学基础[5]。

利用聚乳酸-羟基乙酸共聚物（PLGA）制备了胸腺肽 1 的控释原位形成微球。结果表明，该微球剂 24 h 时具有 29.3% 的低初释率，并可持续缓慢释放药物至 28 d，可以显著提高小鼠胸腺指数和脾脏指数，说明该微球剂是一种优秀的胸腺肽 1 控释制剂[6]。

1.4　谷胱甘肽（GSH）

采集了 GSH 片的近红外漫反射光谱，以高效液相色谱法（HPLC）测定结果为参考值，运用偏最小二乘法建立了含量预测模型。结果表明，近红外漫反射光谱法结合多元分析技术可快速测定 GSH 片的含量，可望用于生产过程控制[7]。

探讨了 GSH 对家兔肝缺血再灌注损伤肝细胞凋亡的影响及其机制。表明 GSH 通过上调 Bcl-2 蛋白的表达，抑制 Bax 蛋白的表达，从而起到抑制肝细胞凋亡的作用。

1.5 蝎毒多肽(polypeptide extract from scorpion venom,PESV)

研究了PESV对Lewis肺癌免疫逃逸的影响[8]。表明PESV可干预肺癌免疫逃逸,其机制可能与减少肿瘤微环境中血管内皮生长因子(VEGF)、$TGF\text{-}_1$和IL-10的表达,增加树突状细胞共刺激分子CD80和CD86的表达有关。

1.6 猪脾脏多肽(pig spleen peptide,PSP)

研究了酶解法制备PSP最佳条件,检测了所得产物的生物活性[9]。结果表明,最佳酶解条件为60 ℃,pH 7.0,加酶量6.0%,时间5.5 h。检测到PSP具备抗氧化活性和促凝活性。

1.7 鲑鱼降钙素(salmon calcitonin)

研究了鲑鱼降钙素联合钙尔奇D治疗糖尿病伴骨质疏松症患者的疗效及安全性[10]。结果表明,鲑鱼降钙素可显著提高骨钙,并降低甲状旁腺激素和碱性磷酸酶,抑制骨吸收,促进骨形成,降低骨转换,并能迅速改善腰背疼痛症状,对糖尿病伴骨质疏松症疗效显著。

1.8 水母胶原蛋白(collagen extracted from jellyfish)

提取水母胶原蛋白,研究了其体内外抗氧化作用[11]。结果表明,水母胶原蛋白对O_2^-和·OH具有良好的清除作用,呈一定的剂量依赖关系,能明显提高小鼠血清、肝脏、大脑中的SOD、过氧化氢酶含量,能降低血清、肝脏、大脑中的MDA水平,具有显著的抗氧化活性。

1.9 水蛭素(hirudin)

研究了凝血酶抑制剂水蛭素对大鼠急性心肌梗死后室性心律失常的影响及相关机制[12]。结果表明,水蛭素组发生室性心律失常的持续时间及心律失常评分较生理盐水组减少,水蛭素有抗心梗后室性心律失常的发生作用,可能为通过IP3R2和IP3R3实现的。

1.10 胰岛素(Ins)

为建立食管癌合并糖尿病患者术后肠内营养期间Ins的理想给药途径,研究了静脉微量泵和sc两种途径对血糖达标时间、平均血糖标准差、平均Ins用量等考察指标的影响[13]。结果表明,采用静脉微量泵小剂量输注外源性Ins血糖控制快速、平稳,术后并发症发生率低,是食管癌合并糖尿病患者术后肠内营养期间控制血糖较理想的给药途径。

探讨了甘精Ins和人Ins对人乳腺癌细胞株MDA-MB-231增殖的影响及细胞外信号调节激酶(ERK)的调节作用。表明甘精Ins和人Ins对人乳腺癌细胞株MDA-MB-231增殖有类似的轻度促进作用,该作用不依赖于ERK的激活。

2 酶与辅酶类

2.1 降纤酶(defibrase)

制备了降纤酶国家标准品,以首批降纤酶国家标准品为基准,采用血纤维蛋白凝结法,以标准曲线计算,组织多个实验室协作标定,对第2批降纤酶国家标准品的酶活性单位进行了定值[14]。该批降纤酶国家标准品可以取代首批国家标准品。

采用线栓法和光化学法分别建立局灶性脑缺血再灌注和局灶性脑缺血模型大鼠,研究了PEG-降纤酶对缺血致脑组织损伤的保护作用及对大鼠行为缺陷的改善作用。表明中、高浓度PEG-降纤酶和降纤酶都可显著改善两种模型大鼠的行为学缺陷评分,降低脑坏死百分率。

2.2 超氧化物歧化酶(SOD)

以新鲜猪血为原料,利用改进的工艺提取分离制备了超氧化物歧化酶,并测定了其抗氧化活性[15]。结果表明,产品粗酶的活性在3 000 U·mg^{-1}左右,分别经SephadexG-75和DEAE- Sepharose fast flow色谱纯化后,酶活性分别达到5 585 U·mg^{-1}和6 148 U·mg^{-1},产品得率分别为13.4%和10.32%,SDS-PAGE显示为单一条带达到电泳纯,其相对分子质量在31×10^3附近,其连苯三酚抗氧化活性明显。

用肝素对SOD进行化学修饰,并对肝素-SOD进行了药动学研究。结果表明,肝素-SOD与天然SOD相比,二级结构变化较小,对巨噬细胞亲和性明显增加,半衰期明显延长,对肝组织具有靶向性,是一种具有潜力的SOD替代物[16]。

2.3 纳豆激酶(nattokinase,NK)

通过对大鼠血纤维蛋白原含量、凝血酶时间、添加小蓟的血浆凝固时间及优球蛋白溶解时间的测定,评价了NK对凝血功能的影响[17]。表明NK可明显降低大鼠血纤维蛋白原含量,使添加小蓟的血浆不发生凝固,延长凝血酶时间,提高优球蛋白溶解活性,具有较好的抗凝血作用。

2.4 蕲蛇酶(acutobin)

研究了蕲蛇酶与奥扎格雷钠联合应用治疗急性脑梗死的疗效及安全性[18]。结果表明,联合治疗组神经功能缺损程度评分及血液流变学、血纤维蛋白原较对照组显著下降,血小板聚集率均下降,蕲蛇酶联合应用奥扎格雷钠治疗急性脑梗死有效、安全。

2.5 *L*-天冬酰胺酶(*L*-Asp)

通过检测*L*-Asp处理后培养基中天冬酰胺(Asn)、天冬氨酸、谷氨酸和谷氨酰胺水平的改变,探讨*L*-Asp的抗白血病作用机制[19]。结果表明,耗竭Asn并非*L*-Asp发挥作用的有用指标,不同肿瘤对*L*-Asp的敏感性存在于细胞内部对这种氨基酸缺乏的反应性。*L*-Asp耗竭Asn只是其发挥作用的前提条件,*L*-Asp的抗白血病作用与其剂量存在量效关系,因此临床上使用较大剂量*L*-Asp治疗儿童急性淋巴细胞白血病非常重要。

2.6 尿酸酶(uricase)

研究了PEG-尿酸酶体内外稳定性。表明PEG修饰可以增加尿酸酶的稳定性和抗胰蛋白酶水解能力,延长体内半衰期。建立了一种快速、稳定、灵敏度高的测定血浆中PEG-尿酸酶浓度的HPLC法。结果表明,PEG-尿酸酶在31.25 ng·mL^{-1} ~ 20 g·mL^{-1}范围内呈线性关系,日内、日间精密度均小于10%,回收率在88% ~ 105%[20]。

2.7 辅酶Q10(Co Q10)

建立了RP-HPLC法测定Co Q_{10}氯化钠注射液有关物质的检查方法,并考察了样品在贮藏过程中有关物质的变化情况[21]。结果表明,Co Q_{10}在12.8 ~ 816 g·mL^{-1}线性关系良好，Co Q_{10}与多种有关物质分离良好。该方法可用于该制剂有关物质的测定，同时经过考察本品在避光情况下放置，有关物质变化不大。

3 糖类

3.1 氨基葡萄糖(glucosamine)

建立了盐酸氨基葡萄糖 RP-HPLC 含量测定方法[22]，在 0.1～1.0 mg·mL^{-1}范围内呈良好的线性关系，平均回收率为96.79%，*RSD* 为0.89%。该法准确、简便、专属性强。

还建立了以 RP-HPLC 测定盐酸氨基葡萄糖胶囊中盐酸氨基葡萄糖含量的方法，检测浓度在0.5～2.0 mg·mL^{-1}范围内与峰面积呈良好线性关系。该方法可用于该制剂的质量控制。

3.2 肝素(heparin)

为有效分离检测肝素钠杂质，采用高效毛细管电泳法，通过选择电极缓冲液的种类、浓度、pH 值、检测波长等实验条件，确定了一种优化方法[23]。实现了肝素钠与各个杂质的分离，多硫酸软骨素(OSCS)峰和肝素峰的分离度可达1.5，且线性、重复性良好，OSCS 峰检测限为0.2 mg·mL^{-1}，相当于肝素钠质量的0.4%。该法优于美国药典32版收载的方法。

基于肝素和 OSCS 在单糖组成上的差别，建立了可用于肝素中 OSCS 检测的柱前衍生 HPLC 法。在碱性条件下与1-苯基-3-甲基-5-吡唑啉酮进行衍生化反应，再采用 C_{18}反相色谱柱，以0.1 mol·L^{-1}磷酸盐(pH 6.7)缓冲液/乙腈(体积比82:18)为流动相，在流速1.0 mL·min^{-1}、柱温25 ℃及紫外检测波长245 nm 的条件下进行 HPLC 分析[24]。结果表明肝素和 OSCS 的单糖色谱峰具有良好的分离度，测得2批问题肝素中 OSCS 杂质的质量分数分别为19.6%和28.3%，该法具有良好的精密度和重现性，适合于肝素中 OSCS 杂质的检测，并可用于硫酸软骨素 A 和 C 与硫酸软骨素 B 的区分和鉴别。

为有效分离检测肝素中 OSCS 及其他杂质，分别用核磁共振、强阴离子交换(SAX)-HPLC 及抗凝血时间法对肝素杂质进行检测，比较了3种方法的优缺点。结果表明，SAX-HPLC 用于肝素中 OSCS 等杂质的检测最为灵敏和稳定[25]。

3.3 低分子肝素(LMWH)

研究了肝素和 LMWH 通过口服和口腔给药吸收的差别，筛选出了两种药物口腔给药的吸收促进剂，采用生物黏附材料卡波普和海藻酸钠制备了两种药物的口腔给药膜剂。采用活化部分凝血活酶时间法测定了经口服、口腔和 sc 给药后大鼠血浆中的肝素和 LMWH[26]，结果表明，吸收促进剂对促进膜剂中的药物经大鼠口腔途径吸收的作用有限。离子电渗技术能显著增加肝素和 LMWH 通过口腔途径给药的吸收量，促进两者通过口腔黏膜吸收。

研究了用 LMWH 辅助治疗小儿肾病综合征的可行性。结果表明，应用 LMWH 辅助强的松等药物的治疗组，与单纯强的松等药物组相比，尿蛋白明显下降，血浆白蛋白明显回升，患儿平均水肿消退时间明显减少。因此，在临床上对小儿原发性肾病综合征的治疗中，在传统激素治疗的基础上，应用 LMWH 可以显著提高疗效[27]。

研究了 LMWH 对人胃癌裸鼠原位移植模型中肿瘤生长、转移及趋化因子受体4(CXCR4)表达的影响。结果表明，肿瘤体积比对照组明显缩小，胃癌原位模型的肿瘤转移率低于对照组，CXCR4 mRNA 和蛋白的表达显著下降。LMWH 具有抑制人胃癌裸鼠原位移植模型中肿瘤生长和转移的作用，其机制可能与肿瘤组织 CXCR4 表达下降有关[28]。

3.4 壳聚糖(chitosan)

采用油包水包油(O/W/O)复相乳化悬浮交联的方法制备了壳聚糖多孔微球[29]。微球粒径分布主要集中在10～12 μm，孔隙率可达69%以上。

经化学修饰壳聚糖得到了磺化壳聚糖(SC)和羧甲基壳聚糖(CMC)，再经过醇沉分级，共得到4个级分：SCA、SCB、CMCA 和 CMCB。在小鼠体内和体外探讨了4种两性多糖对小鼠淋巴细胞增殖的影响[30]。结果表明，CMCA 及 CMCB 对 T 淋巴细胞的增殖有显著的刺激活性，而体外结果显示4种两性多糖对小鼠淋巴细胞增殖无显著影响，推断壳聚糖中的羧甲基在刺激体内淋巴细胞增殖过程中起重要作用。

基于壳聚糖的黏膜粘着特性，制备了 DNA 的壳聚糖纳米粒，该纳米粒包封率高、稳定性好，并在胞外 DNA 保护和胞内 DNA 释放方面具有良好的平衡[31]。另外，在与细胞共培育时，该纳米粒中的 DNA 具有亲和性，说明该 DNA 的壳聚糖纳米粒是一种有潜力的 DNA 口服给药途径。

3.5 透明质酸(HA)

从水牛新鲜鼻黏膜分离筛选得到了15株菌株，经生化反应鉴定其中5株为 HA 产生菌。对产量最高的菌株 B 发酵液纯化物进行红外吸收光谱、核磁共振、紫外吸收光谱分析，证明其纯化物确为 HA。菌株 B 经超声波/紫外线复合诱变处理后，HA 产量由0.793 g·L^{-1}提高到1.46 g·L^{-1}，提高了84.1%[32]。

为提高 HA 的纯度，研究了絮凝预处理发酵液对醇沉法分离 HA 的影响，并通过正交试验对预处理条件进行了优化[33]。结果表明，明矾可作为最佳絮凝剂，正交试验最佳絮凝条件为：絮凝剂添加1 000 mg·L^{-1}，絮凝温度30 ℃，絮凝转速60 r·min^{-1}，絮凝时间20 min。在该条件下处理的 HA 发酵液相对于未经处理的对照组，菌体去除率可提高42.6%，蛋白质去除率可提高5.9%。

为进一步提高兽疫链球菌 HA 产量，采用分阶段控制温度，当由36 ℃培养到28 h 后，转入38 ℃培养至发酵结束，HA 产量提高[34]。

4 脂质类

4.1 前列腺素 E1(PGE1)

制备了 PGE_1 微乳，采用改进的 Franz 扩散池进行了微乳与乳膏的经皮渗透性评价[35]。结果表明，月桂氮卓酮、乙

醇胺及两者合用对 PGE_1 的经皮渗透都有显著的促进作用，其中乙醇胺的促渗效果最好，PGE_1 微乳的经皮通透性明显优于乳膏，有望成为 PGE_1 的新型经皮给药制剂。

研究了 PGE_1 对 H_2O_2 诱导的人脐静脉内皮细胞损伤的保护作用。表明 PGE_1 可以抑制 MDA 的产生，恢复体内 SOD 及 GSH 活性，并上调内皮型 NO 合酶表达，增加 NO 含量，抑制细胞调亡[36]。

4.2 胆红素(bilirubin)

研究了胆红素对大鼠实验性高脂血症的防治作用[37]。胆红素可显著降低实验性高脂血症大鼠血清中 TC、TG 以及低密度脂蛋白胆固醇(LDL-C)的水平，具有明显的高脂血症预防和治疗作用。

4.3 熊去氧胆酸(UDCA)

采用 RP-HPLC 联合固相提取及衍生化法建立了测定 UDCA 血药浓度的方法。UDCA 在 2～60 $nmol \cdot mL^{-1}$ 范围内线性关系良好。该法准确可靠，灵敏度高，重复性好，可用于血浆中测定 UDCA 的浓度[38]。

4.4 多烯磷脂酰胆碱(PPC)

研究了 PPC 对酒精性肝病大鼠铁稳态的影响，对其作用机制作了探讨。表明 PPC 可降低血清 MDA 水平，降低肝细胞脂肪性变所占比例，通过抑制脂质过氧化而具有保护肝脏细胞的作用[39]。

4.5 多不饱和脂肪酸(PUFA)

研究了 n-3 PUFA 缓解心脏移植物血管病变的新机制。表明 n-3 PUFA 可通过活化过氧化物酶增殖子活化受体抑制核因子 B 活性与趋化因子及其受体表达，呈剂量依赖性缓解心脏移植物血管病变的发生及发展[40]。

研究了 n-3 PUFA 对胃癌术后患者凝血功能和肠蠕动的影响及其可能机制。表明作用机制可能是通过纤维蛋白原及抗氧化系统发挥作用；n-3 PUFA 可能保护胃癌术后病患者的抗氧化系统，有利于促进肠蠕动恢复。

5 核酸类

5.1 氟尿嘧啶(FU)

为提高 FU 制剂的疗效，降低毒副作用，以单硬脂酸甘油酯为载体，氢化大豆卵磷脂、泊洛沙姆为乳化剂，磁性纳米四氧化三铁为磁体，采用复乳-溶剂挥发法制备了 FU 磁性固体脂质纳米粒(FU-MSLN)。FU-MSLN 的包封率为 58.35%，外观形态圆整，粒径分布均匀，体外磁响应性良好，是有希望的静脉给药靶向制剂[41]。

制备了 FU 微乳凝胶，考察了影响微乳凝胶理化性质的因素，并研究了其体外透皮特性及皮肤刺激性。结果表明，载药量为 0.5%，明胶含量为 14% 的微乳凝胶 12 h 体外透皮累积渗透量为 876.5±29.1 $\mu g \cdot cm^{-2}$，分别是 0.5% 含药水溶液的 12.3 倍，市售 2.5% 软膏制剂的 4.5 倍，且皮肤刺激性小，可作为 FU 等亲水性但水溶性差和渗透性差药物的新型经皮给药载体[42]。

利用带相反电荷的 PLGA 和壳聚糖为原料，制备了 FU 微囊制剂。该制剂载药量大，可以实现 FU 的缓释释放，体外细胞毒性小，且具有良好的生物可降解性，是一种有潜力的 FU 给药系统[43]。

5.2 利巴韦林(ribavirin)

采用动态浊度法，建立了利巴韦林输液中细菌内毒素定量检测方法。参照中国药典，该输液稀释 5 倍后能排除干扰进行检测，该方法对临床安全用药具有一定的指导意义。内毒素在 0.031～2.000 $EU \cdot mL^{-1}$ 范围内线性关系良好[44]。

5.3 三磷酸腺苷(ATP)

采用离子对复合物方法制备了 ATP-2Na 脂质体以提高包封率，并考察了其对心肌缺血小鼠组织能量状态的影响。ATP-2Na 脂质体的平均粒径为 144.0±2.7 nm，表面电位为 +16.2±1.6 mV，包封率为 85.02%±2.31%，体外释药遵循 Weibull 方程。ATP-2Na 脂质体与 ATP-2Na 溶液相比显著地提高了心肌缺血小鼠血液中的 ATP 浓度；与生理盐水相比显著提高了缺血心肌及肝组织中的 ATP 浓度，而游离 ATP-2Na 却无此效果。表明 ATP-2Na 脂质体对提高心肌缺血动物的组织能量状态有一定的应用价值[45]。

利用荧光光谱研究了 ATP 与水溶性阳离子荧光共轭聚合物的相互作用，发现加入 ATP 后，聚合物的荧光强度被显著猝灭，且猝灭程度与 ATP 的加入量成正比，据此建立了测定 ATP 的方法。在 0.05 $mol \cdot L^{-1}$ Tris-HCl 溶液中，测定 ATP 的线性范围为 8.0×10^{-8}～1.0×10^{-5} $mol \cdot L^{-1}$；检出限为 2.0×10^{-8} $mol \cdot L^{-1}$；回收率在 93.6%～105.6% 之间[46]。

综上所述，提高制备工艺和分析检测手段，研究药物结构，明确生化药物的分子机制；探索新资源，开发我国具有自主知识产权的新生化药物；开发药物的新剂型、新药理作用；从分子水平出发，探索给药的新途径、新靶点是 2010 年我国生化药物研究的主要方面，也是今后生化药物研发的方向。

参考文献

1 曾小莉，区颂雷，张韶岩，等. *N*-乙酰半胱氨酸对大鼠肺缺血再灌注损伤的保护作用. 临床肺科杂志，2010，15(5)：621-623.

2 范红艳，任 旷，顾饶胜，等. 牛磺酸对于心肌炎及其继发纤维化的抑制作用. 中国药学杂志，2010，45(13)：997-1001.

3 汪玲芳，尹永强，赵临，等. 牛磺酸镁对乌头碱致大鼠心肌细胞心律失常模型钠离子通道的影响. 中国药理学通报，2010，26(5)：611-614.

4 Xie H，Yang B，Zhou XM，*et al.* L-carnitine and taurine synergistically inhibit the proliferation and osteoblastic differentiatilon of vascular smooth muscle cells. *Acta Pharmacol Sin*，2010，31(3)：289-296.

5 左凌云，俞海英，孙薇薇，等. 胸腺肽 1 治疗肝衰竭早期患者 Th1 与 Th2 细胞因子水平变化. 中国生化药物杂志，2010，31(2)：135-136.

6 LIU QF，Zhang H，Zhou GC，*et al. In vitro* and *in vivo* study of thymosin alpha1 biodegradable *in situ* forming poly(lactide-co-glycolide) implants. *Int J Pharm*，2010，397(1-2)：122-129.

7 刘 沙，李 瑒，王丽琼，等. 偏最小二乘-近红外漫反射光谱法测定还原型谷胱甘肽片. 中国医药工业杂志,2010,41(11):845-848.

8 徐　林,张维东,王兆朋,等. 蝎毒多肽提取物对小鼠 Lewis 肺癌免疫逃逸的影响. 中国中药杂志,2010,35(17):2324-2327.

9 刘庆涛,余　蓉,崔瑜霞,等. 猪脾脏多肽的酶法制备及其生物活性研究. 食品与药品,2010,12(5):161-164.

10 戴　玲. 鲑鱼降钙素联合钙尔奇 D 治疗糖尿病伴骨质疏松的疗效观察. 中国实用医药,2010,5(29):36-38.

11 朱　伟,王永强. 水母胶原蛋白抗氧化活性研究. 生物加工过程,2010,8(2):65-68.

12 刘　君,唐利龙,廖新学,等. 水蛭素对大鼠急性心肌梗死后室性心律失常的影响. 中山大学学报(医学科学版),2010,31(1):50-54.

13 崔元涛,张　鹏,刘毅梅,等. 食管癌合并糖尿病术后肠内营养期间胰岛素的给药途径. 天津医科大学学报,2010,16(2):201-203.

14 郝苏丽,杨化新,范慧红. 降纤酶国家标准品的协作标定. 药物分析杂志,2010,30(6):1022-1025.

15 王保全,庞晓斌,李昭华,等. 猪血超氧化物歧化酶分离纯化工艺改进及其抗氧化活性研究. 生物技术通报,2010,2:168-172.

16 Liu JF, Zhao T, Tan HN, *et al*. Pharmacokinetic analysis of *in vivo* disposition of heparin-superoxide dismutase. *Biomed Pharmacother*, 2010,64(10):686-691.

17 邵玉英,聂凤环,马静洁. 纳豆激酶在大鼠机体内外对凝血功能的影响. 延边大学医学学报,2010,33(1):10-12.

18 刘媛媛,杨青山,高　菲. 蕲蛇酶与奥扎格雷钠联合应用治疗急性脑梗死临床研究. 中国药房,2010,21(47):4504-4505.

19 李本尚,罗长缨,何映谊,等. 左旋门冬酰胺酶抗白血病作用与胞周 Asn 水平的关系. 中国当代儿科杂志,2010,12(7):557-562.

20 范　开,马雪丰,谢　敏,等. RP-HPLC 法测定血浆中聚乙二醇尿酸酶浓度的方法. 重庆理工大学学报(自然科学),2010,24(5):29-32.

21 陈　红,余春梅,秦　宇,等. 辅酶 Q_{10} 氯化钠注射液有关物质方法的建立及其有关物质稳定性研究 J]. 临床合理用药,2010,3(12):42-43.

22 万慧芳,万　欢,汪华杰,等. 盐酸氨基葡萄糖反相高效液相色谱法含量测定方法研究. 南昌大学学报(医学版),2010,50(5):96-97.

23 李晶晶,陆益红,谭　力,等. 高效毛细管电泳法同时分离检测肝素钠杂质. 中国药学杂志,2010,45(15):1179-1182.

24 赵　峡,李广生,于广利,等. 问题肝素中多硫酸软骨素杂质的柱前衍生高效液相色谱分析. 高等学校化学学报,2010,45(15):479-483.

25 Keire DA, Mans DJ, YE H, *et al*. Assay of possible economically motivated additives or native impurities levels in heparin by ^{1}H NMR, SAX-HPLC, and anticoagulation time approaches. *J Pharm Biomed Anal*, 201, 52(5):656-664.

26 李　丁,侯惠民. 肝素和低分子肝素口腔给药系统的研究. 药学学报,2010,45(10):1317-1321.

27 陈　凯,胡　夏. 低分子肝素治疗小儿肾病综合征疗效观察. 中国生化药物杂志,2010,31(3):208-209.

28 陆守荣,茆　勇,郁　皓,等. 低分子肝素对人胃癌裸鼠原位移植模型肿瘤生长、转移及趋化因子受体 4 表达的影响. 肿瘤,2010,30(7):591-595.

29 Li B, Zheng X C, Chen L B, *et al*. Preparation and characterization of porous chitosan microspheres. 南京大学学报(自然科学),2010,46(2):186-191.

30 刘晓宇,孙成新,李　杰,等. 两性壳聚糖的制备及其对小鼠淋巴细胞增殖的影响. 东北师大学报(自然科学版),2010,42(2):110-114.

31 Plapied L, Vandermeulen G, Vroman B, *et al*. Bioadhesive nanoparticles of fungal chitosan for oral DNA delivery. *Int J Pharm*, 2010, 398(1-2):210-218.

32 叶倩文,卢陆洋,李新松. 透明质酸高产菌株选育研究. 化学与生物工程,2010,27(3):51-54.

33 吴华昌,马钦元,邓　静,等. 絮凝法预处理透明质酸发酵液的研究. 生物技术,2010,20(1):81-84.

34 吴明霞,邓　静,吴华昌. 温度对发酵生产透明质酸的影响. 氨基酸与生物资源,2010,30(1):33-36.

35 李淑斌,魏晓莹,刘　丹,等. 前列腺素 E_1 微乳的制备及体外经皮渗透性评价. 中国新药杂志,2010,19(21):2001-2004.

36 Fang WT, Li HJ, Zhou LS. Protective effects of prostaglandin E_1 on human umbilical vein endothelial cell injury induced by hydrogen peroxide. *Acta Pharmacol Sin*, 2010, 31(4):485-492.

37 汤建武,王　丹,方泰惠,等. 胆红素对大鼠实验性高脂血症的防治作用. 武警医学,2010,21(3):195-196.

38 张媛媛,周　瑜,王陆军,等. 反相高效液相色谱法测定大鼠血浆中熊去氧胆酸的方法学研究. 解放军药学学报,26(1):42-43.

39 冀　杨,张亚南,康熙雄,等. 多烯磷脂酰胆碱在酒精性肝损伤铁过度沉积中的作用. 实用肝脏病杂志,2010,13(5):335-338.

40 李忠东,尹　荣,朱家全,等. n-3 多不饱和脂肪酸对心脏移植物血管病变的影响. 中国组织工程研究与临床康复,2010,14(5):833-837.

41 沈国鹏,梁春丽,葛庆平,等. 5-氟尿嘧啶磁性固体脂质纳米粒制备工艺优化研究. 郑州大学学报(工学版),2010,31(3):16-19.

42 肖衍宇,刘　芳,陈志鹏,等. 氟尿嘧啶经皮给药微乳凝胶的研究. 药学学报,2010,45(11):1440-1446.

43 Yan SF, Zhu J, Wang Z C, *et al*. Layer-by-layer assembly of poly(l-glutamic acid)/chitosan microcapsules for high loading and sustained release of 5-fluorouracil. *Eur J Pharm Biopharm*, 2010.

44 詹云丽,李楚云,刘杜妙,等. 利巴韦林输液中细菌内毒素定量检测的研究. 药理与毒理,2010,7(21):47-48.

45 皮凤梅,屠锡德,吴　悦. 三磷酸腺苷二钠脂质体的制备及其对心肌缺血小鼠组织能量状态的影响. 药学学报,2010,45(10):1322-1326.

46 王　运,王　伟,何治柯,等. 水溶性阳离子荧光共轭聚合物作为荧光探针测定三磷酸腺苷. 分析化学研究简报,2010,38(5):711-714.

药学研究
Pharmaceutical Research

中国药学年鉴 2011
CHINESE PHARMACEUTICAL YEARBOOK

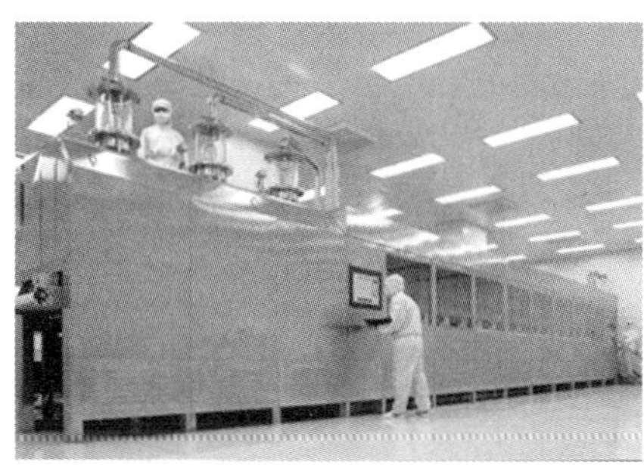
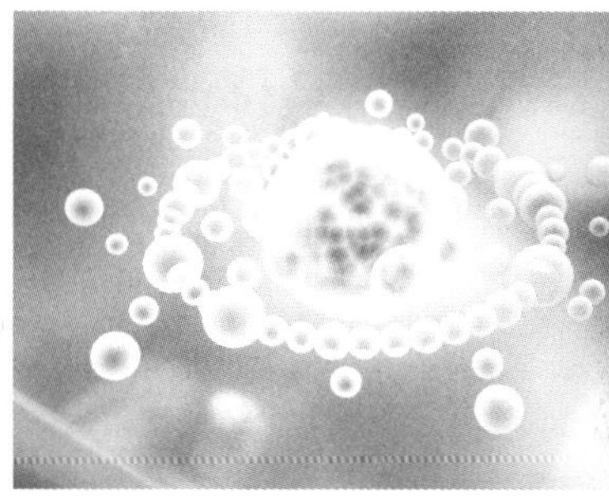
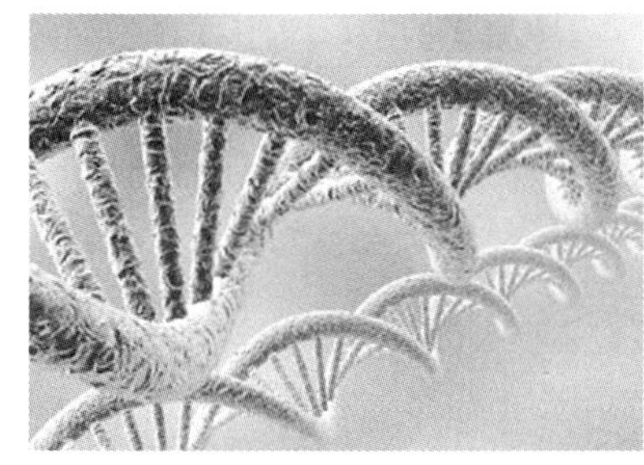
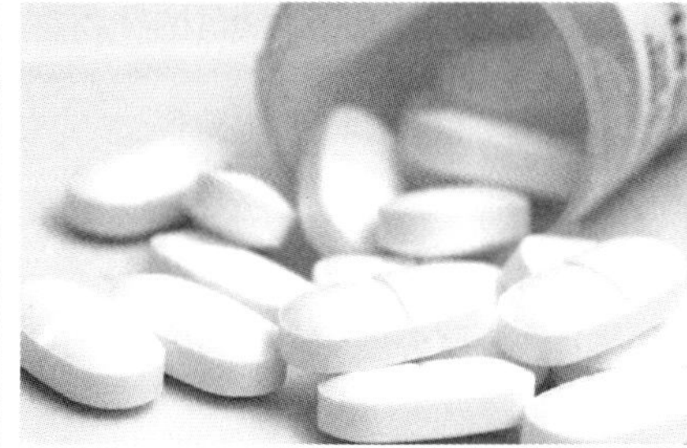
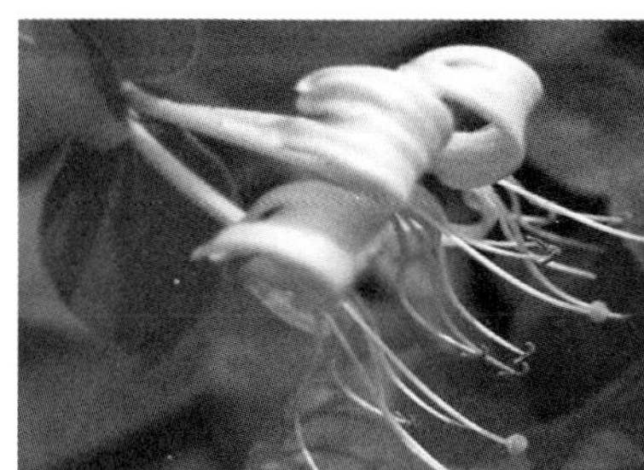

科研成果获奖项目

中药与天然药物

1. 基于中医药特点的中药样品库的建立与新药研究
（国家科学技术进步奖二等奖 2010）
第二军医大学
张卫东 陈万生 柳润辉 李慧梁 孙莲娜 单 磊
苏 娟 沈云亨 刘明珠 陈海生

2. 中国若干重要有毒药用植物活性成分研究
（高等学校科学研究优秀成果奖自然科学奖一等奖 2010）
北京协和医学院
庾石山 陈晓光 再帕尔·阿不力孜 王晓良 屈 晶
马双刚 郜 嵩 唐美军 刘 悦 胡友财 苏东敏

3. 远志属药用植物化学成分、生物活性、质量控制及体内代谢研究
（高等学校科学研究优秀成果奖自然科学奖二等奖 2010）
北京大学 香港科技大学
屠鹏飞 姜 勇 李 军 张 岱 贾竑晓 吴剑峰
常海涛 周雨虹 詹华强 董婷霞

4. 麦冬类中药的系统研究
（高等学校科学研究优秀成果奖自然科学奖二等奖 2010）
中国药科大学
余伯阳 寇俊萍 程志红 徐 强 刘吉华 戚 进
林以宁 吴 弢 唐晓清 刘 楠 周一峰

5. 基于天然产物结构改造的靶向性药物先导化合物的基础性研究
（高等学校科学研究优秀成果奖自然科学奖二等奖 2010）
中山大学
古练权 黄志纾 欧田苗 黄 民 刘培庆 卜宪章
谭嘉恒 黄世亮 安林坤 马 林 卢宇靖

6. 天然产物对胆固醇和脂肪酸代谢与心血管功能的影响
（高等学校科学研究优秀成果奖自然科学奖二等奖 2010）
香港中文大学
陈振宇 黄 聿

7. 一种抗多脏器纤维化的中药复方制剂及其推广应用
（高等学校科学研究优秀成果奖技术发明奖二等奖 2010）
上海中医药大学 上海现代中医药技术发展有限公司
刘 平 刘成海 卞化石 胡义扬 徐列明 潘一峰

8. "引经报使"药物的应用基础研究——中药冰片的研究
（高等学校科学研究优秀成果奖科技进步奖一等奖 2010）
广州中医药大学
王宁生 宓穗卿 林培政 王培训 彭胜权 刘启德
黄天来 詹宇坚 梁美蓉 叶少梅 欧卫平 许庆文
王 涛 李伟荣 张 荣 赵 威 杨 蕾 伍海涛
陈传兵 张银卿 冯美蓉 赵保胜 孙寒静 陈艳明
俞 浩 赵春梅 孙晓萍

9. 太子参的种质资源与品质评价
（高等学校科学研究优秀成果奖科技进步奖二等奖 2010）
南京中医药大学 中国药科大学 贵州昌昊中药发展有限公司
刘训红 秦民坚 李俊松 郑建立 邓 忠 兰才武
朱 艳 谈献和 乐 巍

10. 中药糖耐康干预糖耐量异常及胰岛素抵抗研究
（中华中医药学会科学技术奖二等奖 2010）
北京中医药大学
刘铜华 张祝君 寇秋爱 唐雪春 李庭凯 徐暾海
谢培凤 王 芬 郭翔宇 牛 洁

11. 中医药科学数据的共建与共享
（中华中医药学会科学技术奖二等奖 2010）
中国中医科学院中医药信息研究所 浙江大学
福建中医学院 上海中医药大学 辽宁中医药大学
南京中医药大学 河南省中医药研究院
崔 蒙 刘保延 吴朝晖 尹爱宁 刘 静 范为宇
温先荣 刘 红 陈华钧 李海燕

12. 新药丹鳖胶囊的开发研究
（中华中医药学会科学技术奖二等奖 2010）
河南省中医药研究院 广州潘高寿药业股份有限公司
李 颖 罗国器 卫爱武 莫国强 马仲丽 魏大华
李 荣 陈世斌 王学超 黎佩红

13. 源于补肾中药的抗骨质疏松活性成分及其作用机制阐明与新药发现
（中华中医药学会科学技术奖二等奖、中国药学会科学技术奖基础研究奖三等奖 2010）
沈阳药科大学 沈阳红旗制药有限公司
殷 军 刘志惠 韩 娜 王 卓 胡 荻

14. 中药八角茴香成分莽草酸及其衍生物化学结构和生物活性研究
（中华中医药学会科学技术奖二等奖 2010）
北京中医药大学
孙建宁 郭亚健 徐秋萍 孙文燕 沈 欣 张硕峰
王 晶 倪 健 张桂燕 王宏涛

15. 长白山道地药材化学成分分离鉴定与应用研究
（中华中医药学会科学技术奖二等奖 2010）
长春中医药大学
张 辉 孙佳明 林 喆 邱智东 李 丽 徐多多
李 娜 宗 颖

16. 前列舒清片
（中华中医药学会科学技术奖三等奖 2010）
天津市曹开镛中医男科研究所 天津曹开镛中医男科医院

曹开镛

17. **江西特产中药彭泽贝母的化学成分研究**

（中华中医药学会科学技术奖三等奖　2010）

江西中医学院

刘红宁　罗永明　朱卫丰　陈丽华　范崔生

18. **走进《本草纲目》之门——中药的发现**

（中华中医药学会科学技术奖三等奖　2010）

中国中医科学院中药所

张瑞贤　李国坤　舒晓奋　王滨生　黄　斌　曾令真

19. **道地药材研究模式及模型构建**

（中国中西医结合学会科学技术奖一等奖　2010）

中国中医科学院中药研究所

黄璐琦　郭兰萍　吕冬梅　梁日欣　袁庆军　陈美兰　袁　媛　周　洁　邵爱娟　陈　敏　林淑芳　付桂芳　吴志刚　张小波　杨　光　唐仕欢　赵蔓茜

20. **花粉中抑制前列腺增长的有效成分研究**

（中国药学会科学技术奖应用研究奖三等奖　2010）

浙江康恩贝制药股份有限公司

王如伟　叶剑锋　胡季强　吴　健　徐春玲　方　玲　蔡　君　姚建标　胡江宁　陈玲芳　何厚洪　胡林水

21. **植物多糖新生物活性的发现及其作用机制研究**

（中国药学会科学技术奖基础研究奖三等奖　2010）

上海中医药大学中药现代制剂技术教育部工程研究中心

冯　怡　徐德生　林　晓　王　硕　沈　岚　周跃华　邓海林　韩　宁

22. **抗肝炎中药新药六味五灵片的研制与临床应用**

（军队医疗二等奖　2010）

解放军第302医院

肖小河　韩　晋

化学合成药物

23. **具有重要生理活性的复杂糖缀合物的化学合成**

（国家自然科学奖二等奖　2010）

中国科学院上海有机化学研究所

俞　飚　惠永正　王来曦　邓绍江　卢寿福

24. **用于2型糖尿病防治的专利新药——太罗**

（国家技术发明奖二等奖　2010）

军事医学科学院毒物药物研究所　太极集团有限公司

李　松　郑志兵　钟　武　秦少容　肖军海　官泽辉

25. **糖化学和基于糖的药物研究**

（高等学校科学研究优秀成果奖自然科学奖二等奖　2010）

北京大学

叶新山　熊德彩　王　媛　张礼和

26. **国家一类抗乙肝病毒新药阿德福韦酯的研制与开发**

（中国药学会科学技术奖应用研究奖二等奖　2010）

天津药物研究院　天津泰普药品科技发展有限公司　天津药物研究院药业有限责任公司

张殿镇　徐　莉　徐为人　赵　健　马　克　汤立达　朱建强　胡雅萍　董亚博　张明华　刘伍林　田义红　曹　光　柴振海　于　冰

生化药物及生物制品

27. **戊型肝炎病毒免疫优势构象性抗原决定簇的发现及其在诊断中的应用**

（国家技术发明奖二等奖　2010）

厦门大学　北京万泰药业股份有限公司

夏宁邵　葛胜祥　李少伟　张　军　李益民　顾　颖

28. **日本血吸虫病疫苗的免疫学与生物学基础研究**

（高等学校科学研究优秀成果奖自然科学奖二等奖　2010）

南京医科大学

苏　川　季旻珺　刘　丰　张兆松　吴观陵　张　蕾　陶方方　胡雪梅　吴海玮　王　勇　李光富

29. **双相培养体系及分子标志物检测在正常核型急性白血病诊治中的作用**

（高等学校科学研究优秀成果奖科技进步奖二等奖　2010）

同济大学

梁爱斌　薄兰君　谢晓恬　修　冰　黄滨滨　陈敬德　熊　红　傅建非　韩　颖　陈毓华

30. **蝎毒多肽干预白血病细胞浸润效应及分子机制**

（中国中西医结合学会科学技术奖二等奖　2010）

天津中医药大学第一附属医院

杨文华　杨向东　史哲新　刘宝山　陈化禹　汤　毅　王兴丽　崔维利　李　翀

31. **中医理论指导下的壁虎现代肿瘤药理研究**

（中国中西医结合学会科学技术奖三等奖　2010）

北京大学第一医院

王学美　杨金霞　杨丽华　宋　萍　谢　爽　富　宏　刘庚信

32. **大流感（H5N1、H1N1）疫苗、诊断试剂研发和评价体系的建立和应用**

（中国药学会科学技术奖应用研究奖一等奖　2010）

中国药品生物制品检定所　国家食品药品监督管理局药品审评中心　北京科兴生物制品有限公司

王军志　李长贵　方捍华　李凤祥　范行良　邵　铭　袁力勇　刘书珍　白东亭　高恩明　沈　琦　李　红　杨　焕　胡忠玉　崔晓雨

33. **基因重组人源化单克隆抗体大规模生产关键技术研究及临床应用**

（中国药学会科学技术奖应用研究奖二等奖　2010）

百泰生物药业有限公司

白先宏　林　峰　喻志爱　李先钟　何丽华　何　伟　胡品良　高　黎　徐国镇　潘建基　朗锦义　吴少雄

药理与毒理

34. **胶质细胞新功能的研究**

（国家自然科学奖二等奖 2010）

中国科学院上海生命科学研究院

段树民 戈鹉平 张景明 杨云雷 王慧坤

35. **细胞凋亡与抗病毒反应的信号转导研究**

（国家自然科学奖二等奖 2010）

北京大学

舒红兵 翟中和 陈丹英 吴 旻 卢智刚

36. **tau 蛋白过度磷酸化机制及其在阿尔茨海默病神经元变性中的作用**

（国家自然科学奖二等奖 2010）

华中科技大学 中南大学

王建枝 张灼华 王丹玲 刘世杰 李宏莲

37. **肝癌转移机制的新发现及其意义**

（国家自然科学奖二等奖 2010）

复旦大学中山医院 香港大学

钦伦秀 叶青海 汤钊猷 关新元 贾户亮

38. **白血病细胞分化与凋亡的新机制**

（国家自然科学奖二等奖 2010）

上海交通大学

陈国强 赵 倩 赵克温 刘 玮 黄 莺

39. **衰老的分子调控机制及个体化衰老评价的创建和应用**

（国家科学技术进步奖二等奖 2010）

解放军总医院 北京大学 中国科学院动物研究所 中国医科大学 香港大学医学院 中国医学科学院基础医学研究所 北京师范大学

陈香美 蔡广研 童坦君 谭 铮 白小涓 周中军 左萍萍 张宗玉 冯 哲 丛羽生

40. **帕金森病发病机制及治疗的基础研究**

（高等学校科学研究优秀成果奖自然科学奖一等奖 2010）

上海交通大学 中国科学院神经科学研究所

陈生弟 周嘉伟 刘 军 王 刚 尹延青 丁健青 汪锡金 潘 静 张新化 叶 民

41. **SARS－CoV 感染引发急性呼吸窘迫综合症等疾病的致病机制和药理研究**

（高等学校科学研究优秀成果奖自然科学奖一等奖 2010）

北京协和医学院 广州医学院 中国医学科学院医学实验动物研究所 中山大学 中国医学科学院北京协和医院 苏州圣诺生物医药技术有限公司 广州拓谱基因技术有限公司

蒋澄宇 李宝健 徐 军 秦 川 钟南山 刘德培 王 仲 陈荣昌 郑德先 程 度 郭 峰 高 虹 魏 强

42. **电压门控钾通道与辅助亚基相互作用的结构与功能研究**

（高等学校科学研究优秀成果奖自然科学奖二等奖 2010）

北京大学

王克威 柴继杰 王华翌 阎 焰 梁 平 陈 颢 崔媛媛

43. **硫化氢多靶点心血管保护作用的发现**

（高等学校科学研究优秀成果奖自然科学奖二等奖 2010）

复旦大学

朱依纯 蔡文杰 王铭洁 姚玲玲 孙英刚 王艳霞 吕 雷 龚 惠 陈 莹 丁滢洞

44. **HSF1 和 HSP70 对 SIRS 的多靶点抑制作用及其机制研究**

（高等学校科学研究优秀成果奖自然科学奖二等奖 2010）

中南大学

肖献忠 张华莉 刘 瑛 唐道林 王慷慨 陈广文 刘梅冬 左晓霞 涂自智

45. **砷代谢模式与毒性作用关系及其影响因素研究**

（高等学校科学研究优秀成果奖自然科学奖二等奖 2010）

中国医科大学

孙贵范 金亚平 席淑华 郑全美 李 冰 李 昕 王 毅

46. **以伽玛氨基丁酸受体为靶点攻克人类神经精神疾患**

（高等学校科学研究优秀成果奖自然科学奖二等奖 2010）

香港科技大学

薛 红 曾瑞英 赵存友 许志雯 罗詠诗 潘 颖 吴肇坚 禤承恩 唐家乐 刘静芬

47. **血瘀证的动物模型与生物学基础研究**

（高等学校科学研究优秀成果奖科技进步奖一等奖 2010）

北京中医药大学 北京师范大学 中国中医科学院中医基础理论研究所

王 伟 赵和平 郭淑贞 赵慧辉 宋剑南 陈建新 张文生 王硕仁 赵明镜 刘 蕾 仇 琪 刘 涛 许文玉 童元元 于永新 李 宏 其其格 解 华 李 春 王 勇 啜文静

48. **细菌对喹诺酮类的质粒介导耐药机制及其耐药性的防治策略**

（高等学校科学研究优秀成果奖科技进步奖一等奖 2010）

复旦大学 浙江大学 首都医科大学 华南农业大学 安徽医科大学

王明贵 俞云松 沈叙庄 刘健华 熊自忠 徐晓刚 刘雅红 王爱华 沈 萍 王明华 曾振灵 胡付品 赵 旭 郭庆兰

49. **精简补肾固表颗粒治疗小儿反复呼吸道感染的新药临床前研究**

（中华中医药学会科学技术奖二等奖 2010）

上海市中医医院 上海蔡同德堂中药制药厂 上海中医药大学附属曙光医院 上海中医药大学附属岳阳中西医结合医院 上海市静安区中心医院 宁波市中医院

虞坚尔 霍莉莉 夏以琳 赵正福 朱盛国 陈燕萍

倪菊秀　顾明达　闵伟福　董幼琪

50. **炎克宁冲剂对大鼠输卵管阻塞性不孕模型作用机制及其疗效观察**

（中华中医药学会科学技术奖二等奖　2010）

黑龙江中医药大学

刘　丽　孙一鸣　马宝璋　侯丽辉　杨东霞　冯晓玲
满玉晶　于　燕

51. **左归丸对 MSG-肝再生-大鼠肝再生影响的基因表达谱分析**

（中华中医药学会科学技术奖三等奖　2010）

湖北省中医院

李瀚旻　张六通　邱幸凡　喻朝晖　高　翔　吴寿善

52. **通窍汤治疗急性鼻窦炎的机制研究**

（中华中医药学会科学技术奖三等奖　2010）

成都中医药大学

熊大经　亓鲁光　谢　慧　袁晓辉　朱天民　刘平平
刘素茹　尉　瑞

53. **黄蜀葵花和映山红花中黄酮类物质对心脑缺血性损伤的保护作用**

（中华中医药学会科学技术奖三等奖　2010）

安徽医科大学

陈志武　郭　岩　李庆林　袁丽萍

54. **三氧化二砷和粉防己碱抑制乳腺肿瘤作用及协同效果的研究**

（中华中医药学会科学技术奖三等奖　2010）

北京中医药大学

裴晓华　李曰庆　罗德轩　樊英怡　马秀璟　于　震
李桃花　邓卫芳

55. **桂皮醛和芍药苷对细胞骨架 β-actin 表达及构型重建的影响**

（中华中医药学会科学技术奖三等奖　2010）

中国中医科学院中药研究所

霍海如　刘洪斌　李沧海　马悦颖　李兰芳　姜廷良
赵保胜　隋　峰

56. **益气养阴活血中药治疗心律失常疗效及作用机制研究**

（中华中医药学会科学技术奖三等奖　2010）

辽宁中医药大学

张　艳　张　兰　卢秉久　于　睿　庞　敏　王　辰
薛立平　宫丽鸿

57. **纤克颗粒治疗特发性肺间质纤维化（气虚血瘀型）作用机制研究**

（中华中医药学会科学技术奖三等奖　2010）

长春中医药大学

宫晓燕　王泽玉　李　霞　仕　丽　辛　国　冷　炎
王　铃　赵东凯

58. **壮骨颗粒对去分化软骨细胞再分化调控的实验研究**

（中华中医药学会科学技术奖三等奖　2010）

青岛市海慈医疗集团

陈德喜　郎继孝　李　巍　李沂红　万修阳　刘卫国
于沛林　王　强

59. **中药有效成分分析与药物代谢动力学研究**

（中华中医药学会科学技术奖三等奖　2010）

河北医科大学

张兰桐　王　巧　杨秀岭　王春英　杜英峰　许慧君
李小娜　冯小龙

60. **黄芩素滴丸剂临床前研究**

（中国中西医结合学会科学技术奖三等奖　2010）

天津市长征医院　天津天士力集团有限公司

杨新建　叶正良　王　雷　王学艳　梁　颖　寇　欣
赵振宇　王　苹

61. **妇科肿瘤发生的相关机制及其中药干预的实验研究**

（中国中西医结合学会科学技术奖三等奖　2010）

黑龙江中医药大学

韩凤娟　吴效科　侯丽辉　高雅琴　李克深　胡　云
怀其娟　汤　欣

62. **丽珠牌抗病毒颗粒抗禽流感和新型甲型流感的实验研究**

（中国中西医结合学会科学技术奖三等奖　2010）

国家中药现代化工程技术研究中心
丽珠医药集团股份有限公司

曹　晖　彭招华　周　俊　曾永清　管　轶　陶德胜
曾德成　陈延清

63. **茵陈五苓散清热利湿法调脂的机制研究**

（中国中西医结合学会科学技术奖三等奖　2010）

中南大学湘雅医院　湖南中医药大学　河南省禹州市中医院

王东生　段朝军　李聚生　田丽君　黄大毛　张乃蔚
魏　星　唐发清　喻　嵘　袁肇凯　周　衡　奚彩昆

64. **广西民族特色药材玉郎伞的应用基础研究**

（中国药学会科学技术奖应用研究奖三等奖　2010）

广西医科大学

黄仁彬　蒋伟哲　林　兴　刘华钢　付书婕　简　洁
黄建春　黄忠仕　张绪东　焦　杨　段小群　张士军
王乃平　蔡文娥　黄媛恒　梁　钢　曾　嵘　吕纪华
陈　健　李勇文

65. **小叶黑柴胡抗淤疸型肝炎药效物质基础的研究与评价**

（中国药学会科学技术奖应用研究奖三等奖　2010）

解放军第 302 医院

蔡光明　张卓勇　赵艳玲　刘峰群　张　萍　熊晗辉
詹雪晶　汤芳玲　肖小河

66. **脊柱退行性病变病理与病证结合动物模型的研究**

（中国中西医结合学会科学技术奖一等奖　2010）

上海中医药大学附属龙华医院

上海中医药大学脊柱病研究所
王拥军　施　杞　周　泉　李晨光　梁倩倩　周重建
彭宝淦　崔学军　唐德志　卞　琴　舒　冰　丁道芳
胡志俊　莫　文　唐占英　江建春　卢　盛　赵永见

67. 调控恶性心律失常发生关键分子—microRNAs
（中国药学会科学技术奖基础研究奖二等奖　2010）
哈尔滨医科大学
杨宝峰　吕延杰　单宏丽　初文峰　董德利　乔国芬
李宝馨　李雪连　许超千　张　勇　潘振伟　白云龙
蔡本志　艾　静　张　莹

68. 药物反应和疾病易感性个体差异的非代谢酶途径遗传机制
（中国药学会科学技术奖基础研究奖三等奖　2010）
中南大学临床药理研究所
张　伟　刘　洁　刘昭前　范　岚　周　淦　王连生
李　智　刘英姿　李　清　谭志荣　陈　尧　郭　栋
王　果　王　丹　胡东莉　黄远飞　周宏灏

药物分析

69. 中药质量控制综合评价技术创新及其应用
（国家科学技术进步奖二等奖　2010）
上海中医药大学　上海中药标准化研究中心
王峥涛　胡之璧　俞桂新　吴　弢　周吉燕　张紫佳
谷丽华　杨　莉　朱恩圆　王　瑞

70. 细胞膜色谱技术的理论、模型与应用研究
（中国药学会科学技术奖应用研究奖二等奖　2010）
西安交通大学
贺浪冲　王嗣岑　张彦民　卢　闻　李西玲　张　杰
曾爱国　李义平　贺建宇　罗文娟　边晓丽　董亚琳
杨广德　袁秉祥

71. 中药化学对照品（标准品）制备技术研究
（中国中西医结合学会科学技术奖三等奖　2010）
山东省分析测试中心　中国中医科学院中药研究所
刘建华　王　晓　杨　滨　耿岩玲　王岱杰　段文娟
傅茂润　赵先恩

药物制剂

72. 美洛西林钠及其复方制剂的技术创新与产业化
（国家科学技术进步奖二等奖　2010）
瑞阳制药有限公司　天津大学
赵玉山　苗得足　王大岭　张美景　何茂群　王永莉
朱双明　李　广　王洛玉　王龙科

73. 针对脑部重大疾病的新型靶向递药系统研究
（高等学校科学研究优秀成果奖自然科学奖一等奖　2010）
复旦大学
蒋新国　蒋　晨　张奇志　陆　伟　高小玲　黄容琴
庞志清　刘　洋

74. 肝靶向丹参酮ⅡA纳米注射剂的制备及其治疗肝癌的研究
（中华中医药学会科学技术奖二等奖　2010）
上海中医药大学附属普陀医院
李　琦　范忠泽　冯年平　孙　珏　王金玉　王　炎
殷佩浩　周利红　刘宁宁　许建华

75. 中药双相胶囊制剂技术及多功能胶囊填充机的研发与应用
（中华中医药学会科学技术奖三等奖　2010）
江西中医学院中药固体制剂制造技术国家工程研究中心（江西本草天工科技有限责任公司）　北京翰林航宇科技发展有限责任公司
杨世林　罗晓健　鲁永胜　吕爱平　王跃生　张国松
饶小勇　简　辉

76. 凝集素修饰纳米载药系统经鼻给药脑内递药的研究
（中国药学会科学技术奖基础研究奖二等奖　2010）
复旦大学　上海交通大学医学院
高小玲　蒋新国　吴红兵　张奇志　陈　钧　陈红专
武炳贤　陶炜兴

制药工艺

77. 脂溶性维生素及类胡萝卜素的绿色合成新工艺及产业化
（国家技术发明奖二等奖　2010）
浙江大学　浙江新和成股份有限公司
李浩然　陈志荣　胡柏剡　王从敏　胡兴邦　黄国东

78. 亚胺培南/西司他丁钠化学-酶法合成关键技术及产业化
（国家技术发明奖奖二等奖　2010）
浙江工业大学　浙江海正药业股份有限公司
郑裕国　沈寅初　郑仁朝　白　骅　杨仲毅　杨志清

79. 中药配方颗粒的创制与产业化应用
（中华中医药学会科学技术奖一等奖　2010）
江阴天江药业有限公司
周嘉琳　王元清　徐以亮

80. 中药生产共性关键技术应用示范研究——超微粉碎技术的研究与应用
（中华中医药学会科学技术奖三等奖　2010）
国家中药现代化工程技术研究中心
曹　晖　吴水芝　陈春贵　周　俊　彭招华

81. 福建省地道药材建泽泻产业化前期关键技术研究
（中国中西医结合学会科学技术奖三等奖　2010）
福建中医学院　福建省农业科学院农业生物资源研究所
吴水生　陈菁瑛　郭改革　黄吉玉　陈　丽　范世明
苏海兰　郭素华　丁　霞　陈　宏

82. 中药提取浓缩干燥成套装备及自动化控制技术研究

（中国药学会科学技术奖应用研究奖三等奖　2010）
浙江大学药学院　浙江温兄机械阀业有限公司
温州金榜轻工机械有限公司　浙江省瑞安市金安制药机械有限公司　华中科技大学温州先进制造技术研究院
陈　勇　夏英杰　孙昌榜　刘雪松　陶耀镔　陈成辉
王胜豪　王龙虎　王平江　叶春青　李页瑞　陈国华
韩恩义　范　超　秦大伟

临床研究

83. **游离脂肪酸、乙醇在2型糖尿病发生机制中的作用及临床干预**
（国家科学技术进步奖二等奖　2010）
山东省立医院　上海交通大学医学院附属瑞金医院
赵家军　宁　光　高　聆　完　强　王芙蓉　冯　丽
刘　毅　李小英　王卫庆　王　斐

84. **经方现代应用的临床与基础研究**
（国家科学技术进步奖二等奖　2010）
北京中医药大学　广州中医药大学
王庆国　陈纪藩　李宇航　李赛美　顾立刚　石任兵
熊曼琪　赵　琰　陈　萌　钟相根

85. **芪参益气滴丸对心肌梗死二级预防的临床试验研究**
（高等学校科学研究优秀成果奖科技进步奖一等奖　2010）
天津中医药大学　中国中医科学院　北京大学
中国中医科学院西苑医院
张伯礼　商洪才　姚　晨　刘保延　翁维良　赵玉霞
戴国华　高秀梅　任　明　张俊华　曹红波　毛静远
胡学军　文天才　张军平　程翼宇

86. **恒古骨伤愈合剂治疗激素相关性股骨头坏死的基础研究及临床应用**
（中华中医药学会科学技术奖一等奖　2010）
昆明医学院第一附属医院　昆明学院
赵宏斌　胡　敏　唐　薇　董锡亮　王建伟　罗德军
周　旭　李林芝

87. **“脑心同治”理论及脑心通胶囊治疗中风、胸痹的基础和临床研究**
（中华中医药学会科学技术奖一等奖　2010）
陕西步长制药有限公司
赵步长　伍海勤　赵　涛　王益民　赵　超　薛人辉
南景一

88. **基于热力学思想的中药寒热药性评价研究**
（中华中医药学会科学技术奖一等奖　2010）
中国人民解放军第302医院
肖小河　赵艳玲　王伽伯　鄢　丹　李丰衣　金　城
李　筠　蔡光明　张　萍　袁海龙　山丽梅　赵海平
张　琳　周灿平　张学儒

89. **中国人遗传性非息肉病性结直肠癌临床病理特征及中药干预治疗研究**
（中华中医药学会科学技术奖二等奖　2010）
南京市中医院　第二军医大学　江苏省中医院
金黑鹰　孙树汉　颜宏利　杨柏林　崔　龙　丁义江
陆一鸣　谈瑄忠　刘　飞　耿建祥

90. **大黄灵仙胶囊降低胆石症术后残石率及复发率的临床研究**
（中华中医药学会科学技术奖二等奖　2010）
广西中医学院
唐乾利　赫　军　黄名威　俞　渊　王清坚　廖冬燕
黄　炜　陆世锋　黄小明　周　薇

91. **中药防治病毒性心肌疾病机制的研究**
（中华中医药学会科学技术奖二等奖　2010）
黑龙江中医药大学附属第一医院
周亚滨　刘影哲　孙　静　陈会君　客　蕊　李　杨
张继江　张春芳　周　渭　王　岩

92. **补肾生精丸治疗男性不育症的临床和实验研究**
（中华中医药学会科学技术奖二等奖　2010）
北京中医药大学东直门医院
李曰庆　李海松　杨阿民　刘福鼎　王　彬　孙　松

93. **茸菖胶囊抗痫益智作用及其神经生化机制的研究**
（中华中医药学会科学技术奖二等奖　2010）
天津中医药大学第一附属医院
马　融　李新民　杨常泉　张喜莲　施畅人　于建春
戎　萍　姚凤莉　刘薇薇　刘玉珍

94. **龟鹿益髓胶囊治疗多发性硬化的实验与临床研究**
（中华中医药学会科学技术奖二等奖　2010）
河北以岭医院
陈金亮　王殿华　周顺林　李永利　苏卫东　张志慧
李红霞　黄　涛　路凤月　毕学杰

95. **中医调和肠胃法预防化疗药物伊立替康肠毒性的发生**
（中华中医药学会科学技术奖二等奖　2010）
卫生部中日友好医院
贾立群　朱世杰　李　学　李利亚　李佩文　万冬桂
程志强　娄彦妮　崔慧娟　潘　林

96. **降糖通络片治疗糖尿病周围神经病变临床观察**
（中华中医药学会科学技术奖二等奖　2010）
河南省开封市中医院
庞国明　闫　镛　王志强　张　芳　朱　璞　王　珂
姚沛雨　袁　峰　田　莉

97. **中药注射液不良反应流行病学特点和防治方案的研究**
（中华中医药学会科学技术奖三等奖　2010）
青海省中医院
陈卫国　贾守宁　马春花　李生洪　李军茹　杨　卉
熊成钢　齐洪军

98. **复方水蛭口服液治疗脑出血急性期临床与实验研究**

（中华中医药学会科学技术奖三等奖　2010）
辽宁省血栓病中西医结合医疗中心
姜典勋　罗冬梅　富春儒　池明宇　程晓丽　丁海军
朱　丹　高　莹

99. 活血化瘀中药血必净通过改善严重脓毒症患者凝血功能保护肾功能的临床研究

（中华中医药学会科学技术奖三等奖　2010）
北京军区总医院　天津市红日药业有限股份公司
周荣斌　王新华　陈冬梅　姚小青　朱继红　夏　鹄
李随新　郭　凯

100. 青黄散为主治疗骨髓增生异常综合征临床疗效及机制研究

（中华中医药学会科学技术奖三等奖　2010）
中国中医科学院西苑医院
麻　柔　刘　锋　胡晓梅　许勇钢　徐　述　杨晓红
王洪志　刘　池

101. 中药脱管散对创伤性皮缺损组织修复的实验研究

（中华中医药学会科学技术奖三等奖 2010）
甘肃中医学院附属医院
张晓刚　曹林忠　张文贤　苏安平　宋　敏　杨国栋

102. 复方葛根胶囊治疗高血糖高血脂病研究

（中华中医药学会科学技术奖三等奖　2010）
山西中学医院
刘亚明　赵　换　李　津　王　轩　刘必旺　杜道辉

103. 新砭镰治疗神经根型颈椎病的临床疗效观察及评估

（中华中医药学会科学技术奖三等奖　2010）
北京中医药大学
谷世喆　衣华强　谢衡辉　侯中伟　王朝阳　胡　波
吴家萍　张维波

104. 中医药提高肺癌疗效和生存期的系列研究

（中华中医药学会科学技术奖三等奖　2010）
广州中医药大学第一附属医院
周岱翰　林丽珠　陈林香　贾英杰　富　力　戴馨仪
张恩欣　李　猛

105. 基于肺肾亏虚理论的中医药辨治急性咽炎的研究

（中华中医药学会科学技术奖三等奖　2010）
辽宁中医药大学附属医院
王文萍　李晓斌　赵克明　曹琦琛　吕玉萍　王华伟
汤　宇　韩可丽

106. 凉血化瘀方治疗湿性老年性黄斑变性临床及机制研究

（中华中医药学会科学技术奖三等奖　2010）
中国中医科学院眼科医院
唐由之　冯　俊　巢国俊　王慧娟　于　静

107. 平喘颗粒剂治疗支气管哮喘（寒哮）的临床与实验研究

（中华中医药学会科学技术奖三等奖　2010）
黑龙江省中医研究院
杨质秀　韩　迪　张雅丽　朱莉莉　杨明耀　吴秉纯
许宏连　张俊威

108. 陇中损伤散防治股骨头坏死、骨质疏松症和骨折的疗效及机制研究

（中华中医药学会科学技术奖三等奖　2010）
甘肃省中医院
李盛华　潘　文　谢兴文　周明旺　周　晟　王想福
宋　渊　叶丙霖

109. 黄芪牛蒡子系列方分期治疗糖尿病肾病的临床与实验研究

（中国中西医结合学会科学技术奖一等奖　2010）
上海中医药大学附属龙华医院
陈以平　王　琳　张先闻　贺学林　邓跃毅　钟逸斐
王海颖　王巍巍

110. 补肾益气法与宣肺法治疗哮喘的研究

（中国中西医结合学会科学技术奖一等奖　2010）
复旦大学附属华山医院
董竞成　倪　健　宫兆华　吴金峰　刘宝君　张新民
曹玉雪　谢瑾玉　徐长青　张红英　蔡　萃　段晓虹
许得盛　赵福东

111. 榄香烯防治浅表性膀胱癌术后复发的基础与临床研究

（中国中西医结合学会科学技术奖二等奖　2010）
大连医科大学附属第二医院
范治璐　李传刚　刘用楫　李墨林　舒晓宏　隋承丰
刘　辉　鞠红卫　张莲春　张智勇

112. 补肾强脊法治疗强直性脊柱炎的基础与临床研究

（中国中西医结合学会科学技术奖二等奖　2010）
哈尔滨市解放军第211医院
陈庆贺　王　仑　晁　民　高吉昌　张承敏　姜洪和
贾全章　孙　英　屈金良　王东卯

113. 中西医结合治疗Craves'病的临床与机制研究

（中国中西医结合学会科学技术奖二等奖　2010）
山东省立医院　中国中医研究院广安门医院
山东中医药大学
赵家军　高　聆　张海清　魏军平　赵跃然　何　永
田兴松　马春燕　韩　勇　任　萌　钟　霞　韩文霞
梁　军　王　哲　周新丽

114. 冠心病中药治疗性血管新生的系列研究

（中国中西医结合学会科学技术奖二等奖　2010）
复旦大学附属华山医院
范维琥　施海明　李　勇　罗心平　戴瑞鸿　戚玮琳
高秀芳　李　剑　叶　子　倪唤春　沈　伟　王大英
李天奇　蒋　霞　张玉英　徐　杰　汪姗姗　王丽洁

115. 类风湿关节炎血瘀证脂代谢变化及其机制研究

（中国中西医结合学会科学技术奖二等奖　2010）
中国人民解放军南京军区南京总医院

汪俊军　蔡　辉　李　克　姚茹冰　张春妮　赵智明
刘小传　郭郡浩　胡　兵　商　玮　修春英

116. 中西医结合诊治系统性红斑狼疮的系列研究
（中国中西医结合学会科学技术奖二等奖　2010）
哈尔滨医科大学附属第二医院
张凤山　于慧敏　聂英坤　王振宇　赵育松　李　秀
任潞雪　初洁秋

117. 升清降浊法治疗功能性消化不良肝郁脾虚证的临床研究及机制探讨
（中国中西医结合学会科学技术奖二等奖　2010）
广州军区广州总医院
孙维峰　徐　伟　韦　嵩　黄清春　蒋玲兰　张娴娴
李晓昊　陈志煌　接力刚

118. 中西医结合治疗小儿过敏性紫癜及紫癜性肾炎的临床与实验研究
（中国中西医结合学会科学技术奖二等奖　2010）
南京军区南京总医院　江苏省中医院
樊忠民　刘光陵　孙轶秋　何　旭　茅　松　袁　斌
徐　敏　任献国　高远赋　夏正坤

119. 养阴益肺通络丸治疗特发性肺纤维化作用机理与临床应用研究
（中国中西医结合学会科学技术奖三等奖　2010）
北京康益德中西医结合医院
董　瑞　于润江　秦洪义　马　辉　耿占峰　柳静怡

120. 系膜增生性肾炎综合治疗方案建立及基础研究
（中国中西医结合学会科学技术奖三等奖　2010）
天津中医药大学第一附属医院
曹式丽　杨洪涛　何永生　林　燕　赵菁莉　邢海涛
黄文政　文　勇　李　静　张　琳　任　桐

121. 活血化瘀消癥通络中药防治糖尿病肾病的临床试验及其基础研究
（中国中西医结合学会科学技术奖三等奖　2010）
河北医科大学
陈志强　郭登洲　孙玉凤　王月华　尹智炜　张江华
赵雯红　张若楠

122. 急性脊髓损伤的中西医结合基础与临床研究
（中国中西医结合学会科学技术奖三等奖　2010）
大连医科大学附属第一医院
吕德成　张卫国　唐　开　战丽彬　王寿宇　刘　阳
曲　巍　姜　喆

123. 清热燥湿凉血法治疗溃疡性结肠炎免疫机制研究及临床观察
（中国中西医结合学会科学技术奖三等奖　2010）
华中科技大学同济医学院附属协和医院
范　恒　沈　霖　唐　庆　邱明义　陈　瑞　王全胜
薛卡明　谢纪文　寿折星　段雪云

124. 胃宁颗粒对胃癌发生发展调控的研究
（中国中西医结合学会科学技术奖三等奖　2010）
广西中医学院附属瑞康医院
邓　鑫　梁　健　赵立春　吴金玉　张亚萍　练祖平
蒋伟哲　吴发胜　唐少波　胡久略

125. 胃动方对胃肠动力的影响及其机制的研究
（中国中西医结合学会科学技术奖三等奖　2010）
江苏省苏州市中医医院
任光荣　江国荣　张露蓉　王纯庠　朱雄雄

126. 系统性红斑狼疮中西医结合系列研究
（中国中西医结合学会科学技术奖三等奖　2010）
广州中医药大学
范瑞强　吴元胜　禤国维　黄咏菁　吴　玮　吴晓霞
查旭山　赖梅生　程喜平　孙　静　周　丹　刘丽贞

127. 中药复方茯苓方和数种单体治疗湿疹——皮炎的临床及实验研究
（中国中西医结合学会科学技术奖三等奖　2010）
大连医科大学附属二院
涂彩霞　林熙然　王傲雪　张蕴颖　吕　申　张新军
赵　晔　刘　影　齐晓怡　卢珊珊

128. 中医药防治重型肝炎系列研究
（中国中西医结合学会科学技术奖三等奖　2010）
深圳市第三人民医院　首都医科大学附属北京佑安医院
湖北省中山医院　武汉市医疗救治中心
杨大国　聂　广　李秀惠　张建军　朱清静　胡建华
吴其恺　邓　欣

129. 益气温阳活血化瘀方药调控充血性心力衰竭能量代谢的机制及应用
（军队医疗二等奖　2010）
北京军区总医院
盛剑秋　韩　英

130. 紫草素抗恶性滋养细胞肿瘤的基础及临床研究
（军队医疗二等奖　2010）
沈阳军区第202医院
李　巨　于月新

131. 升清降浊法防治军队功能性消化不良肝郁脾虚证系列研究
（军队医疗二等奖　2010）
广州军区广州总医院
孙维峰　徐　伟

132. 补肾通络疏肝法在勃起功能障碍中的基础与应用研究
（军队医疗二等奖　2010）
空军总医院
胡海翔　董　静

133. 参龙汤对血管性痴呆认知障碍的临床应用研究
（军队医疗二等奖　2010）

解放军总医院
王发渭　陈利平

药学著作

134.《药食同源》(食物卷、药物卷)
（中华中医药学会科学技术奖二等奖 2010）
首都医科大学附属北京中医医院
李乾构　张声生　汪红兵　朱培一

135.《黄帝内经太素》《黄帝内经明堂类成》全面校注考证研究
（中华中医药学会科学技术奖三等奖 2010）
北京中医药大学
钱超尘　李　云

136.《金陵本 <本草纲目> 新校正》
（中华中医药学会学术著作奖一等奖　2010）
钱超尘　温长路　赵怀舟　温武兵

137.《专科专病特色方药丛书》
（中华中医药学会学术著作奖一等奖　2010）
蔡光先　何清湖　周　慎

138.《青蒿及青蒿素类药物》
（中华中医药学会学术著作奖一等奖　2010）
屠呦呦　王满元　杨　岚

139.《分子生药学》
（中华中医药学会学术著作奖一等奖　2010）
黄璐琦　高文远　邱德有　马小军　肖小河

140.《名医经方验案》
（中华中医药学会学术著作奖二等奖　2010）
聂惠民　张　宁　郭　华　张秋霞

141.《香格里拉民族医药研究丛书》
（中华中医药学会学术著作奖二等奖　2010）
郑　进　王　寅　杨本雷　刘　毅　祈继光

142.《植物名实图考校释》
（中华中医药学会学术著作奖二等奖　2010）
张瑞贤　王家葵　张　卫　刘建辉　芦　琴

143.《中药名考证与规范》
（中华中医药学会学术著作奖二等奖　2010）
朱建平　王永炎　梁菊生　夏祖昌　蔡永敏

144.《妇科证治经方心裁——206首仲景方剂新用广验集》
（中华中医药学会学术著作奖二等奖　2010）
马大正

145.《中华人民共和国药典临床用药须知中药卷》(2005年版)
（中华中医药学会学术著作奖二等奖　2010）
高学敏　王永炎　季绍良　张伯礼　周超凡

146.《中药现代研究与应用》
（中华中医药学会学术著作奖二等奖　2010）
郑虎占　佘靖　董泽宏　刘迪谦　魏淑敏

147.《土家族药物志》
（中华中医药学会学术著作奖二等奖　2010）
方志先　赵　晖　赵敬华　刘杰书　朱云超

148.《中药药理与临床手册》
（中华中医药学会学术著作奖三等奖　2010）
朱晓新

149.《广西海洋药物》
（中华中医药学会学术著作奖三等奖　2010）
邓家刚

150.《常用中药药对分析与应用》
（中华中医药学会学术著作奖三等奖　2010）
李贵海　涂晓龙　田丽莉　周胜红　王　瑜

151. 中药化学成分提取分离与制备
（中华中医药学会学术著作奖三等奖　2010）
宋小妹　唐志书　王　梅　崔九成　考玉萍

152.《中医传统芳香疗法》
（中华中医药学会学术著作奖三等奖　2010）
林慧光　杜　建　李春兴

其　他

153. 芒果叶药用基础系统研究与产品开发
（中华中医药学会科学技术奖二等奖　2010）
广西中医学院　广西中医学院制药厂　广西百色国家农业科技园区管理委员会
邓家刚　王　勤　郑作文　覃洁萍　李学坚　王志萍
冯　旭　杨　柯　蒋　林　钟恒钦

154. 脾主运化与药动学的相关性研究
（中华中医药学会科学技术奖三等奖　2010）
中南大学湘雅医院
任　平　黄　熙　秦　锋　张红敏　李新中　张　莉
刘　芳　罗杰坤

（刘剑潇、万猛、李劲松、施克明、孙文虹、周先志、马慧、姚振华提供资料，司伊康、程桂芳、金听根、巢心明整理）

国家自然科学基金资助项目

2010 年国家自然科学基金面上资助项目(药学相关项目选录)

项目编号	项目名称	负责人	依托单位
81071816/H1609	质子泵抑制剂抑制空泡型质子泵表达影响 PI3K/AKT/mTOR/HIF-1α 信号通路而逆转胃癌化疗多药耐药的机制研究	邹晓平	南京大学
81070794/H1305	药物性耳聋中线粒体 DNA 继发突变和 A1555G 的协同作用研究	朱　翌	温州医学院
21073062/B030702	具有荧光示踪功能的光控释放药物的量子点纳米复合物	朱麟勇	华东理工大学
81072667/H3105	以 CHOP 为靶点的小分子激活剂发现及其抗肿瘤活性与机制研究	周宇波	中国科学院上海药物研究所
21074069/B040502	超支化聚合物的支化拓扑结构和性能关系研究	周永丰	上海交通大学
81072749/H2705	基于"异类相制"新假说的雷公藤复方配伍减毒机制研究	周学平	南京中医药大学
31071716/C140503	小菜蛾和兔子 Ryanodine 受体的分子克隆及比较药理学研究	周小毛	湖南农业大学
81071913/H1615	SHP2 在顺铂诱导的肺癌多药耐药中的作用及其分子机制研究	周向东	中国人民解放军第三军医大学
81071922/H1615	突变型 K-RAS/Bim 通路在肺癌 EGFR-TKIs 耐药中作用	周崧雯	同济大学
81071812/H1609	紫杉醇通过 TLR4/MD-2/MyD88 途径诱导卵巢癌细胞多药耐药的机制	周　琦	重庆市肿瘤研究所
81071050/H0913	P85-PHT-PBCA-NPs 的构建及其在耐药性颞叶内侧癫痫模型中的应用	周列民	中山大学
31070750/C050504	低氧诱导因子(HIF)以及氧化还原系统(redox)与肿瘤多药耐药(MDR)的相互作用	周　捷	北京师范大学
81070245/H0215	黄连解毒汤对 HIV 蛋白酶抑制剂诱导的动脉粥样硬化的防治作用研究	周慧萍	温州医学院
81071108/H0923	神经保护性药物对抽动秽语综合征基底核结构和功能的动态影响	郑　毅	首都医科大学
21077011/B070302	苯二氮类镇静催眠药物在 A2/O 工艺中的强化净化	郑少奎	北京师范大学
81071167/H1805	超声辐照多功能纳米胶束对耐药性肿瘤靶向治疗及显像的实验研究	郑荣琴	中山大学
31070307/C020604	桑树提取物生物活性成分及其杀虫机制研究	郑桂英	东北林业大学
21075101/B0503	以纳米颗粒为载体的分子药物控制释放和监测体系研究	赵一兵	厦门大学
81072782/H2708	萎胃康颗粒逆转慢性萎缩性胃炎的作用机制研究	赵　岩	滨州医学院
81072739/H2704	深入研究整合素连接激酶在益气养精法抗肺癌转移中的重要作用	赵晓珍	上海市中医药研究院
31070889/C1007	双亲性短肽自组装纳米材料在药物缓释,止血及脊髓损伤修复中的应用研究	赵晓军	四川大学
81073063/H2806	引经药醋柴胡影响细胞信号转导及代谢增强抗癌药肝靶向作用机制分析	赵瑞芝	广州中医药大学
81072533/H3001	JZY03 及其类似物的抗癌作用机制和构效关系研究	赵临襄	沈阳药科大学
81073047/H2804	基于"功效-毒性-物质"新型并行性中药质量评价模式研究	赵军宁	四川省中医药科学院
81072931/H2902	纳米微孔莪术组分洗脱支架的生物特性研究	赵福海	中国中医科学院西苑医院
81070692/H0726	阿仑膦酸钠作用分子靶点 10 个基因 67 个标签 SNP 和单倍型与骨质疏松疗效关系的研究	章振林	上海交通大学
21076052/B060702	糖分子内 P、N 手性配体的设计、制备及在不对称合成中的应用	章鹏飞	杭州师范大学
21073224/B0305	基于金属纳米颗粒-氧化石墨烯复合体系的表面增强拉曼基底的构筑及其用于细胞与药物相互作用研究	张智军	中国科学院苏州纳米技术与纳米仿生研究所
81073140/H2816	基于 ADME 过程相关靶点系统调控的经方黄连药对配伍机制研究	张玉杰	北京中医药大学
81073032/H2803	金不换抗药物依赖有效成分的药效团模型研究	张　严	中央民族大学
81072952/H2902	土荆芥提取物抗耐药 Hp 的作用及对 Hp 外排泵基因表达的影响	张学智	北京大学
81072584/H3008	转铁蛋白受体介导的自组装纳米粒的构建及其脑内递药特性研究	张幸国	浙江中医药大学
81073120/H2812	新型非甾体抗炎药水杨酸甲酯糖苷的作用机制研究	张天泰	中国医学科学院
21072156/B020601	新型激酶抑制剂:8-羟基-2-芳基-1-异喹啉酮类的合成和抗肿瘤活性研究	张三奇	西安交通大学
81071889/H1612	雌激素解救内分泌治疗耐药乳腺癌给药时机的研究	张清媛	哈尔滨医科大学
81071170/H1806	趋化因子受体 CXCR4 放射性药物的研究	张锦明	中国人民解放军总医院
81072697/H3110	新型番荔枝有效成分衍生物 FLZ 脑内代谢特点的研究	张金兰	中国医学科学院
21071021/B010902	锝-99m、氟-18、碘-125-VEGF 多肽肿瘤显像剂的制备、体外评价及生物分布研究	张华北	北京师范大学
81072558/H3004	治疗银屑病的新型小 RNA 药物的筛选及药理学研究	张洪杰	中国科学院生物物理研究所
31070328/C0207	动物色谱分离天然产物异构体新方法研究	张宏桂	北京中医药大学
81072670/H3105	iRGD-GP 肽修饰的细胞毒类抗肿瘤靶向药物的研究	张　革	中山大学
81073054/H2806	中药新型多级肝靶向智能化纳米递药系统的研究	张典瑞	山东大学
21072226/B020601	基于小檗碱抗耐药真菌作用的小分子探针研究	张大志	中国人民解放军第二军医大学
31071711/C140502	灰霉病菌啶酰菌胺抗药性突变体对甲氧基丙烯酸酯类杀菌剂表现负交互抗药性的机制	张传清	浙江农林大学
81073068/H2807	基于 ACC 通路的健脾利湿中药防治高尿酸性腹型肥胖的基础研究	张　冰	北京中医药大学

（续表）

项目编号	项目名称	负责人	依托单位
81072387/H2611	抗结核治疗队列人群中药物性肝损害的基因组流行病学研究	詹思延	北京大学
81073114/H2811	温肾阳中药调控成骨细胞功能的分子信号平衡机制研究	詹红生	上海中医药大学
81073083/H2809	“天芪航力方”对高+Gz应激致大鼠心肌损伤保护作用及机制研究	詹　皓	中国人民解放军空军航空医学研究所
81072675/H3106	巴马丁对登革病毒的抑制作用及机制研究	袁志明	中国科学院武汉病毒研究所
51073080/E0310	兼具肝靶向性和pH敏感性的海藻酸钠纳米给药系统	袁　直	南开大学
81073069/H2807	中药日服次数合理性的评价模式和方法的研究	袁海龙	中国人民解放军第三〇二医院
81072949/H2902	运用鸭乙肝合并脂肪肝模型评价中药降脂提高抗病毒治疗应答的研究	袁冬生	广州中医药大学
31070314/C020604	基于体内作用的竹节参抗心肌缺血物质基础及资源品质研究	袁　丁	三峡大学
31071790/C150201	油菜素内酯调控蔬菜作物体内农药代谢降解的机制研究	喻景权	浙江大学
21071114/B010701	特定生物环境可控解体的“集束炸弹”工作模式超顺磁药物载体	喻发全	武汉工程大学
21072234/B020402	八角属植物中新颖结构异戊烯基取代的C6-C3类化合物的发现及其生物活性研究	庾石山	中国医学科学院
81071094/H0919	GABA通路基因在精神分裂症及其药物治疗中的表观遗传学调控研究	禹顺英	上海市精神卫生中心
81072625/H3101	阻塞性黄疸导致吸入全麻药敏感性增高的突触传递机制研究	俞卫锋	中国人民解放军第二军医大学
31070317/C020604	半枝莲中逆转卵巢癌对顺铂耐药的黄酮类成分及其作用机制研究	余建清	武汉大学
81073143/H2816	基于代谢组学和血清药理学的组合药代动力学研究活血化瘀中药复方的药效物质基础及其配伍规律	于治国	沈阳药科大学
41076098/D0609	太平洋鳕鱼cathelicidin免疫功能基因的克隆与表达及其结构与功能研究	于海宁	大连理工大学
21072231/B020601	基于藤黄属天然产物中具有抗肿瘤活性的桥环骨架进行类天然产物化合物库的构建、评价和类药性研究	尤启冬	中国药科大学
81071788/H1608	利用高分辨SNP-CHIP技术对不同药敏性原代乳腺癌细胞染色体组学的研究	尹　东	天津医科大学
81073086/H2809	白介素-8介导的血小板活化通路及川芎赤芍有效部位的调控机制研究	殷惠军	中国中医科学院西苑医院
81071394/H1908	抗菌药物联合治疗关闭MRSA耐药突变选择窗体内外研究	叶　英	安徽医科大学
81073003/H2803	中药复方制剂“仙灵骨葆”抗骨质疏松活性成分研究	姚志红	暨南大学
81073001/H2802	石斛属药用植物DNA条形码复合序列鉴定研究	姚　辉	中国医学科学院
81072236/H2201	高效细胞因子控释对急性放射损伤防治作用的研究	杨占山	苏州大学
81073139/H2816	基于中药多成分PK-PD模型的附子与甘草配伍机制研究	杨洁红	浙江中医药大学
81071085/H0919	糖代谢相关因子异常在精神分裂症发病中作用机制研究	杨建立	天津市安定医院
81072657/H3105	eIF2α信号通路在低氧生物还原性药物抗肿瘤活性中的作用研究	杨　波	浙江大学
81073138/H2815	自噬在马兜铃酸诱导肾小管上皮细胞损伤中的作用	阳　晓	中山大学
11074178/A040214	抑制胰蛋白酶活性的双功能抗菌肽与生物膜的作用机制研究	阳丽华	中国科学技术大学
51073147/E031002	生物可降解近红外发光聚合物纳米粒子的合成及其在活体药物示踪中的应用	闫立峰	中国科学技术大学
21077050/B070302	石墨烯对典型抗生素类药物的吸附作用机制研究	许昭怡	南京大学
81070423/H0812	基于mdr1基因转录调控机制白血病细胞药物诱导性耐药的预防	许文林	江苏大学
21075103/B0505	基于γ-P-18O-ATP稳定同位素质谱技术的蛋白激酶抑制剂筛选新方法的研究	许鹏翔	厦门大学
81073105/H2810	中药复方肠胃清逆转结肠癌草酸铂耐药的细胞铜稳态调节机制	许建华	上海中医药大学
81073010/H2803	天然药物降血压活性成分组合与药效相关性	许激扬	中国药科大学
81073111/H2811	生地山茱萸药对调控糖尿病肾病中AGEs-RAGE信号通路的配伍机制研究	许惠琴	南京中医药大学
81073066/H2806	白芥子涂方穴位经皮给药药代动力学与肺靶向增效相关性的研究	徐月红	中山大学
81070420/H0812	新型白血病干细胞抑制剂小檗胺类化合物与其靶分子CAMK2G激酶相互作用分子机制研究	徐荣臻	浙江大学
81072948/H2902	中药预防流感的作用及与粘膜免疫相关性研究	徐培平	广州中医药大学
81073104/H2810	没药甾酮(guggulsterone)逆转P-糖蛋白介导的肿瘤多药耐药作用及机制研究	徐宏彬	同济大学
81072590/H3008	离子交换柱原位PEG修饰蛋白药物的微环境工程研究	修志龙	大连理工大学
81072580/H3007	基于c-Met相关生物网络调控的组合药物设计合成及抗肿瘤活性研究	熊　兵	中国科学院上海药物研究所
81071701/H1603	中国人群中胃癌化疗敏感性与基因多态性的关联研究	谢小冬	兰州大学
81071040/H0913	RasGRF1基因DNA甲基化对耐药性癫痫的表观调控作用	肖　争	重庆医科大学
81072674/H3106	靶向结核杆菌MEP途径的新型抗结核药物筛选研究	肖春玲	中国医学科学院
81072752/H2705	应用数据挖掘技术研究中医药治疗再生障碍性贫血的组方规律	向　阳	中国人民解放军第210医院
81071400/H1909	靶向gyrA基因的反义肽肽核酸抑制多重耐药鲍曼不动杆菌生长	夏　云	重庆医科大学
81073074/H2807	骨靶向亲和性引经药与“肾主骨”信号转导相关性研究	武密山	河北医科大学

（续表）

项目编号	项目名称	负责人	依托单位
81071800/H1609	P7 逆转结肠癌细胞化疗耐药的作用机制研究	吴晓萍	暨南大学
81073002/H2802	水体环境改变对三棱药材品质形成的影响及分子机制	吴启南	南京中医药大学
81072842/H2712	祛风止动方干预 TD 模型大鼠 DA 和 5-HT 水平节律变化及治疗时辰选择的机制研究	吴　敏	上海交通大学
81072688/H3109	应用所具备的动物和细胞模型，筛选和开发用于治疗人类遗传性多囊肾病的小分子化合物	吴冠青	中国医学科学院
21075111/B0509	以膜蛋白和细胞为靶物质的多孔硅非标记光学传感器构建与应用	邬建敏	浙江大学
31071211/C0706	稀土金属氧化物纳米晶体诱导细胞自噬的机制及生物学效应研究	温龙平	中国科学技术大学
81071860/H1611	内皮祖细胞介导溶瘤麻疹病毒疫苗株治疗人肺癌：体外最佳装载策略、体内“药代动力学”研究	魏继武	南京大学
81071244/H1816	抗癌药物缓释支架治疗消化道恶性肿瘤的实验研究	王忠敏	上海交通大学
81070757/H1207	完全性玻璃体后脱离与早期糖尿病性视网膜病变的机制研究	王志良	上海交通大学
81073027/H2803	龙胆等四味中药中环烯醚萜类成分体内药效团的辨识与生物效应机制研究	王峥涛	上海中医药大学
81072645/H3103	围绕雌激素受体相关的信号组研究新型 BMP2 激活剂诱导成骨细胞分化的分子机制	王　真	中国医学科学院
81072608/H3009	基于蛋白反式剪接机制合成多嵌段蛋白质基生物材料及其自组装纳米载体研究	王永中	安徽大学
41073104/D0309	广西岩溶洞穴环境有机氯农药和多环芳烃的迁移机制研究	王英辉	广西大学
81072678/H3106	“小檗碱与氟康唑”协同抗耐药白念珠菌的“液泡”机制研究	王　彦	中国人民解放军第二军医大学
81072611/H3010	苗药头花蓼代谢特征研究	王　琰	中国医学科学院
81071039/H0913	调控沉默基因及突触激活的 miRNA 在耐药性癫痫形成中的作用	王学峰	重庆医科大学
11072048/A020312	血管疾病药物支架治疗的力学机制与优化设计	王希诚	大连理工大学
81071968/H1617	DcR3 在胰腺癌耐受化疗药物机制中的作用	王　伟	福建医科大学
81073141/H2816	大鼠原位肠肝血管灌流模型优化及在中药药代动力学中的应用研究	王素军	广东药学院
81072605/H3008	三维有序大孔二氧化硅纳米药物载体的构建及增加难溶性药物口服吸收的机制	王思玲	沈阳药科大学
81072627/H3101	氧化修饰对 Neprilysin 功能和调控的影响及药物靶点研究	王　蕊	华东理工大学
81073018/H2803	基于“体内活性成分”的金莲花抗炎和抗菌药效物质基础研究	王如峰	北京中医药大学
21072213/B020601	发展先导化合物结构的自动优化方法及其应用	王任小	中国科学院上海有机化学研究所
81073049/H2805	基于以微生物次生代谢物和生物转化产物为药效物质基础的发酵类中药六神曲的炮制原理研究	王秋红	黑龙江中医药大学
81071031/H0912	TLRs/Nur77 信号通路在帕金森氏病发病机制中的作用及他汀药物的干预研究	王　青	中山大学
81073039/H2804	不同有效成分群组合效应研究山绿茶抗非酒精性脂肪肝药效物质基础及其效应成分分析	王　强	中国药科大学
81072926/H2902	从内质网应激信号途径研究中药对糖尿病肾病的早期干预机制	王　谦	北京中医药大学
81071228/H1812	微流控芯片药敏检测平台的构建及其在肺癌个体化治疗中的应用研究	王　琪	大连医科大学
31070914/C090104	多次服用抗运动病药物对特因空间和特征注意加工的影响	王林杰	中国航天员科研训练中心
81072707/H3111	华法林抗凝治疗的遗传药理学及其机制研究	王连生	中南大学
21074112/B040303	以肿瘤细胞弱酸性基质为靶点的抗肿瘤药物控释系统	王利群	浙江大学
71073105/G0308	建立我国基本药物有效性评价方法学模式与循证决策辅助系统研究	王　莉	四川大学
81072443/H1006	免疫炎症因子 SNPs 与他克莫司代谢相关蛋白调控基因在肝移植受者移植物慢性失功和肾毒性损伤的作用机制研究	王兰兰	四川大学
81072011/H1617	MCL1 的谷胱甘肽修饰对胆囊癌细胞化疗敏感性的影响及其机制	王　坚	上海交通大学
61077001/F050104	用于中药饮片细胞特征表征的数字全息显微技术研究	王华英	河北工程大学
31070108/C010503	抗生素与猪肠道菌群 DGGE 指纹图谱多样性及宏基因组水平耐药基因谱相关性研究	王红宁	四川大学
81072818/H2709	以金黄膏药对配伍规律探究外用中药透皮给药系统的物质基础	王　红	天津中医药大学
81072706/H3111	ABCG2 甲基化分析及对瑞舒伐他汀代谢影响的机制性研究	王　果	中南大学
81072919/H2902	芍药甘草汤调节高胆固醇血症兔 Oddi 括约肌肌细胞运动信号传导机制的研究	王长森	大连医科大学
81072663/H3105	基于癌基因 SHP-2(PTPN11)酪氨酸磷酸酶高效、特异性抑制物的筛选与鉴定	汪思应	安徽医科大学
51073040/E030905	新型结构 Fe_3O_4 纳米粒子簇的可控制备及生物医用研究	汪长春	复旦大学

（续表）

项目编号	项目名称	负责人	依托单位
31071159/C060703	运用超组学方法研究抗精神病药物处理大鼠的肝脏代谢紊乱	万春玲	上海交通大学
81071398/H1908	铜绿假单胞菌多重耐药外排泵相关的基因表达调控途径研究	田哲贤	北京大学
81070333/H0316	趋化因子 MIG 在核苷类药物延缓 CHB 肝纤维化发生中的作用及其机制研究	田德安	华中科技大学
21072059/B0206	靶向雌激素受体的新型选择性配体设计及构效关系研究	唐　赟	华东理工大学
81072616/H3012	选择性拆分布洛芬等手性药物的脂肪酶的分子进化及其分子机制的研究	唐良华	福建师范大学
81073072/H2807	基于活体成像技术的补气活血药配伍抗卵巢癌转移时效关系研究	唐德才	南京中医药大学
81072595/H3008	靶向 M 细胞和巨噬细胞的 2′-O-Me TNF-α siRNA 口服用多功能聚合物纳米载体研究	唐　翠	复旦大学
81071134/H1801	MRS 和 Micro CT 对瘦素干预骨质疏松模型兔作用及机制的动态评估	汤光宇	同济大学
81072545/H3002	非核苷类抗乙肝病毒天然活性化合物的构效关系研究	谭昌恒	中国科学院上海药物研究所
81071405/H1910	抗逆转录病毒药物在中枢神经系统的相互作用及其对 ABC 细胞膜药物转运蛋白的影响	孙永涛	中国人民解放军第四军医大学
81072823/H2710	补肾活血法促进脂肪源性成体干细胞构建组织工程软骨的实验研究	孙永生	中国中医科学院望京医院
81072974/H2902	祛风通络方介导的微环境下肾小管上皮细胞温度感受器 TRPV4 变化规律研究	孙万森	西安交通大学
71073098/G0308	农村地区抗生素合理及耐药性评价研究	孙　强	山东大学
81072970/H2902	活血药、益气活血药对肿瘤转移中 Treg/Th17 细胞漂移所致免疫编辑重塑的调控研究	孙桂芝	中国中医科学院广安门医院
81071945/H1616	RIPK2 参与 BAFF 调控 B 细胞非霍奇金淋巴瘤利妥昔单抗耐药的作用与机制研究	苏　航	中国人民解放军军事医学科学院
81073067/H2807	基于“组合微透析技术”的“附子-黄连”药对“寒热并用”配伍机制研究	宋捷民	浙江中医药大学
81073064/H2806	载体控制型中药多组分同步缓释技术的研究	宋洪涛	厦门大学
81072063/H1618	基于两种原发性脑肿瘤的白藜芦醇代谢特点及其与抗癌活性关系的研究	舒晓宏	大连医科大学
81071819/H1609	突触核蛋白 γ 导致多西他赛耐药机制及预测研究	史跃年	南京医科大学
51073121/E031002	磁热诱导药物释放的纳米集成系统及其在乳腺癌诊疗中的应用基础研究	时东陆	同济大学
81072980/H2903	基于微透析-液相-质谱在线联用技术的女贞子裂环环烯醚萜苷药动学与代谢物研究的新方法	石力夫	中国人民解放军第二军医大学
81072594/H3008	维生素 C 衍生物修饰聚合物胶束的脑靶向机制及其抗脑卒中的研究	沈　腾	复旦大学
21075112/B0502	DNA 脱碱基位点的药物小分子识别:电化学研究及其作用模式分析	邵　勇	浙江师范大学
81073110/H2811	人参黄连有效成分配伍对脂肪细胞功能的影响及其调控机制	尚文斌	南京中医药大学
81072967/H2902	从脑肠轴异常-肝郁脾虚途径研究逍遥散抗抑郁促胃肠动力的分子机制	任　平	中南大学
61071002/F010810	面向药物机理分析的单细胞阵列芯片及其活细胞内蛋白的动态并行跟踪与检测方法	任大海	清华大学
81071157/H1805	新型载药微泡研制及其靶向治疗肿瘤实验研究	冉海涛	重庆医科大学
81072757/H2706	化毒补虚法对肺癌 Survivin 基因及相关凋亡机制调控的分子机制研究	全建峰	陕西中医学院
21072191/B020404	Roseophilin 的全合成	邱发洋	中国科学院广州生物医药与健康研究院
81073052/H2805	何首乌炮制前后体内化学物质及其生物学效应变化规律研究	丘小惠	广州中医药大学
81071775/H1607	胆管癌干细胞的筛选、鉴定及其多药耐药特性和机制的研究	秦仁义	华中科技大学
81072514/H3001	泛酸合成酶抑制剂作为抗结核药物的研究	乔春华	苏州大学
81070600/H0513	单核苷酸多态性预测前列腺增生药物治疗效果的研究	齐　隽	上海交通大学
81071887/H1612	荷瘤应激诱发抑郁的神经内分泌网络调控的研究	祁　红	上海交通大学
81070150/H0205	致心律失常 HERG 通道无义突变的药物拯救及机制研究	浦介麟	中国医学科学院
81072024/H1617	S100P/RAGE 自分泌及其激活 NFκB 信号传导在胰腺癌靶向治疗中的作用	潘　雪	中国人民解放军第二军医大学
81071395/H1908	临床和水环境来源的霍乱弧菌 IncA/C 多重耐药质粒的比较基因组学研究	潘劲草	杭州市疾病预防控制中心
81071731/H1606	MDR1 与 Anxa2 相互作用调节耐药乳腺癌细胞侵袭的分子机制研究	牛瑞芳	天津医科大学
81072941/H2902	柴胡、白芍药对保护刀豆蛋白 A 肝损伤的作用及机制	牛青霞	汕头大学
81071817/H1609	Bax 介导的 Akt 信号通路在卵巢癌铂类耐药中的机制研究	聂春来	四川大学
81071828/H1610	梯次双靶向放射治疗实体瘤及其机制研究	倪以成	江苏省中医药研究院
21074078/B0401	基于聚磷酸酯的功能性高分子载体的设计合成及性能研究	倪沛红	苏州大学
51073035/E031002	仿生自组装脉冲缓释药物装置的构建及 Liesegang 图案的形成机制研究	倪恨美	东南大学

（续表）

项目编号	项目名称	负责人	依托单位
81073154/H2818	NMR 选择性分离技术对两种侗族特色药材抗肿瘤活性物质基础的研究	孟大利	沈阳药科大学
81073150/H2818	傣药榼藤子皂苷类成分抗肿瘤的活性及其分子机制研究	梅之南	中南民族大学
31070321/C020604	海南龙血树血竭与组培苗诱导产物的化学成分与药理活性研究	梅文莉	中国热带农业科学院
61073135/F020504	Drug-pHLA 对接指纹图谱库的构建及 HLA 介导 SADR 的预测方法研究	梅　虎	重庆大学
61072121/F010401	基于视觉的药液产品质量在线检测方法及关键技术研究	毛建旭	湖南大学
81071454/H0604	抗结核药物缓释/代骨材料系统的研制	马远征	中国人民解放军第309医院
81071102/H0921	迷走神经刺激协同抗抑郁药物对抑郁模型大鼠的保护作用	马　辛	首都医科大学
81072879/H2718	基于 microRNA 表达、TLR4/NF-κB 信号通路研究隔药灸治疗克罗恩病的效应及作用机制	马晓芃	上海中医药大学
21072114/B0206	抗耐药菌氮杂内酯先导物的发现和作用机制研究	马淑涛	山东大学
81071287/H1102	中国汉族人群药物性皮炎相关基因的挖掘和功能验证	骆肖群	复旦大学
81072737/H2704	基于 TGF-β/Smad 通路研究“风药”对活血化瘀增效的作用机制	罗再琼	成都中医药大学
21071132/B010902	富勒烯卟啉衍生物的放射性核素标记及其生物体内行为研究	罗顺忠	中国工程物理研究院核物理与化学研究所
71073027/G0308	我国农村地区基本药物可及性研究	罗　力	复旦大学
81073073/H2807	基于人工神经网络建模的补肾疏肝药对菟丝子-柴胡调整卵巢早衰机制研究	罗来成	广东药学院
81073044/H2804	建立“补血活性指数”评价“当归类”药材补血活性的研究	吕光华	成都中医药大学
21073026/B0305	单分散纳米空心炭球的可控合成及对小分子药物富集和缓释机制研究	陆安慧	大连理工大学
81072231/H1626	表柔比星超顺磁性纳米粒经皮治疗皮肤肿瘤的研究	卢晓阳	浙江大学
81072566/H3004	Bombesin 导向的肿瘤细胞选择性促凋亡分子优化设计及 PEG 定点修饰	卢晓风	四川大学
21076179/B060307	超临界流体模拟移动床色谱手性分离技术的研究	卢建刚	浙江大学
81072848/H2716	中药对 AOPP 通过 RAGE 及 RAGE 后信号转导途径诱导足细胞炎症因子表达的影响	龙海波	南方医科大学
31070288/C020601	广西靖西县端午节药市植物编目与民族植物学研究	龙春林	中央民族大学
21073178/B030105	中药化学成分与肿瘤相关的生物靶分子的相互作用研究	刘志强	中国科学院长春应用化学研究所
81073153/H2818	维药斯亚旦抗肝癌药效物质基础研究	刘玉明	天津理工大学
21076232/B060806	两亲性多肽的设计、合成及其对抗肿瘤纳米药物的修饰	刘又年	中南大学
81072991/H2801	基于陈皮、青皮“一体二用”研究植物次生代谢产物动态变化与中药功效的相关性	刘友平	成都中医药大学
81071853/H1611	针对 CXCR4 融合多肽抗肿瘤转移实验性治疗研究	刘勇军	广东医学院
81071813/H1609	miR-448/SATB1 对阿霉素诱导乳腺癌细胞上皮间质转化的作用及机制	刘秀萍	复旦大学
81072693/H3110	糖尿病状态下 P-糖蛋白等 ABC 转运体功能与表达的组织特异性改变及其对药物体内处置影响	刘晓东	中国药科大学
81070735/H1205	色素上皮衍生因子慢病毒载体抑制脉络膜新生血管的实验研究	刘　武	首都医科大学
81072515/H3001	新型哌嗪类 CCR5 拮抗剂的设计、合成及抗 HIV-1 活性研究	刘　滔	浙江大学
81072178/H1622	Cyclin D1-C/EBPβ 信号通道在乳腺癌变中的靶细胞及其与 Tamoxifen 耐药的关系	刘　强	中山大学
81072694/H3110	抗肝炎二肽 JBP485 经药物转运体的肾排泄及与头孢氨苄相互作用的分子药代动力学机制	刘克辛	大连医科大学
81072771/H2708	基于痰气郁滞病机中医药干预难治性癫痫 MDR1/P-gp 表达的研究	刘金民	北京中医药大学
81070902/H0904	DDC、DRD2/3 及 DAT 遗传多态性分析及其影响左旋多巴效应的机制研究	刘　洁	中南大学
81071006/H0912	HIV 感染并发周围神经病变的病理发生机制及治疗靶点探讨	刘花香	山东大学
81072530/H3001	多肽树状物为载体的抗癌前体药物的合成和研究	刘　河	中国人民解放军军事医学科学院
81072543/H3002	金粟兰属植物中乌药烷型二聚倍半萜胰岛素增敏活性、构效关系及初步作用机制研究	刘海洋	中国科学院昆明植物研究所
31071653/C140102	柑橘青霉菌农药靶标酶 CYP51 活性部位结构与抑制机制研究	刘德立	华中师范大学
81073146/H2817	大黄蒽醌口服结肠定位给药技术及其对肾毒性影响的研究	刘翠哲	承德医学院
81072743/H2704	培土生金法干预肺癌顺铂耐药 PI3K/Akt 信号通路的研究	刘春英	辽宁中医药大学
31071557/C200103	副溶血性弧菌对含氯消毒剂的诱导性耐药及其生理调控机制	刘承初	上海海洋大学
81072976/H2903	炎症胰岛素抵抗实验模型的建立及在中药改善代谢综合征研究中的应用	刘保林	中国药科大学
81072612/H3010	以 CKLF1 与趋化因子受体的相互作用为靶点的毛细管电泳筛选药物新方法研究	凌笑梅	北京大学
31071210/C0706	内质网应激耐受导致肿瘤细胞多药耐药及其分子生物学机制的研究	林一丹	四川大学

（续表）

项目编号	项目名称	负责人	依托单位
21072184/B0204	基于磁性纳米粒子的微粒体生物反应器用于中药代谢的研究	廖 循	中国科学院成都生物研究所
81071851/H1611	PTEN 缺失介导的自噬障碍参与 Trastuzumab 原发性耐药的机制研究	廖 宁	广东省人民医院
81072538/H3002	逆转紫杉醇耐药性的紫杉醇复方设计及研究	梁敬钰	中国药科大学
81072683/H3107	11β-羟基甾体脱氢酶 1 的上游靶点酶的发现及其药物设计	梁 广	温州医学院
81072617/H3101	抑制胶质细胞过度糖酵解抗癫痫新策略的机制研究	连晓媛	浙江大学
21072232/B020601	具有肿瘤多靶点作用特征的汉黄芩素衍生物的研究	李志裕	中国药科大学
81071743/H1606	VLA-4 基因表达的调控及其在骨髓瘤抗药性中的作用	李志伟	吉林大学
31071451/C130405	白菜型和甘蓝型油菜-菘蓝附加系的创建及遗传学	李再云	华中农业大学
81072624/H3101	基于 PDE4D 的抗抑郁药潜在新靶标及其调节机制的研究	李云峰	中国人民解放军军事医学科学院
81072033/H1617	转录因子 ZNF139 对胃癌细胞多药耐药性的影响及机制研究	李 勇	河北医科大学
81072696/H3110	中药五味子的化学-药代-药效指纹图谱及相关药代动力学研究	李 燕	中国医学科学院
81072529/H3001	针对肺部炎性疾病的 p38MAPK 抑制剂的设计、合成与筛选研究	李行舟	中国人民解放军军事医学科学院
81072660/H3105	基于溶酶体靶点龙葵碱抗肿瘤多药耐药作用及其机制的研究	李 霞	山东大学
81073015/H2803	雌激素样双向调节作用中药的体内化学成分多样性分析及谱效关系	李文兰	哈尔滨商业大学
81072014/H1617	类固醇激素受体辅激活子-3(SRC-3)在胆管癌发生和发展中的作用及其机制	李文岗	厦门大学
81072929/H2902	气虚血瘀证血管性痴呆临床施治中的代谢性药-药和证-药相互作用研究	李 涛	中国中医科学院西苑医院
21073093/B030504	抗癌药物/LDH 纳米复合材料的结构-功效相关性研究	李淑萍	南京师范大学
81072603/H3008	新型潜在药物载体离子交换纤维性质和载药特征的基础研究及评价	李三鸣	沈阳药科大学
81072810/H2709	从 IL23/IL17 轴研究银屑病“血分蕴毒”及凉血解毒中药的干预作用	李 萍	北京市中医研究所
81072837/H2711	化瘀散结中药外治对子宫内膜异位病灶 E2 自分泌调控信号途径的影响	李沛霖	天津中医药大学
81072448/H1007	纳米粒包封中药偶联人源化 FcεRⅠαFab 定向诱导肥大细胞凋亡治疗过敏性疾病	李 莉	上海交通大学
81072629/H3102	线粒体通透转换孔 mPTP 的分子身份及其与心肌细胞死亡的关系	李 静	南开大学
81072211/H1625	DNA 修复蛋白及其基因启动子甲基化与涎腺腺样囊性癌化疗耐药性研究	李 江	上海交通大学
51073102/E0310	非破坏性跨血脑屏障药物载体的设计合成及递药机制研究	李建树	四川大学
11071256/A011403	治疗过程中的丙型肝炎病毒动力学模型研究	李建全	中国人民解放军空军工程大学
81071910/H1615	容积敏感性氯离子通道在人肺腺癌细胞耐药过程中的作用机制	李 辉	首都医科大学
81072582/H3008	维生素 B12 介导生物纳米载体口服传递肠促胰岛素多肽药物	李弘剑	暨南大学
81073096/H2810	扶正祛瘀中药对子宫肌瘤抑制作用的细胞外基质代谢调控机制研究	李冬华	首都医科大学
21074138/B0405	基于主客体识别的自组装纳米空心微球药物载体的研究	李帮经	中国科学院成都生物研究所
21072150/B020404	DNA 损伤反应引起的 G2/M 检验点的天然产物抑制剂的全合成与化学生物学研究	雷晓光	天津大学
81072524/H3001	抗耐药菌十四元大环酮内酯 5-新结构糖侧链衍生物的合成与构效关系研究	雷平生	中国医学科学院
21072230/B020402	山姜属常用中药中微量新奇结构化合物的发现及其活性	孔令义	中国药科大学
21075012/B0510	线粒体能量代谢指纹谱用于中药活性成分筛选与分析的研究	孔 亮	大连海洋大学
21075046/B0512	生物相关谱在药物设计中的应用研究	孔德信	华中农业大学
81071779/H1607	基于 livin 介导的胶质瘤干细胞抗凋亡通路与化疗耐药机制	靳 峰	济宁医学院
81072598/H3008	磷脂酶 A2 敏感的肿瘤高靶向前药自组装体	金义光	中国人民解放军军事医学科学院
81070704/H1201	PEDF-34 在角膜损伤修复中的分子调控机制研究	金 姬	浙江大学
81071933/H1615	线粒体 DNA 损伤在顺铂诱发小细胞肺癌获得性多药耐药中作用机制的研究	金发光	中国人民解放军第四军医大学
81073043/H2804	基于成分敲除/敲入的名贵中药牛黄药效物质辨识与质量控制方法研究	金 城	中国人民解放军第 302 医院
81072702/H3111	群体 PK/PD 法考察肾移植患者活化 T 细胞、调节 T 细胞和免疫抑制剂的关系	焦 正	复旦大学
21074100/B040303	稳定化热敏性肿瘤靶向高分子纳米胶束载药体系的研究	蒋序林	武汉大学
81071396/H1908	宿主细菌调控整合子捕获和重组耐药性基因盒的机制研究	蒋晓飞	复旦大学
81073100/H2810	槐属中药及生物碱抗肿瘤作用机制研究	蒋纪恺	汕头大学
81072689/H3110	小肽转运体 2 在前列腺组织中的功能性表达研究	蒋惠娣	浙江大学
81072672/H3106	以酪氨酰 tRNA 合成酶为靶点的新型抗结核药物的理性化筛选和先导化合物的发现	姜 威	中国医学科学院
81071415/H2001	糖蛋白 N-糖链作为预测肿瘤耐药标志物的探讨	贾 莉	大连医科大学
21071023/B010902	Tc-99m 标记的 σ2 受体肿瘤分子探针的研究	贾红梅	北京师范大学
31070312/C020604	3 种中国药用植物中细菌群体感应抑制剂的发现及其抗菌评价	贾爱群	南京理工大学
81070422/H0812	microRNA 在急性髓性白血病 TRAIL 耐药中的作用及机制研究	纪春岩	山东大学
31071238/C0709	c-Jun 在肝癌化疗耐药性形成中的功能和机制	惠利健	中国科学院上海生命科学研究院

（续表）

项目编号	项目名称	负责人	依托单位
21074101/B040303	高分子胶束靶向共输送一氧化氮/化疗药物及其协同抗肿瘤作用	黄世文	武汉大学
81072708/H3111	多基因“网络”调控作用下环孢素/他克莫司个体化用药研究	黄　民	中山大学
81072925/H2902	中药配合肺腺癌放疗 S100A9、亲环素 A 表达变化及 RNAi 抑制其表达对放射敏感性的影响	黄金昶	中日友好医院
81072223/H1625	MicroRNAs 调控口腔鳞癌化疗耐药机制的研究	黄洪章	中山大学
81072521/H3001	应用片断设计和酵母基因筛选合成 SIRT1 激活剂	花尔并	天津科技大学
21074051/B040303	肿瘤信号响应的光动力药物纳米载体的研究	胡　勇	南京大学
81071802/H1609	Necroptosis 诱导剂的分子靶标鉴定	胡　汛	浙江大学
81072626/H3101	去甲肾上腺素 α2A 受体的镇痛调节新靶点——CSK	胡晓东	兰州大学
51073042/E031002	基于二硫键负载药物的接枝共聚物用于药物控释系统的研究	胡建华	复旦大学
31071700/C1404	以黑唇鼠兔 LDH-C4 为靶蛋白的小分子节育型鼠药的筛选	贺庆华	西南民族大学
81072388/H2611	药物联合作用不良反应监测的贝叶斯网-关联规则	贺　佳	中国人民解放军第二军医大学
81073142/H2816	中药复方有效性的数学模型建立及对补阳还五汤研究	贺福元	湖南中医药大学
21074098/B040303	基于生物可降解聚碳酸酯的新型药物与基因运载材料的酶促合成及性能	贺　枫	武汉大学
81070064/H0111	血管紧张素转换酶抑制剂对实验性急性肺损伤的防治作用及机制的研究	何晓琳	沈阳医学院
81070438/H0812	抗白血病小分子的新型作用靶位的研究	何　群	中南大学
31072241/C190602	吲哚对迟缓爱德华氏菌耐药系统作用机制的研究	韩　茵	中国海洋大学
51077064/E0711	三维扫描式大梯度强磁场增强药物对 GPCR 激活效率的机制研究	韩小涛	华中科技大学
31070292/C020601	药用植物黄芩药材质量形成的生态机制研究	韩　梅	吉林农业大学
21071087/B010303	药物拆分用手性多孔金属有机材料的研究	韩　磊	宁波大学
51073165/E031002	形态对可生物降解载药纳粒释药及其在肝脏靶向吸附效果的影响	郭兴林	中国科学院化学研究所
81071976/H1617	凋亡相关分子 WIG-1 在缺氧介导食管癌多药耐药中的作用及其分子机制的研究	郭　伟	中国人民解放军第三军医大学
21073156/B030501	新型磁性囊泡的合成及药物负载特性研究	郭　荣	扬州大学
81071960/H1617	微环境调控对 EMT/β-catenin 核内转移介导的胰腺癌干细胞形成及胰腺癌化疗异质性发生的抑制作用	郭庆渠	浙江大学
21073091/B0305	高载药量受体-磁双重靶向抗恶性肿瘤纳米给药体系的研究	郭　琳	南京大学
81073045/H2804	基于函数数据分析的中药色谱指纹图谱新分析方法	郭丽冰	广东药学院
21076185/B0608	超临界溶液浸渍法制备缓控释药物微粒的应用基础研究	关怡新	浙江大学
51072053/E020403	具有外表面配体导向性和内表面 pH 敏感的介孔抗癌药物载体	顾金楼	华东理工大学
81071865/H1611	抗肿瘤新靶点鸟氨酸脱羧酶抗酶蛋白的发现及作用机制初步研究	葛军辉	中国人民解放军第二军医大学
31070845/C1002	基于原电池原理释药的聚吡咯药物芯片的制备与性能研究	葛东涛	厦门大学
81072579/H3007	KCNQ 钾离子通道成药性功能确证及新型激动剂的设计	高召兵	中国科学院上海药物研究所
81072770/H2708	小胶质细胞介导实验性自身免疫性脑脊髓炎神经损伤及其中药复方作用机制研究	高　颖	北京中医药大学
81072135/H1621	基于肿瘤微环境的骨髓间充质干细胞与卵巢癌干细胞的关联研究及靶向治疗	高庆蕾	华中科技大学
81073011/H2803	复方儿茶止泻霜抗腹泻药效关系及作用机制的研究	高　明	大连大学
81071814/H1609	寡聚糖解除肿瘤细胞外“糖外衣”及其在逆转肿瘤化疗耐药中的作用	高　锋	上海交通大学
21075026/B0503	分子印记表面增强拉曼的微纳传感器研究及其在农药残留检测中应用	高大明	合肥学院
31070205/C020303	玄参属东亚类群多倍化物种形成及浙玄参的栽培起源研究	傅承新	浙江大学
81072669/H3105	Lapatinib 与肿瘤多药抗药性相关蛋白 MRPs/ABCCs 的交互作用的研究	符立梧	中山大学
21072073/B0207	FBP/SBPase 活性中心与配体相互作用机制及其抑制剂先导结构的设计与筛选的研究	冯玲玲	华中师范大学
81071393/H1908	肺炎链球菌对氟喹诺酮类抗生素耐受机制的研究	冯　婕	中国科学院微生物研究所
81073046/H2804	从动物体内代谢的角度确定凤丹药效物质基础并探讨道地和非道地牡丹皮品质差异	方念伯	湖北中医药大学
81071456/H0604	骨植入体表面含生物活性物质微球复合涂层研究	段　可	西南交通大学
81073057/H2806	醒脑静中芳香开窍药促进栀子有效成分经鼻入脑转运机制研究	杜守颖	北京中医药大学
81072906/H2901	六味地黄丸对肿瘤自杀基因治疗增效作用的物质基础研究	杜标炎	广州中医药大学
81073053/H2805	延胡索、川楝子的不同炮制对金铃子散复方增效减毒的机制研究	窦志英	天津中医药大学
81073056/H2806	基于蛋白质组学的冻干赋形鲜动物药活性变化规律研究	董　玲	北京中医药大学
21075135/B050105	微芯片电泳分离与电化学检测分析氨基糖苷类抗生素方法的研究	丁永胜	中国科学院研究生院
81071801/H1609	Bcr/Abl + 肿瘤细胞获得性耐药过程中一个新的内质网应激和线粒体相关性凋亡穿梭分子 hBex1 作用蛋白鉴定	丁克峰	浙江大学

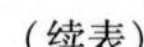

（续表）

项目编号	项目名称	负责人	依托单位
81072137/H1621	自噬对卵巢癌细胞耐药及失巢凋亡抵抗的调控作用	狄　文	上海交通大学
81073033/H2803	基于金芪降糖片药效物质的多指标成分质量控制的基础研究	邓雁如	天津中医药大学
81070785/H1304	周围性眩晕与焦虑障碍相互作用机制及治疗手段的初步探讨	戴春富	复旦大学
81072704/H3111	血小板膜糖蛋白 GPIIb/IIIa 受体遗传多态性对抗血小板药物临床疗效的影响	崔一民	北京大学
21071010/B010902	Tc-99m 标记的含有双生物还原基团的乏氧显像剂研究	褚泰伟	北京大学
81072695/H3110	丙戊酸肝毒性与调控药物代谢酶的基础与临床研究	储小曼	南京军区南京总医院
81073025/H2803	基于补体抑制作用探讨紫花地丁和夏枯草的清热药效物质	程志红	复旦大学
21074099/B040303	功能化基因及药物传递系统的组装及其性能研究	程巳雪	武汉大学
81071879/H1612	VB6 对乳腺癌细胞 ERα 再表达的影响及其逆转内分泌治疗耐药的实验研究	陈益定	浙江大学
21075056/B050104	酒石酸酯-硼酸-纳米材料新型手性准固定相的液相制备及其在毛细管电泳分离手性药物中的应用研究	陈兴国	兰州大学
31071161/C060703	探索组合药物多靶标协同调控分子机制的规律	陈　新	浙江大学
81072554/H3003	基于铜绿假单胞菌生物膜耐药及感染机制的新药设计与合成	陈卫民	暨南大学
21071137/B010101	四氧化三铁/碳双壳层空心球的制备和多功能药物载体应用研究	陈乾旺	中国科学技术大学
81071806/H1609	miR-200b/Bcl-2 通路参与调控人肺腺癌多药耐药表型形成的分子机制研究	陈龙邦	南京军区南京总医院
81070165/H0206	化学基因沉默 TGF-β1 药物支架对损伤血管局部再狭窄与再内皮化的影响	陈良龙	福建医科大学
81072592/H3008	基于微流控芯片的脑靶向脂质体递药系统的构建及其靶向性的研究	陈　钧	复旦大学
31070274/C020501	转录因子 DYT1 调控花药发育的信号网络研究	常　芳	复旦大学
81072913/H2902	中药活性成分复方联合 BMSCs 移植逆转肝纤维化的机制研究	柴宁莉	中国人民解放军总医院
81072830/H2710	退变膝关节内肝经循行对应区域的生物学功能研究	曹月龙	上海中医药大学
81072563/H3004	抗恶性肿瘤 CD176 多价小型化重组抗体的构建及生物学活性的研究	曹　毅	中国科学院昆明动物研究所
21073117/B030106	抗肿瘤多肽和蛋白质药物的纳米二氧化硅载带研究	曹傲能	上海大学
81072763/H2708	PI3K/Akt 通路对白血病 MDR 的调控及中药活性成分干预研究	蔡　宇	暨南大学
81071249/H1818	基因与化疗药物共传输纳米载体设计及其协同抗肿瘤作用机制研究	蔡林涛	中国科学院深圳先进技术研究院
81073022/H2803	大黄附子汤温里散寒作用的物质基础研究	蔡宝昌	南京中医药大学
81072741/H2704	补肾中药活性成分对脐带间充质干细胞多能性影响及表观遗传学机制的研究	边育红	天津中医药大学
81072961/H2902	清开灵眼用凝胶对实验性自身免疫性葡萄膜炎 Th1、Th17 作用的研究	毕宏生	山东中医药大学
21075088/B050104	高通量 CE 筛选方法的开发及其在天然产物药物筛选中的应用	包建民	天津大学
21075057/B0504	晶型药物分子的固体核磁共振研究	白　实	兰州大学
31070086/C010301	微生物胞外多糖生物合成调控基因的研究	白利平	中国医学科学院
21073063/B030804	纳米金开关控制释药脂质体的制备、结构、性质和功能	安学勤	华东理工大学

2010 年国家自然科学基金重点资助项目（药学相关项目选录）

项目编号	项目名称	负责人	依托单位
21032003B020104	高效不对称催化反应及其在天然产物和手性药物合成中的应用研究	周其林	南开大学
51039007E0903	农业面源污染物运移转化及其环境效应	张仁铎	中山大学
81030066H28	麻黄类药对组成规律的基础研究	罗佳波	南方医科大学
51033002E0310	基于生物大分子组装的纳米载体及其药物传输系统的研究	蒋锡群	南京大学
81030065H28	基于体内过程的两种知母药对配伍机制研究	黄成钢	中国科学院上海药物研究所

2010 年重大研究计划科学基金（药学相关项目选录）

项目编号	项目名称	负责人	依托单位
91029747H3110	恶性肿瘤发生中 CAR/AhR 信号通路对内质网氧化/硝化应激及 CYP450 表达调控机制的研究	章国良	北京大学
91029704H1003	针对 S1P 代谢通路和 NF-kB 通路的网络节点的动力学行为、靶标发现和非可控炎症转化机制研究	罗　成	中国科学院上海药物研究所
91013009B020703	抗生素类小分子诱导绿脓杆菌耐药性的信号传导调控	陈　浩	南京大学

2010 年国家自然科学基金重大资助项目（药学相关项目选录）

项目编号	项目名称	负责人	依托单位
81090274H1808	胃癌多药耐药机制及其逆转的分子影像研究	曹　丰	中国人民解放军第四军医大学

2010 年国家青年科学基金(药学相关项目选录)

项目编号	项目名称	负责人	依托单位
81001512/H2708	冠心病气虚血瘀证及芪参益气滴丸干预的代谢组学研究	朱明丹	天津中医药大学
81001071/H1617	XAF1 基因逆转肝肿瘤细胞对 TRAIL 耐药的作用和机制研究	朱黎明	上海交通大学
21001033/B010701	介孔材料-核酸适体的组装及在药物控释技术中的应用研究	朱春玲	福州大学
81001402/H3007	基于雄激素受体结构的抗前列腺癌药物合理设计	周金明	中国医学科学院
11002016/A020503	力学因素对骨植入式缓释体系药物释放的影响研究	周　钢	北京航空航天大学
81000577/H0918	云南彝族、苗族酒依赖与药效动力学基因关联性及个性化治疗研究	钟树荣	昆明医学院
81001399/H3007	靶向 NS3/4A 蛋白酶的抗丙肝病毒药物先导物发现和优化研究	郑明月	中国科学院上海药物研究所
81001105/H1617	沉默 BC047440 逆转肝细胞癌多药耐药的体外及体内分子机制研究	郑　璐	中国人民解放军第三军医大学
31000391/C0508	聚乙二醇修饰辅助法复性重组蛋白药物	郑春杨	中国科学院生物物理研究所
81001697/H2818	基于抗风湿"功效成分组"评价民族药滇白珠品质的研究	折改梅	北京中医药大学
31000154/C020604	提高植物药有效成分生物利用度新方法——山竹中 α-倒捻子素氨基酸衍生物的设计及其药代动力学研究	赵　岩	吉林农业大学
21001043/B010101	具有超顺磁性的小粒径大孔径介孔药物载体的制备及性能研究	赵文茹	华东理工大学
81001511/H2708	基于 TGF-β 研究熟大黄在实验性急性胰腺炎中药效成分组织靶向性与促胰腺再生的关系和机制	赵健蕾	四川大学
81001381/H3002	黄花蒿内生曲霉来源的肿瘤细胞多药耐药 ardeemins 类逆转剂研究	章华伟	浙江工业大学
81000620/H1805	PI3K/Akt/NF-κB 信号传导通路在低频超声拮抗脑胶质瘤多药耐药中的调节作用	张　震	中国医科大学
81001155/H1621	乙二醛酶 I 介导 I 型子宫内膜癌孕激素耐药作用的机制	张箴波	上海交通大学
31000008/C010103	黄河三角洲耐盐野生药用植物内生真菌新结构次生代谢产物的发现与生物活性研究	张永刚	山东省科学院
21002117/B020601	靶向 Mcl-1 蛋白的抗肿瘤药物先导化合物的优化改造	张兴龙	中国科学院上海有机化学研究所
81001507/H2708	健脾清热活血中药介导 Wnt/β-catenin-TCF 通路干预溃疡性结肠炎相关癌变的研究	张　涛	广西中医学院
31001083/C1806	中药多糖对内皮糖萼影响及与其免疫调节作用的相关性研究	张　涛	北京农学院
21004048/B040309	聚丁二酸丁二醇酯的仿生改性及其仿细胞外层膜结构纳米胶束的研究	张世平	西北大学
81001048/H1616	PRDM1β 基因表达调控机制的研究及其在淋巴瘤耐药逆转中的应用	张群岭	复旦大学
21006023/B060304	扩张床吸附原位提取中药有效成分的方法研究	张　敏	华东理工大学
81001035/H1615	EGFR 信号传导通路候选基因的遗传变异与非小细胞肺癌 EGFR-TKI 获得性耐药的相关性研究	张　莉	华中科技大学
21002062/B020601	STAT3 选择性抑制剂的设计、优化及其功能研究	张　健	上海交通大学
21004077/B040303	基于主-客体相互作用的三重化学响应性聚合物组装体:设计、构建及其药物传输性能研究	张建祥	中国人民解放军第三军医大学
31000047/C010301	粗糙脉孢菌中调控耐药分子响应的转录因子鉴定及机制研究	张晗星	中国科学院微生物研究所
81001189/H1622	乳腺癌曲妥珠单抗耐药及其逆转的 p27 调控机制研究	张国淳	广东省人民医院
81001480/H3112	内质网应激在利福平致肝细胞脂质代谢紊乱中的作用	张　程	安徽医科大学
21001071/B0104	多孔纳米金属有机框架的合成及抗 AD 药物载体性能研究	翟　滨	商丘师范学院
81001605/H2801	基于 SAMe 基因比较的金银花类药材质量评价方法的建立	袁　媛	中国中医科学院中药研究所
81000706/H1108	部分天然 Nrf2/ARE 通路激活剂对紫外线损伤的防护及机制研究	袁小英	中国人民解放军空军总医院
81001651/H2807	基于血脑屏障开放的冰片"引药上行"规律及机制研究	喻　斌	南京中医药大学
21005057/B0511	基于表面分子印迹技术的新型分离介质的设计、制备及其在中药内非法添加药物的富集提取中的应用	余琼卫	武汉大学
81001456/H3105	COX-2 抑制剂通过非 COX-2 依赖途径拮抗铂类抗肿瘤药物活性的机制研究	余　乐	南方医科大学
81001418/H3009	核定位信号和叶酸修饰的细胞核内递药胶束的构建及肿瘤靶向功能研究	余敬谋	九江学院
81001391/H3004	新的人生长激素释放激素类似肽的构效关系与药学研究	游　娟	广东药学院
21006018/B060806	普利类药物重要中间体的"硅替代"生物合成研究	殷晓浦	杭州师范大学
81001523/H2709	乳腺癌骨转移与骨质疏松的关系及补肾中药的干预	叶媚娜	上海中医药大学
81001599/H2903	基于信息融合的多源代谢组学新方法研究二至丸补益肝肾作用	姚卫峰	南京中医药大学
81001415/H3008	基于超声介导的半乳糖修饰脂质微乳/微气泡肿瘤靶向载药系统的研究	姚慧敏	通化师范学院
81001366/H3001	新型尿激酶型纤溶酶原激活物抑制剂的设计合成及抗肿瘤转移活性研究	杨潇骁	中国医学科学院
81001630/H2804	基于液质联用和多级质谱的指纹图谱技术在中药质量控制中的应用研究	杨　敏	中国科学院上海药物研究所
81001408/H3008	高密度脂蛋白样 siRNA 靶向载体的构建及在三阴性乳腺癌治疗中的评价	杨　觅	南京大学
31000425/C1002	配体功能化超分子纳米给药系统及其肿瘤协同治疗机制研究	杨　眉	重庆大学

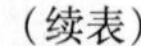
（续表）

项目编号	项目名称	负责人	依托单位
81000978/H1609	下调分子伴侣 Mortalin 表达与逆转卵巢癌耐药相关性的研究	杨　玲	复旦大学
31000452/C1007	纳米药物载体对哺乳动物胚胎期中枢神经系统发育的影响与生物安全性研究	杨　卉	国家纳米科学中心
31000622/C0709	探索原创性肝癌相关新基因 LAPTM4B 活化 PI3K/AKT 及 Integrin/FAK 信号通路的分子机制	杨　华	北京大学
21005008/B050202	电纺纳米纤维药物传输系统及其体外电化学实时评价	杨国程	长春工业大学
81001485/H2702	从能量代谢相关基因变化探讨骨痿“骨肉不相亲”的病理机制	杨　芳	辽宁中医药大学
51003055/E031002	纳米多孔聚谷氨酸类微胶囊及其磁响应药物控制释放研究	颜世峰	上海大学
31000079/C010703	细胞周期特异性表达蛋白改变白念珠菌应激适应性的分子机制研究	阎　澜	中国人民解放军第二军医大学
51003110/E031003	超细纤维膜的防粘连和抗感染功能化研究	许杉杉	中国科学院化学研究所
81001624/H2803	畲药龙须藤抗类风湿性关节炎的药效物质基础及作用机制研究	徐　伟	福建中医药大学
21004024/B040303	环境响应性星形聚合物纳米药物载体的“绿色”合成及其性能研究	熊兴泉	华侨大学
81000712/H1901	鲍曼不动杆菌群体感应系统中 abaI/R 基因功能及调节机制的研究	谢　轶	四川大学
81001617/H2803	甘草多糖和人参多糖防治骨关节炎的共性机制和结构基础研究	谢先飞	武汉大学
81001053/H1616	FA/BRCA 途径中 siRNA 干扰和 PARP-1 抑制剂对多药耐药骨髓瘤细胞株的影响	肖　晖	武汉大学
81000988/H1609	MiR-107 和 miR-129-2 甲基化促进胃癌多药耐药的功能及机制研究	夏　琳	中国人民解放军第四军医大学
81001531/H2710	去卵巢大鼠成骨细胞 CKI-CDK-Rb-E2F 途径的改变及健骨颗粒的干预作用	吴银生	福建中医药大学
81000655/H1816	冠状动脉易损斑块药物支架置入后血管愈合反应机制的在体虚拟组织学研究	吴小凡	首都医科大学
81000369/H1201	双重修饰型纳米柔性脂质体促角膜药物吸收及其机制研究	吴祥根	山东省眼科研究所
81001407/H3008	小分子蛙凝素修饰聚氨基酸纳米粒介导多肽蛋白鼻腔脑靶向新型递药系统的构建和评价	吴红兵	上海交通大学
81000979/H1609	卵巢癌耐药相关新基因 KA 通过 AKT2/GSK-3β/MAD2 信号通路调控细胞纺锤体检测点功能参与紫杉醇耐药机理研究	翁丹卉	华中科技大学
81001420/H3010	抗真菌新药艾迪康唑手性代谢分析及其代谢产物制备技术研究	闻　俊	中国人民解放军第二军医大学
21002125/B0206	糖原磷酸化酶抑制剂的设计、合成与生物活性研究	温小安	中国药科大学
81001161/H1621	以 Clusterin 为靶点逆转卵巢癌化疗耐药、抑制演进的新策略及其分子机制的实验研究	魏　莉	中国人民解放军第四军医大学
51002039/E020403	微弧氧化钛表面化学调控构建新颖的生物活性纳米结构材料与抗生素上载及释放规律	魏大庆	哈尔滨工业大学
31001082/C1806	热结肠道型气分证动物肠道黏膜免疫机能变化及中药调控机制研究	王自力	西南大学
81001588/H2902	野菊花活性成分对肝癌上皮间质转化的影响及其分子机制	王志东	西安交通大学
81001455/H3105	人锌指蛋白 ZNF300 基因表达干预对肝癌多药耐药的调控作用	王　涛	安徽医科大学
81001462/H3106	第三代 HIV-1 膜融合抑制剂西夫韦肽的耐药性产生机制研究	王睿睿	中国科学院昆明动物研究所
21002035/B0211	发光软物质胶的制备、阴离子识别效应及药物分子载运研究	王前明	华南师范大学
81001689/H2816	基于多药耐药相关蛋白 MRP 的游离蒽醌吸收机制研究	王　平	成都中医药大学
81001080/H1617	EGFL7 对胃癌浸润转移与耐药的双重调控及其效应结构域筛选	王宽松	中南大学
81001481/H3113	基于 microRNA 调控网络的抗动脉粥样硬化药物网络药理学研究	王　娟	北京大学
81000659/H1818	多功能碳纳米管基靶向药物联合近红外激光抗肿瘤实验研究	王　剑	四川大学
81001698/H2818	藏药波棱瓜种子脂肪酸保肝活性及机制研究	王洪伦	中国科学院西北高原生物研究所
81001369/H3002	从中药狼毒中寻找新型蛋白酪氨酸激酶抑制剂	王红兵	同济大学
81001398/H3006	新型复合功能次声损伤防护剂的设计、合成及其防护性能研究	王海波	中国人民解放军第四军医大学
81001649/H2806	基于微透析-色谱指纹图谱联用的“内病外治”中药凝胶剂穴位吸收机制及评价方法研究	王国华	中国中医科学院中药研究所
81001015/H1611	免疫促凋亡蛋白对 HER2 阳性 Herceptin 耐药肿瘤及转移性乳腺癌杀伤作用的研究	王　芳	中国人民解放军第四军医大学
81001417/H3009	基于聚合物-磁性粒子自组装构建的多功能纳米给药系统研究	王晨宏	中国人民解放军军事医学科学院
81001592/H2902	化痰降气方治疗慢性阻塞性肺疾病分子机制与其 MRP1 转运体相关性研究	汪电雷	安徽中医学院
81001457/H3105	睾丸细胞中缝隙连接蛋白的表达及其对铂类抗肿瘤药物作用的靶向影响	童旭辉	蚌埠医学院
81001627/H2803	应用仿生技术研究藏茵陈抗肝炎药效物质基础	田成旺	天津药物研究院
81001459/H3106	基于 shRNA 库和细胞自杀基因负向选择机制筛选新的抗乙型肝炎病毒药物靶标	谭　莉	中国人民解放军军事医学科学院

（续表）

项目编号	项目名称	负责人	依托单位
81001400/H3007	特异性靶向识别端粒 G-四链体 DNA 的 Isaidigotone 衍生物：结构，结合模式与生物活性的关系	谭嘉恒	中山大学
81001600/H2903	单细胞分析用于中药逆转肿瘤多药耐药多指标的同时检测	孙　悦	广东药学院
81001037/H1615	CK18 参与肺癌紫杉醇耐药形成的作用及其机制	孙强玲	上海交通大学
11001197/A011403	药物分子经皮给药吸收的非线性模型研究	孙明晶	天津科技大学
81001619/H2803	基于代谢组学和多组分药代动力学的二妙丸药效物质基础及配伍机制研究	宋　敏	中国药科大学
21002066/B0201	抗多药耐药性化合物甲酰阿地咪的新合成方法研究	宋　颢	四川大学
81001680/H2813	中药止泻复方治疗 AAD 病的"扶正祛邪"微生态机制	舒青龙	江西中医学院
81001635/H2805	制巴戟炮制前后功效变化的物质基础研究	史　辑	辽宁中医药大学
21005089/B050102	基于 HPLC-CYP2A6 EAD-MS 联用新技术的尼古丁成瘾戒断活性成分快速发现研究	施树云	中南大学
81001376/H3002	没药中抗前列腺癌活性成分的发现及作用机制研究	沈　涛	山东大学
21006089/B060806	面向药物体外研究的 PEG 接枝改性膜及抗吸附规律研究	沈　冲	浙江大学
81001403/H3007	以尿激酶及其受体为靶标的抗肿瘤先导化合物的设计与优化	洒荣建	中国科学院福建物质结构研究所
51003065/E031002	用于运载疏水药物的自组装肽材料的分子设计及其载药性能的基础研究	阮丽萍	四川大学
41006103/D0609	海洋多重耐药菌新种 DQHS4 分类地位的确定及其耐药基因结构和水平传递的分析	曲凌云	国家海洋局第一海洋研究所
31000005/C010102	江苏沿海滩涂部分药用植物内生放线菌多样性与活性初步研究	秦　盛	徐州师范大学
81001356/H3001	新型抗 HIV-1 非核苷类逆转录酶抑制剂-1，6-二芳基苯并咪唑类化合物的设计、合成与生物评价	秦炳杰	中国人民解放军军事医学科学院
81000333/H0713	胰岛 β 细胞内质网应激与磺脲类药物继发失效的相关研究	钱　镭	上海交通大学
51006021/E0608	肿瘤磁性靶向治疗过程中纳米颗粒的在体输运规律研究	齐守良	东北大学
21005075/B0510	糖尿病治疗药物整体作用机制的代谢组学研究方法建立及其应用	皮子凤	中国科学院长春应用化学研究所
81001643/H2806	促进药物透皮的皮肤靶向立方液晶纳米凝胶载药体系研究	彭新生	广东医学院
81001633/H2804	基于靶细胞结合-LC/MS 分析的降糖中药三叶糖脂清质量控制指标成分确定研究	潘桂湘	天津中医药大学
81000216/H0812	NF-κB 在慢性淋巴细胞白血病中与 p53 的相互作用及治疗靶点价值研究	缪扣荣	南京医科大学
81001081/H1617	microRNA 与肝癌细胞对三氧化二砷敏感性与耐药的关系	孟宪志	哈尔滨医科大学
81000647/H1813	基于骨髓 DCE-MRI 药物代谢动力学模型对骨质疏松的研究	马　婷	哈尔滨工业大学
81000224/H0812	*N*-Cadherin 在白血病细胞及骨髓基质中的表达及其在白血病耐药形成中的作用	马　杰	郑州大学
81001686/H2816	基于正交投影的代谢组学及其中药肝毒性评价与预测	吕　天	苏州大学
81001450/H3105	基于线粒体蛋白组学研究二氢青蒿素抗肿瘤分子机制	陆金健	浙江中医药大学
61007058/F050405	基于近红外光谱和潜在语义分析技术的中药研究方法	龙长江	华中农业大学
81001645/H2806	黄芩苷 PEG 修饰阳离子纳米粒单克隆抗体 OX26 脑靶向给药系统的研究	刘志东	天津中医药大学
81001623/H2803	基于 HPLC/DAD-MSn 技术枳实总黄酮药效物质基础与药材品质相关性研究	刘元艳	北京中医药大学
81001534/H2711	基于代谢组学的肾虚证自然流产潜在标志物筛选及中医药调控机制的研究	刘艳玲	广州中医药大学
81000985/H1609	塞来昔布下调 MDR1 基因表达的分子机制研究	刘晓蓉	南京医科大学
81001646/H2806	基于味觉指纹技术的中药汤剂苦味抑制剂掩味规律研究	刘瑞新	河南中医学院
21003140/B0309	新型共轭聚合物与生物大分子的自组装及其药物控释监测研究	刘礼兵	中国科学院化学研究所
81000986/H1609	基质溶素介导 CD4 + T 细胞免疫应答失衡在非小细胞肺癌顺铂耐药中的作用研究	刘　慧	中山大学
21001044/B0112	基于抗炎小分子的无机金属药物的合成、结构和作用机制研究	刘　慧	华东理工大学
81001092/H1617	基于 PAK1 自我抑制域的胃癌小分子靶向药物筛选模型的建立及药物筛选	刘福团	中国医科大学
81001537/H2711	补肾活血方对 POF 大鼠卵巢相关差异基因表达谱影响的研究	刘丹卓	湖南中医药大学
81000209/H0811	蛇毒纤溶因子 FⅡ通过溶解血栓以及激活蛋白 C 途径的抗弥漫性血管内凝血的机制研究	林　熙	暨南大学
81000758/H1908	抗逆转录病毒药物阻断母婴传播对人类免疫缺陷病毒耐药突变的影响	梁　科	武汉大学
81000110/H0214	肾素-血管紧张素-醛固酮系统对高血压并发糖尿病的作用分析	李　云	华北煤炭医学院
81001137/H1619	调控 miRNA-141 抑制膀胱癌转移和降低化疗耐药性的双重作用研究	李　源	中南大学
21003091/B030204	G 蛋白偶联受体结构预测的新方法及基于前列腺素家族受体的药物设计	李有勇	苏州大学
21004045/B040303	细胞内药物传递的壳层可脱落聚合物胶束载体的设计与构建	李永勇	同济大学

（续表）

项目编号	项目名称	负责人	依托单位
81000574/H0918	FKBP38 在阿片药物依赖心理渴求中的神经生物学机制	李艳琴	武汉大学
71003055/G0308	医院临床药学服务的影响因素分析与质量评价研究	李　歆	南京医科大学
81001611/H2803	采用双靶点筛选体系从中药中寻找治疗糖尿病及代谢综合症的活性物质	李晓帆	清华大学
81001164/H1621	microRNA－9 及其甲基化调节在卵巢癌耐药机制中的研究	李　晓	浙江大学
11002049/A020502	药物控释系统释药过程分数阶导数建模的研究	李西成	河海大学
81001445/H3105	泛素受体蛋白 DDI1/DDI2 在基因组 DNA 损害型抗肿瘤药物耐药机制中的研究	李　清	中南大学
81000090/H0206	冠状动脉旁路移植术静脉移植血管保护药物初步研究	李　平	首都医科大学
81001362/H3001	AI-2 型群体感应抑制剂的抗菌活性研究	李敏勇	山东大学
81001365/H3001	靶向 LAPTM4B-35 蛋白的抗肝癌化合物的设计、合成与生物评价	李　莉	中国医学科学院
31000157/C020604	三种木兰属药用植物新结构化合物的发现及其生物活性研究	李　竣	中南民族大学
81001585/H2902	中药增强糖皮质激素敏感性及抗炎作用机制研究	李建军	北京中医药大学
81000865/H1601	结直肠癌组织中细胞周期调控新基因 CAC1 与多药耐药关系的研究	孔　莺	西安交通大学
81001596/H2903	基于 BCPNN 法建立中成药不合理使用所致肾毒性的风险评估模型	荆志伟	中国中医科学院中医临床基础医学研究所
21002126/B020601	新型 EGFR 酪氨酸激酶不可逆抑制剂的设计、合成及构效分析	金小锋	中国医学科学院
81001577/H2902	玻璃体微环境的改变对晶状体细胞凋亡的影响及茶多酚眼用凝胶干预作用的研究	解孝锋	山东中医药大学
21002098/B020401	传统中药千金子中 Lathyrane 型抗肿瘤多药耐药二萜成分的研究	焦　威	中国科学院成都生物研究所
81000756/H1908	基于高通量测序技术的可接合性耐药质粒组结构与进化分析	蒋　琰	浙江大学
81000899/H1602	癌基因 PIM-1 在肺癌肿瘤干细胞的增殖和耐药中的作用及分子机制	蒋日成	天津医科大学
81000345/H0716	芍药苷抑制脂肪组织内炎症恶性循环的机制研究	姜博仁	上海交通大学
81000660/H1818	新型肿瘤靶向性长循环纳米微粒载药系统的研究	江　倩	中国人民解放军空军总医院
31000392/C0508	G-四股螺旋 DNA 与手性药物相互作用的光谱研究	贾国卿	中国科学院大连化学物理研究所
81001634/H2804	手性药物对映体的整体聚合连续床电色谱分离富集研究	黄桂华	福建中医药大学
21004062/B040303	生物降解双亲性高分子-蒽醌类抗癌药键合物及其靶向胶束	胡秀丽	中国科学院长春应用化学研究所
81001638/H2805	从胃肠吸收及部位差异性角度研究川木香煨制前后功效变化的药动学基础	胡慧玲	成都中医药大学
81001682/H2814	甘草与天然 β2 受体激动剂治疗哮喘的协同作用机制研究	侯媛媛	南开大学
81000227/H0812	门冬酰胺合成酶互作蛋白与左旋门冬酰胺酶耐药的相关性研究	何映谊	广州市妇女儿童医疗中心
81000990/H1609	整合素 αv 耦合细胞黏附力——凋亡信号转导通路介导结肠癌群集耐药的机制研究	何建明	中国人民解放军第三军医大学
81001642/H2806	基于冰片“开窍”与 Aprotinin 修饰的中药有效部位脑靶向纳米给药系统	韩丽妹	复旦大学
81001608/H2801	基于全叶绿体基因组分析筛选乌头属药用植物 DNA 条形码序列	韩建萍	中国医学科学院
21002058/B020405	银鹊树内生真菌抗肺癌活性次级代谢产物研究	郭志勇	三峡大学
81001468/H3110	槲皮素-3-*O*-黄酮苷的糖基变化与药代动力学性质的关系研究	郭继芬	中国人民解放军军事医学科学院
21005027/B050102	药酶依赖反应性分子组的级联标记与靶代谢谱分析	郭　宾	湖南师范大学
81000305/H0510	基于足细胞粘附的抗早期糖尿病肾病药物筛选新方法	桂定坤	浙江医院
21002004/B020702	环二鸟苷酸及其类似物的合成与生物活性研究	关　注	北京大学
81001372/H3002	基于结构片段从天然产物库中筛选以 Aβ 为靶点抗老年痴呆先导化合物	顾　琼	中山大学
81000754/H1908	整合子介导宋内志贺菌多重耐药及调控的分子机制研究	顾　兵	南京医科大学
21005023/B050902	利用纳米传感器在单细胞水平筛选抗白血病肿瘤药物	宫建茹	国家纳米科学中心
81001473/H3110	香豆素儿茶酚类化合物的结构-代谢稳定性关系研究	葛广波	中国科学院大连化学物理研究所
81001607/H2801	伤害诱导沉香形成的关键 miRNA 鉴定与功能分析	高志晖	中国医学科学院
81001688/H2816	逍遥散抗抑郁有效部位的药动学-药效学相关性研究	高晓霞	山西大学
81001021/H1611	对 DNA 有高度切割活性的烯二炔类药物调控端粒/端粒酶的抗肿瘤分子机制研究	高瑞娟	中国医学科学院
81000662/H1819	基于整合素 αvβ3 靶向性的多功能磁性纳米药物的设计、合成及应用研究	高锦豪	厦门大学
81001386/H3003	放线菌 1776 发酵液中水溶性抗耐结核分枝杆菌活性成分研究	甘茂罗	中国医学科学院
81001667/H2810	新型癌细胞侵袭通量检测用于抗转移中药筛选模型构建	傅惠英	浙江大学
31000150/C020604	药用植物香血藤调控 NF-κB 治疗类风湿关节炎的活性成分研究	方进波	华中科技大学
81001684/H2816	基于整体观－PBPK－药物相互作用的方剂配伍规律示范性研究	董　宇	中国中医科学院广安门医院
81001359/H3001	苯并吡喃酮类 Akt 抑制剂的设计、合成以及抗肿瘤活性研究	董晓武	浙江大学
81001075/H1617	自噬对肝内胆管细胞癌发生发展的调节作用及机制	董立巍	中国人民解放军第二军医大学

（续表）

项目编号	项目名称	负责人	依托单位
81001517/H2708	活血解毒组分配伍干预急性心肌梗死后 TLR-4 信号通路的机制研究	董国菊	中国中医科学院西苑医院
21002014/B020704	新型海洋鞘糖脂类 NKT 细胞激活剂的设计合成及活性评价	丁　宁	复旦大学
21005054/B050104	基于高效微管电泳的体内药物手性分析新技术研究	丁国生	天津大学
31000011/C010103	药用植物三七内生真菌源抗肿瘤新先导化合物的发现	丁　刚	中国医学科学院
81001446/H3105	靶向 AKT 激酶的 2-嘧啶-5-酰胺基噻唑类小分子抑制剂及其抗瘤作用研究	邓　蓉	中山大学
51003058/E0310	静电喷法制备封闭多结构复合纳/微米微球药物载体的研究	崔文国	上海交通大学
81001389/H3004	抗 HIV 多肽的定点糖基化修饰及活性研究	程水红	中国科学院微生物研究所
81000554/H0913	持续钠电流的癫痫药物抗性及锚蛋白-G 对其调节的机制	陈子怡	中山大学
81000533/H0910	颅脑损伤后急性期 CIRCI 的发病机制与治疗研究	陈　心	天津医科大学
31001079/C180502	质粒介导的喹诺酮类药物耐药性在不同源大肠埃希菌中的水平传播模式	陈　祥	扬州大学
81000759/H1908	肝内乙型肝炎病毒准种分布和 cccDNA 甲基化在核苷类似物停药复发中的作用研究	陈　立	福建医科大学
21002067/B020601	核苷类泛酸合成酶抑制剂的设计，合成及活性研究	陈晶磊	苏州大学
81001632/H2804	基于多成分多靶点作用特点的中药多维活性整合指纹图谱探索研究	常艳旭	天津中医药大学
81001413/H3008	基于连接臂和肠转运器 PepT1 靶向的齐墩果酸口服前药研究	操　锋	中国药科大学
81000755/H1908	MSW 理论指导多粘菌素联合用药对多药耐药鲍曼不动杆菌防耐药突变机制研究	蔡　芸	中国人民解放军总医院
81000334/H0713	磺脲类药物治疗 2 型糖尿病的药物遗传学研究	蔡晓凌	北京大学
81000576/H0918	PICK1 在 AMPA 受体介导的药物成瘾中的作用	蔡　飞	咸宁学院
31000160/C020604	新疆蓝刺头带花全草中化学成份及抗肿瘤药理作用研究	波拉提·马卡比力	新疆维吾尔自治区中药民族药研究所
81001685/H2816	五酯片作为他克莫司节约药的物质基础及在 CYP3A 和 P-gp 通路的机制研究	毕惠嫦	中山大学
31000036/C010202	药用真菌白蚁巢炭角菌抗氧化物质基础与作用机制研究	宝　丽	中国科学院微生物研究所
31000463/C090102	大脑皮层-背侧纹状体通路在吗啡强迫性觅药行为中的作用	白云静	中国科学院心理研究所

2010 年国家自然科学基金联合资助项目（药学相关项目选录）

项目编号	项目名称	负责人	依托单位
U1032007/L02	新型糖尿病药物穿心莲内酯衍生物化学合成，构效关系与作用机制研究	王玉强	暨南大学
11076002/A06	熔铸炸药的增韧增弹及降黏研究	舒远杰	中国工程物理研究院化工材料研究所
11076027/A06	内嵌放射性金属同位素富勒烯的制备研究	舒春英	中国科学院化学研究所
U1031004/L01	几种主要畜禽病原菌耐药性的产生与扩散机制研究	沈建忠	中国农业大学
11076017/A06	高能低感含吡啶环硝胺炸药理论设计与合成研究	陆　明	南京理工大学
11076032/A06	PBX 细观力学行为的实验研究和数值模拟	段卓平	北京理工大学

2010 年专项基金项目（药学相关项目选录）

项目编号	项目名称	负责人	依托单位
61040022/F020513	面向中药产业虚拟联盟的信息资源共享问题研究	张　继	西北师范大学
81041086/H3112	介导异烟肼及其主要代谢产物乙酰异烟肼的肝细胞膜转运蛋白的筛选与验证	武新安	兰州大学
81024804/H31	Acta Pharmacologica Sinica	吴民淑	中国科学院上海药物研究所
21041008/B0104	选择性识别端粒 G-四股螺旋 DNA 的金属配合物的设计合成及体外抗肿瘤活性研究	魏春英	山西大学
21042009/B020601	基于 DAPY/S-DABO 结构的新型非核苷类逆转录酶抑制剂的研究	王孝伟	北京大学
81041116/H2808	以苔藓纤维发芽为信号转导通路探讨灵芝孢子抗癫痫机制	王淑秋	佳木斯大学
81041112/H2607	淋巴细胞及细胞因子在三氯乙烯致免疫性肝损伤中的作用	汤灵玲	浙江大学
81041113/H3110	基于 CYP2D6 活性部位关键氨基酸残基的药物代谢研究	乔海灵	郑州大学
21055002/B0505	氢交换质谱研究蛋白质与 DNA 药物复合物之间的相互作用	罗　群	中国科学院化学研究所
81050025/H3101	基于改善脑能量代谢与氧化应激的新型抗抑郁药物研究	刘雁勇	中国医学科学院基础医学研究所
21027012/B05	手性分离新原理新装置研究	刘虎威	北京大学
81041070/H1607	Prominin-1 膜蛋白在肝肿瘤细胞生长和耐药形成中的作用机制	李　忠	中国人民解放军第二军医大学
81041106/H0912	轴突变性诱发多巴胺神经元死亡中 GDNF 信号通路成员的作用与机制	李淑蓉	成都医学院
81050008/H2810	中药有效成分源胶肽诱导恶性白血病细胞凋亡的作用机制研究	李　昊	福州大学

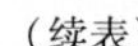
（续表）

项目编号	项目名称	负责人	依托单位
81041089/H2817	中药致突变性体外检验体系的修正与创新	金建玲	山东大学
81041039/H2902	基于PPAR信号通路探讨益肾平肝健脾中药对高血压心肌重构作用机制的研究	黄　力	中日友好医院
81041038/H2902	波动性高糖对内皮损伤PI3K/Akt通路影响及益气养阴清热配伍的干预效应研究	郭春雨	中国中医科学院西苑医院
81041090/H2817	豨莶草毒性成分提取及其毒理学特征研究	关建红	山西中医学院
81041096/H0315	药物代谢酶基因CpG岛甲基化在抗结核药致肝损伤发生发展中的作用研究	冯福民	华北煤炭医学院
81041085/H3008	采用电纺丝技术优化经皮给药系统的结构组合及其功能性	董岸杰	天津大学
81041030/H2814	五子衍宗方干预kupffer细胞炎症过程抑制TNF-α治疗酒精性肝损伤的物质基础和信号转导通路的研究	陈孟莉	中国人民解放军总医院
31040053/C0710	透皮给药中微喷射流及微尖体穿透皮肤的仿真与实验研究	陈　凯	杭州电子科技大学
81041084/H3010	中空纤维生物膜微萃取方法的建立及其用于中药活性成分与生物膜相互作用研究	白小红	山西医科大学
31050014/C010703	烟曲霉Artf基因与抗真菌药物耐药性关系	敖俊红	中国人民解放军北京军区总医院

2010年国际（地区）合作与交流项目（药学相关项目选录）

项目编号	项目名称	负责人	依托单位
21020102039/B05	金属抗肿瘤药物相互作用组学的方法学研究	汪福意	中国科学院化学研究所
81061160509/H1908	中国大陆和香港地区多重耐药社区获得性耐甲氧西林金黄色葡萄球菌流行克隆特征研究	沈叙庄	首都医科大学
81061120526/H09	用模式动物果蝇通过遗传和药物筛选影响争斗行为的调节因子（中加健康研究合作计划）	饶　毅	北京大学
81061160507/H3105	克服ABC药物转运泵介导肿瘤细胞多药抗药性的新策略	符立梧	中山大学

2010年地区科学基金项目（药学相关项目选录）

项目编号	项目名称	负责人	依托单位
31060348/C180702	苦豆子碱逆转大肠杆菌对β-内酰胺类抗生素耐药性分子机制	周学章	宁夏大学
81060360/H2816	甘草次酸对中药活性成分血浆结合与组织分布的影响及其相关性研究	周　能	玉林师范学院
81060355/H2812	GC-GCR通路探讨芍药苷对胶原诱导性关节炎的影响	易剑峰	宜春学院
81060353/H2811	活血化瘀类中药对大鼠肝脏药物代谢酶基因表达和活性的影响	杨秀芬	广西中医学院
31060121/C050102	外膜蛋白-CusC的功能和结构基础	杨　峰	广西师范大学
21062009/B020506	天然药物超分子组装体的构筑及其性能研究	杨　波	昆明理工大学
21064005/B040301	生物兼容性磁性聚合物微球的定向制备及其固定化酶催化合成手性药物	薛　屏	宁夏大学
81060334/H2803	集合追踪法进行猫爪草抗耐药结核的药效物质基础研究	熊　英	江西中医学院
81060138/H1907	白纹伊蚊唾液腺吸血传病相关蛋白的药理学活性研究	吴家红	贵阳医学院
81060284/H2705	从肝论治阿尔茨海默病-黑逍遥散对其模型药靶部位影响的基因和蛋白质表达谱分析	吴红彦	甘肃中医学院
81060149/H0607	复合三联抗痨药的硫酸钙/氨基酸聚合物缓释植骨材料的实验研究	王自立	宁夏医科大学
81060339/H2804	复方丹参制剂溶出过程物质组传递模型及PK特性体外评价方法研究	王跃生	江西中医学院
21062015/B020402	沙枣花中抗氧化活性成分的研究	王　妍	宁夏医科大学
71063011/G0308	农村基本药物流通安全监管模式的研究——以江西为例	王素珍	江西中医学院
81060364/H2818	古尔班通古特沙漠南缘地区民族药多伞阿魏分布状况及其道地性研究	盛　萍	新疆医科大学
81060348/H2807	基于胃实寒证的温中散寒药性效本质研究	秦华珍	广西中医学院
21067009/B070304	废弃药渣中残留泰乐菌素的微生物降解机制研究	马玉龙	宁夏大学
81060220/H1623	不同微环境下癌干细胞相关标志和耐药标志在肾上腺皮质癌细胞中的表达研究	罗佐杰	广西医科大学
81060368/H2818	藏药三味檀香散预处理改善心肌缺血再灌注损伤的钙稳态调节机制	芦殿香	青海大学
81060367/H2818	黎药-裸花紫珠止血抗炎活性成分的研究	刘明生	海南医学院
81060366/H2818	蒙药荜茇及其有效成分荜茇宁的血清药物化学研究	领　小	内蒙古大学
81060264/H3008	纳米级高分子囊泡作为口服胰岛素载体的研究	李玉萍	江西科技师范学院
21062014/B020601	含杂环类手性2(5H)呋喃酮化合物的合成及生物活性研究	李学强	宁夏大学
81060372/H2818	发展民族医药——“地格达”类蒙药品种系统整理与研究	李旻辉	内蒙古科技大学包头医学院
21062025/B020402	两种滇产木姜子属药用植物的化学成分及抗肿瘤活性研究	李　良	云南大学
81060328/H2801	基于RAPD分析和TLC指纹图谱的新疆乌头属植物药用资源调查	李　杰	新疆医科大学
81060039/H0315	新疆维吾尔族、汉族CYP与细胞因子遗传关联对药物性肝损害相关性研究	李国昌	石河子大学

（续表）

项目编号	项目名称	负责人	依托单位
81060335/H2803	基于血清谱效关系和药动学特征研究辛芎组方的药效物质基础	兰燕宇	贵阳医学院
81060359/H2816	灯盏乙素苷元及其前体药物的药代动力学研究	黄　勇	贵阳医学院
81060126/H1901	铜绿假单胞菌中 GGDEF-EAL 结构域蛋白的系统性分析及功能研究	黄卫东	宁夏医科大学
11064011/A040412	藏药 X 射线衍射指纹图谱专家系统网格的构建	胡成西	青海师范大学
81060086/H1405	基于代谢组学方法研究云南白药对大鼠实验性关节炎作用及其机制	和红兵	昆明医学院
81060358/H2814	香青兰总黄酮抗支气管哮喘的药效学及作用机制研究	何承辉	新疆维吾尔自治区药物研究所
31060049/C020601	内蒙古东部地区蒙古族民间药用植物知识的调查评价	哈斯巴根	内蒙古师范大学
81060140/H1908	恶性疟原虫抗哌喹株耐药相关基因的筛选及鉴定	郭　虹	海南医学院
81060343/H2805	大蓟炭止血药效物质基础及增效作用机制研究	龚千锋	江西中医学院
21065008/B050106	高容量、极性可控的新型固定相制备方法及其应用研究	龚波林	宁夏大学
81060215/H1621	Rab25 在卵巢癌耐药及机制的研究	樊　杨	宁夏回族自治区人民医院
81060331/H2802	基于“气”的江西道地药材枳壳人工智能鉴定机制研究	邓可众	江西中医学院
81060373/H2819	基于 BP 神经网络的中药药效时序性与整体性评价方法研究	陈兰英	江西中医学院
81060128/H1903	马尔尼菲青霉致病性酵母相对棘白霉素类不敏感机制的研究	曹存巍	广西医科大学
81060258/H3002	蒙药复方三子汤配伍前后化学成分变化对减毒增效影响的研究	包玉敏	内蒙古民族大学
81060313/H2720	白热斯油及所含单味药材对 MC 增值与 TYR 体外激活作用研究	艾尔肯·满苏尔	新疆维吾尔自治区维吾尔医医院

2010 年创新研究群体科学基金（药学相关项目选录）

项目编号	项目名称	负责人	依托单位
21021063/B020601	药物作用新靶标、新机制和新分子实体发现方法与应用研究	蒋华良	中国科学院上海药物研究所
21021062/B0103	功能配位化合物	郭子建	南京大学

2010 年国家基础科学人才培养基金（药学相关项目选录）

项目编号	项目名称	负责人	依托单位
J1030830/J0108	大学生创新药物研制能力提高项目	姚文兵	中国药科大学

2010 年海外及港澳学者合作研究基金（药学相关项目选录）

项目编号	项目名称	负责人	依托单位
81028015/H3105	c-FLIP 作为取代环戊酮类抗肿瘤活性化合物的分子靶标的研究	景永奎	沈阳药科大学

（吴　进）

药品专利

2010 年公开的中国药品发明专利申请概况　据国家知识产权局中国专利数据库统计，2010 年公开的中国药品发明专利申请数为 19 874 件，比 2009 年公开的 19 703 件增加了 0.9%。下面按不同分类作进一步的分析。

1　根据专利申请人的类别分类统计

国内申请人与国外申请人的发明专利申请的比较　按申请人的国别分类，国内申请人的发明专利申请数为 15 312 件，比 2009 年的 13 305 件增加了 15.1%，外国人申请的发明专利数为 4 562 件，比 2009 年的 6 398 件下降了 28.7%，见表 1。

国内发明专利申请职务发明与非职务发明的比较　在 15 312 件中国药品发明专利申请中，国内职务发明专利申请数为 9 177 件，比 2009 年的 8 318 件增加了 10.3%，国内非职务发明专利申请数为 6 135 件，比 2009 年的 4 987 件增加了 23.0%，国内非职务发明专利申请仍然主要集中在天然药物领域，见表 2。在国内职务发明专利申请中，申请较多的依次是企业、大学、研究所、医院等，联合申请比去年有所下降，见表 3。

外国人申请的中国发明专利的分类比较　外国人的发明专利申请总数为 4 562 件，申请总量最多的仍然是美国，申请数占外国人申请总数的 34.2%，其次是日本、瑞士、德国、法国、英国、荷兰、瑞典、韩国、加拿大、意大利等，与去年相比，荷兰超过瑞典位列第六，加大拿超过意大利位列第十。除了在无机药物方面日本专利申请数量第一外，在其他方面的专利申请数量美国都是第一，值得注意的是在天然药物方面，美国已超越日本，见表 4。

表1　2010年公开的国内发明专利申请与国外发明专利申请的比较

	含有机成分的药品发明专利申请(件)	含无机成分的药品发明专利申请(件)	天然药物发明专利申请(件)	含肽或抗原或抗体的药品发明专利申请(件)	纯药品制剂和药用辅料发明专利申请(件)	化妆品等其他发明专利申请(件)
国内申请人	5 521	1 476	8 757	1 305	306	1 121
国外申请人	2 614	73	294	895	358	601

表2　2010年公开的国内发明专利申请中职务发明与非职务发明的比较

	含有机成分的药品发明专利申请(件)	含无机成分的药品发明专利申请(件)	天然药物发明专利申请(件)	含肽或抗原或抗体的药品发明专利申请(件)	纯药品制剂和药用辅料发明专利申请(件)	化妆品等其他发明专利申请(件)
职务发明	3 972	545	3 914	1 107	254	655
非职务发明	1 549	931	4 843	198	52	466

表3　2010年公开的国内职务发明专利申请单位类型的比较

	含有机成分的药品发明专利申请(件)	含无机成分的药品发明专利申请(件)	天然药物发明专利申请(件)	含肽或抗原或抗体的药品发明专利申请(件)	药品制剂和药用辅料发明专利申请(件)	化妆品等其他发明专利申请(件)
企业	2 156	435	2 697	377	0	273
大学	1 130	67	628	422	199	238
研究所	449	22	334	212	44	71
医院	76	9	106	40	0	40
两个以上联合申请	138	3	74	39	9	22
其他	23	9	75	17	2	11

表4　2010年公开的中国药品发明专利申请数量排在前11位的国家分类比较

	含有机成分的药品发明专利申请(件)	含无机成分的药品发明专利申请(件)	天然药物发明专利申请(件)	含肽或抗原或抗体的药品发明专利申请(件)	药品制剂和药用辅料发明专利申请(件)	化妆品等其他发明专利申请(件)	总计(件)
美国	932	12	50	284	123	165	1 566
日本	355	15	46	71	64	127	678
瑞士	275	2	11	83	23	25	419
德国	170	2	9	46	40	66	333
法国	144	2	11	30	20	96	303
英国	102	3	4	33	16	21	179
荷兰	70	2	4	19	14	34	143
瑞典	106	4	4	13	6	4	137
韩国	40	2	22	14	10	26	114
加拿大	55	2	4	17	6	5	89
意大利	44	1	2	15	9	7	78

2　根据专利申请的专业技术类别分类统计

按治疗疾病的类别分类，2010年公开的药品发明专利申请中排前十位的依次是抗感染药4 661件，治疗消化道或消化系统疾病的药物4 329件，治疗心血管系统疾病的药物3 655件，治疗神经系统疾病的药物3 405件，抗肿瘤药3 227件，治疗皮肤疾病的药物3 028件，治疗代谢疾病的药物2 771件，治疗骨骼疾病的药物2 701件，治疗呼吸系统疾病的药物2 423件，非中枢性止痛剂、退热药或抗炎剂2 261件。与去年相比，抗肿瘤药降至第5位。抗感染药由第3位上升至第1位。

含有机成分的药品发明专利申请　按治疗疾病的类别分类，含有机成分的药品发明专利申请中排前10位的依次是抗感染药1 853件，抗肿瘤药1 724件，治疗神经系统的药物1 642件，治疗心血管系统的药物1 471件，治疗代谢疾病的药物1 217件，治疗消化道或消化系统的药物1 056件，治疗皮肤疾病的药物866件，非中枢性止痛剂、退热药或抗炎剂734件，治疗呼吸系统疾病的药物709件，治疗骨骼疾病的药物657件。

含无机成分的药品发明专利申请　按治疗疾病的类别分类，含无机成分的药品发明专利申请中排前10位的依次是治疗皮肤疾病的药物340件，治疗消化道或消化系统疾病的药物323件，抗感染药307件，治疗呼吸系统疾病的药物

214 件，治疗骨骼疾病的药物 177 件，治疗神经系统的药物 151 件，治疗代谢疾病的药物 148 件，治疗心血管系统的药物 143 件，治疗生殖或性疾病的药物 137 件，非中枢性止痛剂、退热药或抗炎剂，121 件。

含天然药物发明专利申请　按治疗疾病的类别分类，含天然药物发明专利申请中排前 10 位的依次是治疗消化道或消化系统的药物 2 726 件，治疗心血管系统的药物 1 856 件，抗感染药 1 722 件，治疗皮肤疾病的药物 1 698 件，治疗骨骼疾病的药物 1 658 件，治疗神经系统的药物 1 418 件，治疗呼吸系统疾病的药物 1 393 件，非中枢性止痛剂、退热药或抗炎剂 1 283 件，治疗生殖或性疾病的药物 1 235 件，治疗代谢疾病的药物 1 217 件。

含肽或抗原或抗体的生物药品发明专利申请　按治疗疾病的类别分类，含肽或抗原或抗体的生物药品发明专利申请中排前 10 位的依次是抗感染药 779 件，抗肿瘤药 568 件，治疗免疫或过敏性疾病的药物 272 件，治疗消化道或消化系统的药物 224 件，治疗骨骼疾病的药物 209 件，件治疗神经系统的药物 194 件，治疗代谢疾病的药物 189 件，治疗心血管系统的药物 185 件，治疗血液或细胞外液疾病的药物 135 件，治疗皮肤疾病的药物 124 件。

药品制剂发明专利申请　涉及药品制剂发明专利申请共 4 060 件，其中含中药成分的制剂有 2 043 件，含有机成分的制剂有 2 245 件，含无机成分的制剂有 419 件，含肽或抗原或抗体的生物制剂有 289 件，纯药品制剂或药用辅料有 664 件，其中有的制剂含有机成分、无机成分、肽或抗原或抗体等两种或多种，进行了重复统计。按剂型类别分类，依次是丸剂或片剂 1 220 件，其中持续释放或间断释放的丸剂或片剂 146 件、泡腾片 51 件；颗粒剂 1 152 件，胶囊 866 件，其中微型胶囊 61 件、持续释放或间断释放的胶囊 68 件；溶液剂 477 件，软膏剂 336 件，分散剂 334 件，气雾剂 266 件，网状、片状或丝状 262 件，冻干粉 226 件，脂质体 157 件，乳剂 147 件，栓剂 46 件。

3　2010 年药品发明专利申请的特点

(1)从药品专利申请数量整体来看，国内的申请除了在药用辅料和纯药物制剂方面的专利申请数量低于国外申请外，在含有机成分药品、含无机成分药品、天然药物、生物药品领域的专利申请数量都超过了国外申请。与 2009 年相比，生物药品领域发明专利申请首次超过国外。

(2)在药品领域方面，2010 年国内职务发明专利申请总量仍然超过非职务发明专利申请总量，但国内职务发明专利申请与非职务发明专利申请比例由 2009 年 1.67∶1 下降为 2010 年的 1.50∶1。其中，在含有机成分药品发明专利申请方面，国内职务发明与非职务发明的比例为 2.56∶1，与 2009 年的比例 3.11∶1 相比呈下降趋势。在含无机成分药品发明专利申请方面，国内职务发明与非职务发明的比例为 1∶1.71，与 2009 年的比例 1∶1.04 相比呈下降趋势。在天然药物发明的专利申请方面，国内职务发明与非职务发明的比例为 1∶1.24，与 2009 年 1∶1.09 的比例相比呈下降趋势。在含肽或抗原或抗体的生物药方面，国内职务发明与非职务发明的比例为 5.59∶1，与 2009 年 6.00∶1 的比例相比呈下降趋势。

(3)在职务发明中，来自企业的专利申请占 54.5%，比 2009 年的 50.6% 增加 3.9%。其次企业与研究所高校的专利申请比例为 1.41∶1，与 2009 年 1.28∶1 的比例相比，企业专利申请仍呈增长趋势。在含肽或抗原或抗体的生物药和纯药品制剂和药用辅料方面，仍以大学申请为主。

(4)值得注意的是 2010 年生物药品领域发明专利申请数量首次超过国外的专利申请。国外在药用辅料和纯药品制剂的发明专利申请，都高于国内申请。在天然药物的开发方面，美国超过日本，重回第一位置，日本仅在含无机成分的药品发明专利申请数量上略高于美国。

(5)在药品的开发方面，含有机成分和无机成分的药品主要集中在治疗皮肤疾病的药物、治疗消化道或消化系统疾病的药物和抗感染药方面，而中药主要集中在治疗消化道或消化系统疾病的药物、治疗心血管系统疾病的药物和抗感染药方面。生物药主要集中在抗感染药、抗肿瘤药和治疗免疫或过敏性疾病的药物方面。

(6)药品剂型的开发，目前主要集中在含有机成分药物和含中药成分的药物，中药制剂占药品制剂发明总量的 50.3%，比去年的 48% 增长了 2.3%；含有机成分和无机成分的药物占药品制剂发明总量的 65.6%，与去年的 42.8% 增加了 22.4%，生物制剂占药品制剂发明总量的 7.1%，比去年的 7.9% 下降 0.8%。制剂开发集中在丸剂或片剂、颗粒剂、胶囊和溶液剂型上，与去年相比，丸剂或片剂上升到第一位。气雾剂、脂质体和控释片剂方面增长迅速。

（何小平　张伟波）

↗ 2010 年公告授权的中国药品发明专利概况　据国家知识产权局中国专利文献数据库统计，2010 年公告的授予专利权的中国药品发明专利数为 7 605 件，比 2009 年公告的中国药品发明专利数量 6 768 件增加了 12.4%。下面按不同分类作进一步的分析。

获得药品发明专利的国内专利人与国外专利权人的比较　按专利权人的国别分类，国内专利权人的发明专利数为 5 840 件，比 2009 年的 4 896 件增加了 19.3%，外国人申请的发明专利数为 1 765 件，比 2009 年的 1 872 件下降了 5.7%，见表 5。

获得药品发明专利的国内职务发明与国内非职务发明的比较　在 5 840 件国内发明专利中，国内职务发明专利数为 3 992 件，比 2009 年到 2 836 件增加了 40.8%；非职务发明专利数为 3 128 件，比 2009 年的 2060 件增加了 51.8%，非职务发明专利主要集中在天然药物领域，见表 6。

在职务发明专利中，含有机成分的药品、含无机成分的药品、天然药物中获权较多的依次是企业、大学、研究所、医院；在生物药、药物制剂和化妆品等发明专利中，大学第一，其次为企业、研究所和医院，见表7。

中国药品发明专利中国外专利权人的分类比较 在2010年中国药品发明专利中专利权人为国外的总数为1 859件，获权最多的仍然是美国444件，占外国人获权总数的23.9%，比去年下降。其次为日本、瑞士、德国、法国、荷兰、英国、韩国、意大利和瑞典等。除日本在药剂领域、天然药物和含无机成分的药品领域超过美国外，其他有机成分药品、生物药品、化妆品等方面仍然是美国第一，法国在化妆品领域位列第三，见表8。

表5 2010年公告的国内发明专利与国外发明专利的比较

	含有机成分的药品发明专利(件)	含无机成分的药品发明专利(件)	天然药物发明专利(件)	含肽或抗原或抗体的药品发明专利(件)	药品制剂和药用辅料发明专利(件)	化妆品等其他发明专利(件)
国内专利权人	2 163	514	3 553	417	127	346
国外专利权人	1 007	29	117	249	77	380

表6 2010年公告的药品发明专利中国内职务发明与国内非职务发明的比较

	含有机成分的药品发明专利(件)	含无机成分的药品发明专利(件)	天然药物发明专利(件)	含肽或抗原或抗体的药品发明专利(件)	药品制剂和药用辅料发明专利(件)	化妆品等其他发明专利(件)
职务发明	1 631	121	1 543	352	118	227
非职务发明	532	393	2 010	65	9	119

表7 2010年公告的国内职务发明专利单位类型的比较

	含有机成分的药品发明专利(件)	含无机成分的药品发明专利(件)	天然药物发明专利(件)	含肽或抗原或抗体的药品发明专利(件)	药品制剂和药用辅料发明专利(件)	化妆品等其他发明专利(件)
企业	830	69	865	99	23	81
大学	467	25	384	143	78	89
研究所	237	14	190	80	14	37
医院	31	12	50	9	1	9
两个以上联合的	62	1	51	11	2	10
其他	4	0	3	10	0	1

表8 2010年公告的中国药品发明专利中排在前10位的国家比较

	含有机成分的药品发明专利(件)	含无机成分的药品发明专利(件)	天然药物发明专利(件)	含肽或抗原或抗体的药品发明专利(件)	药品制剂和药用辅料发明专利(件)	化妆品等其他发明专利(件)	药品专利总计(件)
美国	232	2	22	78	13	97	444
日本	198	8	24	21	23	70	344
瑞士	146	0	1	21	3	24	195
德国	87	1	2	13	8	28	139
法国	41	2	0	8	3	60	114
荷兰	21	1	1	8	0	44	75
英国	32	0	4	7	4	14	61
韩国	25	1	7	3	3	9	48
意大利	30	1	2	7	6	2	48
瑞典	36	0	1	1	1	3	42

（陈俊霞　张伟波）

2010年公告授权的中国药品发明专利选录

专利号	发明专利名称	专利权人
一、含有机成分的药品发明专利		
1 专利权人为国内企业		
200810119063	一种制备液态维生素C的方法	安徽泰格生物技术股份有限公司
200580021724	半胱胺用于治疗高胆固醇血症和糖尿病并发症	奥加生物药业(I. P. 3)有限公司
200480041497	用于治疗糖尿病的组合物和制药用途	奥加生物药业(I. P. 3)有限公司
200610070783	右旋布洛芬颗粒及制备方法	蚌埠丰原涂山制药有限公司
200610072945	一种高DHA型-乙酯和EPA-乙酯的脂肪酸乙酯及其制造方法和制剂	北京百慧生化制药有限责任公司
200610140877	气相/固相反应合成聚维酮碘的工艺方法	北京北大明德化学制药有限公司
200610103812	血脂康特制红曲有效成分的分离方法	北京北大维信生物科技有限公司
200810101348	一种治疗心脑血管疾病的药物组合物	北京诚创康韵医药科技有限公司
200610113469	一种依碳酸氯替泼诺妥布霉素混悬溶液及其制备方法	北京德众万全药物技术开发有限公司
200610113481	一种福多司坦口服固体组合物	北京德众万全药物技术开发有限公司
200610113482	一种阿德福韦酯的口腔崩解片及其制备方法	北京德众万全药物技术开发有限公司
200610165394	一种雷奈酸锶干混悬剂	北京德众万全药物技术开发有限公司
200610165399	一种盐酸美金刚口服药物组合物及其制备方法	北京德众万全药物技术开发有限公司
200510135286	一种阿达帕林凝胶组合物及其制备方法	北京德众万全医药科技有限公司
200510135284	联苯乙酸巴布剂	北京德众万全医药科技有限公司
200610003451	制备嘌呤衍生物的新方法	北京典范科技有限责任公司
200510002460	一种外用驱风的中药组合物贴膏	北京东方凯恩医药科技有限公司
200810103429	一种格列齐特控释片	北京恩泽嘉事制药有限公司
200610091185	一种用于扩充血容量的药物组合物及其制备方法	北京费森尤斯卡比医药有限公司
200810101223	一种治疗重症疾病用的药物组合物	北京费森尤斯卡比医药有限公司
200510005381	银杏叶提取物和促进脑代谢的药物组成的复方制剂及其应用	北京阜康仁生物制药科技有限公司
200610007513	复方罗红霉素分散片	北京国联诚辉医药技术有限公司 江苏亚邦爱普森药业有限公司
200810225958	一种治疗急性肠炎和痢疾的组合物	北京宏泰康达医药科技有限公司
200810225959	一种有抗炎抑菌作用的组合物	北京宏泰康达医药科技有限公司
200510082835	含有磺脲类抗糖尿病药物和B族维生素的药物组合物	北京华安佛医药研究中心有限公司
200610078667	治疗神经系统疾病的药物组合物	北京华安佛医药研究中心有限公司
200510082929	预防或治疗代谢综合征的药物制剂	北京华安佛医药研究中心有限公司
200610078888	治疗2型糖尿病的药物组合物	北京华安佛医药研究中心有限公司
200510064783	治疗神经衰弱或躯体形式障碍的药物组合物	北京华安佛医药研究中心有限公司
200610078889	含有降糖药物和抗血小板药物的组合物	北京华安佛医药研究中心有限公司
200710130652	2-羟基-4-甲基苯磺酸在制备药物中的应用	北京华睿鼎信科技有限公司
200710151969	复方甘草酸苷滴丸及其制备方法	北京华睿鼎信科技有限公司、湖南明瑞医药有限责任公司
200710302058	一种高纯度氨甲环酸注射剂的获得及其质量标准	北京佳诚医药有限公司
200480029778	亲水性聚合物-黄杨木提取物的结合物及其药物组合物	北京键凯科技有限公司
200510200556	一种中药组合物及其制备方法和质量控制方法	北京凯瑞创新医药科技有限公司
200710118491	含罗替戈汀的组合物及其制药用途以及含该组合物的透皮贴剂	北京康倍得医药技术开发有限公司
200610088813	一种酸碱缓冲组合物	北京康比特体育科技股份有限公司
200510109452	[N-(3′,4′亚甲二氧基)苯基乙基]甲酰胺基苯甲酸衍生物，它们的制备方法及其用途	北京科莱博医药开发有限责任公司
200610140521	群孔释放渗透泵控释片及其制备方法	北京科信必成医药科技发展有限公司
200710099689	黄藤素注射剂及其制备方法	北京科信必成医药科技发展有限公司
200610145832	一种治疗糖尿病的肠溶药物组合物及其制备方法	北京利龄恒泰药业有限公司
200510051511	甘草酸及甘草次酸的硝酸酯衍生物及其医药用途	北京美倍他药物研究有限公司
200510053494	红毛五加复合多糖、制备工艺、用途及该复合多糖组合物	北京美迪克斯生物技术有限公司
200410034011	硒吩类衍生物及其预防和(或)者治疗蛋白老化相关疾病的用途	北京摩力克科技有限公司
200610098646	二氢嘧啶类化合物及其用于制备治疗和预防病毒性疾病的药物的用途	北京摩力克科技有限公司
200610000730	吡唑甲酰胺衍生物，药物组合物和其制备方法	北京摩力克科技有限公司

（续表）

专利号	发明专利名称	专利权人
200710121853	7-羟基-3-[(4-羟基)-3-(3-甲基-丁基-2-烯基)苯基]-4H-1-苯并吡喃-4-酮的用途	北京珅奥基医药科技有限公司
200710177628	二氢苯并吡喃酮类化合物及其用途	北京珅奥基医药科技有限公司
200710176629	2′,2′-二甲基-2′H,4H-3,6′-二苯并吡喃-4-酮在制备抗肿瘤药物中的用途	北京珅奥基医药科技有限公司
200710175987	7-羟基-3-[(4-羟基)-3-((E)-3,7-二甲基-辛基-2,6-二烯基)苯基]-4H-1-苯并吡喃-4-酮的用途	北京珅奥基医药科技有限公司
200610092123	一种含水溶性药物的海藻酸钠微球血管栓塞剂和制备及应用	北京圣医耀科技发展有限责任公司
200710099846	一种替尼泊苷的药用组合物、制备方法及用途	北京世纪博康医药科技有限公司
200710119317	一种补充胶原蛋白的制剂及其制备方法	北京世纪博康医药科技有限公司
200710175482	一种卵磷脂维生素 E 咀嚼片及其制备方法	北京世纪博康医药科技有限公司
200710099668	一种含紫杉烷类化合物的组合物、其制备方法和用途	北京世纪博康医药科技有限公司
200810097493	一种治疗植物神经失调症的组合物、其制剂和用途	北京世纪博康医药科技有限公司
200710118624	一种含紫杉烷类化合物的组合物、其制备方法和用途	北京世纪博康医药科技有限公司
200780000695	一种多西他赛的药用组合物、制备方法及用途	北京世纪博康医药科技有限公司
200810103374	一种含有制霉素与薄荷醇的固体制剂	北京世纪博康医药科技有限公司
200810103364	一种具有协同作用的制霉素薄荷醇组合物	北京世纪博康医药科技有限公司
200810103632	一种补血安神口服液	北京市科威华食品工程技术有限公司
200710097507	稳定的去氧孕烯药物组合物及其制备方法	北京市科益丰生物技术发展有限公司
200710099465	一种三磷酸胞苷二钠的制备方法及应用	北京双鹭药业股份有限公司
200610087236	一种黄芪药物制剂及其制备方法	北京四环科宝制药有限公司
200410046490	积雪草酸衍生物在制备防治心、脑血管疾病的药物中的用途	北京苏里曼医药科技有限公司
200610065042	皂苷化合物及其制备方法和应用	北京同仁堂股份有限公司
200710099973	一种治疗冠心病、心绞痛的中药组合物	北京同仁堂股份有限公司
200610114223	一种组合物及其制备方法和应用	北京同仁堂股份有限公司、日水制药株式会社
200610089696	小檗碱树脂复合物及其制备方法和含有其的药物组合物	北京微弘禾创医药科技有限公司
200610104400	以丙二醇为助溶剂的酞丁安软膏	北京协和药厂
200610057264	一种治疗妇科炎症的药物及其制备方法	北京星昊嘉宇医药科技有限公司
200710119448	白藜芦醇和丹酚酸 B 复方制剂及其应用	北京星昊医药股份有限公司
200510105387	含有总红花黄色素的红花提取物的制备方法	北京星昊医药股份有限公司
200710097898	一种新的化合物及其制备方法和用途	北京振东光明药物研究院有限公司、山西振东制药股份有限公司
03155815	依那普利滴丸	北京正大绿洲医药科技有限公司
200710178339	一种用于预防和改善骨质疏松的复合产品及其制备方法	北京中科雍和医药技术有限公司
200710178338	一种用于骨关节病的复合配方及其制备工艺	北京中科雍和医药技术有限公司
200710177049	一种提神醒脑消除疲劳的复方精油	北京中科雍和医药技术有限公司
200810006924	樟柳碱用于制备治疗弱视的药物的用途	北京紫竹药业有限公司
200510104876	一种银杏达莫注射液的制备方法	博安兄弟制药(中国)有限公司
200610098564	一种促进肠胃蠕动的药物组合物	博仲盛景医药技术(北京)有限公司
200810050662	一种牛磺罗定的合成方法及药物制剂	长春迈灵生物工程有限公司
200710055566	一种预防和治疗盆腔炎等妇科疾病的药物组合物	长春现代中药专业技术服务中心有限公司
200710198459	具有抗炎作用的五加苷或其苷元制备方法	长沙高新技术产业开发区博海生物科技有限公司
200810031528	别隐品碱及其盐在抗肝纤维化中的应用	长沙世唯科技有限公司
200810018951	一种丙泊酚组合物	常州安孚立德药业技术有限公司
200810183092	一种盐酸吉西他滨或吉西他滨组合物	常州安孚立德药业技术有限公司
200710093931	生物相容快速凝胶化水凝胶及其喷雾剂的制备方法	常州百瑞吉生物医药有限公司
200710132856	一种氨基糖苷类抗生素在制备治疗耐药菌感染的药物组合物中的应用	常州方圆制药有限公司
200610030120	盐酸坦洛新缓释胶囊及其制备方法	常州市第四制药厂有限公司
200510078609	掩味药物颗粒及其制备方法和用途	常州市第四制药厂有限公司
200810020313	一种阿司匹林缓释片及其制备方法	常州制药厂有限公司
200610008492	黄芪总苷注射剂及其制备方法	成都地奥九泓制药厂
200410040328	具有呋喃环外 α,β 双键结构的甾体皂苷、其制备方法及应用	成都地奥九泓制药厂

（续表）

专利号	发明专利名称	专利权人
200810002741	熊果酸皂苷、齐墩果酸皂苷在制备升高白细胞和（或）血小板药物中的应用	成都地奥九泓制药厂
03135217	山茱萸及其提取物在制备α-葡萄糖苷酶抑制剂类药物中的用途	成都地奥制药集团有限公司
200510020478	齐墩果醇型苯并呋喃及其苷在制备抗雌激素缺乏药物中的应用	成都地奥制药集团有限公司
200610152370	地榆总皂苷提取物的新用途	成都地奥制药集团有限公司
200580033335	甾体皂苷药物组合物及其制备方法和应用	成都地奥制药集团有限公司
200710053280	一种液体酸化剂及制备方法	成都枫澜科技有限公司
200810045589	用于胃病防治的药物	成都厚发科技开发有限公司
200510021295	一种含有青蒿素的药物组合物的质量控制方法	成都华高药业有限公司
200610022497	治疗肝纤维化及肝硬化的丹芪软肝中药制剂及其制备方法	成都华神集团股份有限公司
200710050078	肿瘤细胞专一表达免疫调节因子GM-CSF的溶瘤性腺病毒重组体的新用途	成都康弘生物科技有限公司
200710048739	一种含有枸橼酸莫沙必利的分散片	成都康弘药业集团股份有限公司
200710202791	一种转移因子胶囊及其制备方法	成都利尔药业有限公司
200610022545	尼扎替丁注射液	成都摩尔生物医药有限公司
200610021964	一种治疗鼻炎的药物及其制备方法	成都南山药业有限公司
200710075573	一种红景天苷的制备方法、含有红景天苷的注射剂	成都诺迪康生物制药有限公司
200610140386	一种止血镇痛的药物组合物及其制备方法	成都优他制药有限责任公司
200710048244	一种治疗口腔溃疡的药物组合物及其制备方法	成都自豪药业有限公司
200710049047	一种药物组合物及其制备方法和用途	成都自豪药业有限公司
200610022659	一种用于口服补充钙镁铁的药物组合物及制备方法和用途	成都自豪药业有限公司
200810097488	一种伤科接骨药物的检测方法	大连美罗中药厂有限公司
200510135500	一种灯盏花乙素注射制剂及其制备方法	多布瑞菲医药有限公司
200710080240	一种益母草生物碱组合物	多菲制药（中国）有限公司
200810091851	恩诺沙星微囊制剂及其制备方法	佛山市海纳川药业有限公司
200710009952	一种恩替卡韦的固体分散体、其药物组合物及其制备方法和药物应用	福建广生堂药业有限公司
200510200453	复方地巴唑氢氯噻嗪胶囊的配方及其生产工艺	福州辰星药业有限公司
200710008665	喷雾干燥法制备炎琥宁	福州聚英医药有限公司
200710188506	白脉软膏的水提制备方法	甘肃奇正藏药有限公司
200710041382	一种干酪乳杆菌胞外多糖的单一多糖及其制备方法和应用	光明乳业股份有限公司
200910147870	一种非洛地平缓释片及其控制非洛地平缓释片释放的方法	广东华南药业集团有限公司
200910147871	一种双氯芬酸钠缓释片及其控制双氯芬酸钠缓释片释放的方法	广东华南药业集团有限公司
200810218542	氨基酸注射液及其制备方法	广东利泰制药股份有限公司
200610080719	一种具有抗感染和抗炎作用的药物组合物	广东奇方药业有限公司
200710026746	紫杉醇注射液及其制备方法	广东庆发药业有限公司
200710107195	一种叶酸泡腾片及其制备方法	广东世信药业有限公司
200710064821	四氢吲哚酮/四氢吲唑酮/四氢咔唑衍生物及其盐在制备抗病毒药物中的应用	广东同德药业有限公司 广州暨南生物医药研究开发基地有限公司
200810026058	一种含有苯磺酸氨氯地平的降压药物	广东一品红药业有限公司
200810026059	一种含有盐酸克林霉素棕榈酸酯的抗菌组合物	广东一品红药业有限公司
200810026057	一种含有盐酸依匹斯汀的抗过敏组合物	广东一品红药业有限公司
200610122516	一种可防止水解的盐酸甲氯芬酯药物组合物	广东优宜医药科技发展有限公司 广东先强药业有限公司
200810219700	异丙景糖酐在制备治疗人HBeAg阳性慢性乙型肝炎药物中的应用	广东粤龙药业有限公司
200610143047	一种联苯乙酸氨丁三醇盐及其制备方法	广东中科药物研究有限公司
200810073731	一种具有祛痘功能的组合物	广西博科药业有限公司
200610035453	复方鼻炎喷雾剂及其制备方法	广西嘉进药业有限公司
200710050722	一种咳特灵含片的马来酸氯苯那敏的检测方法	广西药用植物园制药厂
200610028727	一种消肿止痛巴布膏剂及制备方法	广西壮族自治区花红药业股份有限公司
200810084297	一种银杏内酯A、B复方注射剂及其制备方法和应用	广州艾格生物科技有限公司
200710132810	一种治疗心脑血管疾病的药物组合物及其医药用途	广州艾格生物科技有限公司
200810097616	大黄酸或其盐在制备治疗慢性肾炎或慢性肾功能衰竭药物中的应用	广州艾格生物科技有限公司

（续表）

专利号	发明专利名称	专利权人
200710137136	一种维生素 K1 口腔崩解片制剂及其制备方法	广州安健实业发展有限公司
200610034318	稳定的头孢哌酮他唑巴坦药物复方制剂	广州白云山天心制药股份有限公司
200710079878	厄贝沙坦胃内滞留型缓释药物组合物	广州柏赛罗药业有限公司
200710026209	一种治疗咽喉疾病的中药口含片及其制备方法	广州陈李济药厂
200610036845	可提供活性甲基或参与甲基转移的化合物作为制备治疗病毒性疾病的药的应用	广州和竺生物科技有限公司
200710025403	含水飞蓟宾和苦参素或苦参碱的药物组合物及其应用	广州佳科生物科技有限公司
200710133476	一种防治心脑血管疾病的红曲和银杏总内酯组合物	广州佳科生物科技有限公司
200810084300	一种复方水飞蓟宾注射剂及其制备方法和应用	广州佳科生物科技有限公司
200710029154	一种伤口消毒的消毒液	广州佳林医疗用品制造有限公司
200710110659	一种聚卡波菲肠溶药物组合物	广州朗圣药业有限公司
200710030993	一种猴枣牛黄散的定性定量检测方法	广州奇星药业有限公司
200710029682	一种用于治疗带下、阴痒等症的中药洗液及其制备方法	广州市康迪尔医药有限公司
200710003235	一种盐酸椒苯酮胺冻干粉针剂及其制备方法和用途	广州市众为生物技术有限公司
200710003234	一种椒苯酮胺晶体及其制备方法和药物用途	广州市众为生物技术有限公司
200610127159	一种含有人参皂苷 Rg2 的包合物及其制备方法	广州天安医药科技有限公司
200410027397	用于体内预防或治疗呼吸系统疾病的小干扰 RNA 制剂及其筛选方法	广州拓谱基因技术有限公司
200810198795	防治冠心病心绞痛、中暑肚痛、心腹疼痛的中药剂	广州星群（药业）股份有限公司
200610200525	治疗妇女更年期综合症的更年灵泡腾片及其制备方法	贵州百花医药股份有限公司
200510003176	一种治疗咳嗽的药物制剂	贵州百灵企业集团制药股份有限公司
200610200450	口腔溃疡贴膜及其制备方法	贵州柏强制药有限公司
200610200448	治疗妇科炎症的妇康舒乳膏剂及其制备方法	贵州柏强制药有限公司
200810068748	一种治疗心脑血管疾病的药物制剂及其制备方法	贵州拜特制药有限公司
200710200639	一种治疗口腔和咽喉疾病的制剂及其制备方法	贵州本草堂药业有限公司
200810044799	由大果木姜子和艾纳香提取的、含 1,8-桉叶素和艾纳香素的油状组合物及其用途	贵州宏宇药业有限公司
200810044798	一种含有 1,8-桉叶素和艾纳香素的药物组合物及其用途	贵州宏宇药业有限公司
200610051264	一种防治感冒的中药喷雾剂及其制备方法	贵州神奇集团控股有限公司
200710077820	速效止泻胶囊的检测方法	贵州省科晖制药厂
200510200231	鞣酸苦参碱分散片及其制备工艺	贵州世禧制药有限公司
200810300143	一种用于降血脂及保肝的中药制剂及其制备方法	贵州同济堂制药有限公司
200810300483	一种降脂及保肝的中药制剂及其制备方法	贵州同济堂制药有限公司
200810301720	治疗心脑血管疾病的药物组合物及其制备方法	贵州信邦远东药业有限公司
200510200534	清开灵注射制剂的质量控制方法	贵州益佰制药股份有限公司
200410155491	治疗上呼吸道感染的药物组合物的制备方法	贵州益佰制药股份有限公司
200810301335	一种含有布拉他辛部位药精品的外用给药制剂	贵州正鑫实业有限公司
200710106039	一种石榴皮提取物及其制备方法	桂林莱茵生物科技股份有限公司
200910114625	用于治疗风热急喉痹症的含片	桂林中族中药股份有限公司
200710001559	牛樟芝萃取物对抑制肿瘤细胞生长的应用	国鼎生物科技股份有限公司
200710004235	牛樟芝的环己烯酮萃取物	国鼎生物科技股份有限公司
200510117426	一种治疗宫颈炎、宫颈糜烂的阴道片剂及其制备方法	哈尔滨儿童制药厂
200810000666	含乳酸卡德沙星的水针注射剂	哈药集团制药总厂
200810000674	含乳酸卡德沙星的粉针注射剂	哈药集团制药总厂
200910138666	注射用盐酸多西环素的生产工艺	海口奇力制药股份有限公司
200910138402	注射用头孢曲松钠他唑巴坦钠复方制剂的生产工艺	海口奇力制药股份有限公司
200810097537	哌拉西林钠他唑巴坦钠复方注射剂的生产方法	海南百那医药发展有限公司
200810097538	一种高纯度美洛西林钠及其粉针生产方法	海南百那医药发展有限公司
200810097539	一种高纯度阿洛西林钠及其粉针生产方法	海南百那医药发展有限公司
200810110423	盐酸托烷司琼微囊及其注射剂生产方法	海南百那医药发展有限公司
200810110425	盐酸甲氯芬酯微囊及其注射剂生产方法	海南百那医药发展有限公司
200810134828	注射用美洛西林钠舒巴坦钠及其冻干粉针剂的制备方法	海南百那医药发展有限公司
200810134827	阿莫西林钠舒巴坦钠药物组合物制剂	海南百那医药发展有限公司

（续表）

专利号	发明专利名称	专利权人
200810134826	哌拉西林钠舒巴坦钠药物组合物制剂	海南百那医药发展有限公司
200810134825	双氯芬酸钾缓释胶囊及其生产工艺	海南百那医药发展有限公司
200810110424	炎琥宁微囊及其注射剂生产方法	海南百那医药发展有限公司
200810110457	头孢孟多酯钠的分离纯化方法及冻干粉针制剂的制备方法	海南本创医药科技有限公司
200810135066	供静脉用氟马西尼的水包油乳剂及制备方法	海南本创医药科技有限公司
200810172034	葡萄糖酸依诺沙星及其粉针剂的制备方法	海南本创医药科技有限公司
200810172033	一种甲磺酸帕珠沙星及其粉针剂的制备方法	海南本创医药科技有限公司
200910007629	一种氟氯西林钠阿莫西林钠药物组合物及其制法	海南本创医药科技有限公司
200810132054	注射用盐酸克林霉素纳米粒制剂	海南本创医药科技有限公司
200810172035	一种精氨酸阿司匹林及其粉针剂的制备方法	海南本创医药科技有限公司
200810211501	奥美拉唑钠纳米粒冻干制剂	海南本创医药科技有限公司
200710129382	一种改善脑循环的分散片	海南碧凯药业有限公司
200810135026	含有莪术油的药物组合物的制药用途	海南碧凯药业有限公司
200710129584	一种芒果苷盐及其制备方法与用途	海南德泽药物研究有限公司
200780030410	具有 2 型糖尿病及其慢性并发症治疗作用的药物组合物	海南德泽药物研究有限公司
200710003963	含有头孢特伦酯环糊精包合物的药物组合物及其制备方法	海南和德通医药科技有限公司
200810126748	一种氯沙坦钾氢氯噻嗪片及其制备方法	海南锦瑞制药股份有限公司
200810126745	厄贝沙坦氢氯噻嗪药用组合物及其制备方法	海南锦瑞制药股份有限公司
200910008869	一种罗红霉素氨溴索分散片	海南康芝药业股份有限公司
200810110459	头孢米诺钠的分离纯化方法及头孢米诺钠冻干粉针剂的制备方法	海南灵康制药有限公司
200810135065	一种供静脉用环磷腺苷脂质乳剂的制备方法	海南灵康制药有限公司
200810110458	头孢硫脒的分离纯化方法及头孢硫脒粉针剂的制备方法	海南灵康制药有限公司
200810175896	一种阿莫西林颗粒剂及其生产方法	海南美大制药有限公司
200810175895	一种阿莫西林胶囊剂及其生产方法	海南美大制药有限公司
200810175897	一种氨苄西林胶囊剂及其生产方法	海南美大制药有限公司
200810183412	磷酸肌酸钠微球冻干制剂及其生产方法	海南美大制药有限公司
200910169228	盐酸头孢吡肟前体脂质体制剂	海南美大制药有限公司
200910169231	一种头孢米诺钠脂质体制剂	海南美大制药有限公司
200810183413	可静脉注射的硫酸奈替米星纳米胶束制剂及其制备方法	海南美大制药有限公司
200810163512	一种注射用托烷司琼制剂及其制备方法	海南瑞基药物研究有限公司
200810086813	头孢泊肟酯干混悬剂组合物及其制备方法	海南二叶美好制药有限公司
200710135678	一种木脂素及其在制备抗炎、抗内毒素药物方面的用途	海南盛科天然药物研究院有限公司
200810238237	奥扎格雷钠微球冻干制剂及其制备方法	海南数尔药物研究有限公司
200810138179	用超微粉碎技术制备粉针剂的方法及制备的产品	海南数尔药物研究有限公司
200910015121	头孢替唑钠化合物及其制成的药物组合物	海南数尔药物研究有限公司
200810139624	高纯度头孢哌酮他唑巴坦钠药物组合物制剂	海南数尔药物研究有限公司
200810238236	阿魏酸钠纳米胶束制剂及其制备方法	海南数尔药物研究有限公司
200510044530	包括淫羊藿提取物、钩藤提取物、天麻素的药物组合物及其制备方法和应用	海南四环医药有限公司、北京四环制药有限公司、海南四环心脑血管药物研究院有限公司、深圳四环医药有限公司
200910018012	一种阿莫西林钠舒巴坦钠药物组合物混悬粉针剂及其新应用	海南永田药物研究院有限公司
200610052806	芦荟凝胶多糖干粉及制备方法和制剂	杭州保灵养泰禾生物科技有限公司
200510061521	黄芩提取物冻干粉针剂及其制备方法	杭州华东医药集团生物工程研究所有限公司
200810063335	阿卡波糖咀嚼片及其制备方法	杭州华东医药集团生物工程研究所有限公司
200810059527	一种盐酸帕洛诺司琼的晶型及其制备方法	杭州九源基因工程有限公司、杭州海达医药化工有限公司
200710071444	依匹斯汀的化学合成方法	杭州龙山化工有限公司
200710004543	蓬莪术环二烯在制备治疗肿瘤疾病的药物中的应用	杭州民生药业有限公司
200510006685	长春西汀缓释胶囊及其制备方法	杭州民生药业有限公司
200710068005	一种齐墩果酸口腔崩解片及其制备方法	杭州民生药业有限公司

（续表）

专利号	发明专利名称	专利权人
200610053639	一种降血脂组合物及其应用	杭州民生药业有限公司
200580014409	莪术醇衍生物、含该衍生物的组合物及所述衍生物的制药用途	杭州民生药业有限公司、绍兴民生医药有限公司
200910095284	一种高纯度茶多酚口含片及其制备方法	杭州英仕利生物科技有限公司
200710024334	一种含氢氯噻嗪的缓释制剂及其制备方法	合肥合源医药科技股份有限公司
200710020960	一种多索茶碱缓释制剂及其制备方法	合肥合源医药科技股份有限公司
200510109434	治疗阴道炎洗液的制备方法	合肥华威药业有限责任公司
200610119360	一种十氢化萘类化合物及其医药用途	和记黄埔医药(上海)有限公司
200510105858	一种中药组合物、其所含虫类药提取物及其制备方法	河北以岭医药研究院有限公司
200610072433	一种治疗冠心病心绞痛的中药组合物及其制备方法	河南省宛西制药股份有限公司
200610076207	一种治疗阴道疾病的药物组合物及其制备方法和应用	河南省宛西制药股份有限公司
200710144395	中药心可宁制剂的制备工艺	黑龙江省智诚医药科技有限公司
200710072507	一种治疗结肠炎的栓剂及其制备方法	黑龙江天宏药业有限公司
200410022345	抗病毒剂西多福韦新衍生物	横店集团成都分子实验室有限公司
200410022346	抗病毒剂环西多福韦新衍生物	横店集团成都分子实验室有限公司
200610048905	联苯环辛二烯木脂素在制备酪氨酸激酶抑制药物中的应用	胡汛、宁波英诺药业科技有限公司
200810047348	微米级花生四烯酸和二十二碳六烯酸乳状液及其制备方法	湖北福星生物科技有限公司
200610166879	一种抗菌消炎的中药组合物及其制备方法	湖南九典制药有限公司
200610031522	一种右旋酮洛芬肠溶微丸及制备方法	湖南九典制药有限公司
200810080151	一种克林霉素磷酸酯粉针剂原料药的制备方法	华北制药集团海翔医药有限责任公司
200510084273	一类新的大环内酯化合物,其制备方法和用途	华北制药集团有限责任公司
200710023925	适用于肾病患者的复方氨基酸注射液组合物	华瑞制药有限公司
200510085860	他汀类药物的长效制剂	淮北辉克药业有限公司
200580049346	防治糖尿病的复方制剂	淮北市辉克药业有限公司
200710099981	核糖核酸及其制备方法与应用	吉林敖东药业集团延吉股份有限公司
200810138434	喹硫平缓释片及其制备方法	济南百诺医药科技开发有限公司
200810014150	尼莫地平脉冲缓释微丸制剂及其制备方法	济南宏瑞创博医药科技开发有限公司
200610200311	氨基醣甙类抗结核病药物缓释剂	济南康泉医药科技有限公司
200610200701	含克罗拉滨和细胞毒药物的抗癌缓释剂	济南康泉医药科技有限公司
200610200896	一种同载尼莫司汀及其增效剂的抗癌缓释剂	济南康泉医药科技有限公司
200610200171	同载抗癌抗生素及其增效剂的复方抗癌药物缓释剂	济南康泉医药科技有限公司
200610200173	一种同载抗癌抗生素及其增效剂的抗癌药物缓释剂	济南康泉医药科技有限公司
200810303425	同载抗代谢类药物和增效剂的抗癌组合物	济南康泉医药科技有限公司
200610200315	一种抗结核病药物缓释剂	济南康泉医药科技有限公司
200810304917	同载尼莫司汀及其增效剂的药物组合物	济南康泉医药科技有限公司
200710202886	一种治疗实体肿瘤的卡莫氟缓释植入剂	济南帅华医药科技有限公司
200610200992	一种同载新生血管抑制剂和四唑紫罗兰的抗癌缓释剂	济南帅华医药科技有限公司
200610201002	一种含四唑紫罗兰及其增效剂的抗癌缓释注射剂	济南帅华医药科技有限公司
200610200997	含四唑紫罗兰的复方抗癌缓释注射剂	济南帅华医药科技有限公司
200810300112	含氨甲喋呤增效剂的抗癌缓释剂	济南帅华医药科技有限公司
200710113522	一种治疗烧烫伤的药物组合物及其制备方法	济南天成堂制药有限公司
200710078003	一种治疗痤疮和湿疹的中药软膏剂及其制备与检测方法	佳程药业(贵州)有限责任公司
200510109292	一种治疗鼻腔分泌过度和慢阻肺的化合物以及药物组合物	嘉事堂药业股份有限公司 北京世桥生物制药有限公司
200710130904	一种氯法拉滨冻干粉针剂及其制备方法	江苏奥赛康药业有限公司
200810122761	一种兰索拉唑冻干粉针剂	江苏奥赛康药业有限公司
200710191484	一种奥沙利铂冻干粉针剂及其制备方法	江苏奥赛康药业有限公司
200710191483	一种拉呋替丁冻干粉针剂及其制备方法	江苏奥赛康药业有限公司
200810024534	兰索拉唑钠	江苏奥赛康药业有限公司
200810024460	盐酸洛哌丁胺二甲硅油复方口腔速溶膜	江苏奥赛康药业有限公司
200810023963	阿司匹林双嘧达莫缓释胶囊及生产方法	江苏飞马药业有限公司

（续表）

专利号	发明专利名称	专利权人
200710162304	一种稳定的塔三烷类化合物液体组合物及其制备方法和其应用	江苏恒瑞医药股份有限公司
200610122000	吡咯并六元杂环化合物及其在医药上的用途	江苏恒瑞医药股份有限公司 上海恒瑞医药有限公司
200810087187	薯蓣皂苷脂质体及其制剂的制法与用途	江苏黄河药业股份有限公司
200610083706	一种消炎药物及其制备方法	江苏济川制药有限公司
200610096955	依诺肝素及其制备方法	江苏江山制药有限公司
200610096975	一种通络止痛药物组合物及其制备方法与制备药物的用途	江苏康缘药业股份有限公司
200510094106	银杏内酯 K 及其复合物及其制备方法与用途	江苏康缘药业股份有限公司
200710191009	一种含卡络磺钠的冻干粉针剂及其制备方法	江苏吴中医药集团有限公司苏州第六制药厂
200810020388	新的川楝皮提取物	江苏先声药物研究有限公司
200610096779	一种楝咔比啉的衍生物及其制备方法和用途	江苏先声药物研究有限公司
200510095061	依达拉奉的新用途	江苏先声药物研究有限公司 南京先声东元制药有限公司
200810123767	一种依达拉奉的冻干制剂及其制备工艺	江苏先声药物研究有限公司 南京先声东元制药有限公司
200710026136	西罗莫司分散片及其制备方法	江苏信孚药业有限公司
200510041303	恩地卡韦酸加成盐及其制备方法和用途	江苏正大天晴药业股份有限公司
200610040049	一种含有异甘草酸和苦参素的组合物及其用途	江苏正大天晴药业股份有限公司
200510094754	化学修饰的阿德福韦或泰诺福韦	江苏正大天晴药业股份有限公司
200610037756	结晶性抗胆碱药噻托溴铵	江苏正大天晴药业股份有限公司
200710132700	异甘草酸或其盐在制备治疗过敏性鼻炎药物中的应用	江苏正大天晴药业股份有限公司
200810129287	柯里拉京的新用途	江苏正大天晴药业股份有限公司
200810128225	一种用于口服的达非那新或其药用盐的药物制剂	江苏正大天晴药业股份有限公司
200510022641	一种抗真菌药物组合物及其制备方法与用途	江苏中康药物科技有限公司
200710079841	妇科外用的中药洁阴剂及其洁阴凝膏	江西航天日用化工发展有限责任公司
200510055397	新橙皮苷或其组合物的制药用途	江西天科医药开发有限公司
200710052112	肠炎宁片的检测方法	江西天施康中药股份有限公司
200810086953	含有水溶性聚胺基糖衍生物的组合物及其用途	聚和国际股份有限公司
200610150620	具速释部分的马来酸曲美布汀缓释片及其制备工艺	开开援生制药股份有限公司
200610078103	一种透明质酸及其制备方法	科妍生物科技股份有限公司
200710027504	豆腐果苷类似物及其在抗抑郁症药物中的应用	昆明贝克诺顿制药有限公司
200710027503	豆腐果苷类似物及其制备抗老年痴呆症药物的用途	昆明贝克诺顿制药有限公司
200610011094	20(R)-人参皂苷组合物及其应用	昆明滇虹药业有限公司
200810233470	人参皂苷 Compound K 在制备防治动脉粥样硬化的药物中的应用	昆明诺唯金参生物工程有限责任公司
200710065677	雪胆素缓释制剂	昆明四创药业有限公司
200410022715	具有生理活性的复方人参三醇皂苷及其制剂及用途	昆明香格喜玛生物技术有限责任公司
200610011056	一种用于预防和治疗女性衰老性疾病的药物组合物及其制剂的制备方法	昆明香格喜玛生物技术有限责任公司
200610011072	高纯度竹红菌甲素的制备方法	昆明振华制药厂有限公司
200710066117	一种青蒿素类衍生物的冻干制剂及制备方法	昆明制药集团股份有限公司
200710066127	蒿甲醚巴布剂	昆明制药集团股份有限公司
200510008953	一种灯盏花素缓释制剂及其制备方法	昆明制药集团股份有限公司
200810058019	芒果苷类化合物的新用途	昆明制药集团股份有限公司
200680001258	取代的亚砜类化合物和其制备方法及用途	丽珠医药集团股份有限公司
200710107770	一种枸橼酸铋雷尼替丁药物及其制备方法	丽珠医药集团股份有限公司
200610000073	光学纯 α-取代的 2-甲基-5-硝基咪唑-1-乙醇衍生物	连云港恒邦医药科技有限公司
200710200769	制备新雪制剂的方法	辽宁大生药业有限公司
200610047543	一种复方氢氧化铝镁咀嚼片及其制备方法和质量测定方法	辽宁正鑫药物研究有限公司
200810010772	一种内容物为半固体组合物的尼莫地平胶囊剂及制备方法	辽宁正鑫药物研究有限公司
200710301504	一种含有米力农的药物组合物	鲁南制药集团股份有限公司
200510076646	枸橼酸莫沙必利口服溶液	鲁南制药集团股份有限公司

（续表）

专利号	发明专利名称	专利权人
200610104332	用于心室肥厚或心肌纤维化治疗的含有硝酸酯类药物的组合物	鲁南制药集团股份有限公司
200710112913	一种含有米力农的药物组合物	鲁南制药集团股份有限公司
200610145385	盐酸左西替利嗪的外用制剂	鲁南制药集团股份有限公司
200510127624	一种白花前胡总香豆素提取物中药制剂及其制备方法及应用	鲁南制药集团股份有限公司
200710113177	注射用酮咯酸氨丁三醇冻干粉针及其制备方法	鲁南制药集团股份有限公司
200610145386	非索非那定的外用制剂	鲁南制药集团股份有限公司
200810110430	治疗高血脂症的组合物	鲁南制药集团股份有限公司
200610044407	含有米力农的肺部给药制剂	鲁南制药集团股份有限公司
200610104333	含有血栓素合成酶抑制剂和硝酸酯类药物的组合物	鲁南制药集团股份有限公司
200710113179	酮咯酸氨丁三醇注射剂及其制备方法	鲁南制药集团股份有限公司
200710002541	治疗骨质疏松的药物组合物	鲁南制药集团股份有限公司
200710002672	治疗骨质疏松的药物组合物	鲁南制药集团股份有限公司
200810006976	用于治疗高血压的含有单硝酸异山梨酯的药物组合物	鲁南制药集团股份有限公司
200710146383	一种治疗高血脂症的渗透泵制剂组合物	鲁南制药集团股份有限公司
200710146387	一种治疗高血脂症的渗透泵制剂组合物	鲁南制药集团股份有限公司
200610104330	含有胰岛素增敏剂和米格列醇的药物组合物	鲁南制药集团股份有限公司
200710166179	一种新型单硝酸异山梨酯注射液	鲁南制药集团股份有限公司
200710002542	一种用于心血管系统疾病的药物组合物	鲁南制药集团股份有限公司
200810006978	用于治疗高血压的含有单硝酸异山梨酯的药物组合物	鲁南制药集团股份有限公司
200710128957	一种渗透泵控释制剂组合物及其制备方法	鲁南制药集团股份有限公司
200710146384	一种治疗高脂血症的渗透泵控释制剂组合物及其制备方法	鲁南制药集团股份有限公司
200710146386	一种治疗高脂血症的渗透泵控释制剂组合物及其制备方法	鲁南制药集团股份有限公司
200710002543	一种治疗高血压的药物组合物	鲁南制药集团股份有限公司
200710002544	治疗糖尿病肾病的药物组合物	鲁南制药集团股份有限公司
200810086009	一种治疗高血压的药物组合物	鲁南制药集团股份有限公司
200710113175	一种治疗Ⅱ型糖尿病及其并发症的药物组合物	鲁南制药集团股份有限公司
200810098467	一种治疗糖尿病及其并发症的药物组合物	鲁南制药集团股份有限公司
200710014271	一种用于治疗皮肤过敏性疾病的药物组合物	鲁南制药集团股份有限公司
200710128956	一种复方渗透泵控释制剂及其制备方法	鲁南制药集团股份有限公司
200710113180	一种治疗高血压的药物组合物	鲁南制药集团股份有限公司
200710113176	一种用于治疗皮肤过敏性疾病的外用药物组合物	鲁南制药集团股份有限公司
200810098469	一种治疗糖尿病及其并发症的药物组合物	鲁南制药集团股份有限公司
200710113178	一种含有卡维地洛和血管紧张素Ⅱ受体拮抗剂的药物组合物在制备用于治疗肾病的药物中的用途	鲁南制药集团股份有限公司
200810086008	治疗高血压的药物组合物	鲁南制药集团股份有限公司
200710146385	治疗高脂血症的渗透泵控释制剂组合物及其制备方法	鲁南制药集团股份有限公司
200810015697	含有伊伐布雷定和曲美他嗪的药物组合物	鲁南制药集团股份有限公司
200810015698	一种治疗高血压的药物组合物缓控释制剂	鲁南制药集团股份有限公司
200810098462	肝素、低分子肝素可药用盐或其衍生物的医药用途	鲁南制药集团股份有限公司
200610048418	一种1-(2-甲氧苯基)-3-萘基-2-脲的制备方法	洛阳普莱柯生物工程有限公司
200710189803	一种复方抗球虫、抗菌制剂的制备方法	洛阳普莱柯生物工程有限公司
200710189798	一种复方磺胺对甲氧嘧啶混悬液的制备方法	洛阳普莱柯生物工程有限公司
200810197059	硫酸吗啡栓剂及其制备方法	马应龙药业集团股份有限公司
200510100170	一种治疗皮肤瘙痒症、慢性湿疹的中药组合物及其制备方法	马应龙药业集团股份有限公司
200610036097	一种复方丹参片的制造方法	美晨集团股份有限公司
200510032709	无结晶型态的阿地福韦酯与辅料的分散组合物及其制备方法	美德（江西）生物科技有限公司
200480040324	贴片	纳米比亚医学调查研究有限公司
200810107022	妥布霉素吸入粉雾剂	南昌弘益科技有限公司
200710100578	1′-乙酰氧基胡椒酚乙酸酯生产方法	南昌弘益科技有限公司
200810107043	盐酸溴己新口腔崩解片生产方法	南昌弘益科技有限公司

（续表）

专利号	发明专利名称	专利权人
200810107042	盐酸格拉司琼口腔崩解片生产方法	南昌弘益科技有限公司
200710134034	一种含左旋多巴甲酯的制剂及制备方法	南京长澳医药科技有限公司
200810020928	注射用左旋奥硝唑磷酸二钠静脉制剂的制备方法	南京海陵中药制药工艺技术研究有限公司、扬子江药业集团南京海陵药业有限公司、扬子江药业集团有限公司
200710087561	一种噻托溴铵胶囊型吸入粉雾剂	南京卡文迪许生物工程技术有限公司、许永翔
200810155074	黄芪多糖磷酸钙纳米紫杉醇复合注射液及制备方法	南京凯瑞尔纳米生物技术有限公司
200610086155	长春花属生物碱脂质体及其制备方法	南京康海药业有限公司
200610161590	一种司琼类化合物及其制备方法和药物用途	南京圣和药业有限公司
200710131803	一种香豆素衍生物及其制备方法和用途	南京中瑞药业有限公司
200810022520	一种苯丙氨酰吡咯烷衍生物及其制备方法和用途	南京中瑞药业有限公司
200610096420	活血止痛胶囊的制备工艺	南京中山制药有限公司
200580029556	用自乳化制剂释放亲脂性辅酶Q10（CoQ10）及其他膳食组分	南通迈特生物工程有限公司
200910064368	一种治疗肺炎和上呼吸道感染的组合药物及其制备方法	南阳普康药业有限公司、邵建福
200810230585	一种穿琥宁注射液及其生产方法	南阳普康药业有限公司、邵建福
200710077695	一种清口的口崩片及其生产工艺	宁波立华制药有限公司
200610143008	祛痰平喘药及其制备方法	宁夏金太阳药业有限公司
200810015131	头孢地嗪钠的制备方法	齐鲁安替制药有限公司
200810016692	头孢哌酮钠与舒巴坦钠混粉的制备方法	齐鲁安替制药有限公司
200710115637	丁咯地尔的制备方法	齐鲁天和惠世制药有限公司
200710016604	长春氟宁药物组合物及其制备方法与应用	齐鲁制药有限公司
200710113906	稳定的左西孟旦药物组合物及其制备方法	齐鲁制药有限公司
200810013632	利培酮口腔崩解片及其制备方法	齐鲁制药有限公司
200810138349	恩替卡韦口腔崩解片及其制备方法	齐鲁制药有限公司
200710116401	一种医用创面止血愈创剂及其应用	青岛博益特生物材料有限公司
200710114177	硝酸异山梨酯缓释剂及其制备方法	青岛黄海制药有限责任公司
200810014224	硝苯地平缓释剂及其制备方法	青岛黄海制药有限责任公司
200810020603	一种坎地沙坦酯药物组合物	青岛黄海制药有限责任公司、南京中瑞药业有限公司
200810147520	稳定的邻甲基对苯二酚溶液的制备及其应用	青岛康地恩药业有限公司
200610129715	一种犬猫用吡喹酮咀嚼片	瑞普（天津）生物药业有限公司
200710028784	治疗肝性脑病的复方氨基酸注射液	三菱制药（广州）有限公司
200710015197	一种眼用组合物及其制作方法和用途	山东博士伦福瑞达制药有限公司
200710016398	含加替沙星和依碳酸氯替泼诺的眼用组合物及其制备方法	山东博士伦福瑞达制药有限公司
200710016747	一种洛伐他汀缓释片及其制备方法	山东华信制药有限公司
200710112737	一种抗实体肿瘤药物组合物	山东蓝金生物工程有限公司、孔庆忠
200610200933	一种同载氟尿嘧啶及其增效剂的抗癌缓释剂	山东蓝金生物工程有限公司、孔庆忠
200710014870	一种双唑泰泡腾片及其制备工艺	山东龙山制药有限公司
200510043290	硫普罗宁注射液及其制备方法	山东鲁抗辰欣药业有限公司
200710013424	一种阿德福韦酯药物组合物及其制备方法	山东鲁抗辰欣药业有限公司
200410024136	一种积雪草总皂苷滴丸及其制备方法	山东绿叶天然药物研究开发有限公司
200510044272	一种药物组合物及其用途	山东绿叶天然药物研究开发有限公司
200510043609	一种药物组合物及应用	山东绿叶天然药物研究开发有限公司
200510044997	原儿茶醛的医药新用途	山东绿叶天然药物研究开发有限公司
200510042465	丹皮酚薄膜衣滴丸及其制备方法	山东绿叶天然药物研究开发有限公司
200510043696	香蜂草苷在制备治疗或预防出血性疾病的药物中的应用	山东绿叶天然药物研究开发有限公司
200510044489	苦参素用于制备手术后肠功能恢复药物的用途	山东绿叶天然药物研究开发有限公司
200610044181	一种药物在制备治疗或预防心衰的药物中的应用	山东绿叶天然药物研究开发有限公司
200610045376	迷迭香酸在制备治疗或预防肝纤维化和肾纤维化的药物中的应用	山东绿叶天然药物研究开发有限公司
200410036337	一种罗通定口腔崩解片及其制备方法	山东绿叶天然药物研究开发有限公司
200610068588	连翘酯苷在制备治疗或预防急慢性肝损伤及肝纤维化的药物中的应用	山东绿叶天然药物研究开发有限公司
200610069921	原儿茶醛的新用途	山东绿叶天然药物研究开发有限公司

（续表）

专利号	发明专利名称	专利权人
200610045375	连翘苷在制备治疗或预防急慢性肝损伤及肝纤维化的药物中的应用	山东绿叶天然药物研究开发有限公司
200510044421	一种药物组合物及其用途	山东绿叶天然药物研究开发有限公司
200610153571	黄芪甲苷的医药新用途	山东绿叶天然药物研究开发有限公司
200510052025	拟人参皂苷元（Ocotillol）在制备治疗或预防心脑血管疾病的药物中的应用	山东绿叶制药有限公司
200610073308	用于阻断5-羟色胺以及去甲基肾上腺素再摄取的化合物，其制备方法及其用途	山东绿叶制药有限公司、李又欣
200810160237	一种聚卡波非钙颗粒的制备方法	山东新华制药股份有限公司
200610043505	一种用于治疗肝病的药物组合物	山东轩竹医药科技有限公司
200610043897	一种抗肝炎的药物组合物	山东轩竹医药科技有限公司
200610125935	三七总皂苷、丹参酮ⅡA磺酸钠的组合物	山东轩竹医药科技有限公司
200610142636	一种中西复方药物及其制备方法	山东轩竹医药科技有限公司
200610108878	一种药物组合物及其制备方法和用途	山东轩竹医药科技有限公司
200610153342	川芎嗪和红景天的药用组合物	山东轩竹医药科技有限公司
200510044817	新鱼腥草素钠和黄芩苷的药物组合物及其制备方法和用途	山东轩竹医药科技有限公司
200610172624	一种新的抗肿瘤药物组合物	山东轩竹医药科技有限公司
200610043504	包括葛根素和山楂叶总黄酮的药用组合物	山东轩竹医药科技有限公司
200610045260	一种去头皮屑溶液剂及其制备方法	山东轩竹医药科技有限公司
200610045543	羊藿灯盏药物组合物	山东轩竹医药科技有限公司
200610147177	3-卤素取代头孢菌素衍生物	山东轩竹医药科技有限公司
200510045068	一种新的抗癌药物组合物及其制备方法	山东轩竹医药科技有限公司
200610163453	一种抗肝炎药物组合物	山东轩竹医药科技有限公司
200610163454	一种由苦参素、灵芝和黄芪制成的药物组合物	山东轩竹医药科技有限公司
200610163475	黄甘组合物及其制备方法	山东轩竹医药科技有限公司
200510045378	甘草酸或其盐和还原型谷胱甘肽的药物组合物	山东轩竹医药科技有限公司
200710161403	新型头孢菌素化合物	山东轩竹医药科技有限公司
200710197037	头孢菌素衍生物	山东轩竹医药科技有限公司
200710300907	头孢类抗生素	山东轩竹医药科技有限公司
200810074350	头孢菌素衍生物	山东轩竹医药科技有限公司
200810086734	巯基吡咯烷酮碳青霉烯类衍生物	山东轩竹医药科技有限公司
200610169173	茴拉西坦和脑蛋白水解物的药物组合物	山东轩竹医药科技有限公司
200810005382	头孢抗生素衍生物	山东轩竹医药科技有限公司
200810096629	含有吡唑并三嗪鎓的头孢类衍生物	山东轩竹医药科技有限公司
200510045414	一种由黄芪、田基黄和硫普罗宁制成的药物组合物及其制备方法	山东轩竹医药科技有限公司
200510131120	一种用于治疗肝脏疾病的中西药复方药物组合物	山东轩竹医药科技有限公司
200610169172	一种用于治疗心脑血管疾病的药物组合物	山东轩竹医药科技有限公司
200610043412	一种抗癌药物组合物	山东轩竹医药科技有限公司
200710006870	头孢菌素衍生物	山东轩竹医药科技有限公司
200810145497	含有巯基吡咯烷乙烯基杂环的培南衍生物	山东轩竹医药科技有限公司
200510104356	由通关藤、人参和黄芪制成的药物组合物	山东轩竹医药科技有限公司
200610043997	一种含L-谷氨酰胺的药物组合物	山东轩竹医药科技有限公司
200610069695	吡硫醇的金属盐及其水合物	山东轩竹医药科技有限公司
200810074263	头孢菌素衍生物	山东轩竹医药科技有限公司
200810109702	含有甲酰胺杂环磺酰胺巯基吡咯烷的培南衍生物	山东轩竹医药科技有限公司
200810124832	含有噻吩取代的巯基吡咯烷的培南衍生物	山东轩竹医药科技有限公司
200810129353	含有巯基吡咯烷甲酰胺苯烷基杂环的培南衍生物	山东轩竹医药科技有限公司
200610043898	牛磺酸和治疗心脑血管疾病的药物的组合物	山东轩竹医药科技有限公司
200710300910	新型头孢菌素化合物	山东轩竹医药科技有限公司
200810092563	含有稠环的头孢菌素衍生物	山东轩竹医药科技有限公司
200810145498	含有二氢吡咯亚甲基取代的碳代青霉烯衍生物	山东轩竹医药科技有限公司
200810129340	甲酰苯胺取代的巯基吡咯烷碳青霉烯类化合物	山东轩竹医药科技有限公司

（续表）

专利号	发明专利名称	专利权人
200810129345	碳代青霉烯类抗生素	山东轩竹医药科技有限公司
200810214825	碳代青霉烯类衍生物	山东轩竹医药科技有限公司
200810013887	含有二氧杂环庚烷并吡啶的巯基苯并咪唑衍生物	山东轩竹医药科技有限公司
200510044765	一种由北豆根与新鱼腥草素钠制成的药物组合物	山东轩竹医药科技有限公司
200710300908	一种头孢菌素衍生物	山东轩竹医药科技有限公司
200710196897	新的头孢菌素衍生物	山东轩竹医药科技有限公司
200810002165	头孢衍生物	山东轩竹医药科技有限公司
200810166085	含有苯并呋喃磺酰脲的 DPP-IV 抑制剂衍生物	山东轩竹医药科技有限公司
200710162946	具有抗菌抗病毒活性的化合物	山东轩竹医药科技有限公司
200610069278	一种用于心脑血管疾病的药物组合物	山东轩竹医药科技有限公司
200810124829	四氢嘧啶乙烯基取代的巯基杂环碳青霉烯化合物	山东轩竹医药科技有限公司
200810124835	被巯基氧代杂环取代的培南衍生物	山东轩竹医药科技有限公司
200810128939	含有二氢咪唑甲酰胺基的培南化合物	山东轩竹医药科技有限公司
200810128941	含有巯基噻二唑的头孢菌素衍生物	山东轩竹医药科技有限公司
200810145499	1β-甲基碳代青霉烯化合物	山东轩竹医药科技有限公司
200810129338	含有金刚烷的培南衍生物	山东轩竹医药科技有限公司
200810129348	被巯基吡咯烷甲酰哌啶取代的培南衍生物	山东轩竹医药科技有限公司
200610149189	水飞蓟宾和板蓝根的药物组合物	山东轩竹医药科技有限公司
200910143192	一种巴柳氮钠灌肠液及其制备方法	山西安特生物制药股份有限公司
200610160959	羟基红花黄色素 A 及其制备方法和应用	山西华辉凯德制药有限公司
200810239013	注射用盐酸洛美沙星冻干粉针剂及其制备方法	山西普德药业有限公司
200810079905	一种中药抑菌洗液及其制备方法	山西振东制药有限公司
200710019163	治疗心脑血管疾病的中药注射剂及其制法和检测方法	陕西步长制药有限公司
200810147372	一种治疗妇科疾病的药物及其制备方法	陕西东泰制药有限公司
200810172686	一种用于明目退翳、镇静安神、清热养肝的中药制剂及其制备方法	陕西东泰制药有限公司
200610105114	一种治疗中风病的药物及其制备工艺	陕西健民制药有限公司
200610104757	超顺磁性复合微粒载药体及其制备方法	陕西西大北美基因股份有限公司
200710188487	左旋奥硝唑磷酸二钠五水合物及其制备方法和用途	陕西新安医药科技有限公司
200510027736	聚乙二醇为载体的紫杉醇或多烯紫杉醇的前药	上海艾力斯医药科技有限公司
200810041064	一种用于胃镜检查的组合物及其制备方法	上海艾韦特医药科技有限公司
200510028341	前列地尔乳剂及其制备方法	上海安特医药科技有限公司
200810170116	二乙酰大黄酸缓释胶囊的制备工艺	上海慈瑞医药科技有限公司
200710041492	一种磷酸肌酸钠冻干粉针剂的制备工艺	上海慈瑞医药科技有限公司
200510023512	一类治疗或预防细菌感染的化合物及其制备方法和用途	上海东浩医药生物企业有限公司
200610006556	抗肿瘤的协同药物组合物	上海格鲁奥丽生物医药技术有限公司
200810085531	一种乙酰半胱氨酸注射液及其制备方法	上海国创医药有限公司
200610029707	一种治疗心血管疾病的中药组合物的指纹图谱分析方法	上海和黄药业有限公司
200810227893	葛根素液体制剂及其制备方法	上海华源药业（宁夏）沙赛制药有限公司
200710037280	原花青素类化合物用于制备防治幽门螺杆菌相关性胃炎的药物和保健食品	上海华珠生物科技有限公司
200810032978	双氯芬酸依泊胺凝胶剂、其制备方法及药物用途	上海汇伦生命科技有限公司
200610028039	一种包含大蒜素和枸杞多糖提取物的胶囊	上海健治一号高科技有限公司 江苏健治一号高科技集团有限公司
200510025327	咪唑衍生物，其制备方法和用于抗结核杆菌的药物	上海联合赛尔生物工程有限公司
200610030764	肿瘤细胞核单抗在物理治疗实体瘤中作为增效剂的用途	上海美恩生物技术有限公司
200610024263	手术灌洗液制剂及其生产工艺	上海其胜生物制剂有限公司
200410093036	赛米司酮类用于治疗抑郁症的用途	上海三合生物技术有限公司
200610118019	一种制备高纯度紫杉烷类化合物的方法	上海天伟生物制药有限公司
200610029842	甜菜碱磷酸盐及其生产方法与应用	上海祥韦思化学品有限公司
200610118327	不加抛射剂的手揿泵型联苯苄唑喷雾剂及其制备方法	上海信谊制药厂

（续表）

专利号	发明专利名称	专利权人
200710041558	二芳基取代吡唑衍生物、其制备方法和用途	上海阳帆医药科技有限公司
200710041437	吡唑类高选择性大麻受体-1 拮抗剂和(或)反向激动剂	上海阳帆医药科技有限公司
200710041760	一类二肽基肽酶抑制剂、合成方法和用途	上海阳帆医药科技有限公司
200410067241	一种含有钙阻滞剂的稳定药物组合物	上海药明康德新药开发有限公司
200710036878	一种盐酸甲氯芬酯胃漂浮缓释胶囊及制备方法	上海医药工业有限公司
200810127045	一种用于戒毒、镇痛的河豚毒素制剂	上海亿年生物科技有限公司
200610031006	干粉直接压片的氨酚伪麻片	上海玉安药业有限公司
200610027421	镰叶芹二醇的新用途	上海玉森新药开发有限公司
200610028983	ω-3 脂肪酸-大蒜油胶囊及其制造方法	上海展望科技有限公司
200510025537	β-FNA 在制备治疗精神分裂症药物中的用途	上海中科伍佰豪生物工程有限公司
200710079078	高级脂肪醇的包合物及其制备方法	深圳海创医药科技发展有限公司
200710076429	呋喃西林凝胶剂及其制备方法	深圳海创医药科技发展有限公司
200710124411	芪氧代酸或其盐在制备降血脂药物中的用途	深圳海王药业有限公司
200710125222	一种虎杖苷片剂及其制备方法	深圳海王药业有限公司
200610157856	含有聚乙烯吡咯烷酮的虎杖苷药物组合物	深圳海王药业有限公司
200710124646	芪氧代酸酯或其盐在制备降血脂药物中的用途	深圳海王药业有限公司
200610076175	一种含高浓度虎杖苷的药物组合物	深圳海王药业有限公司
200910106833	一种头孢替坦二钠的药物组合物	深圳立健药业有限公司
200710176536	氨来呫诺温度敏感型凝胶及其制备方法	深圳南粤药业有限公司
200610060468	一种治疗手足癣药物及该药物的乳膏制备方法	深圳市北科联药业科技有限公司、陈京华
200680000216	1-(取代苯基)-5-甲基-2-(1H)吡啶酮(I)化合物用于制备抗器官或组织纤维化药物的应用	深圳市东阳光实业发展有限公司
200810186471	一种氟非尼酮固体分散体及其制剂	深圳市东阳光实业发展有限公司
200710106025	一种防治心脑血管疾病及糖尿病的药物组合物	深圳市金沙江投资有限公司
200810065024	用于治疗糖尿病的钒复方组合物及其制造方法	深圳市普泰洛生物科技有限公司
200710100237	一种眼用或耳鼻用药物组合物及其用途	深圳市瑞谷医药技术有限公司
200610065846	含有麝香的药物组合物	深圳市生物谷科技有限公司
200610065847	含有冰片、麝香的药物组合物	深圳市生物谷科技有限公司
200510068323	一种含有野黄芩苷和芍药苷的药用组合物	深圳市生物谷科技有限公司
200610149638	含有芦丁的药物组合物	深圳市生物谷科技有限公司
200710107129	一种治疗和(或)预防糖尿病的药物组合物	深圳市生物谷科技有限公司
200510047974	10 位取代基上含多个有机羧酸基团的喜树碱化合物及其制法与组合物	深圳市天和医药科技开发有限公司
200510021736	一种莫西沙星口服药物制剂及其制备方法	深圳市天一时科技开发有限公司
200410058504	结晶形态的(+)-(1S,2S,3S,4R,5R)-1-氨基-5-羟甲基-*N*-2(1,3-二羟丙基)-2,3,4-环己三醇及其制备方法	深圳太太药业有限公司
200710124656	吡柔比星冻干制剂及其制备方法	深圳万乐药业有限公司
200710073751	贝那普利药物组合物及其制备方法	深圳信立泰药业股份有限公司
200710076522	含伪麻黄碱胶囊剂及其制备方法	深圳致君制药有限公司
200410092423	一种药物组合物在制备治疗痴呆症药物制剂中的应用	神威药业有限公司
200710157477	一种米屈肼注射液的制备方法	沈阳格林制药有限公司
200610134191	一种清心化痰、镇静降压的中药及其丸剂的制备工艺	沈阳红药制药有限公司
200710148636	左旋肉碱富马酸钙及其制备方法与用途	沈阳科硕营养科技有限公司
200810012756	一种具有抗肿瘤活性的药物组合物	沈阳斯佳科技发展有限公司
200610090788	含噻二唑基的噁唑烷酮化合物及制备方法	沈阳中海生物技术开发有限公司
200610161179	一种羟基苯甲酸酐二聚体类化合物、制备方法及用途	盛华(广州)医药科技有限公司
200710139317	奥拉西坦制剂及制备方法	石药集团欧意药业有限公司
200710142987	一种盐酸曲马多缓释片剂及其制备方法	石药集团欧意药业有限公司
200810055071	一种便于服用的奥拉西坦颗粒制剂及制备方法	石药集团欧意药业有限公司
200610012919	一种酒石酸艾芬地尔合成方法	石药集团中奇制药技术(石家庄)有限公司
200710141577	一种奥美拉唑组合物及其制备方法	石药集团中奇制药技术(石家庄)有限公司
200710062273	丁苯酞片及其制备方法	石药集团中奇制药技术(石家庄)有限公司

（续表）

专利号	发明专利名称	专利权人
200710007667	一种阿托伐他汀和左旋氨氯地平的组合物及其制备方法	石药集团中奇制药技术（石家庄）有限公司
200610102339	一种脂质体药物及其制备方法	石药集团中奇制药技术（石家庄）有限公司
200710084868	以多西他赛为主组分的新的分散体系	石药集团中奇制药技术（石家庄）有限公司
200810300278	茴三硫片及其制备方法	四川奥邦药业有限公司
200810044272	3-(2-甲基-5-硝基咪唑)-1,2-丙基酯化合物及其制备方法和用途	四川百利药业有限责任公司
200810101554	一种治疗湿疹的药物组合物及其制备方法和用途	四川宝鼎香中药科技开发有限公司
200710201117	治疗妇科疾病的外用药物组合物及其制备方法和用途	四川迪康科技药业股份有限公司
200710128491	绿原酸在制备抗缺氧的药物或食品中的用途	四川九章生物化工科技发展有限公司
200680024175	绿原酸在制备具有增加骨髓细胞功效的药物中的用途	四川九章生物化工科技发展有限公司
200610080532	一种治疗风寒湿痹症的药物组合物及其制备方法	四川科伦药业股份有限公司
200710177604	一种药物组合物及其制备方法	四川科伦药业股份有限公司
200610066656	一种治疗脑血管疾病的注射乳剂及其制备工艺	四川科伦药业股份有限公司
200710120305	复合脂溶性维生素类的药物组合物及其制备方法	四川科伦药业股份有限公司
200610080533	一种治疗风湿疼痛的药物组合物	四川科伦药业股份有限公司
200710091175	替扎尼定或其衍生物在制备延长快波睡眠的药物中的用途	四川科瑞德制药有限公司
200610021419	一种治疗焦虑症的缓释药物组合物及其制备方法	四川科瑞德制药有限公司
200610022284	替扎尼定及其衍生物在制备抗焦虑症药物中的用途	四川科瑞德制药有限公司
200810002742	坦度螺酮及其衍生物在制备改善记忆力、提高认知功能的药物中的用途	四川科瑞德制药有限公司
200510022203	一种治疗及预防小儿智力低下药物及其制备方法	四川诺迪康威光制药有限公司
200610021199	鱼腥草滴眼液及其制备方法	四川三精升和制药有限公司
200810123139	氨氯地平硫辛酸盐及其制备方法和用途	苏州东南药物研发有限责任公司
200510110538	从中药中提取用于治疗冠心病的组合物及组分制备方法	苏州深久医药生物技术有限公司
200480027626	那维啶酰胺衍生物的拆分	台湾神隆股份有限公司
03128740	甲壳素和壳聚糖及其衍生物在制备抗病毒剂中的应用	天津帝士力投资控股集团有限公司
200510082937	阿德福韦酯自乳化制剂及其制备方法	天津帝士力投资控股集团有限公司
200510014962	一种注射用替莫唑胺冻干粉针剂及其制备方法	天津帝士力投资控股集团有限公司
200510015209	可抑制细胞释放肿瘤坏死因子的5H-噻吩[3,4-c]吡咯-4,6-二酮衍生物	天津和美生物技术有限公司
200510014685	具有镇痛作用的石杉碱甲及其衍生物	天津和美生物技术有限公司
200710057363	治疗气虚证药物	天津宏仁堂药业有限公司
200810093688	亲水性聚合物-黄杨木提取物的结合物及其药物组合物	天津键凯科技有限公司
200710056725	一种戒毒中药组合物	天津开发区潜拓生物科技有限公司
200610014579	含盐酸氨溴索与沙丁胺醇活性成分的口服固体制剂	天津康鸿医药科技发展有限公司
200610014450	一种心血管治疗药物注射液的制备工艺	天津南开允公医药科技有限公司
200610013082	一种抗血小板凝集药物注射液及其制备方法	天津南开允公医药科技有限公司
200510014583	禽用腹水症防治药物组合物	天津瑞普生物技术股份有限公司
200810053100	犬用复方硫酸卡那霉素注射液及其制备方法	天津生机集团股份有限公司
200810052645	兽用复方氟苯尼考粉及其制备方法	天津生机集团股份有限公司
200810052643	禽用复方氧氟沙星注射液及其制备方法	天津生机集团股份有限公司
200810052644	兽用复方烟酸诺氟沙星注射液及其制备方法	天津生机集团股份有限公司
200810052697	兽用复方乙酰甲喹可溶性粉及其制备方法	天津生机集团股份有限公司
200810052696	兽用复方恩诺沙星注射液及其制备方法	天津生机集团股份有限公司
200810052896	用于治疗犬类肝炎的复方牛磺酸可溶性粉及其制备方法	天津生机集团股份有限公司
200810052895	用于治疗犬类感冒的复方柴胡注射液及其制备方法	天津生机集团股份有限公司
200710150460	一种防治水产动物肝胆综合症的中西复方药物组合物	天津生机集团有限公司
200710059750	一种治疗水产动物细菌性肠炎的中西复方药物组合物	天津生机集团有限公司
200610129864	防控妇女乳腺增生乳腺肿块结节的药物文胸	天津市广植福田生物工程有限公司
200710061216	原花青素B2在制备防治糖尿病及血管并发症药物的应用	天津市尖峰天然产物研究开发有限公司
200610103234	一种原料药由人参和附子组成的注射剂的检测方法	天津市轩宏医药技术有限公司 深圳市资福药业有限公司
200610014488	治疗烫伤、烧伤的酊剂	天津市喆龙保健食品有限公司

（续表）

专利号	发明专利名称	专利权人
200610013232	防治冠心病的中药复方制剂及制备方法	天津市中宝制药有限公司
200710057506	治疗急性痛风的秋水仙碱透皮吸收贴剂及其制备方法	天津市中宝制药有限公司
200810151325	一种含头孢克洛活性成分的缓释片及其制备方法	天津市中央药业有限公司
200710057497	无水帕拉米韦晶体及其药物组合物	天津泰普药品科技发展有限公司
200510013606	一种香草醛细粉滴丸及其制备方法	天津天士力制药股份有限公司
200510013617	一种治疗支气管炎的药物及其制备方法	天津天士力制药股份有限公司
200510013621	一种香菇多糖滴丸及其制备方法	天津天士力制药股份有限公司
200510013661	一种含有VB6药物组合物在制备治疗慢性脑供血不足药物中的应用	天津天士力制药股份有限公司
200510016032	水飞蓟宾的药用组合物及其制备方法	天津天士力制药股份有限公司
03130862	一种丹参滴丸及其制备方法	天津天士力制药股份有限公司
03144259	一种药物组合物在制备治疗慢性酒精摄取导致的损伤药物中的应用	天津天士力制药股份有限公司
200410072939	一种治疗心血管疾病的药物	天津天士力制药股份有限公司
200410093890	一种复方丹参注射用微球及其制备方法	天津天士力制药股份有限公司
200510013680	含有对乙酰氨基酚的药物组合物在治疗慢性脑供血不足中的应用	天津天士力制药股份有限公司
200510013691	一种含有广枣的药物组合物在制备治疗慢性脑供血不足的药物中的应用	天津天士力制药股份有限公司
200410071865	一种药物组合物的新用途	天津天士力制药股份有限公司
200410072940	一种治疗心血管疾病的药物滴丸	天津天士力制药股份有限公司
200410072927	治疗冠心病心绞痛的中药滴丸	天津天士力制药股份有限公司
200410072944	治疗冠心病心绞痛的药物滴丸	天津天士力制药股份有限公司
200410072946	一种治疗冠心病心绞痛的药物滴丸	天津天士力制药股份有限公司
200410072948	一种治疗冠心病的药物滴丸	天津天士力制药股份有限公司
200410093882	一种含丹参的中药粉针剂	天津天士力制药股份有限公司
200510013648	一种单硝酸异山梨酯滴丸及其制备方法	天津天士力制药股份有限公司
200510068334	阿德福韦酯脂质体注射剂及其制备方法	天津天士力制药股份有限公司
200510013666	一种葛根黄酮在制备治疗慢性脑供血不足药物中的应用	天津天士力制药股份有限公司
200410093844	一种崩解片及其制备方法	天津天士力制药股份有限公司
200510013622	一种积雪草总苷滴丸及其制备方法	天津天士力制药股份有限公司
200410072942	一种复方丹参片的制备方法	天津天士力制药股份有限公司
200510013643	一种丹皮酚滴丸及其制备方法	天津天士力制药股份有限公司
200510013647	一种阿魏酸钠滴丸及其制备方法	天津天士力制药股份有限公司
200510013646	一种辛伐他汀滴丸及其制备方法	天津天士力制药股份有限公司
200510013613	一种阿魏酸哌嗪滴丸及其制备方法	天津天士力制药股份有限公司
200510013626	一种治疗头痛的药物组合物	天津天士力制药股份有限公司
200510014835	治疗心脑血管病的药物	天津天士力制药股份有限公司
200510014838	一种治疗心脑血管疾病的中药组合物	天津天士力制药股份有限公司
200510014849	治疗心血管疾病的中药	天津天士力制药股份有限公司
200310107287	一种穿心莲内酯滴丸及其制备方法	天津天士力制药股份有限公司
200410072935	一种治疗冠心病心绞痛的中药	天津天士力制药股份有限公司
200410072945	一种治疗冠心病心绞痛的中药组合物	天津天士力制药股份有限公司
200410072936	一种治疗冠心病心绞痛的中药滴丸	天津天士力制药股份有限公司
200510013638	一种鹤草酚滴丸及其制备方法	天津天士力制药股份有限公司
200510013634	一种瑞香素滴丸及其制备方法	天津天士力制药股份有限公司
200510013637	一种醋酸香豆素滴丸及其制备方法	天津天士力制药股份有限公司
200510013619	一种苦参碱滴丸及其制备方法	天津天士力制药股份有限公司
200510013624	一种黄藤素滴丸及其制备方法	天津天士力制药股份有限公司
200510013635	一种增强机体免疫力和抗衰老的药物及其制备方法	天津天士力制药股份有限公司
200510013623	一种雪胆素滴丸及其制备方法	天津天士力制药股份有限公司
200510013633	一种葫芦素滴丸及其制备方法	天津天士力制药股份有限公司
200510013620	一种绞股篮总甙滴丸及其制备方法	天津天士力制药股份有限公司
200510014854	治疗心血管疾病的中药组合物	天津天士力制药股份有限公司
200310107292	一种治疗冠心病的药物	天津天士力制药股份有限公司

（续表）

专利号	发明专利名称	专利权人
200410072926	治疗冠心病心绞痛的中药	天津天士力制药股份有限公司
200410093841	一种治疗心血管疾病的药物组合物及其制备方法	天津天士力制药股份有限公司
200510013600	一种治疗冠心病的药物	天津天士力制药股份有限公司
200510013610	一种石吊兰素滴丸及其制备方法	天津天士力制药股份有限公司
200510013609	一种水飞蓟素滴丸及其制备方法	天津天士力制药股份有限公司
200510013611	一种齐墩果酸滴丸及其制备方法	天津天士力制药股份有限公司
200510013605	一种复方黄杨宁滴丸及其制备方法	天津天士力制药股份有限公司
200510014834	治疗心脑血管疾病的药物组合物	天津天士力制药股份有限公司
200510014856	一种治疗心脑血管疾病的药物组合物	天津天士力制药股份有限公司
200410072943	治疗冠心病心绞痛的中药组合物	天津天士力制药股份有限公司
200410072947	一种治疗冠心病的中药组合物	天津天士力制药股份有限公司
200410093845	一种药物组合物的泡腾剂	天津天士力制药股份有限公司
200510014846	一种三七总皂苷的制备方法	天津天士力制药股份有限公司
200510122348	丹参有效组分、制剂及其制备方法与用途	天津天士力制药股份有限公司
200510135355	一种川芎有效组分、制备方法及其制剂与用途	天津天士力制药股份有限公司
200510015833	一种治疗冠心病心绞痛的中药及其制剂	天津同仁堂股份有限公司
200610048586	地塞米松磷酸钠注射液	天津药业集团新郑股份有限公司
200710055158	肌苷注射液及其生产方法	天津药业集团新郑股份有限公司
200710055156	维生素 K1 注射液及其生产方法	天津药业集团新郑股份有限公司
200710055157	阿奇霉素分散片及其生产方法	天津药业集团新郑股份有限公司
200710058340	甲泼尼龙及其衍生物在制备治疗变应性鼻炎的药物中的应用	天津药业集团有限公司
200710058347	一种用于治疗呼吸道疾病的药物组合物	天津药业集团有限公司
200410094102	制备大豆异黄酮磷脂复合物的工艺方法	天津中新药业集团股份有限公司
200710072647	一种治疗冠心病的药物及其制备方法	天年药业（哈尔滨）有限公司
200810304624	能有效解除瘢痕痛痒、使瘢痕软化消除的外用药	通化昌源医药科技有限公司
200810050871	3,4-二羟基咖啡酰基酒石酸在制备冠心病药物中的用途	通化华夏药业有限责任公司、华玉强
200810050877	3,4-二羟基咖啡酰基酒石酸在制备治疗痴呆疾病药物中的用途	通化华夏药业有限责任公司、华玉强
200810301396	中药提取液眼贴及其制备方法	通化力神保健品有限公司
200810301393	筋骨活喷剂及其制备方法	通化力神保健品有限公司
200810024787	低聚糖活性炭载体缓释剂的制备方法	同方炭素科技有限公司
200510104877	灯盏花素葡萄糖注射液的制备方法	万生联合制药有限公司
200510132789	一种脑功能改善药物、其制备方法及其用途	万生联合制药有限公司
200610090113	利用黄耆皂苷调节营养物质吸收之方法	维京仲华（上海）生物医药科技有限公司
200710178447	一种具有响声作用的配方及其应用	无锡济民可信山禾药业股份有限公司
200710023347	7-氮杂靛玉红和7-氮杂异靛蓝衍生物制备及其药学用途	无锡杰西医药科技有限公司
200610126892	异硫氰酸酯类化合物在前列腺疾病及皮肤癌中的应用	无锡杰西医药科技有限公司
200610038495	适用于干眼病的脂肪酸眼用纳米制剂	无锡杰西医药科技有限公司
200710073047	伏格列波糖半水合结晶、制备方法及其在药物制剂中的应用	无锡药兴医药科技有限公司
200810047995	甘草酸、甘草次酸或其盐或其衍生物温敏凝胶及其制法和应用	武汉华纳生物工程有限公司
200810047805	高生物粘附温敏水凝胶及其制备方法和用途	武汉华纳生物工程有限公司
200610019797	一种治疗肛隐窝炎、痔病的中成药	武汉健民大鹏药业有限公司
200610019427	一种能改善骨密度、延缓骨及关节老化的制剂及其制备方法	武汉名实生物医药科技有限责任公司
200910061812	一种复合维生素冻干粉针及其制备方法	武汉普生制药有限公司
200710052253	能量合剂的医药用途	武汉同源药业有限公司
200810047862	一种治疗癌症的三甲基咕吨酮-4-乙酸药物组合物及其用途	武汉远大制药集团有限公司
200810048929	一种抗血栓形成的药物组合物	武汉远大制药集团有限公司
200510022781	一种能使肠道损伤修复的兽药	西安亨通光华制药有限公司
200610104921	两性霉素 B 脂质体抗真菌滴眼液及其制备方法	西安力邦医药科技有限责任公司
200710188561	一种含镇痛药的复方丙泊酚脂肪乳注射剂及制备方法	西安力邦医药科技有限责任公司
200710018409	一种氟维司群缓释微球的制备方法	西安力邦医药科技有限责任公司
200610087251	一种含有萘磺酸钠与 L-谷氨酰胺水溶性前体药物的组合物	西安利君制药有限责任公司
200710003393	一种含有右旋布洛芬和左旋西替利嗪的手性组合物及其缓速释双层片	西安利君制药有限责任公司

（续表）

专利号	发明专利名称	专利权人
200710050223	多烯磷脂酰胆碱注射液及其制备方法	西藏海思科药业集团有限公司
200610095069	一种耐压型维生素 E 微囊及其制备方法	西南合成制药股份有限公司
200610095068	维生素 E 烟酸酯微囊及其制备方法	西南合成制药股份有限公司
200510125674	一种银杏达莫组合物、含有该组合物的药物及其制备方法	厦门国宇知识产权研究有限公司
200610116084	*N*-(4-三氟甲基苯)-2-氰基-3-羟基丁烯酰胺钠盐的多晶型及其制备方法	欣凯医药化工中间体(上海)有限公司
200710181898	去氢骆驼蓬碱衍生物类化合物及其应用	新疆华世丹药物研究有限责任公司
200710146370	阿胶钙组合物及其制备方法	新疆华世丹药业有限公司
200610201432	阿娜尔妇洁阴道泡腾片及其生产方法	新疆西部加斯特药业有限公司
200510029346	含玻璃酸钠的酞丁安滴眼液及其制备方法	信谊药厂
200510027392	盐酸林可霉素组合物及其制备方法	信谊药厂
200710152257	一种治疗妇科疾病的外用复方制剂及其制备方法	修正药业集团股份有限公司
200710079858	制备三唑类抗真菌药物的方法	许永翔、南京卡文迪许生物工程技术有限公司
200610116971	苯磺酸氨氯地平片的制备工艺	扬子江药业集团上海海尼药业有限公司
200810183931	一种利拉萘酯乳膏制备方法	扬子江药业集团有限公司
200710149069	减缓搔痒症的药学组合物	英属开曼群岛商安盛开发药物股份有限公司
03104708	含非甾体消炎药的口服药物组合物及其制备方法	永信药品工业股份有限公司
02100462	稠合吡唑化合物	永信药品工业股份有限公司
200510010872	偏诺皂苷类化合物固态分子分散制剂	云南白药集团股份有限公司
200710194126	偏诺皂苷类化合物固态分子分散制剂	云南白药集团股份有限公司
200710305373	偏诺皂苷类化合物固态分子分散制剂	云南白药集团股份有限公司
200710305374	偏诺皂苷类化合物的透皮吸收制剂	云南白药集团股份有限公司
200810072493	蛇脂软膏及其制备方法	漳州市健源堂生物工程有限公司
200710003379	一种维生素 B12 滴鼻液组合物	浙江爱生药业有限公司
200710166373	复方珍珠含片及其制备方法和应用	浙江长生鸟珍珠生物科技有限公司
200710301235	纳米级复方珍珠维 C 含片及其制备方法	浙江长生鸟珍珠生物科技有限公司
200610200355	复方丹参口腔崩解片及制备方法和检测方法	浙江大德药业集团有限公司
03153691	艾里莫芬烷内酯抑制乙肝病毒的用途及其药物组合物	浙江海正药业股份有限公司
200710067253	苯丙烯酸苯丙烯酯类化合物抗氧化保肝及保护脑损伤用途	浙江海正药业股份有限公司
200710067284	苯丙酯类化合物的抗氧化保肝及保护脑损伤用途	浙江海正药业股份有限公司
200710067285	苯丙酸苯丙酯类化合物在制备抗氧化保肝及保护脑损伤药物中的用途	浙江海正药业股份有限公司
200610090012	芳基四氢萘类木脂素化合物及其制备方法和用途	浙江海正药业股份有限公司
200510132510	一类新型的二氢黄酮醇类化合物及其制备方法和用途	浙江海正药业股份有限公司
200610104147	A 环和 C 环多氧化取代的五环三萜及其制备方法和用途	浙江海正药业股份有限公司
200710070415	一种治疗黄褐斑和通便的复方组合物及其应用	浙江杭州鑫富药业股份有限公司
200710046383	含缬沙坦的固体口服制剂及其制备方法	浙江华海药业股份有限公司 杭州润科生物医药技术有限公司
200710070018	一种喷昔洛韦冻干粉针剂及其制备方法	浙江尖峰药业有限公司
200710067759	门冬氨酸氨氯地平系列盐及其制备方法和其组合物、制剂以及片剂	浙江尖峰药业有限公司
200810305491	药物组合物阿奇霉素肠溶胶囊	浙江丽水众益药业有限公司
200710063472	3,4,5,4′-四甲氧基-α,β-二苯乙烷-3′-O-硫酸酯钠盐及其应用	浙江赛尔生物医学研究有限公司
200510049709	一种珍珠清咽含片	浙江山下湖珍珠集团股份有限公司
200810062823	毛兰素的环糊精包合方法	浙江天皇药业有限公司
200810062822	毛兰素包合物	浙江天皇药业有限公司
200810004197	取代嘌呤,其制备方法及在医学中的应用	浙江医药股份有限公司新昌制药厂
200810134819	一种红花黄色素注射剂及其制备工艺	浙江永宁药业股份有限公司
200710306664	含有苯磺酸氨氯地平和坎地沙坦酯的药物组合物和药盒	浙江永宁药业股份有限公司
200610087555	一种高纯度野黄芩苷药物组合物及其在制备心、脑血管药物方面的医药用途	正大青春宝药业有限公司
200710175677	一种丹参丹酚酸 A 注射制剂及其制备方法	正大青春宝药业有限公司
200710193044	祛除疤痕的药物及其制备方法	郑州密丽药业有限公司

（续表）

专利号	发明专利名称	专利权人
200710059911	复方醋酸钠电解质注射液及其制备方法	中国大冢制药有限公司
200710059976	复方木糖醇电解质注射液及其制备方法	中国大冢制药有限公司
200610021624	可注射温敏性聚(丙交酯-乙交酯-对二氧六环酮)-聚乙二醇嵌段共聚物水凝胶	中国科学院成都有机化学有限公司
200610021625	可注射温敏性聚(ε-己内酯-对二氧六环酮)-聚乙二醇嵌段共聚物水凝胶	中国科学院成都有机化学有限公司
200710152060	一种治疗偏头痛的中药制剂	中国药材集团公司、黄晓威
200610012102	多西紫杉醇静脉注射亚微乳剂及其制备方法	中国医药研究开发中心有限公司
200710119684	一种治疗骨性关节炎的药物	中国医药研究开发中心有限公司
200610170721	一种乙酰吉他霉素微囊型粉末的生产方法	重庆大新药业股份有限公司
200710195760	一种洛伐他汀结构类似物及其制备方法与用途	重庆大新药业股份有限公司
200610114102	地奈德环糊精包合物及其制备方法	重庆华邦制药股份有限公司
200610089483	治疗皮炎的复方药物	重庆华邦制药股份有限公司
200610011150	抗真菌指甲涂膜剂及其制备方法	重庆华邦制药股份有限公司
200810237139	呋塞米口服溶液及其制备方法	重庆健能医药开发有限公司
200710092470	盐酸氨溴索口腔崩解片及其制备方法	重庆康刻尔制药有限公司
200810306463	一种pH敏感型抗癌前药及其制备方法和用途	重庆莱美药业股份有限公司
200510020337	一种抗癌前药及其制备方法和用途	重庆莱美药业股份有限公司
200510021349	阿德福韦酯口崩片的制备方法	重庆圣华曦药业有限公司
200710093192	盐酸苄达明洗剂及其制备方法	重庆市莱美药物技术有限公司
200910150076	一种注射用氨曲南及其生产方法	重庆市庆余堂制药有限公司
200810069467	一种红霉素肠溶胶囊及其制备方法	重庆天圣制药股份有限公司
200810084654	穿心莲内酯琥珀酸半酯钠钾盐及其制剂	重庆药友制药有限责任公司 天津普瑞森医药贸易有限公司
200610095059	雷沙吉兰口服固体制剂	重庆医药工业研究院有限责任公司
200610054341	一种稳定的罗库溴铵冻干制剂及其制备方法	重庆医药工业研究院有限责任公司 上海复星医药(集团)股份有限公司
200710041323	一种含有阿立哌唑微晶的固体口服药物组合物	重庆医药工业研究院有限责任公司 上海中西制药有限公司
200810056360	一种脱氧核糖核酸降解片段复合物及其制备药物的应用	周锡漳、汕头经济特区鮀滨制药厂
200810056361	一种核糖核酸降解片断复合物及其应用	周锡漳、汕头经济特区鮀滨制药厂
200510130783	一种含片及其制备方法	株洲千金药业股份有限公司
200610089554	一种用于治疗妇科炎症的中药组合物及其制备方法和应用	株洲千金药业股份有限公司
2　**专利权人为国内研究所**		
200510083417	含有血管紧张素Ⅱ受体拮抗剂和苯氧酸类化合物的药物组合物	安徽省现代中药研究中心
200510081671	含有钙拮抗剂和苯氧酸类化合物的药物组合物	安徽省现代中药研究中心
200510113160	含有磺酰脲类和苯氧酸类化合物的药物组合物	安徽省现代中药研究中心
200910116291	非诺贝特药物组合物	安徽省药物研究所
200710090921	一种含有丹参丹酚酸A的注射药物组合物及其制备方法	北京本草天源药物研究院
200710001055	一种丹参丹酚酸A的制备方法	北京本草天源药物研究院
200610156180	一种丹参丹酚酸A固体制剂及其制备方法	北京本草天源药物研究院
200710003037	一种丹参丹酚酸A、三七提取物的口服制剂及其制备方法和应用	北京本草天源药物研究院
200710003036	一种丹参丹酚酸A、三七提取物的注射制剂及其制备方法和应用	北京本草天源药物研究院
200710090807	一种主要用于治疗心脑血管疾病的药物组合物及其制备方法	北京本草天源药物研究院
200710097272	药物组合物	北京本草天源药物研究院
200710097271	药物组合物	北京本草天源药物研究院
200610145453	一种丹参丹酚酸A及制剂	北京本草天源药物研究院
200610141078	一种治疗糖尿病的复方制剂的检测方法	北京奇源益德药物研究所
200610093249	新的苯并噻二嗪类衍生物及其制备方法和用途	北京赛德维康医药研究院
200710176216	莱菔硫烷和铂类药的抗癌联合制剂	北京市结核病胸部肿瘤研究所
200810094399	红花黄色素在制备治疗和(或)预防肺损伤药物的应用	北京市心肺血管疾病研究所
200510135679	一种用于治疗肝病的益肝灵分散片及其制备方法	北京因科瑞斯生物制品研究所

（续表）

专利号	发明专利名称	专利权人
200610000781	一种具有促进创伤愈合作用的积雪苷滴丸及其制备方法	北京因科瑞斯生物制品研究所
200610000790	一种具有促进创伤愈合的积雪苷分散片及其制备方法	北京因科瑞斯生物制品研究所
200610000784	一种心达康分散片及其制备方法	北京因科瑞斯生物制品研究所
200610066918	一种积雪苷分散片及其制备方法	北京因科瑞斯生物制品研究所
200610000791	一种疣迪凝胶及其制备方法	北京因科瑞斯生物制品研究所
200510135257	脂质载体及其制造方法	财团法人工业技术研究院
200480034988	吲哚化合物	财团法人卫生研究院
200410078813	一种治疗急性肺炎、尿路感染和胆囊炎疾病的药物组合物	成都百康医药工业药理毒理研究院
200510022144	一种香菇多糖冻干粉针剂及制备方法	成都三康药物研究所
200510022246	10-羟基喜树碱精氨酸盐(I)及其制备方法和用途	成都三康药物研究所
200510105774	西罗莫司药物组合物及制备方法	福建省微生物研究所
200610042367	雷公藤内酯醇立体稳定脂质体纳米粒的制备方法	福建省医学科学研究所
200710129301	一种除去右旋糖酐铁络合物水溶液中氯化钠的方法及装置	广西壮族自治区化工研究院
200710050479	紫蓝素作为胰岛素增敏剂的用途	广西壮族自治区中国科学院广西植物研究所
200710027579	萘格列酮的晶型及其制备方法	广州市医药工业研究所
200610066898	用于制备抗肿瘤血管生成的药物的温度敏感材料及其用途	国家纳米科学中心
200580009891	吡咯烷化合物	国家卫生研究院
200610036546	一种含有非洛地平的缓释制剂及其制备方法	海南盛科生命科学研究院
200610036549	一种含有消旋卡多曲的干混悬剂及其制备方法	海南盛科生命科学研究院
200610036578	一种阿折地平药物组合物及其制备方法	海南盛科生命科学研究院
200610160030	8-卤代腺嘌呤类核苷化合物、合成方法和其药物用途	河南省分析测试研究中心
200610140692	一种治疗银屑病的药物组合物	黑龙江省中医研究院
200610098192	一种耕牛血吸虫病防护剂-氯硝柳胺乙醇胺盐喷雾剂及其制备方法	江苏省血吸虫病防治研究所
200710020528	一种新皂苷化合物及其制备方法和用途	江苏省中国科学院植物研究所
200710021374	白首乌中新的化合物开德苷元 3-*O*-*β*-磁麻糖苷及其用途	江苏省中国科学院植物研究所
200710017109	化合物 1-(4-氯苯胺基)-4-(4-甲基吡啶基)-2,3-二氮杂萘的应用	山东省科学院生物研究所
200610008164	一种含透明质酸钠和锌盐的药物组合物	山东省生物药物研究院
200810093991	长效低分子肝素眼内缓释系统	山东省眼科研究所
200810093989	白芨胶为载体的雷帕霉素眼内植入型释药系统	山东省眼科研究所
200810140337	阳离子黏附型那他霉素纳米滴眼液	山东省眼科研究所
200810140341	一种伏立康唑眼内释药系统	山东省眼科研究所
200810140340	眼用两性霉素 B 柔性脂质体	山东省眼科研究所
200710107279	含环吡酮胺的凝胶制剂	山东省医疗器械研究所
200710014592	一种抗辐射、增强免疫的中药胶囊制剂及其制备方法	山东省医学科学院放射医学研究所
200710014591	一种用于糖尿病预防与治疗的中药胶囊制剂及其制备方法	山东省医学科学院基础医学研究所
200410024081	板栗花黄酮类化合物	山东省医学科学院药物研究所
200610068403	8-亚甲基-甲胺-尼泊尔鸢尾异黄酮和以该化合物为活性成分的药物组合物	山东省医学科学院药物研究所
200810014399	一种葛花异黄酮提取物、其提取方法、药物组合物及其在制药中的应用	山东省医学科学院药物研究所
200910305161	水溶性尼泊尔鸢尾异黄酮的制备方法	山东省医学科学院药物研究所
200810177134	葛花苷在制备治疗骨质疏松症的药物组合物中的应用	山东省医学科学院药物研究所
200710015353	莫吉司坦缓释片及其制备方法	山东省医药工业研究所
200810138040	水飞蓟宾二偏琥珀酸酯及其盐类制备方法和用途	山东省医药工业研究所
200710062024	一种从苦荞麸皮中提取黄酮的方法	山西省农业科学院农产品综合利用研究所
200710018039	阿奇霉素滴眼液及其制备方法	陕西省眼科研究所
200610024043	E4BP4 基因在胚胎着床过程中的功能及其应用	上海市计划生育科学研究所
200710037928	一种丝氨酸蛋白酶抑制剂及其衍生物在生育调节中的应用	上海市计划生育科学研究所
200610117716	酸性生物粘附热敏凝胶剂及其制法和用途	上海市计划生育科学研究所
200510027902	含有抗雌激素和抗孕激素复合制剂的阴道环或宫内释药装置及其制药用途	上海市计划生育科学研究所、陈海林、邵海浩、陈建兴、陈良康
200410093221	含有积血草总苷和玻璃酸钠的凝胶剂及制备方法和应用	上海医药工业研究院
200710165708	一类异喹啉化合物及其盐的制备方法和应用	上海医药工业研究院

（续表）

专利号	发明专利名称	专利权人
200510028076	曲安奈德局部成膜凝胶组合物	上海医药工业研究院
200610025072	双-二氨基二氢三嗪衍生物及其制备方法和应用	上海医药工业研究院
200610027180	多烯类抗生素双酯化合物	上海医药工业研究院
200510027548	苯佐卡因成膜凝胶组合物及其用途	上海医药工业研究院
200610024926	一种草乌甲素多泡脂质体及其制备方法	上海医药工业研究院
200610025704	夏天无总生物碱提取物、其制备方法、含该总生物碱提取物的药物组合物及其应用	上海医药工业研究院
200610118768	抗病毒局部成膜凝胶组合物	上海医药工业研究院
200610118861	一种盐酸可乐定多泡脂质体及其制备方法	上海医药工业研究院
200410089456	用于制备滴剂或喷雾剂的含有积雪草总苷和玻璃酸钠的凝胶	上海医药工业研究院
200610030863	特比萘芬或其盐成膜凝胶组合物及其应用	上海医药工业研究院
200610030861	醋酸氯己定局部成膜凝胶组合物及其应用	上海医药工业研究院
200610117924	岩黄连五种生物碱组合物的制备方法	上海医药工业研究院
200610118041	积雪草酸在抗肺纤维化方面的应用	上海医药工业研究院
200610025320	丙泊酚注射液及制备方法	上海医药工业研究院
200610030862	双氯芬酸或其盐局部成膜凝胶组合物及其应用	上海医药工业研究院
200610118765	醋酸地塞米松局部成膜凝胶组合物及其应用	上海医药工业研究院
200610030853	氨来占诺局部成膜凝胶组合物及其应用	上海医药工业研究院
200710036426	一种羟基喜树碱长循环纳米粒及其制备方法	上海医药工业研究院
200710173718	一类异喹啉化合物或其盐，以及含其的药物组合物、其制备方法和应用	上海医药工业研究院
200510025601	一种供注射用的硫辛酸冻干制剂	上海医药工业研究院
200710042229	噁唑烷衍生物及其制备方法和应用	上海医药工业研究院
200810034845	一种盐酸可乐定多囊脂质体及其制备方法	上海医药工业研究院
200510110382	非那雄胺及其类似物的注射用缓释微球、其制备方法及其应用	上海医药工业研究院
200610028745	类紫杉醇纳米制剂的新用途	上海医药工业研究院
200710036427	4-取代苯氧基喹啉类化合物及其中间体、制备方法和应用	上海医药工业研究院
200710173697	一类异喹啉化合物或其盐，以及含其的药物组合物、其制备方法和应用	上海医药工业研究院
200610116212	阿奇霉素衍生物及其应用	上海医药工业研究院
200610116213	阿奇霉素衍生物及其应用	上海医药工业研究院
200610116214	阿奇霉素衍生物及其应用	上海医药工业研究院
200610116211	阿奇霉素衍生物及其应用	上海医药工业研究院
200810043076	一种具有增强机体免疫功能的组合物及其应用	上海中药创新研究中心
200910127432	高哌嗪乙酰肼类衍生物及其制备方法和用途	深圳市湘雅生物医药研究院
200810009448	4-苄基哌连乙亚胺酰（亚胺甲基苯）肼类化合物、其制备方法、药物组合物和用途	深圳市湘雅生物医药研究院
200710011697	一种前列地尔纳米粒制剂及其制备方法	沈阳市万嘉生物技术研究所
200710021905	用夏枯草制备的降血糖药物	苏州中药研究所
200710056948	一种美托洛尔盐类口服脉冲微丸制剂	天津药物研究院
200610013074	格列本脲固体分散物、口服单方复方制剂及其制备方法	天津药物研究院
200510015103	艾拉莫德微粉化及口服速释制剂	天津药物研究院
200710058432	一种醋溴茶碱无糖型颗粒剂及其制备方法	天津药物研究院
200610014788	一种口腔粘贴片及其制备方法	天津药物研究院
200710060528	甘草次酸30-酰胺类衍生物的固体分散物、其制备方法和用途	天津药物研究院
200710056712	一种抗肿瘤辅助用药的有效部位组合物及其制备方法和应用	天津药物研究院
200710057262	雷奈酸锶稳定的药物组合物及其制剂	天津药物研究院
200710060530	酰氯和磺酰氯类衍生物及其用途	天津药物研究院
200810152537	噻唑衍生物及其制备方法和用途	天津药物研究院
200610013088	黄芪甲苷脂质体及其药物制剂	天津药物研究院
200810058145	三七标准提取物P1237，其药物组合物，其制备方法和其用途	文山壮族苗族自治州三七科学技术研究所
200710153909	清除·OH自由基的药物	新疆维吾尔自治区中药民族药研究所
200710149388	从管花肉苁蓉中提取的组合物及其用途和提取方法	新疆维吾尔自治区中药民族药研究所

（续表）

专利号	发明专利名称	专利权人
200810058540	用于治疗类风湿性关节炎的药物组合物	云南省药物研究所
200610131690	两亲性三嵌段共聚物-紫杉醇键合药及其合成方法	中国科学院长春应用化学研究所
200610131698	一种治疗和预防心脑血管疾病的药物刺五加叶提取物	中国科学院长春应用化学研究所
200810050407	高分子键合阿霉素药、其纳米胶囊及制备方法	中国科学院长春应用化学研究所
200610020816	短乳杆菌发酵生产芍药苷代谢素-Ⅰ的方法	中国科学院成都生物研究所
200510021822	烟曲霉酸在制造抗耐药菌药物中的新用途	中国科学院成都生物研究所
200610047762	一种琼胶的绿色提取方法	中国科学院大连化学物理研究所
200610135092	碳纳米管作为载体在抗癌药物转运中的应用	中国科学院大连化学物理研究所
200610091089	一种预防和治疗痛风和高尿酸血症的药物	中国科学院地理科学与资源研究所
200610152170	金属富勒醇及其在制备抑制肿瘤生长药物中的应用	中国科学院高能物理研究所
200810028982	腺苷酸激活的蛋白激酶抑制剂 Compound C 在制备预防和治疗肥胖的药物中的应用	中国科学院广州生物医药与健康研究院
200710015298	海洋溴酚在制备治疗抗血栓形成作用药物中的应用	中国科学院海洋研究所
200710015296	两种溴酚类化合物在制备治疗恶性肿瘤药物中的应用	中国科学院海洋研究所
200810014091	聚醚三萜类化合物在制备抗肿瘤药物中的应用	中国科学院海洋研究所
200810017159	(3aR,5R,11bR)-3,3a,5,11b-四氢-7-羟基-5-甲基-2H-呋[3,2-b]萘并[2,3-d]吡喃-2,6,11-三酮的应用	中国科学院海洋研究所
200710015297	溴酚化合物在制备治疗 2 型糖尿病或肥胖症药物中的应用	中国科学院海洋研究所
200610113451	1,2,3-三唑并 1,3-二氮杂环化合物及其制备方法与应用	中国科学院化学研究所
200810101268	多聚赖氨酸的新用途	中国科学院化学研究所
200810102230	联萘酚类衍生物及其制备方法与应用	中国科学院化学研究所
200810101265	阳离子咔唑类化合物的制药用途	中国科学院化学研究所
200810223903	甲基莲心碱及其类似物的新用途	中国科学院化学研究所
200810223901	双苄基异喹啉类生物碱的新用途	中国科学院化学研究所
200410091386	抑制 HIV-1 反式激活蛋白与反式激活应答序列 RNA 结合用的聚酰胺-胺型树状化合物	中国科学院化学研究所
200710120727	一种竹红菌素脂质体制剂及其制备方法	中国科学院化学研究所
200810223902	烷基异脲类化合物及其类似物的新用途	中国科学院化学研究所
200710138589	抗肿瘤活性的化合物,其制备方法和其应用	中国科学院昆明植物研究所
200810058110	余甘根苷 B 在制备药物中的用途	中国科学院昆明植物研究所
200810058610	毛萼乙素衍生物,其制备方法及其在抗肿瘤药物中的应用	中国科学院昆明植物研究所
200810058703	毛萼乙素结晶、其制备方法及含有其的药物组合物	中国科学院昆明植物研究所
200810058448	抗肿瘤化合物,其制备方法和其应用	中国科学院昆明植物研究所
200910094056	抗肿瘤药物组合物及其应用	中国科学院昆明植物研究所、山东省科学院生物研究所
200610104918	从甘肃棘豆中分离提取苦马豆素的工艺方法	中国科学院兰州化学物理研究所
200710307719	用于治疗慢性肝炎的椭圆叶花锚总双苯吡喃酮滴丸及其制备方法	中国科学院兰州化学物理研究所
200810029646	一种除莠霉素衍生物及其制备方法和抗肿瘤应用	中国科学院南海海洋研究所
200710029847	一种多羟基开环甾醇及其制备方法和抗肿瘤用途	中国科学院南海海洋研究所
200810030208	一种咔唑类生物碱及其制备方法和应用	中国科学院南海海洋研究所
200410016327	肝相关的抑癌基因及用途	中国科学院上海生命科学研究院
200610027475	SARS 冠状病毒的干扰 RNA 及其应用	中国科学院上海生命科学研究院
200710042195	大黄酸在防治脂肪肝中的作用	中国科学院上海生命科学研究院
200710046615	硫辛酰胺在防治胰岛素抵抗中的用途	中国科学院上海生命科学研究院
200510108466	S-腺苷同型半胱氨酸在制药中的应用	中国科学院上海药物研究所
200510026028	化合物西替欧醛的医药用途	中国科学院上海药物研究所
200510026365	一类 α-亚甲基-γ-丁内酯化合物、其制备方法及应用	中国科学院上海药物研究所
200510028288	那卡呋喃-8 内酯的用途	中国科学院上海药物研究所
200680002368	青蒿素衍生物、其制备方法和应用、以及包括该衍生物的药物组合物	中国科学院上海药物研究所
200710038047	西松烷内酯型二萜化合物豆荚软珊瑚甲、乙素及其制备方法和用途	中国科学院上海药物研究所
200710038667	眼用微乳/亚微乳原位凝胶制剂及其制备方法	中国科学院上海药物研究所
200810033452	具有相转变性质的扎那米韦鼻用原位凝胶剂及其制备方法	中国科学院上海药物研究所

（续表）

专利号	发明专利名称	专利权人
200810033268	具有降低喜树碱类药物胃肠毒性的新型纳米微粒制剂	中国科学院上海药物研究所
200510024554	从凤尾草中分离洋芹子素衍生物及它们的用途	中国科学院上海药物研究所
200510025596	西替欧醛的医药用途	中国科学院上海药物研究所
200510026029	化合物西替欧呋喃的用途	中国科学院上海药物研究所
200610148801	倍半萜类化合物及其组合物和从植物中提取的方法与其应用	中国科学院上海药物研究所
200610148349	新木榄二硫醇、其衍生物及其制备方法和在制备治疗糖尿病药物中的应用	中国科学院上海药物研究所
03116995	一类苯并噻吩类化合物、及制备和它的医药用途	中国科学院上海药物研究所
200710039617	左旋千金藤啶碱(l-SPD)衍生物、其制备方法和用途	中国科学院上海药物研究所
200510025808	木榄环六硫醇类化合物及其制备方法和用途	中国科学院上海药物研究所
200610023677	N,N'-二取代哌嗪类衍生物及其制备方法、药物组合物和用途	中国科学院上海药物研究所
200710036923	长春碱衍生物、其制备方法和用途、以及包含该衍生物的药物组合物	中国科学院上海药物研究所
200710038007	石杉碱甲及其衍生物或其盐的缓释纳米粒、和它的制造方法	中国科学院上海药物研究所
200510029264	4,5-开环二萜醌类似物及其用途	中国科学院上海药物研究所
200710037549	盐酸克仑特罗双层缓释片及其制备方法	中国科学院上海药物研究所
200610024590	一类喜树碱衍生物及其应用	中国科学院上海药物研究所
200610028554	注射用紫杉醇冻干乳剂及其制备方法	中国科学院上海药物研究所
200610140429	13,13a-二氢小檗碱衍生物及其药物组合物和用途	中国科学院上海药物研究所、伽文医学研究所
200710037160	β-榄香烯二胺类衍生物及其合成方法和应用	中国科学院上海应用物理研究所
200610025953	C60-苯甲酸氮芥在制备抗肿瘤药物中的应用	中国科学院上海应用物理研究所
200610117008	β-榄香烯聚乙二醇胺衍生物及其合成方法和用途	中国科学院上海应用物理研究所
200710041581	虎眼万年青 OSW-1 皂甙的无 A、B 环的双环类似物、合成方法和用途	中国科学院上海有机化学研究所
200610023955	高对映体选择性制备(S)-奥美拉唑的方法	中国科学院上海有机化学研究所
200710043519	以酰胺键连接的番荔枝内酯化合物、合成方法及用途	中国科学院上海有机化学研究所
200510059621	聚乙二醇化磷脂包载的蒽环类抗肿瘤抗生素的纳米胶束制剂	中国科学院生物物理研究所
200810112350	小檗碱及其结构类似物在逆转多药耐药泵中的应用	中国科学院微生物研究所
200710181278	见血封喉中的强心苷类化合物的抗肿瘤用途	中国热带农业科学院热带生物技术研究所
200710118178	一种多烯大环类化合物及其制备方法与应用	中国热带农业科学院热带生物技术研究所
200510099110	环己酮类饱和三环(桥环)化合物及其制备方法与用途	中国人民解放军军事医学科学院毒物药物研究所
200510074803	短瓣金莲花提取物、其抗炎有效成分和它们的用途	中国人民解放军军事医学科学院毒物药物研究所
200510093357	络石藤总木脂素提取物,提取方法及该提取物和其中有效成分的医药用途	中国人民解放军军事医学科学院毒物药物研究所
200310103048	特异性识别人脑乙酰胆碱酯酶的核酸适配体及其用途	中国人民解放军军事医学科学院毒物药物研究所
200310113509	葛根素口服制剂	中国人民解放军军事医学科学院毒物药物研究所
200410005485	选择性靶向胃癌和淋巴系统的纳米级制剂及其制备方法	中国人民解放军军事医学科学院毒物药物研究所
200510069547	可用于治疗糖尿病和高脂血症的旋复花提取物	中国人民解放军军事医学科学院毒物药物研究所
200510123890	褪黑素鼻腔给药制剂	中国人民解放军军事医学科学院毒物药物研究所
200510051460	吡唑并[4,3-c]喹啉-3-酮化合物、其制备方法及其应用	中国人民解放军军事医学科学院毒物药物研究所
200510074808	单环多取代环己烯醇和酮类化合物及其制备方法与用途	中国人民解放军军事医学科学院毒物药物研究所
200510117289	三萜皂苷及其衍生物的脂微球制剂及其制备方法	中国人民解放军军事医学科学院毒物药物研究所
200610106203	苯甲基二甲基[3-(肉豆蔻酰胺基)丙基]氯化铵的合成方法	中国人民解放军军事医学科学院毒物药物研究所
200410071033	石杉碱的控释制剂	中国人民解放军军事医学科学院毒物药物研究所
03143036	SARS 冠状病毒的 S 蛋白的抗原表位、其抗体、编码核酸以及含有它们的组合物	中国人民解放军军事医学科学院毒物药物研究所
200410085185	紫杉醇类物质的局部注射用缓释微球、其制备方法及应用	中国人民解放军军事医学科学院毒物药物研究所
200610171579	选择性 M4 受体拮抗剂及其医药用途	中国人民解放军军事医学科学院毒物药物研究所
200510059466	知母皂苷 BⅡ在制备用于防治脑卒中药物或产品中的用途	中国人民解放军军事医学科学院放射医学研究所
200610092321	肝再生因子及其应用	中国人民解放军军事医学科学院放射与辐射医学研究所
200710195843	替普瑞酮的一种抗急性低氧损伤用途	中国人民解放军军事医学科学院基础医学研究所
200910067068	盐酸阿比多尔在制备预防和治疗犬瘟热病毒药物中的用途	中国人民解放军军事医学科学院军事兽医研究所

（续表）

专利号	发明专利名称	专利权人
200610113175	一种抗尿激酶型纤溶酶激活剂受体的抗体样分子 ATF-Fc 融合蛋白及其用途	中国人民解放军军事医学科学院生物工程研究所
200610129441	人心肌肌钙蛋白 I 亚基核酸适配子及应用	中国人民解放军军事医学科学院卫生学环境医学研究所
200810089458	一种解酒护肝的药物组合物	中国人民解放军空军航空医学研究所
200810053465	右旋蛋氨酸在制备防治辐射诱导骨髓抑制药物中的应用	中国医学科学院放射医学研究所
200810052231	双功能聚合物纳米胶束及制备方法及在制备治疗血管再狭窄药物中的应用	中国医学科学院生物医学工程研究所
200710084699	含有丁二酸衍生物酯类化合物的凹舌兰提取物在制备用于治疗痴呆症的药物中的用途	中国医学科学院药物研究所
200510081265	紫杉醇和免疫增强剂胞壁酰二肽共轭物的制备及用途	中国医学科学院药物研究所
01129602	紫杉烷衍生物及其制法和用途	中国医学科学院药物研究所
200610152133	抗生素卡莫霉素 A（Chemomycin A）及其制造方法	中国医学科学院医药生物技术研究所
200410095066	黄连素或其与辛伐他汀联合在制备用于预防或治疗与血脂有关疾病或症状的产品中用途	中国医学科学院医药生物技术研究所
200710000552	喷昔洛韦眼用温度敏感原位凝胶制剂及其制备方法	中国医学科学院医药生物技术研究所
3　专利权人为国内大学		
200810122674	一类噁唑取代二氢吡唑多杂环衍生物、制备方法及其用途	安徽工业大学
200410014041	老鹰茶水提取物总黄酮在制备调血脂药物中的应用	安徽医科大学
200610012149	具有蛋白酶体抑制功能的化合物及其制备方法与应用	北京大学
200410050175	一类具有抗炎活性的糖基邻苯二甲酰亚胺类化合物	北京大学
200710100031	具有抗血栓活性的异喹啉化合物、其制备方法及应用	北京大学
200810114529	一种抑制血管内膜增生的小分子干扰 RNA	北京大学
200810240461	生物类黄酮类或多酚化合物在制备治疗帕金森病的药物中的用途	北京大学
200510093492	取代的吡啶类 M1 受体激动剂、其制备方法及其用途	北京大学
200810129955	一种可注射的温敏原位凝胶制剂，它们的制备方法及其应用	北京大学
200610127140	一种纤维蛋白胶血管扩张剂缓释长效组合物	北京大学
200510115717	异甘草苷在制备预防和（或）治疗抑郁症药物中的应用	北京大学
200710098802	3,9-二氧杂四星烷类化合物及其制备方法和应用	北京工业大学
200810118551	一种药物缓控释材料的制备方法	北京工业大学
200610165224	一种磁性超分子插层结构缓释型双氯芬酸钠及其制备方法	北京化工大学
200810224432	水滑石类去氧氟尿苷缓释剂及其制备方法	北京化工大学
200810007661	一种控制乳液中荧光探针分子释放速度的方法	北京科技大学
200810112484	具有抗菌作用的透明水凝胶及其制备方法	北京联合大学生物化学工程学院
200810101946	双嘧达莫口崩片	北京联合大学生物化学工程学院
200610090132	（1Z,4Z,5Z）-6-N-烷基-6-氮杂-2-氧代-3-氧杂-4-甲氧基-双环［3.1.0］己烷及其制备方法和用途	北京师范大学
200510130480	甾醇类化合物及其用途	北京师范大学
200610090134	（1Z,4E,5Z）-6-N-异丙基-6-氮杂-2-氧代-3-氧杂-4-甲氧基-双环［3.1.0］己烷及其制备方法和用途	北京师范大学
200710049171	波棱内酯及其制备方法和用途	成都中医药大学
200810228575	一种用于修复神经损伤的 FK506 缓释膜的制备方法	大连大学
200710011196	控释软膏组合基质及其制备方法	大连理工大学
200810011700	含三唑环萘酰亚胺抗肿瘤化合物及其制备方法	大连理工大学
200710159335	梓醇的制备新方法和含它的药物组合物及用途	大连理工大学
200610163225	以人参多糖为载体的抗肿瘤药物阿霉素复合物及制备方法	东北师范大学
200710172741	一种零级给药口服控释片剂及其制备方法	东华大学
200810040586	2′-羧基-4′-氟联苯杂螺环酮化合物及其制备和应用	东华大学
200810041536	一种中药纳米纤维毡的制备方法	东华大学
200710019925	盐酸尼卡地平缓释制剂及其制备方法	东南大学
200810021962	载药隐形眼镜及其制备方法	东南大学
200610097447	一种多巴胺 D3 受体部分激动剂及其应用	东南大学

（续表）

专利号	发明专利名称	专利权人
200610018691	防疤烧伤膏及其生产工艺	福建医科大学
200710200221	非周边取代的酞菁金属配合物的用途	福州大学
200310108071	羟基芪类化合物及其制备方法和应用	复旦大学
200710037180	紫杉烷类衍生物及其制备方法和药用用途	复旦大学
200710039248	1-呋喃甲基-3-取代吲哚啉-2-酮衍生物	复旦大学
200710043451	柴胡总多糖在制备防治系统性红斑狼疮药物中的用途	复旦大学
200710041325	二(7-羟基-2,3-二氢-1-1H-茚基)醚类及其类似物、合成方法及应用	复旦大学
200710040765	一种可以抑制结核杆菌生长的化合物及其应用	复旦大学
200610029176	一种亲环素A抑制剂在制备抗艾滋病药物中的应用	复旦大学
200710172980	*N*-4-羟苯视黄酰胺在制备抗肝纤维化药物中的用途	复旦大学
200510026231	1-(4,4-二芳基-3-丁烯)-哌啶甲酸化合物或其可药用盐，制备方法和应用	复旦大学
200610030914	化合物S2在制备抗癌药物中的应用	复旦大学
200710170947	丹参酚酸或其盐磷脂复合物及其制备方法	复旦大学
200710040175	一种抑制多药耐药金葡菌活性的化合物	复旦大学
200710045306	胡萝卜烷型倍半萜及其制备方法和用途	复旦大学
200710044099	8-O-4′型木脂素在制备抗补体药物中的用途	复旦大学
200710170416	由荷叶总黄酮提取物和田基黄总黄酮提取物组成的中药组合物在制备抗乙肝病毒药物中的用途	复旦大学
200710028955	钌-蒽醌缀合物及其制备方法与作为光动力治疗光敏剂的应用	广东药学院
200610124201	一种乌拉地尔脉冲控释片及其制备方法	广东药学院
200710027454	一种新型天然抗肿瘤活性化合物及其制备方法与应用	广东药学院
200710028392	香鳞毛蕨间苯三酚类提取物Dryofragin和Aspidinol的应用	广东药学院
200810028921	一种疏水性环糊精包合物及其制备方法和应用	广东药学院
200710030650	手性钌配合物及其作为抗肿瘤药物的应用	广东药学院
200610164319	曲安缩松与蛇床子组成的副作用少的外用抗炎抗敏药剂	广东医学院
200810219013	半边旗提取物注射剂的制备方法	广东医学院
200610020523	以白花丹素为配体的金属配合物、其合成方法及其用途	广西师范大学
200610018477	一种防治心脑肾血管疾病的药物制剂	广西医科大学
200810073635	一种生物碱类化合物及其制备方法和用途	广西医科大学
200710034611	一种用于治疗心脑血管疾病的杨梅素分散片及其制备方法	广西中医学院
200610018462	藤茶素分散片的制备方法及用途	广西中医学院
200610037585	一种治疗冠心病的中药复方的制备方法	广州中医药大学
200810028867	[1′-(7″-氯-喹啉-4″-基)哌嗪-4′-基]-3-丙酸在制备抗疟疾药物中的应用	广州中医药大学
200710027625	一种穿心莲根提取物及其制备方法和在制备抗血栓药物中的应用	广州中医药大学
200710032383	一种抗菌消炎的穿心莲内酯自乳化胶囊	广州中医药大学
200710078014	一种富含天麻素、有机硒的灰树花口服液及其制备方法	贵州大学
200710078037	从核桃树皮中提取的抗肿瘤药物及其制备方法	贵州大学
200810064072	5-氟尿嘧啶自乳化纳米级冻干粉及其制备方法	哈尔滨商业大学
200610151201	含挂金灯甾类化合物的药物组合物	哈尔滨医科大学
200510137991	海南山苦茶木脂素和鞣质的制备方法	海南医学院
200510071092	治疗胃肠炎的中药提取物、其制备方法及含有该提取物的中药组合物	海南医学院
200710185251	马先蒿木脂素类化合物、制备方法及应用	河北大学
200710053969	防治晕车饮料	河南大学
200710054080	茄呢基多胺衍生物、制备及其应用	河南大学
200810049405	一种天然化合物熊果酸在抗菌方面的应用	河南大学
200710189747	复方头孢噻呋油混悬注射液制备工艺	河南农业大学
200710189748	复方阿莫西林油混悬注射液制备工艺	河南农业大学
200710055093	穴位贴敷治疗慢性萎缩性胃炎药膏	河南中医学院
200610010225	蛇床子素磷脂复合物及其制备方法和应用	黑龙江大学
200610010226	木犀草素磷脂复合物及其制备方法和应用	黑龙江大学
200610151018	黄芩苷冻干粉针剂及其制备方法	黑龙江大学

（续表）

专利号	发明专利名称	专利权人
200810048199	一种服用剂量小的浓缩型脉君安片或胶囊配方及其制备方法	湖北大学
200910043678	4-叔丁基-6-苯基-2-氨基-6H-1,3-噻嗪盐的制备方法与医药用途	湖南大学
200710034267	一种用于细菌病治疗的靶向药物及其制备方法	湖南农业大学
200910042407	抑制人 KCTD1 基因表达的 siRNA 及其在制药中的应用	湖南师范大学
200710046715	碳苷型糖脂化合物及其用途	华东理工大学
200510026515	纳米马钱子碱脂质体及其制备方法	华东理工大学
200710037060	脱羧 FR-008 衍生聚酮抗生素及其应用	华东理工大学、上海交通大学
200610024352	一种河蟹用防病护肝剂及其制备方法	华东师范大学
200810198270	1-*O*-(4-羟基苯基)-*β*-*D*-呋喃核糖苷作为酪氨酸酶抑制剂的应用	华南理工大学
200710032767	一种治疗因结核菌感染导致卵巢炎症的药物组合物	华南理工大学
200410061471	湖北贝母总生物碱制备工艺	华中科技大学
200810047116	一种从黄连木粕中提取的多糖及其提取方法	华中农业大学
200810237433	治疗奶牛乳腺炎的复方聚维酮碘凝胶及制备方法与在制药中的应用	华中农业大学
200710052963	一种制备咪喹莫特壳聚糖纳米粒的方法	华中师范大学
200810050306	载辛伐他汀缓释微球体系的制备方法	吉林大学
200710056333	色甘酸钠凝胶滴眼液及制备工艺	吉林大学
200810015871	一种叶黄素微胶囊及其制备方法	济南大学
200710029644	穿心莲内酯衍生物及其在制药中的应用	暨南大学
200510101981	具抗病毒作用的小紫金牛提取物及其提取方法和应用	暨南大学
200610091402	对铅具有吸附/清除作用的生物活性剂及制备方法和应用	暨南大学
200610037302	胡黄连素的衍生物及其制备方法和应用	暨南大学
200710029721	甾体化合物在制备治疗心脑血管疾病药物中的应用	暨南大学
200810219521	蔗糖分子偶和的纳米单质碲水溶胶的制备方法	暨南大学
200710026300	具有 α-糖苷酶抑制剂活性的中药提取物及其应用	暨南大学
200810027772	诱导核受体 TR3 表达的强心苷类化合物及其应用	暨南大学
200810242671	一种维生素 E 微胶囊的制备方法	江南大学
200810084977	癫葡萄籽油甘油三酰酯在制备用于抑制肿瘤细胞的药物中的用途	江南大学
200810022249	一种复合维生素 β-环糊精包合物的制备方法	江南大学
200710192228	具有抗肿瘤和影响线粒体功能的锰配合物及其制备方法	江苏大学
200710191353	水飞蓟宾二聚体自乳化微乳制剂及其制法	江苏大学
200710191464	水飞蓟宾前体多相脂质体制剂及其制备方法	江苏大学
200710135573	抗肿瘤活性二吡啶甲基胺类化合物及其制备方法	江苏大学
200610096780	高效口服水飞蓟宾缓释制剂及其制备方法	江苏大学
200510094266	木质素类药用活性物质的制备方法及其在制备治疗心血管疾病的药物中的用途	江苏工业学院
200510042958	原花青素在制备治疗结肠炎药物的新用途	兰州大学
200710017285	一种南瓜多糖分离纯化的方法及所得组分的用途	兰州大学
200610104541	组合化学修饰的内吗啡肽-1 及其制备方法	兰州大学
200810139956	一种有机锡配位聚合物的制备方法	聊城大学
200810140392	一种吡嗪二甲酸锡配位化合物及其制备方法与应用	聊城大学
200510021920	一种治疗咽喉口腔疾病的药物组合物与其制备工艺	泸州医学院
200710048608	一种治疗肝癌、白血病的药物制剂与其生产工艺	泸州医学院
200710053349	补铁剂羧甲基壳寡糖亚铁的制备方法	南昌航空大学
200710030116	一种新的可水解鞣质及其应用	南方医科大学
200710030114	1,3-O-二-没食子酰基-6-O-(S)-云实酰基-β-D-吡喃葡萄糖及其应用	南方医科大学
200710030117	一种可水解鞣质及其应用	南方医科大学
200710029582	一种苯骈呋喃衍生物及应用	南方医科大学
200710137768	一种纳米抑菌蒙脱土及其制备方法	南方医科大学
200710030597	1,3-二-O-没食子酰基 1-4,6-(S)-HHDP-β-D-吡喃葡萄糖在制备抗肿瘤药物中的应用	南方医科大学

（续表）

专利号	发明专利名称	专利权人
200710030596	1,3,4-三-O-没食子酰基-6-O-咖啡酰基-β-D-吡喃葡萄糖在制备抗肿瘤药物中的应用	南方医科大学
200810176371	豆甾烷-3,5,6-三醇及其衍生物用于制备抗病毒药物的用途以及新的豆甾烷-3,5,6-三醇衍生物	南方医科大学
200810219931	硝基咪唑类药物纳米蒙脱土缓释剂及其制备方法	南方医科大学
200610040763	升麻环菠萝蜜烷型三萜类化合物在抗骨质疏松及更年期综合症的用途	南京大学
200710024888	以羧甲基壳聚糖为载体的灯盏乙素前药及其制备方法	南京大学
200710134648	碳碳方式连接的双青藤碱衍生物、制备方法及其应用	南京大学
200710190629	尿素类衍生物及其制备方法与用途	南京大学
200810018769	芒果甙元在制备预防和治疗 II 型糖尿病药物中的应用	南京大学
200680018075	一种生物大分子与生物还原剂的结合物及其制备方法	南京大学
200710192225	聚天冬酰胺衍生物与阿霉素偶联物的制备方法及其应用	南京大学
200810234101	一类 *N*-(叔丁氧基羰基)噻唑烷酸类化合物及其制法和用途	南京大学
200810123751	非诺贝特纳米混悬剂及其制备方法	南京工业大学
200810124422	抗皮肤真菌复方制剂	南京农业大学
200710025279	水溶性竹红菌素二氧化钛纳米粒的制备方法	南京师范大学
200710024702	一种 α-取代的 3,5-二取代苯丙烯酸及其衍生物，其制备方法及用途	南京师范大学
200710023413	水溶性竹红菌素二氧化硅纳米粒的制备方法及其在制备静脉注射剂中的应用	南京师范大学
200810024636	基于竹红菌素纳米晶体的水溶性竹红菌素二氧化硅纳米粒的制备方法	南京师范大学
200410014786	黄芪甲苷的制法及在制备防治糖尿病肾病药物中的应用	南京医科大学
200610088005	一种治疗冠心病心绞痛的中药复方巴布剂及其制备方法	南京中医药大学
200710025026	一种预防呼吸道病毒感染性疾病的中药制剂和制备方法	南京中医药大学
200710023504	5-羟甲基糠醛在制备保护血管内皮细胞药物中的应用	南京中医药大学
200710019912	一种治疗溃疡性直肠炎的中药制剂及其制备方法	南京中医药大学
200810124590	番荔枝内酯化合物在制备治疗肺癌或乳腺癌药物中的应用	南京中医药大学
200810236293	马钱子碱复合磷脂脂质体及其制备方法和在制药中的应用	南京中医药大学
200710024569	麦冬皂苷 D 在制备调控血管内皮细胞周期基因药物中的应用	南京中医药大学
200810157140	2,5-二羟甲基-3,6-二甲基吡嗪及其衍生物在制药中的应用	南京中医药大学
200610014889	治疗支气管哮喘的组合物	南开大学
200810052636	纳米肝靶向两亲性嵌段共聚物给药系统及制备方法	南开大学
200810052635	甘草次酸-聚乙二醇/壳聚糖肝靶向复合给药系统及制备方法	南开大学
200810151334	磺化杯[5]芳烃在制备治疗百草枯中毒药物方面的用途	南开大学
200810019467	环维黄杨星 D 羟丙基-β-环糊精包合物及制备方法	南通大学
200910025444	牛磺酸与安定复方在制备治疗缺血性脑损伤疾病的药物中的应用	南通大学
200710068994	一种水溶性的 4′-去甲表鬼臼毒素的衍生物及其制备方法	宁波大学
200810001710	乳糖基硫脲杂环化合物及其合成方法和在抗肿瘤方面的应用	青岛科技大学
200510063206	一种灯盏花素长循环纳米脂质体及其制备方法	清华大学
200810008124	巴西苏木红素在制备治疗缺糖缺氧脑组织丙二醛生成过多所引起疾病的药物中的应用	清华大学
200610007227	一种清开灵大输液制剂及其制备方法	清华大学
200810089056	治疗乳腺癌的药物及其专用反义寡核苷酸	清华大学深圳研究生院
200810089057	特异性调节 POKEMON 基因表达的反义寡核苷酸及其应用	清华大学深圳研究生院
200610169706	具有抑制 PTTG 表达作用的融合蛋白及其编码基因与应用	清华大学深圳研究生院
200610135871	抗肝癌中药有效组分优选配方	三峡大学、陈涛
200710014906	川芎嗪芪类衍生物、制备方法和药物组合物与应用	山东大学
200710114796	槐糖脂在制备抗皮肤癣菌药物中的应用	山东大学
200810014427	马齿苋酰胺类生物碱在制备抗氧化和神经元保护剂中的应用	山东大学
200710015587	聚乙二醇修饰齐多夫定缀合物及其制备方法与应用	山东大学
200710016184	3-苄基-5-(2-硝基苯氧甲基)-γ-丁内酯的应用	山东大学
200810014048	喷昔洛韦微乳凝胶制剂及其制备方法	山东大学
200810014877	肉桂酰胺类组蛋白去乙酰化酶抑制剂及其制备方法	山东大学

（续表）

专利号	发明专利名称	专利权人
200810157518	川芎嗪胍类衍生物的制备方法及其应用	山东大学
200810139942	苯并磺酰胺类 CA-4 类似物、合成方法与应用	山东大学
200710113257	2,3-二氢-3-羟甲基-6-氨基-[1,4]-苯并噁嗪在制备药物中的应用	山东大学
200810139941	姜黄素纳米结晶制剂的制备方法	山东大学
200810140080	5-取代基-2-(4-取代苯基)-6,7-二氢吡唑并[1,5-a]吡嗪-4(5H)-酮衍生物及其应用	山东大学
200710113825	一种促牙周再生的苯妥英钠缓释凝胶及其制备方法与应用	山东大学
200710016399	五元环 3 位单取代苯并磺内酰胺衍生物及制备方法	山东大学
200710016183	酰胺二酮酸类化合物、制备方法及其用途	山东大学
200810159648	姜黄素明胶微球及其制备工艺	山东大学
200810054429	一种具有抗癌活性的 Ru(Ⅱ)配合物及其制备方法	山西大学
200810055219	苯并噁唑酮类衍生物及其制备方法	山西医科大学
200810054501	一种抑制 bax 基因表达的 siRNA 序列	山西医科大学
200810054493	一种抑制 bak 基因表达的 siRNA 序列	山西医科大学
200810150115	4,5-二芳基-2-巯基嘧啶类化合物及其合成方法和药物用途	陕西师范大学
200710030218	喷他脒及死亡结构域受体配体联合应用	汕头大学医学院
200710039940	从龙血竭中分离纯化的黄酮类化合物及其制备方法	上海大学
200710038739	从龙血竭中分离纯化的二氢查耳酮化合物及其制备方法	上海大学
200810042604	10-去乙酰基-9(R)-氢化-1-去氧紫杉醇类似物及其制备方法	上海大学
200510110883	长链脂肪酰胺类化合物及其应用	上海第二医科大学
200710039131	三明治型药物缓释膜及其制备方法	上海交通大学
200810033294	用于抗肿瘤的药物	上海交通大学
200710039627	两亲性聚合物载药纳米粒子的制备方法	上海交通大学
200810035222	可用于抗肿瘤的紫草酮肟衍生物	上海交通大学
200810035826	抗肿瘤活性海洋吲哚生物碱类物质及其制备方法和应用	上海交通大学
200810040908	倍半萜香豆素醚的提取纯化方法及其应用	上海交通大学
200810040925	一种 2-呋喃基-1H-苯并咪唑-4-酰胺型衍生物	上海交通大学
200910048229	降血脂的中药组合物及其制备方法	上海交通大学
200810041213	具有标记和治疗双功能的纳米乙醇脂质体材料制备方法	上海交通大学
200810038558	促进伤口愈合的透明质酸小片段药膏的制备方法	上海交通大学
200810201131	一种金纳米棒基载药体及其制备方法和应用	上海师范大学
200610026475	一种具免疫活性的夏枯草多糖组合物及其制备方法和应用	上海中医药大学
200610026830	一种蜈蚣藻多糖提取物在制备抗肿瘤药物中的应用	上海中医药大学
200710158384	一种具有抗肿瘤活性的熊果酸化学修饰物氨基醇	沈阳化工学院
200410100445	一种心肌靶向化合物及其制剂	沈阳药科大学
200510005454	新的 5-羟基吲哚-3-羧酸酯类衍生物	沈阳药科大学
03133386	口服给药后能控制释放有效成份的复方片及其制备方法	沈阳药科大学
200410020563	亮菌甲素溶液型制剂及其制备方法	沈阳药科大学
200410020838	磺胺类化合物脂质体的制备方法及其制剂	沈阳药科大学
200410021590	丁香酚布洛芬酯药用化合物及其制剂和制备方法	沈阳药科大学
200510045760	天然产物桑皮苷的新用途	沈阳药科大学
200510047060	氟尿嘧啶-右旋糖酐偶联物及其制备方法	沈阳药科大学
03111469	灯盏花素脂质体及其制备方法	沈阳药科大学
200410050521	醒脑静注射乳剂及其制备方法	沈阳药科大学
200510045950	一种含有石杉碱甲的肠溶包衣缓释片剂及制备方法	沈阳药科大学
03133806	含 HPCD 的桂利嗪粉针剂和其固体制剂及其制备方法	沈阳药科大学
200510046273	抗癌活性化合物及其提取方法	沈阳药科大学
200510047044	吗啉甲基萘满酮用于制备平滑肌解痉剂的用途	沈阳药科大学
200510045951	双面打孔的单室双层渗透泵控释系统	沈阳药科大学
200510046524	一种高效的马蔺子素制剂及其制备方法	沈阳药科大学
200510047180	伊曲康唑注射乳剂及其制备方法	沈阳药科大学
200510045605	阿德福韦酯高效制剂及其制备方法	沈阳药科大学

（续表）

专利号	发明专利名称	专利权人
200710304278	一种锰配合物及其制备方法与应用	首都师范大学
200710304281	一种铜配合物及其制备方法与应用	首都师范大学
200610144240	*N*-[2-(5,5-二甲基-1,3-二氧六环-2-基)-乙基]氨基酸及其合成与应用	首都医科大学
200510105291	咪唑啉修饰的氨基酸，其合成方法及在多肽标记中的应用	首都医科大学
200710063401	一种预防和治疗肝损伤与降血脂的药物	首都医科大学
200610144236	*N*-[(3S)-1,2,3,4-四氢异喹啉-3-甲酰基]氨基酸、其制备方法及应用	首都医科大学
200610144239	抗血栓的 *N*-丁基-2,2-二甲基-4-氧代-四氢咪唑并吡啶并吲哚及其合成和应用	首都医科大学
200710121654	蓖麻碱的镇痛用途	首都医科大学
200810057121	异喹啉-3-甲酰氨基酸苄酯及其制备和应用	首都医科大学
200810104210	雷公藤单体化合物在提高腺相关病毒载体介导的基因表达效率及其对神经退行性疾病的辅助治疗中的用途	首都医科大学
200710051038	丹参酚酸 B 磷脂复合物及其制备方法	四川大学
200710048481	喜树碱衍生物磷脂复合物脂质纳米粒制剂及其制备方法	四川大学
200810304764	bFGF 修饰的脂质体与靶向人 VEGF 基因的 shRNA 表达载体的复合物及其制备	四川大学
200810304843	长春新碱-逆转剂复合纳米粒	四川大学
200810304730	4-(4-苯甲酰氨基苯氧基)-2-(甲基氨甲酰基)吡啶衍生物及其制备方法和用途	四川大学
200510038908	蛇床子素的用途及用于治疗脂肪肝的制剂	苏州大学
200810053123	夹合自粘贴载药膜的理疗电极片及其制备方法	天津大学
200810053124	夹合自粘贴载药膜的理疗电极片及其制备方法	天津大学
200610013476	4-甲氧基-1,3 一苯二取代酰胺衍生物	天津大学
200810052975	一种三萜皂苷类抗肿瘤化合物及制备方法及用途	天津大学
200810052974	一种三萜皂苷类化合物及制备方法及用途	天津大学
200610130068	4-甲氧基-1,3-苯二磺酰胺类衍生物及其应用	天津理工大学
200710150691	4-甲氧基-1,3-苯二酰胺的 N,N′-二[三氟甲(氧)基]取代苯基衍生物与用途	天津理工大学
200710068539	黑紫橐吾素 A 及其抑制格兰氏阳性菌的医药用途	温州医学院
200710156383	一类取代苯甲酸类含氮衍生物及其抗肿瘤医药用途	温州医学院
200810059059	一个蒲公英木质素酸在制备乙酰胆碱酯酶抑制剂中的用途	温州医学院
200810062451	1-氧-取代苯甲酰奎尼酸及其抑制乙肝病毒的药物用途	温州医学院
200810060936	一类具有抑制乙酰胆碱酯酶活性的芳基吡啶酮类衍生物	温州医学院
200610053610	1β-氧代-5,11(13)-二烯桉烷-12-酸抑制乙肝病毒药物的制药用途	温州医学院
200810059740	含酰胺取代基的取代桂皮酸衍生物及其肿瘤细胞毒性	温州医学院
200810060937	6-芳基-3-取代亚甲基-吡啶类衍生物及用途	温州医学院
200710053149	一种治疗慢性宫颈炎的异甘草素阴道栓剂及制备方法	武汉大学
200910060537	一种抗汉坦病毒药物阿比朵尔的用途	武汉大学
200810047307	茯苓葡聚糖磷酸酯化衍生物及其制备方法和用途	武汉大学
200810196876	硫普罗宁在制备治疗因脑缺血、糖尿病、肥胖继发的肝功能受损的药物中的用途	武汉大学
200810046965	一种从当归中提取多糖的方法及应用	武汉大学
200710053148	一种治疗痔病的异甘草素凝胶剂及制备方法	武汉大学
200810048632	花色苷及对 CHOP 基因的调控在制备防治动脉粥样硬化药物中的应用	武汉大学
200810047644	过瘤胃氯化胆碱微胶囊及其制备工艺	武汉工业学院
200810018043	一种短叶苏木酚固体脂质纳米粒的制备方法	西安交通大学
200710188477	化合物 2-羟基-5-丁酰胺基苯甲酸及其用途	西安交通大学
200810150960	荠草酸在制备治疗溃疡性结肠炎药物中的应用	西安交通大学
200710018762	一种具有抗肿瘤活性的化合物及其用途	西安交通大学
200610104856	巫山淫羊藿总酚酸在药物及保健食品中的应用	西北大学
200610104857	商陆总苷元的制备及在镇咳祛痰药物中的应用	西北大学
200810017384	一种长春花生物碱类抗肿瘤药物的纳米粒制剂及其制备方法	西北农林科技大学

（续表）

专利号	发明专利名称	专利权人
200510075614	一种内酰胺类抗生素及其制备方法	西北农林科技大学农药研究所
200710078505	长链烷基小檗碱盐衍生物、合成方法及用途	西南大学
200810070035	具有抗微生物活性的三唑酮、三唑醇类化合物及其盐、合成方法及用途	西南大学
200710093114	从茶叶中制备甲基化儿茶素的工艺方法	西南大学
200710008928	克列维醇的制备方法及在制抗乙酰胆碱酯酶药物的应用	厦门大学
200710008929	克列维醇在制备抗氧化剂的应用	厦门大学
200710008930	克列维醇在制备酪氨酸酶抑制剂的应用	厦门大学
200810070623	联苯类化合物及其制备方法和应用	厦门大学
200810070627	拟茎点菌素化合物及其制备方法和应用	厦门大学
200810071418	植入型抗肿瘤药10-羟基喜树碱双重缓释颗粒制剂及其制备方法	厦门大学
200810071898	聚(苯乙烯-交替-马来酸钠)的用途	厦门大学
200480039355	含有SARS-CoV病毒核苷酸序列的基因修饰的植物和使用它进行免疫抗SARS的方法	香港大学
200810143665	一种两亲性超支化聚酯为载体的抗肿瘤前药及制备方法	湘潭大学
200710201354	葡萄多糖及其提取方法和应用	新疆医科大学
200710134944	洋参川芎醒脑复方制剂	徐州工业职业技术学院
200410088888	嗜盐隐杆藻胞外多糖在制药中的用途	徐州师范大学
200510043886	蓬莪术环二烯及其衍生物的制备方法和用途	烟台大学
200710169718	呋喃二烯及其衍生物在制备治疗癌症的药物中的应用	烟台大学
200710065761	一种抗肿瘤抗生素及其制备方法	云南大学
200710068245	含达玛烷型四环三萜类皂苷的中药提取物及用途	浙江大学
200710071277	一种白花蛇舌草有效组分及制备方法和应用	浙江大学
200810120308	注射用二氢青蒿素乳剂、冻干乳剂及其制备方法	浙江大学
200610053575	一种艾里莫芬内酯酸天然产物及其应用	浙江大学
200610099015	4-脱氧异鬼臼毒素衍生物及其制备方法和医药用途	浙江大学
200610099016	一类脱氢水飞蓟宾双酯类衍生物及其制备方法和用途	浙江大学
200710156910	4′-取代苄氧基-苯基丁二烯类衍生物及制备和用途	浙江大学
200710156549	叶酸修饰的壳寡糖-硬脂酸嫁接物及制备方法和应用	浙江大学
200710069971	甘露糖在制备治疗肺部炎症性疾病药物中的应用	浙江大学
200610155051	一种水菖蒲有效部位提取物及其用途	浙江大学
200810059353	从木鳖子中提取免疫佐剂成分的方法	浙江大学
200810163170	一种维生素K微胶囊的制备方法	浙江大学
200710156144	冬凌草甲素粉针及其制备方法	浙江大学
200710066685	含异补骨脂素的中药提取物及制备方法和用途	浙江大学
200710070320	姜黄素在制备肿瘤多药耐药预防剂中的用途	浙江大学
200610155607	细胞浆靶向壳寡糖-脂肪酸嫁接物载药胶团的应用	浙江大学
200710070043	一种纳米结构脂质载体给药系统的用途	浙江大学
200810060884	喹唑啉咪唑化合物的用途	浙江大学
200810062649	一种聚合物胶束载药系统及其制备方法	浙江大学
200810063016	一类6-芳基取代吡啶类化合物的药物用途	浙江大学
200810121468	利培酮透皮吸收贴片	浙江大学
200810060611	一种喜树碱衍生物的乳剂及其制备方法	浙江大学
200710069640	4′-去甲表鬼臼毒素衍生物及制备方法和用途	浙江大学
200710070448	8-芳胺基-3H-咪唑[4,5-g]喹唑啉类衍生物的用途	浙江大学
200710071439	芳基取代咪唑啉-2-酮类衍生物及其制备方法和用途	浙江大学
200710156871	一种当归有效组分及制备方法和应用	浙江大学
200710198949	C环含共轭双键的齐墩果烷三萜化合物及用途	浙江大学
200810061687	芳基取代吡啶酮类衍生物在制备抗肿瘤药物中的应用	浙江大学
200810063018	芳基-3-取代羰基吡啶酮类化合物的用途	浙江大学
200810063017	6-芳基-3-取代羰基吡啶类化合物的药物用途	浙江大学
200810164105	2-吲唑-4-氮杂吲哚-5-氨基衍生物及制备和应用	浙江大学
200710156132	重楼皂甙Ⅰ及其衍生物的应用	浙江大学

（续表）

专利号	发明专利名称	专利权人
200810063309	人巨细胞病毒 UL54 基因的 siRNA 序列及应用	浙江大学
200810062999	PS-341 和维甲酸在制备协同诱导分化治疗白血病药物中的应用	浙江大学
200710070394	取代的苯丙烯类衍生物及其制备方法和用途	浙江大学
200710069847	长春瑞滨固体脂质纳米粒与其冻干制剂及制备方法	浙江大学
200810060453	一种构筑肝靶向载药聚合物胶束的方法	浙江大学
200810098922	氯喹脂质体冻干粉针及制备方法	浙江大学
200510061292	天然 β-胡萝卜素油和天然 β-胡萝卜素结晶体的应用	浙江大学宁波理工学院
200710156515	一种二降碳无羁烷三萜化合物及其制备与应用	浙江工业大学
200810060923	一种多氟代水杨酰胺衍生物及其应用	浙江工业大学
200810120053	一种苯甲酰氟苯水杨酰胺类化合物及其制备与应用	浙江工业大学
200810059047	具有抗肿瘤作用的乌骨藤碳-21 甾体皂苷混合物	浙江省医学科学院
200810059357	一种壳聚糖-酮洛芬接枝物及其制备方法	浙江省医学科学院
200910095666	一种积雪草酸可注射缓释微球及其制备方法	浙江省医学科学院
200710067951	从蝇蛆中提取分离具有体外抗肿瘤作用的有效组份	浙江省医学科学院
200510050058	一种治疗脑血管病的药物	浙江中医药大学
200710100404	21-亚基地高辛衍生物及其制备方法	郑州大学
200810049009	治疗肿瘤的组合药物及其应用	郑州大学
200810049466	2-甲氧基雌二醇静脉纳米乳剂的制备方法	郑州大学
200810049465	2-甲氧基雌二醇静脉纳米乳剂	郑州大学
200810231184	2-甲氧基雌二醇脂质体冻干粉针剂及其制备方法	郑州大学
200810231376	15-亚甲基取代穿心莲内酯衍生物在制备抗炎解热镇痛药物中的用途	郑州大学
200810231375	15-亚甲基取代穿心莲内酯衍生物在制备抗乙型肝炎药物中的用途	郑州大学
200710053807	异穿心莲内酯类似物及其制备方法	郑州大学
200710013337	苯并异硒唑酮氨基糖衍生物及其制备方法和应用	中国海洋大学
200510079886	10-苯基氢化异吲哚酮类化合物及其制备方法和用途	中国海洋大学
200810118176	一种治疗乳房炎的药物	中国农业大学
200810034539	一种抗肿瘤化合物红波罗花碱 A 及其制备方法和应用	中国人民解放军第二军医大学
200810034538	一个生物碱类化合物在制备抗肿瘤药物中的应用	中国人民解放军第二军医大学
200710041688	黄芩素作为抗真菌药物增效剂的用途	中国人民解放军第二军医大学
200710047329	灰海参中三萜皂苷类抗肿瘤化合物 griseaside A 及其制备方法	中国人民解放军第二军医大学
200610027827	一种姜黄素制剂及其制备方法	中国人民解放军第二军医大学
200610118973	一种治疗痛经的亲水性巴布剂	中国人民解放军第二军医大学
200610119439	一种预防有机磷酸酯类化合物中毒的复方经皮给药制剂	中国人民解放军第二军医大学
200710036208	苦参碱微乳	中国人民解放军第二军医大学
200810034446	具有降血脂作用的 3-取代氧基-3′,4′-二甲氧基黄酮类化合物	中国人民解放军第二军医大学
200810038566	化合物双旋覆花内酯丁及其制备方法和应用	中国人民解放军第二军医大学
200810038568	双倍半萜内酯类化合物及其制备方法和应用	中国人民解放军第二军医大学
200710039181	一种小鼠皮肤朗格汉斯细胞缺失模型的构建方法	中国人民解放军第二军医大学
200810034184	一种依托泊苷制剂及其制备方法	中国人民解放军第二军医大学
200910044884	蓝萼 X 素在制备抗癌药物中的应用	中国人民解放军第二军医大学
200610026013	具有降血脂作用的黄酮醇类化合物	中国人民解放军第二军医大学
200810032525	α-羟基酸在制备癌瘤体内注射治疗药物中的应用	中国人民解放军第二军医大学
200810038569	两个双倍半萜类化合物在制备抗肿瘤和抗炎药物中的应用	中国人民解放军第二军医大学
200610029064	化合物 3-甲基-6-(2-甲基丁基)哌嗪-2,5-二酮及其制备和应用	中国人民解放军第二军医大学
200710043785	具有抗骨质疏松活性的酚苷类化合物	中国人民解放军第二军医大学
200810035858	化合物二聚兔耳风萜 A 及其制备方法和应用	中国人民解放军第二军医大学
200510025839	一种用于制备抗白内障产品的组合物	中国人民解放军第二军医大学
200910044882	蓝萼香茶菜中二萜类化合物在制备抗癌药物中的应用	中国人民解放军第二军医大学
200910045510	香豆素类化合物九里香酮在制备抗肿瘤药物中的应用	中国人民解放军第二军医大学
200710007686	苍耳子总苷提取物用于制备抗炎性反应产品的用途	中国人民解放军第二军医大学
200810042345	一种纳米囊及纳米囊复合微球的制备方法	中国人民解放军第二军医大学
200710047331	糙海参中皂苷类抗真菌化合物及其制备方法	中国人民解放军第二军医大学

（续表）

专利号	发明专利名称	专利权人
200810035859	二聚倍半萜类化合物及其制备方法和应用	中国人民解放军第二军医大学
200710078254	青蒿素及其衍生物与抗菌药物的联合应用	中国人民解放军第三军医大学
200510055368	青蒿素及其衍生物二氢青蒿素、蒿甲醚、蒿乙醚、青蒿琥酯在制药中的应用	中国人民解放军第三军医大学
200810069455	二十八烷醇在制备防治高原红细胞增多症药物中的应用	中国人民解放军第三军医大学
200710092800	二十八烷醇在制备防治缺氧性肺动脉高压症的药物中的应用	中国人民解放军第三军医大学
200610093913	一种结肠癌靶向治疗前体药物及制备方法	中国人民解放军第四军医大学
200610104853	鹰嘴豆总黄酮在制备治疗糖尿病药物中的应用	中国人民解放军第四军医大学
200710017566	外用沸石抗菌止血剂及其制备工艺	中国人民解放军第四军医大学
200810150843	一种从面包海星提取的海星皂苷类化合物的用途	中国人民解放军第四军医大学
200810151083	一种海星皂苷类抗肿瘤化合物	中国人民解放军第四军医大学
200810154095	难溶性抗肿瘤药物的聚合物冻干制剂	中国人民武装警察部队医学院
200810154094	辣椒碱 β-环糊精包合物及包合物的脂质体及凝胶	中国人民武装警察部队医学院
200710135566	一种常春藤皂苷、其制备方法及其制备抗肿瘤药物的用途	中国药科大学
200810025409	含硝苯地平和阿替洛尔的复方缓释微丸片及其制备方法	中国药科大学
200810023846	一种含有固体脂质的阴道泡腾片组合物	中国药科大学
200610097473	噁唑骈喜树碱酯衍生物及其制备方法和用途	中国药科大学
200710019968	一种小分子干扰 RNA 及其抗肿瘤用途	中国药科大学
200710021630	一种黄芪黄酮提取物、其医药用途及药物组合物	中国药科大学
200710022464	汉黄芩素在制备治疗胃癌的药物中的应用	中国药科大学
200710025354	高生物利用度的羟基红花黄色素 A 软胶囊及其制备方法	中国药科大学
200610067268	五环三萜类化合物作为糖原磷酸化酶抑制剂的制药用途	中国药科大学
200610097267	一种芳甲酰哌嗪类化合物及其制备方法和在制药中的应用	中国药科大学
200710133915	冬凌草甲素类衍生物、其制备方法及用途	中国药科大学
200710133916	一种尼莫地平长循环囊泡及其冻干制剂	中国药科大学
200810018702	端粒酶抑制剂及其制备方法和用途	中国药科大学
200810020417	咪唑酮类化合物治疗心脑血管疾病的用途	中国药科大学
200810019653	雷公藤红素脂质体及其制备方法	中国药科大学
200810122925	一种灯盏花素的可溶制剂	中国药科大学
200710004942	人参皂甙 Rh2 自微乳组合物及其制备方法	中国药科大学
200710019970	川芎嗪衍生物、其制备方法及其医药用途	中国药科大学
200710133268	取代喹啉甲酰胍衍生物、其制备方法及其医药用途	中国药科大学
200810156212	去甲异波尔定在制备治疗自身免疫性疾病药物中的应用	中国药科大学
200910033305	一种唑吡坦盐的择时脉冲释药微丸	中国药科大学
200710132670	治疗呼吸系统疾病的药物组合物及其制备方法	中国药科大学
200810020305	愈创木烷型倍半萜、其制备方法及其医药用途	中国药科大学
200810196044	短葶山麦冬皂苷 C 在制药中的应用	中国药科大学
200810008418	23-羟基白桦酸类衍生物、其制备方法、制剂及用途	中国药科大学
200810100784	一种抑制肿瘤坏死因子 α 活性的皂苷、其制法及医药用途	中国药科大学
200810022883	新型第四代头孢菌素、制备方法及应用	中国药科大学
200710019983	取代的穿心莲内酯衍生物、制备方法及其药物组合物	中国药科大学
200710198460	具有抗炎作用的五加苷或其苷元的用途	中南大学
200710034943	一种利用芦荟同时生产芦荟多糖粉、芦荟活性水的方法	中南大学
200610122920	一种用于治疗糖尿病的药物组合物及其制备方法	中山大学
200710030776	5,6,7-三羟基黄酮作为制备抑制细菌的药物的应用	中山大学
200610122966	具有 MRI 示踪效应的可生物降解纳米药物胶囊及其制备方法	中山大学
200610122968	具有 CT 示踪效应的可生物降解纳米药物胶囊及其制备方法	中山大学
200710027048	9-胺基烷酰胺基-1-氮杂苯并蒽酮衍生物及其合成方法和应用	中山大学
200710032992	双口山酮化合物 Secalonic acid A 及其制备方法与制备神经元细胞保护药物中的应用	中山大学
200810027004	双脂肪氨基取代噻唑酮衍生物及其制备方法与作为抗癌药物的应用	中山大学
200810027095	9-*-取代小檗碱衍生物及其制备方法和作为抗癌药物的应用	中山大学

（续表）

专利号	发明专利名称	专利权人
200810029014	一个小分子非编码 RNA 基因 hsa-miR-101 及其抗肿瘤用途	中山大学
200610034164	负载药物的可生物降解磁性纳米胶囊及其制备方法	中山大学
200710028609	隐丹参酮在制备防治自身免疫性疾病药中的应用	中山大学
200410077701	那格列奈自乳化释药系统	中山大学
200710028820	丁二酸(5-雄甾烯-17-酮-3β-羟基)二酯固体分散体及其制备方法与应用	中山大学
200810026651	对 A 型流感病毒复制有抑制作用的 siRNA 及其编码序列	中山大学
200710029357	雷公藤内酯醇在制备治疗与 c-KIT 酪氨酸激酶相关肿瘤的药物的用途	中山大学
200810026383	一种阿霉素-二肽复合物的制备方法和应用	中山大学
200810025808	一类生物碱及其制备方法与在制备抗肿瘤或抗菌药物上的应用	中山大学
200710032500	姜黄素-锌化合物及其固体分散体的制备方法与应用	中山大学
200810027707	具有双阳离子侧臂的二(2,2′-联吡啶)合铜配合物在制备超氧离子自由基清除剂中的应用	中山大学
200810069848	水溶性青蒿素衍生物及其制备方法	重庆大学
200710093090	佐米曲普坦舌下片	重庆医科大学医药研究所
4　专利权人为国内医院		
03149657	抗恶性肿瘤南柴胡萃取物的制备方法	财团法人佛教慈济综合医院
200510113544	正-亚丁基苯肽在制备治疗癌症药物中的应用	财团法人佛教慈济综合医院
200710066144	原小檗碱(protoberberine)类生物碱在制备抗耐药菌药物中的用途	成都军区昆明总医院
200710066497	苯并[C]菲啶和原托品类生物碱在制备抗耐药菌药物中的新用途	成都军区昆明总医院
200710012526	丹参酮ⅡA 微乳制剂及制备方法	大连医科大学附属第二医院
200710009941	一种用于肿瘤局部消融治疗的双重缓释生物制剂	福建医科大学附属协和医院
200810202343	淫羊藿素在制备防治内毒素血症药物中的用途	复旦大学附属华山医院
200710041571	一种预防和治疗阿尔茨海默病与衰老的药物	复旦大学附属中山医院
200610144315	紫草多糖提取物、含紫草多糖提取物的组合物及其用途	广州中医药大学第二附属医院
200610012026	一种改善贫血的何首乌提取物药剂及其制备方法和应用	广州中医药大学第二附属医院
200610112916	一种治疗老年性痴呆的中药组合物及其制备方法和用途	广州中医药大学第二附属医院
200810059365	中期因子基因为靶的小干扰 RNA、载体及其应用	湖州市中心医院
200610018162	复方氟康唑黄芩乳膏及其制备方法	黄石市第一医院
200610098042	金刚烷酸睾丸酮衍生物	江苏省人民医院
200510018025	一种治疗乳腺增生的针剂	灵宝市商业医院
200810019176	从连翘中分离抗肿瘤的三萜类化合物的提取方法及应用	南京大学医学院附属鼓楼医院
200710129525	槐果碱在制备治疗腺病毒引起炎症的药物中的应用	上海第二医科大学附属仁济医院
200710129526	槐果碱在制备治疗由流感乙型病毒引起炎症的药物中的应用	上海第二医科大学附属仁济医院
200710040174	一种含有雷帕霉素的用于治疗大肠癌的药物组合物	上海交通大学医学院附属仁济医院
200610146911	一种曲尼司特药物涂层控释洗脱支架	上海市普陀区中心医院
200610157408	碳水化合物	深圳市儿童医院
200610157407	口服脂肪乳剂	深圳市儿童医院
200810045272	一种瑞芬太尼高分子缓释镇痛药物及其制备方法	四川大学华西医院
200510010819	用于治疗深部感染的纤维蛋白胶抗生素复合体及其用途	云南省第二人民医院
200610054540	一种口腔消毒液	中国人民解放军第三军医大学第一附属医院
200810069607	2′,5,6′,7-四羟基二氢黄酮醇用于制备治疗脓毒症的药物的用途	中国人民解放军第三军医大学第一附属医院
200810069757	铁离子螯合剂在制备预防或治疗出血性脑血管病及颅脑损伤后慢性脑积水的药物中的应用	中国人民解放军第三军医大学第一附属医院
200810138096	一种海藻低聚糖及其制备方法和在抗辐射药物中的应用	中国人民解放军济南军区第四〇一医院
200710176344	百秋李醇在制备防治老年性痴呆症的药物中的用途	中国人民解放军总医院
200810105956	一种治疗出血、疼痛和水肿的药物制剂	中国中医科学院广安门医院
200710200305	治疗脱发的乳膏剂及其制备方法	遵义医学院附属医院
5　专利权人为国内其他		
200510035377	一种化合物、其合成方法及其在制备驱除重金属和清除自由基药物中的应用	广东省职业病防治院
200710049352	治疗锥体虫病的药物	广西壮族自治区疾病预防控制中心
200810044723	乙酰水杨酸肽及其制备方法	四川省农业科学院实验场

（续表）

专利号	发明专利名称	专利权人
6　专利权人为多个		
200510006958	含有氯贝丁酯类化合物和B族维生素的药物组合物	安徽省生物医学研究所、深圳奥萨医药有限公司
200710087118	治疗下尿路疾病的药物组合物	北京华安佛医药研究中心有限公司 安徽省生物医学研究所
200610144356	一种具有靶器官保护作用的药物组合物及其用途	北京华安佛医药研究中心有限公司 安徽省生物医学研究所
200810118075	一种含有妥曲珠利的抗球虫微乳剂及其制备方法	北京伟嘉人生物技术有限公司 中国科学院生物物理研究所
200710151676	银杏内酯B在制备促进神经细胞再生的药物中的应用	北京鑫利恒医药科技发展有限公司 吉林大学再生医学科学研究所
200710029737	一种抗肿瘤活性斑蝥素衍生物及其制备方法	广东药学院、广东一力药业有限公司
200610132310	高良姜二苯基庚烷类化合物在镇痛抗炎中的应用及其提取方法	广东药学院、深圳市东方泰格生物医药有限公司
200610035574	全灵芝孢子油的制备方法	广东粤微食用菌技术有限公司、广东省微生物研究所
200710030505	肺靶向大黄素聚乳酸微球的制备方法	广州呼吸疾病研究所、中国人民解放军第三军医大学药学院、南方医科大学
200810218988	选择性JAK3抑制剂Ⅵ在制备抗病毒介导的急性肺损伤药物中的应用	广州医学院第一附属医院、广州呼吸疾病研究所
200610022599	一种治疗疟疾的药物	桂林制药有限责任公司、云南省寄生虫病防治所
200810231176	盐酸奈福泮萘普生钠复方缓释制剂及其制备方法	河南大学、开封康诺药业有限公司
200810143915	口蹄疫疫苗和其他畜禽疫苗抗免疫应激剂及其应用	湖南农业大学、长沙绿叶生物科技有限公司
200710127848	灵芝酸Me在肿瘤生长或增殖抑制剂中的应用	华东理工大学、上海颖兴生物科技有限公司
200610018697	一种提高种猪繁殖性能的药物组合物	华中农业大学、湖北健丰牧业有限公司
200810058606	一种治疗阿片类物质戒断后神经功能紊乱的药物	昆明亚灵生物科技有限公司、中国科学院昆明动物研究所
200710004557	含有头孢呋辛酯环糊精包合物的药物组合物及其制备方法	南京师范大学、南京巨环医药科技开发有限公司
200710087021	含有头孢泊肟酯环糊精包合物的药物组合物及其制备方法	南京师范大学、南京巨环医药科技开发有限公司
200810014211	川芎醇卡尼汀酯化合物	山东大学、山东齐都药业有限公司
200810014212	苯甲醇卡尼酯化合物	山东大学、山东齐都药业有限公司
200710203199	一种治疗实体肿瘤的马赛替尼缓释植入剂	山东蓝金生物工程有限公司、孔庆忠
200810055353	异槲皮苷包合物及其制备方法	山西大学、山西省农业科学院农产品综合利用研究所
200610028741	珍菊降压缓释制剂	上海雷允上科技发展有限公司、上海市中药研究所
200680050796	吡唑并嘧啶酮衍生物及其制备方法和用途	上海特化医药科技有限公司、中国科学院上海药物研究所、河南天方药业股份有限公司
200510025445	含有帕罗西汀的快速崩解剂	上海秀新臣邦医药科技有限公司、复旦大学
200610116135	单硝酸异山梨酯定时速释缓释制剂	上海医药(集团)有限公司、中国科学院上海药物研究所
200610059088	盐酸多西环素脂质体及其制备方法	上海医药工业研究院 上海交通大学医学院附属第九人民医院
200610028993	石斛碱的新应用	上海医药工业研究院、上海先导药业有限公司
200610148118	喹啉类化合物及其中间体、制备方法和应用	上海医药工业研究院 深圳信立泰药业股份有限公司
200510048010	一种水溶性辅酶Q10组合物及制备方法	沈阳市万嘉生物技术研究所 西安皓天生物工程技术有限责任公司
200610134105	一种水溶性辅酶Q10超分子组合物及制备方法	沈阳市万嘉生物技术研究所 西安皓天生物工程技术有限责任公司
200610046307	一种水溶性辅酶Q10羟丙基-β-环糊精包合物及制备方法	沈阳市万嘉生物技术研究所、西安皓天生物工程技术有限责任公司
200510045949	一种复方二甲双胍/格列吡嗪控释片及制备方法	沈阳药科大学、北京世桥生物制药有限公司
200410087553	一种中药复方注射剂及其制备工艺	沈阳药科大学、沈阳药大医药发展有限公司
200810120862	红豆杉多糖在制备心肌缺血再灌注损伤药物中的应用	台州市中心医院、宁波泰康红豆杉生物工程有限公司
200710008662	防治心脑血管疾病的中药组合物	厦门金日制药有限公司、中国药科大学

（续表）

专利号	发明专利名称	专利权人
200610200344	新型前体胶束制剂及其生产方法	新疆维吾尔自治区包虫病临床研究所、新疆医科大学第一附属医院
200710066433	6-环己甲基取代 S-DABO 类化合物、其合成方法和用途	云南大学、中国科学院昆明动物研究所
200510061510	一种可再分散的难溶性药物纳米粒粉末及制备方法	浙江大学、浙江医药股份有限公司新昌制药厂
200610116197	人参皂甙 Compound-K 在制药中的应用	浙江海正药业股份有限公司、复旦大学 上海医药工业研究院
200610029655	一种含有辛伐他汀的药物制剂	浙江京新药业股份有限公司、上海医药工业研究院
200810121128	吸湿自粘型防术后粘连隔离膜及其制备方法	浙江曙光科技有限公司、浙江大学
200510107773	一种广谱、低毒性的酞菁类杀菌剂及其制备方法和用途	中国科学院福建物质结构研究所、福州大学 福建医科大学附属口腔医院
200810026157	2′,4′-二羟基-6′-甲氧基-3′,5′-二甲基查耳酮作为 PPARγ 激动剂的应用	中国科学院广州生物医药与健康研究院 中国科学院华南植物园
200910037638	一种 β-间二羟基苯甲酸大环内酯衍生物在制备防治疟疾的药物中的应用	中国科学院华南植物园 中国科学院广州生物医药与健康研究院
200710066088	一种抗抑郁药物	中国科学院昆明植物研究所、中国科学院昆明动物研究所、昆明晶镖生物科技有限公司
200710066089	抗抑郁药物及其应用	中国科学院昆明植物研究所、中国科学院昆明动物研究所、昆明晶镖生物科技有限公司
200610025586	嘧啶取代苯丙酸衍生化合物、其制法和在治疗多囊肾疾病中的用途	中国科学院上海药物研究所、上海长征医院
200680018500	非甾体雄激素受体调节剂及其制备方法、药物组合物和用途	中国科学院上海药物研究所、四川大学
200810105113	一种 PEG 衍生化磷脂包载前列腺素 E1 的胶束制剂	中国科学院生物物理研究所 北京百奥药业有限责任公司
200710118871	柚皮素和柚皮苷作为转化生长因子-β1 信号通路抑制剂在制备药物中的应用	中国科学院生物物理研究所 河南天方药业股份有限公司
200410099271	脱氢卡维丁类化合物及其在医药中的应用	中国人民解放军第二军医大学 广东一品红药业有限公司
200810151173	人参皂甙作为制备治疗次声性损伤药物中的应用	中国人民解放军第四军医大学 广东泰禾生物药业有限公司
200910024515	阿莫罗芬乳膏	中国药科大学、江苏福邦药业有限公司
200410034068	圆锥绣球有效部位、其制备方法及其组合物与用途	中国医学科学院药物研究所、北京协和药厂
03137457	左旋正丁基苯酞在制备预防或治疗痴呆的药物中的用途	中国医学科学院药物研究所 石药集团中奇制药技术(石家庄)有限公司
200610027755	大环内酯类药物双侧链红霉素 A 衍生物、合成方法和用途	中国医学科学院药物研究所 浙江京新药业股份有限公司
200610113893	一种治疗心脑血管疾病的药物组合物及其制备方法	中国医学科学院药用植物研究所 安徽古井集团九方制药有限公司
200710008244	抗肿瘤化合物及其制备方法	中国医学科学院医药生物技术研究所 佐治亚州立大学研究基金会
200510105255	咔唑磺酰胺衍生物及其制备方法	中国医学科学院医药生物技术研究所 佐治亚州立大学研究基金会
200710106011	一种治疗糖耐量异常的药物组合物及其制备方法	中食肽灵(北京)生物科技有限公司 北京中医药大学
200610161190	药物组合物	重庆人本药物研究院、重庆植恩药业有限公司
7　专利权人为国内个人(略)		
8　专利权人为国外		
200480019811	乳清渗透物用于制备治疗代谢综合征药物的用途	“S. u. K.”投资有限公司
200480018145	氨磺酰取代的咪唑并喹啉	3M 创新有限公司
200680007769	具有苯并呋喃并吲哚骨架的钾通道开放剂	ANYGEN 株式会社
200580004603	立体异构化合物及治疗胃肠道和中枢神经系统紊乱的方法	ARYx 医疗有限公司
200480017077	用于出生后荷尔蒙替代品的油乳状液	B·布朗·梅尔松根有限公司
200580006765	羟乙基淀粉	B·布朗·梅尔松根有限公司
00809977	多巴胺 D3 受体配体在生产肾功能紊乱治疗药物中的应用	BASF 公司

（续表）

专利号	发明专利名称	专利权人
200380108990	氘化的儿茶酚胺衍生物以及含有该化合物的药物	BDD 贝罗琳纳药品发展有限公司
02803679	用于治疗病毒感染、心血管病、炎症、超敏反应或疼痛的二氢三萜烯	BSP 医药公司
200680001825	西布曲明的无机酸盐	CJ 第一制糖株式会社
01813409	针对丙型肝炎病毒 E2 糖蛋白的人单克隆抗体	DRK-献血服务中心巴登-符腾堡-黑森公益有限公司
200580004920	离子型 UV-A 防晒剂及含有该防晒剂的组合物	DSMIP 资产公司
02827905	用雄激素受体选择性调节剂治疗肌消耗	GTX 公司
03807800	SARMS 在制备用于治疗良性前列腺增生的药物中的应用	GTX 公司
03824097	粘膜给药的大麻素类液体制剂	GW 药品有限公司
03824211	对得自植物材料的药学活性大麻类物质的提取	GW 药品有限公司
200480038470	作为 SSRI 的 2-(1H-吲哚基硫烷基)-苄基胺衍生物	H. 隆德贝克有限公司
200480023725	反式-4-((1R,3S)-6-氯-3-苯基茚满-1-基)-1,2,2-三甲基哌嗪的琥珀酸盐和丙二酸盐,及其作为药物的用途	H. 隆德贝克有限公司
200580003161	GABAA 激动剂的多晶型	H. 隆德贝克有限公司
200580005979	一种医药化合物的结晶形式	H·隆德贝克有限公司
03815990	丙氨酰氨肽酶抑制剂的用途以及含有所述的抑制剂的药物组合物	IMTM 股份有限公司
200480029422	用作蛋白激酶抑制剂的化合物和组合物	IRM 责任有限公司
200680003275	用作蛋白激酶抑制剂的化合物和组合物	IRM 责任有限公司
200680045583	用于治疗炎性疾病的抗胆碱能药、糖皮质激素、β2-激动剂、PDE4 抑制剂和抗白细胞三烯药的组合	MEDA 制药有限及两合公司
03814155	用于治疗与神经营养蛋白相关的疾病的药物组合物	MIME 技术有限公司
200580023190	作为多巴胺神经传递调节剂的取代的哌啶类	NSAB 神经研究瑞典公司分公司
200480019732	作为细胞色素 P450 抑制剂的亚萘基衍生物	OSI 制药公司
200480031455	取代的 8-杂芳基黄嘌呤	PGx 健康有限责任公司
200580020092	α-酮基戊二酸和相关化合物用于降低血脂的用途	SGP& 桑斯公司
200680001967	抗肿瘤制备物和抗肿瘤制备物的用途	SGP 父子公司、马蒂纳·坎德费尔-塞尔森、沃伊切赫·热斯基、斯特凡·彼任诺夫斯基
200580024675	取代的 N-苯基磷酰三胺、其制备方法以及其作为药剂用于调节或抑制酶促尿素水解的应用	SKW 皮斯特里茨氮工厂有限责任公司
200480028826	治疗糖尿病和脂质紊乱的色原烷羧酸衍生物	SK 株式会社
200480018791	抗菌组合物,方法和系统	TYCO 医疗健康集团
01813180	含有环氧化酶-2 抑制剂的止痛和抗炎药物	WYETH 公司
200480012415	用作关节炎和其他炎性疾病的药物靶的 ζ 蛋白激酶 C	WYETH 公司
03817452	激酶抑制剂	YM 生物科学澳大利亚私人有限公司
200480034391	包含含有药物成分的亲脂胺的稳定脂质体组合物	YM 生物科学有限公司
200580042214	制备卡维地洛及其对映异构体的方法	ZACH 系统股份公司
200480035011	[11C]-放射性标记吩噻嗪和吩噻嗪样化合物的方法	阿伯丁大学董事会
200380100979	使用交联的非热塑性载体制备固体盖伦制剂的方法	阿伯特有限及两合公司
02811017	治疗增生的组合物和方法	阿布拉科斯生物科学有限公司
200580017949	包含鸦片样物质拮抗剂的组合物	阿得罗公司
200480019426	取代的哌啶化合物及其用法	阿得罗公司
03824337	非核苷类逆转录酶抑制剂	阿迪亚生命科学公司
02821855	合成肝素五糖	阿尔开密亚有限公司
200480007362	用作 PDE7 抑制剂的 4-氨基噻吩并[2,3-d]嘧啶-6-甲腈衍生物	阿尔米雷尔普罗迪斯制药有限公司
200480041356	作为毒蕈碱激动剂的氨基取代的二芳基[a,d]环庚烯类似物及神经精神疾病的治疗方法	阿卡蒂亚药品公司
200580025712	硫辛酸浓缩物	阿奎诺瓦股份公司
200480012714	用于改善的经口和透粘膜输送的克拉屈滨制剂	阿莱斯贸易有限公司
200580018817	包含治疗活性剂、柠檬酸或共轭碱和二氧化氯的稳定组合物	阿勒根公司
200710161302	杂环化合物作为 SCCE 抑制剂的用途	阿里克斯股份公司
200480033945	新型酚衍生物以及将其作为有效成分的抗锥虫预防与治疗药	阿利健制药有限公司
03825190	苯并二氮杂草衍生物以及包含它们的药用组合物	阿罗治疗有限公司
200480042030	作为类胰岛素生长因子第1类受体抑制剂的杂环化合物	阿纳里特康股份有限公司

（续表）

专利号	发明专利名称	专利权人
02814995	活化祖细胞/干细胞的方法	阿诺麦德股份有限公司
200610100398	制备胺铂配合物的方法	阿诺麦德股份有限公司
02816853	用于抗菌试剂的3取代6,7二羟基四氢异喹啉衍生物	阿皮德公开股份有限公司
02806582	伴随有AOP-1基因或AOP-1的表达减少的疾病的治疗方法以及该疾病的治疗药	阿斯比奥制药株式会社
200480034739	喹唑啉衍生物	阿斯利康(瑞典)有限公司
200480042170	取代杂环化合物及其应用	阿斯利康(瑞典)有限公司
200480040939	包括氢氟烷和酰化环糊精的药用喷雾剂	阿斯利康(瑞典)有限公司
200480022248	新的P2X7受体拮抗剂和它们的用途	阿斯利康(瑞典)有限公司
200480025003	苯氧乙酸衍生物	阿斯利康(瑞典)有限公司
200580035060	*N*,*N*-二乙基-4-(3-氟苯基-哌啶-4-亚基-甲基)苯甲酰胺盐酸盐的多晶型物	阿斯利康(瑞典)有限公司
200580036472	用于治疗呼吸系统疾病的联苯基氧基乙酸衍生物	阿斯利康(瑞典)有限公司
200710127910	膦酰氧基喹唑啉衍生物及其药物用途	阿斯利康(瑞典)有限公司
200580043441	作为金属蛋白酶抑制剂的新乙内酰脲衍生物	阿斯利康(瑞典)有限公司
200480033901	喹唑啉衍生物	阿斯利康(瑞典)有限公司
200580028291	所选择的稠合嘧啶酮的对映体和在治疗和预防癌症中的用途	阿斯利康(瑞典)有限公司
200580032339	苯并咪唑衍生物、含有它们的组合物、其制备方法和其用途	阿斯利康(瑞典)有限公司
200480041887	作为细胞因子抑制剂的带有环丙基氨基羰基取代基的酰胺衍生物	阿斯利康(瑞典)有限公司
200480018871	喹硫平的代谢物	阿斯利康(瑞典)有限公司
200480033525	用作酪氨酸激酶抑制剂的喹唑啉衍生物	阿斯利康(瑞典)有限公司
200680020072	5-取代的7-氨基-[1,3]噻唑并[4,5-d]嘧啶衍生物	阿斯利康(瑞典)有限公司
200680020073	5,7-二取代的[1,3]噻唑并[4,5-d]嘧啶-2(3H)-酮衍生物	阿斯利康(瑞典)有限公司
200580043205	用作金属蛋白酶抑制剂的乙内酰脲衍生物	阿斯利康(瑞典)有限公司
200480033910	喹唑啉衍生物	阿斯利康(瑞典)有限公司
200580017330	包含SRC激酶抑制剂AZD0530和抗雌激素或EGFR-TK抑制剂的组合产品	阿斯利康(瑞典)有限公司
02822517	作为药物组合物的N-金刚烷基甲基衍生物和中间体以及其制备方法	阿斯特拉泽尼卡公司
02820347	影响葡糖激酶的化合物	阿斯特拉曾尼卡有限公司
200480011766	新型稠合杂环及其应用	阿斯特拉曾尼卡有限公司
200610051523	治疗性杂环化合物	阿斯特拉曾尼卡有限公司
200810099130	改性释放的药物制剂	阿斯特拉曾尼卡有限公司
200610101844	普罗布考单酯在治疗心血管疾病和炎性疾病中的应用	阿特罗古尼克斯公司
200510106304	用作类胰蛋白酶抑制剂的芳基甲胺衍生物	阿温蒂斯药物公司
200610138875	包含考布他汀和抗癌剂的组合	阿文蒂斯药物股份有限公司
02809252	被掩味的包衣颗粒和粒状物	埃蒂药业公司
200510064853	含有非诺贝特的药物组合物及其制备方法	埃法尔姆公司
200710104934	取代的烷基氨基哒嗪酮衍生物、其制备方法和含有这种衍生物的药用组合物	埃吉斯药物工厂
200580020757	治疗中枢神经系统障碍的3-(((4-苯基)-哌嗪-1-基)-烷基)-3-烷基-1,3-二氢-2H-吲哚-2-酮衍生物和相关化合物	埃吉斯药物工厂
03801104	7,8,9,10-四氢-6H-氮杂䓬并、6,7,8,9-四氢-吡啶并和2,3-二氢-2H-吡咯并[2,1-b]-喹唑啉酮衍生物	埃科特莱茵药品有限公司
200480027725	用作尾加压素Ⅱ拮抗剂的吡啶衍生物	埃科特莱茵药品有限公司
200580029741	作为肾素抑制剂的双环壬烯衍生物	埃科特莱茵药品有限公司
200580007699	四氢吡啶并吲哚衍生物	埃科特莱茵药品有限公司
200480025329	胍衍生物	埃科特莱茵药品有限公司
200580034689	作为结晶硫酸盐的1-[2-(4-甲苯基-4-羟基-哌啶-1-基)-乙基]-3-(2-甲基-喹啉-4-基)-脲	埃科特莱茵药品有限公司
200680033375	包含嘧啶-磺酰胺的稳定性医药组合物	埃科特莱茵药品有限公司
200580007494	吲哚-1-基乙酸衍生物	埃科特莱茵药品有限公司
200580043991	作为治疗性化合物的咪唑并[4,5-B]吡啶-2-酮和噁唑并[4,5-B]吡啶-2-酮化合物及其类似物	癌症研究技术有限公司、癌症研究协会:皇家癌症医院、阿斯泰克斯治疗有限公司

（续表）

专利号	发明专利名称	专利权人
200610099954	新的羧酸衍生物，其制备和应用	艾伯特有限及两合公司
03813474	普鲁兰作为慢消化碳水化合物的用途	艾博特公司
200610099702	用于治疗乙型肝炎的β-L-2′-脱氧-核苷	艾丹尼克斯(开曼)有限公司、法国国家科学研究中心、蒙彼利埃第二大学
200610100752	用于治疗乙型肝炎的β-L-2′-脱氧-核苷	艾丹尼克斯(开曼)有限公司、法国国家科学研究中心、蒙彼利埃第二大学
02825687	人磷脂酰肌醇3-激酶δ抑制剂	艾科斯有限公司
200710000800	四氟苄基衍生物及含有其成分的药物组合物	艾克尔制药公司
03820077	治疗皮肤病的方法和组合物	艾克里麦德公司
200580010462	咪唑[1,2-C]嘧啶基乙酸衍生物	艾克提麦斯医药品有限公司
200380106106	抗精神病药用于制备通过吸入传送治疗头痛的药物中的应用	艾利斯达医药品公司
200480016773	用于治疗5HT2C受体相关疾病的苯并氮杂卓衍生物	艾尼纳制药公司
200480016780	用于治疗5HT2C受体相关病症的苯并氮杂卓衍生物	艾尼纳制药公司
200610126685	含有至少两种活性成分的注射用无菌药物制剂	艾斯·多伯法股份公司
200480032798	精制的聚氧丙烯/聚氧乙烯共聚物及其制备方法	艾维动物健康公司、马拉尔萨米·巴拉苏布若门尼
200580022748	含有尼可地尔的组合物、制备方法和应用	艾文蒂斯药品公司
200680005962	含有泰利霉素的固体药物组合物	艾文蒂斯药品公司
03806364	包含丁丙诺啡的制剂	爱奥尼克斯药品有限公司、阿基米德开发有限公司
200680016130	包含活性成分、泊洛沙姆或美洛沙泊表面活性剂和二醇的混悬制剂、其用于生产治疗眼科病症的药物的用途	爱尔康公司
200580046786	治疗青光眼和其他RHO激酶-介导疾病的氨基吡嗪类似物	爱尔康公司
200380104445	PPARα激动剂和二甲双胍降低血清甘油三酯的用途	爱尔兰福尼雅实验室有限公司
200580016031	过氧化物酶体增殖物激活受体(PPAR)活化剂以及使用了该活化剂的药品、补充剂、功能性食品及食品添加剂	爱科来株式会社
200580019347	阿昔洛韦制剂	爱密斯菲尔科技公司
200580019370	局部用色甘酸制剂	爱密斯菲尔科技公司
200710079895	用于治疗咳嗽的组合物	安国药品株式会社
200480043285	用于预防和治疗尿失禁的组合物	安国药品株式会社
200480032795	钙受体活性化合物的速溶制剂	安姆根有限公司
200480028547	订书钉型寡核苷酸及包含该订书钉型寡核苷酸的药物	安琪士摩奇株式会社
200480041150	氨基醇衍生物	安斯泰来制药有限公司
200480020497	2-酰基氨基噻唑衍生物或其盐	安斯泰来制药有限公司
200580012733	抗肿瘤药物	安斯泰来制药有限公司
200580031509	氨基醇衍生物	安斯泰来制药有限公司
200480006761	C-糖苷衍生物及其盐	安斯泰来制药有限公司、寿制药株式会社
200580009495	用于固体制剂的索非那新或其盐的组合物	安斯泰来制药株式会社
200580035732	与非芳香环稠合的嘧啶衍生物	安斯泰来制药株式会社
200680008358	1,3-丙二酮衍生物或其盐	安斯泰来制药株式会社
200480021652	生物医用的复合基质	安特易斯有限公司
200580017003	1,3,4-噁二唑-2-酮作为PPAR-δ调节剂	安万特药物公司
200480020722	用于口服施用紫杉烷类的半固体制剂	安万特医药股份有限公司
200480026542	由肝素衍生的寡糖混合物、其制备方法与含有所述混合物的药物组合物	安万特医药股份有限公司
02824516	2-氨基-4-杂芳基乙基-二氢噻唑衍生物及其作为诱导型NO-合酶抑制剂的用途	安万特医药股份有限公司
200480033714	缓释文拉法辛药物制剂	安壮奇制药公司
200580045110	甘氨酸在制备调节动物体重和体型的组合物中的用途	奥洁克公司
200480039430	新的硝基苯基氮芥和硝基苯基氮丙啶醇以及它们相应的磷酸酯和作为靶向细胞毒素剂的用途	奥克兰联合服务有限公司
200480003272	一种快速起效的药物组合物	奥雷克索公司
200480011656	影响体重减轻的组合物	奥雷西根治疗公司
03814529	牛磺酸和(或)亚牛磺酸在制备治疗秃头症的药物中的应用	奥里尔股份有限公司、耐泰克公司
200580011398	用作A28腺苷受体拮抗剂的稠合吡啶衍生物	奥米罗普罗德思法玛有限公司

（续表）

专利号	发明专利名称	专利权人
200680008813	用于治疗帕金森病的药物组合物	奥瑞克索股份公司
02811137	包括葡萄糖重吸收抑制剂和 PPAR 调节剂的联合疗法	奥索-麦克尼尔药品公司
200610146464	取代的吡唑	奥索-麦克尼尔药品公司
200580043186	含硫辛酸的环糊精复合物的用途	澳泽化学特罗斯特贝格有限公司
200610168505	艾司洛尔制剂	巴克斯特国际公司
200380106618	含艾考糊精的生物相容性透析流体	巴克斯特国际公司、巴克斯特医疗保健股份有限公司
200480032140	含类视色素的软明胶胶囊用新型配制剂	巴斯利尔药物股份公司
200480004214	结晶形式的头孢菌素	巴斯利尔药物股份公司
200810096562	具有抗菌活性的大环内酯类化合物	巴斯利尔药物股份公司
03145494	总状花升麻提取物在生产用于抑制黄体生成素活性的雌激素型器官选择性药物中的用途	白奥诺里卡股份公司
200580044650	生产 L-生物蝶呤的方法	白鸟制药株式会社、阿斯比奥制药株式会社
200580015397	组合物、组合物的用途以及治疗肥胖症的方法	百欧弗尔姆有限公司、百欧拉克斯有限公司
02821537	含有内酰胺的化合物及其衍生物作为 Xa 因子的抑制剂	百时美施贵宝公司
02821564	磷脂酰丝氨酸在治疗注意力缺乏综合症（ADHS）中的应用	拜奥格辉特·拜奥嘉德有限公司及两合公司
200380101345	布洛芬钠的剂型	拜尔消费者保健股份公司
200610004609	茚乙酸化合物	拜尔药品公司
200580026034	用于治疗与血管发生有关的高增生性病症和疾病的吡咯并三嗪衍生物	拜尔药品公司
200480036334	四氢萘衍生物、其制备方法以及作为抗炎药的应用	拜耳先灵医药股份有限公司
200480041321	无需渗透促进剂的激素透皮传递	拜耳先灵医药股份有限公司
200580012556	基于天然雌激素的多段式避孕制剂	拜耳先灵医药股份有限公司
03812684	喹啉和异喹啉衍生物、其制备方法以及作为炎症抑制剂的应用	拜耳先灵医药股份有限公司
200580015063	亲脂性药物的稳定的过饱和固体	拜耳先灵医药股份有限公司
02812411	用于联合治疗的取代的噁唑烷酮类化合物	拜耳先灵制药股份公司
200480035106	用于制备可口腔给药的固态药物组合物的方法	拜耳先灵制药股份公司
03821144	包含盐酸伐地那非三水合物的药物	拜耳先灵制药股份公司
02812171	抗菌和防辐射化合物	拜欧戴姆有限公司
200480012349	促黑色素生成剂及促黑色素生成组合物	坂本生物科技有限公司、秋田县
01820012	具有改良口服耐药性的药品配方	宝洁公司
03808988	具有锌离子载体性能的物质的使用	宝洁公司、阿尔什化学公司
200610171174	医药组合物	宝生物工程株式会社
200480011725	替米沙坦钠盐的药物制剂	贝林格尔 英格海姆国际有限公司
200480032522	新颖的噻托铵盐，其制备方法及其药物制剂	贝林格尔·英格海姆国际有限公司
200480011544	用于治疗涉及细胞增殖、骨髓瘤细胞迁移或凋亡或者血管增殖疾病的联用药物	贝林格尔·英格海姆国际有限公司
200480034021	固态医药制剂形式	贝林格尔·英格海姆国际有限公司
200710140740	酶促拆分对映异构体的方法	贝林格尔·英格海姆加拿大有限公司
200480027694	作为用于治疗炎性疾病和糖尿病的糖皮质激素配体的 1,1,1-三氟-4-苯基-4-甲基-2-（1H-吡咯并[2,3-C]吡啶-2-基甲基）戊-2-醇衍生物和相关化合物	贝林格尔·英格海姆药物公司
200580027634	包含普拉克索或其可药用盐的延长释放片剂、其制备方法及用途	贝林格尔·英格海姆国际有限公司
200580044633	用于治疗或预防纤维化疾病的药剂	贝林格尔·英格海姆国际有限公司
200580027635	包含普拉克索或其可药用盐的延长释放片剂	贝林格尔·英格海姆国际有限公司
200580027500	包含普拉克索或其可药用盐的延长释放小球制剂、其制备方法及其用途	贝林格尔·英格海姆国际有限公司
200380105755	二氢咪唑酮在制备用于治疗犬类癫痫的药物中的用途	贝林格尔·英格海姆维特梅迪卡有限公司
200580005422	美洛昔康用于治疗猪呼吸系统疾病的用途	贝林格尔·英格海姆维特梅迪卡有限公司
200580007590	PDEⅢ抑制剂在制备用于降低患有心力衰竭的哺乳动物的心脏大小的药物中的用途	贝林格尔·英格海姆维特梅迪卡有限公司
02812303	结晶性抗胆碱能药，其制备方法及其在药物制备中的用途	贝林格尔英格海姆法玛两合公司
200380106921	含有噻托铵盐和沙美特罗羟萘甲酸盐的吸入用的粉状药物	贝林格尔英格海姆法玛两合公司
03807242	作为酪氨酸激酶抑制剂的 4-（*N*-苯氨基）-喹唑啉/喹啉	贝林格尔英格海姆法玛两合公司

（续表）

专利号	发明专利名称	专利权人
200380102635	具有MCH拮抗作用的炔类化合物及包括这些化合物的药物	贝林格尔英格海姆法玛两合公司
200480024207	治疗淀粉样相关疾病用的方法与组合物	贝卢斯健康(国际)有限公司
03824866	咪唑并吡啶及其制备和使用方法	比奥根艾迪克MA公司
200680034147	用于治疗系统性肥大细胞增生症的组合物	彼得·瓦伦特
03808899	对G2A受体特异性的激动剂配体的制药用途	碧欧塞根公司
03810540	用于治疗中枢神经系统紊乱的3-吲哚基丙酮酸的烯醇互变体基本纯的固体形式	波利药物股份公司
200480028944	取代的异喹啉酮	博尔托拉制药公司
200580032884	取代的2H-1,3-苯并噁嗪-4(3H)-酮	博尔托拉制药公司
200580016030	依碳酸氯替泼诺用于制备治疗干眼症的药物的用途	博士伦公司
200580041291	眼用组合物及使用其的方法	博士伦公司
200380109817	含有高浓度的异黄酮并具有高溶解度的组合物及其制备方法	不二制油株式会社
200380104132	含有β-1,4-甘露二糖的组合物	不二制油株式会社
02828115	通过谷胱甘肽和II型解毒酶预防和治疗氧化应激症	布拉西卡化学保护研究基金会股份有限公司
200480042198	作为激酶抑制剂的吡咯并三嗪化合物	布里斯托尔-迈尔斯·斯奎布公司
200510128719	低剂量艾替开韦制剂及其应用	布里斯托尔-迈尔斯斯奎布公司
02811214	阿立哌唑口服溶液	布里斯托尔-迈尔斯斯奎布公司
200580015263	哌嗪和取代的哌啶抗病毒药物的前药	布里斯托尔-迈尔斯斯奎布公司
200580025328	作为HIV整合酶抑制剂的双环杂环	布里斯托尔-迈尔斯斯奎布公司
200580025519	用于制备稠合杂环激酶抑制剂的方法和中间体	布里斯托尔-迈尔斯斯奎布公司
200610168513	丙型肝炎病毒抑制剂	布里斯托尔-迈尔斯斯奎布公司
200610168964	丙型肝炎病毒抑制剂	布里斯托尔-迈尔斯斯奎布公司
200580040069	4,5-二氢-吡唑并[3,4-c]吡啶-2-酮的有效合成	布里斯托尔-迈尔斯斯奎布公司
200680016419	抗癌化合物的组合	布里斯托尔-迈尔斯斯奎布公司
03821915	新型激酶抑制剂	布里斯托尔-迈尔斯斯奎布公司
200580016066	治疗HIV感染的联合药物	布里斯托尔-迈尔斯斯奎布公司
200580025174	碳硼烷基卟啉及其应用	布鲁克哈文科学协会
200580026597	用于透皮应用的其中羧基成盐的聚合物粘性基质	布提股份公司
200710089422	以拉坦前列素为有效成分的稳定的滴眼液	参天制药株式会社
03807275	含有2-苯基苯并噻唑啉衍生物的κ-阿片样物质受体激动剂	参天制药株式会社
200480023471	微粒眼球筋膜下给药的药物释放系统	参天制药株式会社
200480028807	空泡毒素中和剂	朝日啤酒株式会社、平山寿哉、野田公俊
200380102287	预防和治疗吗啡心理依赖和止痛耐受性的黄连素药物组合物	成均馆大学校
200380106534	缓释抗感染剂	川塞夫有限公司
200610099904	用于药物滥用治疗的半抗原载体轭合物及其制备方法	茨诺瓦研究有限公司
200410083497	高级脂族伯醇混合物与乙酰水杨酸的混合物和药物制剂	达尔马实验室有限公司
03803734	治疗过度增殖疾病的组合物及其制药用途	达纳-法伯癌症研究公司
200580023560	甲磺司特结晶的均匀性评价方法、均匀的结晶及其制造方法	大鹏药品工业株式会社
200580025627	具有多包衣层的膜-包衣片剂	大日本住友制药株式会社
200580034424	新的抗微生物药物	大日本住友制药株式会社
200580025480	薄膜包衣片	大日本住友制药株式会社
200710196677	肺癌治疗药	大日本住友制药株式会社
200580009706	9-取代的8-氧代腺嘌呤	大日本住友制药株式会社、阿斯利康(瑞典)有限公司
200480017917	2-氨基-双环[3.1.0]己烷-2,6-二甲酸酯衍生物	大正制药株式会社
200580014266	噻唑衍生物	大正制药株式会社
200580002022	吡咯并嘧啶和吡咯并三嗪衍生物作为CRF受体拮抗剂	大正制药株式会社
200580018325	环状胺化合物	大正制药株式会社
200480030814	控释无菌阿立哌唑注射剂和方法	大冢制药株式会社
200480000735	治疗重度心力衰竭的药物	大塚制药株式会社
200580038786	结晶雷巴米特的水性眼科悬浮液	大塚制药株式会社
200480003325	经肺给药用缓释性制剂学组合物	大塚制药株式会社
03818967	防止老化用组合物	大塚制药株式会社

（续表）

专利号	发明专利名称	专利权人
200380106103	用于治疗情绪障碍的喹诺酮衍生物和5-羟色胺再摄取抑制剂	大塚制药株式会社
200480027041	人β防御素分泌促进剂	大塚制药株式会社
200580031837	预防或减轻色素沉着的组合物	大塚制药株式会社
200480027975	促进唾液分泌的喹诺酮衍生物	大塚制药株式会社、学校法人圣玛丽安娜医科大学
200580036921	针对口腔和咽腔炎症的含癸双辛胺啶的吮吸片剂	迪沃法默-科鲁芬克药品工厂有限责任公司
02809677	含有一种延时类型过敏诱导剂的局部贴剂及其使用方法	帝国制药美国公司
200480004668	痔疮治疗剂	帝国制药株式会社
200480044615	含依托芬那酯的外用贴剂	帝国制药株式会社、德罗萨制药股份公司
200480008147	维生素D3内酯衍生物	帝人制药株式会社
200480007500	三水羟氨苄青霉素	帝斯曼知识产权资产管理有限公司
200480011792	制备(4-羟基-6-氧-四氢吡喃-2-基)乙腈及其衍生物的方法	帝斯曼知识产权资产管理有限公司
200480008667	一种预防和治疗动脉硬化及高血压的药剂	第一三共株式会社
200680017536	含有右旋糖的薄膜包衣制剂	第一三共株式会社
200680015726	薄膜包衣制剂	第一三共株式会社
00805053	药物组合物	第一制药株式会社
200480021230	环己烷羧酸类	第一制药株式会社
01816441	用于治疗增生性皮肤病的脂肪酸类似物	蒂亚梅迪卡有限公司
200580012963	透明质酸/甲氨蝶呤化合物	电气化学工业株式会社、中外制药株式会社
200580010569	止痒剂	东丽株式会社
200680010971	吗啡喃衍生物的晶体及其制备方法	东丽株式会社
200680024883	用于改善尿毒症的治疗药和处置方法	东丽株式会社
200580048619	甘氨酸衍生物及其用途	东丽株式会社
200680004731	环庚[b]吡啶-3-羰基胍衍生物及含有该衍生物的医药品	东亚荣养株式会社
200480020608	7-羧基甲氧基-3′,4′,5-三甲氧基黄酮·一水合物,其制备方法和用途	东亚制药株式会社
200580020500	放射增敏剂	东洋水产株式会社
200580008890	2-苯基丙酸衍生物及含有它们的药物组合物	冬姆佩制药股份公司
200480029482	封入了碳化合物的微小粒子的复合体	独立行政法人科学技术振兴机构
200480028135	具有向核内转移能力的聚精氨酸修饰的脂质体	独立行政法人科学技术振兴机构
200480021781	氨基酸组合物及补液	独立行政法人理化学研究所、明治乳业株式会社、阿部岳
02824100	预防怀孕和减少经期前症状的口服避孕药	杜拉美德药物有限公司
200380108555	阿片样物质和阿片样物质衍生物的高浓度制剂	杜雷科特公司
200580041778	透皮给药系统	杜雷科特公司
200480036007	PDK-1/Akt信号传导抑制剂	俄亥俄州州立大学研究基金会
02820619	利多卡因在制备用于治疗非神经病性疼痛的透皮贴剂中的用途	恩德制药公司
03822155	含有对映体牛尿酚的组合物和产物及其制备方法	儿童医院医疗中心、澳大利亚健康及营养品协会有限公司
200580007689	CTGF作为糖尿病肾病的治疗靶点	法布罗根股份有限公司
200580035353	4-羟基三苯氧胺凝胶制剂	法国法杏大药厂
200480023629	用于儿童和年轻成人的多种维生素糖浆	法马顿股份有限公司
03817831	普拉克索的每日一次剂型	法马西亚公司
200480005021	吡咯取代的2-二氢吲哚酮蛋白激酶抑制剂的多晶型	法玛西雅厄普约翰有限责任公司
03820017	(2*S*,5*Z*)-2-氨基-7-(乙亚胺酰基氨基)-2-甲基庚-5-烯酸的结晶固体形式	法玛西雅公司
200380106447	用作激酶抑制剂的取代的吡咯并吡唑衍生物	法玛西雅意大利公司
200580001712	吡啶鎓盐作为血管保护剂的用途	法米纳公司
200480010790	高载药美沙拉嗪小药囊	凡林有限公司
200680025837	3-氨基咔唑化合物、包含该化合物的药物组合物及其制备方法	方济各安吉利克化学联合股份有限公司
200710180101	具有止痛活性的吲唑酰胺类	方济各安吉利克化学联合股份有限公司
200480019307	增强红细胞生成的HIFα稳定剂的应用	菲布罗根公司
200580030628	生产咪唑化合物及其盐与假多晶型物的方法	菲尔若国际公司

（续表）

专利号	发明专利名称	专利权人
200580022769	藻毒素及其用途	菲特托克斯有限公司
200480026535	Y-氨基丁酸能调节剂	弗·哈夫曼-拉罗切有限公司
200580042730	作为甘氨酸转运体1(GlyT-1)抑制剂用于治疗阿尔茨海默氏病的二环和三环取代的苯甲酮化?	弗·哈夫曼-拉罗切有限公司
200480006480	用于治疗HIV介导的疾病的非核苷逆转录酶抑制剂Ⅰ	弗·哈夫曼-拉罗切有限公司
200480032641	阻断γ-分泌酶活性的丙二酰胺衍生物	弗·哈夫曼-拉罗切有限公司
200580033823	抗精神分裂症的双重NK1/NK3拮抗剂	弗·哈夫曼-拉罗切有限公司
200580047656	作为GLYT-1抑制剂的苯甲酰基-四氢吡啶	弗·哈夫曼-拉罗切有限公司
02804255	咪唑衍生物	弗·哈夫曼-拉罗切有限公司
200380104019	作为5-HT6-受体配体用于治疗中枢神经系统病症的氨基烷氧基吲哚	弗·哈夫曼-拉罗切有限公司
200480014015	作为γ-分泌酶抑制剂、用于治疗阿尔茨海默病的2,3,4,5-四氢苯并[f][1,4]噁吖庚因-5-甲酸酰胺衍生物	弗·哈夫曼-拉罗切有限公司
200580016875	4-羟基-4-甲基-哌啶-1-甲酸(4-甲氧基-7-吗啉-4-基-苯并噻唑-2-基)-酰胺	弗·哈夫曼-拉罗切有限公司
200580017893	作为MGLU5受体拮抗剂的吡啶-4-基-乙炔基-咪唑和吡唑	弗·哈夫曼-拉罗切有限公司
200580024205	苯并噻唑衍生物	弗·哈夫曼-拉罗切有限公司
200580035999	咪唑并-苯并二氮杂䓬衍生物	弗·哈夫曼-拉罗切有限公司
200580036057	杂环的抗病毒化合物	弗·哈夫曼-拉罗切有限公司
200580042162	苯基-哌嗪甲酮衍生物	弗·哈夫曼-拉罗切有限公司
200580047925	作为GABA受体调节剂的四环咪唑并-苯并二氮杂䓬	弗·哈夫曼-拉罗切有限公司
200580048295	色满衍生物及其在治疗CNS疾病中的用途	弗·哈夫曼-拉罗切有限公司
200580048120	作为GABA-B的别构增强剂的噻吩并-吡啶衍生物	弗·哈夫曼-拉罗切有限公司
200480019933	甲磺酸沙喹那韦口服剂型	弗·哈夫曼-拉罗切有限公司
200480025360	用于治疗精神分裂症的双重NK1/NK3拮抗剂	弗·哈夫曼-拉罗切有限公司
200580049008	作为甘氨酸转运体1(GlyT-1)抑制剂用于治疗神经学和神经精神病学障碍的[4-(杂芳基)哌嗪-1-基]-(2,5-取代的-苯基)甲酮衍生物	弗·哈夫曼-拉罗切有限公司
200680027179	被取代的三唑衍生物和它们作为神经激肽3受体拮抗剂的用途	弗·哈夫曼-拉罗切有限公司
200580023701	磺酰胺衍生物	弗·哈夫曼-拉罗切有限公司
200680011632	(3,4-二氢-喹唑啉-2-基)-茚满-1-基-胺	弗·哈夫曼-拉罗切有限公司
200580006619	用于治疗焦虑、抑郁和癫痫的作为GABA受体配体的4-(硫基-嘧啶-4-基甲基)-吗啉衍生物和相关的化合物	弗·哈夫曼-拉罗切有限公司
200580043701	卤素取代的苯并二氮杂䓬衍生物	弗·哈夫曼-拉罗切有限公司
200680008577	作为甘氨酸转运体1(GlyT-1)抑制剂用于治疗神经学和神经精神病学障碍的2,5-二取代的苯甲酮衍生物	弗·哈夫曼-拉罗切有限公司
200680014923	对5-HT受体具有活性的(3,4-二氢-喹唑啉-2-基)-(2-芳氧基-乙基)胺	弗·哈夫曼-拉罗切有限公司
200680018120	作为MGLUR2拮抗剂的乙炔基-吡唑并嘧啶衍生物	弗·哈夫曼-拉罗切有限公司
200580002612	作为5-羟色胺受体(5-HT)调节剂用于治疗中枢神经系统疾病的1-苄基-5-哌嗪-1-基-3,4二氢-1H-喹唑啉-2-酮衍生物和各个1H-苯并(1,2,6)噻二嗪-2,2-二氧化物和1,4-二氢-苯并(D)(1,3)噁嗪-2-酮衍生物	弗·哈夫曼-拉罗切有限公司
200680047420	HCV前药制剂	弗·哈夫曼-拉罗切有限公司
200680022929	8-烷氧基-4-甲基-3,4-二氢-喹唑啉-2-基胺和它们作为5-HT5A受体配体的用途	弗·哈夫曼-拉罗切有限公司
200680022949	氯取代的胍类化合物	弗·哈夫曼-拉罗切有限公司
200580024575	癌瘤及血管生成的双重小分子抑制剂	弗吉尼亚大学专利基金会
200380103653	治疗反应性关节炎或粘液囊炎的组合物及其用途	弗卡股份有限公司
03810527	可改进释放阿莫西林的微囊含水混悬液形式的口服药物制剂	弗拉梅技术公司
200480022512	门静脉高压的预防和(或)治疗	弗赖堡大学综合诊所
200580022193	益生素制品	富杰雅股份有限公司
200480021724	富马酸衍生物在制备用于治疗哮喘和慢性阻塞性肺病的药物中的应用	富马法姆股份公司
03807452	新的芳基脒衍生物或其盐	富山化学工业株式会社
02824812	新二苯甲酮衍生物或其盐	富山化学工业株式会社
200710101148	二苯甲酮衍生物或其盐	富山化学工业株式会社
03805839	阿达帕林治疗皮肤病的用途	盖尔德马研究及发展公司

（续表）

专利号	发明专利名称	专利权人
200480021891	哒嗪基-哌嗪类及其作为组胺 H3 受体配体的应用	高点制药有限责任公司
200810170803	黑素生成抑制剂和含有它的皮肤制剂	高砂香料工业株式会社
03825418	利用荷电聚合物的长效控释药物组合物	哥伦比亚实验室（百慕大群岛）有限公司
200480016048	用于治疗炎性和过敏性病症的新杂环化合物、其制备方法和含有它们的药物组合物	格兰马克药品股份有限公司
02817915	被取代的4-氨基环己醇衍生物	格吕伦塔尔有限公司
200380108583	螺环环己烷衍生物	格吕伦塔尔有限公司
200480028967	防止滥用的剂型	格吕伦塔尔有限公司
200480042036	对 ORL1 受体具有亲合力的螺环环己烷衍生物	格吕伦塔尔有限公司
03808432	包含 *N*-((1-正丁基-4-哌啶基)甲基)-3,4-二氢-2H-(1,3)噁嗪并(3,2-a)吲哚-10-甲酰胺或盐	葛兰素集团有限公司
200480020651	作为磷酸二酯酶抑制剂的喹啉衍生物	葛兰素集团有限公司
02822325	治疗呼吸疾病的苯乙醇胺衍生物	葛兰素集团有限公司
03816093	用于治疗炎性疾病和病症的新化合物、组合物和方法	葛兰素伊斯特拉齐瓦基森塔萨格勒布公司
200480001496	含有碱性药物的制剂	共和药品工业株式会社
200580034700	肠息肉抑制剂	国立癌症中心总长所代表的日本、株式会社大塚制药工场
200580005218	具有抑制转录因子 KLF5 的活化作用的药物	国立大学法人东京大学、兴和株式会社
200710154425	糖脂衍生物及其制造方法，以及其合成中间体及其制造方法	国立精神神经中心主席代表的日本国
200580006175	抗感染水凝胶组合物	海德罗默公司
200580039730	洛沙平类似物及其使用方法	海平有限公司
200680023047	苯并异噁唑哌嗪化合物及其使用方法	海普尼昂公司
200480020528	防治外寄生物的方法和组合物	海区特克控股股份有限公司
94194912	聚-β-1→4-N-乙酰基葡糖胺	海洋聚合物技术公司
200580045064	3-羟基-3-甲基戊二酰辅酶 A 还原酶抑制剂和抗高血压剂的复合剂型及其制备方法	韩美药品株式会社
200710106993	一种治疗或预防口腔疾病的药物	好维股份有限公司
200410030938	苦参酮及其衍生物、类似物在制备抗肿瘤药物中的用途	和记黄埔医药企业有限公司
200410037476	穿心莲提取物的医药用途	和记黄埔医药企业有限公司
200410100136	一种马蔺子素分散体系及其制备方法	和记黄埔医药企业有限公司
200410088934	二萜类化合物在制备对化疗药物具有协同作用的药物中的用途	和记黄埔医药企业有限公司
01814860	含有模拟视黄酸皮肤作用的化合物的皮肤调理组合物	荷兰联合利华有限公司
200580017563	经皮类固醇制剂	亨特-弗莱明有限公司
200680001988	木酚素类化合物用于治疗或预防炎症性疾病的用途	黄在宽、新树工业股份有限公司
02813021	三酰胺取代的吲哚、苯并呋喃及苯并噻吩	辉瑞产品公司
03822161	用于治疗过度增生性疾病的组合物	辉瑞产品公司
200610051345	4″-取代的-9-脱氧-9A-氮杂-9A-高红霉素 A 衍生物	辉瑞产品公司
200480000209	减少了副作用的阿奇霉素剂型	辉瑞产品公司
200610094114	三酰胺取代的吲哚、苯并呋喃及苯并噻吩	辉瑞产品公司
200580027456	作为 p38MAP 激酶抑制剂的三唑并吡啶基硫烷基衍生物	辉瑞大药厂
200580048001	激酶抑制剂吡咯并吡唑类	辉瑞大药厂
200480011199	5HT2C 激动剂在制备治疗失禁的药物中的用途	辉瑞大药厂
03813983	瑞波西汀的药物盐	辉瑞意大利公司
200680002861	作为催产素拮抗剂的取代三唑衍生物	辉瑞有限公司
200680004282	多巴胺激动剂的盐类形式	辉瑞有限公司
200680014198	氨基酸衍生物	辉瑞有限公司
200580028433	制备异噻唑衍生物的方法	辉瑞有限公司、OSI 药物公司
03809733	作为内酰胺酶抑制剂的二环 6-亚烷基-表霉烯	惠氏公司
200610146465	用作抗精神病和抗肥胖药物的[1,4]二氮杂庚因并[6,7,1-IJ]喹啉衍生物	惠氏公司
200480008781	β 淀粉样蛋白生成抑制剂含氟和三氟烷基杂环磺酰胺及其衍生物	惠氏公司
200580003890	新化合物及其制备方法和用途	活跃生物技术有限公司

（续表）

专利号	发明专利名称	专利权人
03821483	作为 PPAR 激动剂用于治疗糖尿病的 N-取代-1H-吲哚-5-丙酸化合物	霍夫曼-拉罗奇有限公司
200580025005	芳基-吡啶衍生物	霍夫曼-拉罗奇有限公司
02811495	包含脂肪酶抑制剂和蔗糖脂肪酸酯的药物组合物	霍夫曼-拉罗奇有限公司
200380102841	作为 PPAR 激动剂的取代 4-烷氧基噁唑衍生物	霍夫曼-拉罗奇有限公司
200480018856	噻唑环取代的吲哚基衍生物以及其作为 PPAR 调节剂的用途	霍夫曼-拉罗奇有限公司
200580031048	用于治疗癌症的取代的乙内酰脲类化合物	霍夫曼-拉罗奇有限公司
200580031962	作为 AURORA-A 激酶抑制剂的新的 2,3-二氮杂萘酮衍生物	霍夫曼-拉罗奇有限公司
200580033056	六氟异丙醇取代的醚衍生物	霍夫曼-拉罗奇有限公司
200580035111	具有 CDK1 抗增殖活性的 1,5-二氮杂萘唑烷酮类	霍夫曼-拉罗奇有限公司
200580036695	新型吲哚或苯并咪唑衍生物	霍夫曼-拉罗奇有限公司
200580042997	作为抗肥胖药剂的哌嗪基吡啶衍生物	霍夫曼-拉罗奇有限公司
02820926	作为二肽酰肽酶 IV 抑制剂的 N-取代的吡咯烷衍生物	霍夫曼-拉罗奇有限公司
200580034902	作为 CDK1 抑制剂的喹唑啉基亚甲基噻唑啉酮类	霍夫曼-拉罗奇有限公司
200580018657	吡唑并嘧啶类	霍夫曼-拉罗奇有限公司
200580021678	2,4-二氨基噻唑-5-酮衍生物	霍夫曼-拉罗奇有限公司
200580022238	3-苯基-二氢嘧啶并[4,5-d]嘧啶酮的酰胺衍生物，它们的制备和用作药剂的用途	霍夫曼-拉罗奇有限公司
200580021393	包含乙炔基的苯基衍生物	霍夫曼-拉罗奇有限公司
200580033852	用于糖尿病的作为 11-β 抑制剂的烷基(alkil)-吡啶类	霍夫曼-拉罗奇有限公司
200680002519	5-氨基吲哚衍生物	霍夫曼-拉罗奇有限公司
02811498	新型药物组合物	霍夫曼-拉罗奇有限公司
200580020957	嘧啶衍生物	霍夫曼-拉罗奇有限公司
200480017355	作为 DPP-IV 抑制剂的六氢吡啶并异喹啉类	霍夫曼-拉罗奇有限公司
200580037132	用于制备二膦酸盐的方法	霍夫曼-拉罗奇有限公司
200580013244	作为 PPAR 活化剂的吡唑苯基衍生物	霍夫曼-拉罗奇有限公司
200680022951	氮杂苯并咪唑衍生物，它们的制备以及作为抗癌剂的应用	霍夫曼-拉罗奇有限公司
200680022962	杂环苄基氨基衍生物，它们的制备以及作为药剂的应用	霍夫曼-拉罗奇有限公司
200580035121	用作用于 CDK2 和血管生成的抑制剂及用于治疗乳腺、结肠、肺和前列腺癌的二取代吡唑并苯并二氮杂草类	霍夫曼-拉罗奇有限公司
200580012546	治疗肝病的药物组合物	霍华德·J·史密斯及同仁控股有限公司
200480039469	用于治疗病毒性疾病的膦酸酯、单膦酸酰胺化物、双膦酸酰胺化物	吉里德科学公司
200580032556	作为抗 HIV 剂的核苷膦酸酯缀合物	吉里德科学公司
200580023210	局部抗病毒制剂	吉里德科学公司
200580035564	A2B 腺苷受体拮抗剂在制备促使伤口愈合的药物中的应用	吉利德帕洛阿尔托股份有限公司
200480017033	作为磷酸二酯酶 4 抑制剂的吡唑衍生物	记忆药物公司
02826707	用于预防和治疗炎性疾病，自体免疫性疾病，和移植排斥的组成物及其制药用途	加州大学校务委员会
02818486	分离酚类化合物的方法	嘉吉有限公司
200480004454	治疗疼痛的化合物	剑桥生物工艺有限公司
200580012044	二氢丁苯那嗪类及包含它们的药用组合物	剑桥实验室(爱尔兰)有限公司
200510082015	具有抗龋齿功能的组合物	江崎格力高株式会社
200480017246	增加端粒酶活性的组合物和方法	杰龙公司
97180256	人类的端粒酶催化亚单位	杰龙公司、科罗拉多大学董事会
200480022292	用于治疗癌症或病毒病的三杂环化合物、组合物和方法	杰明 X 医药品加拿大公司
02818552	含有基于 N6-取代腺嘌呤的杂环化合物的化妆品	捷克共和国乌兹塔夫实验植物学会
200580012914	单乙酰基二酰基甘油衍生物在制备自身免疫治疗剂和健康食品中的用途	金尚姬
03820675	贴剂	久光制药株式会社
200480007150	含有非甾体类消炎镇痛剂的贴剂	久光制药株式会社
200680031926	贴剂	久光制药株式会社
200580038167	间质性膀胱炎治疗剂	橘生药品工业株式会社
200580007136	用于预防或治疗伴有神经障碍的膀胱过度活动症的医药组合物	橘生药品工业株式会社

（续表）

专利号	发明专利名称	专利权人
200580006211	稠合杂环衍生物、包含该稠合杂环衍生物的药物组合物、及其药学应用	橘生药品工业株式会社
200580021436	用于预防或治疗脂质代谢异常的医药组合物	橘生药品工业株式会社
03823260	用于抑制和改善疾病的类胡萝卜素结构类似物	卡达克斯药物公司
200810145968	胆碱酯酶抑制剂的制药用途	卡拉巴尔股份公司
03802387	胃肠疾病的治疗方法和用于其中的聚合物组合物	凯米克有限公司
03819302	1-芳基-4-取代的哌嗪衍生物及其制药用途	凯莫森特里克斯股份有限公司
03818476	消除DNA损伤导致的细胞周期G2关卡和(或)增强DNA损伤性治疗抗癌活性的化合物	坎巴斯有限公司
200580030859	(R/S)利福霉素衍生物,它们的制备和药物组合物	坎布里IP风险投资有限合伙公司
200380108668	二芳基磺酰胺化合物	坎莫森特里克斯公司
200480033523	作为HSP90-抑制剂的新的杂环化合物	康福玛医药公司
200480033650	抗肿瘤萜类化合物	康普顿发展有限公司
200580002428	吡啶和喹啉衍生物	康斯乔最高科学研究公司、西班牙格拉纳达大学
200510056027	局部血管递送依托泊苷与雷帕霉素的组合以防止血管损伤后的再狭窄	科迪斯公司
200510054388	局部血管递送托泊替康与雷帕霉素的医疗装置	科迪斯公司
200480017064	小分子Toll样受体(TLR)拮抗剂	科勒制药有限公司、科勒制药集团有限公司
200580013235	通过杀生物剂和代谢抑制剂的组合抑制生物源硫化物的生成	科诺科菲利浦公司、优特埃合伙有限公司
200680033517	9,11-脱氢脱氧皮甾醇的C3-C1017α-酯用作抗促性腺激素剂的用途	科斯莫生物科技公司
200580017371	烷基呋喃在制备抗糖尿病药物中的用途	科学发展实验室
200580017372	烷基呋喃在制备用于治疗肥胖症的药物中的用途	科学发展实验室
02827683	包括至少一种链烷醇酰胺以抑制朗格汉斯细胞迁移的组合物及其应用	科学发展实验室
200710101010	糖原合酶激酶GSK-3的杂环抑制剂	科学研究高等机关
200580046654	新型卟啉衍生物,尤其二氢卟酚和(或)菌绿素及其在光动力学治疗中的应用	科英布拉大学
200510084080	盐酸坦洛新的口服长效性小药丸组成物及其制造方法	可隆制药株式会社
03815884	治疗性1,2,3,6-四氢嘧啶-2-酮组合物及其制备方法	克拉蒙特药品有限公司
200480021133	用于麻醉用途的氟代醚化合物的稳定的药物组合物,用于稳定氟代醚化合物的方法,稳定剂用于阻止氟代醚化合物降解的用途	克里斯泰利亚化学药物产品有限公司
200580029510	健康功能改善剂	克斯莫石油株式会社、SBI5-ALA生物技术股份有限公司
200480002830	经眼部递送碳酸酐酶抑制剂的持续释放系统和方法	控制递送系统有限公司
200480029940	氨基吡喃酮和它们作为ATM抑制剂的用途	库多斯药物有限公司
200480012878	酞嗪酮衍生物	库多斯药物有限公司、梅布瑞有限公司
200580036653	4-杂芳基甲基取代的酞嗪酮衍生物	库多斯药物有限公司、梅布瑞有限公司
200580028555	作为巨噬细胞弹性蛋白酶抑制剂的5-[3-(4-苄氧基苯基硫代)-呋喃-2-基]-咪唑烷-2,4-二酮和类似物	奎斯特药物服务
200380102880	Epstein Barr病毒肽表位、多表位及其输送系统	昆士兰医学研究所理事会
200680007964	咪唑衍生物的晶型	拉夸里亚创药株式会社
200480016630	CNS氯化物调节及其用途	拉瓦勒大学
200580044414	能提高黑色素细胞中谷胱甘肽比率的化合物在治疗灰发症中的用途	莱雅公司
03824355	2,4,5-三取代的咪唑及其作为抗菌剂的用途	劳洛斯治疗公司
200480007456	反式-胡桐素酮中间体的制备方法	雷迪实验室(欧洲)有限公司
200480028935	环糖的二硫化物、硫化物、亚砜和砜衍生物及其用途	雷瑟尔股份有限公司
200510116391	药物释放调节型多层涂层支架及其制造方法	李庆范
200480039427	高化学纯度R-5-(2-(2-(2-乙氧基苯氧基乙基氨基)丙基)-2-甲氧基苯磺酰胺盐酸盐的制备	力奇制药公司
200580016884	包含N-(2-(2-苯二酰亚氨基乙氧基)-乙酰基)-L-丙氨酰基-D-谷氨酸(LK-423)的耐胃酸的药物剂型	力奇制药公司
200480040898	异羟肟酸酯衍生物及其医药用途	利奥制药有限公司
200480021378	新的氨基二苯酮化合物	利奥制药有限公司
02805528	三环雄激素受体调节剂化合物和方法	利甘德药品公司
200580002494	药物组合物	利洁时保健(英国)有限公司

（续表）

专利号	发明专利名称	专利权人
200580027105	包含屈螺酮和炔雌醇的药物组合物	利肯萨实验室股份有限公司
200480021544	米屈肼盐及其制备方法以及基于米屈肼盐的药物组合物	联合股份公司格林代克斯
01823928	扑热息痛的肠胃外组合物	联合制药克伦茨蒂斯药物实验室公司、尤利亚·采蒂
200480041780	曲前列环素或它的衍生物，或其药学上可接受的盐在制备治疗和预防缺血性损害的药物中的用途	联合治疗公司
200580009749	酰肼类化合物及其在用于治疗心血管疾病的药物组合物中的应用	临床遗传公司
200480043131	含有抗结核药物的抗分支杆菌药物组合物	鲁宾有限公司
03824893	β 葡聚糖和抗体在制备治疗癌性的药物中的用途	路易斯维尔大学研究基金会
200480028282	透明质酸在制备治疗急性和过劳扭伤、拉伤的药物中的应用	罗伯特·约翰·佩特雷拉
200580028924	含有沉积控制剂的喷剂组合物	罗迪亚公司
200410103262	可溶性的高支化葡萄糖聚合物	罗凯脱兄弟公司
200580043771	用于经鼻内投与酮咯酸（KETOROLAC）的治疗组合物	罗克斯罗制药公司
03818609	放射标记的氨基酸类似物，其制备物及用途	马林克罗特公司
200480029732	哌甲酯溶液及其制药用途和制备方法	马林克罗特公司
200580013341	抗真菌药物的递送	马塞尔·尼姆尼、阿南特·潘迪亚
200380109872	适用于眼科疾病治疗的药物组合物	玛瑞亚·罗莎·加斯库、简·帕罗·查亚
200580005626	局部辅酶 Q10 制剂及其使用方法	迈阿密大学
200480030865	注射用加巴喷丁组合物的生产方法	麦德托尼克公司
02803508	疏水性多胺类似物及其使用方法	麦迪凯斯特治疗学股份有限公司
200580034222	用于治疗用途的有机凝胶制剂	麦迪奎斯特治疗剂有限公司
200480016015	7′-(1,3-噻唑-2-基)-硫代香豆素及其作为白三烯生物合成抑制剂的应用	麦克弗罗斯特加拿大有限公司
01815072	米诺地尔的新组合物	麦克尼尔有限公司
02826112	用于口腔施用的包含烟碱的液体药物制剂	麦克尼尔有限公司
01822215	含有限定的氧化磷脂的组合物	脉管生物生长有限公司
200480021217	氧化脂质及其在治疗炎性疾病中的应用	脉管生物生长有限公司
200480016063	异麦芽酮糖醇（1,6GPS 和 1,1GPM 混合物）作为生产用于治疗肠道疾病的药物及其他用途的益生元的应用	曼海姆/奥克森富特希德楚格股份公司
02823692	用于治疗Ⅱ型糖尿病、包含二甲双胍和格列本脲的药物组合物	曼纳里尼国际经营卢森堡有限公司
03813027	碱性非肽缓激肽拮抗剂及其药物组合物	曼纳里尼里切尔凯有限公司
200580042736	用于治疗脂肪团的药物组合物	曼纳里尼里切尔凯有限公司
200680008328	通过吸入给药的非甾族抗炎药物在急性和慢性支气管炎治疗中的用途	梅迪斯蒂研究及生产股份有限公司
200580016112	组蛋白脱乙酰基酶的抑制剂	梅特希尔基因公司
200480030979	用于治疗疼痛病征的钾通道开放剂和钠通道抑制剂或影响钠通道的活性物质的组合物	美达医药两合公司
200480042322	非核苷酸逆转录酶抑制剂	美迪维尔公司
03813401	EP4 受体配体在制备治疗 IL-6 相关疾病的药物中的应用	美国辉瑞有限公司
200610094113	作为 CCR5 调节剂的托烷衍生物	美国辉瑞有限公司
200480006383	作为激酶抑制剂的二氮杂䓬并吲哚衍生物	美国辉瑞有限公司
01822994	用于勃起机能障碍治疗和逆转的可注射药物组合物	美国医疗产品公司
200480026811	作为 TNF-α 调节剂的沙利度胺类似物	美国政府健康及人类服务部
200480024205	作为天冬氨酸特异性半胱氨酸蛋白酶活化剂和细胞程序死亡诱导剂的 4-芳基氨基-喹唑啉	美瑞德生物工程公司、西托维亚公司
02823709	δ 受体激动剂化合物在制备治疗抑郁症的药物中的应用	蒙特库克生物科学公司
200480025218	子宫内膜异位症的治疗方法	迷斯康贸易有限公司
02810681	用于治疗高动脉压、其他心血管疾病和它的并发症的血管紧张素 IIAT1 受体拮抗剂的制剂的制备	米纳斯吉拉斯联合大学
200580045303	阿朴棉子酚酮及其用途	密执安州立大学董事会
200480034566	吲哚抗病毒组合物	密执安州立大学董事会
200580040509	肾功能不全的改良剂	明治乳业株式会社
200480013444	用于抑制 γ-分泌酶的环磺酰胺	默克. 夏普-道姆公司
200480017791	稳定的 5,10-亚甲基四氢叶酸盐药物组合物	默克阿泼洛发股份公司

（续表）

专利号	发明专利名称	专利权人
200580003272	氢异二氢吲哚速激肽受体拮抗剂	默克公司
200680009157	6-(4-氯苯基)-2,2-二甲基-7-苯基-2,3-二氢-1H-吡咯里嗪-5-基乙酸的多晶型物	默克勒有限公司
03821416	唑烷酮-乙烯基稠合的-苯衍生物	默克雪兰诺有限公司
200580032651	(3-氰基-1H-吲哚-7-基)-[4-(4-氟苯乙基)-哌嗪-1-基]-甲酮盐酸盐的晶体形式	默克专利股份有限公司
200480016645	鼻用药物制剂和使用方法	默克专利股份有限公司
200580031735	具有2-咪唑啉结构的α-拟交感神经药的新用途	默克专利有限公司
200580021151	用于治疗RNA依赖性RNA病毒感染的核苷氨基磷酸芳基酯	默沙东公司
200580033748	CGRP受体拮抗剂	默沙东公司
200480017952	苯并二氮杂䓬CGRP受体拮抗剂	默沙东公司
200480031594	CCR-2拮抗剂盐	默沙东公司
200480031558	雄激素受体调节剂21-杂环-4-氮杂甾体衍生物	默沙东公司
200580022578	有丝分裂驱动蛋白抑制剂	默沙东公司
200580042296	雌激素受体调节剂	默沙东公司
200480016321	孟鲁司特钠的多晶型	默沙东公司、麦克弗罗斯特加拿大有限公司
200580024940	用于治疗阿尔茨海默氏病的芳基乙酸和相关化合物	默沙东有限公司
200610088777	内部包有药物的高分子胶束的制备方法	那野伽利阿株式会社
200580021580	水不溶性药快速释放药物组合物的制造方法及通过本方法得到的药物组合物	奈康明丹麦有限责任公司
200580017684	包括含钙化合物作为活性物质的可咀嚼、可吮吸和可吞咽片剂	奈科明制药有限公司
200480007057	前列腺素组合物在制备治疗早泄的药物中的应用	奈克斯麦德控股有限公司
01806161	新的自乳化药物释放体系	尼科克斯公司
200480014498	具有提高的抗炎、抗血栓形成和抗血小板活性的作为降胆固醇药的氟伐他汀、普伐他汀、西立伐他汀、阿托伐他汀和罗苏伐他汀的硝基氧基衍生物	尼科克斯公司
03812406	局部应用的药物制剂	尼科梅德有限责任公司
200580006855	新的酰氨基取代的羟基-6-苯基菲啶化合物及其作为PDE4抑制剂的应用	尼科梅德有限责任公司
200680001764	作为PDE2抑制剂的三唑并酞嗪	尼科梅德有限责任公司
01810067	用于经皮给药烟酸的局部制剂和治疗高脂血症的方法	尼亚戴恩公司、肯塔基大学研究基金会
200580018353	GOS和多聚果糖的协同作用	纽迪西亚公司
200580002785	用于治疗下泌尿道病症的α-氨基酰胺衍生物	纽朗制药公司
200580011890	用于治疗不安腿综合征和成瘾症的α-氨基酰胺衍生物	纽朗制药公司
200480011342	提高认知和记忆的组合物	纽里姆药品(1991)有限公司
200610093875	预防中枢神经系统急慢性损伤中神经变性的化合物,组合物和方法	纽若泰克有限公司
97180693	控制口腔微生物氧化还原(Eh)水平的组合物	纽约州立大学研究基金会
200580009264	药物轭合物	纽约州州立大学研究基金会
200680000427	肝功能改善剂	农工大TLO株式会社
02828257	包含果胶的基质形成组合物	努特里奇亚有限公司
200480031385	婴儿合生素组合物	努特里奇亚有限公司
200480031243	免疫调节性寡糖	努特里奇亚有限公司
200580020895	HIV患者中屏障完整性的提高	努特里希亚公司
03826647	热液纤维产物	努特里希亚公司
200780020143	别嘌醇在制备治疗手足综合征的药物中的用途	诺贝拉药物公司
200380104308	抗癌及抗感染性疾病组合物及其使用方法	诺华疫苗和诊断公司
200580036853	咪唑并喹啉化合物	诺华疫苗和诊断公司
200380108239	2,4,6-三取代的嘧啶作为磷脂酰肌醇(PI)3-激酶抑制剂及其在治疗癌症中的应用	诺华疫苗和诊断公司
03823724	修饰糖、其缀合物及其制备方法	诺华疫苗和诊断有限公司
200380101592	结肠清洗组合物	诺金公司

（续表）

专利号	发明专利名称	专利权人
200610059858	卡莫司他在制备治疗囊性纤维化(CF)及慢性阻塞性肺病(COPD)的药物中的用途	诺瓦蒂斯国际药品有限公司
03803448	噻唑啉酮衍生物及其作为CB激动剂的应用	诺瓦提斯公司
200480026942	可用于治疗增殖性病症的2,4-二(苯基氨基)嘧啶类	诺瓦提斯公司
03813614	季铵环糊精化合物	诺瓦提斯公司
200480002540	酰胺衍生物及其作为11-β羟类固醇脱氢酶抑制剂的用途	诺瓦提斯公司
03818180	芳香酶抑制剂和双膦酸酯的组合	诺瓦提斯公司
200480002455	改变药物晶体形成的方法	诺瓦提斯公司
03816923	用于抑制血小板凝集的修饰氨基酸	诺瓦提斯公司
02809362	含N-(5-{4-[4-甲基-(1-哌嗪基)甲基]-苯甲酰氨基}-2-甲基苯基)-4-(3-吡啶基)-2-嘧啶-胺和化疗药的联合形式	诺瓦提斯公司
02805608	包含信号转导抑制剂和埃坡霉素衍生物的联合形式	诺瓦提斯公司
03812280	可用于治疗蛋白激酶依赖性疾病的二芳基脲衍生物	诺瓦提斯公司
200480011059	作为1-磷酸-鞘氨醇受体调节剂的氨基-丙醇衍生物	诺瓦提斯公司
200480015230	用于治疗气管疾病的喹啉-2-酮衍生物	诺瓦提斯公司
200480016328	作为RAF激酶抑制剂的2-氨基嘧啶衍生物	诺瓦提斯公司
200480017152	作为鞘氨醇-1-磷酸受体调节剂的氨基丙醇衍生物	诺瓦提斯公司
200480019475	雷帕霉素以及雷帕霉素衍生物用于治疗骨损失的应用	诺瓦提斯公司
200480037812	包括肾素抑制剂的微乳预浓缩物	诺瓦提斯公司
200480037861	1-磷酸-鞘氨醇(S1P)受体激动剂用于制备治疗脑变性性疾病的药物的应用	诺瓦提斯公司
200480016629	作为毒蕈碱M3受体配体的哌啶鎓和吡咯烷鎓衍生物	诺瓦提斯公司
200480034330	次膦酸衍生物	诺瓦提斯公司
200480040508	二肽基肽酶IV抑制剂的用途	诺瓦提斯公司
200580002605	用作CCR3受体拮抗剂的吡咯烷衍生物	诺瓦提斯公司
200580002688	作为A2B拮抗剂的噻唑衍生物	诺瓦提斯公司
200580006931	埃坡霉素衍生物	诺瓦提斯公司
200580007920	含有己二醇、任选的油醇、异山梨醇二甲醚和(或)中链甘油三酯的吡美莫司泡沫组合物	诺瓦提斯公司
200580036010	用作腺苷A-2A受体激动剂的嘌呤衍生物	诺瓦提斯公司
200480014021	用作过氧化物酶体增殖物激活受体的配体的N-酰基含氮杂环化合物	诺瓦提斯公司
200580026567	具有CCR3抑制活性的哌嗪衍生物	诺瓦提斯公司
03146678	含瓦尔沙登和氢氯噻嗪的固体口服剂量形式	诺瓦提斯公司
03817208	包含药物、软膏基质和增溶剂/分散剂的眼用软膏剂组合物	诺瓦提斯公司
200480013041	可用于治疗赘生性疾病、炎性和免疫系统病症的2,4-二(苯氨基)嘧啶	诺瓦提斯公司
200480018777	磷脂酰肌醇3-激酶抑制剂	诺瓦提斯公司
200680002451	作为A2A受体激动剂的嘌呤衍生物	诺瓦提斯公司
200580012119	9H-嘌呤-2,6-二胺衍生物在治疗增殖性疾病中的应用以及新的9H-嘌呤-2,6-二胺衍生物	诺瓦提斯公司
200580026245	作为CCR-3受体拮抗剂的氮杂环丁烷衍生物	诺瓦提斯公司
200680003258	嘧啶基氨基苯甲酰胺在制备治疗对Tie-2激酶活性的调节有响应的疾病的药物中的用途	诺瓦提斯公司
200610115906	包含胶态二氧化硅的药物组合物	诺瓦提斯公司
200680013916	用作肽脱甲酰基酶(PDF)抑制剂的咪唑并[1,2-A]吡啶衍生物	诺瓦提斯公司
200710078926	组合物在制备治疗代谢紊乱、特别是糖尿病或与糖尿病相关的疾病或疾患的药物中的用途	诺瓦提斯公司
200680018645	麦角灵衍生物和其作为趋化因子受体配体的用途	诺瓦提斯公司
200480040374	作为FLT-3激酶抑制剂的噻唑和吡唑衍生物	诺瓦提斯公司
200680012650	用于嗜酸粒细胞增多综合征的嘧啶基氨基苯甲酰胺衍生物	诺瓦提斯公司
200680014036	用作肽脱甲酰基酶(PDF)抑制剂的咪唑并[1,2-A]吡啶衍生物	诺瓦提斯公司
200580034375	作为c-JUN N末端激酶(JNK)和P-38激酶的抑制剂的吡咯并[1,2-D][1,2,4]三嗪	诺瓦提斯公司
200580044736	作为M3毒蕈碱受体的吡咯烷鎓衍生物	诺瓦提斯公司

（续表）

专利号	发明专利名称	专利权人
200580017891	作为葡糖激酶活化剂、可用于治疗Ⅱ型糖尿病的磺酰胺-噻唑并吡啶衍生物	诺瓦提斯公司
200380100787	联合化疗组合物	诺沃根研究股份有限公司
200480040238	异黄酮类前药、其组合物和涉及它们的治疗方法	诺沃根研究股份有限公司
200710001674	异黄酮化合物的制药用途以及含有它们的组合物	诺沃根研究有限公司
200380107482	糖皮质激素的脂质体	诺沃萨姆股份有限公司
200610059885	作为AMPA受体正性调节剂的(噻吩并)-[f]-氧杂吖庚因-5-酮衍生物	欧加农股份有限公司
200480014222	药物递送体系	欧加农股份有限公司
200680023543	作为用于治疗不育症的药物的4-苯基-5-氧代-1,4,5,6,7,8-六氢喹啉衍生物	欧加农股份有限公司
200510128695	用丁丙诺啡实现持续止痛	欧罗赛铁克股份有限公司
200480023060	用于治疗疼痛的治疗剂	欧洲凯尔蒂克公司
200480027679	用于治疗或预防疼痛的杂芳基-四氢吡啶基化合物	欧洲凯尔蒂克公司
02814186	含有粪便软化剂泊洛沙姆和包有肠溶衣的比沙可定颗粒的药物组合物	欧洲凯尔特公司
200480018216	多微粒	欧洲凯尔特公司
200580012447	3-0-(3′,3′-二甲基琥珀酰基)桦木酸的药用盐	帕纳克斯医药公司
03815692	EPA和DHA在制备二级预防神经性疾患的药物中的用途	派普生物保健品公司
200580012303	表鬼臼毒素的(多)氨基烷基氨基乙酰胺衍生物,它们的制备方法和它们在治疗中作为抗癌剂的应用	皮埃尔法布雷医药公司
200480004208	米那普仑(1S,2R)对映体在药品制备方面的用途	皮埃尔法布雷医药公司
200480041908	开发Ret调节剂的化合物和方法	普莱希科公司
200580033220	作为造血作用刺激剂的中链长脂肪醇	普罗米蒂克生物科学公司
200580022582	包封干扰RNA的脂质	普洛体维生物治疗公司
02822844	包被有持续释放药物递送系统的支架及其使用方法	普西维达美国公司
200580010973	用于干粉吸入器的包含低剂量强力活性成分的药物剂型	奇斯药制品公司
200580007638	晶体形式的8-羟基-5-[(1R)-1-羟基-2-[[(1R)-2-(4-甲氧苯基)-1-甲基乙基]氨基]乙基]-2(1H)-喹啉酮单盐酸盐及其制备方法	奇斯药制品公司
03808389	用于改善脂质代谢的组合物和食品	麒麟麦酒株式会社
200580020228	用于通过葡糖异生作用加速酒精代谢或从疲劳恢复的组合物	麒麟麦酒株式会社
200480010477	修复角膜知觉的药剂	千寿制药株式会社
200580025963	促进眼内渗透性的水性滴眼剂	千寿制药株式会社
200580032871	含有黄原胶和氨基酸的眼科用组合物	千寿制药株式会社
200680012337	高分子型癌症治疗用药及其制造方法	前田浩
200480009923	类固醇衍生物在制备治疗血管紧张素Ⅱ相关性疾病如心血管性和增生性疾病的药物中的应用	乔治·马吉茨、加文·保罗·文森
200610127561	K5多糖高硫酸化衍生物及其制备方法	乔治·佐派蒂、帕斯夸·安娜·奥雷斯特
200480023529	用于治疗和(或)预防与2型糖尿病有关的功能障碍和抗胰岛素性的组合物	雀巢技术公司
200680026616	色氨酸衍生物及其用途	染井正德、服部淳彦、铃木信雄
200480021116	安非他明组合物在生产认知能力损伤的药剂中的应用	认知医药品有限责任公司
200480031546	抗肿瘤剂	日本淀粉工业株式会社
200580031537	新型嵌段共聚物,胶束制剂以及含胶束制剂为活性组分的抗癌剂	日本化药株式会社
200580027168	抗癌效果增强剂	日本化药株式会社
200480007329	含略微水溶性抗癌剂和新型嵌段共聚物的胶束制剂	日本化药株式会社、那野伽利阿株式会社
200580041325	9,10-断孕甾烷衍生物及医药品	日本新药株式会社
200480002843	CaSR拮抗剂	日本烟草产业株式会社
200480007445	CETP抑制剂的药物组合物	日本烟草产业株式会社
02805805	移植物排斥反应抑制剂	日本烟草产业株式会社
200580016142	4-氧代喹啉化合物的稳定晶体	日本烟草产业株式会社
200480034584	T型钙通道阻滞剂	日产化学工业株式会社
200480038158	中性白细胞增多抑制剂	日产化学工业株式会社、大正制药株式会社
200610164643	烟碱透皮制剂及其生产方法	日东电工株式会社

（续表）

专利号	发明专利名称	专利权人
200580030855	不饱和脂肪酸浓缩物的制造方法	日清奥利友集团株式会社
200480028804	水溶性二萜的制备方法及其应用	萨米实验室有限公司
200580020124	取代的四氢-2H-异喹啉-1-酮衍生物、其制备方法以及其作为药物的用途	塞诺菲·安万特德国有限公司
200580010743	作为PPARδ激动剂的噁二唑酮衍生物	塞诺菲-安万特德国有限公司
200580019067	吡唑的氟代糖苷衍生物、含有这些化合物的药物和其用途	塞诺菲-安万特德国有限公司
200580024146	作为磷酸酪氨酸磷酸酶1B(PTP1B)抑制剂的用作用于治疗糖尿病的降血糖活性成分的二苯基	塞诺菲-安万特德国有限公司
200580017531	取代的噁唑-苯并异噻唑二氧化物衍生物、其制备方法以及其应用	塞诺菲-安万特德国有限公司
200580009134	具有MCH-调节作用的被取代的N-环己基咪唑啉酮	塞诺菲-安万特德国有限公司
02815104	新的咪唑烷衍生物、它们的制备和它们作为VLA-4拮抗剂的用途	塞诺菲-安万特德国有限公司
200480027902	用作基质金属蛋白酶抑制剂的二环亚氨基酸衍生物	塞诺菲-安万特德国有限公司
200580033824	作为聚(ADP-核糖)聚合酶(PARP)抑制剂、治疗由坏死或细胞程序死亡导致的组织损伤或疾病的3,6-取代的5-芳基氨基-1H-吡啶-2-酮衍生物和相关化合物	塞诺菲-安万特德国有限公司
200580027948	芳基-取代的多环胺、其制备方法和其作为药物的用途	塞诺菲-安万特德国有限公司
200680002746	用作基质金属蛋白酶抑制剂的四氢呋喃衍生物	塞诺菲-安万特德国有限公司
200580043171	哌啶磺酰脲和哌啶磺酰硫脲、它们的制备方法、用途以及包含它们的药物组合物	塞诺菲-安万特德国有限公司
200580038831	作为腺苷A3受体配体的同位素标记的喹啉衍生物	塞诺菲-安万特股份有限公司
200680023397	作为β-肾上腺素能受体激酶1抑制剂的吡唑并吡啶衍生物	塞诺菲-安万特股份有限公司
03822016	用反式4-(3,4-二氯苯基)-1,2,3,4-四氢-1-萘胺及其甲酰胺治疗CNS病症	塞普拉科公司
200580009879	与抑制巨噬细胞游走抑制因子有关的化合物、组合物、其制备方法和使用方法	塞托凯恩药物科学公司
01817128	包含莫达非尼化合物的组合物	赛福伦公司
200480014351	取代醌苯并噁嗪类似物	赛林药物股份有限公司
200710084085	芳基烷基氨基甲酸酯衍生物的生产及其在治疗中的用途	赛诺菲安万特
00805273	哒嗪并[4,5-b]吲哚-1-乙酰胺衍生物在制备用于治疗与外周型苯并二氮杂䓬受体的失调有关	赛诺菲-安万特
200580028619	4-芳基吗啉-3-酮衍生物、它们的制备方法与其治疗用途	赛诺菲-安万特
200810186321	二噁烷-2-烷基氨基甲酸酯衍生物	赛诺菲-安万特
200480041340	取代的8′-嘧啶基-二氢螺-[环烷基胺]-嘧啶并[1,2-a]嘧啶-6-酮衍生物	赛诺菲-安万特、三菱制药株式会社
200680031406	用于治疗或预防由革兰氏阳性细菌引起的病症的方法	赛普斯治疗有限责任公司
200580044781	美白剂	三得利控股株式会社、财团法人歧阜县研究开发财团
200580005912	氨基醇化合物	三共株式会社
200480021863	含有三唑化合物的药物组合物	三共株式会社
200480008065	2,3,6-三取代的-4-嘧啶酮衍生物	三菱制药株式会社、赛诺菲-安万特公司
03804314	组合物在制备治疗听力丧失的药物中的用途	桑得医药品公司
200380102885	口腔粘膜制剂及其制备方法	桑赛拉制药(瑞士)股份公司
200480021707	溴莫尼定在制备用于治疗或预防酒渣鼻及其症状的药物中的应用	桑斯罗萨医药发展公司
200580005456	新型氮杂双环衍生物、其制备方法及包含其的药物组合物	瑟维尔实验室
200380101822	2-[*N*,*N*-二(羧甲基)氨基]-3-氰基-4-羧甲基-噻吩-5-甲酸二锶盐在制备治疗胃十二指肠疼痛的药物中的用途	瑟维尔实验室
200610073147	哌嗪化合物、它们的制备方法与含有它们的药物组合物	瑟维尔实验室
200610058076	盐酸伊伐布雷定的β-晶形、其制备方法和含有它的药物组合物	瑟维尔实验室
200710136290	萘化合物、其制备方法及其药物组合物	瑟维尔实验室
200610064318	窦房结If电流抑制剂与血管紧张肽转化酶抑制剂的新组合以及含有它的药物组合物	瑟维尔实验室
200580001083	用于改善高血糖的药物和食品或饮料	森永乳业株式会社
200680001679	改善胰腺功能的药物和食品或饮料	森永乳业株式会社
200680023657	内脏脂肪蓄积抑制剂	森永乳业株式会社
03811954	抗牙周病菌组合物	森永制果株式会社

（续表）

专利号	发明专利名称	专利权人
200580044630	口腔崩解型N-乙酰基葡萄糖胺片剂及其制造方法	烧津水产化学工业株式会社
200580022571	作为17β-羟基甾体脱氢酶1抑制剂的新型2-取代D-加碳-雌甾-1,3,5(10)-三烯	舍林股份公司
200480011404	用于经皮给予活性成分的水凝胶形式的药物组合物	舍林股份公司
200580004162	包含L-丝氨酸、L-异亮氨酸、叶酸和痕量元素的用于治疗银屑病的组合物	神经食品公司
200580032356	新的氮杂双环芳基衍生物及其医药用途	神经研究公司
200480016868	二苯基脲衍生物及其作为氯离子通道阻断剂的用途	神经研究公司
200580033730	新颖的二氮杂双环芳基衍生物和它们的医药用途	神经研究公司
200480014299	神经损伤治疗剂	生化学工业株式会社
200480009937	仲醇磷酸盐	生命健康科学有限公司
03822559	局部用的药物学载体	生命健康科学有限公司
02814818	含电子转移试剂的磷酸酯衍生物的皮肤制剂	生命健康科学有限公司
200580004629	止吐剂和脑啡肽酶抑制剂的组合	生物计划公司
200480039049	用于治疗呼吸道合胞体病毒感染的多环试剂	生物区科学管理控股有限公司
200580009165	罗替戈汀用于制备治疗和预防帕金森叠加综合症的药物的用途	施瓦茨制药有限公司
200380108089	用于经皮给药D2促进素碱的器具	施瓦茨制药有限公司
200480038463	取代的2-氨基四氢化萘在制备预防性治疗帕金森氏病的药物中的用途	施瓦茨制药有限公司
200480038666	罗替戈汀在制备用于治疗或预防多巴胺能神经元损失的药物中的用途	施瓦茨制药有限公司
200480021647	用于治疗抑郁症的取代的2-氨基1,2,3,4-四氢化萘	施瓦茨制药有限公司
02814572	GABA类似物的前药、及其组合物和应用	什诺波特有限公司
200480028351	酰氧基烃基氨基甲酸酯前药、合成方法及用途	什诺波特有限公司
200480007762	苯磺酰胺衍生物、其制备方法及其治疗疼痛的用途	实验室富尼耶公司
200580018262	癌症治疗药物	史密丝克莱恩比彻姆(科克)有限公司
200380109119	化合物	史密丝克莱恩比彻姆公司
200580011433	具有HM74A受体活性的药物	史密丝克莱恩比彻姆公司
200480038488	2-(3,4-二甲基苯基)-4-{[2-羟基-3′-(1H-四唑-5-基)联苯-3-基]-亚肼基}-5-甲基-2,4-二氢吡唑-3-酮胆碱	史密丝克莱恩比彻姆公司
200610109120	5-[4-[2-(*N*-甲基-*N*-(2-吡啶基)氨基)乙氧基]苄基]噻唑烷-2,4-二酮的钠盐	史密斯克莱·比奇曼公司
200480040300	新颖化合物及其组合物、制备方法和(或)治疗方法	史密斯克莱·比奇曼(科克)有限公司
01816563	噻唑烷二酮衍生物及其作为抗糖尿病药的用途	史密斯克莱·比奇曼公司
200480043437	用于治疗高血压症与血清高尿酸血症和(或)高胆固醇血症合并发作的药物	寿制药株式会社
200480017955	降血清胆固醇药或者动脉粥样硬化的预防或治疗药	寿制药株式会社
03813950	用于产生厌腻效应和用于减轻体重的药剂	舒特和雷切尔GBR公司
200380108930	吡唑并嘧啶类Src家族酪氨酸激酶抑制剂在制备治疗心肌梗死的药物中的应用	斯克里普斯研究学院
200580010784	用于治疗动脉粥样硬化的持续释放的口服吗西多明组合物	斯勒博医药品有限公司
200480006467	采用高剂量硫酸软骨素的膀胱炎疗法	斯特拉制药公司
200580037471	含有异构化糖的难消化性糊精的制造方法	松谷化学工业株式会社
200480032084	生育酚修饰的治疗性药物化合物	搜讷斯医药股份有限公司
02813389	含有15-酮基-前列腺素类化合物的用于治疗药物诱导的便秘的组合物	苏坎波公司
200380109901	用于治疗腹部不适的前列腺素衍生物	苏坎波公司
200710079180	枸橼酸铁在制备防治血管钙化的药物中的应用	苏荣仁
03802391	苯并氮杂环庚三烯化合物的固体盐及其在制备药物化合物中的应用	索尔瓦药物有限公司
03807277	稳定的天然大麻素制剂及其制备方法	索尔瓦药物有限公司
01816515	不受离子强度影响的持续释放的医药制剂	索尔瓦药物有限公司
200580020770	包括NEP-抑制剂、内源性内皮缩血管肽产生系统抑制剂和AT1受体拮抗剂的药物组合物	索尔瓦药物有限公司
200580009878	哌嗪基-2(3H)-苯并噁唑酮化合物的透皮离子电渗转运	索尔瓦药物有限公司

（续表）

专利号	发明专利名称	专利权人
200480033413	新的Ⅰ型17β-羟化类固醇脱氢酶抑制剂	索尔瓦药物有限公司
200580011588	调节葡萄糖代谢的二肽基肽酶Ⅳ抑制剂	塔夫茨大学信托人
200510053044	9-取代的二甲胺四环素化合物	塔夫茨大学信托人、帕拉特克药品公司
03812367	布洛芬混悬剂	塔罗制药美国公司
02812857	胃滞留控制药物释出系统	太阳医药工业有限公司
02806447	眼科中局部使用的以大环内酯类物质为基础的药物组合物	泰阿实验室
03816458	取代的苯并异噁唑磺酰胺广谱 HIV 蛋白酶抑制剂	泰博特克药品有限公司
200580033106	HCV 抑制性双环嘧啶	泰博特克药品有限公司
200480020514	制备含有抗病毒药物颗粒的方法	泰博特克药品有限公司
03818404	广谱 2-氨基-苯并噻唑磺酰胺类 HIV 蛋白酶抑制剂	泰博特克药品有限公司
200480025751	HIV 病毒的侵入抑制剂	泰博特克药品有限公司
200580015818	1-杂环基-1,5-二氢-吡啶并[3,2-b]吲哚-2-酮	泰博特克药品有限公司
200580036933	抑制 HIV 的双环嘧啶衍生物	泰博特克药品有限公司
200480004320	抑制 HIV 复制的嘧啶	泰博特克药品有限公司
200580015474	作为抗病毒剂的5-取代的1-苯基-1,5-二氢-吡啶并[3,2-B]吲哚-2-酮及其类似物	泰博特克药品有限公司
200680005332	抑制 HIV 的2-(4-氰基苯氨基)嘧啶氧化物衍生物	泰博特克药品有限公司
200680001964	作为抗感染剂的1,5,6-取代的-2-氧代-3-氰基-1,6a-二氮杂-四氢-芴蒽	泰博特克药品有限公司
200580014009	作为艾滋病病毒病毒复制抑制剂的(1,10B-二氢-2-(氨羰基-苯基)-5H-吡唑并[1,5-c][1,3]苯并噁嗪-5-基)苯基甲羰基衍生物	泰博特克药品有限公司
200580009759	脂质体制剂	泰尔茂株式会社
03825758	固相的糖类感测化合物	泰尔茂株式会社
02827100	用于炎症、糖尿病和相关病症治疗的化合物	特拉科斯公司
200680003435	双氯芬酸及其药学上可接受盐的注射剂	特罗伊卡药品有限公司
03810106	控释剂型	特瓦制药工业有限公司
200680003481	吲哚衍生物	田边三菱制药株式会社
200580037615	吡啶化合物在制备用于治疗皮肤损伤的药物中的应用	田边三菱制药株式会社
200510067494	选择性雄激素受体调节剂及其制药用途	田纳西大学研究公司
200310102804	生产含异麦芽酮糖的肠道营养素的方法	甜糖股份公司
200580022554	用于治疗骨折的药物组合物	同和药品株式会社
200580001744	N-羟基-4-{5-[4-(5-异丙基-2-甲基-1,3-噻唑-4-基)苯氧基]戊氧基}苄脒2甲磺酸盐	同和药品株式会社
200580022659	预防和治疗过敏性炎症的组合物	同和药品株式会社
03818526	治疗糖尿病的组合物和方法	瓦拉塔药品公司
200580005417	含氮的稠合杂芳环衍生物	万有制药株式会社
200580017630	喹唑啉衍生物	万有制药株式会社
200580046274	新型稠环咪唑衍生物	万有制药株式会社
200580036548	新型取代的咪唑衍生物	万有制药株式会社
200480014521	作为尿激酶抑制剂的羟基脒和羟基胍化合物	威丽克斯股份公司
200480027064	苯并环庚三烯酚酮衍生物以及炎症反应的调节	维尔金有限公司、新泽西州立拉特格斯大学
02814321	用作血管紧张素Ⅱ激动剂的三环化合物	维科尔药物公司
200480020301	具备抗微生物活性的林可霉素衍生物	维库罗恩医药品公司
200380110577	化合物在制备治疗与降低的 IGF-1 血清水平有关的人和动物的各种疾病状况的组合物中的用途	维伊林股份有限公司
200580036889	肉桂酰胺化合物的无定形物	卫材 R&D 管理有限公司
200710128111	7-苯基吡唑并吡啶化合物	卫材 R&D 管理有限公司
200580026468	药物组合物	卫材 R&D 管理有限公司
200580041472	1-环丙基甲基-4-[2-(3,3,5,5-四甲基环己基)苯基]哌嗪的盐及结晶	卫材 R&D 管理有限公司
200580026192	苯并咪唑衍生物与胺形成的盐及其制备方法	卫材 R&D 管理有限公司
200580044956	稳定抗痴呆药物的方法	卫材 R&D 管理有限公司
200810145600	喹啉羧酰胺的甲磺酸盐的醋酸合物的结晶(Ⅰ)及其制备方法	卫材 R&D 管理有限公司
200580023413	具有哌啶环的吲哚衍生物	卫材 R&D 管理有限公司

（续表）

专利号	发明专利名称	专利权人
200710096696	与作为基因的转录产物的 RNA 相互补的寡核苷酸的应用	卫材 R&D 管理有限公司
03818312	生理活性物质	卫材 R&D 管理株式会社、美露香株式会社
200480043996	含有磷酰化多酚的局部施用组合物	味之素欧姆尼凯姆股份有限公司、雅诗兰黛协调中心股份有限公司
200610095903	内酰胺化合物及其药物用途	味之素株式会社
200580031995	复合肠内营养组合物	味之素株式会社
200480009410	糖尿病治疗药	味之素株式会社
200580014309	抗冠状病毒化合物	翁启惠
200380105583	高特异性抗癌药理性药物体系、药物合成和药方开发方法	沃克癌症研究院
200480030534	*N*-[(R)-2,3-二羟基-丙氧基]-3,4-二氟-2-(2-氟-4-碘苯基氨基)-苯甲酰胺的多晶型物	沃纳-兰伯特公司
200480004745	含有药学活性剂的快速溶解的口腔可消耗薄膜	沃尼尔·朗伯有限责任公司
200480023494	选择性 CDK4 抑制剂的羟乙基磺酸盐	沃尼尔·朗伯有限责任公司
200480018161	天冬氨酸特异性半胱氨酸蛋白酶抑制剂及其用途	沃泰克斯药物股份有限公司
200480011981	可用作离子通道调控剂的喹唑啉	沃泰克斯药物股份有限公司
200480037255	可用作蛋白激酶抑制剂的组合物	沃泰克斯药物股份有限公司
200580028055	ATP-结合弹夹转运蛋白的调控剂	沃泰克斯药物股份有限公司
03805612	可用作蛋白激酶抑制剂的吲唑化合物	沃泰克斯药物股份有限公司
01817434	可用作蛋白激酶抑制剂的吡唑化合物	沃泰克斯药物股份有限公司
200610093267	制备胺衍生物的方法	武田药品工业株式会社
01806261	稳定的乳液组合物	武田药品工业株式会社
200510007963	膦酰基头孢烯衍生物，其制备和用途	武田药品工业株式会社
200480006889	制备被覆制剂的方法	武田药品工业株式会社
200580026187	稠合的杂环化合物	武田药品工业株式会社
200580020825	包含依他康那唑的固态分散剂的制造方法及其医药组成物	西梯茜生命工学股份有限公司、全泓烈
200480033482	唑基激酶抑制剂	西托匹亚研究有限公司
03815628	作为半胱天冬酶激活剂和细胞凋亡诱导剂的藤黄酸衍生物及其类似物	西托维亚公司
01823632	具有抗血管生成活性且没有抗凝作用的作为类肝素酶抑制剂的部分脱硫酸化糖胺聚糖衍生物	希格马托研究瑞士公司
200580014656	具有非典型抗精神病活性的吡咯并[2,1-b]苯并硫氮杂䓬类的脱烷基化衍生物	希格马托制药工业公司
200480002795	抗糖尿病药物的组合	希格马托制药工业公司
200580014654	用于治疗真菌感染特别是曲霉病的药物	希格马托制药工业公司
200680017517	金刚烷基甲氧基二苯基丙烯酸用于治疗痤疮的用途	希格马托制药工业公司
02810305	治疗癌症的药物组合	希拉加拿大股份有限公司
03822702	安非他明盐的缓释传递	希拉有限责任公司
200680004523	用于提纯降羟吗啡酮化合物的方法	希莱格有限公司
200380109793	度洛西汀的制备方法及其中所用的中间体	希普拉有限公司
03825567	用于治疗和控制脊髓发育不良综合征的含免疫调节化合物的组合物和使用方法	细胞基因公司
03825761	免疫调节化合物在制备用于治疗、控制或预防骨髓增生性疾病的药物中的应用	细胞基因公司
200480011819	治疗中枢神经系统疾病的选择性细胞因子抑制药物	细胞基因公司
200610137407	(+)-2-[1-(3-乙氧基-4-甲氧基苯基)-2-甲磺酰基乙基]-4-乙酰氨基异吲哚啉-1,3-二酮、其合成方法及其组合物	细胞基因公司
200480043535	用于治疗和控制骨髓增生性疾病的包含免疫调节化合物的组合物和使用方法	细胞基因公司
200480041252	用于治疗和控制血红蛋白病和贫血病的方法和组合物	细胞基因公司
200380107119	用作 CCR5 拮抗剂的哌啶衍生物	先灵公司
200510131094	用作抗变态反应药物的哌啶化合物	先灵公司
200680019524	HCV 蛋白酶抑制剂与表面活性剂的组合物	先灵公司
200580032394	大环 β-分泌酶抑制剂	先灵公司

（续表）

专利号	发明专利名称	专利权人
02827598	使用肿瘤-衍生的树突细胞抑制因子拮抗剂和Toll类受体激动剂的组合治疗癌症的方法	先灵公司
02816685	用于治疗哮喘的药物组合物	先灵公司
03820403	用作治疗呕吐、抑郁症、焦虑症和咳嗽的神经激肽-1（NK-1）拮抗剂的1-酰氨基-4-苯基-4-苄氧基甲基-哌啶衍生物和相关化合物	先灵公司
200480038229	用作趋化因子受体抑制剂的双六氢吡啶衍生物	先灵公司
200610126233	过氧化物酶体增殖物激活受体（PPAR）活化剂和甾醇吸收抑制剂的组合药	先灵公司
200380105139	作为CXC-和CC-趋化因子受体配体的噻二唑二氧化物和噻二唑氧化物	先灵公司、法马科皮亚公司
200480041794	作为CXC-和CC-趋化因子受体配体的异噻唑二氧化物	先灵公司、法马科皮亚公司
200580038161	取代的8-氮杂双环[3.2.1]辛-3-醇的制备方法	先灵-普劳有限公司
200480038867	具有改善水溶性的氟苯尼考前药	先灵-普劳有限公司
200480042106	通过使用咪唑并[1,2-b]哒嗪衍生物控制动物中的寄生虫	先灵-普劳有限公司
03802361	调节基因表达的核被膜和核纤层结合嵌合体	先正达合作有限公司
200480020215	冬虫夏草菌丝体抽提物的分离物及经口摄取用组合物	小林制药株式会社
200480013002	含氮杂环衍生物以及包含所述化合物作为活性成分的药物	小野药品工业株式会社
200480036128	包含（2R）-2-丙基辛酸作为活性成分的药物	小野药品工业株式会社
200480025483	二芳基乙烯化合物的稳定化方法	协和发酵麒麟株式会社
200480038930	噻唑衍生物	协和发酵麒麟株式会社
200480010301	M期驱动蛋白抑制剂	协和发酵麒麟株式会社、富士胶片株式会社
200480019228	片剂及其制备方法	协和发酵生化株式会社
200580011211	含有支链氨基酸的片剂及其制备方法	协和发酵生化株式会社
200580039682	杂环二酰胺杀虫剂	辛根塔参与股份公司、辛根塔有限公司
03807858	包含原花色素、用于治疗皮炎的局部用药物组合物	辛克莱药物有限公司
01823442	环杷明在制备治疗基底细胞癌及其他肿瘤的药物中的应用	辛南·塔斯
200580037422	可口服给药的抗疟药组合制剂及其制备方法	新丰制药株式会社
200580025692	四唑衍生物盐酸盐的制备	新梅斯托克尔卡·托瓦纳·兹德拉维尔公司
200580045359	含有吲哚美辛的贴剂	兴和株式会社
200580044426	青光眼的预防或治疗剂	兴和株式会社
200680021523	预防或治疗青光眼的药剂	兴和株式会社
200380103652	腹膜透析法	兴和株式会社
200580041616	用于减少、稳定富含脂质的斑块和（或）防止富含脂质的斑块破裂的方法	兴和株式会社
200610082630	青光眼的预防或治疗剂	兴和株式会社
03807203	用于肾小球疾病的治疗剂	兴和株式会社、日产化学工业株式会社
200610092404	1-*O*-*β*-*D*-吡喃葡萄糖基香叶醇-10,5-内酯及其应用	星火产业株式会社
200580023859	用于对器官或组织的移植的排异反应或骨髓移植的移植物抗宿主反应预防或治疗的药物组合物	杏林制药株式会社
200580005175	双环酰胺衍生物	杏林制药株式会社
200580041757	2-氨基-2-{2-[4-(3-苄氧基苯硫基)-2-氯苯基]乙基}-1,3-丙二醇盐酸盐或其水合物的制备方法及其制备中间体	杏林制药株式会社
200480012521	作为搔痒治疗药有效的4-(2-呋喃甲酰基)氨基哌啶类化合物	杏林制药株式会社、日清制粉集团本社股份有限公司
200480034039	用于治疗多发性硬化的包含透明质酸锌复合物的药物组合物	匈牙利吉瑞大药厂
200480016612	新的N-羟基-4-(3-苯基-5-甲基-异噁唑-4-基)-苯磺酰胺溶剂化物	匈牙利吉瑞大药厂
200710140814	亲细胞非均质分子脂质，其制备方法及其制药用途	许正
200480041065	蛋白修饰物生成抑制剂	学校法人东海大学、宫田敏男、黑川清
200480042277	石豆兰提取物及其制备方法和用途	学校法人日本大学、王珏
200480043762	了哥王提取物、其制备方法及其在制备抗炎药物中的应用	学校法人日本大学、王立岩
200510082207	抗血管生长组合物及使用方法	血管技术药物公司、不列颠哥伦比亚大学
200380110211	蝶啶衍生物用于治疗颅内压升高、继发性局部缺血以及与细胞毒性活性氧水平升高有关的病症的用途	血管药物生物技术有限公司
200380109010	双胍和二氢三嗪衍生物	雅各布斯制药公司

（续表）

专利号	发明专利名称	专利权人
200680016174	细胞凋亡促进剂	雅培制药有限公司
99808927	多晶型药物	雅培制药有限公司
200780002411	包含 PARP 抑制剂和细胞毒性剂的联合产品及用途	雅培制药有限公司
200680002361	纳斯他汀钠和相关化合物的合成	亚利桑那董事会，代表亚利桑那州立大学行事的亚利桑那州法人团体
00815998	NPYY5 拮抗剂	盐野义制药株式会社
02809552	用于治疗动脉硬化的药物组合物	盐野义制药株式会社
200680018085	多利培南水溶液的制备方法	盐野义制药株式会社
200480029151	2-萘基亚氨基-1,3-噻嗪衍生物	盐野义制药株式会社
200380108906	水溶性阴离子型细菌叶绿素衍生物及其用途	耶达研究及发展有限公司
200580035974	脂质体糖皮质激素用于治疗炎性状态的用途	耶路撒冷希伯来大学伊萨姆研发公司、哈达斯特医学研究服务与开发有限公司
200580046771	脂质结合物在制备治疗疾病药物中的用途	耶路撒冷希伯来大学依苏姆研究发展公司
200580013930	医用全氟化合物乳剂及其制备方法	叶夫根尼·帕夫洛维奇·格尔马诺夫、伊琳娜·尼古拉伊夫娜·库兹涅佐娃、叶夫根尼·伊利希·梅伊夫斯基
200380101301	具有增强的可变形性、包含至少三种两亲性物质的聚集物，其用于改善通过半透屏障的转运以及非侵入性药物在体内、具体是通过皮肤的应用	伊迪亚股份公司
200580013534	对映体纯的六氢吡咯并环戊吡啶-衍生物	伊夫·宾德尔
200580036624	作为 M4 毒蕈碱性受体的变构增效剂的噻吩并吡啶类	伊莱利利公司
200480042899	多杀菌素在制备用于伤口愈合的药物中的用途	伊莱利利公司
200580028163	组胺 H3 受体药剂、制备方法和治疗用途	伊莱利利公司
200580040003	谷氨酸受体增效剂	伊莱利利公司
03817201	含苯磺酰基的选择性雌激素受体调节剂	伊莱利利公司
200480033115	作为去甲肾上腺素再摄取抑制剂的吗啉衍生物	伊莱利利公司
200580024689	晶型转变了的(S)-(3-吡啶羧基酰胺,6-[4-[2-[[3-(9H-咔唑-4-基氧基)-2-羟丙基]氨基]-2-甲丙基]苯氧基]-半琥珀酸盐水合物	伊莱利利公司
200680006004	作为 VEGF-R2 抑制剂的咪唑并[1,2-a]吡啶化合物	伊莱利利公司
200680042812	作为 IKK-β 抑制剂用于治疗癌症和炎性疾病的[4-(苯并[B]噻吩-2-基)嘧啶-2-基]-胺衍生物	伊莱利利公司
200680008714	咪唑并哒嗪化合物	伊莱利利公司
200680013959	用于自身免疫损伤后中枢神经系统神经再生的 EGF/GHRP-6 组合	遗传工程与生物技术中心
02814509	噻唑衍生物在制备用于保护线粒体的药物中的应用	益普生制药股份有限公司
200580009139	吩噻嗪衍生物用于制备预防和(或)治疗听力减退的药物的用途	益普生制药股份有限公司
200480003022	利福昔明的多晶型形式，它们的制备方法及其在药物制剂中的用途	意大利阿尔法韦士曼制药公司
200580034833	非肽类缓激肽拮抗剂及其药物组合物	意大利卢索药品研究有限公司
200580025604	TRPV1 激动剂、含有它们的制剂及其用途	因德纳有限公司
200580042980	氢溴酸加兰他敏的制备方法	因德纳有限公司
200680011848	纯化 10-脱乙酰基浆果赤霉素Ⅲ除去 10-脱乙酰基-2-脱苯甲酰基-2-戊烯酰基浆果赤霉素Ⅲ的方法	因德纳有限公司
200480016374	作为对精神起作用的化合物的环状羟胺	英国技术集团国际有限公司
200410047358	治疗组合物	英国技术集团国际有限公司
200480030644	脂类甘油酯用于制备治疗神经变性状况的药物的应用	英国技术集团国际有限公司
200480030584	用于控制寄生虫的包括阿巴克丁与伊维菌素的组合的组合物	英特威国际有限公司
200480037389	作为 D3 激动剂的(S)-2-N-丙基氨基-5-羟基四氢化萘	优时比制药有限公司
200610006628	水醇凝胶的制药用途	尤尼麦德制药公司、贝赞依实验室国际两合公司
200480031643	β-羟基短-中链脂肪酸聚合物	有限会社爱泽世
200480018731	具有抗癌作用的反义寡核苷酸	有限会社琉球信誉
200610006965	二苯并硫氮䓬衍生物的制备方法	宇部兴产株式会社、阿斯特拉曾尼卡英国有限公司
200610100317	二苯并硫氮䓬衍生物的制备方法	宇部兴产株式会社、阿斯特拉曾尼卡英国有限公司
200480028704	吲唑衍生物	宇部兴产株式会社、参天制药株式会社
200680011955	含有吲唑衍生物作为有效成分的视网膜神经细胞保护剂	宇部兴产株式会社、参天制药株式会社

（续表）

专利号	发明专利名称	专利权人
200480023175	由雌二醇和胆固醇组成的稳定形状颗粒的制备方法	约翰·克劳斯·萨沃伊尔
00805963	用于制备有计划地实施受控卵巢刺激的药物的用途	赞塔里斯 IVF 有限公司
200480014214	新颖的吡啶并吡嗪及其作为激酶调节剂的用途	赞塔里斯有限公司
200580011977	取代的二氮杂-螺-[5.5]-十一烷衍生物及其作为神经激肽拮抗剂的应用	詹森药业有限公司
200380106356	取代的1-哌啶-4-基-4-吡咯烷-3-基哌嗪衍生物及其作为神经激肽拮抗剂的用途	詹森药业有限公司
200480028138	苯并咪唑、苯并噻唑和苯并噁唑衍生物及其作为LTA4H调节剂的应用	詹森药业有限公司
200580012163	取代的二氮杂-螺-[4.5]-癸烷衍生物及其作为神经激肽拮抗剂的应用	詹森药业有限公司
200580002679	取代的喹啉及其作为分枝杆菌抑制剂的用途	詹森药业有限公司
200580008893	新的胃促胰酶抑制剂	詹森药业有限公司
200580035438	作为11-β羟甾类脱氢酶抑制剂的三环内酰胺衍生物	詹森药业有限公司
200580039321	用作类固醇性激素受体调节剂的新的含杂原子的四环衍生物	詹森药业有限公司
200480033590	4-((苯氧基烷基)硫基)-苯氧基乙酸及其类似物	詹森药业有限公司
200580002654	喹啉衍生物及其在制备分枝杆菌抑制剂中的用途	詹森药业有限公司
200480034803	喹喔啉化合物	詹森药业有限公司
200580021337	用作PARP抑制剂的取代2-烷基喹唑啉酮衍生物	詹森药业有限公司
200580040677	可用作选择性雄激素受体调节剂(SARMS)的新苯并咪唑衍生物	詹森药业有限公司
03815199	作为阿片样物质受体调节剂的杂环衍生物	詹森药业有限公司
200580025487	作为组蛋白脱乙酰基酶新颖抑制剂的取代丙烯基哌嗪衍生物	詹森药业有限公司
200680019054	作为抗菌剂的二环吡唑化合物	詹森药业有限公司
200580022594	11-β羟基类固醇脱氢酶抑制剂的金刚烷基吡咯烷-2-酮衍生物	詹森药业有限公司
200580025629	作为组蛋白脱乙酰基酶新抑制剂的取代的吲哚基烷基氨基衍生物	詹森药业有限公司
200580022611	作为11-β羟基类固醇脱氢酶抑制剂的吡咯烷-2-酮和哌啶-2-酮衍生物	詹森药业有限公司
200580042071	2,4(4,6)嘧啶衍生物	詹森药业有限公司
200380107278	作为11-β羟基类固醇脱氢酶抑制剂的金刚烷基乙酰胺	詹森药业有限公司
200480035415	苯并咪唑化合物	詹森药业有限公司
200580044662	作为黄体酮受体调节剂的三取代噻吩类化合物	詹森药业有限公司
200680003254	在中枢神经系统病症的治疗中作为5HT2抑制剂的杂环四环四氢呋喃衍生物	詹森药业有限公司
200680027139	乳化的皮肤外用制剂和用于稳定所述皮肤外用制剂的方法	昭和电工株式会社
00819044	双氨基化膦酸酯前药	症变治疗公司
200480042699	用于治疗癌症的可注射组合物	智雄吉、朴真圭
200480019645	具有抗HCV作用的化合物及其制法	中外制药株式会社
200580025092	新的葡萄糖醇衍生物、其前体药物及其盐、以及含有它的糖尿病治疗药	中外制药株式会社
200580009877	ED-71制剂	中外制药株式会社
200480029804	促进毛发生长的组合物及其用途	株式会社·R-技术上野
200480009070	用于治疗血管渗透性过高疾病的组合物	株式会社·R-技术上野
200580005268	用于治疗HIV感染的膦酸核苷衍生物	株式会社LG生命科学
99816996	皮肤健全化剂	株式会社创研
200510003678	皮肤健全剂	株式会社创研
200710108194	HLA-A24限制性癌抗原肽	株式会社国际癌症免疫研究所、中外制药株式会社、大日本住友制药株式会社
200480029433	胶原产生增强剂及其制造方法和用途	株式会社林原生物化学研究所
200480006830	特征在于含有α,α-海藻糖的糖类衍生物的皮肤外用剂	株式会社林原生物化学研究所
200680013078	腹膜透析液	株式会社林原生物化学研究所
200610141074	含有普仑司特的喷雾干燥颗粒及其制备方法	株式会社柳韩洋行
00815823	用于治疗代谢性骨疾病的药物组合物及其制备方法	株式会社柳柳
200680020141	组织粘连防止液	株式会社塞累克斯、株式会社林原生物化学研究所、国立大学法人东京大学
200380110196	改善肥胖症的组合物	株式会社太平洋
200480010726	减肥组合物	株式会社太平洋
03812944	O-取代羟基芳基衍生物	株式会社医药分子设计研究所

（续表）

专利号	发明专利名称	专利权人
03812926	抗过敏药	株式会社医药分子设计研究所
200480031013	含还原型辅酶 Q 的组合物	株式会社钟化
200580044433	含有还原型辅酶 Q10 的固体制剂及其制造方法	株式会社钟化
200410039746	含有 α-硫辛酸、氨溴索和(或)血管紧张素转化酶(ACE)抑制剂的药物制剂及其治疗神经变性疾病的用途	主要神经技术药业股份有限公司、IMTM 股份有限公司
二、含无机成分的药品发明专利		
1　专利权人为国内企业的		
200710194569	一种维血康咀嚼片的检验方法	包头中药有限责任公司
200510200556	一种中药组合物及其制备方法和质量控制方法	北京凯瑞创新医药科技有限公司
200610088813	一种酸碱缓冲组合物	北京康比特体育科技股份有限公司
200410083667	一种对辐照危害有保护功能的产品	北京力富生物科技有限责任公司、肖平
200710119346	一种治疗疫毒壅肺所致非典型肺炎的中药组合物及其制备方法	北京亚东生物制药有限公司
200710178339	一种用于预防和改善骨质疏松的复合产品及其制备方法	北京中科雍和医药技术有限公司
200810045589	用于胃病防治的药物	成都厚发科技开发有限公司
200610022659	一种用于口服补充钙镁铁的药物组合物及制备方法和用途	成都自豪药业有限公司
200810097488	一种伤科接骨药物的检测方法	大连美罗中药厂有限公司
200710188506	白脉软膏的水提制备方法	甘肃奇正藏药有限公司
200610037180	一种用于治疗腹泻及胃炎的蒙脱石凝胶制剂及其制备方法	广东邦民制药厂有限公司
200610036331	一种中药烧伤膏及其制备方法	广东皮宝制药股份有限公司
200710026403	一种具有补脾益肠作用的中药胃肠分溶型丸及其制备方法	广州陈李济药厂
200610123916	一种组合物及其在制备口腔护理产品中的应用	广州立白企业集团有限公司
200710030993	一种猴枣牛黄散的定性定量检测方法	广州奇星药业有限公司
200610122442	制备抗病毒口服液的方法	广州市香雪制药股份有限公司
200510130657	一种治疗结肠炎的药物及其制备方法	广州王老吉药业股份有限公司
200510080087	一种苗药组合物及其应用	贵州苗莹药业科技开发有限公司
200710200462	一种治疗小儿咳嗽的糖浆剂及其制备方法	贵州益佰制药股份有限公司
200710078011	克咳口服制剂的质量控制方法	贵州益佰制药股份有限公司
200510117426	一种治疗宫颈炎、宫颈糜烂的阴道片剂及其制备方法	哈尔滨儿童制药厂
200710054104	一种治疗外感时疫、风热感冒的中药	河南仲景药业股份有限公司
200710111566	用于治疗小儿外感咳嗽的药物及制备方法	湖南方盛制药股份有限公司
200710105873	接骨七厘胶囊制备工艺	湖南金沙药业股份有限公司
200580049346	防治糖尿病的复方制剂	淮北市辉克药业有限公司
200810138942	一种治疗慢性肾功能衰竭的药物及生产方法	济南康众医药科技开发有限公司
200710023848	一种具有解热、镇痛、抗炎、镇咳、排痰、调节免疫作用的中药组合物及其制备方法	江苏康缘药业股份有限公司
200710306064	复方陈香胃药物的制备方法及其新用途	江西天施康中药股份有限公司
200710065834	一种治疗口腔溃疡的药物及其制备方法	昆明涞章医药科技有限公司
200710200769	制备新雪制剂的方法	辽宁大生药业有限公司
200710012332	一种具有活血通络强筋壮骨的中药及其制备方法	辽宁好护士药业(集团)有限责任公司
200610047543	一种复方氢氧化铝镁咀嚼片及其制备方法和质量测定方法	辽宁正鑫药物研究有限公司
200610047563	骨质宁凝胶剂及其制备方法	辽宁正鑫药物研究有限公司
200810055268	药枕	临汾市广源织业有限公司
200710113176	一种用于治疗皮肤过敏性疾病的外用药物组合物	鲁南制药集团股份有限公司
200610096420	活血止痛胶囊的制备工艺	南京中山制药有限公司
200710114578	一种治疗胃及十二指肠溃疡的中药组合物及制备方法	青岛华仁太医药业有限公司
200510114587	一种用于溃疡性结肠炎的中药胶囊制剂	三九医药股份有限公司
200710028784	治疗肝性脑病的复方氨基酸注射液	三菱制药(广州)有限公司
200810147372	一种治疗妇科疾病的药物及其制备方法	陕西东泰制药有限公司
200710152383	一种治疗妇科子宫肌瘤的药物组合物及其制备方法	陕西康惠制药股份有限公司
200610006556	抗肿瘤的协同药物组合物	上海格鲁奥丽生物医药技术有限公司
200610060468	一种治疗手足癣药物及该药物的乳膏制备方法	深圳市北科联药业科技有限公司、陈京华
200610063307	一种治疗泌尿系统感染的药物及其胶囊的制备方法	深圳市星尔药物技术开发科技有限公司

（续表）

专利号	发明专利名称	专利权人
200510117269	一种慢性病康复芯片的制作方法和所制作康复芯片及用途	神农（湖南）生物技术有限公司
200710002679	一种清热解毒软胶囊的制备工艺	石药集团欧意药业有限公司
200710201117	治疗妇科疾病的外用药物组合物及其制备方法和用途	四川迪康科技药业股份有限公司
200710048402	一种橘红丸的改型制剂及其制备方法	四川美大康药业股份有限公司
200610014463	防风通圣软胶囊及制备方法与质量控制方法	天津中新药业集团股份有限公司达仁堂制药厂
200810304624	能有效解除瘢痕痛痒、使瘢痕软化消除的外用药	通化昌源医药科技有限公司
200610019427	一种能改善骨密度、延缓骨及关节老化的制剂及其制备方法	武汉名实生物医药科技有限责任公司
200710050308	具有消炎、止痒和消毒杀菌作用的外用制剂	西藏芝芝药业有限公司
200810093949	一种藏药材炮制物质佐太的含量测定方法及其在制药中的用途	西藏自治区藏药厂
200710152257	一种治疗妇科疾病的外用复方制剂及其制备方法	修正药业集团股份有限公司
200710166373	复方珍珠含片及其制备方法和应用	浙江长生鸟珍珠生物科技有限公司
200610005685	纳米蒙脱石在制药中的应用及其药物组合物	浙江海力生制药有限公司
200710193044	祛除疤痕的药物及其制备方法	郑州密丽药业有限公司
200710059911	复方醋酸钠电解质注射液及其制备方法	中国大冢制药有限公司
200710059976	复方木糖醇电解质注射液及其制备方法	中国大冢制药有限公司
2 专利权人为国内研究所		
200610140692	一种治疗银屑病的药物组合物	黑龙江省中医研究院
200710064844	一种治疗便秘的中药制剂	北京艺信堂医药研究所
200710065481	一种治疗白癜风的中成药	北京艺信堂医药研究所
200610076789	一种具有健脑益智、养心安神的中药制剂及其制备方法	北京因科瑞斯生物制品研究所
200610145845	一种用于抗病毒的抗病毒药物	北京因科瑞斯生物制品研究所
200610066922	一种用于糖尿病的中药制剂及其制备方法	北京因科瑞斯生物制品研究所
200610019168	治疗深度带痂糜烂性创伤的药物	广西亚热带作物研究所
200610008164	一种含透明质酸钠和锌盐的药物组合物	山东省生物药物研究院
200710132554	眼科手术专用有色灌注液	温州医学院眼视光研究院
200610152170	金属富勒醇及其在制备抑制肿瘤生长药物中的应用	中国科学院高能物理研究所
200710099706	抗氧化配基功能化的金纳米复合物及其制备方法与应用	中国科学院化学研究所
200710137810	一种白癜风擦剂	中国科学院新疆理化技术研究所
3 专利权人为国内大学		
200710200414	一种治疗上呼吸道感染的中药制剂及其制备方法	贵阳医学院
200810129955	一种可注射的温敏原位凝胶制剂，它们的制备方法及其应用	北京大学
200410100775	硫化硒纳米粒子添加剂的制作方法及其应用	国立中正大学
200710051818	一种抗内毒素血症的中药组合物及其制备方法	湖北中医学院
200810219521	蔗糖分子偶和的纳米单质碲水溶胶的制备方法	暨南大学
200610200067	矿物药的溶解方法	兰州大学
200810228552	一种抗疲劳的有机盐和无机盐复合溶液	沈阳师范大学
200710049363	顺铂-羟基磷灰石-壳聚糖缓释微球及其用途	四川大学
200710133731	一种肤色纳米氧化锌的制备方法	苏州大学
200810197011	顺铂联合 phTERT-HRP/IAA 在制备治疗宫颈癌药物中的应用	武汉大学
200810122045	外用天然蒙脱土紧急救生止血剂的制备方法	浙江大学
200810122048	外用天然膨润土止血剂的制备方法	浙江大学
200810122049	外用天然无名异紧急救生止血剂的制备方法	浙江大学
200810162238	外用天然碳酸盐紧急救生止血剂的制备方法	浙江大学
200610053116	负载型超细活性单质砷及制备方法和用途	浙江大学
200710017566	外用沸石抗菌止血剂及其制备工艺	中国人民解放军第四军医大学
200810151185	一种治疗肺癌的中药制剂	中国人民解放军第四军医大学
4 专利权人为国内医院		
200610111747	一种治疗关节痛及软组织损伤的外用药及其制备方法	博尔塔拉蒙古自治州蒙医医院
200610111746	一种治疗皮肤瘙痒、湿疹、牛皮癣的搽剂	博尔塔拉蒙古自治州蒙医医院
200710041571	一种预防和治疗阿尔茨海默病与衰老的药物	复旦大学附属中山医院
200710090216	一种治疗前列腺炎的中药组合物及其制备方法	广州中医药大学第二附属医院

（续表）

专利号	发明专利名称	专利权人
200710017099	一种治疗扁桃体炎的中成药及其加工方法	济南市第三人民医院
200710013119	治疗椎动脉型颈椎病中药贴及其制备方法	山东省千佛山医院
200610147857	治疗胃食管反流病的中药组合物	上海中医药大学附属岳阳中西医结合医院
200810140208	续筋接骨丹及其制备方法	泰安市中医二院
200710078144	一种治疗男性不育症的药物	中国人民解放军第三军医大学第三附属医院
200610054540	一种口腔消毒液	中国人民解放军第三军医大学第一附属医院
200710043443	一种愈骨疗伤的中药复方	中国人民解放军第四一一医院
200710035100	无机碳酸盐的用途	中南大学湘雅二医院

5 专利权人为国内个人的（略）

6 专利权人为国外的

专利号	发明专利名称	专利权人
200580033980	用于治疗或预防精神病学症状的组合物及方法	爱脑备库司株式会社
200480024155	用作靶向线粒体的抗氧化剂的线粒体醌衍生物	澳新制药公司
200580017636	具有灸疗作用的组合物及使用该组合物的压丸	金振燮
200580001866	活性发泡体	山本富造、岛博基
200510074016	缓冲剂对牙菌斑酸化的作用	王小兵、森泽绅胜
200480005008	抗氧化组合物以及外用组合物	维生素C60生化学研究公司、伊东忍
200580011974	肠道清洗用组合物	味之素株式会社
200480032008	用硫处理的纺织品和鞋袜类产品	西斯姆工业股份公司
200780001283	抗酸剂	协和化学工业株式会社
200480021535	基于氙和一氧化二氮的可吸入性气体药物	液体空气卫生（国际）公司
200480002965	利用介电加热的癌症治疗方法中所使用的辅助剂以及癌症治疗方法	株式会社大塚制药工厂
200580031628	糖尿病性神经障碍治疗或预防剂	株式会社吴羽
200580010829	球状活性炭的制造方法	株式会社吴羽

三、天然药物发明专利

1 专利权人为国内企业的

专利号	发明专利名称	专利权人
200410014968	益母草提取物分散片及益母草提取物的制备方法	安徽科创中药天然药物研究所有限责任公司
200610040408	升血小板片的质量检测方法	安徽科创中药天然药物研究所有限责任公司
200810088936	一种北豆根提取物及制剂和制备方法及用途	鞍山制药有限公司
200610099050	一种降血糖的药物组合物及其制备方法	北京北大维信生物科技有限公司
200610099049	一种具有糖苷酶抑制作用的桑白皮提取物的制备方法	北京北大维信生物科技有限公司
200710098987	一种具有糖苷酶抑制作用的桑白皮提取物及其制备方法	北京北大维信生物科技有限公司
200710063167	一种治疗哮喘或鼻炎的药物组合物及其制备方法	北京采瑞医药科技有限公司
200510002460	一种外用驱风的中药组合物贴膏	北京东方凯恩医药科技有限公司
200510005381	银杏叶提取物和促进脑代谢的药物组成的复方制剂及其应用	北京阜康仁生物制药科技有限公司
200510004852	一种清热解毒的中药制剂及其制备方法	北京阜康仁生物制药科技有限公司
200710097594	一种含有从桑黄中提取的活性物质的药物组合物、制备方法及其在制备药物中的应用	北京鸿华新康生物技术有限公司
200710002995	一种治疗乙型肝炎的中药复方制剂及其制备方法	北京华神制药有限公司
200510200509	一种用于治疗鼻炎的药物组合物及其制备方法和质量控制方法	北京华夏医胜创新科技有限责任公司
200610007904	一种具有止咳、祛痰、消炎作用的药物组合物及其制备工艺	北京华医神农医药科技有限公司
200510085556	一种麦冬须根有效部位的用途	北京华医神农医药科技有限公司
200710119467	肉苁蓉总寡糖及其制备方法和用途	北京华医神农医药科技有限公司
200510115663	一种治疗气管-支气管急慢性炎症药物组合物及制备方法	北京京师维康医药科技有限公司
200510200030	一种药物组合物及其制备方法和质量控制方法	北京凯瑞创新医药科技有限公司
200510200047	一种药物组合物及其制备方法和质量检测方法	北京凯瑞创新医药科技有限公司
200510200416	一种中药提取物的制备方法	北京凯瑞创新医药科技有限公司
200510200556	一种中药组合物及其制备方法和质量控制方法	北京凯瑞创新医药科技有限公司
200410083667	一种对辐照危害有保护功能的产品	北京力富生物科技有限责任公司、肖平
200610113969	一种治疗小儿哮喘的药物及其制备方法	北京羚锐伟业科技有限公司
200680002073	黑大豆皮提取物及其提取方法和应用	北京绿色金可生物技术股份有限公司
200710122113	一种治疗糖尿病肢端坏死的中药	北京绿源求证科技发展有限责任公司

（续表）

专利号	发明专利名称	专利权人
200710122115	一种治疗糖尿病性腹泻的中药	北京绿源求证科技发展有限责任公司
200710122466	一种治疗糖尿病性冠心病的中药	北京绿源求证科技发展有限责任公司
200810101840	一种治疗糖尿病性胃轻瘫的中药	北京绿源求证科技发展有限责任公司
200710122114	一种治疗糖尿病性眼底病变的中药	北京绿源求证科技发展有限责任公司
200810101843	一种治疗糖尿病肢体麻木的中药	北京绿源求证科技发展有限责任公司
200810103595	一种治疗糖尿病性顽固失眠的中药	北京绿源求证科技发展有限责任公司
200810103597	一种治疗糖尿病性高脂血症的中药	北京绿源求证科技发展有限责任公司
200810104781	一种治疗肺心病的中药	北京绿源求证科技发展有限责任公司
200710003084	一种水溶解蜂胶萃取液的制备方法	北京蜜香村蜂胶有限责任公司
200710003085	一种棕黄色蜂胶软胶囊的制备方法	北京蜜香村蜂胶有限责任公司
200410080516	一种抗艾滋病毒的中药组合物、其制备方法及用途	北京世纪康医药科技开发有限公司
200610087236	一种黄芪药物制剂及其制备方法	北京四环科宝制药有限公司
200610109644	一种野菊花泡腾制剂及其制备方法	北京四环科宝制药有限公司
200710099973	一种治疗冠心病、心绞痛的中药组合物	北京同仁堂股份有限公司
200610114223	一种组合物及其制备方法和应用	北京同仁堂股份有限公司、日水制药株式会社
200610011700	一种综合生产利用纳米生物活性材料的方法	北京未名宝生物科技有限公司 桂林商源植物制品有限公司
200610057264	一种治疗妇科炎症的药物及其制备方法	北京星昊嘉宇医药科技有限公司
200610112717	一种用于预防和治疗流行性感冒的中药组合物及其制备方法	北京星昊嘉宇医药科技有限公司
200610072887	一种叶下珠口服固体制剂的制备方法及其应用	北京星昊医药股份有限公司
200510134380	一种黄芪生脉注射制剂的制备方法及其应用	北京星昊医药股份有限公司
200610089742	一种治疗肺痈症的药物及其制备方法	北京星昊医药股份有限公司
200510105387	含有总红花黄色素的红花提取物的制备方法	北京星昊医药股份有限公司
200710156405	一种治疗抑郁症的中成药及其生产方法	北京星昊医药股份有限公司
200710063451	一种治疗慢性盆腔炎的药物组合物及制备方法和质量控制方法	北京亚东生物制药有限公司
200610113836	治疗乳腺疾病的中药颗粒剂的制备方法及其产品	北京亚东生物制药有限公司
200710119346	一种治疗疫毒壅肺所致非典型肺炎的中药组合物及其制备方法	北京亚东生物制药有限公司
200710119347	一种用于慢性活动性肝炎、早期肝硬化的药物组合物及其制备方法	北京亚东生物制药有限公司
200710064064	一种治疗风湿病的药物组合物及制备方法和检测方法	北京亚东生物制药有限公司
200710064797	一种具有清热泻火解毒作用的中药组合物的质量控制方法	北京亚东生物制药有限公司
200610169756	药物组合物、试剂盒及其应用	北京炎黄麒麟生物技术开发有限公司
200710097898	一种新的化合物及其制备方法和用途	北京振东光明药物研究院有限公司 山西振东制药股份有限公司
200710079597	败酱滴丸及其制备方法	北京正大绿洲医药科技有限公司
200710176894	一种治疗慢性肾炎的药物组合物及其制备方法	北京中科雍和医药技术有限公司
200710179022	一种治疗痔疮的中药组合物及其制备方法	北京中科雍和医药技术有限公司
200710177059	一种治疗高脂血症的药物组合物及其制备方法	北京中科雍和医药技术有限公司
200710178338	一种用于骨关节病的复合配方及其制备工艺	北京中科雍和医药技术有限公司
200710179024	一种用于产后康复的妇科康复护理带及其制备方法	北京中科雍和医药技术有限公司
200710177049	一种提神醒脑消除疲劳的复方精油	北京中科雍和医药技术有限公司
200910012410	复方软体参生产工艺	本溪龙宝（集团）参茸有限公司
200510104876	一种银杏达莫注射液的制备方法	博安兄弟制药（中国）有限公司
200610098564	一种促进肠胃蠕动的药物组合物	博仲盛景医药技术（北京）有限公司
03134650	五味子及其提取物在制备治疗肿瘤多药耐药药物中的用途	长春吉大高科技股份有限公司
200610016896	一种治疗心肌炎的药物	长春现代生物医药研发有限公司
200710055566	一种预防和治疗盆腔炎等妇科疾病的药物组合物	长春现代中药专业技术服务中心有限公司
200710055775	一种预防和治疗糖尿病（高血糖）的组合物及其制备方法	长春现代中药专业技术服务中心有限公司
200810032154	一种保健颗粒剂及其制备方法和应用	长沙藏谷生物科技有限公司
200610008492	黄芪总苷注射剂及其制备方法	成都地奥九泓制药厂
200610061846	一种药物组合物及其制备方法和含量测定方法	成都地奥九泓制药厂
200510021521	一种红曲软胶囊及其制备方法	成都地奥九泓制药厂
200510129372	一种红曲制剂及其制备方法	成都地奥九泓制药厂

（续表）

专利号	发明专利名称	专利权人
200710090884	一种治疗前列腺疾病的药物组合物及其制备方法	成都地奥九泓制药厂
200510021391	一种红曲属新菌株及其发酵制备的中药红曲	成都地奥九泓制药厂
200510020708	中药肉豆蔻及其提取物的制药新用途	成都地奥制药集团有限公司
03135217	山茱萸及其提取物在制备α-葡萄糖苷酶抑制剂类药物中的用途	成都地奥制药集团有限公司
200510020798	中药红豆蔻及其提取物的制药新用途	成都地奥制药集团有限公司
200610152370	地榆总皂苷提取物的新用途	成都地奥制药集团有限公司
200510022043	一种芸香科柑桔属植物果皮提取物及其制备方法和用途	成都华高药业有限公司
200510020517	一种假马齿苋提取物及其制备方法和用途	成都华高药业有限公司
200610022497	治疗肝纤维化及肝硬化的丹芪软肝中药制剂及其制备方法	成都华神集团股份有限公司
200510117481	一种中药组合物及其制备方法和检测方法	成都华神集团股份有限公司、北京医科药植天然药物科技开发有限公司
200710050078	肿瘤细胞专一表达免疫调节因子GM-CSF的溶瘤性腺病毒重组体的新用途	成都康弘生物科技有限公司
200710048740	一种薄荷素油胶囊的制备方法	成都康弘药业集团股份有限公司
200710202791	一种转移因子胶囊及其制备方法	成都利尔药业有限公司
200610021964	一种治疗鼻炎的药物及其制备方法	成都南山药业有限公司
200710048776	地耳草在制备防治肾功能不全的药物中的应用	成都南山药业有限公司
200810046164	从吴茱萸中分离柠檬苦素、吴茱萸碱和吴茱萸次碱的方法	成都普思生物科技有限公司
200810046162	银杏内酯A、B、C、J和白果内酯单体的高效分离纯化方法	成都普思生物科技有限公司
200610078022	银杏蜜环口服制剂的制备方法	成都天银制药有限公司
200610138560	独一味药材、中间体及其注射液的指纹图谱检测方法	成都优他制药有限责任公司
200510115903	一种具有镇痛止血作用的中药组合物	成都优他制药有限责任公司
200610140386	一种止血镇痛的药物组合物及其制备方法	成都优他制药有限责任公司
200810045302	具有脱毒功效的药物组合物	成都芝芝药业有限公司
200810045301	治疗风湿性、类风湿性关节炎的药物	成都芝芝药业有限公司
200510020542	一种口服药物组合物及其制备方法和用途	成都中汇制药有限公司
200710048244	一种治疗口腔溃疡的药物组合物及其制备方法	成都自豪药业有限公司
200710049047	一种药物组合物及其制备方法和用途	成都自豪药业有限公司
200410078276	一种治疗心脑血管疾病的颗粒剂的质量控制方法	赤峰丹龙药业有限公司
200810097488	一种伤科接骨药物的检测方法	大连美罗中药厂有限公司
200610131969	一种具抗肿瘤和免疫调节作用的多菌组合物及其制备方法与用途	德阳创新生物工程有限公司
200710104381	一套纯食品组合修复胰腺功能治愈Ⅱ型糖尿病及食疗制法	东方九星（北京）新技术有限公司
200810028728	一种具有增强免疫力功能的饼干的配方及制备方法	东莞锦泰食品有限公司、广州蓝韵医药研究有限公司
200810198668	一种预防和治疗骨质疏松的中药组合物	东莞市赫尔逊生物科技有限公司
200710080241	一种益母草总生物碱提取物及其制备方法	多菲制药（中国）有限公司
200710165399	治疗乳腺增生的口服类中药组合物及其制备方法	佛山德众药业有限公司
200810126288	一种治疗慢性肝炎的中药组合物及其制备方法	佛山德众药业有限公司
200610104072	茵白肝炎胶囊	福建广生堂药业有限公司
200710009182	一种治疗便秘的胶囊生产工艺	福州辰星药业有限公司
200710158903	利用人参茎叶制备人参皂甙单体Re、Rh1、Rh2、Rg2、Rg3的方法	抚松县大自然生物工程有限公司
200610104407	一种用于止痛消肿的软膏剂及其制备方法	甘肃奇正藏药有限公司
200710188506	白脉软膏的水提制备方法	甘肃奇正藏药有限公司
200810104421	一种治疗老年痴呆的药物组合物及其制备方法	甘肃奇正藏药有限公司
200810028811	一种治疗高脂血症的中药组合物及其制备方法	广东宏兴集团股份有限公司宏兴制药厂
200610099306	无糖型橘红痰咳颗粒剂	广东化州中药厂制药有限公司
200610099307	无糖型橘红痰咳口服液	广东化州中药厂制药有限公司
200610036331	一种中药烧伤膏及其制备方法	广东皮宝制药股份有限公司
200610080719	一种具有抗感染和抗炎作用的药物组合物	广东奇方药业有限公司
200510069597	苦碟子注射液及其制备方法	广东世信药业有限公司
200810026056	一种治疗宫颈炎的中药制剂	广东一品红药业有限公司
200710027588	一种桑叶提取物及其制备方法与应用	广东中烟工业有限责任公司
200810073731	一种具有祛痘功能的组合物	广西博科药业有限公司

（续表）

专利号	发明专利名称	专利权人
200510026419	治疗妇女慢性盆腔炎的缓释片及制备工艺方法	广西花红药业有限责任公司、上海复星医药（集团）股份有限公司
200510025602	花红药物组合物在制备治疗尿路感染药物中的应用	广西花红药业有限责任公司、上海复星医药（集团）股份有限公司
200610035453	复方鼻炎喷雾剂及其制备方法	广西嘉进药业有限公司
200710006674	一种治疗盆腔炎的缓释胶囊的生产方法	广西灵峰药业有限公司
200710006676	一种治疗盆腔炎的滴丸制剂的生产方法	广西灵峰药业有限公司
200710006677	一种治疗盆腔炎的软胶囊的生产方法	广西灵峰药业有限公司
200910114530	一种消炎、止痛、抗菌、排石、利胆的中药制剂、制备方法及应用	广西万通制药有限公司
200710050722	一种咳特灵含片的马来酸氯苯那敏的检测方法	广西药用植物园制药厂
200710051582	九味补血口服液的检测方法	广西盈康药业有限责任公司
200810073696	一种治疗风热感冒的中药口服液及其制备方法	广西源安堂药业有限公司
200610028727	一种消肿止痛巴布膏剂及制备方法	广西壮族自治区花红药业股份有限公司
200610067457	柿叶乙酸乙酯提取物用于预防和（或）治疗糖脂代谢相关疾病	广州白云山和记黄埔中药有限公司
200710151989	治疗口腔炎症的中药制剂及其制备方法	广州白云山和记黄埔中药有限公司
200710026403	一种具有补脾益肠作用的中药胃肠分溶型丸及其制备方法	广州陈李济药厂
200710026209	一种治疗咽喉疾病的中药口含片及其制备方法	广州陈李济药厂
200510109306	一种心脏病治疗药物及其制备方法	广州福寿仙药业有限公司
200610123973	从杜仲叶制备高纯度绿原酸和总黄酮的方法	广州汉方现代中药研究开发有限公司
200710133476	一种防治心脑血管疾病的红曲和银杏总内酯组合物	广州佳科生物科技有限公司
200710133477	一种防治心脑血管疾病的红曲和丹参组合物	广州佳科生物科技有限公司
200710028988	一种治疗口腔溃疡的中药制剂及其制备方法	广州蓝韵医药研究有限公司
200610123916	一种组合物及其在制备口腔护理产品中的应用	广州立白企业集团有限公司
200810026801	一种呼吸系疾病治疗剂	广州潘高寿药业股份有限公司
200810219041	金鸡纳树皮中生物碱的分离纯化方法	广州普星药业有限公司
200510034765	一种治疗乳腺增生病的中药组合物及其制备方法	广州奇绩医药科技有限公司
200710030993	一种猴枣牛黄散的定性定量检测方法	广州奇星药业有限公司
200710031437	一种四方胃片的定性定量检测方法	广州奇星药业有限公司
200710031786	一种雪莲花与藏红盐混配的洗浴剂	广州市飞致生物科技有限公司
200710029682	一种用于治疗带下、阴痒等症的中药洗液及其制备方法	广州市康迪尔医药有限公司
200610122441	一种控制抗病毒口服液质量的方法	广州市香雪制药股份有限公司
200610122442	制备抗病毒口服液的方法	广州市香雪制药股份有限公司
200510130657	一种治疗结肠炎的药物及其制备方法	广州王老吉药业股份有限公司
200810198795	防治冠心病心绞痛、中暑肚痛、心腹疼痛的中药剂	广州星群（药业）股份有限公司
200810029096	夏桑菊制剂的制备方法	广州星群（药业）股份有限公司
200710179322	一种治疗糖尿病的药物	广州中一药业有限公司
200810073791	一种产后用洗液	贵港市冠峰制药有限公司
200710203045	一种治疗皮肤病的药物制剂及其制备方法	贵阳春科药业技术研发有限公司
200710202372	一种治疗妇科炎症和子宫肌瘤的药物制剂及其制备方法	贵阳春科药业技术研发有限公司
200710201674	治疗泌尿系感染的中药制剂及其制备方法	贵阳春科药业技术研发有限公司
200610200612	止咳祛痰平喘的中药制剂及其制备方法	贵阳德昌祥药业有限公司
200810300435	治疗泌尿系统感染的中药制剂及其制备方法	贵阳华芝宝生物研究科技有限公司
200610200338	治疗中风的中药制剂及其制备方法	贵阳利多药物技术开发有限公司
200610200511	治疗前列腺炎药物制剂的检测方法	贵阳云岩西创药物科技开发有限公司
200610200071	杏丹注射剂的检测方法	贵阳云岩西创药物科技开发有限公司
200610200425	治疗乳腺增生的岩鹿乳康药物制剂的制备方法	贵阳云岩西创药物科技开发有限公司
200610200400	治疗上呼吸道感染等疾病的药物制剂的检测方法	贵阳云岩西创药物科技开发有限公司
200610200277	冠心丹参微丸制剂及其制备方法	贵阳云岩西创药物科技开发有限公司
200810300507	一种治疗冠心病、脑动脉硬化的软胶囊的制备方法	贵州安泰药业有限公司
200610200525	治疗妇女更年期综合症的更年灵泡腾片及其制备方法	贵州百花医药股份有限公司
200510003176	一种治疗咳嗽的药物制剂	贵州百灵企业集团制药股份有限公司
200610138308	治疗妇科疾病的妇科调经制剂及其制法和检测方法	贵州百祥制药有限责任公司

（续表）

专利号	发明专利名称	专利权人
200610200450	口腔溃疡贴膜及其制备方法	贵州柏强制药有限公司
200610200448	治疗妇科炎症的妇康舒乳膏剂及其制备方法	贵州柏强制药有限公司
200710200675	一种止咳中药软胶囊剂的制备方法	贵州柏强制药有限公司
200710200673	一种止咳的中药分散片及其制备方法	贵州柏强制药有限公司
200810068748	一种治疗心脑血管疾病的药物制剂及其制备方法	贵州拜特制药有限公司
200710200639	一种治疗口腔和咽喉疾病的制剂及其制备方法	贵州本草堂药业有限公司
200710077783	姜楂速溶饮料及其制备方法	贵州博方民族药业开发有限公司
200710078055	治疗骨质疏松症的复方中药	贵州富华药业有限责任公司
200810044799	由大果木姜子和艾纳香提取的、含1,8-桉叶素和艾纳香素的油状组合物及其用途	贵州宏宇药业有限公司
200510080087	一种苗药组合物及其应用	贵州苗莹药业科技开发有限公司
200610051264	一种防治感冒的中药喷雾剂及其制备方法	贵州神奇集团控股有限公司
200710077876	哮喘片的检测方法	贵州省科晖制药厂
200710077820	速效止泻胶囊的检测方法	贵州省科晖制药厂
200610051110	耳穴给药治疗牙痛的纸丸药粒及其制备方法	贵州圣都药业有限公司
200610200836	治疗骨质疏松症的中药制剂及其制备方法	贵州同济堂制药有限公司
200810300143	一种用于降血脂及保肝的中药制剂及其制备方法	贵州同济堂制药有限公司
200810300483	一种降脂及保肝的中药制剂及其制备方法	贵州同济堂制药有限公司
200710201912	一种治疗风湿和类风湿的外用中药制剂及其制备方法	贵州心意药业有限责任公司
200710201915	一种治疗骨质增生的外用中药制剂及其制备方法	贵州心意药业有限责任公司
200710201921	一种治疗腰痛的外用中药制剂及其制备方法	贵州心意药业有限责任公司
200710201914	一种治疗肩周炎的外用中药制剂及其制备方法	贵州心意药业有限责任公司
200610051146	贞芪药物组合及其制备	贵州信邦制药股份有限公司
200710200660	复方斑蝥口服制剂及其制备方法	贵州益佰制药股份有限公司
200610201323	降脂排毒口服制剂的检测方法	贵州益佰制药股份有限公司
200510200534	清开灵注射制剂的质量控制方法	贵州益佰制药股份有限公司
200610201357	产后逐瘀片的检测方法	贵州益佰制药股份有限公司
200710200659	一种复方斑蝥口服制剂的检测方法	贵州益佰制药股份有限公司
200410155491	治疗上呼吸道感染的药物组合物的制备方法	贵州益佰制药股份有限公司
200510003272	一种安神口服液体制剂的检测方法	贵州益佰制药股份有限公司
200710200462	一种治疗小儿咳嗽的糖浆剂及其制备方法	贵州益佰制药股份有限公司
200610201320	一种生脉制剂及其制备方法和质量控制方法	贵州益佰制药股份有限公司
200610201379	调经止痛的中药制剂的测定方法	贵州益佰制药股份有限公司
200710200465	一种复方斑蝥口服制剂的检测方法	贵州益佰制药股份有限公司
200710078011	克咳口服制剂的质量控制方法	贵州益佰制药股份有限公司
200710106039	一种石榴皮提取物及其制备方法	桂林莱茵生物科技股份有限公司
200710003364	一种脱色、脱苦的罗汉果提取物的制备方法	桂林莱茵生物科技股份有限公司
200710050242	从银杏叶中提取分离银杏内酯A、B、C、J及白果内酯单体的方法	桂林市振达生物科技有限责任公司
200710050244	从银杏叶中提取分离白果内酯的方法	桂林市振达生物科技有限责任公司
200710050239	从银杏叶中提取分离银杏内酯C的方法	桂林市振达生物科技有限责任公司
200710050245	从银杏叶中提取分离银杏内酯B的方法	桂林市振达生物科技有限责任公司
200910114626	用于治疗哮喘性支气管炎的药物	桂林中族中药股份有限公司
200510075602	罗汉果蜜炼膏及其制备方法	桂林中族中药股份有限公司
200910114625	用于治疗风热急喉痹症的含片	桂林中族中药股份有限公司
200710004235	牛樟芝的环己烯酮萃取物	国鼎生物科技股份有限公司
200510117426	一种治疗宫颈炎、宫颈糜烂的阴道片剂及其制备方法	哈尔滨儿童制药厂
200710301682	刺五加有效部位的提取物、其制备方法、其应用	哈尔滨仁皇药业股份有限公司
200810135026	含有莪术油的药物组合物的制药用途	海南碧凯药业有限公司
200710141569	珍珠活性肽的制备方法	海南京润珍珠生物技术股份有限公司
200510044530	包括淫羊藿提取物、钩藤提取物、天麻素的药物组合物及其制备方法和应用	海南四环医药有限公司、北京四环制药有限公司、海南四环心脑血管药物研究院有限公司、深圳四环医药有限公司
200610053785	一种银黄液体胶囊及制备方法	海南新中正制药有限公司

（续表）

专利号	发明专利名称	专利权人
200510130042	一种治疗艾滋病的中药制剂及其制备方法	海南亚洲制药有限公司
200710302041	一种治疗女性更年期综合症及延缓衰老的药物组合物	汉生堂药业有限公司
200510061521	黄芩提取物冻干粉针剂及其制备方法	杭州华东医药集团生物工程研究所有限公司
200610053639	一种降血脂组合物及其应用	杭州民生药业有限公司
200810019788	一种发酵冬虫夏草菌丝体的提取方法	杭州中美华东制药有限公司
200510109434	治疗阴道炎洗液的制备方法	合肥华威药业有限责任公司
200710020874	预防、治疗心脑血管疾病的补阳还五苷酮药物及其制剂、制备方法	合肥七星医药科技有限公司
200610090014	精血补片的检测方法	河北长天药业有限公司
200810054510	益气补血药	河北君临药业有限公司
200610078843	一种治疗血管性痴呆症的中药组合物及其制备方法	河北天时医药技术开发有限公司
200910074009	治疗心肌梗死的中药制剂	河北惟祥福中药科技开发有限公司
200910074250	一种治疗脑血栓的中药制剂	河北惟祥福中药科技开发有限公司
200910074333	一种防治脑动脉硬化的中药制剂	河北惟祥福中药科技开发有限公司
200510105858	一种中药组合物、其所含虫类药提取物及其制备方法	河北以岭医药研究院有限公司
200510105180	一种作用于 NEI 网络的药物组合物及其应用	河北以岭医药研究院有限公司
200810054807	一种中药组合物在制备治疗抑郁症药物中的应用	河北以岭医药研究院有限公司
200710145410	一种含有麻黄的治疗皮肌炎的中药组合物及其制剂	河北以岭医药研究院有限公司
200710054982	一种预防和治疗奶牛产后疾病的药物	河南花花牛奶牛育种科技有限公司
200610128269	一种治疗中风病的中药胶囊的生产方法	河南羚锐制药股份有限公司
200610072433	一种治疗冠心病心绞痛的中药组合物及其制备方法	河南省宛西制药股份有限公司
200610076207	一种治疗阴道疾病的药物组合物及其制备方法和应用	河南省宛西制药股份有限公司
200610128486	治疗抑郁症的中药组合物及其制备方法和其应用	河南太龙药业股份有限公司
200710054106	一种治疗外伤的药物及其制备方法	河南仲景药业股份有限公司
200710054104	一种治疗外感时疫、风热感冒的中药	河南仲景药业股份有限公司
200710029816	一种五指毛桃提取物及其制备方法和用途	河源市金源绿色生命有限公司
200810026489	用于治疗慢性阻塞性肺病的药物组合物及其制备方法和应用	河源市金源绿色生命有限公司
200710017729	一种治疗肾阳亏虚、少腹血瘀的中药组合物及其制备方法	赫尔药业有限公司
200710117950	一种银杏叶冻干粉针剂及其制备方法	黑龙江省珍宝岛制药有限公司
200710117952	一种清热解毒、泻火利咽的中药组合物糖浆剂及其制备方法	黑龙江省珍宝岛制药有限公司
200710144395	中药心可宁制剂的制备工艺	黑龙江省智诚医药科技有限公司
200610074529	一种降低血脂、溶解血栓的药物组合物及其制备方法	黑龙江省祖研北药科技开发有限责任公司
200710144400	一种关于蚕蛾的复方中药制剂及其制备方法	黑龙江天路药业有限公司
200710144752	脊椎康复丸制备方法	黑龙江现代保健品有限公司
200610111119	五味子在制备预防、降低抗肿瘤药毒副作用的药物中的应用	胡汛、杭州绿中医药科技有限公司
200610137827	中药牛至挥发油及其软胶囊的制备方法	湖北福人药业股份有限公司
200810047135	具有祛风胜湿、活血化瘀、通络止痛的骨痹膏药及其制备方法	湖北金诺药业有限公司
200610031733	复方石韦胶囊的制备方法	湖南长沙宝鉴生物工程有限公司
200710111567	用于治疗血管性痴呆症的药物	湖南方盛制药股份有限公司
200710111566	用于治疗小儿外感咳嗽的药物及制备方法	湖南方盛制药股份有限公司
200710105873	接骨七厘胶囊制备工艺	湖南金沙药业股份有限公司
200610166879	一种抗菌消炎的中药组合物及其制备方法	湖南九典制药有限公司
200610136992	一种山豆根提取物的精制工艺	湖南康普制药有限公司、周应军
200610031716	红车轴草提取物的制备方法	湖南省中药提取工程研究中心有限公司
200510031729	一种猴头健胃中药的制备工艺	湖南新汇制药有限公司
200610153977	迅速降低氧化应激的复方制剂及其制备方法	淮北辉克药业有限公司
200710051973	一种治疗急性肠炎的中药分散片及其制备方法和应用	吉林敖东延边药业股份有限公司
200810050686	一种利脑心胶囊的检测方法	吉林敖东延边药业股份有限公司
200810050361	一种治疗泌尿系统感染及前列腺炎的中药组合物	吉林华康药业股份有限公司
200510089141	中药组合物及由其制备中药的方法和用途	吉林康乃尔药业有限公司
200710056091	一种治疗神经衰弱的药物及其制备方法	吉林省辉南天宇药业股份有限公司
200610017129	一种治疗慢性前列腺炎的药物及其制备方法	吉林省精鑫药业集团有限公司
200810147476	一种治疗乳蛾的中药及其制备方法	吉林省康福药业有限公司

（续表）

专利号	发明专利名称	专利权人
200810050849	一种抗病毒金银花中药复方制剂及制备工艺	吉林省通化振国药业有限公司
200710014072	治疗前列腺炎、前列腺增生的外用药物及制备方法	济南宏济堂制药有限责任公司
200710113064	一种治疗肺结核的药物制备方法及质量标准检测方法	济南康众医药科技开发有限公司
200710016518	一种治疗痤疮的局部用药物组合物及其制备方法	济南康众医药科技开发有限公司
200710015046	一种治疗痛风的药物及其制备方法	济南康众医药科技开发有限公司
200810013772	一种低胆固醇无药残鸡蛋的生产方法	济南康众医药科技开发有限公司
200810015392	一种治疗糖尿病的药物或食品	济南康众医药科技开发有限公司
200710113522	一种治疗烧烫伤的药物组合物及其制备方法	济南天成堂制药有限公司
200710078003	一种治疗痤疮和湿疹的中药软膏剂及其制备与检测方法	佳程药业（贵州）有限责任公司
200610098138	改善睡眠、提高免疫力的灵芝胶囊及生产方法和用途	江苏安惠生物科技有限公司
200710151794	复方骨肽制剂	江苏弘惠医药有限公司、南京新百药业有限公司
200710152141	一种治疗头痛药物的生产方法	江苏济川制药有限公司
200610083706	一种消炎药物及其制备方法	江苏济川制药有限公司
200710000134	一种用于高脂血症的药物及其生产工艺	江苏济川制药有限公司
200810135290	一种用于药流后出血的药物	江苏济川制药有限公司
200710109327	一种灵芝多肽制品的生产方法	江苏江南生物科技有限公司
200610038086	一种抗肿瘤药物组合物及其制备方法	江苏康缘药业股份有限公司
200510041251	治疗动脉粥样硬化的药物组合物及其制备方法	江苏康缘药业股份有限公司
200710023848	一种具有解热、镇痛、抗炎、镇咳、排痰、调节免疫作用的中药组合物及其制备方法	江苏康缘药业股份有限公司
200810124772	一种治疗类风湿疾病的中药组合物	江苏克胜药业有限公司
200810024411	一种具有美白功能的中药组合物及其应用	江苏隆力奇生物科技股份有限公司
200710098038	一种治疗动脉粥样硬化的药物组合物的制备方法	江苏南星药业有限责任公司
200710106179	一种治疗脑中风及脉管炎的药物组合物的质量检测方法	江苏南星药业有限责任公司
200710020417	中药巴布剂基质	江苏七〇七天然制药有限公司
200610097970	抗肝纤维化的中药组合物及其制备方法	江苏天照药业有限公司
200510039020	一种中药复方脂肪乳注射液及其制备方法	江苏正大天晴药业股份有限公司
200610037912	一种中药组合物及其用途	江苏正大天晴药业股份有限公司
200510040413	一种治疗口腔溃疡的药物组合物及其制备方法	江苏中康药物科技有限公司
200510022641	一种抗真菌药物组合物及其制备方法与用途	江苏中康药物科技有限公司
200510122821	一种中药组合物及其用途	江苏中康药物科技有限公司
200810046747	人纤维蛋白原制剂的制备方法	江西博雅生物制药股份有限公司
200710079841	妇科外用的中药洁阴剂及其洁阴凝膏	江西航天日用化工发展有限责任公司
200510129943	一种抗炎止血中药组合物及其制备方法	江西红星药业有限公司
200610136888	治疗急性、亚急性湿疹的药物及其制备方法	江西济民可信医药有限公司
200610018863	积雪草软胶囊及其制备方法	江西金海棠药用油有限公司
200410100866	桂枝茯苓软胶囊及其制备工艺	江西欧氏药业有限责任公司
200410038265	独一味软胶囊及其制备工艺	江西欧氏药业有限责任公司
200510018273	养血当归软胶囊及其制备工艺	江西三九药业有限公司
200910186745	鸦胆子油的软胶囊制剂及其新工艺	江西三九药业有限公司
200410070123	枳实或枳壳有效部位的制药用途	江西天科医药开发有限公司
200510029846	复方莲芯口服液及制备方法	江西天施康中药股份有限公司
200510025014	一种治疗小儿疳积的颗粒及其制备方法	江西天施康中药股份有限公司
200710052112	肠炎宁片的检测方法	江西天施康中药股份有限公司
200710306064	复方陈香胃药物的制备方法及其新用途	江西天施康中药股份有限公司
200710095997	一种用于治疗妇科炎症的药物组合物及其制备方法和有效成分检测方法	江西杏林白马药业有限公司
200710134318	天麻配方颗粒的制备方法	江阴天江药业有限公司
200510061425	一种能增强人体免疫力的保健食品及其制备方法	江中药业股份有限公司
200710191183	一种中药组合物及其制备工艺和应用	金陵药业股份有限公司
200710191136	一种中药组合物及其制备方法和应用	金陵药业股份有限公司

（续表）

专利号	发明专利名称	专利权人
200610010902	一种用于治疗尖锐湿疣的外用药物	昆明滇龙医药科技有限公司
200710065808	昆明山海棠生物碱的制备方法	昆明风山淅医药研究有限公司
200710066052	一种治疗肾脏病的药物及其制备方法	昆明禾润药物开发有限公司
200710065834	一种治疗口腔溃疡的药物及其制备方法	昆明涞章医药科技有限公司
200610011056	一种用于预防和治疗女性衰老性疾病的药物组合物及其制剂的制备方法	昆明香格喜玛生物技术有限责任公司
200510041819	一种治疗肿瘤的药物及其制备方法	兰州殿稳医疗制品有限公司
200810150894	一种复方陇马陆胃药	兰州佛慈制药股份有限公司
200710031185	六味地黄制剂及其在卷烟上的应用	兰州卷烟厂
200610098953	参芪扶正注射液的质量控制方法	丽珠集团利民制药厂
200710065296	党参黄芪组合物的制药用途	丽珠集团利民制药厂
200610091884	党参黄芪组合物提高晚期肿瘤患者生存质量的制药用途	丽珠医药集团股份有限公司
200710020255	对化学性肝损伤有辅助保护功能的保健食品及其制备方法	溧阳市天目湖保健品有限公司
200710200769	制备新雪制剂的方法	辽宁大生药业有限公司
200710157698	一种林蛙软胶囊及其制备方法	辽宁哥俩好科技有限公司
200710012332	一种具有活血通络强筋壮骨的中药及其制备方法	辽宁好护士药业(集团)有限责任公司
200610047563	骨质宁凝胶剂及其制备方法	辽宁正鑫药物研究有限公司
200810055268	药枕	临汾市广源织业有限公司
200510127624	一种白花前胡总香豆素提取物中药制剂及其制备方法及应用	鲁南制药集团股份有限公司
200610104330	含有胰岛素增敏剂和米格列醇的药物组合物	鲁南制药集团股份有限公司
200710195019	千克级规模高纯度单唾液酸四己糖神经节苷脂的制备	鲁南制药集团股份有限公司
200710014271	一种用于治疗皮肤过敏性疾病的药物组合物	鲁南制药集团股份有限公司
200710168915	治疗肠道便秘类疾病的颗粒剂及制备方法	马应龙药业集团股份有限公司
200510100170	一种治疗皮肤瘙痒症、慢性湿疹的中药组合物及其制备方法	马应龙药业集团股份有限公司
200810051219	一种具有降低血脂血糖功能的复方制剂	茂祥集团吉林制药有限公司
200810051221	一种降血脂、降血糖复方制剂的制备工艺	茂祥集团吉林制药有限公司
200610036097	一种复方丹参片的制造方法	美晨集团股份有限公司
200710031526	一种含天然抗菌素的漱口液及其制备方法	美晨集团股份有限公司
200810026529	一种治疗口腔溃疡的中成药及其制备方法	美晨集团股份有限公司
200610109604	一种治疗肿瘤的药物	妙一(厦门)生物科技有限公司
200610146925	一种治疗甲状腺机能亢进症的药物及其制备方法	内蒙古复旦蒙耀生物技术有限责任公司
200810088988	一种有助于降血脂的酸牛奶及制备方法	内蒙古蒙牛乳业(集团)股份有限公司
200710006872	南五味子滴丸生产方法	南昌弘益科技有限公司
200710100578	1′-乙酰氧基胡椒酚乙酸酯生产方法	南昌弘益科技有限公司
200810188535	五酯滴丸生产方法	南昌弘益科技有限公司
200480014433	河鲀Ⅰ型胶原蛋白提取物的医药保健用途及其制备工艺	南京宝生药业有限公司
200610098229	一种治疗心率失常的药物组合物及其制备方法	南京博善医药技术发展有限公司
200610098230	一种药物组合物、制备方法及其应用	南京博善医药技术发展有限公司
200510023873	南五味子木脂素的提取物及其制备方法和用途	南京海陵中药制药工艺技术研究有限公司
200510094516	一种藏药来源的调脂药物组合物及其制备方法	南京星银药业有限公司
200510094905	一种抗中风及其后遗症的药用组合物及其制备工艺和制剂	南京宇道科技开发有限公司
200610096418	一种中药组合物及其制备工艺和在制药中的应用	南京中山制药有限公司
200610096420	活血止痛胶囊的制备工艺	南京中山制药有限公司
200710022971	枳术颗粒的制备工艺	南京中山制药有限公司
200710022970	一种用于健脾胃、消痞满的中药组合物及其制备工艺和应用	南京中山制药有限公司
200810120750	一种制备三叶青提取物的新方法	宁波保税区欣诺生物技术有限公司
200710164447	一种艾叶总黄酮的制备方法	宁波诚泰现代中药科技有限公司
200710077695	一种清口的口崩片及其生产工艺	宁波立华制药有限公司
200810106912	一种制备白芍总苷提取物的方法	宁波立华制药有限公司
200610143008	祛痰平喘药及其制备方法	宁夏金太阳药业有限公司
200610147741	槐耳菌质提取物及其制备方法和用途	启东盖天力药业有限公司
200610145846	可降低血脂与低密度胆固醇的薏仁油的浓缩方法	乔志亚生技股份有限公司

（续表）

专利号	发明专利名称	专利权人
200410006125	一种稳定安全的微生态制剂及其制备方法和用途	青岛东海药业有限公司 北京普尔康医药高科技有限公司
200610086642	酪酸梭菌防治便臭毒素引起的相关症状和疾病的用途	青岛东海药业有限公司 北京普尔康医药高科技有限公司
200710114578	一种治疗胃及十二指肠溃疡的中药组合物及制备方法	青岛华仁太医药业有限公司
200510200164	一种中药软胶囊的有效成分检测方法	仁和(集团)发展有限公司
200510200353	一种治疗肝肾不足的中药组合物及其制备方法和分析方法	仁和(集团)发展有限公司
200510114587	一种用于溃疡性结肠炎的中药胶囊制剂	三九医药股份有限公司
200610152158	一种中药组合物的检测方法	三九医药股份有限公司
200610086968	一种治疗头痛的中药组合物及其制备方法	三九医药股份有限公司
200610042974	治疗心律失常的中药制剂及其制法和质量控制方法	山东步长制药有限公司
200610042976	治疗心律失常的中药制剂及其制法和质量控制方法	山东步长制药有限公司
200610105046	一种用于治疗鼻渊的药物组合物及其制备方法	山东步长制药有限公司
200510098809	一种药物组合物及其用途	山东绿叶天然药物研究开发有限公司
200510042465	丹皮酚薄膜衣滴丸及其制备方法	山东绿叶天然药物研究开发有限公司
200610092005	断血流总黄酮提取物、制备方法及应用	山东绿叶天然药物研究开发有限公司
200610045375	连翘苷在制备治疗或预防急慢性肝损伤及肝纤维化的药物中的应用	山东绿叶天然药物研究开发有限公司
200510044421	一种药物组合物及其用途	山东绿叶天然药物研究开发有限公司
200610153571	黄芪甲苷的医药新用途	山东绿叶天然药物研究开发有限公司
200410075494	一种丹皮总苷提取物及其制备方法和用途	山东绿叶天然药物研究开发有限公司
200510113181	一种含有木香油的乳剂及制备方法和用途	山东绿叶制药有限公司
200610146214	一种辅助治疗糖尿病的保健食品及其生产方法	山东沃德生物技术有限公司
200610146212	一种用于调节人体免疫功能的保健食品	山东沃德生物技术有限公司
200610029080	一种连翘有效部位的制备方法	山东新时代药业有限公司
200610043897	一种抗肝炎的药物组合物	山东轩竹医药科技有限公司
200610069655	用于肥胖及其并发症的药物	山东轩竹医药科技有限公司
200610125935	三七总皂苷、丹参酮ⅡA磺酸钠的组合物	山东轩竹医药科技有限公司
200610142636	一种中西复方药物及其制备方法	山东轩竹医药科技有限公司
200610108878	一种药物组合物及其制备方法和用途	山东轩竹医药科技有限公司
200610153342	川芎嗪和红景天的药用组合物	山东轩竹医药科技有限公司
200610153341	一种由丹参和红景天制成的药物组合物	山东轩竹医药科技有限公司
200610172624	一种新的抗肿瘤药物组合物	山东轩竹医药科技有限公司
200610042438	一种头花蓼和独一味的药物组合物	山东轩竹医药科技有限公司
200610043504	包括葛根素和山楂叶总黄酮的药用组合物	山东轩竹医药科技有限公司
200610045300	一种治疗妇女更年期综合征的药物	山东轩竹医药科技有限公司
200610045493	治疗心血管疾病的药物	山东轩竹医药科技有限公司
200610045491	生脉冠心复方药物	山东轩竹医药科技有限公司
200610045543	羊藿灯盏药物组合物	山东轩竹医药科技有限公司
200610045541	一种用于胃病的药物	山东轩竹医药科技有限公司
200510104354	一种抗肿瘤的药物组合物	山东轩竹医药科技有限公司
200510045068	一种新的抗癌药物组合物及其制备方法	山东轩竹医药科技有限公司
200610163453	一种抗肝炎药物组合物	山东轩竹医药科技有限公司
200610163454	一种由苦参素、灵芝和黄芪制成的药物组合物	山东轩竹医药科技有限公司
200510045376	一种主要由甘草酸或其盐、人参和灵芝制成的药物组合物	山东轩竹医药科技有限公司
200610068438	用于胃下垂的药物组合物及其制备方法	山东轩竹医药科技有限公司
200610068439	一种用于上消化道溃疡的药物组合物	山东轩竹医药科技有限公司
200610069656	一种用于关节炎的药物	山东轩竹医药科技有限公司
200610069696	一种用于心绞痛的中药	山东轩竹医药科技有限公司
200610069277	丹参和蒲黄的药用组合物	山东轩竹医药科技有限公司
200510045069	一种抗肿瘤药物组合物及其制备方法	山东轩竹医药科技有限公司
200510045414	一种由黄芪、田基黄和硫普罗宁制成的药物组合物及其制备方法	山东轩竹医药科技有限公司
200510131120	一种用于治疗肝脏疾病的中西药复方药物组合物	山东轩竹医药科技有限公司
200610169172	一种用于治疗心脑血管疾病的药物组合物	山东轩竹医药科技有限公司

（续表）

专利号	发明专利名称	专利权人
200610043412	一种抗癌药物组合物	山东轩竹医药科技有限公司
200610068857	用于乳腺增生的药物组合物及其制备方法	山东轩竹医药科技有限公司
200510104356	由通关藤、人参和黄芪制成的药物组合物	山东轩竹医药科技有限公司
200610149186	一种由苦参、五味子和黄芪配伍组成的药物组合物	山东轩竹医药科技有限公司
200610043997	一种含 L-谷氨酰胺的药物组合物	山东轩竹医药科技有限公司
200610068860	一种用于子宫肌瘤的药物组合物	山东轩竹医药科技有限公司
200610159484	一种瓜蒌和银杏叶的药物组合物	山东轩竹医药科技有限公司
200610043949	一种抗肿瘤的药物组合物	山东轩竹医药科技有限公司
200610045299	一种治疗心脑血管疾病的药物	山东轩竹医药科技有限公司
200610045542	一种治疗颈椎病的药物	山东轩竹医药科技有限公司
200510044765	一种由北豆根与新鱼腥草素钠制成的药物组合物	山东轩竹医药科技有限公司
200610069278	一种用于心脑血管疾病的药物组合物	山东轩竹医药科技有限公司
200610149189	水飞蓟宾和板蓝根的药物组合物	山东轩竹医药科技有限公司
200610160959	羟基红花黄色素 A 及其制备方法和应用	山西华辉凯德制药有限公司
200610141196	一种治疗阳痿的药物组合物及其制备方法	山西太行药业股份有限公司
200610152131	一种治疗冠心病的药物组合物及制备方法	山西太行药业股份有限公司
200610066655	一种降血脂的中药组合物及其制备方法	山西亚宝药业集团股份有限公司
200810079905	一种中药抑菌洗液及其制备方法	山西振东制药有限公司
200610042714	一种治疗脓肿、淋巴结炎、寒性脓疡中药的制备方法	陕西爱民药业股份有限公司
200410026246	用于治疗缺血性心脑血管疾病的冻干粉针剂及其制法	陕西步长制药有限公司
200710019163	治疗心脑血管疾病的中药注射剂及其制法和检测方法	陕西步长制药有限公司
200810146982	一种治疗中晚期肿瘤、慢性乙肝的中药制剂及其制备方法	陕西东泰制药有限公司
200810147372	一种治疗妇科疾病的药物及其制备方法	陕西东泰制药有限公司
200810146981	一种治疗乙肝的中药制剂及其制备方法	陕西东泰制药有限公司
200810146980	一种用于淤血阻滞、脉管不通的中药制剂及其制备方法	陕西东泰制药有限公司
200810172686	一种用于明目退翳、镇静安神、清热养肝的中药制剂及其制备方法	陕西东泰制药有限公司
200810172685	一种治疗皮肤病的中药制剂及其制备方法	陕西东泰制药有限公司
200610201485	治疗妇科疾病的中药制剂及其制备方法	陕西海天制药有限公司
200810108470	具有健脾补肾功效的中药组合物及其制备方法和其用途	陕西汉王药业有限公司
200610078676	一种治疗骨质疏松的中药复方口服制剂及其制备方法	陕西宏府怡悦制药有限公司
200710018515	一种从千层塔中提取分离石杉碱甲的方法	陕西嘉禾植物化工有限责任公司
200610105114	一种治疗中风病的药物及其制备工艺	陕西健民制药有限公司
200710152383	一种治疗妇科子宫肌瘤的药物组合物及其制备方法	陕西康惠制药股份有限公司
200610168336	一种治疗妇科疾病的中药组合物	陕西康惠制药股份有限公司
200810018127	一种治疗糖尿病的药物的质量检测方法	陕西康惠制药股份有限公司
200810017994	一种治疗慢性萎缩性胃炎的中药组合物的制备方法	陕西康惠制药股份有限公司
200710018143	一种用于降血压及改善睡眠的软胶囊	陕西盘龙制药集团有限公司
200710188460	一种治疗疖子、甲沟炎和蚊虫叮咬的外用药剂	陕西省万寿制药有限责任公司
200610168335	一种中药组合物在制备治疗附件炎、卵巢囊肿、阴道炎及宫颈炎药品中的应用	陕西思壮药业有限公司
200710018567	一种制备叶黄素的方法	陕西天润植物化工有限公司
200710018471	中药植物商陆提取物的生产工艺	陕西同康药业有限公司
200710037338	一种治疗肝炎的中药组合物	上海慈瑞医药科技有限公司
200610026797	一种治疗妇科炎症的药物组合物及其制备方法	上海慈瑞医药科技有限公司
200610027752	一种中药治疗妇科炎症的药物组合物及其制备方法	上海慈瑞医药科技有限公司
200710037940	一种具有增强抗疲劳和调节免疫作用的中药组合物	上海慈瑞医药科技有限公司
200610118378	一种治疗妇科炎症的药物组合物及其制备方法	上海慈瑞医药科技有限公司
200610116640	改善药酒适口性的方法	上海冠生园华佗酿酒有限公司
200610085972	一种垂盆草及其制剂的质量控制方法	上海海虹实业（集团）巢湖今辰药业有限公司
200610116220	一种中药制剂在制备预防冠心病药物中的用途	上海和黄药业有限公司
200610029707	一种治疗心血管疾病的中药组合物的指纹图谱分析方法	上海和黄药业有限公司
200610116977	一种止咳滴丸及其制备方法	上海华拓医药科技发展股份有限公司

（续表）

专利号	发明专利名称	专利权人
200410053811	一种双黄连泡腾片及其制备方法	上海华拓医药科技发展有限公司
200710037280	原花青素类化合物用于制备防治幽门螺杆菌相关性胃炎的药物和保健食品	上海华珠生物科技有限公司
200610031011	一种对化学性肝损伤具有保护作用的复方口服制剂	上海汇伦生命科技有限公司
200610031012	一种具有护肝养胃功能的复方口服液	上海汇伦生命科技有限公司
200710112731	苦竹有效成分提取物的制备方法	上海家化联合股份有限公司
200710037847	用于治疗痤疮的中药组合物、其制备方法以及应用	上海家化联合股份有限公司
200710112730	苦竹有效成分提取物的制备方法	上海家化联合股份有限公司
200610117931	一种高纯度丹参素的制备方法	上海朗萨医药科技有限公司
200710042297	苹果黄酮粉剂的提取纯化方法及其应用	上海利盛生化有限公司
200610029475	美洲一枝黄花总黄酮提取物及其制备方法和用途	上海林赛娇生物科技发展有限公司
200710043857	一种雷公藤多苷提取物及其提取方法	上海美通生物科技有限公司、江苏美通制药有限公司
200610030418	一种提取制备高含量青蒿素的方法	上海诺德生物实业有限公司
200710039262	一种银杏叶纯化冻干粉制备工艺	上海同济生物制品有限公司
200610029363	用于提高免疫力的药物组合物和饮食补充剂	上海同济堂药业有限公司
200610029364	用于提高免疫力的药物组合物和饮食补充剂	上海同济堂药业有限公司
200510024269	用于止痛、麻醉的含有蟾酥提取物的组合物	上海现代药物制剂工程研究中心有限公司
200610106720	一种治疗慢性肝病的中药复方制剂及其制备方法	上海现代中医药技术发展有限公司
200710040134	扶正化瘀植物药中松花粉原料指纹图谱质量检测方法	上海现代中医药技术发展有限公司
200810042061	具有平衡调节皮肤油脂的中药提取液的制备方法及其产品	上海相宜本草化妆品有限公司
200610119181	一种具有多项保健功能的组合物及其配制方法	上海新康制药厂
200510025693	一种独一味泡腾片的制备方法	上海玉森新药开发有限公司
200610023568	一种聚酰胺柱提取注射用山楂叶总黄酮原料的方法	上海玉森新药开发有限公司
200610027801	一种治疗小儿厌食病症的药物及其制备方法	上海玉森新药开发有限公司
200810043031	治疗喘息性支气管炎和支气管哮喘的组合物及其制备方法	上海玉森新药开发有限公司
200610027576	一种治疗银屑病的中药组合物及其制备方法	上海中药制药技术有限公司 上海品源生物科技有限公司
200610157856	含有聚乙烯吡咯烷酮的虎杖苷药物组合物	深圳海王药业有限公司
200610076175	一种含高浓度虎杖苷的药物组合物	深圳海王药业有限公司
200710125223	白术挥发油包合物及其制备方法	深圳海王药业有限公司
200610061544	高 ORAC 值低聚原花青素及其提纯方法	深圳劲创生物技术有限公司
200810190848	用于恢复妇女体力的药物组合物	深圳三顺制药有限公司
200610060468	一种治疗手足癣药物及该药物的乳膏制备方法	深圳市北科联药业科技有限公司、陈京华
200710110881	一种用于防治糖尿病的组合物	深圳市金沙江投资有限公司
200710110880	一种含有天然植物提取物或单体的组合物	深圳市金沙江投资有限公司
200710106025	一种防治心脑血管疾病及糖尿病的药物组合物	深圳市金沙江投资有限公司
200710074858	聚己二酸己二胺与聚邻苯二甲酰胺加纤合金及其制备方法	深圳市科聚新材料有限公司
200810065024	用于治疗糖尿病的钒复方组合物及其制造方法	深圳市普泰洛生物科技有限公司
200610076153	一种治疗温毒型上呼吸道感染的药物及制备方法	深圳市齐旺投资有限公司
200580018788	预防和治疗风湿及炎症性疾病的中药复方和相应的制备方法	深圳市前仁人科技开发有限公司
200610065846	含有麝香的药物组合物	深圳市生物谷科技有限公司
200610065847	含有冰片、麝香的药物组合物	深圳市生物谷科技有限公司
200510068323	一种含有野黄芩苷和芍药苷的药用组合物	深圳市生物谷科技有限公司
200610149638	含有芦丁的药物组合物	深圳市生物谷科技有限公司
200710107129	一种治疗和(或)预防糖尿病的药物组合物	深圳市生物谷科技有限公司
200710003355	一种有效治疗急慢性肝炎的参灵中药制剂及其制备方法	深圳市泰康制药有限公司
200610063307	一种治疗泌尿系统感染的药物及其胶囊的制备方法	深圳市星尔药物技术开发科技有限公司
200310110894	一种改善记忆力的组合物	深圳太太药业有限公司
200410092423	一种药物组合物在制备治疗痴呆症药物制剂中的应用	神威药业有限公司
200610134710	一种治疗皮肤病的中药及其制备方法	沈阳澳华制药有限公司
200610134191	一种清心化痰、镇静降压的中药及其丸剂的制备工艺	沈阳红药制药有限公司
200610046383	一种绵羊胸腺肽的制备方法	沈阳守正生物技术有限公司

（续表）

专利号	发明专利名称	专利权人
200610046146	一种治疗眼疲劳的中药制剂及制备方法	沈阳双鼎制药有限公司
200710002679	一种清热解毒软胶囊的制备工艺	石药集团欧意药业有限公司
200610149704	一种银黄软胶囊及其制备方法	石药集团欧意药业有限公司
200610075192	一种补肾养血软胶囊的质量控制方法	石药集团中奇制药技术（石家庄）有限公司
200610172189	川贝母的栽培方法	四川阿坝天贝生物有限责任公司
200810101554	一种治疗湿疹的药物组合物及其制备方法和用途	四川宝鼎香中药科技开发有限公司
200710201117	治疗妇科疾病的外用药物组合物及其制备方法和用途	四川迪康科技药业股份有限公司
200510021085	一种用于补养心肾、健脑安神的药物组合物及其制备方法和用途	四川禾邦制药有限责任公司
200710177604	一种药物组合物及其制备方法	四川科伦药业股份有限公司
200610080593	一种收缩子宫、止血调经的药物组合物及其制备方法	四川科伦药业股份有限公司
200610078968	一种治疗痛经的药物组合物及其制备方法	四川科伦药业股份有限公司
200610080533	一种治疗风湿疼痛的药物组合物	四川科伦药业股份有限公司
200710048402	一种橘红丸的改型制剂及其制备方法	四川美大康药业股份有限公司
200610021877	地黄叶提取物及其制备方法和用途、用该提取物制备的药物	四川美大康药业股份有限公司
200610022691	心达康制剂的含量测定方法	四川美大康药业股份有限公司
200510022203	一种治疗及预防小儿智力低下药物及其制备方法	四川诺迪康威光制药有限公司
200610021199	鱼腥草滴眼液及其制备方法	四川三精升和制药有限公司
200510021531	辛芪注射剂及制备方法	四川三民药业有限公司
200910058819	一种冠心丹参乳液及其制备方法	四川升和制药有限公司
200910058818	一种提高参麦注射液安全性的注射用药物组合物及其制备方法	四川升和制药有限公司
200610200410	风热清制剂及其制备方法和检测方法	四川省新鹿药业有限公司制药厂
200910058367	一种具有化石、排石作用的药物组合物及其制备方法	四川旭华制药有限公司
200510021405	一种测定肾石通制剂中槲皮素含量的方法	四川旭华制药有限公司
200610022450	一种益气生血、补肾养颜制剂及其制备方法	四川央金藏药科技有限公司
200510022013	一种用于补元气、益丹田的组合物及其制备方法和用途	四川宇妥藏药药业有限责任公司
200510022011	一种用于养身益气的药物组合物及其制备方法	四川宇妥藏药药业有限责任公司
200610146107	一种微生物转化制备红景天提取物的方法	四川宇妥藏药药业有限责任公司
200610146110	一种制备红景天提取物的方法	四川宇妥藏药药业有限责任公司
200710062926	川芎油自乳化口服释药系统及其制备方法	四川珍珠制药有限公司
200710107552	一种治疗心血管疾病的药物组合物及其制备方法	四川珍珠制药有限公司
200910078252	一种减少药物对胃刺激的药物包衣液	四川珍珠制药有限公司
200510099350	菟丝子提取物和制备方法、含有菟丝子提取物的中成药及其用途	苏州长征-欣凯制药有限公司
200510110538	从中药中提取用于治疗冠心病的组合物及组分制备方法	苏州深久医药生物技术有限公司
200710000103	一种以猪胆为原料生产熊去氧胆酸的方法	苏州天绿生物制药有限公司
200610025300	一种治疗更年期综合症的中药组合物及制备工艺	苏州玉森新药开发有限公司
200610096220	一种治疗银屑病和系统性红斑狼疮的复方中药	宿州绿源中医药科技有限公司
200810196215	一种祛痘芦荟修复液	太仓亚蕾生物制品有限公司
200810156900	用于骨质疏松症及骨质增生症的药物组合物	太仓宇航人生物工程有限公司
200510015498	一种海狗油的分子蒸馏制备方法	天津贝特药业有限公司
200710058013	一种治疗抑郁症的中药制剂	天津飞鹰制药有限公司
200710061237	一种用于治疗急慢性肝炎的中药制剂	天津飞鹰制药有限公司
200710000288	一种中药血必净注射液的质量检测方法	天津红日药业股份有限公司
200610170298	一种治疗冠心病心绞痛高脂血症的血府逐瘀滴丸及其制备方法	天津宏仁堂药业有限公司
200710057363	治疗气虚证药物	天津宏仁堂药业有限公司
200710056725	一种戒毒中药组合物	天津开发区潜拓生物科技有限公司
200810052895	用于治疗犬类感冒的复方柴胡注射液及其制备方法	天津生机集团股份有限公司
200810053884	用于治疗猪高热症的复方穿心莲注射液及其制备方法	天津生机集团股份有限公司
200710059433	治疗口蹄疫的中药制剂及其制备方法	天津生机集团有限公司
200610129864	防控妇女乳腺增生乳腺肿块结节的药物文胸	天津市广植福田生物工程有限公司
200510014723	一种用于治疗病毒性心肌炎的中药制剂	天津市石天药业有限责任公司
200610103234	一种原料药由人参和附子组成的注射剂的检测方法	天津市轩宏医药技术有限公司 深圳市资福药业有限公司

（续表）

专利号	发明专利名称	专利权人
200610014488	治疗烫伤、烧伤的酊剂	天津市喆龙保健食品有限公司
200610013232	防治冠心病的中药复方制剂及制备方法	天津市中宝制药有限公司
200710060616	治疗痛经的中药复方透皮吸收贴剂及其制备方法	天津市中宝制药有限公司
200710057506	治疗急性痛风的秋水仙碱透皮吸收贴剂及其制备方法	天津市中宝制药有限公司
200510013381	一种治疗便秘的麻仁软胶囊的制备工艺	天津市中央药业有限公司
200710060351	治疗骨质疏松症的中药口服制剂及制备方法	天津太平洋制药有限公司
200710058136	具有辅助治疗女性泌尿道感染的保健食品	天津天狮生物发展有限公司
200410093893	一种山楂叶的提取方法	天津天士力现代中药资源有限公司
200510013505	芪参益气滴丸在制备抑制肥大细胞脱颗粒药物中的应用	天津天士力制药股份有限公司
200510013661	一种含有 VB6 药物组合物在制备治疗慢性脑供血不足药物中的应用	天津天士力制药股份有限公司
200510013663	一种含有五味子药物组合物在制备治疗慢性脑供血不足药物中的应用	天津天士力制药股份有限公司
03130862	一种丹参滴丸及其制备方法	天津天士力制药股份有限公司
03144259	一种药物组合物在制备治疗慢性酒精摄取导致的损伤药物中的应用	天津天士力制药股份有限公司
200410072939	一种治疗心血管疾病的药物	天津天士力制药股份有限公司
200410093890	一种复方丹参注射用微球及其制备方法	天津天士力制药股份有限公司
200510013669	含有黄芪提取物药物组合物在制备治疗慢性脑供血不足药物中的应用	天津天士力制药股份有限公司
200510013670	含有三七药物组合物在制备治疗慢性脑供血不足药物中的应用	天津天士力制药股份有限公司
200510013691	一种含有广枣的药物组合物在制备治疗慢性脑供血不足的药物中的应用	天津天士力制药股份有限公司
200510013672	一种含有远志的药物组合物在制备治疗慢性脑供血不足的药物中的应用	天津天士力制药股份有限公司
200410071865	一种药物组合物的新用途	天津天士力制药股份有限公司
200410072940	一种治疗心血管疾病的药物滴丸	天津天士力制药股份有限公司
200410072938	治疗心血管疾病的药物滴丸	天津天士力制药股份有限公司
200410072927	治疗冠心病心绞痛的中药滴丸	天津天士力制药股份有限公司
200410072944	治疗冠心病心绞痛的药物滴丸	天津天士力制药股份有限公司
200410072946	一种治疗冠心病心绞痛的药物滴丸	天津天士力制药股份有限公司
200410072948	一种治疗冠心病的药物滴丸	天津天士力制药股份有限公司
200410072949	治疗冠心病的药物	天津天士力制药股份有限公司
200410072950	治疗冠心病的中药滴丸	天津天士力制药股份有限公司
200410072951	一种治疗冠心病的药物	天津天士力制药股份有限公司
200410072952	一种治疗冠心病的中药滴丸	天津天士力制药股份有限公司
200410093882	一种含丹参的中药粉针剂	天津天士力制药股份有限公司
200510013309	莪术油中长链脂肪乳注射液及其制备方法	天津天士力制药股份有限公司
200410072937	治疗心血管疾病的药物	天津天士力制药股份有限公司
200410093844	一种崩解片及其制备方法	天津天士力制药股份有限公司
200510013636	一种增强机体免疫力和抗衰老的滴丸	天津天士力制药股份有限公司
200510013622	一种积雪草总苷滴丸及其制备方法	天津天士力制药股份有限公司
200510013642	一种人参茎叶总皂苷滴丸及其制备方法	天津天士力制药股份有限公司
200510013616	一种治疗支气管炎的药物	天津天士力制药股份有限公司
200510013602	一种治疗胃肠道疾病的药物及其制备方法	天津天士力制药股份有限公司
200510013629	一种莪术油滴丸及其制备方法	天津天士力制药股份有限公司
200410072942	一种复方丹参片的制备方法	天津天士力制药股份有限公司
200410072934	一种治疗心血管疾病的中药滴丸	天津天士力制药股份有限公司
200510013639	治疗心脑血管疾病的药物	天津天士力制药股份有限公司
200510013615	一种治疗心脑血管疾病的药物	天津天士力制药股份有限公司
200510013618	一种治疗支气管炎的滴丸	天津天士力制药股份有限公司
200510013692	一种含有白芍药物组合物在制备治疗慢性脑供血不足药物中的应用	天津天士力制药股份有限公司
200510013688	一种含有羌活药物组合物在制备治疗慢性脑供血不足药物中的应用	天津天士力制药股份有限公司
200510013626	一种治疗头痛的药物组合物	天津天士力制药股份有限公司
200510013645	一种血竭细粉滴丸及其制备方法	天津天士力制药股份有限公司
200510013628	一种中药滴丸及其制备方法	天津天士力制药股份有限公司

（续表）

专利号	发明专利名称	专利权人
200510013603	一种治疗腹泻的药物组合物	天津天士力制药股份有限公司
200510014835	治疗心脑血管病的药物	天津天士力制药股份有限公司
200510014838	一种治疗心脑血管疾病的中药组合物	天津天士力制药股份有限公司
200510014849	治疗心血管疾病的中药	天津天士力制药股份有限公司
200410072935	一种治疗冠心病心绞痛的中药	天津天士力制药股份有限公司
200410072945	一种治疗冠心病心绞痛的中药组合物	天津天士力制药股份有限公司
200410072932	一种治疗心血管疾病的中药组合物	天津天士力制药股份有限公司
200410072936	一种治疗冠心病心绞痛的中药滴丸	天津天士力制药股份有限公司
200510013620	一种绞股篮总甙滴丸及其制备方法	天津天士力制药股份有限公司
200510013632	一种葛根滴丸及其制备方法	天津天士力制药股份有限公司
200510014854	治疗心血管疾病的中药组合物	天津天士力制药股份有限公司
200310107292	一种治疗冠心病的药物	天津天士力制药股份有限公司
200410072926	治疗冠心病心绞痛的中药	天津天士力制药股份有限公司
200410093841	一种治疗心血管疾病的药物组合物及其制备方法	天津天士力制药股份有限公司
200410093886	一种缓释复方黄芪凝胶骨架片及其制备方法	天津天士力制药股份有限公司
200510013696	一种含有黄芪的中药注射用微球及其制备方法	天津天士力制药股份有限公司
200510013863	一种含有桃仁的中药注射用微球及其制备方法	天津天士力制药股份有限公司
200510014834	治疗心脑血管疾病的药物组合物	天津天士力制药股份有限公司
200510014856	一种治疗心脑血管疾病的药物组合物	天津天士力制药股份有限公司
200410072943	治疗冠心病心绞痛的中药组合物	天津天士力制药股份有限公司
200410072947	一种治疗冠心病的中药组合物	天津天士力制药股份有限公司
200410093845	一种药物组合物的泡腾剂	天津天士力制药股份有限公司
200510068335	灵芝孢子油静脉乳注射液及其制备方法	天津天士力制药股份有限公司
200510013607	一种柴黄滴丸及其制备方法	天津天士力制药股份有限公司
200510013644	一种五味子仁滴丸及其制备方法	天津天士力制药股份有限公司
200510013608	一种益心酮滴丸及其制备方法	天津天士力制药股份有限公司
200510013601	一种治疗冠心病的药物组合物	天津天士力制药股份有限公司
200510014846	一种三七总皂苷的制备方法	天津天士力制药股份有限公司
200510015004	一种脉络宁注射制剂及其制备方法	天津天士力制药股份有限公司
200510122348	丹参有效组分、制剂及其制备方法与用途	天津天士力制药股份有限公司
200510122345	治疗心血管疾病的中药组合物、制剂及其用途	天津天士力制药股份有限公司
200510135355	一种川芎有效组分、制备方法及其制剂与用途	天津天士力制药股份有限公司
200510015833	一种治疗冠心病心绞痛的中药及其制剂	天津同仁堂股份有限公司
200710189706	癃闭舒片及其制备方法	天津药业集团新郑股份有限公司
200710058960	降脂药物组合物及其制备方法	天津中天制药有限公司
200710058965	抗肿瘤抗艾滋病药物组合物及制备方法	天津中天制药有限公司
200610014464	一种滋阴润肠导滞通便的中药制剂及其制备方法	天津中新药业集团股份有限公司达仁堂制药厂
200610014463	防风通圣软胶囊及制备方法与质量控制方法	天津中新药业集团股份有限公司达仁堂制药厂
200510015624	一种晚期肺癌的辅助治疗药物	天津中新药业集团股份有限公司达仁堂制药厂
200510122491	清火栀麦滴丸及其制备方法	天津中新药业集团股份有限公司第六中药厂
200610013053	用于治疗痛经的月舒滴丸制备方法	天津中新药业集团股份有限公司第六中药厂
200610129810	滋阴补肾强身健脑的药物及制备方法	天津中新药业集团股份有限公司乐仁堂制药厂
200510122244	参芪消渴药物组合物及其制备方法	天津中新药业集团股份有限公司乐仁堂制药厂
200610016490	一种治疗糖尿病药物的制备方法	天津中新药业集团股份有限公司隆顺榕制药厂
200710072647	一种治疗冠心病的药物及其制备方法	天年药业(哈尔滨)有限公司
200810304624	能有效解除瘢痕痛痒、使瘢痕软化消除的外用药	通化昌源医药科技有限公司
200710056182	一种治疗慢性前列腺炎的药物及制备方法	通化东宝药业股份有限公司
200810301396	中药提取液眼贴及其制备方法	通化力神保健品有限公司
200810301393	筋骨活喷剂及其制备方法	通化力神保健品有限公司
200510113103	一种感冒胶囊及其制备方法	同溢堂药业有限公司
200710152140	牡丹油降血脂和减肥的新用途	铜陵凯润牡丹生物医药科技有限公司
200510132789	一种脑功能改善药物、其制备方法及其用途	万生联合制药有限公司

（续表）

专利号	发明专利名称	专利权人
200610010771	一种三七加工方法及其产品	文山三七科技创新中心有限公司
200710178447	一种具有响声作用的配方及其应用	无锡济民可信山禾药业股份有限公司
200610126892	异硫氰酸酯类化合物在前列腺疾病及皮肤癌中的应用	无锡杰西医药科技有限公司
200810025609	一种具有促进排铅功能及辅助改善记忆功能的保健食品	无限极(中国)有限公司
200710032799	一种具有辅助降血脂功能的保健食品	无限极(中国)有限公司
200810047477	一种杀菌消毒剂及制备方法	武汉岑晟超氧医药科技有限公司
200610019797	一种治疗肛隐窝炎、痔病的中成药	武汉健民大鹏药业有限公司
200710052923	一种能促进睡眠、改善睡眠质量的制剂及其制备方法	武汉名实生物医药科技有限责任公司
200610019427	一种能改善骨密度、延缓骨及关节老化的制剂及其制备方法	武汉名实生物医药科技有限责任公司
200710051912	一种治疗鼾症及口腔干燥的山茶油脂质体制剂	武汉三高天晨科技有限公司
200710052200	肝水解肽的医药用途	武汉同源药业有限公司
200710017620	一种中药制剂金嗓清音丸的质量检测方法	西安碑林药业股份有限公司
200710017622	一种具有壮阳益肾功能中药制剂补肾康乐的质量检测方法	西安碑林药业股份有限公司
200610042868	植物型皮肤黏膜消毒剂	西安格润森生物制药股份有限公司
200310122254	一种治疗烧伤的喷雾剂	西安亨通光华制药有限公司
200410104428	一种治疗慢性咽炎的喷雾剂	西安亨通光华制药有限公司
200610042729	一种活血壮筋胶囊及其制备工艺	西安澜泰药业有限公司
200710018135	一种从红豆杉中分离提取10-去乙酰基巴卡丁Ⅲ的方法	西安天丰生物科技有限公司
200810046014	一种补肾养生药制剂	西藏剑圣生物药物制品开发有限公司
200610021409	一种外用止痛止血制剂及其制备方法	西藏央科生物科技有限公司
200710050308	具有消炎、止痒和消毒杀菌作用的外用制剂	西藏芝芝药业有限公司
200410079627	龙血竭软胶囊及其制备方法	西双版纳雨林制药有限责任公司
200710000657	一种丹红注射液的制备方法及其产品	厦门国宇知识产权研究有限公司
200610086678	一种治疗急慢性咽炎、扁桃体炎的中药组合物及其制备方法	厦门臻琪投资管理有限公司
200610075100	治疗冠心病心绞痛的中药制剂及其制备方法	咸阳步长医药科技发展有限公司
200610146331	预防和治疗胃肠功能紊乱的中药组合物、提取物及其应用	香港赛马会中药研究院有限公司
200710146370	阿胶钙组合物及其制备方法	新疆华世丹药业有限公司
200610201432	阿娜尔妇洁阴道泡腾片及其生产方法	新疆西部加斯特药业有限公司
200710152257	一种治疗妇科疾病的外用复方制剂及其制备方法	修正药业集团股份有限公司
200710112876	一种治疗肺虚气弱证咳嗽和慢性气管炎症的药及制备方法	烟台渤海制药集团有限公司
200710006410	一种滋补肝肾和宁神益智的中成药及其制备方法	烟台大洋制药有限公司
200810022253	用于治疗前列腺肥大的植物类激素的制备方法	烟台新时代健康产业有限公司
200510038869	治疗乳腺增生的中药复方制剂及其制备方法	扬子江药业集团有限公司
200610086203	一种治疗小儿厌食症药物及其制备方法	扬子江药业集团有限公司
200810018178	一种从豆科棘豆属或黄芪属植物中提纯苦马豆素的工艺	杨凌天力生物技术有限公司
200810150251	复方乌骨藤胶囊	杨凌无为制药有限公司
200510092827	组合物,其提取物及它们的药物用途	养生堂有限公司
200710069713	一种红曲制品及其在制备降血压药物中的应用	义乌市丹溪酒业有限公司
200510010937	重楼总皂苷分散片	云南白药集团股份有限公司
200510010934	田七花叶提取物的鉴定及含量测定方法	云南白药集团股份有限公司
200610048659	泡腾分散片	云南白药集团股份有限公司
200610010777	云南白药的新应用	云南白药集团股份有限公司
200710065835	一种治疗皮肤病和美容的药物及其制备方法	云南明镜制药有限公司
200810058618	三七花真空冷冻干燥工艺	云南特安呐制药股份有限公司
200610165707	一种抗肿瘤的药物组合物及其制备方法	云南天秀植物科技开发有限公司
200610010815	含大分子物质的芦荟冻干粉的制备方法	云南元江万绿生物(集团)有限公司
200610144993	防治药物流产后子宫异常出血的中药复方制剂	浙江爱生药业有限公司
200610144992	治疗充血性心力衰竭的中药复方制剂	浙江爱生药业有限公司
200610200355	复方丹参口腔崩解片及制备方法和检测方法	浙江大德药业集团有限公司

（续表）

专利号	发明专利名称	专利权人
03118656	鲜益母草颗粒的制备方法	浙江大德药业集团有限公司
200410053492	鲜石斛眼用制剂及其制备方法	浙江大学生命科学研究中心有限公司
200510132508	六棱菊属植物提取物在制备抑制单纯疱疹病毒及乙肝病毒的药物组合物中的用途	浙江海正药业股份有限公司
200510049219	治疗肾结石病的中药组合物及其生产方法	浙江杭州鑫富药业股份有限公司
200710070415	一种治疗黄褐斑和通便的复方组合物及其应用	浙江杭州鑫富药业股份有限公司
200610052774	花粉片及其制备方法	浙江康恩贝制药股份有限公司
200410053580	复方野马追颗粒剂及其制备方法	浙江康恩贝制药股份有限公司
200410041755	治疗糖尿病胃肠病的组合中药材提取物及其制剂	浙江乾盛康药业有限公司
200710069225	一种用于治疗老年期痴呆的中药制剂及其制备方法	浙江省中药研究所有限公司
200610053532	一种降压降脂胶囊及其制备方法	浙江泰利森药业有限公司
200610140160	土鳖干粉酶解物的制备及在医学中的应用	浙江医药股份有限公司新昌制药厂
200810134819	一种红花黄色素注射剂及其制备工艺	浙江永宁药业股份有限公司
200810182406	一种用于治疗慢性萎缩性胃炎的药物组合物	正大青春宝药业有限公司
200710193044	祛除疤痕的药物及其制备方法	郑州密丽药业有限公司
200710152060	一种治疗偏头痛的中药制剂	中国药材集团公司、黄晓威
200710089729	抑制癌细胞生长的黄耆发酵液及其发酵方法	中天生物科技股份有限公司
200610002152	一种治疗肾阳虚损的中药组合物及其制备方法	重庆大易科技投资有限公司
200610054200	一种治疗疼痛的药物组合物及其制备工艺	重庆大易科技投资有限公司
200610002648	一种治疗急慢性鼻炎或鼻窦炎的药物组合物及其制备方法	重庆大易科技投资有限公司
200710092498	治疗妇科疾病的薄膜衣片及其制备方法	重庆东田药业有限公司
200810069244	北冬虫夏草菌丝体中多种有效成分的综合提取方法	重庆和润生物工程有限公司
200810069531	一种治疗小儿咳嗽的中成药及其制备方法	重庆天圣制药股份有限公司
200910001005	一种治疗小儿脾虚湿热腹泻的药物组合物及其制备方法	重庆希尔安药业有限公司
200910001007	一种治疗肝病的药物组合物及其制备方法	重庆希尔安药业有限公司
200610054656	一种减缓烟气对呼吸系统不良影响的卷烟滤嘴添加剂	重庆烟草工业有限责任公司
200610054031	一种治疗慢性肾炎的中成药及其制备方法	重庆医药工业研究院有限责任公司 上海复星医药(集团)股份有限公司
200810056361	一种核糖核酸降解片断复合物及其应用	周锡漳、汕头经济特区鮀滨制药厂
200510130783	一种含片及其制备方法	株洲千金药业股份有限公司
200610089554	一种用于治疗妇科炎症的中药组合物及其制备方法和应用	株洲千金药业股份有限公司
200510130780	一种日常卫生保健的中药组合物	株洲千金药业股份有限公司
200510115179	一种含有白花蛇舌草冻干粉针剂及其制备方法	珠海经济特区生物化学制药厂
200710031416	一种分离的李斯特单核增生菌噬菌体及其应用	珠海市晋平科技有限公司
2　专利权人为国内研究所的		
200710001055	一种丹参丹酚酸 A 的制备方法	北京本草天源药物研究院
200710003037	一种丹参丹酚酸 A、三七提取物的口服制剂及其制备方法和应用	北京本草天源药物研究院
200710003036	一种丹参丹酚酸 A、三七提取物的注射制剂及其制备方法和应用	北京本草天源药物研究院
200710090807	一种主要用于治疗心脑血管疾病的药物组合物及其制备方法	北京本草天源药物研究院
200710097272	药物组合物	北京本草天源药物研究院
200710097271	药物组合物	北京本草天源药物研究院
200610145453	一种丹参丹酚酸 A 及制剂	北京本草天源药物研究院
200710090285	一种主要具有调节血脂作用的药物组合物及其制备方法	北京本草天源药物研究院
200610113516	一种治疗外感风寒的中药复方制剂及其制备方法	北京汉典中西药研究开发中心
200610171562	生脉软胶囊的制备方法及其鉴定、含量测定方法	北京汉典中西药研究开发中心
200410060061	治疗子宫内膜异位的中药组合物	北京荔博园医药研究所
200610104234	一种治疗夜尿增多症的中药组合物及其制备方法	北京荔博园医药研究所
200510056633	以丹参和红花制成的中药注射剂的检测方法	北京奇源益德药物研究所
200610138210	一种中药制剂及其制法和质控方法	北京奇源益德药物研究所
200610111673	一种中药注射制剂及其制备方法	北京奇源益德药物研究所
200610111682	一种中药注射制剂的质量控制方法	北京奇源益德药物研究所
200610161080	抗病毒中药制剂及其制备方法和质控方法	北京奇源益德药物研究所

（续表）

专利号	发明专利名称	专利权人
200610150311	治疗妇科疾病的妇炎舒制剂及其质量检测方法	北京奇源益德药物研究所
200610138595	一种天麻醒脑制剂及其制法和质控方法	北京奇源益德药物研究所
200610111681	一种中药注射制剂及其制备方法	北京奇源益德药物研究所
200610138310	治疗骨质疏松疾病的中药制剂的制备方法和检测方法	北京奇源益德药物研究所
200610141078	一种治疗糖尿病的复方制剂的检测方法	北京奇源益德药物研究所
200710065477	一种治疗鱼鳞病的中成药	北京艺信堂医药研究所
200710065483	一种治疗三叉神经痛的中成药	北京艺信堂医药研究所
200710065479	一种治疗带状疱疹的中药制剂	北京艺信堂医药研究所
200710065486	一种治疗子宫肌瘤的中药制剂	北京艺信堂医药研究所
200710064844	一种治疗便秘的中药制剂	北京艺信堂医药研究所
200710064845	一种治疗便秘的中成药	北京艺信堂医药研究所
200710064846.	一种治疗糖尿病的中成药	北京艺信堂医药研究所
200710065481	一种治疗白癜风的中成药	北京艺信堂医药研究所
200710065502	一种治疗荨麻疹的中药汤剂	北京艺信堂医药研究所
200710065482	一种治疗高脂血症的中成药	北京艺信堂医药研究所
200710065493	一种治疗带状疱疹的中药汤剂	北京艺信堂医药研究所
200710065497	一种治疗痛经的中药汤剂	北京艺信堂医药研究所
200710065498	一种治疗痛经的中药汤剂	北京艺信堂医药研究所
200710065490	一种治疗慢性肾衰的中成药	北京艺信堂医药研究所
200710065503	一种治疗荨麻疹的中药汤剂	北京艺信堂医药研究所
200710065470	一种治疗阳痿的中药制剂	北京艺信堂医药研究所
200710065495	一种治疗痛经的中药汤剂	北京艺信堂医药研究所
200610080714	一种颈复康片的制备方法	北京因科瑞斯生物制品研究所
200610000784	一种心达康分散片及其制备方法	北京因科瑞斯生物制品研究所
200610066923	一种用于肝病的中药制剂及其制备方法	北京因科瑞斯生物制品研究所
200610076787	一种用于妇科的中药制剂及其制备方法	北京因科瑞斯生物制品研究所
200610076789	一种具有健脑益智、养心安神的中药制剂及其制备方法	北京因科瑞斯生物制品研究所
200510135681	一种治疗前列腺疾病的前列通瘀片的制备方法	北京因科瑞斯生物制品研究所
200610001730	一种摩罗颗粒及其制备方法	北京因科瑞斯生物制品研究所
200610145845	一种用于抗病毒的抗病毒药物	北京因科瑞斯生物制品研究所
200610165845	一种具有抗炎镇痛作用的药物	北京因科瑞斯生物制品研究所
200610000791	一种扰迪凝胶及其制备方法	北京因科瑞斯生物制品研究所
200610066922	一种用于糖尿病的中药制剂及其制备方法	北京因科瑞斯生物制品研究所
200610076790	一种心脑健分散片及其制备方法	北京因科瑞斯生物制品研究所
200610121539	黑色素细胞悬浮液的保存方法	财团法人工业技术研究院
200410078813	一种治疗急性肺炎、尿路感染和胆囊炎疾病的药物组合物	成都百康医药工业药理毒理研究院
200810029299	一种防治酒精性肝损伤的中药组合物及制备方法	东莞广州中医药大学中医药数理工程研究院
200810018036	艾蒿黄酮的提取工艺及其应用	甘肃省商业科技研究所
200610019958	一种治疗肝炎的药物及其配制方法	广西壮族自治区中医药研究所
200710066384	治疗前列腺疾病的中药制剂及其制备方法	广西壮族自治区中医药研究院
200610123956	预防和治疗艾滋病的药物组合物及其制备方法和用途	广州中医药大学热带医学研究所
200610200757	治疗糖尿病的降糖甲制剂及其制备方法和检测方法	贵州泰尔医药研究所
200610140692	一种治疗银屑病的药物组合物	黑龙江省中医研究院
200710072491	川菊止痛胶囊及制备方法	黑龙江省中医研究院
200710022246	治疗白细胞减少症的芪椹药用组合物及其制备方法	江苏省中医药研究院
200710065852	一种治疗肾脏病的药物及其制备方法	昆明肾脏病研究所、张翔华、吕汶洋
200710066377	复方美登木片	普洱市民族传统医药研究所
200610084396	一种具有保肝作用的保健胶囊	青海省轻工业研究所
200610069560	中药远志作为唯一活性成分在制备体外杀精子药物中的应用及其制备药物的方法	山东省计划生育科学技术研究所
200710014592	一种抗辐射、增强免疫的中药胶囊制剂及其制备方法	山东省医学科学院放射医学研究所
200710014591	一种用于糖尿病预防与治疗的中药胶囊制剂及其制备方法	山东省医学科学院基础医学研究所

（续表）

专利号	发明专利名称	专利权人
200810014399	一种葛花异黄酮提取物、其提取方法、药物组合物及其在制药中的应用	山东省医学科学院药物研究所
200710017931	一种治疗高脂血症的中药及其制剂	陕西省中医药研究院
200710036741	一种肿瘤患者辅助用药品或保健品及其制备方法	上海方心科技研究所
200610023878	一种准备冻融胚胎移植子宫内膜的方法及其药盒	上海市计划生育科学研究所
200510110977	一种调节黄芩提取物中黄芩苷和黄芩素成分比例的方法	上海市中药研究所
200510030081	一种肝癌干细胞及其分离方法和用途	上海市肿瘤研究所
200610025704	夏天无总生物碱提取物、其制备方法、含该总生物碱提取物的药物组合物及其应用	上海医药工业研究院
200610117924	岩黄连五种生物碱组合物的制备方法	上海医药工业研究院
200610118369	从刺山柑药用部位中获得提取物的方法及该提取物的应用	上海医药工业研究院
200610148329	夏天无口腔崩解片	上海医药工业研究院
200710036804	三七二醇皂苷在制备治疗记忆力减退药物中的应用	上海中药创新研究中心
200610020744	具有抗肿瘤功能的药物组合物	四川省中医药研究院
200710021905	用夏枯草制备的降血糖药物	苏州中药研究所
200510014970	一种用于治疗缺血性心脑血管疾病的中药制剂	天津药物研究院
200510015637	一种治疗口腔粘膜溃疡的中药贴片及其制备方法	天津药物研究院
200710056713	一种治疗心脑血管病的注射剂的制备方法	天津药物研究院
200710056712	一种抗肿瘤辅助用药的有效部位组合物及其制备方法和应用	天津药物研究院
200610013088	黄芪甲苷脂质体及其药物制剂	天津药物研究院
200710056714	一种治疗心脑血管病的有效部位及其口服制剂	天津药物研究院
200810058145	三七标准提取物 P1237，其药物组合物，其制备方法和其用途	文山壮族苗族自治州三七科学技术研究所
200610104558	一种治疗直肠癌的中药组合物	西安临潼少华中医乳腺肿瘤病研究所
200710201756	苦豆子提取物及其生产方法和应用	新疆维吾尔自治区药物研究所
200710149388	从管花肉苁蓉中提取的组合物及其用途和提取方法	新疆维吾尔自治区中药民族药研究所
200810058540	用于治疗类风湿性关节炎的药物组合物	云南省药物研究所
200810059122	一种治疗白癜风的中药软膏制剂及其制备方法	浙江省中医药研究院
200610163255	草药肿节风及由它制成的中药的检测分析方法	中国科学院长春应用化学研究所
200710055311	一种中药麻黄的炮制品的炮制方法	中国科学院长春应用化学研究所
200710055357	中药雪上一支蒿的炮制方法	中国科学院长春应用化学研究所
200610131698	一种治疗和预防心脑血管疾病的药物刺五加叶提取物	中国科学院长春应用化学研究所
200710193543	一种中药乌头的碱性炮制方法	中国科学院长春应用化学研究所
200710055977	从乌头属中药材中分离提取单双酯型生物碱与脂型生物碱的方法	中国科学院长春应用化学研究所
200710056178	一种中药膜荚黄芪的质量检测方法	中国科学院长春应用化学研究所
200810051602	一种乌头类水解单酯型生物碱的制备方法	中国科学院长春应用化学研究所
200510047258	一种虎杖中雌激素的提取方法	中国科学院大连化学物理研究所
200610047764	一种双参组合物及其应用	中国科学院大连化学物理研究所
200610135093	一种对葛根粗提物中染料木素选择性的富集分离方法	中国科学院大连化学物理研究所
200710011038	一种表告依春的分离制备方法	中国科学院大连化学物理研究所
200710011630	一种葛根有效组分的制备方法	中国科学院大连化学物理研究所
200610135094	一种羟基积雪草甙化学对照品的分离制备方法	中国科学院大连化学物理研究所
200610091089	一种预防和治疗痛风和高尿酸血症的药物	中国科学院地理科学与资源研究所
200710064244	用微波辅助浊点萃取从甘草中提纯并精制甘草酸的方法	中国科学院过程工程研究所
200710100726	从水母中分离的具有抗氧化活性的蛋白及其应用	中国科学院海洋研究所
200810014091	聚醚三萜类化合物在制备抗肿瘤药物中的应用	中国科学院海洋研究所
200610114306	一种抗肝癌的壁虎藤梨根复方制剂	中国科学院化学研究所
200810058448	抗肿瘤化合物，其制备方法和其应用	中国科学院昆明植物研究所
200910094056	抗肿瘤药物组合物及其应用	中国科学院昆明植物研究所 山东省科学院生物研究所
200610105321	从红三叶中提取异黄酮的方法	中国科学院兰州化学物理研究所
200610104918	从甘肃棘豆中分离提取苦马豆素的工艺方法	中国科学院兰州化学物理研究所
200710018235	从核桃青皮中提取核桃酮的方法	中国科学院兰州化学物理研究所
200710029847	一种多羟基开环甾醇及其制备方法和抗肿瘤用途	中国科学院南海海洋研究所

（续表）

专利号	发明专利名称	专利权人
200710032474	一种海胆提取物及其制备方法和抗癌应用	中国科学院南海海洋研究所
200810030161	一种泰来藻提取物及其制备方法和应用	中国科学院南海海洋研究所
200810030208	一种咔唑类生物碱及其制备方法和应用	中国科学院南海海洋研究所
200710061612	一种超临界萃取红花的方法	中国科学院山西煤炭化学研究所
200610026391	新型抗乙肝病毒抑制剂及其应用	中国科学院上海药物研究所
200710038047	西松烷内酯型二萜化合物豆荚软珊瑚甲、乙素及其制备方法和用途	中国科学院上海药物研究所
200610148801	倍半萜类化合物及其组合物和从植物中提取的方法与其应用	中国科学院上海药物研究所
200610148349	新木榄二硫醇、其衍生物及其制备方法和在制备治疗糖尿病药物中的应用	中国科学院上海药物研究所
200610024206	一种治疗心血管疾病的口腔崩解片及制备方法	中国科学院上海药物研究所
200810102673	一株丙酮丁醇梭菌及其应用	中国科学院微生物研究所
200610100939	沙生蜡菊总皂甙在制备药物中的应用	中国科学院新疆理化技术研究所
200710137810	一种白癜风擦剂	中国科学院新疆理化技术研究所
200710147492	瘤果黑种草籽油的药物用途	中国科学院新疆理化技术研究所
200610173347	玫瑰花有效部位及其制备方法	中国科学院新疆理化技术研究所
200710146726	山窝苣素及其制备方法和用途	中国科学院新疆理化技术研究所
200810072860	从棉花花瓣中制备金丝桃苷和异槲皮素的方法	中国科学院新疆理化技术研究所
200710180028	菊苣籽有效部位及其制备方法和用途	中国科学院新疆理化技术研究所
200810131031	一种从长春花中提取长春碱的方法	中国热带农业科学院热带作物品种资源研究所
200510069547	可用于治疗糖尿病和高脂血症的旋复花提取物	中国人民解放军军事医学科学院毒物药物研究所
200710063180	细胞因子和化合物构成的组方，其促进神经再生作用及在神经系统疾患研究和诊治中的作用	中国人民解放军军事医学科学院基础医学研究所
200610130406	提高缺氧耐受力缓解体力疲劳的药物及用途	中国人民解放军军事医学科学院卫生学环境医学研究所、北京赛德维康医药研究院
200810089458	一种解酒护肝的药物组合物	中国人民解放军空军航空医学研究所
200710019354	一株无毒2型猪链球菌及其制备方法、应用	中国人民解放军南京军区军事医学研究所
200810052231	双功能聚合物纳米胶束及制备方法及在制备治疗血管再狭窄药物中的应用	中国医学科学院生物医学工程研究所
200710084699	含有丁二酸衍生物酯类化合物的凹舌兰提取物在制备用于治疗痴呆症的药物中的用途	中国医学科学院药物研究所
200510085017	筋骨草提取物、其制备方法、用途和复方制剂	中国中医科学院中药研究所
200710093095	一种治疗抑郁症的药物及其制备方法	重庆市中药研究院
3　专利权人为国内大学		
200410014041	老鹰茶水提取物总黄酮在制备调血脂药物中的应用	安徽医科大学
200610041486	老鹰茶乙醇提取物在制备防治酒精性肝病的药物中的应用	安徽医科大学
200710148683	一种防治骨质疏松症的中药制剂及其制备方法	澳门科技大学
200810225351	杜仲黄酮多频组合超声浸取方法	北京工商大学
200810225352	黄芩黄酮多频组合超声浸取方法	北京工商大学
200810057564	一种自由基清除剂	北京工商大学
200810246715	一种具有全效自由基清除功效的中药提取物及其制备方法	北京工商大学
200710064450	胡桃有效部位的提取方法及抗艾滋病的用途	北京工业大学
200810239761	一种治疗烧伤的短小芽孢杆菌及其代谢产物的制备方法	北京科技大学
200710177979	超氧化物歧化酶微胶囊的制备方法	北京联合大学生物化学工程学院
200810212259	一种枸杞多糖的提取分离方法	北京联合大学生物化学工程学院
200710303875	一种治疗面部痤疮的植物洗面油及其制备方法	北京农学院
200710165633	一种防治老年性痴呆的药物组合物	北京师范大学
200610104016	一种治宫颈炎的中药组合物及其制备方法	北京中医药大学
200710304082	一种祛痰平喘的药物、制备方法及其用途	北京中医药大学
200610113835	一种药物组合物及其有效部位、活性成分的制备方法	北京中医药大学
200710055686	一种治疗痛风的药物及其制备方法	长春中医药大学
200610020203	一种治疗溃疡病的药物组合物及其制备方法和用途	成都中医药大学
200710049171	波棱内酯及其制备方法和用途	成都中医药大学

（续表）

专利号	发明专利名称	专利权人
200510021707	草乌提取物及其制备方法	成都中医药大学
200610021969	人参总皂苷微孔渗透泵片及其制备方法	成都中医药大学
200510021705	附子提取物及其制备方法	成都中医药大学
200710158205	一种皱纹盘鲍用复方中草药诱食及免疫增强剂	大连理工大学
200710011133	海参复方中草药免疫增强剂	大连水产学院
200710144536	一种从木豆枝叶提取物中分离纯化木豆素和球松素的方法	东北林业大学、付玉杰
200710071951	用超声波法提取苦参碱的方法	东北农业大学
200710047295	防治皮肤病的紫草药用聚丙烯腈纤维、其制备方法和应用	东华大学
200810041536	一种中药纳米纤维毡的制备方法	东华大学
200810070845	一种从楮头红中提取类黄酮的方法	福建农林大学
200610135407	一种茶、炭、中草药复合颗粒枕头及其制备方法	福建农林大学
200610018691	防疤烧伤膏及其生产工艺	福建医科大学
200710008433	活脉调脂胶囊复方有效部位群的药物配方及制备工艺	福建中医学院
200610141953	一种采用膜分离技术分离纯化荷叶提取物的制备方法与用途	福州大学
200610141954	一种采用大孔吸附树脂分离纯化的荷叶提取物的制备方法与用途	福州大学
200710008809	从枇杷叶中分离纯化熊果酸的方法	福州大学
200610200964	一种栀子提取物的制备方法	福州大学
200610200965	一种采用大孔吸附树脂制备栀子提取物的方法	福州大学
200610200966	一种采用膜分离技术制备栀子提取物的方法	福州大学
200610069039	一种采用聚酰胺分离纯化荷叶黄酮和荷叶生物碱的制备方法与用途	福州大学
200710009556	从枇杷叶中分离制备科罗索酸的方法	福州大学
200610069040	一种枇杷核提取物的制备方法与用途	福州大学
200610068847	中药醒酒护肝药剂及其制备方法	福州大学
200710043451	柴胡总多糖在制备防治系统性红斑狼疮药物中的用途	复旦大学
200610025738	一种治疗哮喘的复方中药颗粒剂	复旦大学
200610116517	钩藤醇提取物及其在制备靶器官保护药物中的用途	复旦大学
200710170947	丹参酚酸或其盐磷脂复合物及其制备方法	复旦大学
200710045306	胡萝卜烷型倍半萜及其制备方法和用途	复旦大学
200510025337	一种治疗盆腔炎的外用药物制剂	复旦大学
200610146024	柴胡总多糖在制备防治急性呼吸窘迫综合征药物中的用途	复旦大学
200710170416	由荷叶总黄酮提取物和田基黄总黄酮提取物组成的中药组合物在制备抗乙肝病毒药物中的用途	复旦大学
200710031637	红缨合耳菊在抑制酪氨酸酶及抗紫外线中的应用	广东工业大学
200710027452	香砂养胃丸的应用	广东药学院
200710026288	一种从枳椇子中提取二氢杨梅素的方法	广东药学院
200710027455	一种治疗变应性鼻炎的制剂	广东药学院
200710027454	一种新型天然抗肿瘤活性化合物及其制备方法与应用	广东药学院
200710028392	香鳞毛蕨间苯三酚类提取物 Dryofragin 和 Aspidinol 的应用	广东药学院
200810026205	一种知母提取物	广东药学院
200610123868	六味地黄汤的中药生物制剂及制备方法	广东药学院
200610124034	高良姜提取物的制备方法	广东医学院
200610124270	pH 依赖型复合骨肽制剂及其制备方法和用途	广东医学院
200610110559	麦胚芽油在防治骨质疏松药物制剂中的应用	广东医学院
200610164319	曲安缩松与蛇床子组成的副作用少的外用抗炎抗敏药剂	广东医学院
200610156512	一组专供糖尿病病人服用的黄芪保健饼干及其配方工艺	广东医学院
200810219013	半边旗提取物注射剂的制备方法	广东医学院
200610018477	一种防治心脑肾血管疾病的药物制剂	广西医科大学
200810073635	一种生物碱类化合物及其制备方法和用途	广西医科大学
200610035362	一种治疗感冒的药物及其制备方法	广州中医药大学
200610037585	一种治疗冠心病的中药复方的制备方法	广州中医药大学
200710029216	一种延缓男性衰老的药物组合物	广州中医药大学

（续表）

专利号	发明专利名称	专利权人
200610122259	一种狭基线纹香茶菜提取物及其制备方法和应用	广州中医药大学
200810027642	一种治疗缺血性中风后遗症的药物	广州中医药大学
200710027625	一种穿心莲根提取物及其制备方法和在制备抗血栓药物中的应用	广州中医药大学
200810199199	一种治疗海洛因成瘾者脱毒后稽延性戒断综合症的药物组合物	广州中医药大学
200710200414	一种治疗上呼吸道感染的中药制剂及其制备方法	贵阳医学院
200810300977	治疗老年痴呆的中药制剂及其制备方法	贵阳医学院
200710078014	一种富含天麻素、有机硒的灰树花口服液及其制备方法	贵州大学
200710078037	从核桃树皮中提取的抗肿瘤药物及其制备方法	贵州大学
200610200923	姜黄提取物及其制备方法、药物组合物和用途	贵州师范大学
200610200926	吉祥草提取物及其制备方法、药物组合物和用途	贵州师范大学
200610200921	杠板归提取物及其制备方法、药物组合物和用途	贵州师范大学
200680015259	萃取自石斛的多糖在制备用于治疗哺乳动物自体免疫葡萄膜炎的药物中的用途	国立阳明大学
200610151201	含挂金灯甾类化合物的药物组合物	哈尔滨医科大学
200710072727	杨树叶酚类提取物在制备治疗心律失常的药物中的应用	哈尔滨医科大学
200710072728	一种降糖中药的制备方法	哈尔滨医科大学
200710144691	一种红松松塔提取物的制备方法	哈尔滨医科大学
200510071092	治疗胃肠炎的中药提取物、其制备方法及含有该提取物的中药组合物	海南医学院
200710185251	马先蒿木脂素类化合物、制备方法及应用	河北大学
200710062149	一种从大豆脱臭馏出物中分离提取植物甾醇和维生素 E 的方法	河北科技大学
200710061474	河北香菊花降压有效部位提取物及其在药物制剂中的应用	河北医科大学
200610128294	从东紫苏中提取木犀草素-7-O-β-D-葡萄糖苷的方法	河南大学
200810049506	柴胡皂苷 b2 的提取分离方法	河南科技大学
200710053858	知母皂苷作为在制备治疗焦虑症药物的应用	河南中医学院
200610017494	中药卷柏的新用途	河南中医学院
200710053857	从黄芩中分离黄酮类成分的方法	河南中医学院
200710054493	补阴怡神颗粒及其生产方法	河南中医学院
200710055093	穴位贴敷治疗慢性萎缩性胃炎药膏	河南中医学院
200810049296	一种治疗前列腺肥大和急慢性前列腺炎的中药丸	河南中医学院
200810049294	一种治疗支气管哮喘、慢性支气管炎的中药	河南中医学院
200810049295	一种治疗支气管哮喘、慢性支气管炎的中药丸剂	河南中医学院
200810050096	疏郁散结胶囊	河南中医学院
200710193062	水蔓菁中提取的一种治疗前列腺炎和前列腺增生的有效物质	河南中医学院
200810049824	一种治疗艾滋病无症状 HIV 感染期的中药片	河南中医学院
200810050145	从黄精中提取增强免疫功能作用的黄精低聚糖	河南中医学院
200810049332	舒肺贴及其制备方法	河南中医学院
200810230919	熟地黄多糖的制备方法	河南中医学院
200710051818	一种抗内毒素血症的中药组合物及其制备方法	湖北中医学院
200710036034	一种中药六味地黄制剂的生产方法	湖南大学
200710035399	乳状液膜分离提取黄连中生物碱的方法	湖南师范大学
200710004114	蒺藜全草皂甙用于制备抗胰岛素抵抗的高血糖和高脂血症的药物的方法	华东师范大学
200710026481	利用磁性吸附树脂及外加磁场分离纯化葛根黄酮的方法	华南理工大学
200710026360	超声强化连续逆流梯度提取丹参中水溶性成分的方法	华南理工大学
200710032767	一种治疗因结核菌感染导致卵巢炎症的药物组合物	华南理工大学
200710055239	去除有机体中有毒非金属砷的方法	吉林大学
200610017045	运载重组质粒的减毒沙门氏菌及其在抗肿瘤中的应用	吉林大学
200810050917	灰蓖巴提取物及其制备方法和制备药物的用途	吉林大学
200810050669	一种治疗肝病的药物	吉林大学
200810050757	一种具有抗疲劳、抗缺氧作用的复方黄芪中药制剂	吉林大学
200710031277	一种抗胃癌转移的中药复方制剂及其制备方法	暨南大学
200510101981	具抗病毒作用的小紫金牛提取物及其提取方法和应用	暨南大学

（续表）

专利号	发明专利名称	专利权人
200610091402	对铅具有吸附/清除作用的生物活性剂及制备方法和应用	暨南大学
200610036019	一种促进泌乳的中药制剂及其制备方法	暨南大学
200610037537	一种治疗痛风性关节炎的药物及其加工方法和应用	暨南大学
200710026300	具有α-糖苷酶抑制剂活性的中药提取物及其应用	暨南大学
200710027877	黄皮核提取物及其制备方法	暨南大学
200810084977	癫葡萄籽油甘油三酰酯在制备用于抑制肿瘤细胞的药物中的用途	江南大学
200810070691	一种扁担杆皮的提取物制备方法及其抗肿瘤用途	江西中医学院
200710010914	一种治疗类风湿与骨关节炎的中药及生产方法	辽宁中医药大学
200710010913	一种治疗口腔溃疡的中药及生产方法	辽宁中医药大学
200510021920	一种治疗咽喉口腔疾病的药物组合物与其制备工艺	泸州医学院
200710048608	一种治疗肝癌、白血病的药物制剂与其生产工艺	泸州医学院
200710030114	1,3-O-二-没食子酰基-6-O-(S)-云实酰基-β-D-吡喃葡萄糖及其应用	南方医科大学
200710030117	一种可水解鞣质及其应用	南方医科大学
200710030819	一种葛根芩连提取物	南方医科大学
200710032738	一种防治亚健康疲劳的药物组合物及其制备方法	南方医科大学
200710029582	一种苯骈呋喃衍生物及应用	南方医科大学
200810029550	一种增加皮肤水分的中药组合物及其制备方法	南方医科大学
200810198535	一种治疗骨质疏松症的中药组合物及其制备方法	南方医科大学
200710026731	钩吻总生物碱的提取方法	南方医科大学
200810198508	一种增加皮肤油分的抗衰老中药组合物及其制备方法	南方医科大学
200610040763	升麻环菠萝蜜烷型三萜类化合物在抗骨质疏松及更年期综合症的用途	南京大学
200410014337	治疗肠功能紊乱的中药组合物及其制备方法	南京师范大学
200510123157	预防和快速解救心绞痛的人工麝香口崩片制剂及制备方法	南京中医药大学
200610088005	一种治疗冠心病心绞痛的中药复方巴布剂及其制备方法	南京中医药大学
200710025026	一种预防呼吸道病毒感染性疾病的中药制剂和制备方法	南京中医药大学
200610098340	一种治疗肝炎及抗肝衰的中药制剂和制备方法及其应用	南京中医药大学
200710131469	消症饮在制备治疗痛经和子宫腺肌病药物中的应用	南京中医药大学
200710131472	一种α-葡萄糖苷酶抑制剂-夏枯草提取物及其提取方法	南京中医药大学
200710131470	消症饮在制备治疗盆腔炎和盆腔瘀血综合征药物中的应用	南京中医药大学
200710019912	一种治疗溃疡性直肠炎的中药制剂及其制备方法	南京中医药大学
200710131471	消症饮在制备治疗乳腺增生病药物中的应用	南京中医药大学
200810124590	番荔枝内酯化合物在制备治疗肺癌或乳腺癌药物中的应用	南京中医药大学
200810196315	桑柏生发搽剂及其制备方法	南京中医药大学
200810019856	一种注射用鱼腥草冻干粉针的制备方法	南京中医药大学
200810174377	铁棒锤非生物碱活性部位的药物组合物及其制备方法	宁夏医科大学
200810104556	一种天然药物组合物、其制备方法及其在制备癌症放、化疗中减毒增效的药物中的用途	青岛大学
200710016087	一种治疗帕金森病的药物及其制备方法	青岛大学
200610065720	一种勾兑中药材或天然产物提取物使成分含量稳定的方法	清华大学
200610065721	一种勾兑中药材或天然产物使提取物成分含量稳定的方法	清华大学
200610007227	一种清开灵大输液制剂及其制备方法	清华大学
200610135871	抗肝癌中药有效组分优选配方	三峡大学、陈涛
200810014427	马齿苋酰胺类生物碱在制备抗氧化和神经元保护剂中的应用	山东大学
200710015492	一种蜂胶醇提取物口含片	山东大学
200710114643	一种刺梨汁口含片	山东大学
200810138936	一种水蛭提取物及其制备方法与应用	山东大学
200810015927	一种治疗颈椎病的中成药制剂及其制备方法	山东大学
200710016400	泰山白首乌苷颗粒制剂及其制备方法	山东轻工业学院
200810054428	一种连翘酯苷A制备方法	山西大学
200810054427	一种羟基红花黄色素A的制备方法	山西大学
200810079205	一种从啤酒花中提取黄腐酚的方法	山西大学
200610048392	玉屏风咀嚼片及其制备方法	山西大学
200810055368	一种从绵茵陈中提取黄酮的方法	山西师范大学
200710039972	一种提取金荞麦有效成分的方法	上海大学

（续表）

专利号	发明专利名称	专利权人
200710039940	从龙血竭中分离纯化的黄酮类化合物及其制备方法	上海大学
200710037422	辅酶复合物的制备方法	上海大学
200710038739	从龙血竭中分离纯化的二氢查耳酮化合物及其制备方法	上海大学
200810035826	抗肿瘤活性海洋吲哚生物碱类物质及其制备方法和应用	上海交通大学
200810040908	倍半萜香豆素醚的提取纯化方法及其应用	上海交通大学
200610118617	治疗抑郁症的中药组合物及其制备方法	上海中医药大学
200610028129	葶苈子在制备防治心肌肥大和(或)心室肥厚药物中的用途	上海中医药大学
200610026475	一种具免疫活性的夏枯草多糖组合物及其制备方法和应用	上海中医药大学
200710037058	改善皮肤油水平衡与痤疮症状的药物组合物及其制备方法	上海中医药大学
200810034303	一种治疗更年期综合征的药物及其制备方法	上海中医药大学
200610026830	一种蜈蚣藻多糖提取物在制备抗肿瘤药物中的应用	上海中医药大学
200710038185	玄参在制备防治心肌肥大、肥厚性心肌病和慢性心力衰竭药物中的应用	上海中医药大学
200410050521	醒脑静注射乳剂及其制备方法	沈阳药科大学
200810101389	一种治疗抑郁症的药物组合物及其制备方法	四川省中医药科学院
200710191737	珍珠菜总皂苷在制备治疗肝癌药物的用途	苏州大学
200810013650	一种低毒乌头镇痛制剂的制备方法	泰山医学院
200810053123	夹合自粘贴载药膜的理疗电极片及其制备方法	天津大学
200810053124	夹合自粘贴载药膜的理疗电极片及其制备方法	天津大学
200710060357	从丹参水提取液中一步分离纯化丹酚酸的方法	天津大学
200610130553	复方大黄结肠靶向口服制剂	天津大学
200810052975	一种三萜皂苷类抗肿瘤化合物及制备方法及用途	天津大学
200810151252	治疗抑郁症的中药组合物及其制备方法	天津医科大学
200710068539	黑紫橐吾素 A 及其抑制格兰氏阳性菌的医药用途	温州医学院
200610053610	1β-氧代-5,11(13)-二烯桉烷-12-酸抑制乙肝病毒药物的制药用途	温州医学院
200510047390	番泻叶中番泻总苷的制备方法	温州医学院药学院、郜嵩、徐绥绪
200710053587	具有抗肿瘤活性的蜈蚣多糖蛋白复合物的制备方法及用途	武汉大学
200710052545	连翘在制备抗肿瘤化疗增敏减毒药物中的应用	武汉大学
200810048490	用于治疗和改善失眠症状的复方中药制剂及其制备方法	武汉理工大学
200610042809	镇静催眠的复方酸枣仁油与栀子油组合物及其应用	西安交通大学
200810018046	黄珠子草中有效成分短叶苏木酚及8,9-单环氧短叶苏木酚的提取分离方法	西安交通大学
200610104856	巫山淫羊藿总酚酸在药物及保健食品中的应用	西北大学
200610104857	商陆总苷元的制备及在镇咳祛痰药物中的应用	西北大学
200610105343	淫羊藿提取物脂肪乳及其制备方法	西北工业大学
200610042819	一种降血脂天然产品的制备方法	西北师范大学
200710187929	一种降低血糖产品的制备方法	西北师范大学
200710008447	人 PEX 外泌型重组腺病毒的构建方法和应用	厦门大学
200710009686	新生牛牛脑活性肽与制备方法和在制备抗癌药物的应用	厦门大学
200510112917	可用于治疗艾滋病的重组表达载体、经改造的造血干细胞和方法	厦门大学
200510114299	具有抗癌与免疫增强活性的虎乳灵芝提取物及其制备方法	香港中文大学
200710134944	洋参川芎醒脑复方制剂	徐州工业职业技术学院
200610016638	一种治疗溃疡性结肠炎的中药组合物及其制备方法	延边大学
200710191235	僵知饮胶囊的制备方法	扬州大学
200810023014	具有降胆固醇及抑菌能力的鼠李糖乳杆菌 grx10 及其用途	扬州大学
200610085626	一种提取荷叶黄酮的工艺	扬州大学
200810023012	具有酒精性肝损伤保护功能的嗜热链球菌 grx02 及其用途	扬州大学
200810154890	灰兜巴有效成份的提取方法	扬州大学
200810058980	从连香树植物中提取的活性成分及其应用	云南大学
200710068245	含达玛烷型四环三萜类皂苷的中药提取物及用途	浙江大学
200710067537	番红花球茎愈伤组织的诱导与抗肿瘤有效活性成份的提取方法	浙江大学
200710068891	一种采用超临界 CO2 萃取高纯度大黄游离蒽醌的方法	浙江大学

（续表）

专利号	发明专利名称	专利权人
200710071277	一种白花蛇舌草有效组分及制备方法和应用	浙江大学
200610155178	一种抗肿瘤的药物组合物	浙江大学
200710070623	治疗心脑血管疾病的中药提取物的制备方法及其用途	浙江大学
200610155352	一种朝鲜蓟叶浸膏提取物的制备方法	浙江大学
200710069988	一种发酵改善三七主要功效成份的方法	浙江大学
200710070625	一种治疗多动症的中药复方制剂的制备方法和用途	浙江大学
200610155051	一种水菖蒲有效部位提取物及其用途	浙江大学
200710156188	三七原人参二醇型皂苷制备方法	浙江大学
200710156908	一种用于治疗慢性盆腔炎的中药组合物及应用	浙江大学
200810059353	从木鳖子中提取免疫佐剂成分的方法	浙江大学
200710066685	含异补骨脂素的中药提取物及制备方法和用途	浙江大学
200810059516	红景天及红景天苷在干细胞定向分化为肝系细胞中的应用	浙江大学
200810059180	淫羊藿总黄酮与三七总皂苷组合物的应用	浙江大学
200710067535	番红花球茎中具有抗肿瘤效果的有效活性成份的提取方法	浙江大学
200710157180	一种利用大孔吸附树脂制备积雪草总皂苷的方法	浙江大学
200710164836	一种用于多囊卵巢综合症促排卵的中药组合物及应用	浙江大学
200810061131	一种复方当归制剂及制备方法和用途	浙江大学
200610052337	一种治疗弱视的中药复方制剂及其制备方法	浙江大学
200710156871	一种当归有效组分及制备方法和应用	浙江大学
200710164837	一种中药组合物及应用	浙江大学
200810060885	美洲大蠊提取物有效部位在制备治疗生殖器疱疹药物中的应用	浙江大学
200610155177	一种含苦参生物碱和黄芪皂苷的药物组合物及用途	浙江大学
200610155377	杨梅核仁油胶囊的制取方法	浙江大学
200510061292	天然β-胡萝卜素油和天然β-胡萝卜素结晶体的应用	浙江大学宁波理工学院
200610152542	一种利用超声波萃取银杏叶中有效成分山萘酚的方法	浙江大学宁波理工学院
200610152540	一种利用超声波萃取银杏叶中有效成分异鼠李素的方法	浙江大学宁波理工学院
200710164632	含纳豆菌及纳豆激酶的冻干粉的制备方法	浙江大学宁波理工学院
200610152539	一种利用超声波萃取银杏叶中有效成分槲皮素的方法	浙江大学宁波理工学院
200710070088	一种利用分离-制剂耦合技术制备益心酮缓释制剂的方法	浙江工业大学
200810060921	一种杨梅多酚黄酮提取物及其制备与应用	浙江工业大学
200810120902	黑曲霉 ZJUT712 及其在固态发酵炮制牛蒡子中的应用	浙江工业大学
200810120873	一种抗氧化活性虫草多糖的提取方法	浙江工业大学
200510050058	一种治疗脑血管病的药物	浙江中医药大学
200710097519	可用于治疗系统性红斑狼疮的中药组合物	浙江中医药大学
200810118176	一种治疗乳房炎的药物	中国农业大学
200710176318	一种从黄芪中提取毛蕊异黄酮-7-O-β-D-葡萄糖苷的方法	中国农业大学
200710040991	知母提取物用于制备防治前列腺增生药物的用途	中国人民解放军第二军医大学
200810034539	一种抗肿瘤化合物红波罗花碱 A 及其制备方法和应用	中国人民解放军第二军医大学
200710039475	促进人皮下脂肪干细胞分化成熟的方法及其应用	中国人民解放军第二军医大学
200710040990	知母提取物与黄柏提取物的组合物及其用途	中国人民解放军第二军医大学
200710043781	具有抗骨质疏松活性的仙茅总酚苷	中国人民解放军第二军医大学
200710047329	灰海参中三萜皂苷类抗肿瘤化合物 griseaside A 及其制备方法	中国人民解放军第二军医大学
200610027827	一种姜黄素制剂及其制备方法	中国人民解放军第二军医大学
200610030129	苦参方凝胶剂及其制备方法	中国人民解放军第二军医大学
200810038566	化合物双旋覆花内酯丁及其制备方法和应用	中国人民解放军第二军医大学
200810038568	双倍半萜内酯类化合物及其制备方法和应用	中国人民解放军第二军医大学
200810035858	化合物二聚兔耳风萜 A 及其制备方法和应用	中国人民解放军第二军医大学
200710007686	苍耳子总苷提取物用于制备抗炎性反应产品的用途	中国人民解放军第二军医大学
200510030529	一种新的候选癌基因 hRabJ 来源的 HLA-A2 限制性表位多肽及其应用	中国人民解放军第二军医大学
200710047331	糙海参中皂苷类抗真菌化合物及其制备方法	中国人民解放军第二军医大学
200810035859	二聚倍半萜类化合物及其制备方法和应用	中国人民解放军第二军医大学
200610095283	木瓜多酚类物质的酶解提取方法	中国人民解放军第三军医大学

（续表）

专利号	发明专利名称	专利权人
200610093913	一种结肠癌靶向治疗前体药物及制备方法	中国人民解放军第四军医大学
200810150006	一种治疗抑郁症的中药制剂及其制备方法	中国人民解放军第四军医大学
200610104853	鹰嘴豆总黄酮在制备治疗糖尿病药物中的应用	中国人民解放军第四军医大学
200810151185	一种治疗肺癌的中药制剂	中国人民解放军第四军医大学
200810150843	一种从面包海星提取的海星皂苷类化合物的用途	中国人民解放军第四军医大学
200810151083	一种海星皂苷类抗肿瘤化合物	中国人民解放军第四军医大学
200610013797	手掌参提取物及在制备治疗肺纤维化药物中的应用	中国人民武装警察部队医学院
200710022230	藤黄酸在制备抑制血管生成药物中的应用	中国药科大学
200710021630	一种黄芪黄酮提取物、其医药用途及药物组合物	中国药科大学
200710024811	白花前胡总香豆素作为治疗呼吸道疾病药物的应用	中国药科大学
200710021282	重组鲨肝刺激物质类似物用于治疗慢性肝脏疾病的用途	中国药科大学
200710132670	治疗呼吸系统疾病的药物组合物及其制备方法	中国药科大学
200810100784	一种抑制肿瘤坏死因子 α 活性的皂苷、其制法及医药用途	中国药科大学
200710034341	一种从常春藤中制备常春藤苷 C 的方法	中南大学
200510102353	柿叶提取物缓控释制剂及其制备方法	中山大学
200710030871	一种来源于暹罗鳄白细胞抗菌活性物质及其制备方法	中山大学
200610122920	一种用于治疗糖尿病的药物组合物及其制备方法	中山大学
200810028876	1,3,7,9-四甲基尿酸的制备方法	中山大学
200810029395	一种防治产后缺乳的药物	中山大学
200710092976	一种双歧杆菌-大肠杆菌穿梭表达载体 pBES、双歧杆菌-ETEC CFA/I 重组载体及其用途	重庆医科大学
4　专利权人为国内医院		
200710132532	卵巢颗粒细胞抗衰老制品、其制备方法及其用途	安徽省立医院
200510116756	一种复方苦豆草有效部位群及其结肠定位制剂	北京大学第三医院
200710143392	治疗急性白血病的浙贝药物组合物及其新用途	北京中医药大学东直门医院
200610111747	一种治疗关节痛及软组织损伤的外用药及其制备方法	博尔塔拉蒙古自治州蒙医医院
200610111746	一种治疗皮肤瘙痒、湿疹、牛皮癣的搽剂	博尔塔拉蒙古自治州蒙医医院
200510113544	正-亚丁基苯肽在制备治疗癌症药物中的应用	财团法人佛教慈济综合医院
200710073985	一种超细冲服或吞服中药饮片及其制备方法	成都中医药大学附属医院
200610019769	一种红花桑寄生提取物的应用	福建医科大学附属协和医院
200610144315	紫草多糖提取物、含紫草多糖提取物的组合物及其用途	广州中医药大学第二附属医院
200710090216	一种治疗前列腺炎的中药组合物及其制备方法	广州中医药大学第二附属医院
200610012026	一种改善贫血的何首乌提取物药剂及其制备方法和应用	广州中医药大学第二附属医院
200610112916	一种治疗老年性痴呆的中药组合物及其制备方法和用途	广州中医药大学第二附属医院
200710010753	通栓降压制剂	海城市中医院
200710010755	益智复瘫制剂	海城市中医院
200610018162	复方氟康唑黄芩乳膏及其制备方法	黄石市第一医院
200710014841	一种治疗血小板减少的中草药配方	济南市第三人民医院
200710014838	一种治疗少精症的中成药及其制备方法	济南市第三人民医院
200710017099	一种治疗扁桃体炎的中成药及其加工方法	济南市第三人民医院
200610048719	治疗慢性肺心病的制剂及制备方法	昆明市中医医院
200510018025	一种治疗乳腺增生的针剂	灵宝市商业医院
200810019176	从连翘中分离抗肿瘤的三萜类化合物的提取方法及应用	南京大学医学院附属鼓楼医院
200710019749	治疗冠心病不稳定性心绞痛的中药宁心痛制剂及制备方法	南京市中医院
200710013119	治疗椎动脉型颈椎病中药贴及其制备方法	山东省千佛山医院
200710139688	一种治疗痉挛性脑瘫疾病的药物及其制备方法	山西省脑瘫康复医院
200710139257	一种用于治疗功血的药物及其制备方法	山西医科大学第二医院
200710139256	一种治疗咽炎的药物及其制备方法	山西医科大学第二医院
200810054555	治疗慢性肾脏病蛋白尿的药物及其制备方法	山西医科大学第一医院
200810043170	治疗甲状腺相关眼病非活动期浸润性突眼的中药组合物及其制备方法	上海中医药大学附属龙华医院
200610023307	一种治疗慢性肺阻塞性肺疾病的中药制剂及其制备方法	上海中医药大学附属曙光医院
200610147857	治疗胃食管反流病的中药组合物	上海中医药大学附属岳阳中西医结合医院

（续表）

专利号	发明专利名称	专利权人
200810040834	治疗特发性血小板减少性紫癜的药物组合物及其制备方法	上海中医药大学附属岳阳中西医结合医院
200710070641	地黄抗疲汤	绍兴市人民医院
200610157407	口服脂肪乳剂	深圳市儿童医院
200610072886	鸦胆子油纳米乳在制备胃肠粘膜保护剂中的应用	首都医科大学附属北京友谊医院
200610164866	一种抗抑郁的中药组合物及其制备方法	首都医科大学宣武医院
200710048652	治疗腰椎小关节紊乱综合征的药物组合物及腰托	四川大学华西医院
200810140208	续筋接骨丹及其制备方法	泰安市中医二院
200810053177	治疗肝病的外敷药物	天津市传染病医院
200510116622	治疗慢性胆囊炎、胆绞痛的蒙药组合物及其方法	西乌珠穆沁旗蒙医医院
200810014372	调血养颜胶囊及其制备方法	烟台市牟平区中医医院
200710303514	口服用跌打损伤治疗药及其生产方法	玉林市骨科医院
200710308068	一种椒枝软胶囊的制备方法	浙江省中医院
200710308067	一种中药薰香组合物及其香囊和熏蒸液	浙江省中医院
200610089194	酿酒酵母细胞培养分泌液制备方法及其抗 DNA 病毒和促肝细胞生长的用途	中国人民解放军第 302 医院、王涛
200710078144	一种治疗男性不育症的药物	中国人民解放军第三军医大学第三附属医院
200810017781	一种治疗抑郁症及焦虑症的中药制剂的制备方法	中国人民解放军第三医院
200710043443	一种愈骨疗伤的中药复方	中国人民解放军第四一一医院
200810105956	一种治疗出血、疼痛和水肿的药物制剂	中国中医科学院广安门医院
5　专利权人为国内其他类型单位		
200410084602	纯中药猪用饲料添加剂	上海市饲料质量监督检验站
200410084601	纯中药蛋鸡饲料添加剂	上海市饲料质量监督检验站
200610105044	一种用于治疗高血脂症、高血压、冠心病的中药组合物	张掖市药品检验所
6　专利权人为多个		
200710050173	水罗伞总黄酮的提取方法	北海开元生物科技有限公司、广西民族大学
200610046747	大川芎干粉制剂的制备方法	本溪市中心医院、本溪市中医药科技研究所
200610126830	一种中药超声提取树脂纯化工艺	成都信息工程学院、四川省中药研究所、成都华森药物高新技术有限公司
200610021191	治疗糖尿病及其并发症的药物组合物及其制备方法和用途	成都中医药大学、绿谷(集团)有限公司
200510021412	一种治疗心血管疾病的药物组合物及其制备方法和用途	成都中医药大学、四川美大康药业股份有限公司
200510026267	桑寄生和槲寄生复方制剂及其制备方法	复旦大学、大理市阿佳咪白族医药研究所
200410066317	一种含柴胡挥发油的鼻腔给药制剂	复旦大学、南阳利欣药业有限公司
200610035574	全灵芝孢子油的制备方法	广东粤微食用菌技术有限公司、广东省微生物研究所
200410051704	复方灵芝中药制剂及制法	广东粤微食用菌技术有限公司、广东省微生物研究所
200710303509	提取富集山绿茶总黄酮的方法	广西壮族自治区中医药研究院、中国药科大学
200710028678	一种蜂胶药材的鉴别方法及蜂胶药材产区的初步分类方法	广州市宝生园有限公司、广州中医药大学
200710052521	高纯度甘草查尔酮 A 的制备方法	华中科技大学、新疆昆仑神农有限公司
200710069785	一种灵芝破壁孢子粉胶囊的制备方法	金华寿仙谷药业有限公司、浙江工业大学
200810027401	一种红豆杉树可再生部分的提取物的制备方法及该提取物在制备口服抗癌药物中的应用	梅州市中大南药发展有限公司、中山大学
200710021457	环糊精和血竭的药物组合物及其制备方法	南京师范大学、昆明滇虹药业有限公司
200710166002	治疗和预防慢性阻塞性肺病的金荞麦复方制剂及用途	南京中医药大学、南通精华制药股份有限公司
200610125470	治疗乳腺增生的药物及其制备方法	三峡大学第一临床医学院、宜昌市中心人民医院
200610119321	防治肝脏损伤的细胞疫苗	上海交通大学医学院、中国科学院上海生命科学研究院
200610028741	珍菊降压缓释制剂	上海雷允上科技发展有限公司、上海市中药研究所
200710046601	预防及治疗糖尿病的中药有效部位组合物及其制备和应用	上海雷允上科技发展有限公司、上海市中药研究所
200610024691	一种板蓝根提取物及其提纯方法和药物组合物	上海医药工业研究院、广西好一生制药有限责任公司
200610116155	治疗肠易激综合症的中药组合物及其制备方法	上海中医大源创科技有限公司、上海中医药大学
200710001021	自然杀伤性 T 细胞在制备治疗哺乳动物角膜移植免疫排斥反应药物中的用途	首都医科大学附属北京同仁医院、北京市眼科研究所
200510014192	一种治疗消化不良的复方藏茴香硬胶囊及其制备工艺	天津药物研究院、河北爱尔海泰制药有限公司

（续表）

专利号	发明专利名称	专利权人
200510111588	一种新颖的耐酸耐胆盐、抗肠道致病菌和抗氧化能力鼠李糖乳杆菌株	统一企业（中国）投资有限公司、统一企业（中国）投资有限公司昆山研究开发中心
200610104847	一种复方丹参胶囊及其制备方法	西安交大保赛生物技术股份有限公司、西安交通大学
200710008662	防治心脑血管疾病的中药组合物	厦门金日制药有限公司、中国药科大学
200610155119	含有草鱼干扰素基因的重组质粒、工程菌及其应用	浙江大学、浙江皇冠科技有限公司
200510125798	银杏叶总内酯提取物及其制备方法、药物组合物和用途	浙江海正药业股份有限公司、上海医药工业研究院
200610114727	经汽爆处理提取葛根中总黄酮的方法	中国科学院过程工程研究所、湖南省强生药业有限公司
200510025826	元宝草提取物用于调控 RXRα 受体靶点的应用	中国科学院上海生命科学研究院、上海生茂投资有限公司、复旦大学
200510023499	一种中药复方制剂及其制备方法	中国科学院上海药物研究所、河南天方药业股份有限公司
200710063000	蛇莓酚性提取物、其制备方法及应用	中国医学科学院药用植物研究所、清华大学
200710106011	一种治疗糖耐量异常的药物组合物及其制备方法	中食肽灵（北京）生物科技有限公司、北京中医药大学
7　专利权人为国内个人（略）		
8　专利权人为国外		
200480019248	草药递送用亲水性粘合剂组合物	3M 创新有限公司
200480022361	新乳酸菌、活体活化型乳酸菌制剂以及活体传染病的预防剂与治疗剂	BHPH 有限公司
200580027086	具有减少身体脂肪活性的鼠李糖乳杆菌以及包含它们的食品	PL 生物株式会社、CJ 第一制糖株式会社
03819056	用于预防和治疗痤疮的局部制剂	SK 化学株式会社
200810176897	液体内服剂	SS 制药株式会社
02809777	来自人类血液的 CD4CD25 调节性 T 细胞	阿戈斯治疗公司
200480006551	血球分离膜和使用该血球分离膜的血液保持用具	爱科来株式会社
01139696	草本植物的加热醇提取	爱克斯国际商务集团公司
200580032795	基于益生菌的组合物及其在预防和（或）治疗呼吸性病变和（或）感染以及改善肠功能中的用途	安尼德拉尔有限公司
200480027523	多酚的无水局部用制剂	奥里金生物医学股份有限公司
200480029172	减肥用组合物	奥力榨油化株式会社
200580024759	含鲨肉提取物和蘑菇提取物的抗癌组合物	奥塔哥大学、免疫研究有限公司
200480021565	病毒载体	拜奥维克斯有限公司
03823538	具有一个内核和至少两个包衣层的剂型	宝洁公司、营养卫生有限公司
03811464	制备细胞毒性淋巴细胞的方法	宝生物工程株式会社
200580041415	基于节旋藻的组合物及其用途	碧澳维特澳大利亚股份有限公司
02101581	植物提取物用于制备治疗骨吸收增加性疾病的药物的用途及其组合物	伯尔尼大学
200480025481	单细胞蛋白材料的用途	伯格生物医药有限公司、拜奥食品饲料有限公司
200480039568	细菌毒力因子及其用途	不列颠哥伦比亚大学、墨西哥国家自治大学
03804466	抗微生物组合物	布利斯技术有限公司
200510080739	促进吸收的含草药成分的组合物及其制备方法	大城清利
200480024880	鱼蛋白水解物的制药用途	大西洋花园有限公司
200710196506	一种由源于虹彩组织的神经干细胞生产网膜神经细胞的方法	独立行政法人科学技术振兴机构
200480026543	制备贮存稳定的常春藤叶提取物的方法及根据该方法制备的提取物	恩格哈德药物有限及两合公司
200580005643	具有抗微生物和抗炎效果的芫荽油，含芫荽油的组合物，及它们的用途	弗赖堡大学综合医院
200480041230	益生菌片剂	弗罗桑公司
200580027810	去分化型软骨细胞向软骨细胞的再分化用培养基	富士软件株式会社、星和人
200480031791	用于癌症治疗的植物提取物的组合物	盖尼奥斯生物医学国际公司
200580048861	抗氧化洁齿剂组合物	高露洁-棕榄公司
200580014691	抗肿瘤剂	根路铭国昭、上海怡珍堂生物医药科技有限公司
200480026478	五加皮提取物，含有该提取物的改善勃起功能障碍的保健食品及勃起功能障碍治疗剂	韩国生命工学研究院
03819990	用于预防和治疗过敏性疾病和非过敏性炎性疾病的含软枣猕猴桃及其相关种的提取物的组合物	赫利科生株式会社

（续表）

专利号	发明专利名称	专利权人
200380104072	番木瓜果泥及其用途	吉克旺公司
200580032379	呈递抗原的人 γδT 细胞的制备和在免疫治疗中的用途	加的夫大学学院咨询有限公司
01809662	神经祖细胞群体	杰龙公司
200580017241	预防、抑制肝病的制剂和预防、抑制肝病的功能食品	卡尔皮斯株式会社
200480041694	口服皮肤保湿剂及功能食品和饮料	卡尔皮斯株式会社
200580017580	改善内源性褪黑素分泌规律用功能食品和改善昼夜节律用功能食品	卡尔皮斯株式会社
200380111027	用于治疗胃肠道病症的草本组合物	科学工业研究委员会
200480032832	局部使用的含有 Stryphnodendron 提取物的组合物，其制备方法及应用	里贝朗普雷图艾普教育协会、爱普森制药股份有限公司
03805094	免疫功能以及与之有关的改善	迈克尔·唐纳德·法利
03812081	从人参叶和茎分离的抗癌以及抗转移活性级分	麦仁斯有限公司
200480037757	具有雌激素和抗增殖活性的啤酒花提取物的生产方法	麦珍尼克斯比利时有限公司
200480012973	抗轮状病毒感染的组合物及制备该组合物的方法	明治乳业株式会社
200610148572	一氧化氮及其生物医学重要作用	纽约州立大学研究基金会
03821275	埃氏巨球形菌菌株及其应用	农业调查委员会、凯米拉磷酸盐业控股有限公司
200510069392	抗肿瘤试剂及其制备方法以及含有该试剂的饮料和食品	欧德有限公司、瓦利达克斯有限公司
200480037682	通过电刺激获得的生物活性血清	欧文控股有限公司
200480027794	亮叶十大功劳提取物、提取方法和含该提取物的药物组合物	普莱姆制药公司
200480003905	用于治疗或预防炎性肠病的组合物，其应用	普鲁维克斯 IBD 有限公司
200410094235	治疗皮肤症状的制药用途	强生消费者公司
200710003049	发酵茶叶、发酵茶叶提取物、用于抑制血糖值上升的组合物以及饮食品	日本国长崎县政府、长崎县公立大学法人、国立大学法人长崎大学、国立大学法人九州大学
200480042068	以竹子提取物作为主要成分的饮料和药品	日下英元
200610084693	长期储存血液和血液组分的方法	萨伏汀有限公司
200580034873	制备冻干血小板的方法、包括冻干血小板的组合物和使用方法	塞尔菲乐有限公司
200480044547	水分散性改良的蜂胶提取物、含蜂胶的饮料以及蜂胶提取物的水分散性改良方法	山本伦大
200380100800	用于降低由螺杆菌引起炎症的乳酸菌的选择和应用	生命大地女神有限公司
200610067679	造血干细胞及其治疗新生血管性眼疾的方法	斯克里普斯研究学院
200580024198	含粘膜粘附性聚合物的酶、微生物和抗体的控释制剂	天野酶制品美国有限公司、天野酶制品株式会社
200380108523	菱角提取物及其使用方法	汪建平、汪明中
200380108522	含有枸杞提取活性物质的药物组合物及其应用	汪建平、汪明中
200380108790	华千金藤的提取及使用方法	汪建平、汪明中
200510106326	提取草药的方法	新纪元公司
200480036194	草药组合物在制备用于治疗前列腺癌的药物中的用途	新纪元公司
200580002377	含有越桔提取物的泡腾组合物	亚美利技术股份有限公司
01822491	慢病毒载体介导的基因转移及其用途	研究发展基金会
03816396	用于处理伤口的含血浆或血清的药物组合物	医学基因公司
200480019825	作用于血管的物质的组合产品及其在性功能障碍治疗中的应用	因德纳有限公司
200510121733	新的细菌和疫苗	英特威国际有限公司
200510108947	用于治疗关节炎病症、皮肤发炎病症及疼痛的草药组成物	英属维京群岛商贺亚药业股份有限公司
200480028083	药用人参的加工方法及组合物	涌永制药株式会社
98107039	含有羟基酸或类视色素的组合物	尤尼利弗公司
01801286	治疗或预防肥胖症和糖尿病的微生物及含有所述微生物的药物组合物	株式会社百尼尔
03819432	抗菌剂和抗菌性组合物	株式会社凤凰堂
03826297	皮肤保护组合物	株式会社凤凰堂
200480022387	牙周病治疗用和(或)预防用组合物	株式会社凤凰堂
200580016202	头皮头发用组合物	株式会社故里村开发中心、五井野正
03815574	具有修饰的蛋白酶依赖向性的载体	株式会社载体研究所
03100032	用于外用抗老化制剂的皮肤活化组合物	株式会社资生堂

四、含有抗体或抗原的生物药品发明专利

1　专利权人为国内企业

（续表）

专利号	发明专利名称	专利权人
200610083865	巴替非班及其类似物的合成与制备工艺	百奥泰生物科技（广州）有限公司
200710062940	单纯疱疹病毒和重组病毒及宿主细胞及其药物组合物	北京奥源和力生物技术有限公司
200610078580	O 型口蹄疫病毒多表位粘膜免疫疫苗及其应用	北京宝麦德生物医药科技有限责任公司
200610091167	醋酸亮丙瑞林在延缓衰老和防治更年期综合症中的新用途	北京博恩特药业有限公司
200410070084	热休克蛋白 65-多表位乙型肝炎病毒核心抗原重组融合蛋白（HSP65-HBcAg）	北京迪威华宇生物技术有限公司
200810101223	一种治疗重症疾病用的药物组合物	北京费森尤斯卡比医药有限公司
200710097594	一种含有从桑黄中提取的活性物质的药物组合物、制备方法及其在制备药物中的应用	北京鸿华新康生物技术有限公司
200710121102	一种提高重组蛋白分泌效率的方法	北京济普霖生物技术有限公司、李宁
200810055703	一种重组人干扰素注射剂	北京凯因科技股份有限公司
200610088813	一种酸碱缓冲组合物	北京康比特体育科技股份有限公司
200310114341	一种 SARS 病毒的灭活及纯化方法以及制备含有所述灭活病毒疫苗的方法及所述疫苗	北京科兴生物制品有限公司
200510083042	多价细菌荚膜多糖-蛋白质结合物联合疫苗	北京绿竹生物制药有限公司
200610081288	一种 b 型流感嗜血杆菌荚膜多糖制备方法及其联合疫苗	北京民海生物科技有限公司
200610165851	线粒体膜电位下降相关的多核苷酸及其编码多肽和用途	北京诺赛基因组研究中心有限公司
200680025339	胸腺素 β4 衍生物及其应用	北京诺思兰德生物技术有限责任公司
200710119317	一种补充胶原蛋白的制剂及其制备方法	北京世纪博康医药科技有限公司
200610169756	药物组合物、试剂盒及其应用	北京炎黄麒麟生物技术开发有限公司
200710178339	一种用于预防和改善骨质疏松的复合产品及其制备方法	北京中科雍和医药技术有限公司
200710055379	PGE2 特异结合的噬菌体环七肽及筛选方法和合成肽的用途	长春博泰医药生物技术有限责任公司
200510105735	含有人生长激素或人粒细胞巨噬细胞刺激因子的用于治疗损伤和溃疡的外用制剂	长春金赛药业股份有限公司
200810018951	一种丙泊酚组合物	常州安孚立德药业技术有限公司
200510021996	人肿瘤坏死因子相关凋亡诱导配体突变体编码 cDNA 及制备方法和应用	成都地奥九泓制药厂
200710090655	VEGF 受体融合蛋白在制备治疗与血管生成有关的疾病中的应用	成都康弘生物科技有限公司
200710202791	一种转移因子胶囊及其制备方法	成都利尔药业有限公司
200380100130	只存在于病原性分枝杆菌并选择表达于吞噬体 pH 值下的分泌型酸性磷酸酶（SAPM）	成都永安制药有限公司、刘军
200610045909	长效降血糖肽的重组表达及其在糖尿病治疗药物中的应用	大连帝恩生物工程有限公司
200510112982	基因工程菌混合培养生产三种人 α 防御素的方法	甘肃亚盛盐化工业集团有限责任公司
200480007680	对引起严重急性呼吸道综合症（SARS）的人病毒的高通量诊断性试验	港大科桥有限公司
200510103508	脑蛋白水解物分散片及其制备方法	广东合鑫医药有限公司
200610036845	可提供活性甲基或参与甲基转移的化合物作为制备治疗病毒性疾病的药的应用	广州和竺生物科技有限公司
200610132354	一种新型肝靶向的、具有 siRNA 导入能力的融合蛋白	广州拓谱基因技术有限公司
200510050354	含有尿酸氧化酶的药用制剂	杭州北斗生物技术有限公司
03119315	一种重组葡激酶冻干制剂、制备方法和应用	河北以岭医药研究院有限公司
200810045212	抗炭疽多肽及其应用与制备方法	畿晋庆三联（北京）生物技术有限公司
200810102542	人成纤维细胞生长因子-21 的重组表达	吉林农大生物反应器工程有限公司
200810005417	白介素-22 的医药用途	健能隆医药技术（上海）有限公司
200610079506	聚乙二醇修饰的胸腺肽 1 衍生物	江苏豪森药业股份有限公司
200610142737	水溶性聚合物修饰的 G-CSF 偶联物	江苏恒瑞医药股份有限公司
200710151794	复方骨肽制剂	江苏弘惠医药有限公司、南京新百药业有限公司
200810046747	人纤维蛋白原制剂的制备方法	江西博雅生物制药股份有限公司
200710102028	圆斑蝰蛇蛇毒凝血 X 因子激活酶及其提取方法与应用	锦州奥鸿药业有限责任公司
03131420	一种蛇毒血凝酶及其生产方法与应用	锦州奥鸿药业有限责任公司
200480017366	包含酪氨酰-丝氨酰-缬氨酸（YSV）的生物活性肽	康哲医药研究（深圳）有限公司
200580012968	生物活性肽 VAPEEHPTLLTEAPLNPK 衍生物	康哲医药研究（深圳）有限公司
200710084133	重组中性粒细胞抑制因子和水蛭原嵌合蛋白及其药物组合物	鲁南制药集团股份有限公司、重庆富进生物医药有限公司

（续表）

专利号	发明专利名称	专利权人
200710014693	肿瘤治疗性疫苗 CTP37CRM197 免疫原及其制备方法与应用	齐鲁制药有限公司
200610012792	一种呼肠孤病毒灭活疫苗及制备方法	瑞普（保定）生物药业有限公司
200810027372	静脉注射用人乙肝免疫球蛋白及其制备方法	三九集团湛江开发区双林药业有限公司
200610200933	一种同载氟尿嘧啶及其增效剂的抗癌缓释剂	山东蓝金生物工程有限公司、孔庆忠
200510045378	甘草酸或其盐和还原型谷胱甘肽的药物组合物	山东轩竹医药科技有限公司
200610169173	茴拉西坦和脑蛋白水解物的药物组合物	山东轩竹医药科技有限公司
200710099486	一个苦瓜籽核糖体失活蛋白及其编码基因与应用	山西康宝生物制品股份有限公司、周满祥、孙红琰
200710099487	具有选择性杀伤肿瘤新生血管内皮细胞作用的融合蛋白与应用	山西康宝生物制品股份有限公司、周满祥、孙红琰
200610025139	三肽囊素的规模化制备方法及作为禽流感疫苗佐剂的应用	上海安晶生物技术有限公司
200410068195	一组新的抗菌肽及其制备方法和应用	上海高科联合生物技术研发有限公司
200510028036	抗菌肽巴布剂及其制备方法	上海高科联合生物技术研发有限公司
200510028618	一种用于防治创面感染的溶葡萄球菌酶冻干粉剂	上海高科联合生物技术研发有限公司
200510028035	抗菌肽喷雾成膜剂及其制备方法	上海高科联合生物技术研发有限公司
200710168065	一组抗菌肽及其制备方法和应用	上海高科联合生物技术研发有限公司
200710037901	一种环孢素自乳化制剂及其制备方法	上海凯昭医药科技有限公司
200710110454	一种胰激肽原酶片剂及其制备方法	上海丽珠制药有限公司
200710098289	一种制备胰激肽原酶原料药的方法	上海丽珠制药有限公司
200610026236	单体速效胰岛素及其制法和用途	上海生物泰生命科学研究有限公司
200610023466	一种乌苯美司片及其制备方法	上海秀新臣邦医药科技有限公司
200610154354	神经调节蛋白用于心血管疾病治疗的方法和组合物	上海泽生科技开发有限公司
200610060499	口服胰岛素复合制剂及其制备方法	深圳市隆阳生物科技有限公司
200410048309	抗 SARS 疫苗	深圳市源兴生物医药科技有限公司
200310113054	疫苗制备方法和抗肿瘤疫苗	深圳市源兴生物医药科技有限公司
200510124441	一种药物制剂及其制备方法	深圳市源兴生物医药科技有限公司
200510080238	一种重组疫苗及其用途	深圳市源兴生物医药科技有限公司
200410008799	一种抗流行性感冒特异性复合 IgY 及其制剂	深圳雅臣生物科技有限公司
200510105533	红色诺卡氏菌细胞壁骨架在制备抗人乳头瘤病毒药物的用途	沈阳胜宝康生物制药有限公司
200710011566	一种定点突变的基因工程巴曲酶及用途	沈阳守正生物技术有限公司
200610046383	一种绵羊胸腺肽的制备方法	沈阳守正生物技术有限公司
200810012756	一种具有抗肿瘤活性的药物组合物	沈阳斯佳科技发展有限公司
200610059067	一种低热原重组人白细胞介素 1 受体拮抗剂（rhIL-1ra）及其高效制备方法	四川恒星生物医药有限公司
200810103155	一种真空采血管	天津超然生物技术有限公司、汪和睦
03127936	含有干扰素的局部用液态组合物	天津华立达生物工程有限公司
200510132789	一种脑功能改善药物、其制备方法及其用途	万生联合制药有限公司
200810047988	一种利用蚯蚓肠道活性酶酶解鱼蛋白生产活性肽的方法	武汉凯丽金生物科技有限公司
200710052253	能量合剂的医药用途	武汉同源药业有限公司
200710052200	肝水解肽的医药用途	武汉同源药业有限公司
200310122254	一种治疗烧伤的喷雾剂	西安亨通光华制药有限公司
200410104428	一种治疗慢性咽炎的喷雾剂	西安亨通光华制药有限公司
200510022781	一种能使肠道损伤修复的兽药	西安亨通光华制药有限公司
200610087251	一种含有薁磺酸钠与 L-谷氨酰胺水溶性前体药物的组合物	西安利君制药有限责任公司
200810046014	一种补肾养生药制剂	西藏剑圣生物药物制品开发有限公司
200710146370	阿胶钙组合物及其制备方法	新疆华世丹药业有限公司
200610118020	抗人肿瘤坏死因子 α 的重组嵌合抗体	旭华（上海）生物研发中心有限公司
200710111162	优化的 TACI-Fc 融合蛋白	烟台荣昌生物工程有限公司
200610140160	土鳖干粉酶解物的制备及在医学中的应用	浙江医药股份有限公司新昌制药厂
200810200783	腺病毒载体禽流感重组疫苗	浙江易邦生物技术有限公司、周立桥
200710175752	重组杆状病毒及其制备方法和应用	浙江中奇生物药业股份有限公司
200610021625	可注射温敏性聚（ε-己内酯-对二氧六环酮）-聚乙二醇嵌段共聚物水凝胶	中国科学院成都有机化学有限公司
2 专利权人为国内研究所的		
200710188168	一种防治人乳头瘤病毒感染的复方疫苗组合物、复方疫苗阴道喷雾剂及其用途	北京金迪克生物技术研究所

（续表）

专利号	发明专利名称	专利权人
200410078299	突触蛋白 γ 的单克隆抗体及其应用	北京市肿瘤防治研究所
200510135257	脂质载体及其制造方法	财团法人工业技术研究院
03140956	Vero 细胞森林脑炎灭活疫苗	长春生物制品研究所
200610019168	治疗深度带痂糜烂性创伤的药物	广西亚热带作物研究所
200610112958	重组人酸性成纤维细胞生长因子温敏型凝胶剂及其制备方法	广州暨南大学医药生物技术研究开发中心
200510104312	牙鲆淋巴囊肿病的多肽疫苗的制备方法	国家海洋局第一海洋研究所
200710113867	一种具有抗菌功能的融合蛋白及其应用	国家海洋局第一海洋研究所
200610046295	一种远端关节弯曲致病基因及其检测方法和应用	辽宁省计划生育科学研究院
200610030125	聚乙二醇修饰的蛇毒纤溶酶及其制备方法	上海医药工业研究院
200610047816	一种无苦味的酪蛋白磷肽环糊精包合物及其制备方法	沈阳市万嘉生物技术研究所
200410060817	人用双价狂犬病纯化疫苗及其生产方法	武汉生物制品研究所
200510136788	一种血管紧张素 I 转换酶抑制剂及其应用	中国科学院大连化学物理研究所
200610135115	菊芋凝集素在制备治疗便秘和延缓胃肠老化药物中的应用	中国科学院大连化学物理研究所
200810058028	大蹼铃蟾非晶状体 βγ-晶状体蛋白与三叶因子蛋白复合物和基因及制法及用途	中国科学院昆明动物研究所
200710066034	一种环肽，其制备方法和其应用	中国科学院昆明植物研究所
200610030044	分裂缺陷蛋白 3 的用途	中国科学院上海生命科学研究院
200710006375	利用牙本质唾磷蛋白基因及其编码产物诊断和治疗牙本质生成不全Ⅱ型的方法	中国科学院上海生命科学研究院
200710038124	Rituximab 的 Fab 片段与 CD20 抗原表位多肽的复合物	中国科学院上海生命科学研究院
200610030148	HSP27 在制备改善缺血后心脏收缩功能方面药物的应用	中国科学院上海生命科学研究院
03145229	SARS 冠状病毒核衣壳蛋白的抗原决定簇及其应用	中国科学院上海生命科学研究院、上海生物信息技术研究中心
200510029530	VEGF I 型受体在血管外膜成纤维细胞上的表达	中国科学院上海生命科学研究院、上海市高血压研究所
200610112963	一种猫 α 干扰素及其编码基因与其应用	中国科学院微生物研究所
200710052485	高效表达 SARS 冠状病毒 S 蛋白的重组杆状病毒及构建	中国科学院武汉病毒研究所
200410043863	人工重组的 H7 亚型流感病毒和应用	中国农业科学院哈尔滨兽医研究所
200710092404	模拟 MD2 的抗菌抗炎拮抗多肽	中国人民解放军第三军医大学野战外科研究所
200710047307	抗菌肽 citropin1.18 融合蛋白	中国人民解放军海军医学研究所
200510117752	长效胸腺素 α1 的聚乙二醇化修饰物	中国人民解放军军事医学科学院毒物药物研究所
03143036	SARS 冠状病毒的 S 蛋白的抗原表位、其抗体、编码核酸以及含有它们的组合物	中国人民解放军军事医学科学院毒物药物研究所
200610092321	肝再生因子及其应用	中国人民解放军军事医学科学院放射与辐射医学研究所
200610007524	筛选蛋白质解离肽的双启动子酵母随机肽库的构建方法	中国人民解放军军事医学科学院基础医学研究所
200710063598	一种溶栓药物增效剂及其制备方法	中国人民解放军军事医学科学院基础医学研究所
200610089097	抗肿瘤血管内皮生长因子 VEGF-E 抗原及其编码基因与应用	中国人民解放军军事医学科学院基础医学研究所
200610007522	一种重组葡激酶衍生体及其制备方法	中国人民解放军军事医学科学院基础医学研究所
200610017179	人禽流感特异系列靶向药物及其制备方法	中国人民解放军军事医学科学院军事兽医研究所
200410088862	一种具有抗肿瘤作用的融合蛋白及其编码基因与应用	中国人民解放军军事医学科学院生物工程研究所
200710062898	炭疽杆菌 γ 噬菌体裂解酶抗原表位及其突变体与应用	中国人民解放军军事医学科学院生物工程研究所
200710117770	一种基于肿瘤内皮细胞标志物 8 的人源抗体样分子 TEM8-Fc 及其在肿瘤治疗中的应用	中国人民解放军军事医学科学院生物工程研究所
200610113175	一种抗尿激酶型纤溶酶激活剂受体的抗体样分子 ATF-Fc 融合蛋白及其用途	中国人民解放军军事医学科学院生物工程研究所
200710118652	一种芋螺毒素 SO3 的纳米粒组合物及其制备方法和应用	中国人民解放军军事医学科学院生物工程研究所
200710063902	抗人转铁蛋白受体人源抗体及其应用	中国人民解放军军事医学科学院生物工程研究所
200810110911	葡萄球菌肠毒素 A 基因的新用途	中国人民解放军军事医学科学院生物工程研究所
200710099448	一种在酵母中高效表达 sTNFR/Fc 融合蛋白的方法及其应用	中国人民解放军军事医学科学院生物工程研究所
200710099447	人乙酰肝素酶的小分子多肽抑制剂	中国人民解放军军事医学科学院生物工程研究所
200610007909	一种重组流感病毒及其制备方法与应用	中国人民解放军军事医学科学院微生物流行病研究所

（续表）

专利号	发明专利名称	专利权人
200710064228	一种抑制志贺毒素的短肽及其用途	中国人民解放军军事医学科学院微生物流行病研究所
200610014348	灰树花抗病毒蛋白质、提取方法及用途	中国人民解放军军事医学科学院卫生学环境医学研究所
200710103722	对肿瘤细胞具有抑制作用的融合蛋白及其编码基因与应用	中国人民解放军军事医学科学院野战输血研究所
200710064927	凝集素的新用途	中国人民解放军军事医学科学院野战输血研究所
200710019354	一株无毒2型猪链球菌及其制备方法、应用	中国人民解放军南京军区军事医学研究所
200710089025	一个系列的非病毒载体及包含其的药物组合物	中国医学科学院基础医学研究所
200510098285	重组人白细胞介素-15在制备用于抗肿瘤转移和预防肿瘤复发的药物中的应用以及一种抗肿瘤转移和预防肿瘤复发的药物	中国医学科学院基础医学研究所
200410080003	用于治疗获得性免疫缺陷综合征的重组靶向融合蛋白	中国医学科学院基础医学研究所、中国医学科学院输血研究所、中国医学科学院实验动物研究所
200810052231	双功能聚合物纳米胶束及制备方法及在制备治疗血管再狭窄药物中的应用	中国医学科学院生物医学工程研究所
200610010684	一种人用腮腺炎病毒组份疫苗及其制备方法和应用	中国医学科学院医学生物学研究所
200610048814	重组噬菌体流感疫苗	中国医学科学院医学生物学研究所
200710065708	一种轮状病毒灭活疫苗的制备方法	中国医学科学院医学生物学研究所
200810233583	一种EV-71病毒毒种、人用灭活疫苗及其制备方法	中国医学科学院医学生物学研究所
200710107087	抗HER2单链抗体-力达霉素强化融合蛋白HER2(Fv-LDM)	中国医学科学院医药生物技术研究所
200610141075	一组尿苷肽类抗生素和其药学上可接受的盐、及其制备方法和用途	中国医学科学院医药生物技术研究所
200610150800	一种抗单核细胞性白血病的抗体导向药物	中国医学科学院医药生物技术研究所
3 专利权人为国内大学的		
200810050685	一种GHGKHKNK八肽的制备工艺及制药用途	北华大学
200610088962	一种用于胃癌治疗的药物及其制备方法	北京大学
200610076277	FK基因及其编码蛋白和应用	北京大学
200610075778	一种结核杆菌疫苗套药	北京大学
200610001742	一种SARS疫苗及其制备方法	北京大学
200710100030	全碱性氨基酸寡肽及其铜络合物、其合成方法、自组装及应用	北京大学
200610087259	具有抗血栓活性的多肽序列、其制备方法及应用	北京大学
200610076278	一种与乳腺癌有关的p60基因,其编码的蛋白及应用	北京大学
200710062769	一种多肽药物插层水滑石及其制备方法	北京化工大学
200710177979	超氧化物歧化酶微胶囊的制备方法	北京联合大学生物化学工程学院
200810011478	一种单修饰的聚乙二醇-胰岛素复合物及其制备方法	大连民族学院
200710047275	多肽蛋白类药物舌下速溶纳米药膜及其三维打印制备方法	东华大学
200610041554	戊型肝炎口服疫苗及其制备方法	东南大学
200810021962	载药隐形眼镜及其制备方法	东南大学
200710024412	甲型肝炎-乙型肝炎-戊型肝炎联合疫苗	东南大学
200510019172	人重组磷脂酶D2及其制备方法和在药物制备中的应用	福建医科大学
200610030258	BRSK2在制备抗糖尿病药物中的应用	复旦大学
200610023500	一种凝集素修饰的经鼻入脑的药物传递系统	复旦大学
200610028503	转铁蛋白-聚乙二醇-药物分子复合物及其制备药物的用途	复旦大学
200610147255	一种能增强动物抗体应答的多肽片段及其应用	复旦大学
200710036591	人RTN4B蛋白在制备创伤愈合药物中的应用	复旦大学
200510023960	一种双功能融合蛋白	复旦大学
200610030743	类固醇激素合成急性调节蛋白在制备防治脂肪肝药物中的用途	复旦大学
200810028921	一种疏水性环糊精包合物及其制备方法和应用	广东药学院
200810026878	丙肝病毒特异性核酶M1GS-hcv/c76的构建方法和应用	广东药学院
200610124270	pH依赖型复合骨肽制剂及其制备方法和用途	广东医学院
200680015259	萃取自石斛的多糖在制备用于治疗哺乳动物自体免疫葡萄膜炎的药物中的用途	国立阳明大学
200710139268	具有抗血小板聚集和纤溶活性的双功能葡激酶突变体、应用及其制备方法	河北师范大学

（续表）

专利号	发明专利名称	专利权人
200810121935	PolyLyse-HSP70 融合蛋白膜修饰的肠癌细胞瘤苗及其制备方法	黄常新、杭州师范大学
200710300318	艾塞那肽短肽模拟肽及其在制备糖尿病治疗药物中的应用	吉林大学
200610017209	胸腺五肽活性异构体及其在药物制备中的应用	吉林大学
200710027715	对趋化因子受体 CXCR4 具有表型敲除效应的重组蛋白及其构建方法	暨南大学
200810027992	一种具有抗肿瘤活性的环五肽	暨南大学
200710029281	重组 PAC1 受体激动剂 RMMAX 及其表达方法与应用	暨南大学
200610104541	组合化学修饰的内吗啡肽-1 及其制备方法	兰州大学
200810012535	一种具有抗菌及促伤口愈合功能的融合多肽	辽宁大学
200810228955	一种产生纳豆激酶的枯草芽孢杆菌纳豆亚种及其应用	辽宁大学
200610047596	重组日本七鳃鳗口腔腺分泌具抗炎功效 L-251 蛋白	辽宁师范大学
200710028414	转 HGF 基因骨髓基质干细胞在制备骨修复材料中的应用	南方医科大学
200810029547	一种治疗肿瘤的注射液及其制备方法	南方医科大学
200680018075	一种生物大分子与生物还原剂的结合物及其制备方法	南京大学
200710058410	一株 α-淀粉酶抑制剂生产菌及 α-淀粉酶抑制剂的制备方法与应用	南开大学
200510045515	纳米级材料制备装置及纳米抗氧化活性多肽药物的制备方法	青岛大学
200610165451	一种与 TNF-α 表达相关的蛋白及其编码基因	清华大学
200710062628	具有含氮杂环修饰的多肽类化合物及其应用	清华大学
200710179775	一种抗肝癌的 DNA 疫苗	清华大学深圳研究生院
200810112765	人宫颈癌的一种治疗性疫苗	清华大学深圳研究生院
200610169706	具有抑制 PTTG 表达作用的融合蛋白及其编码基因与应用	清华大学深圳研究生院
200410093374	用于多型人乳头瘤病毒感染防治的多肽和疫苗	三峡大学
200610043873	一种内皮抑素结合物及其制备方法	山东大学
200810015685	一种前脂肪细胞异种疫苗及其制备方法和用途	山东大学
200810014363	一种含未复性重组蛋白的生物制剂及其制备方法与应用	山东大学
200910013683	一种新型 PRRS 病毒受体及该受体的阻断抑制剂	山东农业大学
200810100199	一种特异抑制肿瘤细胞和肿瘤新生血管的多肽 ERC(N5)	山西医科大学
200810033063	中药杏仁的新用途	上海大学
200510118381	用于口服给药的蛋白多肽类复合物纳米粒及其制法	沈阳药科大学
200710063667	正十三烷基和 RGD 肽构建的缀合物、它们的合成及在医学中的应用	首都医科大学
200510105291	咪唑啉修饰的氨基酸，其合成方法及在多肽标记中的应用	首都医科大学
200610144241	江浙腹蛇蛇毒双链肽、其制备方法及应用	首都医科大学
200710063669	正十五烷基和 RGD 肽构建的缀合物、它们的合成及在医学中的应用	首都医科大学
200710063673	正庚烷基和 RGD 肽构建的缀合物、其合成方法和应用	首都医科大学
200710063674	正十一烷基和 RGD 肽构建的缀合物、它们的合成及在医学中的应用	首都医科大学
200610144237	具有舒血管和溶血栓活性的寡肽-铜配合物及其制备方法和应用	首都医科大学
200710063675	正十七烷基和 RGD 肽构建的缀合物、其制备方法及应用	首都医科大学
200610144235	具有溶血栓活性的多肽、其制备方法及应用	首都医科大学
200810304764	bFGF 修饰的脂质体与靶向人 VEGF 基因的 shRNA 表达载体的复合物及其制备	四川大学
200710049048	两亲型短肽及其用途	四川大学
200810300486	碱性成纤维细胞生长因子脂质体疫苗及其制备方法和用途	四川大学
200710049780	PNAS-4 基因在制备抗肿瘤及抗肿瘤辅助药物中的用途	四川大学
200510038735	抗人 CD40 突变体分子单克隆抗体及其应用	苏州大学
200610019363	一种表达重组对虾肽 Pen24 的基因工程菌株及应用	武汉大学
200610125183	一种表达重组对虾蛋白 Pen9 的酵母工程菌及制备方法和应用	武汉大学
200710051966	一种海南斑等蝎抗菌肽及制备方法和应用	武汉大学
200810047915	一种抗病毒的多肽及用途	武汉大学
200710052156	人白细胞介素 24 增强抗结核的作用	武汉大学
200810197125	一种真菌泛素交联酶活性的多肽、其编码序列及制备方法和应用	武汉大学
200810047553	一种靶向抗神经胶质瘤蛋白及制备方法和用途	武汉大学
200710307724	一种溶栓/抑制血小板凝集双功能分子及其用途	西北农林科技大学
200710009686	新生牛牛脑活性肽与制备方法和在制备抗癌药物的应用	厦门大学

（续表）

专利号	发明专利名称	专利权人
200810071174	一种抗多种亚型禽流感病毒的多肽疫苗及其制备方法	厦门大学
200480039355	含有 SARS-CoV 病毒核苷酸序列的基因修饰的植物和使用它进行免疫抗 SARS 的方法	香港大学
200610099521	从中药玉竹中分离的蛋白质及其用途	香港中文大学
200810059353	从木鳖子中提取免疫佐剂成分的方法	浙江大学
200710066904	海洋双 RNA 病毒 MABV 重组蛋白的制备方法与应用	浙江大学
200810120145	蝶蛹金小蜂抗菌蛋白 Pp-AP3 及其编码的核酸序列	浙江大学
200810120143	蝶蛹金小蜂抗菌蛋白 Pp-AP5 及其编码的核酸序列	浙江大学
200710164632	含纳豆菌及纳豆激酶的冻干粉的制备方法	浙江大学宁波理工学院
200610052729	硫酸化丝素蛋白的制备方法及其在抗凝血药物上的应用	浙江中医药大学
200910066130	靶向性溶肿瘤腺病毒载体 Ad-TD-gene 的构建方法及应用	郑州大学
200610137920	具有 α 干扰素活性的融合蛋白及其编码基因与应用	中国科学技术大学
200410084397	人细胞表面膜分子及用途	中国人民解放军第二军医大学
200810125034	激发人体抗结核杆菌的保护性免疫反应的抗原表位及其用途	中国人民解放军第二军医大学
200710037962	一种乙型肝炎治疗性细胞毒性 T 细胞表位疫苗及其制备方法	中国人民解放军第二军医大学
200510025839	一种用于制备抗白内障产品的组合物	中国人民解放军第二军医大学
200510030532	一种新的 hPEBP4 蛋白来源的 HLA-A2 限制性表位多肽及其应用	中国人民解放军第二军医大学
200510030529	一种新的候选癌基因 hRabJ 来源的 HLA-A2 限制性表位多肽及其应用	中国人民解放军第二军医大学
200410053313	癌胚抗原阳性肿瘤治疗性疫苗的制备及应用	中国人民解放军第二军医大学
200610054468	幽门螺杆菌抗原重组疫苗	中国人民解放军第三军医大学
200810069320	一种重组减毒鼠伤寒沙门氏菌载体疫苗及制备方法	中国人民解放军第三军医大学
200610054358	幽门螺杆菌 AhpC-NapA 融合基因工程多价亚单位疫苗及其制备方法	中国人民解放军第三军医大学
200610104728	一种 Myostatin 特异性抗体的治疗性疫苗及其制备方法	中国人民解放军第四军医大学
200610104729	CCR5 自体多肽疫苗及其制备方法	中国人民解放军第四军医大学
200710021282	重组鲨肝刺激物质类似物用于治疗慢性肝脏疾病的用途	中国药科大学
200610022457	溶栓和抗凝双重功效融合蛋白、制备方法及其应用	中国药科大学
200710133868	HSP65 重组蛋白质的制备及用途	中国药科大学
200710198460	具有抗炎作用的五加苷或其苷元的用途	中南大学
200610034164	负载药物的可生物降解磁性纳米胶囊及其制备方法	中山大学
200610035310	中国文昌鱼肽聚糖识别蛋白 B. b. PGRP 及其制备方法和应用	中山大学
200710031417	溶藻弧菌 OmpA 作为动物免疫调节剂的应用	中山大学
200810218732	一种多肽及其在制备抗心衰和炎性反应药物中的应用	中山大学
200810069758	白唇竹叶青蛇毒降纤酶的制备方法	重庆师范大学
4 专利权人为国内医院		
200710009941	一种用于肿瘤局部消融治疗的双重缓释生物制剂	福建医科大学附属协和医院
200710301303	一种人中期因子蛋白封闭肽在制备抗肿瘤药物中的应用	湖州市中心医院
200610019290	一种血管紧张素 II 受体 1 型人免疫源性肽段的应用	华中科技大学同济医学院附属协和医院
200680035405	骨形态发生蛋白 2 活性肽及制备方法和应用	华中科技大学同济医学院附属协和医院
200910016073	中国人群 HLA 特异人巨细胞病毒多表位腺病毒核酸疫苗	山东大学齐鲁医院
200710107893	一种高活性的人肝再生增强因子及其用途	中国人民解放军第二军医大学东方肝胆外科医院
200710093130	抗绿脓杆菌 Fab′片段	中国人民解放军第三军医大学第一附属医院
200710078120	一种改建的抗菌肽及其制备方法和应用	中国人民解放军第三军医大学第一附属医院
200710029111	治疗性 HBV DNA 疫苗、制备方法及应用	中国人民解放军第四五八医院
5 专利权人为国内其他类型		
200810044723	乙酰水杨酸肽及其制备方法	四川省农业科学院实验场
200810105390	一种猪繁殖与呼吸综合征病毒弱毒株及免疫原性物质和疫苗	中国动物疫病预防控制中心
200710065083	白喉毒素与 GM-CSF 突变体的融合蛋白及其编码基因与应用	中国疾病预防控制中心病毒病预防控制所
200710065084	白喉毒素与 GM-CSF 的融合蛋白及其编码基因与应用	中国疾病预防控制中心病毒病预防控制所
200310100029	流感病毒哺乳动物细胞高产毒株、其重组毒株及其制备方法和应用	中国疾病预防控制中心病毒病预防控制所
200810102120	一种肾综合征出血热粘膜免疫疫苗及其制备方法	中国疾病预防控制中心病毒病预防控制所
200710111098	人源中和性抗禽流感病毒 H5N1 基因工程抗体	中国疾病预防控制中心病毒病预防控制所
200710175269	乳酸乳球菌食品级分泌表达载体及其制备方法和应用	中国疾病预防控制中心传染病预防控制所

（续表）

专利号	发明专利名称	专利权人
200710002734	血清胸腺因子在制备抗肿瘤药物、肿瘤物理及化学治疗药物的保护药物方面的用途	中国生化制药工业协会
200410000907	破伤风毒素重组抗原制备方法及其应用	中国药品生物制品检定所
6　专利权人为国内多个		
200610167769	一种治疗用A型肉毒毒素冻干粉针剂新型冻干保护剂配方	北京民海生物科技有限公司、中国人民解放军军事医学科学院微生物流行病研究所
200610089292	白介素2作为制备治疗鼻炎药物的应用	北京四环生物制药有限公司、中国药科大学
200510119741	南瓜蛋白在制药中的应用	福建医科大学、中国科学院福建物质结构研究所
200610050483	用于杀伤肿瘤细胞的靶向性抗体复合物及其制备方法	杭州埃夫朗生化制品有限公司、复旦大学
200810030154	一种含有重组人角质细胞生长因子-2滴眼液及其制备方法	温州医学院、广东暨大基因药物工程研究中心有限公司、吉林农大生物反应器工程有限公司
200610000710	结核分枝杆菌融合蛋白及其应用	中国人民解放军第三〇九医院、西安春晖药业股份有限公司
200810104252	一种分泌肿瘤坏死因子受体诱导型抗体的细胞株LaDR5	中国人民解放军军事医学科学院基础医学研究所、北京天广实生物技术有限公司
200710100021	多型别HCV-E1表位复合免疫原及其编码基因与应用	中国人民解放军军事医学科学院基础医学研究所、河北大安制药有限公司
200710064183	一种肿瘤相关蛋白及其编码基因与应用	中国医学科学院肿瘤研究所、北京大学
7　专利权人为国内个人的（略）		
8　专利权人为国外		
03818470	免疫刺激组合物及刺激免疫反应的方法	3M创新有限公司
200610092803	生长因子的治疗用途和特别用于内膜增生治疗的输送装置	ARK治疗学有限公司
200480041300	用于胰岛素治疗的药用组合物及方法	CPEX药品公司
03824559	作为抗恶性疟的潜在疫苗的重组MVA株	GSF-环境与健康研究中心有限公司
01821715	联合应用酶抑制剂及其药学组合物在制备治疗和预防动脉硬化、预防和治疗根据杰尔-库姆	IMTM股份有限公司
200580019909	寡聚肽及其治疗HIV感染的用途	IPF医药有限公司
200380108789	通过补体受体2定向的补体调节剂	MUSC研究发展基金会、科罗拉多大学董事会
200510092438	用于治疗或预防尼古丁成瘾的半抗原-载体偶联物	NABI生物制药公司
200580012351	包含磷酸钙纳米颗粒核心，生物分子和胆汁酸的颗粒，其生产方法，其治疗用途	NOD药物公司
01814944	抗流感病毒疫苗及所述病毒疫苗的制备方法	NPO佩特洛瓦克斯制药有限责任公司
200410032594	把物质释放至皮肤的方法及其中所用到的组合物	Z·曼索尔
01820783	新型变态反应原突变体	阿尔克-阿贝洛有限公司
200380107865	过敏原剂型	阿尔克-阿贝洛有限公司
200480005366	具有糖基质的剂型	阿尔克-阿贝洛有限公司
200480021892	佐剂疫苗的评价	阿尔克-阿贝洛有限公司
200480032249	肉毒毒素治疗神经和神经精神障碍	阿勒根公司
200380102799	用于口服给药的肉毒毒素制剂	阿勒根公司
01814079	一种治疗运动失调的方法	阿勒根公司
200480016991	装在药物容器中的稳定的液体蛋白质制剂	阿雷斯贸易股份有限公司
200480018875	不含人血清白蛋白的稳定化干扰素液体制剂	阿雷斯贸易股份有限公司
200580025660	稳定蛋白质的方法	阿雷斯贸易股份有限公司
200480023963	癌症疾病改善抗体	阿里乌斯研究公司
200480019277	用于预防或治疗Th1型免疫疾病的药物组合物	阿斯比奥制药株式会社
02816094	用于将蛋白定向到胞外体的方法和化合物	埃克索泰拉有限公司
200710003904	P-选择素糖蛋白配体1的调节剂	艾比吉诺米克斯合作公司
200480008533	多肽及包含多肽的药物组合物	艾恩伍德医药品股份有限公司
02830200	绵羊副痘病毒的重组蛋白和由其制备的药物组合物	艾库里斯有限及两合公司
01814445	稳定的白介素2	艾库里斯有限及两合公司
03805816	识别β-淀粉样肽的人源化抗体	艾兰制药国际有限公司、惠氏公司

（续表）

专利号	发明专利名称	专利权人
200580041640	含有 VEGF 抑制剂与 5FU 或其中一种衍生物的抗肿瘤组合物	艾文蒂斯药品公司
02824877	血管生成素-2 的特异结合剂	安姆根有限公司
02824651	人血管生成素-2 的特异结合剂	安姆根有限公司
200380101543	作为选择性 IFN-γ 途径抑制剂的人抗 IFN-γ 中和性抗体	安姆根有限公司、米德列斯公司
200480039487	组织再生的方法	奥古斯蒂努斯·巴德
02821478	降低流体中草酸(盐)浓度的材料和方法	奥克斯赛拉公司
200480020891	制备 α-1-抗胰蛋白酶溶液的方法	奥克塔法马股份有限公司
200480010099	包含蛋白质和(或)多肽以及胶体颗粒的药物组合物	奥珀百思控股公司
200480040223	眼病的治疗	奥西奥公司
200410007882	HIV-1 O 组(或亚组)逆转录病毒抗原的核苷酸序列	巴斯德研究所
02818386	结合蛋白磷酸酶 2A 的合成的或者天然的肽,其鉴定方法以及用途	巴斯德研究所、国家农艺研究院、科学研究高级委员会、国家科研中心
03814471	一种麻疹病毒的批准的疫苗株的感染性 cDNA 及其用作免疫原性组合物的用途	巴斯德研究院、国立科学研究中心
200510091517	稳定的液体干扰素制剂	拜奥根 IDEC 马萨诸塞公司
200580041080	治疗胰腺功能不全的包含脂酶、蛋白酶和淀粉酶的组合物	胞囊纤维化基础治疗公司
03822180	诊断和治疗先兆子痫或子痫的方法	贝丝以色列女执事医疗中心
02807753	神经胚活素的多聚体偶联物及其应用方法	比奥根艾迪克 MA 公司
200480013836	NOGO 受体结合蛋白	比奥根艾迪克 MA 公司
02828706	含可变肽表位的免疫原制剂及其制备方法	变异生物技术公司
200480022234	产生嵌合腺病毒的方法及这种嵌合腺病毒的用途	宾夕法尼亚州立大学托管会
02829776	具有抗菌活性的模板固定的肽模拟物	波利弗尔有限公司、苏黎世大学
01819206	活疫苗及生产方法	波利门科学生物免疫研究有限公司
200380103208	用于免疫球蛋白 Fab 片段选择性和定量官能化的方法、由其获得的缀合化合物及其组合物	伯拉考成像股份公司
200380109934	用于蛋白质生产的哺乳动物细胞培养方法	布里斯托尔-迈尔斯斯奎布公司
03820334	人的抗人白细胞介素-6 抗体以及所述抗体的片段	财团法人化学及血清疗法研究所
200580013595	在大肠杆菌中制备猪丹毒杆菌表面保护性抗原变体的方法	财团法人化学及血清疗法研究所
200510022830	用于药物滥用治疗的半抗原载体轭合物及其制备方法	茨诺瓦研究有限公司
01816215	癌症治疗药	大日本住友制药株式会社
03825264	体内抑制病毒复制的方法	德西涅 RX 制药公司
200480020327	从线虫提取的抗凝蛋白(NAP)的制备方法	登德雷恩股份有限公司
200580030424	通过以圆形和螺旋形轨迹精确移动定时激光脉冲来加工孔的方法	电子科学工业公司
03809336	抗菌性多肽及其应用	东亚合成株式会社
200480021511	具有与钛、银、硅结合能力的肽	独立行政法人科学技术振兴机构
200480026658	共有/祖先免疫原	杜克大学、阿拉巴马州立大学伯明翰研究基金会、加利福尼亚大学董事会
01822927	MEMAPSIN2 的抑制剂及其用法	俄克拉荷马医学研究基金会、伊利诺伊大学董事会
03824791	同工型杂质水平较低的生长激素及其拮抗剂的制备方法	法玛西亚公司
200480021218	固体剂型药物组合物及其制造方法	凡林有限公司
01822599	肽和(或)蛋白质及其用于制备治疗性和(或)预防性药物组合物的用途	菲布雷克斯医疗研究及开发有限责任公司
200480024977	RA 抗原肽	弗·哈夫曼-拉罗切有限公司
200580034655	固相肽合成	弗·哈夫曼-拉罗切有限公司
02824401	细胞毒蛋白及该细胞毒蛋白的利用	傅立叶株式会社
200480031420	一种新的真菌蛋白及其编码核酸	富诺齐梅生物技术股份有限公司
02811102	单核细胞特异性微粒运送载体	格林维尔医院系统公司
200410003915	含有 JERYL-LYNN 病毒株的抗流行性腮腺炎疫苗	葛兰素史密斯克莱生物公司
02814815	HEPCIDIN 作为制备铁稳态调节剂的用途	国家健康与医学研究院
200480042803	一种新钾通道调节肽	国家生命科学中心
03808875	组蛋白脱乙酰酶抑制剂	国立大学法人九州工业大学
200380103154	疟疾疫苗	国立血清研究院

（续表）

专利号	发明专利名称	专利权人
200480001770	利用免疫球蛋白片段的蛋白质复合物及其制备方法	韩美药品工业株式会社
03822307	尿素酶用于抑制癌症细胞生长的用途	赫利克斯生物药品公司
01808430	螯合淀粉样蛋白β肽的人源化抗体	华盛顿大学、伊莱利利公司
200510051105	具有全新空间构象且功效增强的重组干扰素、其制备方法及应用	辉阳科技美国公司、四川省生物工程研究中心
00813773	从cDNA拯救腮腺炎病毒	惠氏
200580008040	传染性囊病病毒抗原分离株和疫苗	惠氏公司
200480037725	产生储存稳定病毒及其免疫原性组合物的方法	惠氏公司
03809166	酶活性减少的非典型流感嗜血杆菌的P4蛋白突变体	惠氏控股有限公司、密苏里州立大学校董
200710197140	抗-血管内皮生长因子的抗体	基因技术股份有限公司
200480018521	SARS-冠状病毒病毒样颗粒以及应用方法	技术持有有限公司
200480009195	口服胰岛素组合物及其制备方法和使用方法	技术发展有限公司
200510103876	用于改善动脉粥样硬化的口服给药的肽	加利福尼亚大学董事会
01820764	从热休克蛋白衍生的免疫调节肽及其使用	加利福尼亚大学董事会、A·马丁尼
200380106367	口服给药的肽协同抑制素活性	加利福尼亚大学董事会、UAB研究基金会
200380107565	源自植物材料的ACE抑制肽	加拿大农业及农业食品部
200380102707	IL-17产生的抑制	健泰科生物技术公司
200480004540	凝集素途径特异性补体抑制剂在制备用于预防或抑制组织损伤的药物中的用途	健泰科生物技术公司
01806496	新的STRA6多肽	杰南技术公司
00805979	用于心脏病的抗人线粒体腺苷酸激酶同工酶抗体，诊断制剂和诊断试剂盒	金晓骏
200510113878	神经毒素疗法在泌尿系及相关疾病治疗中的应用	科罗拉多大学董事会
200580008200	芳香族阳离子肽在制备用于减轻氧化性损伤药物中的应用	科内尔研究基金会
200480041259	使用鞭毛蛋白防止辐射的方法	克里夫兰临床基金会
200580007431	促进诱导血管分化的含肝细胞生长因子的制剂	克霖固鲁制药股份有限公司
03816659	带有几丁聚糖佐剂和（或）脑膜炎抗原的粘膜疫苗	莱顿大学、启龙有限公司
200480008526	衍生自LL-37的毒素的肽抑制剂	莱顿教学医院
200580018506	通过施用神经生长因子拮抗剂治疗骨癌痛的方法	里纳特神经系统学公司、明尼苏达大学董事会
200480038901	包含活性成分和磺基甜菜碱的药物组合物	力奇制药公司
200480003209	CATHELICIDIN LL-37及其衍生物在伤口愈合中的用途	利波佩普泰德公司
03824914	作为免疫调节物的全细菌细胞	伦敦大学
95195675	体重调控物，相应的核酸和蛋白质，及其诊断和治疗应用	洛克菲勒大学
200380109612	稳定的免疫原性HBc嵌合体颗粒	洛伦蒂斯有限公司
200480018519	能选择性杀伤癌细胞的RasGAP衍生肽	洛桑大学
200380101647	新型抗肿瘤化合物	马尔药品公司
200480010664	效能提高的结核病疫苗	马普科技促进协会
98810652	新猪环病毒、疫苗及诊断试剂	梅瑞尔公司、贝尔法斯特皇后大学、萨斯喀彻温大学
200580024190	FeLV疫苗的无针施用	梅瑞尔有限公司
200480011005	制备流感疫苗组合物的方法	米迪缪尼有限公司
03813135	喷雾干燥保存生物活性材料	米迪缪尼有限公司
200580029707	抗微生物胶接组合物	密克罗伴产品公司
02817443	类K121抗体在制备用于治疗κ类型多发性骨髓瘤的药物中的应用	免疫系统治疗有限公司
03808914	重组副流感病毒表达系统以及包含源自间质肺病毒的异种抗原的疫苗	免疫医疗疫苗公司、维洛诺瓦蒂夫公司
200580027998	阿米巴病亚单位疫苗	明尼苏达大学评议会
02819554	治疗利什曼原虫感染的DNA表达构建体	莫洛根股份公司
200480015311	具有降低的过敏原性和保留的T-细胞反应性的Phl p 5a衍生物	默克专利股份公司
200580004883	抗-EGFR抗体的高浓缩液体制剂	默克专利有限公司
200480033235	HPV58L1在酵母中的最优化表达	默沙东公司
200480013905	荧光标记的配体	诺丁汉大学
200480011224	氧化硅涂层玻璃作为容器内壁材料的用途及以该材料作内壁的容器	诺和诺德医疗保健公司
03817373	因子Ⅶ多肽的稳定化固体组合物	诺和诺德医疗保健公司
200480006044	稳定的含组织因子通路抑制剂或组织因子通路抑制剂变体的液体组合物	诺华疫苗和诊断公司

（续表）

专利号	发明专利名称	专利权人
200480015266	基于含吸附类毒素和含多糖抗原微粒体的免疫原性组合物	诺华疫苗和诊断公司
200480008275	抗多种脑膜炎球菌血清组的可注射性疫苗	诺华疫苗和诊断有限公司
200480004138	节杆菌来源的 hsp60	诺瓦提斯公司
200480017884	包含促生长素抑制素类似物的胃肠外药物组合物	诺瓦提斯公司
200480017406	包含微粉化形式的传送剂的口服给药药物组合物	诺瓦提斯公司
01803952	重组人白细胞介素-1β 抗体	诺瓦提斯公司
02824928	制备棘白菌素衍生物的方法	诺韦克塞尔公司
00810183	链阳性菌素衍生物、其制备方法及其组合物	诺维赛尔公司
200580006100	真菌细胞壁降解酶	诺维信公司
03110364	生长激素和血清白蛋白重组融合蛋白	诺维信生物制药英国有限公司
03807641	与白蛋白融合的抗-血管生成肽	诺维信生物制药英国有限公司
03823008	制备酰化肽的方法	诺沃娜第克公司
200380106344	结合细胞缔合的 CA125/0772P 的抗体及其使用方法	欧洲凯尔特公司
200480031336	泪脂质运载蛋白的突变蛋白	皮里斯股份公司
200480037850	合成编码文库的方法	普雷西斯药品公司
200380105896	广泛防御高毒性脑膜炎球菌谱系的多肽-疫苗	启龙有限公司
200510113395	奈瑟球菌抗原	启龙有限公司
200480003280	粘膜脑膜炎球菌疫苗	启龙有限公司、莱顿大学
200480026210	用于治疗和(或)预防 COX-2 介导的疾病的乳品成分和乳制品	雀巢技术公司
01807437	维持或改善粘蛋白合成的方法	雀巢制品公司
200510009118	分枝杆菌抗原 MPB64 用于制备局部检测活动期结核的产品的用途	日本 BCG 制造株式会社、中村玲子
200480005915	用肉毒杆菌毒素治疗鼻窦炎相关的慢性面部疼痛及头痛	肉毒素研究同仁股份有限公司
00809813	因子Ⅶa 抑制剂	萨诺费-阿文蒂斯德国有限公司
200480008178	抗体疫苗缀合物及其用途	塞尔德克斯医疗公司
200610156671	分子抗原阵列	赛托斯生物技术公司、诺瓦提斯药物公司
200580011060	针对破骨细胞相关蛋白质的抗体	三共株式会社
01816938	抗双整联蛋白抗体、组合物、方法和用途	森托科尔公司
01816960	抗 TNF 抗体、组合物、方法和用途	森托科尔公司
200480035434	模仿人 EPO 的铰链核心模仿体、组合物、方法和用途	森托科尔公司
200610090082	抗人类 B 淋巴细胞限制分化抗原的嵌合及放射标记抗体	生物基因 IDEC 公司
00818170	重组 α-L-艾杜糖苷酶,其生产和纯化的方法以及治疗其缺陷导致的疾病的方法	生物马林药物股份有限公司、加州大学洛杉矶分校港口研究和教育院
01807712	用于治疗癌症的修饰细胞因子	圣拉斐尔德尔蒙特塔博基金中心
200480031109	用 GABA 类似物的前药治疗或预防多动腿综合征	什诺波特有限公司
01816998	用于疫苗中的 HBV 抗原的纯化	史密丝克莱恩比彻姆生物有限公司
200380109915	预防和治疗不良眼部病症的眼用制剂	视可舒研究公司
200610095843	甘露聚糖-结合型凝集素(MBL)在免疫受损个体的治疗中的新意义	斯蒂芬·蒂尔、詹斯·C·詹斯尼厄斯
200480007052	存活蛋白衍生肽及其用途	苏瓦克有限公司
03809426	使用细胞脱唾液酸决定簇和糖缀合物将细胞靶向组织和器官的方法和组合物	退伍军人事务研发服务部
200380107284	糖尿病的治疗	瓦拉塔药品公司
200480002408	用于预防或治疗病毒感染的组合物和方法	威斯特研究所
02154290	具有血栓溶解、抗炎和细胞保护性能的药物组合物	未来科技管理公司
200480026800	丝氨酸蛋白酶抑制剂、特别是 HCV NS3-NS4A 蛋白酶抑制剂	沃泰克斯药物股份有限公司
02814378	包含功能性缺失的基因组的冠状病毒样颗粒	乌得勒支大学、科学技术基金会
200610093268	控释组合物及其制备方法	武田药品工业株式会社
03814913	缓释组合物的制备方法	武田药品工业株式会社
200480008309	巴氏染色方法	西泰克公司
02815007	抗原呈递细胞、其制备方法及其用于癌症疫苗的用途	希格马托制药工业公司
03816862	使用衍生自 AP205 外壳蛋白的病毒样颗粒的分子抗原阵列	希托斯生物技术股份公司
200480007528	从软骨鱼类分离的蛋白多糖及其制造方法	细川密克朗集团
200580034850	稳定的聚乙二醇化干扰素制剂	先灵公司
200480006215	IgA1 沉积疾病的治疗	新英格兰医学中心医院有限公司

（续表）

专利号	发明专利名称	专利权人
200480031859	含有G-CSF的成纤维细胞动员剂及创伤治疗剂	学校法人庆应义塾、中外制药株式会社
200510079556	肿瘤坏死因子拮抗剂及其在子宫内膜异位症上的应用	雪兰诺实验室有限公司
200380109162	用于治疗分枝杆菌感染的组合物	血清疫苗研究生产中心芬雷学院
200580035597	GLP-1类似物融合蛋白质制剂	伊莱利利公司
200480015953	GLP-1类似物融合蛋白质	伊莱利利公司
200380101255	用于调变免疫反应的模块化抗原转运蛋白分子（MAT分子）和相关的构建体、方法和用途	伊姆维申股份有限公司
03819947	人心力衰竭中的血浆尿压素	因沃耐斯瑞士医学有限公司
200410082654	增强的病毒介导的DNA转移	印第安纳大学研究及科技有限公司、西北大学
200580030650	嵌合G蛋白基狂犬疫苗	印度科学工业研究所、尤尼钱姆实验室有限公司、印度兽医研究院
200480013643	CD20结合分子	应用分子进化公司
200480012219	无乳链球菌抗原Ⅰ和Ⅱ	英特塞尔股份公司
200480019878	HCV疫苗	英特塞尔股份公司
200580022814	优化的Fc变体	赞科股份有限公司
200510138188	神经营养生长因子	詹森药业有限公司
200610092376	长期稳定的制剂	中外制药株式会社
03825507	与人胰腺癌相关的基因和多肽	肿瘤疗法科学股份有限公司
200710180206	KDR肽和包括该肽的疫苗	肿瘤疗法科学股份有限公司
200480015956	不包含血清白蛋白的人红细胞生成素的稳定水溶液	株式会社LG生命科学
200480005847	二聚体化肽	株式会社国际癌症免疫研究所、中外制药株式会社、大日本住友制药株式会社
200480006122	以单分子作用的支链中性氨基酸转运蛋白	株式会社人体细胞系统
200580018147	皮肤外用剂	株式会社资生堂
五　药剂或化妆品等		
1　专利权人为国内企业		
200710177277	一种用于制备植物空心硬胶囊的组合物及胶囊的制备方法	北京长征天民高科技有限公司
200510105312	一种用于缓控释片的含有HPMC的新型复合辅料	北京德众万全医药科技有限公司
200610023330	封闭树状大分子的方法、经封闭的树状大分子及其用途	博阳生物科技（上海）有限公司
200610020691	一种药物组合物及制备方法	成都夸常医学工业有限公司
200710027424	一种脂质体药物载体及其制备方法	广州立恩生物科技有限公司
200710027068	一种可制备外用贴剂的水凝胶载药基质及其制备方法	江门新时代胶粘科技有限公司
200710134536	供吸入干粉组合物	江苏正大天晴药业股份有限公司
200710066098	一种难溶性药物的超分子水溶冻干物及制备方法	昆明制药集团股份有限公司
200810107370	胶囊型吸入粉雾剂	南昌弘益科技有限公司
200810138255	一种肠溶空心胶囊及其制备方法	青岛益青药用胶囊有限公司
200810138256	一种纤维素和植物多糖胶囊	青岛益青药用胶囊有限公司
200810074285	一种含拓扑酶抑制剂的抗实体肿瘤药物组合物	山东蓝金生物工程有限公司、孔庆忠
200610035940	一种用于膏体中的速溶膜片及其制备方法	汕头市富味制果厂有限公司
200610118715	二酰肼化合物及其制备方法和用途	上海百瑞吉生物医药有限公司
200510022258	抗肿瘤药物的口服结肠靶向制剂及制备方法	四川抗菌素工业研究所有限公司
200710028831	一种生物降解聚合物及其制备方法和应用	天大药业（珠海）有限公司
200610013798	促渗形巴布剂基质	天津宝康科技发展有限公司
200810151479	纯化聚乙烯醇树脂的方法	天津博科林药品包装技术有限公司
200410018761	一种滴丸基质辅料及其滴丸制备方法	天津天士力制药股份有限公司
200710091194	高生物使用率的经杀真菌剂和聚合物涂覆的核心微粒状物	永胜药品工业股份有限公司
200810196364	药用微丸丸芯的制备方法	中国药科大学制药有限公司
200610056703	超声微泡靶向定位控释药物/基因装置及靶向转移的方法	重庆融海超声医学工程研究中心有限公司
2　专利权人为国内研究所		
200710121940	一种葡聚糖-磷脂酰乙醇胺聚合物胶束及其制备方法	国家纳米科学中心
200810093990	有协同治疗作用的眼用药物缓释载体	山东省眼科研究所
200510044047	一种腺癌标志物及其应用	山东省医药生物技术研究中心

(续表)

专利号	发明专利名称	专利权人
200610013448	一种巴布剂基质及其制备方法	天津药物研究院
200710062617	温敏性双亲嵌段共聚物/氧化铁磁性纳米载体及其制备方法和用途	中国科学院过程工程研究所
200710064716	一种聚合物微球的制备方法	中国科学院过程工程研究所
200610144255	热靶向纳米球抗癌药物载体及其制备方法	中国科学院过程工程研究所
200810016403	海藻多糖植物胶囊生产专用胶	中国科学院海洋研究所
200610081252	磁靶向药物缓控释载体材料及其制备方法和用途	中国科学院理化技术研究所
200610029533	一种集成药剂释放功能的植入式微电极、制作方法及应用	中国科学院上海微系统与信息技术研究所
200810041972	一种聚甲基丙烯酸酯及其制备方法和用途	中国科学院上海应用物理研究所
200710078524	脂溶性光敏剂的磁性纳米微粒的制备方法	中国人民解放军第三军医大学野战外科研究所
200810110434	氰基丙烯酸乙二醇酯在制备药物载体的应用	中国医学科学院生物医学工程研究所
200710057172	具有肿瘤靶向作用的普鲁兰多糖载体材料	中国医学科学院生物医学工程研究所
3　**专利权人为国内大学**		
200710064153	稀土转铁蛋白络合物作为药物载体的药物	北京大学
200910009497	一种大蒜油环糊精包合物的制备方法	北京工商大学
200910009498	一种阿魏酸环糊精包合物的制备方法	北京工商大学
200510108188	具有功能化壳层的夹心结构磁性复合微球及其制备方法	北京师范大学
200610200213	超临界流体辅助聚合物微球载药的双循环方法	大连大学
200710036885	一种高氧透过率共连续网络的制备方法和应用	东华大学
200710047551	棉籽油中运用微乳液法制备磁性二氧化硅载药微球的方法	东华大学
200710044315	光动力药物载体纳米磁性聚乳酸复合颗粒的制备方法	东华大学
200810035150	四氧化三铁/多壁碳纳米管磁性纳米复合材料的制备方法	东华大学
200710020993	基于电纺超细核壳纤维的口服结肠定位给药制剂及制备方法	东南大学
200610077629	一种纳米微凝胶、其制备方法及应用	复旦大学
200610118109	一种聚乙二醇化药物的可注射性水凝胶制剂及其制备方法	复旦大学
200710036815	一种生物降解性纳米胶束控释制剂的制备方法	复旦大学
200810064962	周期性同心层状壳聚糖水凝胶及其构建方法和应用	哈尔滨工业大学
200710034215	一种 PEG 化脂质体纳米颗粒	湖南大学
200710041593	聚肽-聚丙烯酸类共聚物及其制备方法	华东理工大学
200610116062	一种糖肽缀合物微球或微囊及其制备方法	华东理工大学
200610117112	苯甲酸/硝基苯甲酸的聚乙二醇修饰物的合成方法	华东师范大学
200710047542	一种生物相容性水基磁流体的制备方法	华东师范大学
200710032560	卡波姆的球磨改性方法	华南理工大学
200810029085	利用超声触发控制的化学反应气压式肠胃道药物释放装置	华南理工大学
200710026428	胶原改性聚(3-羟基丁酸酯-3-羟基戊酸酯)及其制备方法与应用	华南理工大学
200810025630	一种高剪切力微晶乳糖制备方法	华南理工大学
200810220182	一种用淀粉制备药物辅料的方法	华南理工大学
200810026430	载药用聚外消旋乳酸的合成方法	华南农业大学
200710052769	一种用于形成超分子水凝胶的水性凝胶剂及其制备方法	华中科技大学
200410061478	一种核酸转运载体和核酸转运系统及其应用	华中科技大学同济医学院
200710029740	琼脂糖与透明质酸接枝物及其制备方法与应用	暨南大学
200810019477	双亲两性离子聚合物及其 pH 响应型聚合物胶束缓冲液的制备方法	江南大学
200710134505	聚乳酸、聚乙烯醇与苏木共混纳米或微米纤维膜的制备方法	江南大学
200810046900	一种叶酸偶联羟丙基壳聚糖纳米微粒的制备方法	南昌航空大学
200610096409	生物纳米磁性靶向抗癌药物及制备方法	南京大学
200710190268	在微乳中复凝聚工艺的载药纳米粒制备方法	南京师范大学
200710057299	一种含胆酸基医用生物降解性水凝胶的制备方法	南开大学
200710116121	一种具有热可逆凝胶聚醚碳酸酯的制备方法	山东大学
200610070565	一种类水滑石-囊泡复合体及其制备方法	山东大学
200810041212	壳聚糖原位凝胶药剂的制备方法	上海交通大学
200810041930	分子量可控且生物相容性好的蝌蚪形聚合物及其制备方法	上海交通大学
200510046675	亲脂性药物羟丙基 β 环糊精包合物的制备方法	沈阳药科大学
200510045601	一种含 D-半乳糖和甾醇的肝靶向辅料及其应用	沈阳药科大学

（续表）

专利号	发明专利名称	专利权人
200610070969	局部注射用温敏型缓释凝胶剂及制备方法	沈阳药科大学
200610067505	一种植物凝集素修饰的乳酸-羟基乙酸共聚物及制备方法	沈阳药科大学
200410100444	水溶性药物油溶液的获得方法及获得的油相制剂	沈阳药科大学
200810300784	靶向 FAK 和 EGFR 的 RNA 干扰质粒-脂质体抗肿瘤复合物	四川大学
200810300758	一种 P(LA-MAA-EG)可降解 pH 敏感水凝胶共聚物	四川大学
200710049007	阳离子脂质体、其腺病毒复合物及制备方法与用途	四川大学
200810045756	淀粉醋酸酯/聚对二氧环己酮接枝共聚物及其制备方法和用途	四川大学
200810300773	一种可降解 pH 敏感水凝胶共聚物及其制备方法和用途	四川大学
200710056732	癸二酸酐与十八烷二元酸酐共聚物及其制备方法和应用	天津大学
200810151286	可载药的羟基磷灰石微球与骨水泥复合多孔微球制备方法	天津大学
200810053015	两亲性三嵌段共聚物及制备方法和应用	天津大学
200710150180	一种 PEG 系凝胶纳米颗粒的制备方法	天津大学
200810052465	一种高分子脂质体及其应用	天津大学
200810154291	一种结肠定位压制包芯片的制备方法	天津大学
200710053011	含羟基磷灰石纳米粒的壳聚糖/聚乙烯醇凝胶的制备方法	武汉大学
200610042601	带微孔的多腔体可降解植入式药物控释载体及其制备工艺	西安交通大学
200810070841	以聚吡咯为药物载体的磺化铝酞菁药物芯片的制备方法	厦门大学
200580030149	改善透粘膜给药制剂的吸收的方法	香港中文大学
200710067822	一种空心球状纳米羟基磷灰石材料及其制备方法	浙江大学
200710070321	一种脂质纳米粒的制备方法	浙江大学
200710069155	可逆转肿瘤细胞耐药性的细胞核靶向给药系统的应用	浙江大学
200710070930	一种药物的双层芯渗透泵片的制备方法	浙江大学
200610155050	乳酸-羟乙酸共聚物复合微球制剂的制备方法	浙江大学
200810161673	一种亲水性药物双重微球制剂及其制备方法	浙江大学
200710070812	结肠菌群降解材料及其制备方法和用途	浙江大学
200710156315	一种固体脂质纳米粒的制备方法	浙江工业大学
200810060112	外部凝胶化制备海藻酸钠/壳聚糖缓释微囊的方法	浙江中医药大学
200810244432	一种纳米空心球结构非晶态氧化锌及其制备方法	中国科学技术大学
200710037434	载生存素小分子 RNA 聚酰胺树枝状聚合物纳米微粒	中国人民解放军第二军医大学
200710040640	磷酸钙系微晶玻璃药物缓释载体的制备方法	中国人民解放军第二军医大学
200710171722	非离子表面活性剂修饰的聚乙烯亚胺及其制备与应用	中国人民解放军第二军医大学
200710017794	一种多糖基修饰的酸敏纳米凝胶	中国人民解放军第四军医大学
200810155948	一种难溶性药物脂质体制备方法	中国药科大学
200910028034	奥曲肽为靶向配基的聚乙二醇修饰磷脂衍生物及其制法	中国药科大学
200810027405	一种磁性肿瘤双靶向聚合物纳米胶束及其制备方法	中山大学
200810026280	聚己内酯/直链淀粉两亲嵌段聚合物及其制备方法和应用	中山大学
200710092614	一类基于乙二胺四乙酸酐的水凝胶材料及用途	重庆大学
4　专利权人为国内医院		
200710172094	对射线敏感的抗癌药物脂质体制剂	复旦大学附属肿瘤医院
5　专利权人为国外		
200480004047	作为药物和基因传输体系的多官能枝状体和超支化聚合物	“德默克里托斯”国家科学研究中心、康斯坦提纳斯·帕里奥斯、第密特洛斯·查瓦斯、奥利奥兹里·赛德雷托
200480020638	含有环乙亚胺化合物和不参与反应的促进剂的牙科用组合物	3M 埃斯佩股份公司
200480015063	含有表面改性无机纳米粒子的稳定粒子分散体	3M 创新有限公司
200580037038	酚类抗菌剂组合物和使用方法	3M 创新有限公司
200580021948	制备治疗或预防感染性疾病的药物的用途	BKG 制药有限公司
200480004586	珠光膜涂层系统及其涂布基质	BPSI 控股公司
200580010181	用于口服摄取基质的肠溶包衣	BPSI 控股公司
200380110025	非聚乙二醇化的长期循环的脂质体	BSV 研究及开发私人有限公司
02816027	壳多糖微粒及其医疗用途	CMP 医疗有限公司
03814501	气爆式口服剂型	CTS 化学工业有限公司

（续表）

专利号	发明专利名称	专利权人
200480025953	包含一种或多种氧化敏感物质的具有口腔活性的基本无水的局部试剂	DSMIP 资产公司
200480017173	含有植烷酸或其衍生物的局部用制剂	DSMIP 资产公司
03811647	多糖胶囊及其制备方法	FMC 生物聚合物联合股份有限公司
200480013920	含低粘度角叉胶的均质热可逆凝胶及由其制备的产品	FMC 有限公司
200480026750	分散金属氧化物的方法	FMC 有限公司
200380108247	用于基材表面处理的组合物	GE 拜尔硅股份有限公司
200580039097	托瑞米芬在制备用于雄激素剥夺治疗诱导的潮热的药物中的用途	GTX 公司
200480015280	存活蛋白表达的调节	ISIS 药物公司、伊莱利利公司
200480042459	毛发生长剂组合物	LG 生活健康株式会社
03813061	用于活性物质释放的可崩解的薄膜形制剂及其制备方法	LTS 罗曼治疗方法有限公司
200480018199	具有降低的粘膜刺激的经粘膜给药剂型	LTS 罗曼治疗方法有限公司
200580033985	用于牙齿的自粘膜	LTS 罗曼治疗方法有限公司
03804409	掩味的膜形或干胶片形药物制剂	LTS 罗曼治疗方法有限公司
200680005627	组合药物	LTS 罗曼治疗方法有限公司
200580029196	口服抗菌组合物	N·A·基谢廖夫
03813922	经触发起始产品及其生产和使用方法	OMS 投资公司
200480001171	具有便携式包装的个人护理组合物	PBL 科技有限公司
200480027243	控释组合物	PR 药品有限公司
200580020557	基于环糊精的纳米海绵的超声辅助合成	W·图米提希马克尼技术两合公司
200580013112	用于放射治疗的颗粒材料和组合物	XLSCI 技术公司
200580018290	发用化妆品混合物	阿蒂卡·苏利马尼
01812533	高效输送大量治疗性气雾剂	阿尔克姆斯有限公司
200480035670	骨桥蛋白在牙用制剂中的用途	阿尔拉食品公司
03817612	短暂贮存制剂	阿尔萨公司
200680006919	用于眼部给药的微植入物	阿勒根公司
200480007579	聚酰胺-聚醚嵌段共聚物	阿利桑那化学公司
200580039948	小颗粒巯氧吡啶铜	阿奇化工公司
98811571	通过载体构建体与细胞 DNA 的非同源重组来表达内源基因	阿瑟西斯公司
200680031455	含有阿那曲唑的延长释放的制剂	阿斯利康(瑞典)有限公司
200480009877	用于溶解可溶性差的分子的新型非离子表面活性剂	阿斯利康(瑞典)有限公司
03817081	制备结晶纳米颗粒分散体的方法	阿斯特拉曾尼卡有限公司
200480008001	局部药用产品和(或)化妆品递送系统	埃德科贸易和代理有限公司
200480002984	掩蔽味道的包衣颗粒、其制备方法和含有所述包衣颗粒的口腔分散片	埃迪制药公司
200480030114	单分散固体脂质颗粒组合物	埃法尔姆公司
200480006063	包含载体、靶向部分和造影剂的医学成像用缀合物	艾波顿有限公司、诺维信生物制药英国有限公司
200480016329	用于放射治疗软组织疾病的钍-227	艾尔格塔公司
200580012478	α-发射性羟基磷灰石微粒	艾尔格塔公司
200580022739	生产胆固醇的酵母菌株及其用途	艾文蒂斯药品公司
200480003558	含活性成分混合物的组合物及其制备方法	爱的发
03810055	用于生物活性物质持续输送的具有凝胶化性能的组合物	爱的发制药集团、蒙特利尔大学
200580042661	基于脂肪族生物可降解的接头的可释放的聚合物共轭物	安龙制药公司
200480014583	含有白藜芦醇的美白抗氧化化妆合成物及其制备方法	安普拉尼株式会社
200580048502	增稠的可涂布暖化型润滑剂	安塞尔保健产品有限责任公司
200380100690	控释用医药组合物及其制备方法	安斯泰来制药有限公司
200480019021	金属氧化物制剂	奥克松尼卡有限公司
200510136923	容易卸除的防水化妆品组合物	奥里尔股份有限公司
200680020720	形成碳包覆的放射性颗粒的可注射放射性组合物的方法	澳大利亚国立大学
200480020803	通过受控相分离制备的小球形颗粒的制造方法、其用途和成分	巴克斯特国际公司
200380110070	两性共聚物及其用途	巴斯福股份公司
200580019653	化妆品和皮肤病制剂中着色剂的稳定	巴斯福股份公司
200480012296	聚合物制品	巴斯福股份公司
200580021915	基于聚乙烯醇-聚醚接枝共聚物且特征为物理稳定性特别强且粗糙度低的快速分散的、细颗粒的、耐分离的粉末状涂膜剂	巴斯福股份公司

（续表）

专利号	发明专利名称	专利权人
03826750	盐酸安非他酮的改良释放片剂	拜奥维尔实验室国际股份有限公司
99811376	用于树突细胞的疱疹病毒载体	拜奥维克斯有限公司
200610099821	预防再狭窄的制剂	拜尔舍林药物股份公司
200580014613	放射性酪氨酸衍生物、其制造方法、其使用、正电子成像用标识剂和肿瘤的恶性度评价药剂	浜松光子学株式会社
200380105516	用于控制患者体内葡萄糖的浓度的系统	贝克顿·迪金森公司
200480019112	对 Syk 激酶表达的抑制	宾夕法尼亚大学理事会
200480019814	偶联生物分子及其制备	波利泰里克斯有限公司
200480009565	用于“CEST”应用的磁共振位移试剂和包含可交换质子的底物的加合物	布雷克成像有限公司
200680025421	眼科用防腐组合物	参天制药株式会社
200480030089	用于使胰腺显像的组合物及其用途	得克萨斯大学体系董事会
200380105318	乙二半胱氨酸(EC)-药物结合物、组合物及用于组织特异性疾病显像的方法	得克萨斯大学体系董事会、细胞 >点有限责任公司
200580044275	具有高水含量的粉状物质的存储方法	德古萨有限责任公司
200480003188	包含类胡萝卜素的新颖的组合物	帝斯曼知识产权资产管理有限公司
200480008256	制备交联明胶珠粒的方法	帝斯曼知识产权资产管理有限公司
200580021441	含有蛋白水解产物的化妆品组合物	帝斯曼知识产权资产管理有限公司
200480033021	含有多糖类的组合物及泪液层稳定化滴眼剂	东丽株式会社
200480024693	用于皮肤贴剂的可用活性能量束固化的组合物和皮肤贴剂	东亚合成株式会社
200480006217	用于贴剂的基剂及使用该基剂的贴剂	东亚合成株式会社、日本纯药株式会社
200580047445	经脱水缩合反应可发生相转移的分子集合体及其相转移方法	独立行政法人科学技术振兴机构
200380109713	包含高粘度液体载体材料的口服递药系统	杜雷科特公司
200480024939	多肽	杜门蒂斯有限公司
02818905	粉状材料及由其制造的陶瓷材料	多克萨股份公司
03827082	抗药物滥用的单个长效缓释片剂	恩德制药公司
200710129905	穿心莲在制备牙齿清洁用品中的应用及其牙齿清洁用品	法国医药集团
200380101570	与透明质酸或透明质酸衍生物共价键合的紫杉烷	菲迪尔制药公司
200710135779	一种去屑剂组合物及其应用	峰胜集团有限公司
03819909	可延长释放低溶解度活性成分的多微囊形式的口服药物制剂	弗拉梅技术公司
200480032225	用于表面清洁剂和调理剂的香味运送体系	弗门尼舍有限公司
200480018842	组合物	高露洁-棕榄公司
03824567	含抗斑酶的双组分组合物	高露洁-棕榄公司
200480008769	具有增强的稳定性的含酶口腔组合物	高露洁-棕榄公司
200480017580	防斑呼吸清新消耗膜	高露洁-棕榄公司
200480041634	口腔和个人护理组合物及方法	高露洁-棕榄公司
200480003848	黑素生成抑制剂和含有它的皮肤制剂	高砂香料工业株式会社
200580014806	薄荷醇衍生物以及含有上述组分的清凉剂组合物	高砂香料工业株式会社
200410032498	在食用香精组合物中起味觉和感觉作用的烷基二烯酰胺化合物	国际香料和香精公司
03821365	用于活性成分结肠靶向释放的盖仑制剂	国家科学研究中心、达沃尔特拉
200680026255	含金或银纳米粒子的化妆用颜料组合物	韩国生命工学研究院
200580002114	头孢呋辛酯颗粒及其制备方法	韩美药品株式会社
200580012213	用于口服施用 HMG-CoA 还原酶抑制剂的持续释放制剂和其制备方法	韩美药品株式会社
200380104546	用于联苯二甲双酯口服给药的微乳组合物	韩美药品株式会社、一洋药品株式会社
200580008685	金属氧化物分散体	禾大国际股份公开有限公司
200510116023	颗粒金属氧化物	禾大国际股份公开有限公司
200480033221	N-取代的对-薄荷烷甲酰胺	吉万奥丹股份有限公司
200480002567	芳香组合物	吉万奥丹股份有限公司
200480015876	改进或涉及有机化合物	吉万奥丹股份有限公司
200580037960	基于丁二醇的单酯和二酯的混合物的润湿剂	加特福斯公司
200510067324	稳定的注射液组合物和方法	剑桥生物稳定性有限公司
200580015468	聚合偶合剂和由其制备的具有药学活性的聚合物	界面生物公司
200480037991	带有施涂的化学制品的折叠衬底	金伯利-克拉克环球有限公司

（续表）

专利号	发明专利名称	专利权人
200580013445	贴剂	久光制药株式会社
200710196453	血小板水溶液产品	科安比司特生物技术有限责任公司
200680015343	自由基清除剂在制备保护和治疗化疗引起的皮肤和毛发损伤的局部药用组合物中的应用	科蒂·普雷斯蒂奇·兰嘉斯汀集团有限公司
02828174	用于生产含水酒精溶液的方法以及基于此的产品	科学生产协会试验水分析实验室有限责任公司
200380110830	含苦味药物和 pH 敏感性聚合物的掩味的药物组合物	科学与工业研究委员会
200580026029	水溶性丙烯酸类共聚物在任选着色的含水配制剂中的用途以及所获得的配制剂	可泰克斯有限合伙公司
200480042886	生发剂	克斯莫石油公司
03811998	含有芬太尼的贴剂	拉伯泰克技术研发有限公司
200580039775	可方便植入的缓释药物组合物	拉姆斯科股份有限公司
200380107618	24 小时有效的曲马多缓释制剂	莱博法姆公司、莱博法姆（巴巴多斯）有限公司、莱博法姆欧洲有限公司
03817694	基于微粒的信号扩增法及其在分析物检测中的应用	李兴祥
200380110659	包含粒细胞集落形成刺激因子的稳定的药物组合物	力奇制药公司
01807653	微粒凝胶合成方法和由它生产的产品	联邦科学及工业研究组织
200580028365	聚合薄膜	联合碳化化学及塑料技术有限责任公司
96193406	用于超声对比增强的含磷脂的稳定气乳剂	联合药品公司
02823206	含有活性物质的动物饲料和使用方法	鲁比康科学有限公司
200580030243	生物活性剂的控释递送系统	鲁汶天主教大学研究开发部
200580042904	制备水解胶体的方法	路博润高级材料公司
02803832	通过口服和胃肠道外给予含有肽原料药和其他不易吸收的活性成分的组合物来增强药物活性的组合物和方法	罗伯特·H·齐默尔
02825484	用于悬浮组分稳定的表面活性剂组合物	罗迪亚公司
200580002562	珠光浓缩物及其在个人护理组合物中的应用	罗迪亚公司
200410092508	制造聚合物组合物的方法	罗姆和哈斯公司
200480000276	药物剂型及其制备方法	罗姆两合公司
200580021072	多层形式的药物	罗姆有限公司
200580003730	制备铼-188 标记颗粒的方法和试剂盒	罗托普制药有限责任公司
200710097957	预防与治疗自身免疫性疾病的物质	洛马林达大学
200710097958	预防与治疗自身免疫性疾病的物质	洛马林达大学
200480010610	用脂肪组织来源的细胞治疗心血管疾病的方法	马克罗珀尔生物外科公司
02813972	G-CSF 偶联物	马克西根控股公司
02806006	用于治疗癌症的抗新血管系统制剂	麦康公司
200610077804	Ad6 重组核酸	麦克公司、P. 安杰莱蒂分子生物学研究所
200480008906	高强度甜味剂组合物及其传递	麦克内尔-PPC 股份有限公司
200480017782	具有有效成分的有限起始释放及随后线性变化延长释放的皮下植入物	梅迪奥拉努姆制药有限公司
200380105335	用于产生和递送抗病毒剂、佐剂和疫苗促进剂的经改良重组细胞（ARCs）	美国陶氏益农公司
200580020390	治疗葡萄膜炎的方法以及组合物	美国政府健康及人类服务部
200480022719	基于羟乙基纤维素的生物粘附性凝胶	米泰克-艾迪有限公司
03815079	用于治疗肿瘤的免疫缀合物	莫尔梅德股份有限公司
200480019360	颗粒材料	内克塔治疗英国有限公司
200580014476	可活化颗粒、制备及应用	纳米生物技术公司
200580021493	包含基于甲基乙烯基醚-马来酸酐共聚物的纳米颗粒的刺激免疫反应的组合物	纳瓦拉公司科学与技术研究所
200580005624	连接到杯芳烃上的生长因子结合化合物	南佛罗里达大学、耶鲁大学
200580010938	交联型皮肤用胶粘剂	尼普洛外用药品株式会社
200480017911	医疗用经皮吸收胶带制剂用非水性粘结剂和医疗用经皮吸收胶带制剂及其制备方法	尼普洛外用药品株式会社
200510053892	含脂质体的癌症治疗用药物组合物	尼普洛株式会社
200380103234	脂质体	尼普洛株式会社

（续表）

专利号	发明专利名称	专利权人
200780003168	眼球内药物分配器	组镜有限公司
200480005486	泊洛沙姆乳液制剂	诺瓦赛澳大利亚有限公司
200480003467	药物制剂	诺瓦提斯公司
03808859	新型生物材料、其制备和用途	诺瓦提斯公司
200680015234	用于持续递送活性化合物的眼科器件	诺瓦提斯公司
200480017868	包含过脱水环糊精的药用组合物	诺瓦提斯公司
200480024980	具有平端和3′修饰的干扰RNA双链体	诺瓦提斯公司
200580009163	药物组合物	诺瓦提斯公司
200480009237	包含S1P受体激动剂和糖醇的固体药物组合物	诺瓦提斯公司、三菱制药株式会社
01820277	延释药物制剂	欧洲凯尔特公司
03812310	腺病毒和编码其的核酸的新应用	佩尔·松内·霍尔姆
03809900	光敏粘合剂组合物	皮埃尔·罗兰多牙科用品有限公司
200480014408	分子络合物的制备方法	皮埃尔法布雷医药公司
200480023733	原位胶凝的药物递送系统	普西维达公司
200680006684	具有清凉性质的薄荷烷甲酰胺衍生物	奇华顿股份有限公司
200580025653	制备吡罗昔康:β-环糊精包合物的方法	奇斯药制品公司
200480020690	控释制剂	旗帜药物胶囊公司
200410095190	针对不同部位皮肤使用活性剂的产品	强生消费者公司
200480011597	一种多孔或吸收性非织造片材及其制造方法	强生有限公司
200410082473	定向脂质体基因送递	乔治敦大学
02814904	免疫特异性结合TRAIL受体的抗体	人体基因组科学有限公司
200610149330	新的癌基因、从其衍生的重组蛋白及其应用	日本电气株式会社、黑田雅彦
03808319	可控降解的聚合生物分子或药物载体及其合成方法	日东电工株式会社
00809776	寡糖醛糖酸及在局部表面上的应用	瑞·J·余、犹金·J·万司各特
200580007056	用于诊断和治疗癌症的磷脂类似物	塞勒克塔有限公司
200380110985	含有四肽和三肽混合物的配方	赛德玛公司
200580027403	含有6-O-PUFA抗坏血酸酯的皮肤化妆料和饮食品	三得利控股株式会社
200580047582	金属微粒、其制造方法和含有该微粒的组合物以及其用途	三菱麻铁里亚尔株式会社、大日本涂料株式会社
200580027638	难固结结晶麦芽糖醇粉末及其制备方法	三菱商事食品技术株式会社
03801943	包含纤连蛋白ED-B结构域的特异抗体的缀合物和其在检测和治疗肿瘤中的应用	舍林股份公司
02813654	通过受控制的凝聚而制备颗粒物的方法以及提高生物利用度的方法	生命周期药物公司
200480006501	硅石或硅石衍生物作为吸附材料的用途	生命周期药物公司
200580024910	作为液体制剂载体的多孔片剂	生命周期药物公司
200480014913	包含治疗性和诊断性放射性同位素的微球	生物领域医疗公司
00814287	用于测定心肌节段存活力的方法	生物能量公司
200580046359	含有水解丝的口腔用组合物	狮王株式会社
200510121650	贴剂	狮王株式会社
99806711	制备水不溶性物质微粒的组合物和方法	斯凯伊药品加拿大公司
200480013556	抗肿瘤生长的DNA疫苗及其使用方法	斯克里普斯研究学院
03806376	含α-磺化脂肪酸烷基酯和多元醇的皂条组合物及其生产工艺	斯特潘公司
01812973	发现适于肥胖症治疗和(或)预防的化合物的方法	索尔瓦药物有限公司
200580021559	具有胃滞留性质的替地沙米口服持续释放制剂	索尔瓦药物有限公司
200480020246	双亲性三磺酸化四氮杂卟啉在医药中的光动力学应用	索科普哈应用研究产品商业化公司-健康与人类科学SEC、RSEM有限合伙公司
200480036240	含有聚甘油中链脂肪酸酯的组合物	太阳化学株式会社、株式会社芳珂
200580002586	齿科用或外科用粘合剂及用于该粘合剂的聚合引发剂组合物	太阳医疗株式会社
200410079499	收集所需血液成分和进行光分离置换治疗的系统	特拉科斯有限公司
02828236	含有用粉末或粒状材料的压缩环状体包鞘的有效成分片芯的剂型,及其生产工艺和工具	特瓦制药工业有限公司
200480009595	制备放射性标记的镓络合物的微波方法	通用电气健康护理有限公司
200680052375	使用聚合物的放射性标记方法	通用电气健康护理有限公司
200480022044	显象剂	通用电气医疗集团股份有限公司

（续表）

专利号	发明专利名称	专利权人
200480006725	生物活性载体的放射氟化方法	通用电气医疗集团股份有限公司、哈默史密斯网上成像有限公司
200580043712	放射性药物前体的稳定化	通用电气医疗集团股份有限公司、通用电气健康护理有限公司
200580022304	包含组蛋白脱乙酰酶抑制剂的制剂	托波塔吉特德国股份公司、德西丁药物有限责任公司
200580009600	粒子稳定的乳液	瓦克化学有限公司
03822267	使用电热消融的受控释放的装置和方法	微芯片公司
200680002747	测量涂覆量的方法和预测溶出行为的方法	卫材 R&D 管理有限公司
200580004683	增粘组合物	味之素株式会社
200480018934	贮藏肿瘤细胞的方法	翁科科学股份公司
200480003956	脱色药	沃纳-兰伯特公司
03824629	用于被固定在自然牙齿部分或牙齿上的制剂和相应的固定方法	伍德韦尔丁公司
02812642	前脂质体药物传递系统	西部健康大学，药学院，西部药物开发中心
200580016133	用于在肿瘤细胞中有效给予和表达治疗性基因的腺病毒/α 病毒杂交载体	西玛生物医学信息公司
03804636	在预靶向的放射免疫治疗中有效增加放射性生物素浓度的抗生物素蛋白二聚体	希格马托制药工业公司
200610081769	机体模拟系统及记录介质	希森美康株式会社
200480039309	用于医疗装置的具有高度射线不透性的聚合物标记	先进心血管系统公司
200480030585	被甘油衍生物修饰的化合物	协和发酵麒麟株式会社、四国技术网络株式会社
200480004112	无规和非无规环氧烷聚合物共混组合物	辛塞拉公司
200580023278	新的温度和 pH 敏感性共聚物	新加坡科技研究局
200580010367	含有硅氧烷聚合物的化妆品	信越化学工业株式会社、日油株式会社
200480019955	功能性淀粉粉末	旭化成化学株式会社、三和淀粉工业株式会社
200580008728	利用免疫应答系统的药物传递系统	学校法人东海大学、爱知县
200580014352	含有有色纤维的透明的局部用化妆凝胶和使用方法	雅芳产品公司
02807431	一种在胃液中漂浮并多脉冲释放活性物质的药用片剂系统、该系统和该系统包封物的制备方	雅戈泰克股份公司
200380105331	气雾剂释放系统	药品配送方案有限公司
03819564	可生物降解的相分离链段多嵌段共聚物	伊诺科雷技术有限公司
200480033913	治疗性泡沫	英国技术集团国际有限公司
200610006298	吸收紫外线的季铵化聚硅氧烷	赢创高施米特有限公司
200680003450	包含对活性成分具有调节释放作用的小丸的多颗粒药用形式	赢创罗姆有限责任公司
200580019033	具有水和清洁剂溶解性以及油包水乳液能力的吡咯烷酮-羧基改性的聚硅氧烷	有利凯玛美国有限责任公司
03803440	使用放射性同位素标示亲油性盐的用于线粒体机能障碍的非侵入性诊断显像技术	约翰·霍普金斯大学
200410100125	高脂质含量的可喷雾乳液	约翰逊及约翰逊法国消费者有限公司
03807387	放射性标记的喹啉和喹啉酮衍生物及其作为代谢性谷氨酸受体配体的制造用途	詹森药业有限公司
200610171440	水凝胶、水凝胶的制备方法及其用途	昭和电工株式会社
200580009201	含肌醇衍生物的皮肤护理和化妆品制剂	昭和电工株式会社
200580035703	异环麦芽寡糖和异环麦芽寡糖合酶以及其制备方法和用途	株式会社林原生物化学研究所
200380104459	丙烯酰胺的生成抑制方法及其用途	株式会社林原生物化学研究所
200480005789	抑制挥发性醛类的产生和(或)脂肪酸类的分解的方法及其用途	株式会社林原生物化学研究所
01809632	稳定的聚合胶束型药物组合物和制备它的方法	株式会社三养社
200480038663	口服给药的水溶性药物纳米颗粒组合物及其制备方法	株式会社三养社
200580018289	干燥形态经口摄取用组合物和用时调制型凝胶状经口摄取用组合物	株式会社吴羽
03810703	分子功能网络的生成方法	株式会社医药分子设计研究所
01818567	用于向心血管系统转移基因的副粘病毒载体	株式会社载体研究所
200580033618	表面处理剂、表面处理粉体以及含有该表面处理粉体的化妆品	株式会社资生堂

（陈俊霞　张伟波）

科研机构简介

生命有机化学国家重点实验室 生命有机化学国家重点实验室是我国筹建的第一批国家重点实验室之一。1988年论证建设计划,1989年开始建设,1990年经中科院批准边建设边开放,1991年12月验收,1992年正式开放运行。实验室通过了1995年、1999年、2003年和2009年的四次评估。实验室依托单位是中国科学院上海有机化学研究所,有机所以此为基础,重点建设化学生物学(或化学基因学)。

实验室现有固定人员43名,其中中科院院士1名,国家杰出青年基金获得者7名,中科院"百人计划"入选者9名,现有固定课题组12个。部分实验室成员被聘为国内外学术组织的成员和著名学术期刊的顾问编委。

该实验室面积已超过5 000m^2,配备有先进的仪器设备,如Agilent高压液相色谱仪6台,岛津LC-MS液相质谱仪,Jasco P-1030旋光仪,Bruker 400MHz NMR核磁仪,DM5000B自动数码显微镜,Olympus倒置相差显微镜,酶标仪,细胞培养箱2种,超低温冰箱,超导高分辨NMR谱仪,高通量CCD晶体结构扫描仪,高分辨率质谱仪,Biacore3000分子作用测量仪,全自动凝胶成像仪,蛋白纯化系统,Powerleader Cluster高性能计算集群,Dell Precision高性能工作站10余台,Sybyl分子模拟软件,高斯量子化学模拟计算软件等。实验室利用上海有机所图书馆的藏书及信息资料,藏书6万余册,期刊3 500余种,30万余册。

该实验室以"基于有机小分子的化学生物学"为研究方向。集成利用现代有机合成化学、物理有机化学、结构生物学和计算生物学、分子生物学、细胞生物学和分子药理学等学科的研究手段和方法,发展具有重要生物活性的有机小分子,并阐明其与生物大分子的相互作用,解析生物大分子的功能,阐明生命过程中的信息传递、分子识别等,为新医药和新农用化学品的开发提供先导化合物;同时发明创制这些化合物的有机合成和生物合成的新方法。实验室以下述五个方面为主要研究内容:①具有重要生物活性的复杂天然产物的研究:针对具有抗癌、抗炎、抗菌以及神经活性的生物碱、环肽、甾体及糖类天然产物进行全合成、结构-活性关系、及其与靶分子的作用机制研究。②重要生命过程的小分子调节剂的研究:发展高活性、高选择性的小分子调节剂,并应用于了解生物大分子功能的研究。③有机小分子与生物大分子相互作用的结构生物学研究:研究生物大分子及其与活性小分子的复合物的结构和构象,在原子水平探讨活性小分子如药物分子作用的内在机制。④生物合成和组合生物合成研究:在建立生物合成途径和阐明新型酶学机制的基础上,运用组合生物合成的策略获得结构类似物,以满足药物发现和发展过程中对于结构多样性的需求。⑤有机合成的方法学研究:发展新的催化和转化方法,用于复杂生物活性分子的全合成,以及临床医药、农药等化学品的工业化生产。

实验室已取得重要进展:完成了10多类具有重要生理活性的复杂天然产物的首次全合成;发现了一批具有良好生物活性的化合物,其中的一个趋化因子受体拮抗剂已经完成了作为治疗艾滋病新药的I期临床研究并成功地实现了知识产权的国际转让;完成了一批蛋白质的结构解析和模拟;阐明了数个具有重要生物活性的聚酮和聚肽类天然产物的生物合成机制,并通过基因调控显著改进了数个抗生素的生产工艺;发展了一系列化学反应方法学,多次被国内外同行成功应用;建立了高水平的、有特色的细胞生物学和分子药理学研究平台,并培养了一批从事化学生物学交叉学科研究的人才。

实验室自1991年对外开放以来,累计审批了161个开放课题,截至到2010年,已发表各类论文1 400余篇,其中国外刊物950余篇;获得授权专利72项以上,软件著作权5项以上。成果获奖情况如下:"一种从L型取代苯丝氨酸酯制备D-(-)苏式-2-噁唑啉衍生物的方法"2003年获得上海市发明创造专利奖三等奖;"一些氨基酸衍生物的反应、合成及性质研究"2005年获上海市科技进步奖一等奖、2007年获国家自然科学奖二等奖;"具有重要生理活性的复杂糖缀合物的化学合成"2006年获上海市自然科学奖二等奖、2010年获国家自然科学奖二等奖;"先进技术集成的红霉素生产新工艺"2008年获上海市科技进步奖一等奖;"分子靶向药物设计方法的研究及应用"2010年获药明康德"生命化学研究奖"三等奖;另外2006年参与获得教育部自然科学奖二等奖1项。

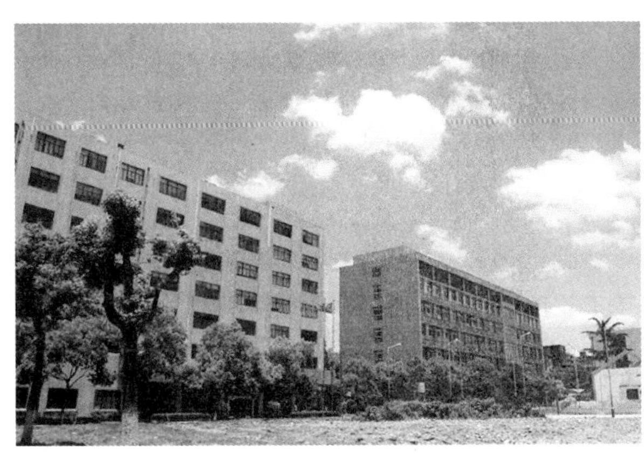

生命有机化学国家重点实验室外景(中科院上海有机所内)

地址:上海市零陵路345号

邮编:200032 电话:021-54925125 传真:021-64166128

E-mail:bnpc@ mail. sioc. ac. cn

(邓 平)

新药研究国家重点实验室 新药研究国家重点实验室依托于中国科学院上海药物研究所。1988年,实验室被世界银行定为"重点学科发展项目"的试点实验室;1990年10月批准对外开放;1995 年 6 月完成建设并通过国家验收;2001 年在全国实验室评估中被评为优秀实验室;2006 年再次被评为优秀实验室;2004 年被国家科技部授予"国家重点实验室计划先进集体"称号,获金牛奖。

实验室现有固定人员 44 名,其中两院院士 4 人,"973"首席 3 人,"千人计划"1 人,"百人计划"12 人,国家杰出青年基金获得者 11 人,新世纪百千万人才工程国家级人选 4 人。实验室下设有国家新药筛选中心、药物设计和发现中心、药物安全评价中心、中药现代化研究中心、药物释放系统研究中心和药物研究组合化学实验室等,现有课题组 31 个。

实验室的仪器设备分为通用设备、专用设备、电气设备、电子产品及通讯设备、仪器仪表及其他设备五大项,共 3 806 台件。其中,大型的公用仪器有 600 兆和 400 兆核磁共振波谱仪、傅里叶变换红外分光光度计、四极正引串联质谱仪、高分辨质谱仪、生物传感器、激光共聚焦显微镜、全细胞脑片膜片钳以及全波长双板多功能仪等。实验室依靠上海药物所图书馆的丰富馆藏,现有专业期刊 700 多种,近 30 万册,专业图书 4 万多册;2007 年拥有外文现刊 245 种,可提供全文的网络版外文期刊 4 000 多种,中文电子期刊 8 000 多种,另有 CrossFire、Thomson Pharma 和 SciFinder 等数据库 40 多个。

新药研究国家重点实验室以肿瘤、神经退行性疾病、代谢性疾病和重大传染病等重大疾病为研究重点,以天然产物和化学合成化合物为主要研究对象,综合运用化学、生物学及其他相关学科的最新理论、方法和技术,寻找和发现防治疾病的生物活性物质,从分子、细胞、器官和整体动物水平研究其药理、毒理和作用机制,研究和发现新药先导化合物,开展与药物研发相关的基础理论与创新技术研究。主要研究方向包括:新靶标发现与功能确证研究;药物分子设计和大规模虚拟筛选;药物先导化合物的发现、结构优化及构效关系研究;药物筛选新模型和新方法的建立;药物分子作用机制研究;先导化合物及候选药物的早期代谢特性和安全性评价研究等。

近年来,重点实验室科研队伍的知识结构和年龄结构有了显著改善,与上一个评估周期相比,实验室承担的国家任务项目数量上升了 2.5 倍,研究经费增加近 5 倍。实验室主持了 3 个"973"项目、2 个国家重大科技专项,承担了 121 个国家和省部委纵向课题,获得了一批成果,其中国家和省部委级以上奖励 15 项。如"建立人癌模型系统进行抗肿瘤新药的研究"1998 年获国家科技进步奖三等奖;"国家新药筛选体系的建设和高通量筛选技术的研究和应用"2003 年获省部级科技进步奖一等奖、2004 年获国家科技进步奖二等奖;"抗肿瘤候选新药沙尔威辛的作用机制研究"2004 年获上海市科技进步奖一等奖;"重要药理作用的靶标动力学行为与功能关系研究及药物设计"2007 年获国家自然科学奖二等奖;"抗肿瘤新药分子药理作用机制研究"2007 年获省部级自然科学奖一等奖;"常染色体显性多囊肾病的发病机制和临床诊治"2007 年获省部级科技进步奖一等奖;"若干药用植物中结构新颖、多样化天然活性物质的研究"2010 年获上海市自然科学奖一等奖。实验室共申请国内外发明专利 144 项,其中国际专利 18 项,获得国内外专利授权 23 项,其中国际发明专利授权 6 项。研制的重要新药丹参多酚酸盐及注射用丹参多酚酸盐,在药理和临床试用证明疗效确切,已获得新药证书;新药希普林是在双益平(石杉碱甲)的基础上研制的新一代乙酰胆碱酯酶抑制剂,已在欧洲完成Ⅱ期临床试验。2010 年,重点实验室固定成员作为通讯作者发表 SCI 论文 120 篇,其中影响因子 3.0 以上的论文 66 篇,5.0 以上的 20 篇,多数为多学科联合的研究成果,刊登在众多国际著名学术杂志上,被同行广泛引用。

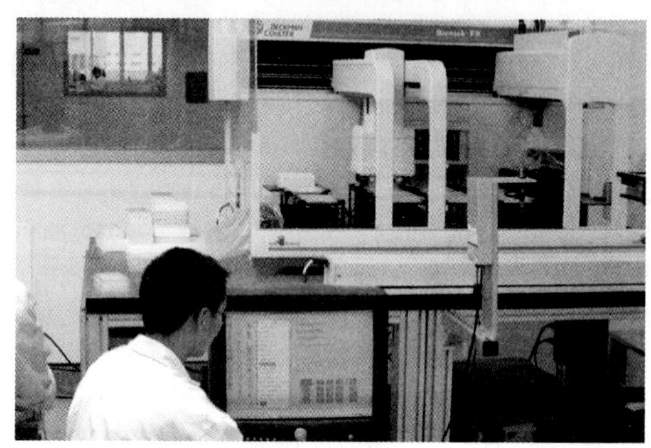

新药研究国家重点实验室(中科院上海药物所内)

地址:上海浦东张江祖冲之路 555 号
邮编:201203　电话:021-50807118　传真:021-50807118
E-mail:skldr@ mail. shcnc. ac. cn

(楼小荣　徐晓萍)

天然药物及仿生药物国家重点实验室　天然药物及仿生药物国家重点实验室,是由国家计委批准首批建成的国家重点实验室之一。实验室于 1985 年 11 月筹建,1987 年 12 月通过验收并向国内外开放,分别在 1991 年、1996 年、2000 年顺利通过国家计委委托基金委的评估,该实验室的依托单位为北京大学药学院,主管部门为教育部。

该实验室现有固定人员 49 人,其中高级研究人员 26 人,包括中科院院士 2 人,教育部"长江学者"特聘教授 1 人,国家杰出青年基金获得者 4 人,教育部新世纪优秀人才 5 人,博士生导师 25 人;由 15 名专家学者组成学术委员会,设有 25 个课题组。

近年来该实验室进一步加强了创新药物研究的能力建设,在已有的仪器平台基础上,集中建立了核磁测试平台、质谱测试平台、药物筛选平台、生物测试平台、化学测试平台、ADMET 评价平台、药物设计平台等一系列较为系统的药物研究测试和评价系统,并以此为基础构建了北京大学综合性创新药物研究开发大平台。目前,实验室仪器设备固定资产近亿元，包括亚洲第一台全自动高通量药物筛选机器人工作站（美国 Thermo Scientific Automation Workstation）、600 兆核磁共振波谱仪、3200 QTRAP 四极杆-线性离子阱液相色谱/质谱/质谱仪、瑞士 FTMS-2 APEX IV 傅立叶变换质谱仪等大型仪器设备。实验室利用北京大学医学部丰富的图书馆藏及先进的信息服务。

经过多年的建设，该实验室已形成包括化学、生物学、药学等多学科参加的综合科研实体，尤其在核酸化学、糖化学及糖生物学、生物无机化学、天然产物及中草药研究等方面基础比较厚实。实验室已通过了五次由国家科技部组织的评估，并取得了良好成绩。实验室现有以下研究内容和研究方向：①以核酸为靶点的药物研究；②基于糖的药物研究；③基于天然药物资源的活性先导化合物发现和创新药物研究；④新型载体给药系统研究；⑤药物活性分子导向的新合成方法研究。

该实验室自 2006 年以来获得各种奖励 11 项，包括"中药复杂体系成分分析及体内过程研究"获 2007 年教育部高等学校自然科学奖一等奖；"中药肉苁蓉的栽培、加工技术研究与应用"获 2008 年教育部科学技术进步奖一等奖；"糖化学和基于糖的药物研究"获 2010 年教育部高等学校自然科学奖二等奖等奖励。该实验室的研究成果获得授权专利 32 项，发表专著 17 部，发表 SCI 论文 526 篇，其中影响因子大于 5 的论文 48 篇。该实验室共培养博士后 17 人（其中已出站 10 人）、博士生 245 人（已毕业 130 人）、硕士生 271 人（已毕业 173 人）。

该实验室努力打造与国内外同行进行学术交流与合作的平台，分别与美国、德国、法国、日本、香港等国家和地区的学术研究机构和国际知名制药企业建立了实质性的合作关系，成功地举办了第三届亚洲药物化学国际研讨会、化学生物学国际研讨会暨第二届全国化学生物学学术会议、后基因组时代新药研发国际学术讨论会、第四十届 IUPAC 大会第二分会、第一届核酸和糖化学生物学会议、第四届 Sino-US 教授会等一系列较大规模的国际学术会议。

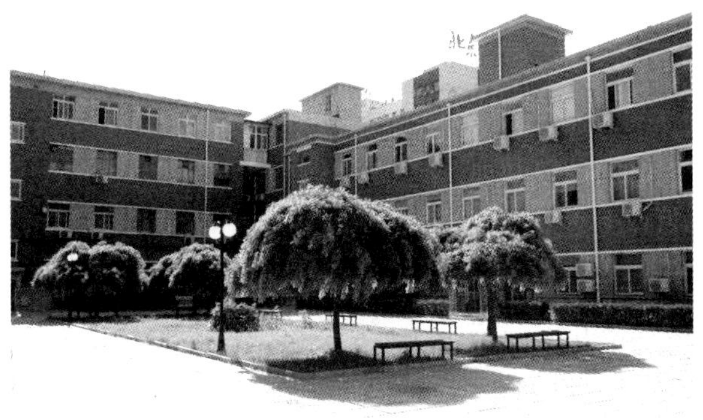

天然药物及仿生药物国家重点实验室（北京大学药学院内）

地址：北京市海淀区学院路 38 号

邮编：100083　电话：010-82802724　传真：010-82802724

E-mail：zdsys@ bjmu. edu. cn

网址：http://sklnbd. bjmu. edu. cn/index. jsp

（宋书香）

↗ 医药生物技术国家重点实验室 医药生物技术国家重点实验室依托于南京大学，于 1990 年经国家计委批准列入国家重点实验室建设计划，1995 年建成通过国家验收并正式对外开放。2001 年、2006 年两次通过国家科技部和自然科学基金委组织的国家重点实验室评估，获得良好成绩。

实验室目前在职固定人员 65 人，其中高级职称 56 人，教育部"长江学者"特聘教授 6 人，国家杰出青年基金获得者 9 人、教育部新世纪优秀人才 7 人。近 5 年来，实验室引进千人计划 4 人、长江讲座教授 2 人。

实验室目前拥有设备 860 台，价值 3 630 万元，可进行天然产物和生物分子的鉴定、检测和分析，以及从分子到细胞，到整体的功能分析、测试和系统研究。主要大型仪器设备包括：激光共聚焦显微镜、BD SORP FACSARIA Ⅱ高速流式细胞分选仪、超速及高速冷冻离心机、悬液芯片系统 Bio-plex、Xenogen Lumina XR 活体动物成像系统、红外双色激光成像系统、液质联用色谱仪、流式细胞仪、二维电泳、荧光显微镜、膜片钳、电压钳、电子显微镜、AKATA Explorer 大规模蛋白质纯化系统及 SGI 计算机工作站等。在图书资料方面，利用南京大学丰富馆藏，到 2007 年底，总藏书量达到 491. 70 万册，并购买了多种网络数据库、光盘数据库。至 2007 年底，可提供利用的电子全文包括中文期刊 16 529 种、外文期刊 17 272 种、中文图书 54 万种、外文图书 26. 50 万种，外国硕、博士学位论文 10 万余篇，足以保证实验室科研的需要。

该实验室以免疫性疾病、肿瘤等重大疾病为主攻方向，从分子、细胞、尤其是整体水平研究疾病的发病机制和病理生理过程，在此基础上寻找和发现新的药物靶点、新标志物；研制具有原创性的、性能优良的、拥有自主知识产权的创新药物，以及疾病诊断及治疗方法或生物制药新技术。主要研究方向为：①重大疾病发生发展机制研究；②生物技术创新药物的基础研究；③生物技术制药的关键技术研究。

实验室共承担和完成各类研究项目 343 项，国家级项目经费占研究总经费的 75%，其中包括国家 973 项目 1 项、973 课题 11 项、国家重大专项课题 12 项、国家自然科学基金创新群体 1 项，重点项目 11 项。该室先后获得各类奖项 20 多项，其中国家级奖 5 项，"尿激酶原的蛋白质工程：结构和功能关系的研究"于 2000 年获国家自然科学奖二等奖；"若干重要药用植物的成分研究"于 2010 年获国家自然科学奖二等奖。另外，还有省部级一等奖 1 项，省部级二等奖 2 项。实验室发表研究论文 1 003 篇，其中 SCI 论文 862 篇，影响因子 10. 0 以上的论文 21 篇，影响因子 5. 0 以上论文 126 篇。出版著作 25 部（其中英文专著 7 部），获美国发明专利 1 项，中国发明专利 53 项，另有 129 项中国发明专利和 5 项国际专利申请正在审理中；获新药临床试验批件 1 件，6 个新药处于不同的临床试验阶段，其中3个一类创新药物转让制药企业。实验室积极与国内外高校、研究单位进行了合作研究与交流，共批准了60多项开放课题，其中近1/3为国外开放课题，例如日本德岛大学村松睦教授在本实验室工作长达5年并获得国家友谊奖，合作研究的成果获得中、日、美、欧洲4项发明专利授权。2006～2010年，实验室先后组织、主办或承办国际及地区性会议10次。

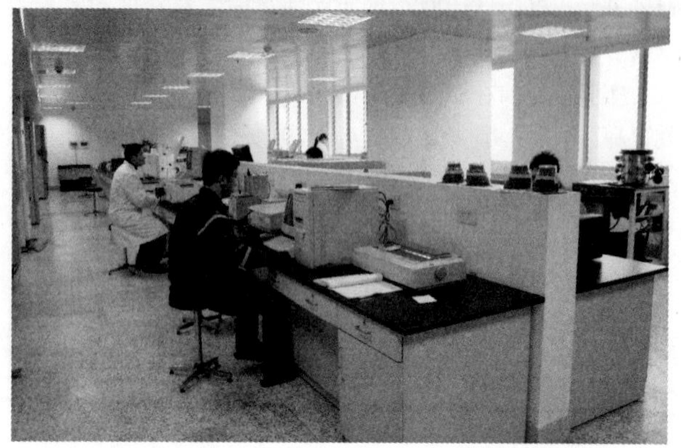

医药生物技术国家重点实验室(南京大学内)

地址：南京市汉口路22号
邮编：210093　电话/传真：025-83594060
E-mail：wxn@nju.edu.cn
网址：http://biocharm.nju.edu.cn　　（华子春）

药物先导化合物研究国家重点实验室　2007年7月上海药明康德新药开发有限公司申请建设的“药物先导化合物研究国家重点实验室”获得国家科技部的批准，纳入首批企业国家重点实验室的建设行列，成为全国医药行业中首批拥有国家重点实验室的两家企业之一。

该实验室现有固定人员150人，研发团队中硕士、博士比例占70%以上，主要负责人均为具有多年海外研发经验的资深科学家，有30多名高层次归国留学人员担任技术骨干。实验室下设计算机辅助设计及虚拟筛选、新型药物模板开发及复杂分子全合成、先导化合物发现及化合物库合成、先导化合物优化及药物化学、体内外生物测试、药/毒代动力学等6个研究分室和一个分析中心。

该实验室拥有核磁共振仪、液质联用仪、高效液/气相色谱、微波合成仪、纯水仪、超速离心机、细胞形象扫描仪等仪器设备；拥有各类图书千余本，以及数百种国内外期刊，其中国外知名期刊36种，还与多家国际知名软件Beilstein，SciFinder，Thomson Pharma合作，创造了良好的学习工作条件。

该实验室充分发挥先导化合物的研发优势，围绕先导化合物研发关键技术和前沿技术开展研究，根据需求承接国家重大科研课题，同时为国内外企业提供不同阶段的先导化合物研发服务。实验室研发方向包括药物模板的设计合成，多样性小分子化合物库的合成及分离制备，复杂分子的合成研究，高通量分析及分离纯化技术研究，手性分离技术研究，计算机辅助先导化合物设计方法技术应用及生物学评价方法的建立优化等。

该实验室承担各类研究课题120余项，其中国家“973”计划1项、国家火炬计划1项、国际科技合作项目1项、省部级课题10余项。实验室拥有专利19项，其中15项为发明专利，另有发明专利123项在申请中。该实验室主持开发的“新型螺环，并环和桥环类药物模板及其化合物库的合成技术”2009年获得上海市科技进步奖二等奖。实验室研究人员在业余时间编写了《经典化学合成反应标准操作》一书，并参与翻译了《新药合成艺术》、《有机化合物的波谱解析》、《有机合成-切断法》等书籍。

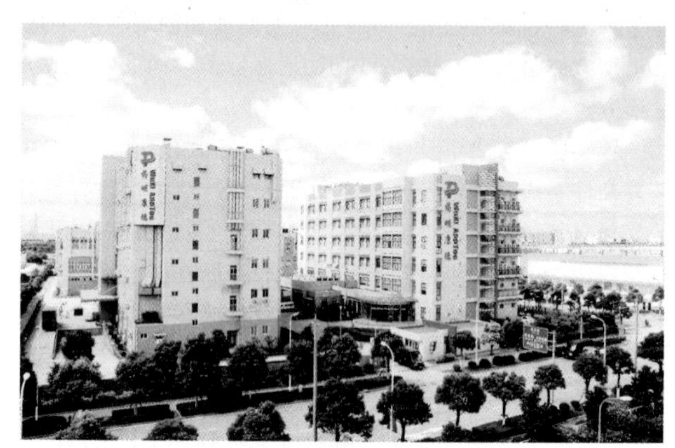

药物先导化合物研究国家重点实验室
（上海药明康德新药开发有限公司）

地址：上海市外高桥保税区富特中路288号
邮编：200131　电话：021-50463506　传真：021-50462571
E-mail：jian_li@wuxiapptec.com；li_guoqing@wuxiapptec.com

（黎　健　李国庆　谢　华）

中药制药过程新技术国家重点实验室　2010年1月中药制药过程新技术国家重点实验室建设计划通过了科技部第二批企业国家重点实验室的评审，6月通过了可行性论证，该实验室依托单位为江苏康缘药业股份有限公司，隶属于江苏省科学技术厅主管。

实验室现有固定人员62人，其中研究人员55人，技术人员4人，拥有高级职称以上人员15人；博士11人，硕士18人。实验室实行董事会领导下的实验室主任负责制，下设提取精制技术研究室、制剂技术研究室、质量控制技术研究室和中试放大研究室等4个研究室。

该实验室整体面积10 000 m^2，配备有先进的仪器设备，价值约5 000万元，包括高分辨液质联用仪、美国费尼根三重四级杆液质联用仪、美国HP气质联用仪、近红外分析仪、原子吸收光谱仪、10余台高效液相色谱仪等国际先进分析检测设备，同时配备超临界萃取设备、膜分离设备、连续逆流萃取设备等现代浓缩、精制设备，能够进行注射剂、胶囊剂、口服液等各种剂型中药的小试与中试放大研究。实验室建设了SPF级动物房，配置了大批药理试验设备；收藏图书及期刊20 000多册，中外期刊60多种，订阅中国知网数据库，自建中药材数据库、中药方剂数据库、中药化合物数据库、中医疾病数据库、工作流程系统，实现了科研工作的信息化管理。

该实验室主要研究方向为：①中药提取精制技术应用基础研究；②中药制剂技术应用基础研究；③中药质量控制技术应用基础研究。

该实验室先后开发国家级新药40余个，获发明专利授权105项，承担国家重大新药创制等项目30余项，32项研究成果通过了省级鉴定，获得江苏省科技进步奖二等奖2项，为“热毒宁注射液”（2007年）和“痛安注射液”（2010年）；获得江苏省科技进步奖三等奖3项，为“桂枝茯苓胶囊”（1997年）“天舒胶囊”（1998年）和“腰痹通胶囊”（2003年）。实验室在中外核心期刊发表论文共计120余篇。

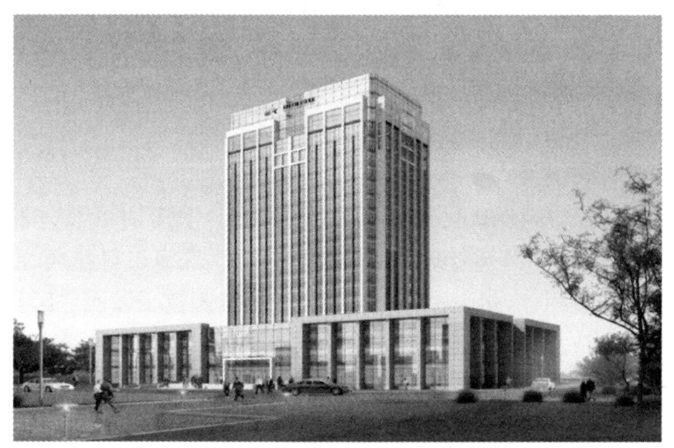

新建“中药制药过程新技术国家重点实验室”效果图

地址：江苏省连云港市新浦区海昌南路58号

邮编：222001　电话：0518-85522009　传真：0518-85522017

E-mail：：kyyyxmb@163. com

（王团结）

中药质量研究国家重点实验室　2010年12月1日，经国家科技部批准，中药质量研究国家重点实验室在澳门特别行政区成立，该实验室由澳门大学中华医药研究院（ICMS）和澳门科技大学澳门药物及健康应用研究所共同组建，并于2011年1月25日正式挂牌。这是澳门特区建立的第一批国家重点实验室，也是国家第一个以中药质量研究为主要方向的国家重点实验室。北京大学天然药物及仿生药物国家重点实验室与中药质量研究国家重点实验室联合开展中药创新研究。

目前，实验室共有正教授15名，副教授7名，助理教授11名，博士后研究员8名；已毕业博士、硕士238名，在读博士、硕士生219名。实验室建有药物化学、质量控制、药理评价、生物技术、药物制剂、药物代谢和医药信息等领域的实验室。

重点实验室配备大中型生物医药仪器设备100多台（套），并依托澳门规模最大最先进的电脑化作业图书馆——澳门大学图书馆，该馆目前藏书超过30万册，可提供10万余种全文电子图书、超过35 000种电子全文期刊，其中包括万方等数十个数据库，涉及生命科学、生物学、医药学及相关学科，保证科研的需要。

该实验室以心脑血管病、肿瘤、老年相关及神经退行性疾病为主要研究领域，将传统中药与现代前沿科技有机结合进行中药药效物质基础研究、中药药效与安全评价、临床信息与产业资源整合等三大方面的研究，实验室承担了中药质量研究8大主要技术方向中的7项，包括中药化学、中药分析、中药制剂、中药药效、中药药代、中药安全、中药信息及其关键技术的研究。

该实验室已先后承担澳门科学技术发展基金、澳门大学研究基金和世界卫生组织、世界银行、欧盟、国家科技部、卫生部、国家自然科学基金会等资助课题共116项，总金额超过5 000万元澳门币。该实验室已发表学术论文500余篇，其中SCI期刊论文占三分之一以上，出版学术专著21部，申请国家发明专利13项，获得海内外重要科学技术奖励和优秀论文奖19项，在研保健食品和创新药物10余项。

该实验室已与剑桥大学、哈佛大学、耶鲁大学、芝加哥大学、澳洲国立大学、东京大学、新加坡国立大学、北京大学、清华大学、中山大学、中国中医科学院、台湾大学、香港大学等数十个国际著名学术机构建立了人才联合培养、学术科研合作和交流，努力建设成为澳门乃至海内外汇聚高端人才培养、整合学术研究资源和弘扬中华医药的国际合作平台。

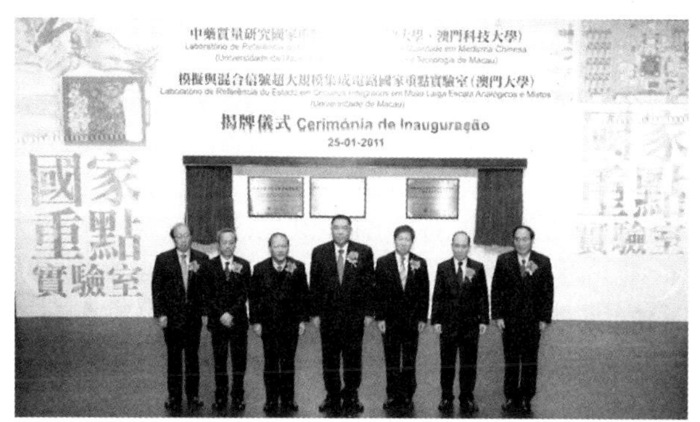

澳门特首崔世安博士、国家科技部曹健林副部长等为国家重点实验室揭牌

地址：中国澳门氹仔徐日升寅公马路

邮编：99907　电话：853-83974691　传真：853-28841358

E-mail：icms. enquiry@umac. mo

（胡元佳　刘京京　陈修平　王一涛）

药物制剂国家工程研究中心　药物制剂国家工程研究中心（简称中心）由原国家计划委员会1995年批准立项建设，以上海医药工业研究院为依托单位，现隶属于中国医药

工业研究总院,注册名称为"上海现代药物制剂工程研究中心有限公司"。

中心拥有科技人员共62名,其中博士8名,硕士25名,专业技术人才39名,其中获得高级职称23名(正高级10名),中级职称17名;现有博士生导师4名,硕士生导师8名。中心现有以下机构:药包材包装检测中心、药代动力学、中药制剂、透皮微球、缓控释、粘膜、脂肪乳剂、靶向制剂、凝胶剂、微粒制剂、片剂等部门以及工程部。

中心配备先进的设备,如液质联用仪、气质联用仪、超高速液相、原子吸收仪、显微红外、蒸发光(荧光)紫外液相仪、空气动力微粒测定仪、稳定性试验机、气相色谱仪、粘度计、气体透过测定仪、氧气透过测定仪、水蒸气透过测定仪、激光力度测定仪、压片机、气流包衣机、胶囊填充机、冷却干燥机、喷雾干燥仪、气流粉碎机、孔化机、多功能制剂设备等;另有自制研发设备:激光打孔检查机、脂质体涂膜干燥机、脂质体高压过滤机、生物降解微粒挤出-切割制备装置、生物降解微球中试生产设备、智能型超声药物雾化吸入装置、透皮贴剂生产联动线、储库式贴片制造机、骨架型贴片制造机、颗粒挤出机、颗粒滚圆机、颗粒包衣机、低温光照仪、人工喉、耐压测定仪等。中心利用上海医药工业研究院的图书馆及情报资料机构提供的丰富图书和情报资料、电子书刊等资源。

中心以研发缓控释、靶向、透皮透黏膜给药系统制剂为主,解决行业共性的关键技术,并进行成套工程化技术成果转移,建立了相对独立的有限责任公司经济实体。

近10年来,中心开发了8个均为国内第一的释药系统创新平台,包括:口服缓释包衣颗粒技术、微型包囊微粒技术、脂质体微粒及纳米粒注射剂技术、长效微粒注射剂技术、激光打孔渗透泵控释技术、透皮透黏膜制剂、相对生物利用度和药代动力学测定、及国家药品监督管理局药用包装材料科研检测中心;建立了缓控释制剂有关的标准、试验方法、测定方法,且被中国药典收载;成功集合了微机、机械、药剂和制药的综合技术力量,进行工程化研究,将科研成果产业化。

近10年来,中心开发了11个产品上市,包括头孢氨苄缓释胶囊(申嘉),醋酸地塞米松贴片(意可贴),硝苯地平控释片(欣然),右美沙芬缓释混悬液(小眉),头孢克洛缓释胶囊(申洛),红霉素肠溶胶囊(美红),格列吡嗪控释片(智唐),复方盐酸伪麻黄碱缓释颗粒,硝酸甘油贴片,酮洛芬贴片,硫酸沙丁胺醇控释片;睾酮透皮贴片等已批准生产;还有10多个产品正在开发中,妥洛特罗贴片已完成临床研究,磷酸川芎嗪透皮贴片、去羟肌苷缓释颗粒正在进行临床研究。此外,中心已授权发明专利16项,实用新型专利15项,另37项专利正在申报中;发表论文100多篇,出版著作3部。成果获奖项目中"头孢氨苄缓释胶囊与生产线"1997年获国家医药管理局科技进步奖二等奖;"醋酸地塞米松粘贴片"1998年获上海市科技进步奖三等奖;"一种双室渗透泵控释片激光打孔装置"2004年获上海市发明创造专利奖——实用新型专利奖;"药物制剂缓控释技术的开发与产业化"2010年获上海市科技进步奖一等奖。中心与其他院校企业合作召开过四次国际药物制剂会议。

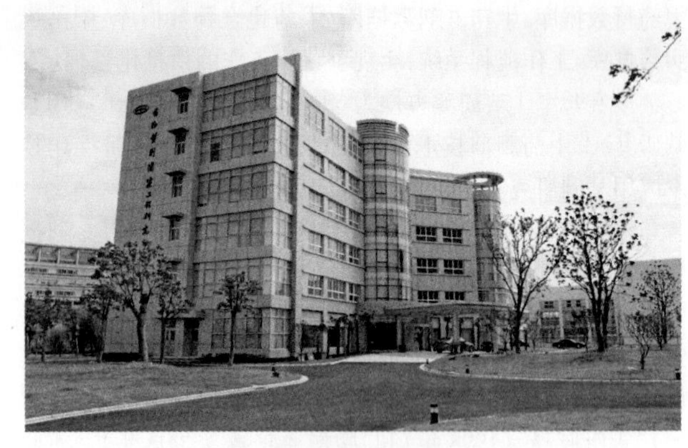

药物制剂国家工程研究中心

地址:上海市浦东张江高科技园区哈雷路1111号

邮编:201203　电话:021-51320211　传真:021-51320719

E-mail:nperc@ nperc. com. cn

(任韵美)

国家中药现代化工程技术研究中心　1997年由国家科技部、国家中医药管理局、广东省科技厅、珠海市科技局、丽珠医药集团、广州中医药大学等共同出资筹建了以丽珠医药集团为依托主体,以广州中医药大学为主要技术支持的"国家中药工程中心"。2001年经专家认证,通过国家验收,正式挂牌成立了"国家中药现代化工程技术研究中心",隶属于国家中医药管理局和广东省科技厅。

该中心现有科研及管理人员30名,具有高级职称人员15名。在珠海本部建有先进的工艺研究、植物化学、中药制剂、中药分析、新药筛选、生药鉴定等实验室、中试车间以及生药标本室。中心与丽珠集团合建了4个基地、2个研究所(中药提取生产基地、中药栓剂研究基地、山西黄芪和甘肃党参GAP基地、中药注射剂研究所、中药固体制剂研究所);与云南省建立了西南资源分中心,与穗港澳大学建立了5个联合实验室,如与香港中文大学组建的"NERC-CUHK中药标准化和研发联合实验室";与香港城市大学组建的"NERC-CityU中草药研发联合实验室";与澳门大学组建的"NERC-UM联合实验室";与中山大学合作组建的"NERC-SLS SYSU联合实验室";与暨南大学合作组建的"NERC-JNU联合实验室"等。广州分部在广州中医药大学成立新药开发中心,协助广州中医药大学建成第一批GLP、GCP国家重点实验室。

在仪器设备方面,珠海本部配有中药工程装备(包括超声波提取、超细粉碎、多功能提取、喷雾干燥等)和固体制剂设备(包括冻干机、胶囊机、压片机、滴丸机、流化床、乳化机、包衣机、制粒机等)、以及植化分离与分析设备等。广州分部则拥有(超)高效液相色谱仪、原子吸收分光光度计、气相色谱仪、薄层扫描仪、中低压制备色谱仪、系统生物显微镜与显微数码相机、激光粉体测定仪、高速冷冻离心机、冻干机、超滤仪、造粒机、Glat 流化床等大型仪器。珠海本部拥有工具书 100 余种，专业书 150 余种，有关杂志资料 60 余种，并可充分利用广州中医药大学的图书馆馆藏及信息资料。

该中心的科研方向为①现代中药新药及中药大品种二次开发研究，包括保健食品开发等；②现代中药质量控制工程及其标准体系研究，包括 DNA 技术和基因芯片技术鉴别中药材等；③现代中药工程设备的研究和推广，包括现代中药工程设计与现代化改造、现代中药新工艺、新辅料、新产品的推广，如中药材超微粉碎技术及机组、超声波中药强化提取技术及设备、中药多功能提取浓缩机组、大孔树脂吸附分离装置、广谱喷雾干燥机组等；④现代中药工程技术、产品的资讯、合作交流及专业人员培训。

该中心历年来共承担国家、省（部）、市级科技项目 80 余项，开发新药 7 个，其中“前列安栓”获得新药批准生产文件，其余“红山胶囊”、“加味双柏止痛喷雾剂”、“复方五指柑胶囊”、“注射用三花冻干粉针剂”、“清毒安肾胶囊”、“汝丹片” 6 种新药已批准进入临床试验；开发了“丽珠牌丽珠复力片”、“臣功牌丹红胶囊”、“丽珠牌唯力胶囊”、“丽珠牌灵芝软胶囊”、“福年加牌人参益力口服液”等 5 种保健食品；获得“细辛醚的精制方法”等授权专利 10 项（包括 2 个国际发明专利，“治疗禽流感的中药组合物、制备方法及其用途”，为香港、欧洲发明专利）；批准技术标准 3 个。科技奖励共 8 项，其中“治疗前列腺疾患的国家级中药新药前列安栓”2000 年获广东省科技进步奖三等奖；“现代中药质量控制工程技术及标准化示范性研究”获 2004 年度珠海市科学技术进步奖二等奖、2005 年度广东省科技进步奖三等奖、2007 年度中华中医药学会科学技术奖三等奖；“建立功能基因组与生物芯片创新技术平台开发新药产品”2006 年度获深圳市科技创新奖；“中药生产共性关键技术应用示范研究——超微粉碎技术的研究与应用”获 2006 年度珠海市科技进步奖三等奖、2008 年度广东省科学技术进步奖三等奖；“超声波强化中药材提取装置的研究”获 2007 年度珠海市科学技术进步奖二等奖、2009 年度广东省科学技术进步奖三等奖；“治疗禽流感的中药组合物、制备方法及其用途发明专利”获 2009 年度珠海市首届专利金奖；“丽珠牌抗病毒颗粒的抗禽流感和新型甲型流感的实验研究”获 2009 年度珠海市科学技术进步奖二等奖、2010 年度中国中西医结合学会科技奖三等奖；“明代药典《本草品汇精要》的整理研究”获 2009 年度中华中医药学会科学技术奖二等奖。

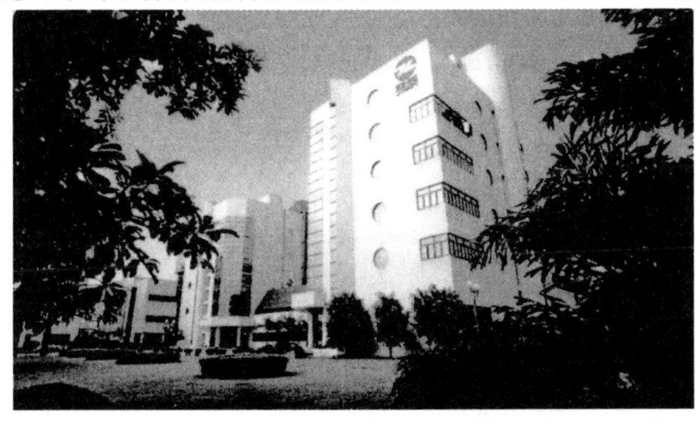
国家中药现代化工程技术研究中心

地址：广东省珠海市桂花北路 108 号

邮编：519020　电话：0756-8150181　传真：0756-8289500

E-mail：caohui@livzon.com.cn；kovhuicao@yahoo.com.cn

网址：www.nercmtcm.com.cn

（曹　晖）

国家药物及代谢产物分析研究中心　国家药物及代谢产物分析研究中心（以下简称中心）于 1994 年经国家科委（现科技部）批准，在中国医学科学院药物研究所药物分析室和仪器分析室的基础上建立的。该中心受卫生部领导，由药物研究所代管，业务上受国家科技部指导，是我国从事药物及代谢产物分析研究、分析测试、咨询服务和科技人员培训的开放性研究机构，也是卫生部所属的唯一的国家级分析测试中心。

中心于 1997 年第一次通过计量认证，获得了国家技术监督局颁发的中华人民共和国计量认证合格证书[（97）量认（国）字（Z1667）号]，并于 2002 年通过了第二次计量认证复评审。在此基础上，中心于 2008 年 6 月通过了国家认证认可监督管理委员会、中国合格评定国家认可委员会的实验室认可/实验室资质认定“二合一”的现场评审，分别获得了实验室认可与计量认证两个资质证书。中心各项运行操作均有完整的 SOP 规程。

中心现有人员 27 人，其中正副研究员 11 人、博士生导师 4 人；中国科学院院士 1 名、新世纪百千万人才工程国家级人选 1 名、教育部新世纪优秀人才 1 名，北京市科技新星人选 1 名；具有博士、硕士学位的专业科研人员占 70%，高、中级职称的科技人员占 80% 以上，主要业务骨干在 35 ~50 岁之间，在读硕士、博士研究生有 42 名，已毕业 126 名。中心下设质谱分析室、核磁共振谱分析室、X 射线衍射分析室、药物质量分析室、药物代谢组学分析室以及中心办公室等。

中心拥有仪器设备 50 余台，主要包括：600 兆、500 兆、400 兆和 300 兆等数台核磁共振仪及 LC-NMR 联用仪、高分辨串联质谱仪（AutoSpec Ultima-TOF 型和 LTQ FTICR-MS 型）、冷喷雾质谱仪、HPLC-MS/MS 联用仪、GC-MS 联用仪、X 射线衍射仪、傅立叶红外光谱仪、毛细管电泳仪、高效液相色谱仪、微量元素分析仪、紫外可见分光光度计、氨基酸分析仪、原子吸收可见分光光度计、原子荧光可见分光光度计和热分析仪等。该中心利用中国医学科学院图书馆的资源，以及药物研究所资料室的图书资料，共有中外文图书 9 000 多册，中文期刊 139 种，外文期刊 20 多种，过刊合订本 30 000 多本，并有数字检索系统，可查数据库 40 多个，包括中文期刊 1 800 多种，外文期刊4 200多种。

中心现已形成了以质谱分析、核磁共振谱分析、X射线衍射分析、药物代谢体内外分析以及药物质量分析等为主的完整药物分析研究体系。根据国家新药研发的需求，中心重点开展药物分析的新技术、新方法研究，包括：药物成分在生物体内代谢过程的分析方法研究；中草药物质基础及有效成分的分离、快速分析及结构鉴定方法研究；标准物质研制方法研究；新药的质量控制研究和标准制订；基于现代分析仪器的药物（含手性药物）及代谢产物、先导化合物的结构分析研究；原料药及其制剂中药物含量及有关杂质的研究；药品及保健食品中功效成分或违禁成分的鉴定与定量分析方法研究等。

中心通过认证认可的全部检测项目有9项，中草药及中药成分分析；药品质量检测；药物代谢转化及代谢产物分析；药物代谢动力学测试；有机化合物元素分析；药物及天然产物中提取的单体结构分析；药物及其中间体和天然产物中提取的单体晶体结构分析；药物及天然产物中氨基酸成分分析；精子碱性核蛋白检测等。近年来，中心每年完成15 000个以上样品数的对外各类分析测试项目，多次受到由科技部、教育部、国家自然科学基金会、中科院和北京市科委五部委联合给予的奖励。

1997-2011年间，中心承担并参加了国家"973"项目、国家重大科学研究计划、科技部重大专项、国家自然科学基金项目等部委级以上课题109项；发表学术论文274篇；其中SCI收录论文69篇；出版专著2部，合著34部；获得专利2项，正在申请的专利43个项；制定了一项国家标准"水质组胺等五种生物胺的测定高效液相色谱法"；获得国家标准物质证书40项。另外中心建立以来除在药物研究所的"国家一类抗肝炎新药双环醇的研究"（2006年获国家科技进步二等奖）项目中做出贡献外，还以新技术新方法的研究获得了10项国家的奖励，"《纸色谱和薄层色谱》"1996年获卫生部科学技术进步三等奖；"库伦滴定法在中草药成分测定中应用"和"红豆杉紫杉醇及其类似物薄层原位荧光衍生化反应及荧光扫描测定方法研究"1997年均获中国分析测试协会科学技术二等奖；"LC-MS方法研究紫草素及其体外代谢产物"1998年获中国分析测试协会科学技术三等奖；"手性黄皮酰胺的代谢转化及其代谢产物的高效液相色谱质谱分析"1999年获中国分析测试协会科学技术奖三等奖；"利用质谱-质谱新技术研究紫杉烷类二萜化合物的裂解规律"2000年获中国分析测试协会科学技术二等奖；"中药材X衍射付里叶（Fourier）谱鉴定法研究"2003年获中华医学科技奖二等奖；"分子识别及其结构特征的质谱分析方法研究"2004年获中国分析测试协会科学技术二等奖；"高分辨魔角核磁共振技术在组合化学研究中的应用"2005年获中国分析测试协会科学技术二等奖；"基于质谱测试技术的新方法、新应用途径的研究"2006年获中国分析测试协会科学技术二等奖。

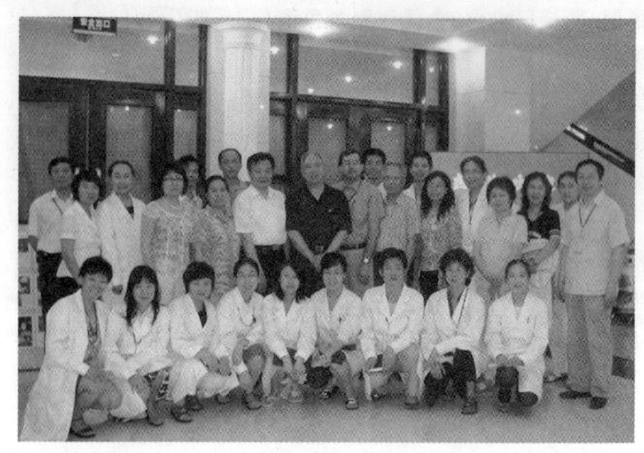

实验室认证评审专家组与中心全体人员合影

地址：北京宣武区先农坛街1号（南纬路甲2号）
邮编：100050　电话：010-63153121，63165310
传真：010-63153121　E-mail：ln@ imm. ac. cn
（再帕尔·阿不力孜　李秾）

中国医药集团四川抗菌素工业研究所　四川抗菌素工业研究所为1965年由上海医药工业研究院部分内迁成都建所，曾隶属于中国医药工业公司、化工部、国家医药管理局、国家药品监督管理局，2000年科研转制隶属于中国医药集团总公司，现为中国医药集团总公司科技研发中心。经过45年的建设发展，研究所已成为学科领域配套齐全、科研开发与中试孵化并举、应用性与工业性特色明显的综合性药物研究开发机构，也是中国医药集团的科研技术、信息、决策咨询和人才培养的机构。

该所现有职工462人，其中研究员22人，副研究员44人，获国家政府津贴和突出贡献专家34人。该所拥有生物研究部、化学研究部、质量研究部、药理研究部、制剂研究部、信息研究部、中药研究室七个专业研究部，及国家新抗生素工业性试验基地、中国医药集团安全评价中心、国家微生物菌种保藏中心、抗生素研究与再评价四川省重点实验室、卫生部食品中抗生素残留检测与评价中心和科技部国际科技合作基地等。研究所发行《中国抗生素杂志》、《国外医药抗生素分册》两本专业学术期刊；拥有微生物与生化药学、药理学、药物化学、生物化工专业硕士学位授予权，先后为国内医药界培养硕士150余人，在读硕士生60余人。

该所设备先进，拥有制备液相色谱仪、液相-质谱联用仪、气相色谱仪、红外光谱仪、蛋白质分离纯化系统、五分类血液细胞分析仪、化学发光成像系统、全自动生化分析仪、流式细胞仪、高压细胞破碎机、全自动发酵罐、全自动快速制备层析系统台式上箱冻干系统、喷雾干燥器等。该所全资子公司-国药集团川抗制药有限公司建有固体制剂、液体制剂、原料精烘包车间和原料（发酵、合成）车间。并通过国家GMP认证，承担着国家级新抗生素的中试放大试验。该所图书馆已发展为拥有馆藏十余万册的中型科学专业图书馆，馆藏中文图书10万余册、外文图书1.14万册、中文期刊365种、外文期刊487种、数据库7种。

该所研究领域涉及微生物药物、化学合成药物、生物技术药物、天然植物药、药物制剂等方面，以及新品种开发、工业化关键技术、药品质量研究、药理毒理评价等，主要研究方向包括：抗感染药物、抗病毒药物、抗肿瘤药物、心血管药物、免疫调节药物、麻醉精神类药物、糖尿病药物、降血脂药物、生物工程及抗体药物、农用及畜用抗生素等。

45年来，研究所先后研制出庆大霉素、奈替米星、妥布霉素、头孢氨噻肟、头孢曲松、盐酸头孢吡肟、头孢泊肟酯、头孢呋辛钠及酯、盐酸头孢甲肟、头孢美唑、头孢米诺、头孢替坦、利福平、利福定、利福喷丁、利福布丁、洛伐他丁、辛伐他丁、氟伐他汀，阿伐他汀，西立伐他汀、舒伐他汀，伊伐他汀、罗红霉素、阿奇红霉素、地红霉素、克拉霉素、阿洛西林、美洛培南等百余个新药品种，共获得新药证书和新药批文100余项，申请发明专利100余项。研究所共获得国家级及省部级奖励的成果有60余项，其中1995年以来获得的奖励有："利福喷丁"1995年获得国家技术发明奖二等奖，属国际首创药物，得到了世界卫生组织（WHO）的高度评价，开创了"督导化疗、间接给药"的新疗法；"柱晶白霉素"1995年获得国家医药管理局科技进步奖二等奖，1996年获得国家科技进步奖二等奖；"洛伐他汀研究"1999年获得国家科技进步奖三等奖等；"阿洛西林钠"1999年获得国家医药管理局科技进步奖三等奖；"克拉霉素"1999年获得国家医药管理局科技进步奖二等奖。国家经贸委的科技进步奖和新产品奖共4项，四川省省市科技成果奖20余项。该所96%以上的科研成果实现产业化，并广泛用于临床，不少药品被列入国家基本药物，有的产品已批量出口，产生了良好的社会效益。

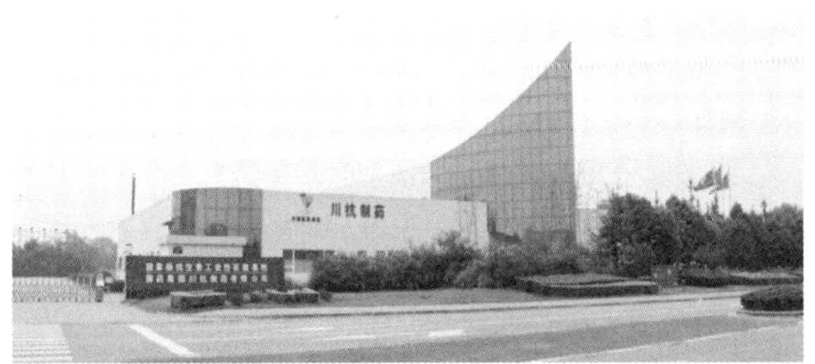

四川抗菌素工业研究所外景

地址：四川省成都市成华区龙潭总部经济城华冠路168号
邮编：610052　电话：028-84216070　传真：028-84333218
E-mail：siiahrm2008@163.com　（胡潇月）

云南省农业科学院药用植物研究所　云南省农业科学院是云南省最大的综合性农业科研机构，根据2003年云南省委省政府制定的关于加快云药产业发展的决定，提出用现代化医药技术发展包括中药、民族药、天然药成为新兴支柱产业的要求，于2004年建立了集资源保存、研究、开发应用为一体的药用植物研究所。

研究所现有职工48人，其中，正高职称4人、副高职称8人、具博士、硕士学历的人共23人。下设药用植物资源与育种研究室、药用植物栽培研究室、药用植物化学研究室等三个研究室，并成立了中-韩生物技术研究中心和药用植物研究所文山分所2个二级机构。

该所拥有田间试验基地和种质资源圃300亩，办公实验楼4 000m²，收集保存了云南药用植物种质资源300多种，近3 000多个居群或种源，建有4 000份云南药用植物资源提取物库，并拥有高效液相、原子吸收、紫外分光光度计、旋转蒸发仪、冻干机、超纯水器、-80 °低温冰箱，-40 °低温冰箱等现代实验仪器。该所与农科院分享各种图书资料，院内收藏中外文图书3万余册，资料40 539份，中文期刊2 515种，外文期刊1 856种，各种标准320册，数据库12个，检索站2个等各类信息资源，可供利用。

该所重点开展药用植物资源保护利用、品种选育、引种驯化、规范栽培、采收加工、质量管理和综合利用等关键技术的研究与创新，加速科技成果的转化与示范推广，提高云药科研与生产整体水平，取得显著经济、生态和社会效益。五个重点研究方向为中药资源普查与资源保护、道地药材可持续利用、药用植物良种繁育与推广、药用植物规范化生产、药用植物采收加工与质量管理。

"十一五"以来，全所共承担各类研究项目39项，发表研究论文111篇，其中核心期刊82篇，SCI收录7篇；编著实用技术种植培训丛书5本；获专利6项。在收集、引进、保存药用植物资源方面，活体保存245种、800余份，种子保存450份；建立了包含2 419种云南药用植物和425种中药材的共计4 450份提取物的资源库；建立了包含1 925种云南药用植物和342种中药材共计6 801份实证标本的标本库；成果示范推广累计3万多亩；"黄花蒿优良种源选育及优质高效栽培关键技术研究与示范"2001年获云南省科技进步奖二等奖、"三七产业发展关键技术开发及集成示范"2010年获云南省科技进步奖三等奖。

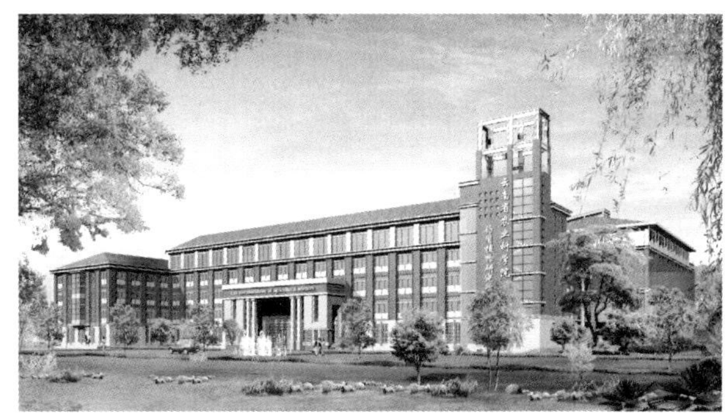

云南省农科院药用植物研究所

地址：云南省昆明市盘龙区白云路761号
邮编：650231　电话：0871-8060004　传真：0871-8060003
E-mail：yaasyzskgk@126.com　（左智天）

华侨大学分子药物学研究所 华侨大学是直属国务院侨务办公室的著名华侨高等学府，国家重点建设大学，1960年在周恩来总理亲切关怀下创办于福建泉州，2004年又在厦门兴建了厦门校区。2005年12月分子药物学家许瑞安教授领衔组建了华侨大学分子药物学研究所，是华侨大学校直属领导的药学教学与科研机构。2007年10月16日，国家教育部批准研究所组建"国家教育部分子药物工程研究中心"，2009年11月研究所被评为"福建省生物医药工程研究生培养创新基地"，2010年6月，以研究所海洋药物实验室为班底的"厦门市海洋与基因工程药物重点实验室"正式成立。该所先后与美、德、新、澳等国的著名院校及牛津大学、新加坡大学、香港大学、北京协和医学院等院校建立了合作关系。

该所目前已形成了富有朝气的高素质教学、科研队伍，拥有教授、博导4名，副教授/副研究员7名，讲师/助理研究员10名，实验员2名，研究人员全部具有博士学位，除了正式编制外，研究所还聘请了国际著名学者(包括诺贝尔奖得主2人)以及国内知名的院士、教授作为荣誉教授(9人)、客座教授(7人)与兼职教授(5人)，研究团队达到46人。目前在读博士、硕士生研究生百余名。该所设有基因工程、细胞工程、生物医学工程、分子药理学、中成药、中药制剂、药物分析、药物化学、免疫学、细胞生物学技术、病理与动物模型、药剂学、基因药物学实验室以及天然药物和海洋药物研发中心。

研究所拥有4 200 m^2 的实验室，配置有齐全的基因研究、细胞培养、药物合成、生化、药理、病理、中药提取、药物分析等实验设备，设备经费达1 700万，并拥有1 500 m^2 中药中试车间，500 m^2GLP基因药物中试基地。学校图书馆现有藏书200万册，电子图书100余万册、中外现刊3 000多种、中外文数据库资源50多个，其中药学与生物医学工程学科适用图书17万余册，期刊65种，可提供研究所图书及情报服务。

研究所的研究方向为围绕重大分子生物医药科技问题，以新型药物研发为主旨，开展与人类疾病相关学科分子药物学、药剂学、天然药物、细胞工程、分子医学、基因诊断、药物合成、分子药理学、海洋药物、转化医学、生物医学工程技术基础和应用研究，具有基因药物、天然药物及靶向制剂和海洋药物三大研发平台。该所从开创至今已获得国家"863"计划专项、国家重大科技专项和国家自然科学基金项目等多项支持；已发表论文数十篇，其中近10篇文章影响因子大于5；已获授权专利3项，出版专著3部；拥有GMP标准的AAV病毒载体中试生产基地及国际一流的AAV病毒载体制备技术与纯化工艺，此外，基因药物的生物纳米载体工程技术处于国际领先水平。

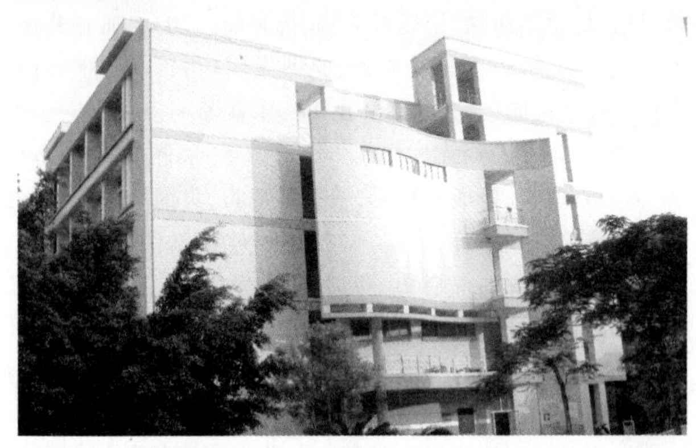

华桥大学分子药物学研究所泉州实验室

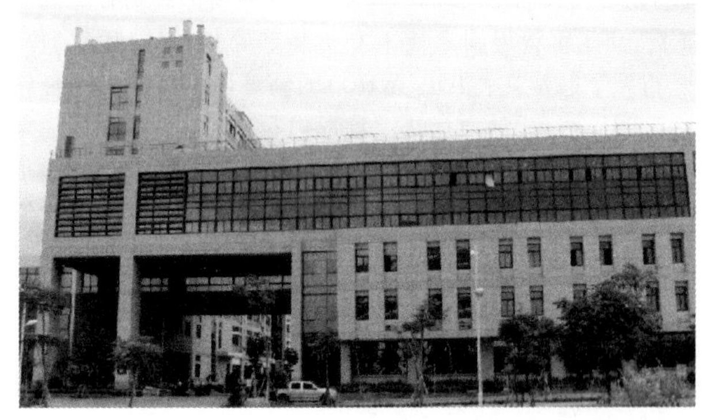

华桥大学分子药物学研究所厦门实验室

泉州校区：福建泉州华侨大学胜骏楼 分子药物学研究所
邮编：362021 电话：0595-22690516 传真：0592-22691632
E-mail：imm@ hqu. edu. cn
网址：www. imm. hqu. edu. cn
厦门校区：厦门市集美大道668号华侨大学生物化工实验大楼9楼 教育部分子药物工程研究中心
邮编：361021 电话：0592-6162996 传真：0592-6162998
E-mail：hmmedu@ hqu. edu. cn

(庄贞静)

药学教育

Pharmaceutical Education

中国药学年鉴 2011
CHINESE PHARMACEUTICAL YEARBOOK

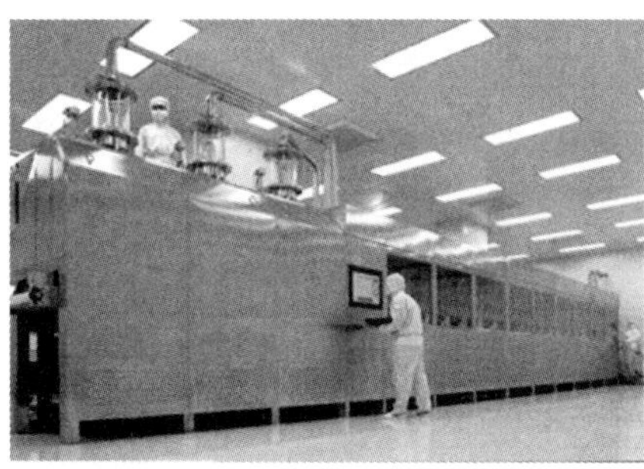
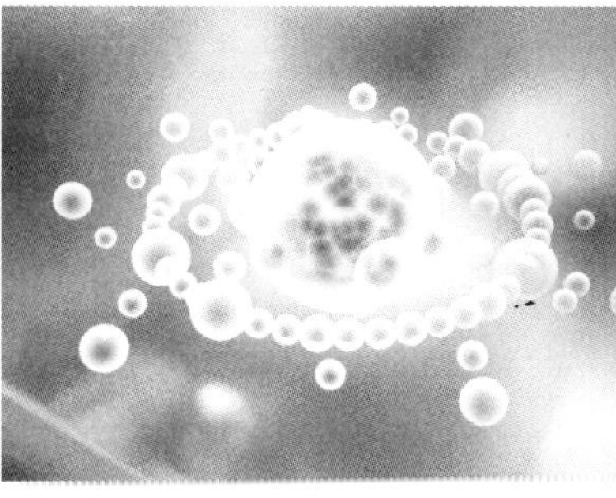
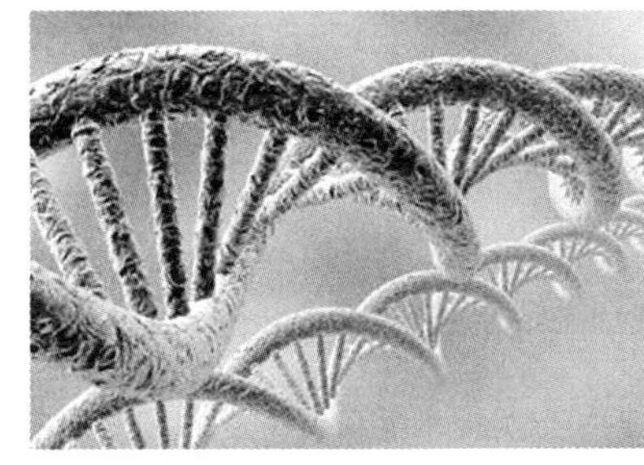
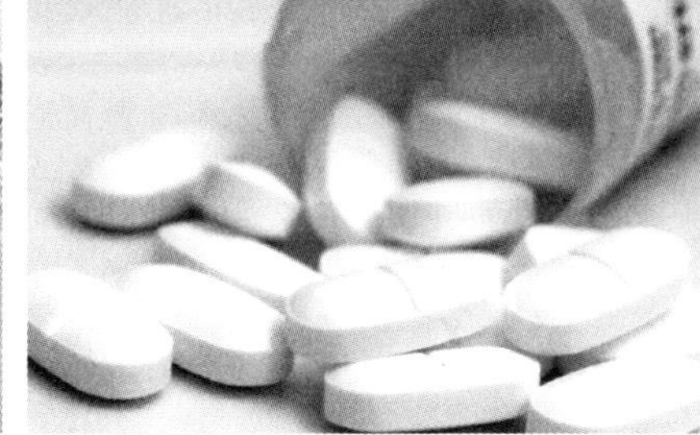
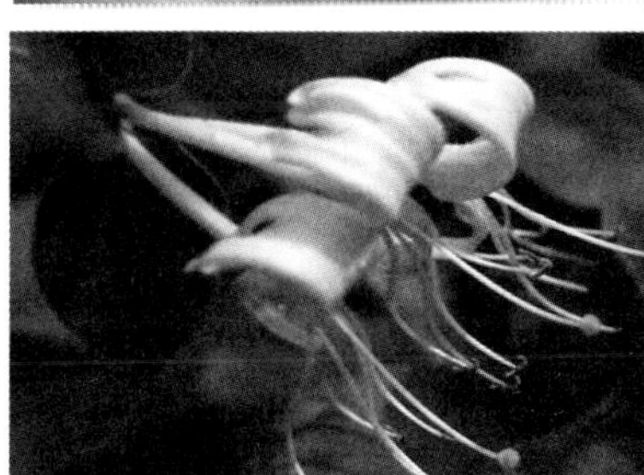

概　述

2010 年药学教育的发展　2010 年全国各高等医药院校在继续深入实施教育部所提出的高等学校教育质量与教学改革工程的基础上，总结经验，找出不足，结合我国社会需求和医药事业发展需要及本单位实际，制定药学教育"十二五"发展规划。

根据 2010 年底全国 47 所高等药学院校（中国药科大学、沈阳药科大学、广东药学院、天津医科大学、河北医科大学、山西医科大学、内蒙古医学院、第二军医大学、徐州医学院、福建医科大学、新乡医学院、桂林医学院、海南医学院、重庆医科大学、贵阳医学院、山西中医学院、辽宁中医药大学、长春中医药大学、黑龙江中医药大学、南京中医药大学、江西中医学院、广西中医学院、北京大学、河北联合大学、延边大学、吉林化工学院、哈尔滨商业大学、佳木斯大学、复旦大学、上海交通大学、苏州大学、徐州师范大学、南京农业大学、浙江大学、绍兴文理学院、南昌大学、山东大学、山东轻工业学院、武汉工程大学、中南民族大学、中南大学、中山大学、四川大学、西南交通大学、西安交通大学、青海大学、长春医学高等专科学校）和 3 所药物研究机构（北京协和医学院药物研究所、北京协和医学院医学生物技术研究所、中科院上海药物研究所）（下同）调查表的统计，2010 年共招收药学类本科生 15 743 名、专科生 2 506 名，在校本科生 62 677 名、专科生 7 509 名，毕业本科生 14 972 名、专科生 2 343 名。招收药学类函授生 13 055 名，在读函授生 31 358 名，毕业函授生 11 212 名。招收攻读药学、中药学等学科博士学位 764 名、硕士学位研究生 3 760 名，在校在读博士研究生 2 536 名、硕士研究生 10 410 名，毕业博士研究生 626 名、硕士研究生 2 774 名，各类药学生情况见表 1。

截至 2010 年底，全国设置药学类及相关专业的本科院校 342 所（含解放军总后勤部及武警总队的 4 所），详见表 2。医药高等专科学校 43 所，详见表 3。高等职业技术学院（含高专）218 所，详见表 4。

表 1　2010 年 47 所高等药学院校（系）和 3 所药物研究机构学生基本情况

类　别	毕业生数	招生数	在校生数
研究生	3 400	4 524	12 946
本专科生	17 315	18 249	70 186
函授生	11 212	13 055	31 358

注：药学生包括药学类、化工与制药类及其他有关类别；研究生包括药物研究机构培养的药学博士、硕士研究生人数。

表 2　2010 年全国设置药学类及其相关专业的本科高等院校

学校名称	专业设置	主管部门	专业创建年份	地　址	邮编
北京大学	药学**、药学、应用药学（药学院）	教育部	1941	北京市海淀区学院路 38 号	100083
清华大学	药学（医学院）	教育部	2009	北京市海淀区清华园 1 号	100084
北京理工大学	制药工程（化工与环境学院）	工业和信息化部	2002	北京市海淀区中关村南大街 5 号	100081
北京化工大学	制药工程（生命科学与技术学院）；制药工程、化工与制药（北方学院※）	教育部	2000	北京市朝阳区北三环东路 15 号	100029
北京石油化工学院	制药工程（化学工程学院）	北京市	2007	北京大兴黄村清源北路 19 号	102617
首都医科大学	药学、临床药学*（化学生物学与药学院）；中药学（中医药学院）；药学（燕京医学院）	北京市	2002	北京市右安门外西头条 10 号	100069
北京中医药大学	中药学、制药工程（中药学院）；工商管理［含药事管理、市场营销］（管理学院）；中药学、工商管理（东方学院※）；中药（高职部）	教育部	1960	北京市朝阳区望京中环南路 6 号	100102
中央民族大学	制药工程（生命与环境科学学院）	国家民委	2002	北京市海淀区中关村南大街 27 号	100081
北京联合大学	制药工程、药物制剂技术（生物化学工程学院）	北京市	2000	北京市朝阳区垡头西里三区 18 号	100023
北京城市学院	中药学、生物技术、生物制药技术、中药（生物医药学部）	北京市教育委员会	2006	北京市海淀区永丰高科技园区	100083
南开大学	药学（药学院）	教育部	2002	天津市南开区卫津路 94 号	300071
天津大学	药学（药物科学与技术学院）；制药工程（化工学院）	教育部	1998	天津市南开区卫津路 92 号	300072
天津科技大学	制药工程（生物工程学院）	天津市	2001	天津市经济技术开发区第十三大街 29 号	300457
天津工业大学	制药工程（环境与化学工程学院）	天津市	2004	天津市河东区成林道 63 号	300160
天津理工大学	药学、制药工程（化学化工学院）	天津市	2000	天津市南开区红旗南路 263 号	300191
天津农学院	应用化学［生物制药］（基础科学系）	天津市	2006	天津市西青区津静路 22 号	300384
天津中医药大学	药学、中药学、药物制剂、制药工程、中药资源与开发、生物制药（中药学院）；市场营销（文理部）	天津市	1985	天津市南开区鞍山西道 312 号	300073
天津商业大学	制药工程、药事管理（生物技术与食品科学学院）	天津市	2001	天津市北辰区津坝公路东口	300314

（续表）

学校名称	专业设置	主管部门	专业创建年份	地址	邮编
天津医科大学	药学、药物制剂（药学院）；药学、市场营销（临床医学院※）；药学（职业技术学院）	天津市	1978	天津市和平区气象台路22号	300070
河北大学	药学、中药学（药学院）；中药学、中药（中医系）；药学、医药营销（卫生职业技术学院）	河北省	1996	保定市裕华东路342号	071000
河北工业大学	制药工程（化工学院）；制药工程（城市学院※）	河北省	1998	天津市红桥区丁字沽一号路	300130
河北科技大学	药学、药物制剂、制药工程（化学与制药工程学院）；药学、药物制剂、制药工程（理工学院※）	河北省	1993	石家庄市裕华东路186号	050018
河北联合大学	药学*、中药学、药物制剂（药学系）；药学、中药学、药物制剂、生物技术（冀唐学院※）	河北省	1998	唐山市建设南路57号	063000
河北北方学院	药学（基础医学院）；信息管理与信息系统[医药方向]、计算机信息管理[医药方向]（信息科学与工程学院）；中药（中医学院）	河北省	2002	张家口市高新区钻石南路11号	075000
承德医学院	中药学（中药学系）	河北省	2002	承德市上二道河子	067000
邯郸学院	化学制药技术（化学系）	河北省	2007	邯郸市邯山区学院北路530号	056005
石家庄学院	药物制剂、制药工程、化学制药技术（化工学院）	河北省	2004	石家庄高新技术产业开发区长江大道6号	050035
河北师范大学	药学（化学与材料科学学院）	河北省	2010	石家庄市裕华东路113号	050016
河北医科大学	药学、药物制剂（药学院）；中药学（中医学院）	河北省	1972	石家庄市中山东路361号	050017
河北农业大学	中药学（农学院）；制药工程、生物制药技术（生命科学学院）；制药工程（现代科技学院※）；动物药学（动物科技学院）；生物制药技术（海洋学院）	河北省	2003	保定市灵雨寺街289号	071001
山西大学	药学（化学化工学院）	山西省	2001	太原市坞城路36号	030006
太原科技大学	化学制药技术（化学与生物工程学院）	山西省	2005	太原市窊流路66号	030024
中北大学	制药工程（化工与环境学院）	山西省	2003	太原市学院路3号	030051
太原理工大学	制药工程（化学化工学院）	山西省	1996	太原市迎泽西大街79号	030024
山西农业大学	制药工程（农学院）、中药资源与开发、生物科学[生物制药]（生命科学学院）	山西省	2005	山西省太谷县	030801
山西医科大学	药学、中药学、药物制剂、生物制药（药学院）；药学、中药学、药物制剂、信息管理与信息系统（晋祠学院※）；医药营销（汾阳学院※）	山西省	1980	太原市新建南路86号	030001
长治医学院	药学（药学系）	山西省	2002	长治市解放东街161号	046000
山西中医学院	中药学、制药工程、市场营销、中药、医药营销（中药系）	山西省	2000	太原市晋祠路一段89号	030024
太原工业学院	制药工程（化学化工系）	山西省	2003	太原市迎新街	030008
山西大同大学	药学（医学院）	山西省	1958	大同市医卫街4号	037008
内蒙古科技大学	药学、市场营销[医药营销]（包头医学院药学院）	内蒙古自治区	2005	包头市东河区建设路31号	014040
内蒙古工业大学	制药工程（化工学院）	内蒙古自治区	2002	呼和浩特市爱民路49号	010061
内蒙古农业大学	制药工程（生命科学学院）	内蒙古自治区	2006	呼和浩特市昭乌达路306号	010018
内蒙古医学院	药学、中药学、药物制剂、制药工程、市场营销（药学院）；蒙药学（蒙医药学院）；药学、药物制剂技术、医药营销（医药应用技术学院）	内蒙古自治区	1977	呼和浩特市金山开发区	010110
内蒙古民族大学	药物制剂、蒙药学（蒙医药学院）	内蒙古自治区	1987	通辽市科尔沁区霍林河大街西536号	028043
赤峰学院	药学（医学院）	内蒙古自治区	2007	赤峰市红山区迎宾路西段	024000
辽宁大学	制药工程（药学院）	辽宁省	2003	沈阳市皇姑区崇山中路66号	110036
大连理工大学	制药工程（制药科学与技术学院）	教育部	2002	大连市甘井子区凌工路2号	116023
沈阳化工大学	制药工程、化工与制药（化学工程学院）；制药工程（科亚学院※）	辽宁省	2002	沈阳市经济技术开发区11号街	110142
沈阳农业大学	中草药栽培与鉴定（园艺学院）；动物药学（畜牧兽医学院）	辽宁省	2004	沈阳市东陵路120号	110161
中国医科大学	药学*、临床药学（药学院）；药学（临床医药学院※）	辽宁省	2003	沈阳市和平区北二马路92号	110001
辽宁医学院	药学*（药学院）；医药营销（高职学院）；药学（医疗学院※）	辽宁省	2002	锦州市松坡路3段40号	121017

（续表）

学校名称	专业设置	主管部门	专业创建年份	地　址	邮编
大连医科大学	药学、药学*（药学院）；生物技术［生物制药］（基础医学院）；公共事业管理、计算机科学与技术（中山学院※）；医药营销（高等职业技术学院）	辽宁省	1993	大连市旅顺口区旅顺南路西段9号	116044
辽宁中医药大学	药学、中药学、药物制剂、制药工程、食品科学与工程（药学院）；市场营销（经济管理学院）；中药学、制药工程（杏林学院※）	辽宁省	1973	大连市开发区双D港生命一路77号	116600
沈阳药科大学	药学、药物制剂（药学院）；制药工程、应用化学、环境科学（制药工程学院）；生物工程、生物技术、临床药学*（生命科学与生物制药学院）；中药学、中药资源与开发、药学、食品科学与工程（中药学院）；国际经济与贸易、工商管理、市场营销、药事管理（工商管理学院）；药物制剂技术、中药制药技术、药学、中药、药品经营与管理、化工设备维修技术［制药设备］（高等职业技术学院）	辽宁省	1931	沈阳市沈河区文化路103号	110016
沈阳医学院	药学、市场营销（何氏视觉科学学院※）；药学（医学应用技术学院）	辽宁省	2006	沈阳市黄河北大街146号	110034
辽宁师范大学	药学（化学化工学院）	辽宁省	2004	大连市沙河口区黄河路850号	116029
大连大学	中药学（医学院）；制药工程（生命科学与技术学院）；药物制剂技术（高等职业技术学院）	辽宁省	2000	大连市经济开发区学府大街10号	116622
辽宁科技学院	制药工程、中药制药技术、生物技术及应用（生物医药与化学工程学院）	辽宁省	2004	本溪经济开发区香槐路176号	117022
大连民族学院	制药工程（生命科学学院）	国家民委	2010	大连市经济开发区辽河西路18号	116600
大连交通大学	化工与制药	辽宁省	2010	大连市沙河口区黄河路794号	116028
吉林大学	药学、生物工程*（药学院）；药物制剂、制药工程（生命科学学院）；中药学、药物制剂、制药工程（珠海学院※）	教育部	1993	长春市朝阳区富锦路1266号	130021
延边大学	药学、药物制剂、制药工程（药学院）	吉林省	1976	延吉市局子街1829号	133000
长春工业大学	制药工程（化学工程学院）；制药工程（人文信息学院※）	吉林省	2002	长春市延安大街2055号	130012
吉林化工学院	药物制剂、制药工程、生物制药（化学与制药工程学院）	吉林省	1997	吉林市龙潭区承德街45号	132022
吉林农业大学	中药学、中药资源与开发、动物药学（中药材学院）；制药工程（生命科学学院）；中药学、生物制药技术（发展学院※）	吉林省	1958	长春市东环路南新城大街2888号	130118
长春中医药大学	药学、中药学、药物制剂、制药工程、生物制药、生物技术、生物科学（药学院）；市场营销、公共事业管理（人文管理学院）；中药学、中药制药（国际教育学院）	吉林省	1980	长春市净月旅游开发区博硕路1035号	130117
东北师范大学	中药资源与开发、生物技术［生物制药］、市场营销［药品营销］（人文学院※）	教育部	2004	长春市净月潭旅游经济开发区博硕路1488号	130117
北华大学	药学（药学院）	吉林省	2002	吉林市滨江东路3999号	132013
通化师范学院	中药学、药物制剂、药物制剂技术（制药与食品科学系）；生物技术及应用（生物系）	吉林省	2000	通化市东昌区育才路950号	134002
吉林农业科技学院	中药学、药物制剂、中药资源与开发、中草药栽培与鉴定、中草药栽培技术、医药营销、中药（中药学院）；制药工程、生物制药技术（动物科学学院）；中草药栽培技术（高职学院）；生物工程［生物制药］（生物工程学院）	吉林省	2004	吉林市新经济技术开发区翰林路77号	132101
吉林医药学院	药学、药物制剂、市场营销［医药营销］（药学院）	吉林省	1986	吉林市吉林大街5号	132013
黑龙江大学	制药工程（化学化工与材料学院）；制药工程（生命科学学院）	黑龙江省	2002	哈尔滨市南岗区学府路74号	150080
齐齐哈尔大学	制药工程（化学与化学工程学院）	黑龙江省	2001	齐齐哈尔市建华区文化大街42号	161006

（续表）

学校名称	专业设置	主管部门	专业创建年份	地　　址	邮编
佳木斯大学	药学、制药工程、医药营销（药学院）	黑龙江省	1976	佳木斯市学府街148号	154007
黑龙江八一农垦大学	制药工程（生命科学技术学院）；动物药学（动物科技学院）	黑龙江省	2004	大庆高新技术产业开发区	163319
东北农业大学	制药工程（生命科学学院）；动物药学（动物医学学院）	黑龙江省	2003	哈尔滨市香坊区木材街59号	150030
哈尔滨医科大学	药学、药物制剂、临床药学（药学院）；中药学、药学、中药、药物制剂技术、医药营销（大庆校区药学院）	黑龙江省	2001	哈尔滨市南岗区保健路157号	150086
黑龙江中医药大学	药学、中药学、药物制剂、中草药资源与开发、制药工程、生物技术、食品科学与工程（药学院）；中药学、药物制剂、制药工程、生物技术、中药资源与开发、食品科学与工程、药学（国际教育学院）；市场营销（人文与管理学院）；中药、中药制药技术（佳木斯学院）	黑龙江省	1972	哈尔滨市香坊区和平路24号	150040
牡丹江医学院	药学、药物制剂、制药工程（药学院）；市场营销、医药营销（卫生经济管理学院）	黑龙江省	2003	牡丹江市爱民区通乡街3号	157011
哈尔滨师范大学	制药工程（化学化工学院）	黑龙江省	2009	哈尔滨市利民经济技术开发区师大南路1号	150025
哈尔滨学院	生物科学[生物制药]（理学院）	黑龙江省	2008	哈尔滨市南岗区学府四道街9号	150086
牡丹江师范学院	制药工程（化学化工学院）	黑龙江省	2009	牡丹江市文化街19号	157422
绥化学院	制药工程、生化制药技术（制药与化学工程系）；制药工程（生物与食品工程系）	黑龙江省	2007	绥化市黄河南路18号	152061
哈尔滨商业大学	药学、中药学、制药工程（药学院）；制药工程（国际教育学院）	黑龙江省	1976	哈尔滨市道里区通达街138号	150076
齐齐哈尔医学院	药学、中药学、药物制剂、制药工程（药学院）；信息管理与信息系统（公共卫生学院）	黑龙江省	2003	齐齐哈尔市建华卜奎北大街333号	161006
哈尔滨理工大学	制药工程（化学与环境工程学院）	黑龙江省	2004	哈尔滨市香坊区林园路4号	150040
黑河学院	应用化学[化学制药]、化学制药技术（物理化学系）	黑龙江省	2006	黑河市教育科技区学院路1号	164300
复旦大学	药学*、药学（药学院）	教育部	1936	上海浦东新区张衡路826号	201203
上海交通大学	药学（药学院）；药学（医学院）	教育部	2000	上海市闵行区东川路800号	200240
华东理工大学	药学、药物制剂、制药工程（药学院）	教育部	1952	上海市徐汇区梅陇路130号	200237
上海应用技术学院	制药工程（化学与环境工程学院）	上海市	2006	上海市漕宝路120号	200235
上海海洋大学	生物技术（食品学院）；食品药品监督管理（高等职业技术学院）	上海市	2001	上海市浦东新区临港新城沪城环路999号	201306
上海理工大学	药物制剂（医疗器械与食品学院）	上海市	2003	上海市杨浦区军工路516号	200093
上海中医药大学	药学、中药学、中药制药技术（中药学院）	上海市	1972	上海市浦东张江高科技园蔡伦路1200号	201203
上海工程技术大学	制药工程（化学化工学院）	上海市	2003	上海市长宁区仙霞路350号	200336
苏州大学	药学、中药学、生物技术（药学院）	江苏省	1996	苏州工业园区横一路苏大独墅湖校区	215123
东南大学	制药工程（化学化工学院）；制药工程（成贤学院※）	教育部	2001	南京市江宁区东南大学路2号	211189
南京理工大学	制药工程（化工学院）；制药工程（泰州科技学院※）	工业和信息化部	1997	南京市孝陵卫200号	210094
南京工业大学	药学、药物制剂（药学院）；制药工程（生物与制药工程学院）；药物制剂、制药工程（浦江学院※）	江苏省	1996	南京市模范马路5号	210009
常州大学	制药工程（制药与生命科学学院）；制药工程（怀德学院※）	江苏省	2002	常州市科教城武进校区	213164
江南大学	制药工程（医药学院）	教育部	2003	无锡市蠡湖大道1800号	214122
南京林业大学	生物工程[生物制药]（化学工程学院）	江苏省	2003	南京市龙蟠路159号	210037
江苏大学	药学、药物制剂、制药工程（药学院）；药物制剂、制药工程（京江学院※）	江苏省	1998	镇江市学府路301号	212013

（续表）

学校名称	专业设置	主管部门	专业创建年份	地　　址	邮编
盐城工学院	制药工程（化学与生物工程学院）	江苏省	2005	盐城市迎宾大道9号	224051
南京农业大学	中药学（园艺学院）；动物药学*（动物医学院）	教育部	1996	南京市卫岗1号	210095
南通大学	药学（医学院）	江苏省	2005	南通市启秀路19号	221006
南京医科大学	药学*、临床药学*（药学院）；公共事业管理（医政学院）；药学*（康达学院※）	江苏省	2002	南京市江宁区天元东路818号	211166
徐州医学院	药学、药物制剂、临床药学（药学院）；药学（华方学院※）	江苏省	2001	徐州市铜山路209号	221004
南京中医药大学	药学、中药学、药物制剂、制药工程、中药资源与开发、中药制药（药学院）；国际经济与贸易、公共事业管理、电子商务、市场营销、信息管理与信息系统（经贸管理学院）；计算机科学与技术（信息技术学院）；药学、中药学、药物制剂、制药工程、中药资源与开发、国际经济与贸易、市场营销、信息管理与信息系统（翰林学院※）	江苏省	1960	南京市仙林大学城仙林大道138号	210046
中国药科大学	药学、临床药学*、药物制剂、制药工程、药物分析、药物化学、食品质量与安全（药学院）；中药学、中药资源与开发、中药制药（中药学院）；生物工程、生物技术、海洋药学、生物制药（生命科学与技术学院）；国际经济与贸易、工商管理、市场营销、经济学、药事管理（国际医药商学院）；信息管理与信息系统、环境科学（基础部）；英语（外语系）；药物分析技术、药物制剂技术、中药制药技术、化学制药技术、国际经济与贸易（高等职业技术学院）；	教育部	1936	南京市中央路童家巷24号	210009
南京师范大学	生物工程[生物制药]（生命科学学院）；制药工程（泰州学院※）	江苏省	2000	南京市栖霞区文苑路1号	210046
徐州师范大学	制药工程（化学化工学院）；制药工程（科文学院※）	江苏省	2002	徐州市铜山新区上海路101号	221116
盐城师范学院	制药工程（化学化工学院）；生物技术[生物制药]（生命科学与技术学院）；制药工程（黄海学院）	江苏省	2005	盐城市开放大道50号	224002
淮阴工学院	制药工程（生命科学与化学工程学院）	江苏省	2002	淮安市枚乘东路1号	223003
扬州大学	药学（医学院）；制药工程（化学化工学院）；制药工程（广陵学院※）	江苏省	2000	扬州市淮海路11号	225001
南京晓庄学院	生物科学[生物制药]（生物化工与环境工程学院）	江苏省	2005	南京市江宁区弘景大道3601号	211171
淮海工学院	制药工程（化学工程学院）	江苏省	2002	连云港市新浦苍梧路59号	222005
常州工学院	医药营销（经济与管理学院）	江苏省	2004	常州市巫山路1号	213022
浙江大学	药学、中药学、药物制剂（药学院）；制药工程（材料与化学工程学院）；药学（城市学院※）；制药工程（宁波理工学院※）	教育部	1913	杭州市西湖区余杭塘路388号	310058
浙江工业大学	药学、药物制剂、中药学、制药工程（药学院）	浙江省	1997	杭州市朝晖六区潮王路18号	310014
衢州学院	化学制药技术（化学与材料工程学院）	浙江省	2007	衢州市柯城区九华北大道78号	324000
浙江海洋学院	药学（食品与药学学院）；药学（东海科学技术学院※）	浙江省	2005	舟山市定海区海院路18号	316004
浙江农林大学	中药学（林业与生物技术学院）；中药学（天目学院※）	浙江省	2002	杭州市临安市环城北路88号	311300
浙江理工大学	生物制药（生命科学学院）	浙江省	2010	杭州市下沙高教园区2号大街5号	310018
温州医学院	药学*、中药学、制药工程（药学院）；市场营销（人文与管理学院）；生物技术（生命科学学院）；信息管理与信息系统、计算机科学与技术（信息与工程学院）；药学、中药学、生物技术、信息管理与信息系统（仁济学院※）	浙江省	2001	温州市茶山高教园区	325035

（续表）

学校名称	专业设置	主管部门	专业创建年份	地　址	邮编
浙江中医药大学	药学、中药学、药物制剂、中草药栽培与鉴定、食品科学和工程(药学院)；生物技术(生命科学学院)；生物工程、制药工程(生物工程学院)；计算机科学与技术(信息工程学院)；市场营销(管理学院)；药学、中药学、药物制剂、制药工程、生物技术、生物工程 食品科学与工程、计算机科学与技术、市场营销(滨江学院※)	浙江省	1986	杭州市滨江区滨文路548号	310053
杭州师范大学	药学、市场营销(医药卫生管理学院)；制药工程(材料与化学化工学院)	浙江省	2001	杭州市下沙高教园区学林街16号	310036
湖州师范学院	制药工程(生命科学学院)；制药工程(求真学院※)	浙江省	2004	湖州市学士路1号	313000
绍兴文理学院	药学(化学化工学院)；药学(元培学院※)	浙江省	2002	绍兴市环城西路508号	312000
台州学院	制药工程(医药化工学院)	浙江省	2002	临海市市区东方大道605号	317000
嘉兴学院	药学(医学院)	浙江省	2000	嘉兴市嘉杭路1号	314001
中国计量学院	药学(生命科学学院)	浙江省	2004	杭州市下沙高教园区学源街	310018
浙江科技学院	制药工程(生物与化学工程学院)	浙江省	2002	杭州市西湖区留和路318号	310023
合肥工业大学	制药工程(化学工程学院)	教育部	1996	合肥市屯溪路193号	230009
安徽工业大学	制药工程(化学工程学院)	安徽省	2008	马鞍山市湖东中路59号	243002
安徽理工大学	药学(医学院)；制药工程(化学工程学院)	安徽省	2001	淮南市舜耕中路168号	232001
安徽农业大学	中药资源与开发(生命科学学院)	安徽省	2002	合肥市长江西路130号	230036
安徽医科大学	药学*、中药学(药学院)；生物技术(基础医学院)；药学(临床医学院※)	安徽省	1997	合肥市梅山路81号	230032
蚌埠医学院	药学(药学系)	安徽省	2001	蚌埠市大学园区东海大道2600号	233030
蚌埠学院	制药工程、生物制药技术(食品与生物工程系)	安徽省	2005	蚌埠市大学城曹山路1866号	233030
皖南医学院	药学、中药学、药物制剂、制药工程(药学系)	安徽省	2003	芜湖市高教园文昌西路22号	241002
安徽中医学院	药学、中药学、药物制剂、制药工程*、中药资源与开发(药学院)；国际经济与贸易、人力资源管理、公共事业管理、医药营销(医药经济管理学院)；信息管理和信息系统、计算机科学与技术(医药信息工程学院)	安徽省	1974	合肥市史和路45号	230031
安徽新华学院	药学、药物制剂、制药工程、药物制剂技术、药品质量检测技术、药品经营与管理(约学院)；	安徽省教育厅	2006	合肥市国家级高新技术开发区望江西路555号	230088
黄山学院	制药工程(化学化工系)	安徽省	2004	黄山市屯溪区稽灵山路9号	245041
皖西学院	制药工程(化学与生命科学系)	安徽省	2004	六安市云露桥西月亮岛	237012
宿州学院	生化制药技术(化学与生命科学系)	安徽省	2007	宿州市汴河中路71号	234000
安徽科技学院	中药学、药物制剂(食品药品学院)	安徽省	2001	安徽省凤阳县东华路9号	233100
安徽三联学院	医药营销(工商管理系)	安徽省教育厅	1999	合肥市经济技术开发区合安路47号	230601
厦门大学	药学(医学院)	教育部	2003	厦门市思明区大学路168号	361005
华侨大学	制药工程(化工学院)；药学	国务院侨办	2003	厦门市集美大道668号	361021
福州大学	制药工程(化学化工学院)	福建省	2001	福州市福州地区大学新区学园路2号	350108
福建农林大学	制药工程(植物保护学院)；中药资源与开发(蜂学学院)	福建省	2003	福州市仓山区上下店路15号	350002
福建医科大学	药学、药物制剂(药学院)	福建省	2000	福州市台江区交通路88号	350004
福建中医药大学	药学、中药学、药物制剂、制药工程、市场营销、食品科学与工程(药学院)；药学、药物制剂、中药学、制药工程(海外教育学院)；信息管理与信息系统(管理学院)	福建省	1988	福州市闽侯上街华佗路1号	350108
莆田学院	药学(医学院)	福建省	2002	莆田市城厢区学园路中街1133号	351100
江西农业大学	中药资源与开发(园林与艺术学院)；动物药学(动物科学技术学院)；制药工程(生物科学与工程学院)	江西省	2003	南昌市经济技术开发区	330045

（续表）

学校名称	专业设置	主管部门	专业创建年份	地　址	邮编
江西中医学院	药学、中药学、药物制剂、制药工程、中药资源与开发、环境科学、应用化学、中药制药（药学院）；生物工程[生物制药]（基础医学院）；药学、市场营销（经济与管理学院）；药学、中药学、药物制剂、中药资源与开发、制药工程、生物工程（科技学院※）；药学、中药、药物制剂技术、医药营销（高等职业技术学院）	江西省	1973	南昌市湾里区云湾路18号	330004
赣南医学院	药学、中药学（药学院）	江西省	2005	赣州市医学院路1号	341000
宜春学院	药学、制药工程、生物制药技术与营销、中药制药技术（化学与生物工程学院）	江西省	2002	宜春市学府路576号	336000
井冈山大学	药学（医学院）	江西省	1993	吉安市吉福路23号	343000
江西科技师范学院	药学、制药工程（药学院）	江西省	2004	南昌市昌北开发区枫林西大街605号	330013
九江学院	药学、药物制剂、药品经营与管理（基础医学院）；生物技术[生物制药方向]、生物制药技术（生命科学学院）；化学制药技术（化学与环境工程学院）	江西省	1998	九江市庐峰路17号	332000
南昌大学	制药工程（环境与化学工程学院）；制药工程、生物技术（科学技术学院※）；药学（医学院）；药学（抚州医学分院）；生物制药技术（高等职业技术学院）	江西省	2001	南昌市红谷滩新区学府大道999号	330031
南昌理工学院	中药制药技术、食品药品监测管理（生物环境工程学院）	江西省教育厅	2010	南昌市昌北经济开发区枫林大道892号	330013
山东大学	药学、制药工程（药学院）；药学（威海分校）	教育部	1925	济南市文化西路44号	250012
中国海洋大学	药学（医药学院）	教育部	1997	青岛市鱼山路5号	266003
青岛科技大学	药物制剂、制药工程（化工学院）	山东省	1997	青岛市郑州路53号	266042
济南大学	药学、制药工程（医学与生命科学学院）	山东省	2002	济南市济微路106号	250022
山东轻工业学院	药学、药物制剂、制药工程（化学与制药工程学院）	山东省	2002	济南市西部新城大学科技园	250353
山东农业大学	制药工程（植物保护学院）；制药工程（动物科技学院）；中药资源与开发（农学院）	山东省	2002	泰安市岱宗大街61号	271018
青岛农业大学	药学、制药工程、生物制药技术（化学与药学院）	山东省	2002	青岛市城阳区长城路700号	266109
潍坊医学院	药学、生物技术（药学与生物科学学院）；市场营销（卫生管理学院）	山东省	2004	潍坊市宝通西街7166号	261053
泰山医学院	药学、中药学、制药工程、化学制药技术（药学院）；市场营销（管理学院）；生物技术、生物工程、生物技术及应用（生物科学系）	山东省	2002	泰安市长城路中段	271016
滨州医学院	药学、生物技术（药学院）	山东省	2004	烟台市莱山区观海路346号	264003
山东中医药大学	药学、中药学、制药工程、中草药栽培与鉴定、市场营销、中药（药学院）；信息管理与信息系统（信息管理学院）；计算机科学与技术（理工学院）；中药学、制药工程、市场营销（国际教育学院）	山东省	1976	济南市长清区大学科技园	250355
济宁医学院	药学、药物制剂、中药学、药物制剂技术（药学院）；市场营销、人力资源管理（管理学院）；生物技术（生物科学系）	山东省	2000	济宁市北湖新区荷花路16号	272067
山东师范大学	制药工程（化学化工与材料科学学院）	山东省	2004	济南市长清区大学科技园大学路1号	250358
临沂大学	制药工程、生化制药技术（生命科学学院）	山东省	2005	临沂市兰山区双岭路中段	276005
菏泽学院	制药工程	山东省	2009	菏泽市大学路60号	274015
枣庄学院	制药工程（生命科学学院）	山东省	2010	枣庄市北安路	277160
烟台大学	药学、化工与制药（药学院）	山东省	2000	烟台市莱山区清泉路32号	264005
青岛大学	药学（医学院）	山东省	2002	青岛市登州路38号	266021
山东万杰医学院	药学、药物制剂、医药营销、信息管理与信息系统	山东省	1999	淄博市博山区经济开发区西过境路246号	255213

（续表）

学校名称	专业设置	主管部门	专业创建年份	地　址	邮编
中国石油大学（华东）	药学（胜利学院※）	教育部	2003	东营市济南路1号	257000
郑州大学	药学、药物制剂（药学院）；制药工程（化学与能源学院）；药学（护理学院）；药学、化学制药技术（佛罗里达国际学院）	河南省	1992	郑州市高新区科学大道100号	450001
河南科技大学	药学（医学院）；制药工程（化工与制药学院）；动物药学（动物科技学院）	河南省	2003	洛阳市涧西区西苑路48号	471003
河南农业大学	中药学（农学院）；药物制剂（牧医工程学院）；制药工程（植物保护学院）	河南省	2002	郑州市金水区文化路95号	450002
河南科技学院	制药工程（化学化工学院）；制药工程（新科学院※）	河南省	2002	新乡市华兰大道	453003
河南中医学院	药学、中药学、药物制剂、制药工程、中药制药、市场营销（药学院）；市场营销、计算机科学与技术、信息管理与信息系统（人文学院）	河南省	1959	郑州市金水路1号	450008
河南师范大学	化工与制药（化学与环境科学学院）	河南省	2010	新乡市建设路东段46号	453007
新乡学院	制药工程、生物制药技术（化学与化工学院）	河南省	2007	新乡市金穗大道东段	453003
新乡医学院	药学、药物制剂（药学院）；生物工程、生物技术（生命科学技术系）；药学、药物制剂、生物工程（三全学院※）	河南省	2002	新乡市金穗大道东段	453003
河南大学	药学、中药学、药物制剂（药学院）；药学、药物制剂（民生学院※）	河南省	1958	开封市西门大街357号	475001
安阳师范学院	化工与制药（化学化工学院）	河南省	2007	安阳市弦歌大道校区	455002
南阳师范学院	制药工程（化学与制药工程学院）	河南省	2006	南阳市卧龙区卧龙路1638号	473061
南阳理工学院	中药学、中药（张仲景国医学院）	河南省	2008	南阳市卧龙路1439号	473004
郑州华信学院	药物制剂、药物制剂技术、药品经营与管理、应用化学技术（药学系）	河南省教育厅	2001	郑州市新郑高新技术开发区	451100
黄河科技学院	药学、药物制剂（医学院）	河南省教育厅	2004	郑州市航海中路94号	450006
武汉大学	药学、生物制药（药学院）	教育部	1993	武汉市武昌区东湖路185号	430071
华中科技大学	药学、中药学、生命科学与技术基地班[生物药学]（同济药学院）；生物制药（生命科学与技术学院、基础医学院）	教育部	1972	武汉市汉口航空路13号	430030
武汉工程大学	药物制剂、制药工程（化工与制药学院）；市场营销[医药药品营销]（职业技术学院）；药物制剂、制药工程（邮电与信息工程学院※）	湖北省	1972	武汉市洪山区雄楚大街693号	430074
武汉工业学院	药物制剂、制药工程（生物与制药工程学院）；制药工程（工商学院※）	湖北省	2002	武汉市汉口常青花园学府路68号	430023
武汉理工大学	制药工程（化学工程学院）；制药工程、药物制剂技术、市场营销[药品方向]（华夏学院※）	教育部	2000	武汉市武昌珞狮路205号	430070
湖北工业大学	制药工程、生化制药技术（生物工程学院）	湖北省	2000	武汉市武昌南湖	430068
湖北中医药大学	药学、中药学、药物制剂、制药工程、中药资源与开发（药学院）；市场营销、医药营销（管理学院）；生物技术（检验学院）；药学、中药学、药物制剂、制药工程、生物技术、中药资源与开发、市场营销、中药制药技术、药物制剂技术、医药营销（生物医药工程学院、职业技术学院）	湖北省	1971	武汉市洪山区黄家湖西路1号	430065
黄冈师范学院	制药工程（化学与应用化学学院）	湖北省	2002	黄冈市黄州科技开发区新港二路146号	438000
湖北民族学院	中药学（医学院）；化工与制药（化学与环境工程学院）；中药学、化工与制药（科技学院※）	湖北省	2002	恩施市学院路39号	445000
中南民族大学	药学、药物制剂、化学生物学（药学院）、生物制药技术（工商学院）	国家民委	2003	武汉市民院路708号	430074

（续表）

学校名称	专业设置	主管部门	专业创建年份	地址	邮编
黄石理工学院	药学（医学院）	湖北省	2004	黄石市桂林北路 16 号	435003
咸宁学院	药学*、药物制剂（药学院）	湖北省	1996	咸宁市咸宁大道 88 号	437100
湖北医药学院	药学（药检学院）；信息管理与信息系统（公共管理学院）；药学（药护学院※）	湖北省	2002	十堰市人民南路 30 号	442000
三峡大学	药学（医学院）；药学（科技学院）	湖北省	2010	宜昌市大学路 8 号	443002
武汉科技大学	药学（医学院）；制药工程（中南分校※）	湖北省	2004	武汉青山区和平大道 947 号	430081
武汉生物工程学院	中药学、制药工程、生物制药技术、药品营销与管理（制药工程系）；食品药品监督管理（生物工程系）	湖北省教育厅	2005	武汉市阳逻经济开发区汉施路 1 号	430415
荆楚理工学院	生物制药技术（生物工程学院）；药物制剂技术、药物分析技术（化工与药学院）	湖北省	2005	荆门市象山大道 33 号	448000
湘潭大学	药学（化学学院）；制药工程（化工学院）；制药工程、药学（兴湘学院※）	湖南省	2001	湘潭市西郊羊牯塘	411105
中南大学	药学（药学院）；制药工程（化学化工学院）	教育部	1996	长沙市桐梓坡路 172 号	410013
湖南科技大学	制药工程（化学化工学院）；制药工程（潇湘学院※）	湖南省	2008	湘潭市桃园路	411201
湖南农业大学	中药资源与开发（园艺园林学院）；动物药学（动物医学院）；动物药学（东方科技学院※）	湖南省	2005	长沙市芙蓉区东湖	410128
湖南中医药大学	药学、中药学、药物制剂、制药工程、中药资源与开发、生物工程、食品科学与工程、中药（药学院）；公共事业管理、市场营销、英语、计算机科学与技术（人文信息管理学院）；药学、中药学、药物制剂、制药工程、市场营销、生物工程（湘杏学院※）	湖南省	1975	长沙市望城县含浦镇象嘴路含浦科教园	410208
湖南师范大学	药学（医学院）；制药工程（化学化工学院）；药学、制药工程（树达学院※）	湖南省	2002	长沙市岳麓区桐梓坡路 371 号	410013
湖南理工学院	制药工程（化学化工学院）；制药工程（南湖学院※）	湖南省	2002	岳阳市学院路	414000
湘南学院	药学（化学与生命科学系）	湖南省	2004	郴州市王仙岭生态公园东	423000
怀化学院	制药工程（化学与化学工程系）	湖南省	2004	怀化市迎丰东路 612 号	418008
湖南科技学院	制药工程（生命科学与化学工程系）	湖南省	2009	永州市零陵区杨梓塘路 130 号	425100
南华大学	药学、药物制剂（药学与生命科学学院）；制药工程（化学化工学院）；药学、制药工程（船山学院※）	湖南省	2002	衡阳市常胜西路 28 号	421001
长沙医学院	药学、药物制剂、生物技术（药学系）	湖南省教育厅	2002	长沙市岳麓区望城坡雷锋大道九公里处	410219
中山大学	药学（药学院）；药学（新华学院※）	教育部	1995	广州大学城外环东路 132 号	510006
暨南大学	药学、中药学（药学院）；药学（国际学院）	国务院侨办	2001	广州市黄埔大道西 601 号	510632
华南理工大学	制药工程（化学与化工学院）；生物工程[生物制药]（生物科学与工程学院）	教育部	1997	广州市天河区五山路 381 号	510641
电子科技大学	生物技术[生物制药]（中山学院※）	教育部	2007	广东中山市石岐区学院路 1 号	528402
华南农业大学	制药工程（资源环境学院）；动物药学*（兽医学院）	广东省	2004	广州市天河区五山路 483 号	510642
广东海洋大学	制药工程（理学院）	广东省	2002	湛江市湖光岩东	524088
广州医学院	药学、中药学（基础学院）	广东省	2003	广州市东风西路 195 号	510182
广东医学院	药学（药学院）	广东省	2003	东莞市松山湖科技园西区新城大道 1 号	523808
广州中医药大学	药学、中药学、药物制剂、制药工程、中药资源与开发、中药制药（中药学院）；国际经济与贸易（经济与管理学院）；英语（人文社科学院）	广东省	1975	广州市番禺区广州大学城外环东路 232 号	510006

（续表）

学校名称	专业设置	主管部门	专业创建年份	地址	邮编
广东药学院	药学、药物制剂、制药工程、临床药学*（药科学院）；化学工程与工艺（医药化工学院）、中药学、中药资源与开发、中草药栽培与鉴定、中药制药、中药（中药学院）；生物制药、生物技术、生物科学（生命科学与生物制药学院）；国际经济与贸易、电子商务、市场营销、公共事业管理、人力资源管理、物流管理、医药营销（医药商学院）；生物医学工程、计算机科学与技术、信息管理与信息系统（医药信息工程学院）	广东省	1978	广州市番禺区广州大学城	510006
韶关学院	药学（医学院）；生物技术[生物制药]（英东生命科学学院）	广东省	2006	韶关市大学路	512005
湛江师范学院	制药工程（化学科学与技术学院）	广东省	2003	湛江市赤坎区寸金路 29 号	524048
肇庆学院	制药工程（化学化工学院）	广东省	2003	肇庆市瑞州区东岗	526061
嘉应学院	药学（医学院）；生物技术及应用[食品制药]（生命科学学院）	广东省	2005	梅州市梅松路	514015
佛山科学技术学院	药学（医学院）	广东省	2005	佛山市江湾一路 18 号	528000
广东工业大学	制药工程（轻工化工学院）	广东省	2003	广州市东山区东风东路 729 号	510090
南方医科大学	药学、药物制剂（药学院）；中药学、制药工程（中医药学院）、生物技术（生物技术学院）；经济学、市场营销（人文社会科学学院）	广东省	1951	广州市广州大道北 1838 号	510515
广西大学	制药工程（化学化工学院）	广西壮族自治区	2004	南宁市大学路 100 号	530004
广西工学院	制药工程、生物工程（生物与化学工程系）	广西壮族自治区	2004	柳州市东环路 268 号	545006
广西医科大学	药学、中药资源与开发、生物技术（药学院）	广西壮族自治区	2001	南宁市双拥路 22 号	530021
右江民族医学院	药学（药学系）	广西壮族自治区	2003	百色市右江区城乡路 98 号	533000
广西中医学院	药学、中药学、药物制剂、制药工程、中草药资源与开发、食品科学与工程、市场营销、药物制剂技术、医药营销（药学院）；药学、药物制剂技术、医药营销（高等职业技术学院）；药学、中药学、药物制剂（赛恩斯新医药学院※）	广西壮族自治区	1974	南宁市明秀东路 179 号	530001
桂林医学院	药学、药物制剂、中药学、市场营销、医药营销（药学院）；生物技术（生物技术学院）	广西壮族自治区	1976	桂林市环城北二路 109 号	541004
广西师范大学	化工与制药（化学化工学院）、化工与制药（漓江学院※）	广西壮族自治区	2006	广西桂林市育才路 15 号	541004
玉林师范学院	制药工程（生命科学与技术学院）	广西壮族自治区	2006	玉林市教育中路 299 号	537000
广西民族大学	制药工程（化学与生态工程学院）	广西壮族自治区	2006	南宁市大学东路 188 号	530006
广西民族师范学院	制药工程、化学[药物合成与分析]、药品经营与管理（化学与生物工程系）	广西壮族自治区	2009	崇左市丽川路 1 号	532200
贺州学院	生物工程、化学制药技术（化学与生物工程系）	广西壮族自治区	2006	贺州市芳林路 147 号	542800
梧州学院	制药工程（数理系）	广西壮族自治区	2010	广西梧州市富民三路 82 号	543002
河池学院	制药工程（化学与生命科学系）	广西壮族自治区	2010	宜州市龙江路 42 号	546300
海南大学	制药工程（海洋学院）	海南省	2003	海口市人民大道 58 号	570228
海南师范大学	制药工程（化学与化工学院）	海南省	2003	海口市龙昆南路 99 号	571158
海南医学院	药学、中药学、市场营销、医药营销（药学院）；生物技术（理学院）	海南省	2001	海口市龙华区学院路 3 号	571101
海口经济学院	药物制剂技术（应用技术系）	海南省教育厅	2000	海口市国兴大道文坛路 2 号	570203
重庆大学	药学、制药工程（化学化工学院）	教育部	2002	重庆市沙坪坝区沙正街 174 号	400044
重庆邮电大学	中药学、制药工程（生物信息学院）	重庆市	2000	重庆市南岸区黄桷垭崇文路 2 号	400065
重庆医科大学	药学、药物制剂、临床药学*（药学院）；中药学（中医药学院）	重庆市	1996	重庆市渝中区医学院路 1 号	400016
西南大学	药学、制药工程、化工与制药（药学院）；动物药学（动物医学系）	重庆市	2002	重庆市北碚区天生路 2 号	400715

（续表）

学校名称	专业设置	主管部门	专业创建年份	地址	邮编
重庆文理学院	化学[化工与制药]、食品药品监督管理（化学与环境工程学院）	重庆市	2008	重庆市永川区红河大道319号	402160
重庆理工大学	制药工程（药学与生物工程学院）	重庆市	2003	重庆市巴南区李家沱红光大道69号	400050
重庆科技学院	化工与制药（化学化工学院）	重庆市	2006	重庆市沙坪坝区虎溪大学城	401331
重庆工商大学	制药工程（环境与生物工程学院）	重庆市	2010	重庆市南岸区学府大道19号	400067
西南交通大学	中药学、制药工程（生命科学与工程学院）	教育部	2002	成都市高新区西部园区	611756
成都理工大学	化工与制药（材料与化学化工学院）	四川省	2002	成都市二仙侨东三路1号	610059
西南科技大学	制药工程（生命科学与工程学院）	四川省	2002	绵阳市青龙大道中段59号	621010
四川理工学院	制药工程（化学与制药工程学院）	四川省	2002	自贡市汇兴路学苑街180号	643033
西华大学	制药工程（生物工程学院）	四川省	2002	成都市金牛区金周路999号	610039
四川农业大学	药学、药物制剂、制药工程（动物医学院）；中草药栽培与鉴定（农学院）	四川省	2002	雅安市雨城区新康路46号	625014
泸州医学院	药学、中药学（药学院）；市场营销（人文社会科学院）	四川省	2001	泸州市忠山路3段319号	646000
成都中医药大学	药学、中药学、药物制剂、制药工程、中药资源与开发、植物保护[药用植物]、药物制剂技术、中药制药技术（药学院）；中药学、药物制剂、制药工程、植物保护[药用植物]（国际教育学院）；藏药学（民族医药学院）；工商管理、市场营销、医药营销（公共卫生与管理学院）中药资源开发与利用、中药学、制药工艺、药品经营与管理、药物制剂、药学技术、药用植物保护、保健品生产与营销、中药炮制、生物科学（峨眉学院）	四川省	1959	成都市十二桥路37号	610075
宜宾学院	制药工程（化学与化工学院）	四川省	2008	宜宾市五粮液大道酒圣路8号	644000
西南民族大学	药学、中药学、药物制剂、制药工程（化学与环境保护工程学院）	国家民委	2002	成都市一环路南四段16号	610041
成都学院	药学、制药工程、生物技术及应用（生物产业学院）；药学、中药（医护学院）	四川省	2003	成都市成洛大道十陵	610106
四川大学	药学、临床药学（药学院）；制药工程（化学工程学院）	教育部	1932	成都市人民南路三段17号	610041
成都医学院	药学、药物制剂、生物技术（药学院）	四川省	1993	成都市金牛区蓉都大道天回路601号	610083
西昌学院	生物科学[生物制药]、食品药品监督管理（轻化工程学院）	四川省	2006	西昌市马坪坝	615013
四川文理学院	制药工程（化学与化学工程系）	四川省	2010	达州市通川区塔石路中段519号	635000
川北医学院	药学（药学院）	四川省	2010	南充市顺庆区涪江路234号	637007
贵州大学	药物制剂（化学与化工学院）；制药工程（生命科学学院）；中草药栽培与鉴定（农学院）；制药工程（明德学院※）	贵州省	2002	贵阳市花溪	550025
贵阳医学院	药学、药物制剂、药品营销（药学院）；药学（神奇民族医药学院※）	贵州省	1973	贵阳市北京路4号	550004
遵义医学院	药物制剂（药学系）；生物工程、药物制剂技术（珠海校区）；药物制剂（医学与科技学院※）	贵州省	1997	遵义市大连路201号	563003
贵阳中医学院	中药学、药物制剂、制药工程（药学系）；中药制药技术、医药营销、中草药栽培技术（职业技术学院）；中药学、药物制剂（时珍学院※）	贵州省	1975	贵阳市市东路50号	550002
贵州民族学院	药学（化学与环境科学学院）	贵州省	2006	贵阳市花溪区	550025
贵阳学院	生物制药技术（生物与环境工程系）	贵州省	1999	贵阳市龙洞堡见龙洞路103号	550005
贵州师范学院	生化制药技术（化学与生命科学学院）	贵州省	2009	贵阳市乌当区高新路115号	550018
铜仁学院	制药工程（生物科学与化学系）	贵州省	2010	铜仁市清水大道103号	554300
云南大学	制药工程（化学科学与工程学院）	云南省	2002	昆明市翠湖北路2号	650091
昆明理工大学	制药工程（生命科学与技术学院）	云南省	2000	昆明市白龙寺296号	650224

（续表）

学校名称	专业设置	主管部门	专业创建年份	地　址	邮编
云南农业大学	中草药栽培与鉴定（农学与生物技术学院）	云南省	2002	昆明市北市区沣源路	650201
西南林业大学	农学［药用植物］（林学院）	云南省	2008	昆明市白龙寺300号	650224
昆明医学院	药学、药物制剂、临床药学、市场营销（药学院）；药学（海源学院※）	云南省	1996	昆明市人民西路191号	650031
大理学院	药学、药物制剂（药学院与化学学院）	云南省	1997	大理市古城弘圣路	671003
云南中医学院	药学、中药学、药物制剂、制药工程、中草药资源与开发、市场营销、食品科学与工程、中草药栽培与鉴定（中药学院）	云南省	1978	昆明市关上双桥路201号	650200
云南民族大学	化工与制药	云南省	2009	昆明市一二·一大街134号	650031
云南师范大学	制药工程（化学化工学院）	云南省	2010	昆明市一二·一大街298号	650092
玉溪师范学院	生物制药技术、食品药品监督管理	云南省	2006	玉溪市凤凰路134号	653100
昆明学院	药学（医学院）；中药制药技术（化学科学与技术系）	云南省	2004	昆明市经济技术开发区浦新路2号	650214
文山学院	中药制药技术	云南省	2005	文山市学府路66号	663000
西藏大学	药学（医学院）	西藏自治区	2005	拉萨市江苏路36号	850000
西藏藏医学院	藏药学*（藏药系）	西藏自治区	2001	拉萨市当热中路10号	850000
西北大学	中药学（生命科学学院）；制药工程（化工学院）；制药工程（现代学院※）	陕西省	1937	西安市环城南路西段71号	710069
西安交通大学	药学、制药工程（医学院）	教育部	1971	西安市朱雀大街205号	710061
西安理工大学	制药工程（理学院）	陕西省	2002	西安市金花南路5号	710048
陕西科技大学	药物制剂、制药工程（生命科学与工程学院）；药物制剂（镐京学院※）	陕西省	1985	西安市北郊未央大学园区	710021
西北农林科技大学	制药工程（植物保护学院）	教育部	2002	咸阳市杨凌示范区邰城路3号	712081
陕西中医学院	中药学、药物制剂、制药工程、生物技术、市场营销、中药制药技术、药品经营与管理（药学院）	陕西省	1978	咸阳市咸阳市世纪大道	712046
宝鸡文理学院	制药工程（化学化工系）	陕西省	2003	宝鸡市宝光路44号	721007
西安培华学院	药学（医学院）	陕西省	2006	西安市高新区白沙路南段2号	710065
西安医学院	药学、中药学、中药、市场营销、药物制剂技术、医药营销（药学系）；药学（高职学院）	陕西省	1994	西安市含光北路74号	710068
陕西国际商贸学院	药学、药物制剂、中药学、制药工程、医药营销、中药制药技术（步长医药学院）	陕西省教育厅	2002	咸阳市沣渭新区大学园区统一西路35号	712046
西安外事学院	药学	陕西省教育厅	2008	西安市丈八北路408号	710077
延安大学（西安创新学院※）	制药工程	陕西省	2006	西安市长安区皂河路2号	710100
安康学院	中药制药技术（化学化工系）、生物技术与应用（农学与生命科学学院）	陕西省	2006	安康市育才路92号	725000
商洛学院	制药工程、中药、生物技术及应用（生物医药工程系）	陕西省	2006	商洛市北新街东段10号	726000
兰州大学	药学、中药学、药物制剂（药学院）	教育部	1959	兰州城关区东岗西路98号	730000
兰州理工大学	制药工程（生命科学与工程学院）	甘肃省	2004	兰州市七里河区兰工坪路287号	730050
甘肃农业大学	中草药栽培与鉴定（农学院）	甘肃省	2003	兰州市安宁区营门村1号	730070
甘肃中医学院	中药学、药物制剂、中草药栽培与鉴定（药学系）；国际经济与贸易、公共事业管理（经济贸易与管理系）	甘肃省	1985	兰州市定西东路35号	730000
西北师范大学	制药工程（生命科学学院）	甘肃省	2002	兰州市安宁东路967号	730070
天水师范学院	中药学（生命科学与化学学院）	甘肃省	2005	天水市秦州区藉河南路	741001
西北民族大学	制药工程（化工学院）	国家民委	2003	兰州市城关区西北新村1号	730030
青海大学	药学、中药学、药物制剂、藏药学（医学院）；制药工程（化工学院）；动物药学（农牧学院）	青海省	2001	西宁市昆仑路16号	810001
青海民族大学	药学、药物制剂（化学与生命科学学院）	青海省	2002	西宁市八一中路72号	810007
宁夏大学	制药工程（化学化工学院）	宁夏回族自治区	2002	银川市新市区文萃路北街217号	750021

（续表）

学校名称	专业设置	主管部门	专业创建年份	地　址	邮编
宁夏医科大学	药学、中药学（药学院）；市场营销（管理学院）；药学（高等职业技术学院）	宁夏回族自治区	2002	银川市兴庆区胜利街1160号	750004
北方民族大学	制药工程（化学工程学院）	国家民委	2007	银川市西夏区文昌街204号	750021
宁夏师范学院	药学（医学院）	宁夏回族自治区	2006	宁夏固原市学院路	756000
新疆农业大学	药学（食品科学与药学学院）；药学（科学技术学院※）	新疆维吾尔自治区	2003	乌鲁木齐市南昌路42号	830052
石河子大学	药学、中药学（药学院）；药学（高等职业技术学院）；药学（科技学院※）	新疆生产建设兵团	1984	新疆石河子市北四路	832003
新疆医科大学	药学（药学院）；中药学（中医学院）；药学、生物技术（厚博学院※）	新疆维吾尔自治区	1978	乌鲁木齐市新医路8号	830054
第二军医大学	药学（药学院）	解放军总后勤部	1949	上海市国和路325号	200433
第三军医大学	药学（药学院）	解放军总后勤部	2007	重庆市沙坪坝高滩岩	400038
第四军医大学	药学、药物制剂、生物技术（药学系）	解放军总后勤部	2000	西安市长乐西路17号	710032
武警医学院	药学*（药学系）	武警总队	1993	天津市河东区程林庄道	300162

*专业为5制；**专业为6制；※者为经教育部批准和确认的独立学院

表3　2010年设置药学类及其相关专业的医药高等专科学校

学校名称	专业设置	主管部门	专业创建年份	地　址	邮编
天津医学高等专科学校	药物制剂技术、药学、中药、药品经营与管理	天津市	2002	天津市河西区柳林路14号	300222
石家庄医学高等专科学校	药学、中药、药品经营与管理	河北省教育厅	2003	石家庄市石获南路209号	050081
沧州医学高等专科学校	药学	河北省	2004	沧州市迎宾大道西高教区	061001
邢台医学高等专科学校	药学、中药、医药营销	河北省	2002	邢台市桥西区钢铁北路618号	054000
乌兰察布医学高等专科学校	药学、药品经营与管理	内蒙古自治区	2009	乌兰察布市集宁区新区职教园区	012000
长春医学高等专科学校	生物制药技术、中药制药技术、药物制剂技术、生物技术及应用、药学、药品经营与管理	吉林省	1993	长春市吉林大路6177号	130031
白城医学高等专科学校	药学	吉林省	2004	白城市洮北区棉纺路27号	137000
黑龙江护理高等专科学校	药学、药品经营与管理	黑龙江省	2010	哈尔滨市南岗区学府路209号	150086
大庆医学高等专科学校	药学	黑龙江省	2007	大庆市世纪大道卡尔加里路7号	163312
上海医药高等专科学校	药学	上海市教育委员会	2005	上海市浦东新区周祝公路279号	201318
浙江医药高等专科学校	化学制药技术、生物制药技术、药物制剂技术、药品质量检测技术、中药制药技术、食品药品监督管理、国际贸易实务[医药方向]、经济信息管理[医药方向]、化工设备维修技术[制药设备方向]、医药营销、药学、中药	浙江省食品药品监督管理局	2002	宁波市高教园区鄞县大道东段888号	315100
浙江医学高等专科学校	药学	浙江省	2004	杭州市滨江区滨文路481号	310053
安徽医学高等专科学校	生物制药技术、药物制剂技术、药品质量检测技术、药学、药品经营与管理	安徽省	2002	合肥市芙蓉路632号	230601
安徽中医药高等专科学校	药物制剂技术、中药制药技术、生物制药技术、药品质量检测技术、食品药品监督管理、中药、药学、医药营销	安徽省	2002	芜湖市荆山西路16号	241000
安庆医药高等专科学校	生物制药技术、药物制剂技术、药物分析技术、药学、中药、药品经营与管理	安徽省	2007	安庆市宜秀区大龙山镇	246052
泉州医学高等专科学校	生物制药技术、药品质量检验技术、药学、医药营销	福建省	2004	泉州市洛江区安吉路2号	362011
厦门医学高等专科学校	生物制药技术、药物制剂技术、药学、食品药品监督管理	福建省	2007	厦门市思明区岩前路8号	361008
江西中医药高等专科学校	药物制剂技术、中药制药技术、中药、医药营销、连锁经营管理	江西省	2004	抚州市赣东大道1111号	344000

（续表）

学校名称	专业设置	主管部门	专业创建年份	地　址	邮编
山东中医药高等专科学校	药物制剂技术、中药制药技术、药学、中药、药品经营与管理、医药营销	山东省	2004	烟台市滨海东路 508 号	264100
山东医学高等专科学校	药学、中药、药品经营与管理	山东省	2003	济南市二环南路 5460 号	250002
菏泽医学专科学校	药学、医药营销	山东省	2002	菏泽市曹州路 2988 号	274000
南阳医学高等专科学校	药学、中药、药品经营与管理	河南省	2004	南阳市卧龙路 1439 号	473058
郑州澍青医学高等专科学校	药学	河南省教育厅	2002	郑州市二七区马寨工业苑区东方路 23 号	450064
漯河医学高等专科学校	药学	河南省	2004	漯河市双龙区大学路 148 号	462002
湖北中医药高等专科学校	中药、中药制药技术、药品经营与管理	湖北省	2002	荆州市学苑路 201 号	434020
湖南中医药高等专科学校	中药制药技术、药品质量检测技术、中药、药品经营与管理	湖南省	2004	株洲市芦淞区高家坳	412012
邵阳医学高等专科学校	药学	湖南省	2004	邵阳市宝庆西路 18 号	422000
怀化医学高等专科学校	药学、医药营销	湖南省	2000	怀化市锦溪南路 148 号	418000
益阳医学高等专科学校	药学	湖南省	2007	益阳市银城南路	413000
肇庆医学高等专科学校	药学、医药营销	广东省	2004	肇庆市西江南路 6 号	526020
柳州医学高等专科学校	药学	广西壮族自治区	2003	柳州市窑埠路 114 号	545006
重庆医药高等专科学校	生物制药技术、药物制剂技术、中药制药技术、药品质量检测技术、药学、药品经营与管理、药剂设备制造与维护	重庆市	2006	重庆市沙坪坝区汉渝路 173 号	400030
重庆三峡医药高等专科学校	药物制剂技术、中药制药技术、药品质量检测技术、药学、中药、医药营销	重庆市	2006	重庆市万州区百安坝天星路 366 号	404020
四川中医药高等专科学校	中药、中药制药技术、中草药栽培技术、医药营销	四川省	2006	绵阳市涪城区长虹大道南段 178 号	621000
黔南民族医学高等专科学校	药学、中药	贵州省	2001	都匀市黔医路 7 号	558003
遵义医药高等专科学校	药学、中药	贵州省	2006	遵义市桃溪寺银河路	563002
楚雄医药高等专科学校	药学、中药、药物分析技术、药品经营与管理	云南省	2006	楚雄市东瓜镇	675005
曲靖医学高等专科学校	药学	云南省	2006	曲靖市西山经济技术开发区	655011
保山中医药高等专科学校	中药	云南省	2007	保山市隆阳区	678000
西安医学高等专科学校	药学	陕西省教育厅	2009	西安市南郊东仪路 162 号	710065
张掖医学高等专科学校	药学	甘肃省	2003	张掖市环城西路 6 号	734000
平凉医学高等专科学校	药学、中药	甘肃省	2003	平凉市崆峒区柳湖路中段	744000
新疆维吾尔医学专科学校	药学、维药学	新疆维吾尔自治区	1992	和田市北京西路 370 号	848000

表 4　2010 年设置药学类及其相关专业的高等职业技术学院（含高专）

学校名称	专业设置	主管部门	专业创建年份	地　址	邮编
北京吉利大学	药品经营与管理、生物技术及应用	北京市教育委员会	2001	北京中关村昌平科技园	102202
天津职业大学	生物制药技术	天津市	2000	天津市北辰区洛河道 2 号	300410
天津渤海职业技术学院	化学制药技术、药物制剂技术、生化制药技术	天津市	2000	天津市河西区郁江道 3 号	300221
天津开发区职业技术学院	生物技术及应用	天津市	2002	天津开发区第十三大街 9 号	300457
天津生物工程职业技术学院	生物制药技术、中药制药技术、化学制药技术、药物制剂技术、药物质量检验技术、药品经营与管理、中药、物流管理[医药方向]	天津市	2006	天津市开发区西区南大街 175 号	300462
天津现代职业技术学院	生物制药技术	天津市	2009	天津海河教育园区雅观路 3 号	300350
河北化工医药职业技术学院	化学制药技术、生化制药技术、中药制药技术、药物制剂技术、医药营销、药学、中药、药品经营与管理、医药连锁经营管理、医药物流管理	河北省	2002	石家庄市方兴路 88 号	050026
石家庄外经贸职业学院	化学制药技术、生化制药技术、医药营销	河北省教育厅	2002	石家庄学府路 236 号	050061

（续表）

学校名称	专业设置	主管部门	专业创建年份	地　址	邮编
石家庄职业技术学院	化学制药技术、生物制药技术、药物制剂技术	河北省	1989	石家庄市中山西路长兴街12号	050081
河北工业职业技术学院	生化制药技术、药物制剂技术、医药营销	河北省	1999	石家庄市红旗大街333号	050091
石家庄科技信息职业学院	化学制药技术、药物制剂技术、生物制药技术、医药营销、药学、生物化工工艺、生物技术及应用	河北省教育厅	2004	石家庄市红旗大街南端578号	050091
石家庄科技职业学院	生化制药技术、药物制剂技术、药物分析技术、药学、市场营销[医药方向]	河北省教育厅	2009	石家庄经济技术开发区创业路23号	052165
石家庄理工职业学院	药品经营与管理	河北省教育厅	2010	石家庄市中山路西获铜路	050228
沧州职业技术学院	化学制药技术、生物技术及应用	河北省	2000	沧州市运河区朝阳南路	061001
渤海石油职业学院	药学、生物制药技术	中国石油天然气集团、河北省	2003	河北省任丘市	062552
唐山职业技术学院	药物制剂技术、医药营销	河北省	2001	唐山市新华西道120号	063000
河北旅游职业学院	中草药栽培技术	河北省	2004	承德市高教园区	067000
保定职业技术学院	生物技术及应用[生物制药]	河北省	2009	保定市朝阳南大街613号	071051
山西生物应用职业技术学院	生物制药技术、中药制药技术、药品质量检测技术、中药、药学、医药营销、医药物流管理、医药电子商务、药物制剂技术、中药鉴定与质量检测技术、现代中药技术、医药连锁经营管理	山西省食品药品监督管理局	2001	太原市民航南路16号	030031
晋中职业技术学院	生物制药技术	山西省	2005	晋中市榆次区蕴华西街229号	030600
内蒙古北方职业技术学院	中药制药技术、医药营销	内蒙古自治区教育厅	2003	呼和浩特市赛罕区巴彦镇高职园区	010070
内蒙古化工职业学院	化学制药技术	内蒙古自治区	2008	呼和浩特市高职园区	010070
包头轻工职业技术学院	食品生物技术[生物制药技术]	内蒙古自治区	2006	包头市青山区建华路19号	014035
锡林郭勒职业学院	医药营销	内蒙古自治区	2003	锡林浩特市那达慕街122号	026000
通辽职业学院	药物制剂技术、药学、药品经营与管理	内蒙古自治区	2004	通辽市经济开发区辽河大街东段	028000
呼和浩特职业学院	生物技术及应用	内蒙古自治区	2003	呼和浩特市高职园区	010051
呼伦贝尔职业技术学院	生物制药技术	内蒙古自治区	2010	呼伦贝尔市新区中心城规划3街	021000
辽阳职业技术学院	生物制药技术	辽宁省	2000	辽阳市铁西路150号	111004
辽宁卫生职业技术学院	药物制剂技术、中药制药技术、药品质量检测技术、医药营销	辽宁省	2010	沈阳市苏家屯区乔松路2号	110101
辽宁经济职业技术学院	生物制药技术	辽宁省	2002	沈阳市沈北新区沈北路88号	110122
辽宁农业职业技术学院	生物制药技术	辽宁省	2009	营口市鲅鱼圈区熊岳城	115009
大连职业技术学院	生物技术及应用	辽宁省	2009	大连市甘井子区夏泊路100号	116035
铁岭卫生职业学院	药学	辽宁省	2010	铁岭市凡河新区教育园区	112000
长春职业技术学院	生物技术及应用、药品经营与管理	吉林省	2002	长春市卫星路3278号	130033
长春东方职业学院	生物制药技术、药学	吉林省教育厅	2000	长春市净月经济开发区博学路	130118
吉林工业职业技术学院	药物制剂技术、中药制药技术、医药营销	吉林省	2002	吉林市丰满区恒山西路15号	132013
吉林农业工程职业技术学院	生物制药技术、生物技术及应用	吉林省	2006	四平市长发路1299号	136001
白城职业技术学院	化学制药技术	吉林省	2007	白城市白平公路50-34号	137000
长白山职业技术学院	中药制药技术、中草药栽培技术、药品经营与管理、中药	吉林省	2008	白山市浑江大街76号	134300
辽源职业技术学院	生物制药技术	吉林省	2010	辽源市西安区仙城大街52号	136201
黑龙江农垦职业学院	生物制药技术、中药制药技术、药物制剂技术、药学	黑龙江省农垦总局	2001	哈尔滨市利民开发区学院路3号	150025
黑龙江生物科技职业学院	生物制药技术、药物制剂技术、中药制药技术、中草药栽培技术、药物分析技术	黑龙江省	2004	哈尔滨市利民开发区时代大街2号	150025
黑龙江生态工程职业学院	中药制药技术、中药	黑龙江省	2004	哈尔滨市利民开发区学院路77号	150025

（续表）

学校名称	专业设置	主管部门	专业创建年份	地　址	邮编
黑龙江民族职业学院	生物制药技术、医药营销	黑龙江省	2005	哈尔滨市平房区江南中环路职业教育园区	150081
哈尔滨现代公共关系职业学院	市场营销[医药营销]	黑龙江省教育厅	2005	哈尔滨市南岗区京哈公路13.5公里处	150089
哈尔滨应用职业技术学院	生物制药技术	黑龙江省教育厅	2006	哈尔滨市道里区机场路998号	150078
哈尔滨科学技术职业学院	生物制药技术、中草药栽培技术	黑龙江省	2007	哈尔滨市阿城区环城西路	150301
黑龙江旅游职业技术学院	药品质量检测技术	黑龙江省	2004	哈尔滨市南岗区学府路315号	150086
黑龙江畜牧兽医职业学院	生物制药技术、药物制剂技术、中药制药技术、制药工程技术、药品质量检测技术、药品生产与经营管理、制药与制药设备维护	黑龙江省	2002	双城市迎宾路162号	150111
伊春职业学院	医药营销	黑龙江省	2006	伊春市伊春区花园路4号	153000
黑龙江农业职业技术学院	生物制药技术、生物技术及应用、医药营销	黑龙江省	2001	佳木斯市胜利路52号	154007
黑龙江农垦科技职业学院	生物制药技术、药品质量检测技术	黑龙江省	2003	哈尔滨宾西经济开发区大学城1号	150431
黑龙江农垦林业职业技术学院	生物制药技术、生物技术及应用	黑龙江省	2003	庆安县柳河风景旅游区	152443
牡丹江大学	生物制药技术、食品药品监督管理、市场营销[药品营销]	黑龙江省	1983	牡丹江市爱民区西地明街60号	157011
黑龙江林业职业技术学院	生物制药技术	黑龙江省	2001	牡丹江市爱民区文化街15号	157011
黑龙江农业经济职业学院	生物制药技术、药物制剂技术、中药制药技术、药品质量检测技术、药品经营与管理、生物技术及应用	黑龙江省	2002	牡丹江市西安区	157041
黑龙江粮食职业学院	生物制药技术、医药营销	黑龙江省	2007	哈尔滨市南岗区和兴三道街83号	150080
大兴安岭职业学院	药学	黑龙江省	2002	大兴安岭·加格达奇晨光街13号	165000
哈尔滨江南职业技术学院	药品经营与管理、药品质量检测技术	黑龙江省教育厅	2009	哈尔滨市阿城开发区江南大学城	150317
上海工会管理职业学院	医药营销	上海市	2009	上海市奉贤区南亭公路2080号	201415
上海健康职业技术学院	药学、生物技术及应用	上海市	2010	上海市徐汇区梅陇路21号	200237
南通职业大学	生化制药技术、生物技术及应用、药品经营与管理	江苏省	1983	南通市青年东路139号	226007
连云港职业技术学院	化学制药技术、生物制药技术、食品药品监督管理	江苏省	1999	连云港市新浦区晨光路2号	222006
连云港师范高等专科学校	生物制药技术、化学制药技术、生物技术及应用	江苏省	2007	连云港市新浦区圣湖路28号	222006
江苏畜牧兽医职业技术学院	生物制药技术、化学制药技术、药品质量检测技术、中药制药技术、药品经营与管理、食品药品监督管理	江苏省	2001	泰州市凤凰东路8号	225300
江苏联合职业技术学院连云港中医药分院	中药制药技术、药物制剂技术、药物分析技术、药品经营与管理、药学、中药、药剂设备制造与维修	江苏省	2003	连云港市新浦区海连东路38号	222006
江苏联合职业技术学院徐州医药分院	化学制药技术、药物制剂技术、生物制药技术、中药制药技术、药物分析技术、药学、药品经营与管理、食品药品监督管理、生产过程自动化技术[药物制剂自动化技术]、医用电子仪器与维护	江苏省	2003	徐州市铜山新区学府路	221116
江苏联合职业技术学院徐州生物工程分院	药物制剂技术、生物制药技术、药品经营与管理、生物技术及应用	江苏省	2003	徐州市三环西路	221006
江苏联合职业技术学院无锡卫生分院	生物制药技术、药物分析技术、药学	江苏省	2007	无锡市旺庄东路219号	214028
江苏联合职业技术学院常州卫生分院	药学、药品经营与管理	江苏省	2007	常州市锦绣路18号	213002
江苏联合职业技术学院盐城技师分院	化学制药技术	江苏省	2008	盐城市文港南路5号	224001

（续表）

学校名称	专业设置	主管部门	专业创建年份	地　址	邮编
江苏联合职业技术学院淮阴卫生分院	药学	江苏省	2007	淮安市黄河西路2号	223300
泰州职业技术学院	药物制剂技术、药学、医药营销	江苏省	1998	泰州市迎春东路8号	225300
扬州工业职业技术学院	化学制药技术、工业分析与检验[药品质量与检测]	江苏省	2004	扬州市扬子津科教园区华扬西路199号	225127
苏州农业职业技术学院	生物制药技术、食品药品监督管理	江苏省	2001	苏州市西园路279号	215008
常州工程职业技术学院	生物制药技术、化学制药技术、药物制剂技术、工业分析与检验[药品质量检测]	江苏省	2002	常州科教城（武进区滆湖中路3号）	213164
江苏食品职业技术学院	生物制药技术、药物制剂技术、食品药品监督管理	江苏省	2002	淮安市高教园区枚乘东路4号	223003
江苏经贸职业技术学院	食品药品监督管理	江苏省	2009	南京江宁区天元东路龙眠大道180号	211168
江苏建康职业学院	药学	江苏省卫生厅	2009	南京市汉中路129号	210029
苏州卫生职业技术学院	药物制剂技术、药学、中药、药品经营与管理	江苏省	2005	苏州市书院巷20号	215002
盐城卫生职业技术学院	生物制药技术、药物制剂技术、药物分析技术、药学、中药、药品经营与管理	江苏省	2005	盐城市建军西路156号	224006
盐城纺织职业技术学院	化学制药技术	江苏省	2009	盐城市解放南路265号	224005
扬州环境资源职业技术学院	药学、医药营销、生物技术及应用[制药]	江苏省	2003	扬州市润扬南路33号	225127
徐州工业职业技术学院	化学制药技术	江苏省	2002	徐州市九里区襄王路1号	221140
硅湖职业技术学院	生物技术及应用[中药加工与鉴定、中药绿化与设计、中药营销]	江苏省教育厅	1998	昆山市花桥国际商务城	215332
镇江高等专科学校	化学制药技术	江苏省	2008	镇江市学府路61号	212003
江苏农林职业技术学院	生化制药技术、食品药品监督管理	江苏省	2006	句容市长江路3号	212400
紫琅职业技术学院	生物技术及应用[生物制药]	江苏省教育厅	2000	南通市港闸经济开发区永兴路14号	226002
杭州职业技术学院	生物制药技术、药物制剂技术、生物技术与应用	浙江省	1998	杭州市下沙高教园区学源街68号	310018
衢州职业技术学院	药品经营与管理	浙江省	2002	衢州市西区江源路18号	324000
嘉兴职业技术学院	食品药品监督管理、生物技术与应用	浙江省	2002	嘉兴市昌盛南路1123号	314001
金华职业技术学院	生物制药技术、化学制药技术、药学、中药、医药营销	浙江省	1998	金华市婺州街1188号	321007
台州职业技术学院	生化制药技术、药物制剂技术、药品经营与管理	浙江省	2001	台州市经济开发区学院路788号	318000
台州科技职业学院	生化制药技术	浙江省	2010	台州市黄岩区桔乡大道北端	318020
浙江经贸职业技术学院	生物制药技术	浙江省	2002	杭州下沙高教园东区学林街280号	310018
巢湖职业技术学院	药学、医药营销	安徽省	2002	巢湖市居巢区姥山路南端	238000
铜陵职业技术学院	药学、医药营销	安徽省	2000	铜陵市宝山路85号	244000
淮南联合大学	化学制药技术、药物制剂技术、药品经营与管理	安徽省	1991	淮南市洞山西路	232038
芜湖职业技术学院	生物制药技术	安徽省	1997	芜湖市银湖北路62号	241006
民办万博科技职业学院	生物技术及应用	安徽省教育厅	2001	合肥市高新技术产业开发区创业西路1号	230031
淮南职业技术学院	药学	安徽淮南矿业集团	2000	淮南市洞山	232001
皖西卫生职业学院	药物分析技术、药品经营与管理、药学	安徽省	2010	六安市皋城东路9号	237005
亳州职业技术学院	生化制药技术、中药制药技术、药物制剂技术、药品质量检测技术、中草药栽培技术、药学、中药、药品经营与管理	安徽省	2003	亳州市药都大道	236800
安徽林业职业技术学院	中草药栽培技术	安徽省	2006	合肥市玉兰大道99号	230031

（续表）

学校名称	专业设置	主管部门	专业创建年份	地　址	邮编
福州黎明职业技术学院	药物制剂技术、药品质量检测技术、医药营销	福建省教育厅	2004	福州市西二环中路218号	350002
福建卫生职业技术学院	生物制药技术、药物制剂技术、药物分析技术、药学、医药营销、药品经营与管理	福建省卫生厅	2005	福州市闽侯荆溪关口366号	350101
福建生物工程职业技术学院	生物制药技术、药物制剂技术、药物分析技术、食品药品监督管理、药品经营与管理、保健品开发与管理、中药	福建省食品药品监督管理局	2006	福州市洪山桥中店42号	350002
漳州卫生职业学院	药学、中药、药品经营与管理、生物制药技术	福建省	2004	漳州芗城区西洋坪路12号	363000
漳州职业技术学院	生物技术及应用[生物制药]	福建省	2002	漳州市马鞍山路1号	363000
厦门华夏职业学院	药品质量检验技术	福建省教育厅	2009	厦门市集美文教区	361024
江西大宇职业技术学院	医药营销	江西省教育厅	2003	南昌市湾里区翠岩路200号	330004
江西护理职业技术学院	药学	江西省	2004	南昌市顺外路1228号	330029
宜春职业技术学院	药学	江西省	2003	宜春市中山西路399号	336000
江西应用技术职业学院	化学制药技术	江西省	2006	赣州市红旗大道27号	341000
江西农业工程职业学院	中草药栽培技术	江西省	2004	樟树市四特大道266号	331200
山东杏林科技职业学院	药学、中药	山东省教育厅	2004	山东省济南市经十路3028号	250200
山东药品食品职业学院	生物制药技术、化学制药技术、药物制剂技术、药物分析技术、中药制药技术、药学、中药、药品经营与管理、药剂设备制造与维护、化工设备维修技术[制药设备]	山东省食品药品监督管理局	2005	威海市高技术产业开发区科技新城	264210
莱芜职业技术学院	生物制药技术	山东省	2000	莱芜高新区凤凰路北首	271100
山东经贸职业学院	市场营销[医药营销方向]	山东省	2003	潍坊市潍城区青年路2798号	261011
滨州职业学院	生物制药技术、药学	山东省	2001	滨州市黄河12路919号	256603
淄博职业学院	生物制药技术、化学制药技术、药物制剂技术、生物技术及应用、食品药品监督管理	山东省	2002	淄博新区联通路西首	255314
山东现代职业学院	中药	山东省教育厅	2003	济南市经十东路东首(新校)	250100
山东力明科技职业学院	药学、中药、医药营销	山东省教育厅	2001	济南市市中区济微路389号	250116
淄博科技职业学院	药学、中药	山东省教育厅	2002	淄博市张店区商场西街76号	255015
山东商业职业技术学院	生化制约技术、生物制药技术、药物制剂技术、生物技术及应用、药品质量检测技术、医药营销	山东省	1999	济南市旅游路4516号	250103
威海职业学院	生化制药技术	山东省	2000	威海市科技新城	264210
菏泽家政职业学院	生物制药技术、药学	山东省	2010	单县开发区学院中路	274300
枣庄科技职业学院	药学	山东省教育厅	2005	滕州市学院东路888号	277500
山东协和职业技术学院	中药	山东省教育厅	2004	济南市历山北路黄台	250100
山东职业学院	生物制药技术、生物技术及应用	山东省	2005	济南市解放路79号	250013
山东畜牧兽医职业学院	生物制药技术、药品质量检测技术	山东省	2008	潍坊市胜利东街88号	261061
聊城职业技术学院	药学	山东省	2001	聊城市花园北路133号	252000
山东胜利职业学院	药学	山东省	2006	东营市北二路504号	257097
信阳农业高等专科学校	生物制药技术、中药制药技术、中药、中草药栽培技术	河南省	1992	信阳市农专路1号	464000
郑州牧业工程高等专科学校	生物制药技术、中药制药技术、生物技术及应用	河南省	2006	郑州市金水区北林路16号	450011
河南商业高等专科学校	医药营销	河南省	2005	郑州市英才街2号	450044
郑州职业技术学院	生物制药技术、药物制剂技术	河南省	2004	郑州市郑上路西二十里铺经济开发区	450121
鹤壁职业技术学院	药学	河南省	2010	鹤壁市淇滨区华山路南段	458030
开封大学	药学	河南省	2010	开封市大梁路	475004

（续表）

学校名称	专业设置	主管部门	专业创建年份	地　址	邮编
信阳职业技术学院	生化制药技术、药物制剂技术、药学	河南省	2004	信阳市大庆路中段	464000
周口职业技术学院	药用植物栽培加工	河南省	2008	周口市中州路北段455号	466001
郑州铁路职业技术学院	药学、中药、药品经营与管理、医药营销	河南省	1999	郑州市二七区幸福路2号	450052
湖北职业技术学院	药学	湖北省	2003	孝感市玉泉路17号	432100
荆州职业技术学院	生物技术及应用、医药营销	湖北省	2001	荆州市学苑路21号	434020
仙桃职业学院	医药营销	湖北省教育厅	2005	仙桃市纺织大道8号	433000
恩施职业技术学院	生物制药技术	湖北省	2000	恩施市学院路122号	445000
湖北生物科技职业学院	生物制药技术、药学	湖北省	2004	武汉市洪山区狮子山野芷湖1号	430070
湖北生态工程职业技术学院	生物技术及应用	湖北省	2004	武汉市江夏区纸坊大街110号	430200
鄂州职业大学	药学、医药营销	湖北省	1984	鄂州市凤凰路78号	436000
襄樊职业技术学院	生物制药技术、药学、生物技术与应用、精细化学品生产技术[化学制药]	湖北省	2001	襄樊市襄城区檀溪路8号	441021
黄冈职业技术学院	生物制药技术	湖北省	1999	黄冈市黄州南湖桃园街109号	438002
湖北三峡职业技术学院	药学	湖北省	2010	宜昌市体育场路31号	443000
武汉职业技术学院	生物制药技术、药物制剂技术、药品经营与管理	湖北省教育厅	1999	武汉市关山大道463号	430074
武汉软件工程职业学院	生化制药技术	武汉市	2004	武汉市东湖新技术开发区光谷大道117号	430205
随州职业技术学院	医药营销	湖北省	2003	随州市城南新区迎宾大道中端	441300
十堰职业技术学院	生物化工工艺[生化制药技术]	湖北省	1998	十堰市北京中路38号	442000
咸宁职业技术学院	生物制药技术	湖北省	2003	咸宁市咸宁大道118号	437100
荆州理工职业学院	化学制药技术	湖北省	2009	荆州市工农路22号	434000
岳阳职业技术学院	药学	湖南省	2003	岳阳市学院路	414000
湖南环境生物职业技术学院	生物制药技术、医药营销、药学、中药	湖南省教育厅、林业厅	2001	衡阳市石鼓区望城路165号	421005
邵阳职业技术学院	生物制药技术、食品药品监督管理	湖南省	2003	邵阳市城南梅子井	422004
长沙南方职业学院	医药营销	湖南省教育厅、海航集团	2003	长沙市岳麓区大学城含浦科教园	410208
长沙航空职业技术学院	生化制药技术	空军总装备部	1998	长沙市田心桥	410124
湘潭职业技术学院	药学	湖南省	2009	湘潭市双拥中路	411102
湖南九嶷职业技术学院	医药营销	湖南省教育厅	2005	永州市冷水滩区湘永路2号	425000
湖南科技职业学院	生化制药技术	湖南省	2001	长沙市中意三路花园	410118
湖南化工职业技术学院	化学制药技术	湖南省	2003	株洲市石峰区清石路2号	412004
湖南理工职业技术学院	中药	湖南省	2005	湘潭市河东大道10号	411104
常德职业技术学院	生物制药技术、药学	湖南省	2003	常德市城西常桃路7号	415000
永州职业技术学院	药学	湖南省	2000	永州市零陵区南津北路338号	425007
广州科技职业技术学院	医药营销	广东省	2004	广州市钟落潭广从九路1038号	510550
广东食品药品职业学院	生物制药技术、中药制药技术、药物制剂技术、药物分析技术、药学、中药、药品经营与管理、医药营销、食品药品监督管理、化工设备维修技术[制药设备]	广东省食品药品监督管理局	2003	广州市天河区龙洞北路321号	510520
广东岭南职业技术学院	药学、中药	广东省教育厅	2001	广州天河区东圃大观中路492号	510663
深圳职业技术学院	药学、药品经营与管理	广东省	1993	深圳市南山区西丽湖	518055
顺德职业技术学院	药学	广东省教育厅	1999	佛山市顺德区大良德胜东路	528333
广东轻工职业技术学院	生物制药技术、药品经营与管理	广东省	1999	广州市海珠区新港西路152号	510300
民办南华工商学院	药品经营与管理、医药营销	广东省教育厅	2006	广州市黄埔区长洲街金洲南路9号	510720
清远职业技术学院	生物制药技术、药物制剂技术、药品质量检测技术、药品经营与管理	广东省	2002	清远市清城区东城街蟠龙园	511510
中山火炬职业技术学院	生物制药技术、食品药品监督管理	广东省	2008	中山火炬开发区中山港大道	528436
揭阳职业技术学院	药学、生物技术及应用[生物制药]	广东省	2009	揭阳市仙桥紫峰山下	522000
广西工业职业技术学院	生物制药技术、药品质量检测技术、药品经营与管理、食品药品监督管理	广西壮族自治区	2003	南宁市秀灵路37号	530001
广西农业职业技术学院	中草药栽培技术	广西壮族自治区	2007	南宁市大学东路176号	530007

（续表）

学校名称	专业设置	主管部门	专业创建年份	地　址	邮编
广西卫生职业技术学院	药学、药物制剂技术、药物分析技术、中药、医药营销	广西壮族自治区	2010	广西南宁市桃源路 37 号	530021
桂林师范高等专科学校	生化制药技术	广西壮族自治区	2007	桂林市信义路 21 号	541001
海南职业技术学院	生化制药技术	海南省	2000	海口市南海大道 95 号	570216
海南科技职业学院	生物制药技术	海南省	2009	海口市美兰区琼山大道 18 号	571126
重庆工贸职业技术学院	生物制药技术、药品营销	重庆市	2003	重庆市涪陵区蒿枝坝工业园区	408000
重庆三峡职业学院	生物技术及应用	重庆市	2003	重庆市万州区龙宝新城开发区	404001
四川化工职业技术学院	生化制药技术、药物分析技术	四川省	2003	泸州市瓦窑坝 62 号	646005
达州职业技术学院	药学	四川省	2001	达州市通川区徐家坝路 448 号	635000
乐山职业技术学院	药学	四川省	2002	乐山市市中区白塔街 156 号	614000
雅安职业技术学院	药学、中药	四川省	2002	雅安市育才路 130 号	625000
黔东南民族职业技术学院	药学	贵州省	2001	凯里市红洲路 51 号	556000
铜仁职业技术学院	药物制剂技术、中药制药技术、药品经营与管理、药学	贵州省	2002	铜仁市清水大道 137 号	554300
安顺职业技术学院	中药制药技术	贵州省	2001	安顺市凤西路 27 号	561000
贵州工业职业技术学院	化学制药技术	贵州省	2002	贵阳市金阳新区长岭南路	550008
贵州轻工职业技术学院	生物制药技术	贵州省	2004	贵阳市南明区新村路 10 号	550000
贵阳职业技术学院	生物制药技术	贵州省	2006	贵阳市金阳新区云潭南路 609 号	550081
贵阳护理职业学院	药学、中药、药物分析技术	贵州省	2007	贵阳市金阳新区石林西路 2 号	550081
黔西南民族职业技术学院	药学、医药营销、中草药栽培技术	贵州省	2004	贵州省兴义市文化路 36 号	562400
毕节职业技术学院	中草药栽培技术	贵州省	2010	毕节市学院路	551700
云南热带作物职业学院	中草药栽培技术、生物技术及应用	云南省	2004	普洱市思茅区思亭路 3 号	665000
云南农业职业技术学院	中草药栽培技术	云南省	2003	昆明市茭菱路 36 号	650031
云南北美职业学院	医药营销	云南省教育厅	2004	昆明市五华区黑林铺昭宗路 70 号	650100
云南经济管理职业学院	药品经营与管理	云南省教育厅	2010	昆明市五华区海屯路 296 号	650106
云南新兴职业学院	生化制药技术、生物制药技术、中药制药技术、药物制剂技术、药品经营与管理、医药营销、中草药栽培技术	云南省教育厅	2006	昆明市国家经济技术开发区	650501
云南科技信息职业学院	药物制剂技术、中药制药技术、医药营销	云南省教育厅	2001	昆明市穿金路 757-1 号	650106
德宏职业学院	药学	云南省	2009	德宏州潞西市芒市团结大街 147 号	678400
西双版纳职业技术学院	中药制药技术、中草药栽培技术	云南省	2009	西双版纳州景洪市宣慰大道 93 号	666100
西安海棠职业学院	中药	陕西省教育厅	2004	西安市东郊水安路 30 号	710038
陕西国防工业职业技术学院	化学制药技术	陕西省	2001	西安市户县余下中心南街 102 号	710302
陕西能源职业技术学院	药物制剂技术、医药营销	陕西省	2001	咸阳市文林路中段	712000
杨凌职业技术学院	生物制药技术、药物分析技术、药物制剂技术、中药制药技术、生物化工工艺、微生物技术及应用、药品经营与管理	陕西省	1999	陕西杨凌高新技术产业示范区渭惠路 24 号	712100
渭南职业技术学院	中药	陕西省教育厅	2005	渭南市杜化路 4 号	714000
宝鸡职业技术学院	中药制药技术、药学、中药、医药营销	陕西省	2003	宝鸡市高新技术开发区高新大道 239 号	721013
汉中职业技术学院	药学、中药	陕西省	2005	汉中市汉台区前进东路	723000
安康职业技术学院	药学	陕西省	2009	安康市汉滨区育才路 1 号	725000
商洛职业技术学院	药学	陕西省	2005	商洛市商鞅大道西段丹南新区	726000
铜川职业技术学院	药学、医药营销	陕西省	2005	铜川市新区朝阳路西段	727031
青海卫生职业技术学院	药学	青海省	2003	西宁市七一路 340 号	810000
青海畜牧兽医职业技术学院	中草药栽培技术	青海省	2008	西宁市湟源县西大街 13 号	812100
宁夏职业技术学院	生物制药技术、中药制药技术	宁夏回族自治区	2002	银川市西夏区文萃路宁夏职业教育园区	750002
新疆现代职业技术学院	药学	新疆维吾尔自治区	2004	乌鲁木齐新市区河南东路 9 号	830011
新疆农业职业技术学院	生物制药技术	新疆维吾尔自治区	2009	昌吉市文化东路 29 号	831100

国家中长期教育改革和发展规划纲要(2010～2020年) 2010年7月29日,《国家中长期教育改革和发展规划纲要(2010-2020年)》(以下简称《教育规划纲要》)正式发布。《教育规划纲要》共分为四个部分,二十二章。第一部分总体战略,包括指导思想和工作方针、战略目标和战略主题;第二部分发展任务,包括学前教育、义务教育、高中阶段教育、职业教育、高等教育、继续教育、民族教育、特殊教育;第三部分体制改革,分为人才培养体制改革、考试招生制度改革、建设现代学校制度、办学体制改革、管理体制改革、扩大教育开放;第四部分保障措施,分为师资保障、经费保障、技术保障、法制保障、项目保障、组织保障六个方面。其中高等教育中长期发展任务主要包括:

1、全面提高高等教育质量。高等教育承担着培养高级专门人才、发展科学技术文化、促进社会主义现代化建设的重大任务。提高质量是高等教育发展的核心任务,是建设高等教育强国的基本要求。到2020年,高等教育结构更加合理,特色更加鲜明,人才培养、科学研究和社会服务整体水平全面提升,建成一批国际知名、有特色、高水平的高等学校,若干所大学达到或接近世界一流大学水平,高等教育国际竞争力显著增强。

2、提高人才培养质量。牢固确立人才培养在高校工作中的中心地位,着力培养信念执著、品德优良、知识丰富、本领过硬的高素质专门人才和拔尖创新人才。加大教学投入。把教学作为教师考核的首要内容,把教授为低年级学生授课作为重要制度。加强实验室、校内外实习基地、课程教材等基本建设。深化教学改革。推进和完善学分制,实行弹性学制,促进文理交融。支持学生参与科学研究,强化实践教学环节。加强就业创业教育和就业指导服务。创立高校与科研院所、行业、企业联合培养人才的新机制。全面实施"高等学校本科教学质量与教学改革工程"。严格教学管理。健全教学质量保障体系,改进高校教学评估。充分调动学生学习积极性和主动性,激励学生刻苦学习,增强诚信意识,养成良好学风。大力推进研究生培养机制改革。建立以科学与工程技术研究为主导的导师责任制和导师项目资助制,推行产学研联合培养研究生的"双导师制"。实施"研究生教育创新计划"。加强管理,不断提高研究生特别是博士生培养质量。

3、提升科学研究水平。充分发挥高校在国家创新体系中的重要作用,鼓励高校在知识创新、技术创新、国防科技创新和区域创新中作出贡献。大力开展自然科学、技术科学、哲学社会科学研究。坚持服务国家目标与鼓励自由探索相结合,加强基础研究;以重大现实问题为主攻方向,加强应用研究。促进高校、科研院所、企业科技教育资源共享,推动高校创新组织模式,培育跨学科、跨领域的科研与教学相结合的团队。促进科研与教学互动、与创新人才培养相结合。充分发挥研究生在科学研究中的作用。加强高校重点科研创新基地与科技创新平台建设。完善以创新和质量为导向的科研评价机制。积极参与马克思主义理论研究和建设工程。深入实施"高等学校哲学社会科学繁荣计划"。

4、增强社会服务能力。高校要牢固树立主动为社会服务的意识,全方位开展服务。推进产学研用结合,加快科技成果转化,规范校办产业发展。为社会成员提供继续教育服务。开展科学普及工作,提高公众科学素质和人文素质。积极推进文化传播,弘扬优秀传统文化,发展先进文化。积极参与决策咨询,主动开展前瞻性、对策性研究,充分发挥智囊团、思想库作用。鼓励师生开展志愿服务。

5、优化结构办出特色。适应国家和区域经济社会发展需要,建立动态调整机制,不断优化高等教育结构。优化学科专业、类型、层次结构,促进多学科交叉和融合。重点扩大应用型、复合型、技能型人才培养规模。加快发展专业学位研究生教育。优化区域布局结构。设立支持地方高等教育专项资金,实施中西部高等教育振兴计划。新增招生计划向中西部高等教育资源短缺地区倾斜,扩大东部高校在中西部地区招生规模,加大东部高校对西部高校对口支援力度。鼓励东部地区高等教育率先发展。建立完善军民结合、寓军于民的军队人才培养体系。促进高校办出特色。建立高校分类体系,实行分类管理。发挥政策指导和资源配置的作用,引导高校合理定位,克服同质化倾向,形成各自的办学理念和风格,在不同层次、不同领域办出特色,争创一流。加快建设一流大学和一流学科。以重点学科建设为基础,继续实施"985工程"和优势学科创新平台建设,继续实施"211工程"和启动特色重点学科项目。改进管理模式,引入竞争机制,实行绩效评估,进行动态管理。鼓励学校优势学科面向世界,支持参与和设立国际学术合作组织、国际科学计划,支持与境外高水平教育、科研机构建立联合研发基地。加快创建世界一流大学和高水平大学的步伐,培养一批拔尖创新人才,形成一批世界一流学科,产生一批国际领先的原创性成果,为提升我国综合国力贡献力量。

开展国家教育体制改革试点 2010年10月25日,国务院办公厅下发《关于开展国家教育体制改革试点的通知》(国办发[2010]48号)。文件中提出10项"专项改革试点"、4项"重点领域综合改革试点"和1项"省级政府教育统筹综合改革试点"。其中"专项改革试点"项目主要包括:改革人才培养模式,提高高等教育人才培养质量;改革高等教育管理方式,建设现代大学制度;适应经济社会发展需求,改革高等学校办学模式;改革民办教育发展环境,深化办学体制改革;健全教师管理制度,加强教师队伍建设;完善教育投入机制,提高教育保障水平。

全国高等职业教育改革与发展工作会议 2010年9月13日,教育部在浙江杭州召开全国高等职业教育改革与发展工作会议。国家有关部门、各地教育行政部门负责人,部分地市级政府、行业、企业、社会团体、高等职业院校代表等200余人参加会议。会议提出，要以提高质量为核心，以“合作办学、合作育人、合作就业、合作发展”为主线，不断深化教育教学改革，进一步推进体制机制创新，努力建设中国特色现代高等职业教育。教育部党组副书记、副部长陈希在讲话中指出，今后十年高等职业教育必须以提高质量为核心，以改革创新为动力，不断深化改革、加快发展，使高等职业教育在人才培养质量上有新提升，办学体制机制上有新突破，结构布局更加合理，社会服务能力日益增强，实现内涵发展的历史性跨越。并强调今后高等职业教育的改革与发展，要主动适应区域经济社会发展需要，坚持以服务为宗旨、以就业为导向、走产学研结合发展道路；要以提高质量为核心，深化教育教学改革，优化专业结构，加强师资队伍建设，扩大国际交流与合作，完善质量保障体系，提高人才培养质量和办学水平；要创新体制机制，增强办学活力，大力推进合作办学、合作育人、合作就业、合作发展，突出人才培养的针对性、灵活性和开放性，不断提高高职教育服务经济社会发展的能力。坚持育人为本、德育为先，把立德树人作为根本任务，着力职业道德和职业精神培养，强化职业技能训练，促进学生全面发展，培养生产、建设、管理、服务第一线的高素质技能型专门人才；全面提升高职院校的整体办学水平，不断增强社会服务能力，开展多样化继续教育，努力形成一批特色鲜明、水平较高、具有国际影响的高等职业院校。

部分地方、行业和高职院校代表作了大会交流。会议还对《国家高等职业教育发展规划(2011-2015年)(征求意见稿)》和《教育部关于推进高等职业教育改革发展的若干意见(征求意见稿)》征求意见。

↗ 2010年度国家科学技术奖 2010年12月20日，国务院《关于2010年度国家科学技术奖励的决定》(国发[2010]43号)。国务院批准并报请国家主席胡锦涛签署，授予师昌绪院士、王振义院士2010年度国家最高科学技术奖；国务院批准，授予30项成果国家自然科学奖二等奖，授予2项成果国家技术发明奖一等奖，授予44项成果国家技术发明奖二等奖，授予3项成果国家科学技术进步奖特等奖，授予31项成果国家科学技术进步奖一等奖，授予239项成果国家科学技术进步奖二等奖，授予5名外国专家中华人民共和国国际科学技术合作奖。院校药学方面获奖项目有：浙江大学、浙江新和成股份有限公司李浩然等完成的《脂溶性维生素及类胡萝卜素的绿色合成新工艺及产业化》，军事医学科学院毒物药物研究所、太极集团有限公司李松等完成的《用于2型糖尿病防治的专利新药-太罗》获国家技术发明奖二等奖；第二军医大学张卫东等完成的《基于中医药特点的中药样品库的建立与新药研究》上海中医药大学，上海中药标准化研究中心王峥涛、胡之璧等完成的《中药质量控制综合评价技术创新及其应用》，瑞阳制药有限公司、天津大学赵玉山等完成的《美洛西林钠及其复方制剂的技术创新与产业化》项目获国家科学技术进步奖二等奖。

↗ 药学类“质量工程”项目建设总结工作 2010年4月27日，教育部下发《关于开展“质量工程”总结工作的通知》(教高司函[2010]79号)。2010年，教育部高等学校药学类教学指导委员会和中国高等教育学会医学教育专业委员会药学教育研究会共同对药学类“质量工程”项目进行了总结与回顾。自2007年“质量工程”全面启动以来，全国各药学院校积极参与教育部“质量工程”项目建设，共获得包括国家精品课程、双语教学示范课、教学名师、教学团队、特色专业、实验教学示范中心、大学生创新性实验计划、人才培养模式创新实验区、精品教材等九大类“质量工程”立项项目240余项，累计得到建设经费资助3 970万元。全国各药学院校共获得国家精品课程65门、双语教学示范课14门、教学名师15名、教学团队26个、特色专业88个、实验教学示范中心8个、人才培养模式创新实验区11个、精品教材14种。

↗ 教育部大力推进高等学校创新创业教育 2010年5月4日，教育部印发《关于大力推进高等学校创新创业教育和大学生自主创业工作的意见》(教办[2010]3号)。文件指出：创新创业教育是适应经济社会和国家发展战略需要而产生的一种教学理念与模式，应加强创新创业教育课程体系、师资队伍建设，广泛开展创新创业实践活动，建立质量检测跟踪体系，加强理论研究和经验交流，提供多种形式的创业扶持；全面建设创业基地，打造全方位创业支撑平台，明确创业基地功能定位，规范创业基地管理，提供多种形式的创业扶持；落实创业扶持政策，积极争取资金投入，积极开展创业培训，全面加强创业信息服务，出台促进在校学生自主创业的政策和措施；加强领导，省级教育行政部门要把促进高校创新创业教育和大学生自主创业工作摆在突出重要位置，高等学校要把创新创业教育和大学生自主创业工作纳入学校重要议事日程。

↗ 国家级实验教学示范中心建设成果展示交流会 2010年10月20日，高等学校国家级实验教学示范中心成果展示交流会和第三届全国高校实验室工作论坛在北京开幕，近2 000人参加会议。为期两天的展示交流会，展示国家级实验教学示范中心在人才培养模式的转变、实验教学改革、实验室建设、自制实验仪器设备研发等方面的丰硕成果，实验室工作论坛旨在研讨新形势下高校实验室工作的战略发展思路。会议期间，中国工程院院士左铁镛、中国科学院院士陶澍、全国高校的有关专家学者、教师、实验技术人员、实验室管理人员等90位代表作交流报告，围绕实验室建设管理、实验教学改革、实验队伍建设等方面进行研讨。大会面向全国高校开放，以更好的发挥国家级实验教学示范中心的示范、辐射作用。国家级药学实验教学示范中心主任、药学学科组组长、中国药科大学药学院院长尤启冬教授代表药学组汇报了三年来药学学科组的建设情况和取得的成果。高等教育司张大良司长希望实验教学示范中心在提供示范辐射作用的同时要加强教学资源的整合,实现资源共享。

全国高职高专药品(药学)类专业人才培养工作改革研讨会暨建设成果展 2010年10月23日,全国高职高专药品(药学)类专业人才培养工作改革研讨会暨建设成果展在广东食品药品职业学院召开,全国48所院校和出版社近150名代表参加会议,本次活动包括四部分:人才培养工作改革研讨会、建设成果现场展示、文本资料交流、说课竞赛。展示了各高职院校5年来在药品(药学)类专业建设的经验与成果。25所高校共用160多块展板进行成果展示。大会分别授予广东食品药品职业学院和中国医药科技出版社等单位突出贡献奖荣誉称号。在说课竞赛一项,广东食品药品职业学院吴海侠副教授获得一等奖。

(徐晓媛 高如忠 樊陈琳)

高等药学教育

2010年高等药学院校(系)及专业

2010年全国高等药学院校概况 截至2010年底,全国设置有药学类及其相关专业的普通高等学校共603所,其中,本科院校342所(药学院校3所,医学院校49所,中医药院校23所,综合性院校110所,理工、化工、工业、科技院校76所,农业、林业、海洋院校27所,师范院校31所,商业院校4所,邮电大学1所,计量学院1所,外事学院1所,民族院校12所,部队医药院校4所);医学高等专科学校43所;独立设置的高等(含高专)职业技术学院218所。

603所高校的分布:华北地区78所,其中北京11所,天津15所,河北省26所,山西省12所,内蒙古自治区14所;东北地区78所,其中辽宁省21所,吉林省20所,黑龙江省37所;华东地区177所,其中上海市11所,江苏省44所,浙江省24所,安徽省27所,福建省15所,江西省15所,山东省41所;华中地区88所,其中河南省26所,湖北省34所,湖南省28所。华南地区52所,其中广东省28所,广西壮族自治区18所,海南省6所。西南地区77所,其中重庆市12所,四川省21所,贵州省19所,云南省23所,西藏自治区2所。西北地区49所,其中陕西省25所,甘肃省9所,青海省4所,宁夏回族自治区5所,新疆维吾尔自治区6所。部队院校4所。

603所高校的管理体制:教育部主管的35所,工业和信息化部主管的2所,国家民委主管的6所,国务院侨办主管的2所,新疆生产建设兵团主管的1所,解放军总后勤部及武警总队主管的4所,省、直辖市、自治区主管的553所。

2010年新增设药学、化工与制药类等专业的高校 2010年经教育部批准增设药学类、化工与制药类本科专业的普通高等学校(含教育部批准和确认的独立学院)共45所。其中:

药学专业(100801):河北师范大学、华侨大学、三峡大学、西南民族大学、川北医学院。

中药学专业(100802):济宁医学院、桂林医学院。

药物制剂专业(100803):徐州医学院、九江学院、南华大学。

制药工程专业(081102):山西中医学院、大连民族学院、大连大学、蚌埠学院、枣庄学院、河南科技学院新科学院※、湖南科技大学潇湘学院※、梧州学院、广西民族师范学院、河池学院、重庆工商大学、四川文理学院、铜仁学院、云南师范大学。

生物技术专业(070402):吉林医药学院、成都中医药大学。

化工与制药专业(081103W):大连交通大学、烟台大学、河南师范大学、重庆科技学院。

生物制药专业(081107S):长春中医药大学、吉林化工学院、中国药科大学、浙江理工大学、广东药学院。

生物工程专业(081801):济宁医学院

动物药学专业(090602S):沈阳农业大学、西南大学

中草药栽培与鉴定(100804W):浙江中医药大学

中药资源与开发(100806W):南京中医药大学翰林学院※、广西医科大学、成都中医药大学。

药物分析专业(100812S):中国药科大学

药物化学专业(100813S):中国药科大学

中药制药专业(100814S):天津中医药大学、中国药科大学、南京中医药大学、江西中医学院、河南中医学院、广州中医药大学、广东药学院。

注:※者为经教育部批准和确认的独立学院

2010年高等院校设置药学类、化工与制药类等本科专业点情况 据2010年年底统计,高等院校本科药学专业点为184个,中药学专业点94个,药物制剂专业点100个,制药工程专业点222个,生物技术专业点37个,生物工程专业点14个,化工与制药专业点14个,生物制药专业点5个,动物药学专业点13个,中草药栽培与鉴定专业点11个,藏药学专业点2个,中药资源与开发专业点26个,应用药学专业点1个,临床药学专业点11个,海洋药学专业点1个,药物分析专业点1个,药物化学专业点1个,中药制药专业点7个,药事管理专业点3个,蒙药学专业点2个,维药学专业点(3年制)1个。详见表1。另有一些医药院校设置了非药学类专业,详见表2。

表1　2010年设置有药学类、化工与制药类等专业的高等院校

专业名称(代码)	专业点数	设置有该专业的高校
药学(100801)	184	北京大学**、清华大学、首都医科大学、南开大学、天津大学、天津理工大学、天津中医药大学、天津医科大学、河北大学、河北科技大学、河北联合大学*、河北北方学院、河北师范大学、河北医科大学、山西大学、山西医科大学、长治医学院、内蒙古科技大学、内蒙古医学院、中国医科大学*、辽宁医学院*、大连医科大学、辽宁中医药大学、沈阳药科大学、辽宁师范大学、沈阳医学院、吉林大学、延边大学、长春中医药大学、北华大学、吉林医药学院、佳木斯大学、哈尔滨医科大学、黑龙江中医药大学、牡丹江医学院、哈尔滨商业大学、齐齐哈尔医学院、复旦大学*、上海交通大学、华东理工大学、上海中医药大学、苏州大学、南京工业大学、江苏大学、南通大学、南京医科大学*、徐州医学院、南京中医药大学、中国药科大学、扬州大学、浙江大学、浙江工业大学、浙江海洋学院、温州医学院*、浙江中医药大学、杭州师范大学、绍兴文理学院、中国计量学院、嘉兴学院、安徽医科大学*、蚌埠医学院、皖南医学院、安徽中医学院、安徽新华学院、安徽理工大学、厦门大学、华侨大学、福建医科大学、福建中医药大学、莆田学院、江西中医学院、赣南医学院、宜春学院、井冈山学院、江西科技师范学院、九江学院、南昌大学、山东大学、中国海洋大学、山东轻工业学院、青岛农业大学、潍坊医学院、泰山医学院、滨州医学院、山东中医药大学、济宁医学院、烟台大学、青岛大学、济南大学、山东万杰医学院、郑州大学、河南中医学院、新乡医学院、河南大学、黄河科技学院、河南科技大学、武汉大学、华中科技大学、湖北中医药大学、中南民族大学、黄石理工学院、咸宁学院*、湖北医药学院、三峡大学、武汉科技大学、湘潭大学、中南大学、湖南中医药大学、湖南师范大学、湘南学院、南华大学、长沙医学院、中山大学、暨南大学、广州医学院、广东医学院、广州中医药大学、广东药学院、嘉应学院、佛山科学技术学院、南方医科大学、广西医科大学、广西中医学院、桂林医学院、右江民族医学院、海南医学院、重庆大学、重庆医科大学、西南大学、四川农业大学、泸州医学院、成都中医药大学、川北医学院、西南民族大学、成都学院、四川大学、成都医学院、贵阳医学院、贵州民族学院、昆明医学院、大理学院、云南中医学院、西藏大学、西安交通大学、西安培华学院、西安医学院、陕西国际商贸学院、兰州大学、青海大学、青海民族学院、宁夏医科大学、新疆农业大学、石河子大学、新疆医科大学、天津医科大学临床学院※、河北科技大学理工学院※、河北联合大学冀唐学院※、山西医科大学晋祠学院※、中国医科大学临床医药学院※、辽宁医学院医疗学院※、沈阳医学院何氏视觉科学学院※、南京医科大学康达学院※、南京中医药大学翰林学院※、浙江大学城市学院※、绍兴文理学院元培学院※、温州医学院仁济学院※、浙江海洋学院东海科学技术学院※、浙江中医药大学滨江学院※、安徽医科大学临床医学院※、江西中医学院科技学院※、河南大学民生学院※、新乡医学院三全学院※、湖北医药学院药护学院※、湘潭大学兴湘学院※、湖南师范大学树达学院※、南华大学船山学院※、湖南中医药大学湘杏学院※、中山大学新华学院※、广西中医学院赛恩斯新医药学院※、贵阳医学院神奇民族医药学院※、昆明医学院海源学院※、新疆农业大学科学技术学院※、石河子大学科技学院※、新疆医科大学厚博学院※
中药学(100802)	94	首都医科大学、北京中医药大学、北京城市学院、天津中医药大学、河北大学、河北联合大学、承德医学院、河北医科大学、河北农业大学、山西医科大学、山西中医学院、内蒙古医学院、辽宁中医药大学、沈阳药科大学、大连大学、吉林农业大学、长春中医药大学、通化师范学院、吉林农业科技学院、哈尔滨医科大学、黑龙江中医药大学、齐齐哈尔医学院、哈尔滨商业大学、上海中医药大学、苏州大学、南京农业大学、南京中医药大学、中国药科大学、浙江大学、浙江工业大学、浙江林学院、温州医学院、浙江中医药大学、安徽医科大学、皖南医学院、安徽中医学院、安徽科技学院、福建中医药大学、江西中医学院、赣南医学院、泰山医学院、山东中医药大学、济宁医学院、河南农业大学、河南中医学院、河南大学、南阳理工学院、华中科技大学、湖北中医药大学、湖北民族学院、武汉生物工程学院、湖南中医药大学、暨南大学、广州中医药大学、广东药学院、南方医科大学、广东医学院、广西中医学院、桂林医学院、海南医学院、重庆邮电大学、重庆医科大学、西南交通大学、泸州医学院、成都中医药大学、西南民族大学、贵阳中医学院、云南中医学院、西北大学、陕西中医学院、西安医学院、陕西国际商贸学院、兰州大学、甘肃中医学院、天水师范学院、青海大学、宁夏医科大学、石河子大学、新疆医科大学、北京中医药大学东方学院※、河北联合大学冀唐学院※、山西医科大学晋祠学院※、辽宁中医药大学杏林学院※、吉林大学珠海学院※、吉林农业大学发展学院※、南京中医药大学翰林学院※、温州医学院仁济学院※、浙江林学院天目学院※、浙江中医药大学滨江学院※、江西中医学院科技学院※、湖北民族学院科技学院※、湖南中医药大学湘杏学院※、广西中医学院赛恩斯新医药学院※、贵阳中医学院时珍学院※
药物制剂(100803)	100	天津中医药大学、天津医科大学、河北科技大学、河北联合大学、石家庄学院、河北医科大学、山西医科大学、内蒙古医学院、内蒙古民族大学、辽宁中医药大学、沈阳药科大学、吉林大学、延边大学、吉林化工学院、长春中医药大学、通化师范学院、吉林医药学院、吉林农业科技学院、黑龙江中医药大学、牡丹江医学院、齐齐哈尔医学院、哈尔滨医科大学、华东理工大学、上海理工大学、南京工业大学、江苏大学、南京中医药大学、中国药科大学、徐州医学院、浙江大学、浙江工业大学、浙江中医药大学、皖南医学院、安徽中医学院、安徽科技学院、安徽新华学院、福建医科大学、福建中医药大学、江西中医学院、九江学院、青岛科技大学、山东轻工业学院、济宁医学院、山东万杰医学院、郑州大学、河南农业大学、河南中医学院、新乡医学院、河南大学、郑州华信学院、黄河科技学院、武汉工程大学、湖北中医药大学、中南民族大学、武汉工业学院、咸宁学院、湖南中医药大学、长沙医学院、南华大学、广州中医药大学、广东药学院、南方医科大学、广西中医学院、桂林医学院、重庆医科大学、四川农业大学、成都中医药大学、西南民族大学、成都医学院、贵阳医学院、遵义医学院、贵阳中医学院、贵州大学、大理学院、云南中医学院、昆明医学院、陕西科技大学、陕西中医学院、陕西国际商贸学院、兰州大学、甘肃中医学院、青海大学、青海民族学院、河北科技大学理工学院※、河北联合大学冀唐学院※、山西医科大学晋祠学院※、吉林大学珠海学院※、南京工业大学浦江学院※、南京中医药大学翰林学院※、江苏大学京江学院※、浙江中医药大学滨江学院※、江西中医

（续表）

专业名称（代码）	专业点数	设置有该专业的高校
		学院科技学院※、河南大学民生学院※、武汉工程大学邮电与信息工程学院※、湖南中医药大学湘杏学院※、广西中医学院赛恩斯新医药学院※、遵义医学院医学与科技学院※、贵阳中医学院时珍学院※、陕西科技大学镐京学院※、新乡医学院三全学院※
制药工程（081102）	222	北京理工大学、北京化工大学、北京石油化工学院、北京中医药大学、中央民族大学、北京联合大学、天津大学、天津科技大学、天津工业大学、天津理工大学、天津商业大学、天津中医药大学、河北工业大学、河北科技大学、石家庄学院、河北农业大学、中北大学、太原理工大学、山西农业大学、山西中医学院、太原工业学院、内蒙古工业大学、内蒙古农业大学、内蒙古医学院、辽宁大学、大连理工大学、沈阳化工大学、辽宁中医药大学、沈阳药科大学、大连大学、辽宁科技学院、大连民族学院、吉林大学、延边大学、长春工业大学、吉林化工学院、吉林农业大学、长春中医药大学、吉林农业科技学院、黑龙江大学、齐齐哈尔大学、佳木斯大学、黑龙江八一农垦大学、东北农业大学、黑龙江中医药大学、牡丹江医学院、绥化学院、哈尔滨商业大学、齐齐哈尔医学院、哈尔滨理工大学、哈尔滨师范大学、牡丹江师范学院、华东理工大学、上海应用技术学院、上海工程技术大学、东南大学、南京理工大学、南京工业大学、常州大学、江南大学、江苏大学、盐城工学院、南京中医药大学、中国药科大学、徐州师范大学、盐城师范学院、淮阴工学院、扬州大学、淮海工学院、浙江大学、浙江工业大学、温州医学院、浙江中医药大学、杭州师范大学、湖州师范学院、台州学院、浙江科技学院、合肥工业大学*、安徽理工大学、皖南医学院、安徽中医学院*、蚌埠学院、黄山学院、皖西学院、安徽新华学院、安徽工业大学、华侨大学、福州大学、福建农林大学、福建中医药大学、江西中医学院、宜春学院、江西科技师范学院、南昌大学、江西农业大学、山东大学、青岛科技大学、济南大学、山东轻工业学院、山东农业大学、菏泽学院、枣庄学院、青岛农业大学、泰山医学院、山东中医药大学、山东师范大学、临沂大学、郑州大学、河南科技大学、河南农业大学、河南科技学院、河南中医学院、南阳师范学院、新乡学院、武汉工程大学、武汉工业学院、武汉理工大学、湖北工业大学、湖北中医药大学、黄冈师范学院、武汉生物工程学院、湘潭大学、中南大学、湖南中医药大学、湖南师范大学、湖南理工学院、怀化学院、南华大学、湖南科技大学、湖南科技学院、南方医科大学、华南理工大学、华南农业大学、广东海洋大学、广州中医药大学、广东药学院、湛江师范学院、肇庆学院、广东工业大学、广西大学、广西工学院、广西中医学院、河池学院、玉林师范学院、广西民族大学、梧州学院、广西民族师范学院、海南大学、海南师范大学、重庆大学、重庆邮电大学、西南大学、重庆工学院、重庆工商大学、西南交通大学、西南科技大学、四川理工学院、西华大学、成都中医药大学、四川文理学院、西南民族大学、成都学院、四川大学、宜宾学院、贵州大学*、贵阳中医学院、铜仁学院、云南大学、昆明理工大学、云南中医学院、云南师范大学、西北大学、西安交通大学、西安理工大学、陕西科技大学、西北农林科技大学、陕西中医学院、宝鸡文理学院、兰州理工大学、西北师范大学、西北民族大学、陕西国际商贸学院、商洛学院、青海大学、宁夏大学、北方民族大学、北京化工大学北方学院※、河北科技大学理工学院※、河北工业大学城市学院※、河北农业大学现代科技学院※、辽宁中医药大学杏林学院※、沈阳化工大学科亚学院※、吉林大学珠海学院※、长春工业大学人文信息学院※、东南大学成贤学院※、南京理工大学泰州科技学院※、南京工业大学浦江学院※、南京中医药大学翰林学院※、江苏大学京江学院※、扬州大学广陵学院※、徐州师范大学科文学院※、常州大学怀德学院※、南京师范大学泰州学院※、浙江大学宁波理工学院※、湖州师范学院求真学院※、浙江中医药大学滨江学院※、南昌大学科学技术学院※、江西中医学院科技学院※、河南科技学院新科学院※、武汉理工大学华夏学院※、武汉工业学院工商学院※、武汉工程大学邮电与信息工程学院※、武汉科技大学中南分校※、湖南师范大学树达学院※、湘潭大学兴湘学院※、湖南科技大学潇湘学院※、南华大学船山学院※、湖南中医药大学湘杏学院※、湖南理工学院南湖学院※、贵州大学明德学院※、西北大学现代学院※、延安大学西安创新学院※
生物技术（070402）	37	河北联合大学、河北联合大学冀唐学院※、内蒙古医学院、大连医科大学、沈阳药科大学、长春中医药大学、吉林医药学院、哈尔滨医科大学、黑龙江中医药大学、南京医科大学、中国药科大学、温州医学院、温州医学院仁济学院※、浙江中医药大学、浙江中医药大学滨江学院※、安徽医科大学、赣南医学院、潍坊医学院、泰山医学院、滨州医学院、济宁医学院、新乡医学院、新乡医学院三全学院※、湖北中医药大学、长沙医学院、广州医学院、广东药学院、南方医科大学、广西医科大学、桂林医学院、海南医学院、重庆医科大学、成都中医药大学、成都医学院、陕西中医学院、宁夏医科大学、新疆医科大学厚博学院※
生物工程（081801）	14	沈阳药科大学、中国药科大学、浙江中医药大学、浙江中医药大学滨江学院※、江西中医学院、江西中医学院科技学院※、泰山医学院、济宁医学院、新乡医学院、新乡医学院三全学院※、湖南中医药大学、湖南中医药大学湘杏学院※、遵义医学院、遵义医学院医学与科技学院※
化工与制药（081103W）	14	北京化工大学北方学院※、沈阳化工大学、大连交通大学、烟台大学、河南师范大学、安阳师范学院、湖北民族学院、湖北民族学院科技学院※、广西师范大学、广西师范大学漓江学院※、重庆科技学院、西南大学、成都理工大学、云南民族大学
生物制药（081107S）	5	长春中医药大学、吉林化工学院、中国药科大学、浙江理工大学、广东药学院
动物药学（090602S）	13	河北农业大学、沈阳农业大学、吉林农业大学、黑龙江八一农垦大学、东北农业大学、南京农业大学*、江西农业大学、河南科技大学、湖南农业大学、湖南农业大学东方科技学院※、华南农业大学*、西南大学、青海大学
中草药栽培与鉴定（100804W）	11	沈阳农业大学、吉林农业科技学院、浙江中医药大学、山东中医药大学、广东药学院、四川农业大学、贵州大学、云南农业大学、云南中医学院、甘肃农业大学、甘肃中医学院
藏药学（100805W）	2	成都中医药大学、西藏藏医学院*

（续表）

专业名称(代码)	专业点数	设置有该专业的高校
中药资源与开发(100806W)	26	天津中医药大学、山西农业大学、沈阳药科大学、东北师范大学人文学院※、吉林农业大学、吉林农业科技学院、黑龙江中医药大学、南京中医药大学、南京中医药大学翰林学院※、中国药科大学、安徽农业大学、安徽中医学院、福建农林大学、江西农业大学、江西中医学院、江西中医学院科技学院※、山东农业大学、湖北中医药大学、湖南农业大学、湖南中医药大学、广州中医药大学、广东药学院、广西医科大学、广西中医学院、成都中医药大学、云南中医学院
应用药学(100807W)	1	北京大学
临床药学(100808S)	11	首都医科大学*、沈阳药科大学*、哈尔滨医科大学*、中国医科大学*、中国药科大学*、南京医科大学*、徐州医学院*、广东药学院*、重庆医科大学*、四川大学*、昆明医学院*
海洋药学(100809S)	1	中国药科大学
药事管理(100810S)	3	中国药科大学、沈阳药科大学、天津商业大学
药物分析(100812S)	1	中国药科大学
药物化学(100813S)	1	中国药科大学
中药制药(100814S)	7	天津中医药大学、中国药科大学、南京中医药大学、江西中医学院、河南中医学院、广州中医药大学、广东药学院
蒙药学(100811W)	2	内蒙古医学院、内蒙古民族大学
维药学(100852W)	1	新疆维吾尔医学专科学校

** 者为6年制、* 者为5年制；※者为经教育部批准和确认的独立学院

表2　2010年经教育部批准设置或备案新增的非药学类专业高等医药院校

专业名称(代码)	设置专业的高校
经济学(020101)	中国药科大学、南方医科大学
国际经济与贸易(020102)	沈阳药科大学、中国药科大学、南京中医药大学、安徽中医学院、广州中医药大学、广东药学院、甘肃中医学院
保险(020107W)	江西中医学院、江西中医学院科技学院※、广东药学院
法学(030101)	北京中医药大学、首都医科大学、天津医科大学、天津医科大学临床学院※、河北联合大学、河北联合大学冀唐学院※、大连医科大学、哈尔滨医科大学、温州医学院、温州医学院仁济学院※、安徽医科大学、皖南医学院、赣南医学院、山东中医药大学、滨州医学院、潍坊医学院、南方医科大学、广州医学院、泸州医学院*、贵阳医学院、贵阳医学院神奇民族医药学院※、贵阳中医学院时珍学院※、昆明医学院
社会工作(030302)	山西医科大学、山西医科大学晋祠学院※、齐齐哈尔医学院、福建医科大学、泰山医学院、黑龙江中医药大学、广西医科大学、桂林医学院
体育教育(040201)	广州中医药大学、成都中医药大学
社会体育(040203)	泸州医学院、遵义医学院、山东中医药大学、成都中医药大学、贵阳医学院
运动人体科学(040204)	长治医学院
汉语言文学(050101)	陕西中医学院
汉语言(050102)	天津中医药大学、上海中医药大学、新疆医科大学、新疆医科大学厚博学院※
对外汉语(050103)	天津中医药大学、成都中医药大学、安徽中医学院
古典文献(050105)	天津中医药大学、黑龙江中医药大学
英语(050201)	北京中医药大学*、天津医科大学、河北联合大学*、河北联合大学冀唐学院※、山西医科大学、山西医科大学晋祠学院※、内蒙古医学院、辽宁中医药大学、长春中医药大学、南京医科大学、南京中医药大学、中国药科大学、温州医学院、温州医学院仁济学院※、浙江中医药大学、浙江中医药大学滨江学院※、江西中医学院、江西中医学院科技学院※、赣南医学院、山东中医药大学、潍坊医学院、泰山医学院、滨州医学院、河南中医学院、新乡医学院、新乡医学院三全学院※、湖北中医药大学、湖南中医药大学、长沙医学院、广州中医药大学、广东医学院、广东药学院、南方医科大学、重庆医科大学、成都中医药大学、泸州医学院、川北医学院、贵阳医学院、贵阳医学院神奇民族医药学院※、遵义医学院、遵义医学院医学与科技学院※、陕西中医学院、新疆医科大学、福建医科大学、广西医科大学、右江民族医学院、济宁医学院、桂林医学院、昆明医学院海源学院※、西安医学院
俄语(050202)	泰山医学院
日语(050207)	长春中医药大学、温州医学院、温州医学院仁济学院※
广告学(050303)	沈阳医学院何氏视觉科学学院※
音乐学(050401)	长治医学院、江西中医学院、江西中医学院科技学院※
艺术设计(050408)	大连医科大学、大连医科大学中山学院※、沈阳医学院何氏视觉科学学院※
动画(050418)	沈阳医学院何氏视觉科学学院※
信息与计算科学(070102)	遵义医学院、遵义医学院医学与科技学院※
应用物理学(070202)	泰山医学院
应用化学(070302)	沈阳药科大学、江西中医学院、江西中医学院科技学院※、泰山医学院、广东药学院

（续表）

专业名称（代码）	设置专业的高校
生物科学（070401）	长春中医药大学、温州医学院、温州医学院仁济学院※、浙江中医药大学、浙江中医药大学滨江学院※、蚌埠医学院、广东药学院、成都中医药大学、海南医学院
生物信息学（070403W）	南方医科大学、哈尔滨医科大学*
生物科学与生物技术（070405W）	中国医科大学、中国医科大学临床医药学院※、湖北医药学院
海洋科学（071001）	温州医学院
电子信息科学与技术（071201）	泰山医学院、宁夏医科大学
环境科学（071401）	沈阳药科大学、温州医学院、温州医学院仁济学院※、江西中医学院、江西中医学院科技学院※、中国药科大学、昆明医学院海源学院※
心理学（071501）	天津中医药大学
应用心理学（071502）	天津中医药大学、河北联合大学、河北联合大学冀唐学院※、承德医学院、长治医学院、内蒙古医学院*、大连医科大学、沈阳医学院、沈阳医学院何氏视觉科学学院※、吉林医药学院、黑龙江中医药大学、齐齐哈尔医学院、牡丹江医学院、南京中医药大学、温州医学院、温州医学院仁济学院※、安徽医科大学*、皖南医学院、安徽中医学院*、福建医科大学、福建中医药大学、江西中医学院、江西中医学院科技学院※、赣南医学院、滨州医学院、潍坊医学院、山东中医药大学、济宁医学院、河南中医学院、新乡医学院、湖北中医药大学、湖南中医药大学、广州医学院、广东医学院、广州中医药大学、南方医科大学、广西中医学院、海南医学院、重庆医科大学、泸州医学院*、成都中医药大学、成都医学院、贵阳中医学院、贵阳中医学院时珍学院※、云南中医学院、陕西中医学院
统计学（071601）	潍坊医学院、泰山医学院、滨州医学院、南方医科大学、广州医学院、广东医学院、海南医学院
高分子材料与工程（080204）	泰山医学院、广东药学院
电子信息工程（080603）	南方医科大学、广东药学院、山东万杰医学院
通信工程（080604）	泰山医学院
计算机科学与技术（080605）	南京中医药大学、温州医学院、安徽中医学院、江西中医学院、江西中医学院科技学院※、山东中医药大学、泰山医学院、济宁医学院、河南中医学院、湖南中医药大学、长沙医学院、广州中医药大学、广东药学院、南方医科大学、桂林医学院、云南中医学院、大连医科大学中山学院※、温州医学院仁济学院※
生物医学工程（080607）	首都医科大学、天津医科大学*、长治医学院、中国医科大学*、中国医科大学临床医药学院※、大连医科大学、吉林医药学院、哈尔滨医科大学、南京医科大学、南京医科大学康达学院※、徐州医学院、温州医学院、温州医学院仁济学院※、安徽医科大学临床医学院※、皖南医学院、福建医科大学、福建中医药大学、江西中医学院、江西中医学院科技学院※、赣南医学院、山东中医药大学、泰山医学院、新乡医学院、新乡医学院三全学院※、广州医学院、广东医学院、广东药学院、南方医科大学、广西中医学院、桂林医学院、重庆医科大学*、泸州医学院、川北医学院、贵阳医学院、贵阳医学院神奇民族医药学院※、安徽医科大学、广西医科大学
建筑环境与设备工程（080704）	山东万杰医学院
环境工程（081001）	泰山医学院
化学工程与工艺（081101）	泰山医学院、广东药学院
食品科学与工程（081401）	沈阳药科大学、辽宁中医药大学、辽宁医学院、辽宁医学院医疗学院※、黑龙江中医药大学、浙江中医药大学、浙江中医药大学滨江学院※、福建中医药大学、山东万杰医学院、广西中医学院、云南中医学院、湖南中医药大学
食品质量与安全（081407W）	中国药科大学、安徽医科大学、广东药学院、成都中医药大学、沈阳医学院、潍坊医学院、济宁医学院
植物保护（090103）	成都中医药大学
预防医学（100201）	广东药学院
卫生检验（100202S）	南京医科大学、安徽医科大学、泰山医学院、湖北中医药大学、广东药学院、重庆医科大学、成都中医药大学、昆明医学院
营养学（100204S）	沈阳医学院、上海中医药大学、徐州医学院、蚌埠医学院、重庆医科大学
临床医学（100301）	广东药学院*
护理学（100701）	广东药学院
信息管理与信息系统（110102）	河北联合大学、河北联合大学冀唐学院※、山西医科大学、山西医科大学晋祠学院※、山西中医学院、长治医学院、内蒙古医学院、辽宁中医药大学、中国医科大学、中国医科大学临床医药学院※、哈尔滨医科大学、牡丹江医学院、齐齐哈尔医学院、南京中医药大学、中国药科大学、温州医学院、温州医学院仁济学院※、皖南医学院、安徽中医学院、蚌埠医学院、福建中医药大学、山东中医药大学、泰山医学院、滨州医学院、济宁医学院、山东万杰医学院、河南中医学院、湖北中医药大学、湖北医药学院、广东医学院、广州医学院、广东药学院、广西医科大学、广西中医学院、海南医学院、重庆医科大学、泸州医学院、成都医学院、昆明医学院海源学院※新疆医科大学、宁夏医科大学

（续表）

专业名称(代码)	设置专业的高校
工商管理(110201)	北京中医药大学、北京中医药大学东方学院※、沈阳药科大学、中国药科大学、长沙医学院、成都中医药大学
市场营销(110202)	天津中医药大学、天津医科大学临床医学院※、山西中医学院、内蒙古医学院、辽宁中医药大学、沈阳医学院何氏视觉科学学院※、长春中医药大学、吉林医药学院、黑龙江中医药大学、哈尔滨医科大学、牡丹江医学院、中国药科大学、南京中医药大学、浙江中医药大学、浙江中医药大学滨江学院※、温州医学院、温州医学院仁济学院※、福建中医药大学、江西中医学院、潍坊医学院、泰山医学院、山东中医药大学、济宁医学院、河南中医学院、湖北中医药大学、湖南中医药大学、长沙医学院、广东药学院、南方医科大学、广州医学院、广西中医学院、桂林医学院、海南医学院、成都中医药大学、泸州医学院、云南中医学院、昆明医学院、宁夏医科大学
人力资源管理(110205)	泰山医学院、济宁医学院、广东药学院、安徽中医学院
旅游管理(110206)	泰山医学院
电子商务(110209W)	南京中医药大学、广东药学院
物流管理(110210W)	广东药学院、辽宁中医药大学
公共事业管理(110302)	北京中医药大学、首都医科大学*、北京中医药大学*、北京中医药大学东方学院※、天津中医药大学、天津医科大学、天津医科大学临床医学院※、河北联合大学、河北联合大学冀唐学院※、山西医科大学、山西医科大学晋祠学院※、内蒙古医学院、辽宁医学院、辽宁医学院医疗学院※、大连医科大学、大连医科大学中山学院※、辽宁中医药大学、沈阳医学院、沈阳医学院何氏视觉科学学院※、长春中医药大学、吉林医药学院、哈尔滨医科大学、黑龙江中医药大学、牡丹江医学院、齐齐哈尔医学院、上海中医药大学、南京医科大学、南京中医药大学、徐州医学院、温州医学院、温州医学院仁济学院※、浙江中医药大学、浙江中医药大学滨江学院※、安徽医科大学、安徽医科大学临床医学院※、安徽中医学院、皖南医学院、福建医科大学、福建中医药大学、江西中医学院、江西中医学院科技学院※、山东中医药大学、赣南医学院、潍坊医学院、滨州医学院、济宁医学院、泰山医学院、河南中医学院、新乡医学院、新乡医学院三全学院※、湖北中医药大学、湖北医药学院药护学院※、湖南中医药大学、广州医学院、广东医学院、广州中医药大学、广东药学院、南方医科大学、广西中医学院、广西医科大学、桂林医学院、海南医学院、重庆医科大学、泸州医学院、成都中医药大学、川北医学院、成都医学院、遵义医学院、遵义医学院医学与科技学院※、昆明医学院、昆明医学院海源学院※、云南中医学院、陕西中医学院、西安医学院、宁夏医科大学、新疆医科大学、新疆医科大学厚博学院※
劳动与社会保障(110303)	天津中医药大学、河北联合大学、沈阳医学院、温州医学院、安徽医科大学、泰山医学院、潍坊医学院、济宁医学院、广东医学院、海南医学院、泸州医学院、贵阳中医学院、贵阳中医学院时珍学院※、昆明医学院、昆明医学院海源学院※、滨州医学院
文化产业管理(110310S)	河南中医学院
图书馆学(110501)	齐齐哈尔医学院

*者其专业为5年制；※者为教育部批准或认可的独立院校

药学类本科专业目录修订论证工作研讨会 2010年5月5～7日，受教育部委托，药学类教学指导委员会组织召开“药学类本科专业目录修订论证工作专家研讨会”，按照“科学、规范、适应”的总原则，对《药学类本科专业目录修订工作方案(讨论稿)》进行论证和研讨。会议建议修订后的药学类本科专业目录要与正在同时修订的《授予博士硕士学位和培养研究生的学科专业目录》相衔接，在学科门类和专业类的设置上，与修订后的研究生目录的学科门类和一级学科基本保持一致，建议将原有的药学类调整为药学类、中药学类两个专业门类，增加生物制药、中药制药、药物化学、药物分析等新专业。

教育部公布高等学校战略性新兴产业相关本科新专业 2010年7月12日，教育部印发《关于公布同意设置的高等学校战略性新兴产业相关本科新专业名单的通知》(教高[2010]7号)。高校新设置的140个本科专业，2011年开始招生。其中，药学类专业有：生物制药(081107S)、药物分析(100812S)、药物化学(100813S)和中药制药(100814S)。首批设置生物制药专业的高校有中国药科大学、武汉大学、华中科技大学、山西医科大学、南京中医药大学；药物分析专业、药物化学专业的高校有中国药科大学；中药制药专业的高校有天津中医药大学、江西中医学院、广州中医药大学。

第六批高等学校特色专业建设点 2010年7月7日，教育部、财政部下发《关于批准第六批高等学校特色专业建设点的通知》(教高函[2010]15号)。文件中批准北京大学“金融学”等804个专业点为第六批高等学校特色专业建设点(其中经费自筹建设点53个)，其中药学特色专业建设点的高校有：首都医科大学、山西医科大学、延边大学、温州医学院、福建医科大学、泰山医学院、新乡医学院、桂林医学院、昆明医学院(经费自筹)、宁夏医科大学；中药学特色专业建设点的高校有：沈阳药科大学、长春中医药大学、陕西中医学院；药物制剂特色专业建设点的有：广东药学院；药学相关类特色专业建设点有沈阳药科大学生物工程专业、山东中医药大学制药工程专业。

全国药学本科专业规范研制工作研讨会 2010年3月23～25日，药学类教学指导委员会在中国药科大学召开全国药学专业规范研制工作研讨会。药学类教学指导委员会主任委员、中国药科大学校长吴晓明教授详细介绍了药学本科专业规范研制工作的背景、意义和基本原则。与会专家对《高等学校药学本科专业规范(讨论稿)》认真审议,并提交书面修改意见和建议。会后,高等学校药学类教学指导委员会秘书处根据专家研讨会的修改意见进一步完善《高等学校药学本科专业规范》,并上报教育部。

2010 年度双语教学示范课程建设项目 2010 年 5 月 8 日,教育部、财政部下发《关于批准 2010 年度双语教学示范课程建设项目的通知》(教高函〔2010〕11 号)。批准北京大学《应用分析》等 151 门课程为 2010 年度双语教学示范课程,其中药学类课程有:北京协和医学院张德昌负责的《药理学》课程、沈阳药科大学毛世瑞负责的《药剂学》课程、中国药科大学杭太俊负责的《药物分析》课程、山东大学张岫美负责的《药理学》课程。

2010 年度国家精品课程建设项目 2010 年 7 月 7 日,教育部、财政部下发《关于批准 2010 年度国家精品课程建设项目的通知》(教高函[2010]14 号),决定批准 2010 年度国家精品课程 763 门,其中普通高等学校本科课程 438 门、高职高专课程 229 门、网络教育课程 60 门,军队院校(含武警)课程 36 门。本科药学类国家精品课程有:中国药科大学周建平负责的《工业药剂学》、华中科技大学吴继洲负责的《天然药物化学》、温州医学院李校堃负责的《生物技术制药》、沈阳药科大学夏焕章负责的《生物技术制药》、沈阳药科大学赵临襄负责的《化学制药工艺学》、天津中医药大学于虹负责的《中药学》、广东药学院赵越负责的《中药学》课程;高职高专类药学类、制药技术类国家精品课程有:漳州卫生职业学院郭素华负责的《中药化学实用技术》、天津医学高等专科学校王瑾负责的《药事管理实务》、重庆医药高等专科学校朱照静负责的《药物制剂制备工艺与操作》、淄博职业学院巩健负责的《发酵制药》、金华职业技术学院李群力负责的《药物化学与工艺》、长春医学高等专科学校李淑惠负责的《中药化学实用技术》、广东食品药品职业学院孙师家负责的《实用方剂与中成药》、莱芜职业技术学院王峰祥负责的《中药材原植物来源鉴别》;网络教育国家精品课程:浙江大学姚彤炜负责的《药物分析》。

"国家示范性高等职业院校建设计划"骨干高职院校立项建设单位 2010 年 11 月 30 日,教育部 财政部下发《关于确定"国家示范性高等职业院校建设计划"骨干高职院校立项建设单位的通知》(教高函[2010]27 号),确定北京信息职业技术学院等 100 所高等职业院校为"国家示范性高等职业院校建设计划"骨干高职院校立项建设单位,从 2010 年开始分三批开展项目建设工作,每批项目建设期均为 3 年。其中设置药学类专业的有:河北化工医药职业技术学院生化制药技术专业,泉州医学高等专科学校、中山火炬职业技术学院生物制药技术,铜仁职业技术学院药物制剂技术专业。

教育部公布 2010 年度教育部立项建设的重点实验室 2010 年 12 月 14 日,教育部下发《关于 2010 年度教育部重点实验室立项建设的通知》(教技函[2010]98 号)。批准山东大学"粒子物理与粒子辐照"等 26 个实验室为 2010 年度立项建设的教育部重点实验室。复旦大学智能化递药实验室、北京中医药大学中医养生学实验室、武汉大学组合生物合成与新药发现实验室、解放军军医进修学院肿瘤靶向治疗和抗体药物实验室被列入 2010 年教育部立项建设的重点实验室。

2010 年度生命科学领域教育部重点实验室评估结果 2010 年 11 月 30 日,教育部下发《关于发布 2010 年度生命科学领域教育部重点实验室评估结果的通知》(教技函[2010]92 号)。2010 年对生命科学领域的 59 个教育部重点实验室进行评估。评估结果:11 个重点实验室为优秀类实验室;42 个重点实验室为良好类实验室;4 个重点实验室评估结果待定;其余为较差类实验室。其中涉及药学方面的有:北京协和医学院中草药物质基础与资源利用重点实验室评为优秀实验室。中国海洋大学海洋药物重点实验室、四川大学靶向药物与释药系统重点实验室、中国药科大学现代中药重点实验室、陕西师范大学药用资源与天然药物化学重点实验室评为良好实验室。

药学类专业高等院校的合并、更名、新建 2010 年 3 月 18 日教育部教发函[2010]20 号同意浙江林学院更名为浙江农林大学;教育部教发函[2010]35 号同意在浙江工业大学浙西分校的基础上建立衢州学院;教育部教发函[2010]43 号同意西南林学院正式更名为西南林业大学;教育部教发函[2010]44 号同意江苏工业学院更名为常州大学;教育部教发函[2010]45 号同意建立黑龙江护理高等专科学校;教育部教发函[2010]52 号同意福建中医学院更名为福建中医药大学;教育部教发函[2010]53 号同意湖北中医学院更名为湖北中医药大学;教育部教发函[2010]54 号同意沈阳化工学院更名为沈阳化工大学。

2010 年 4 月 21 日教育部教发函[2010]72 号同意黑龙江农垦农业职业技术学院更名为黑龙江农垦科技职业学院;黑龙江北开职业技术学院更名为哈尔滨江南职业技术学院。教育部教发函[2010]71 号同意在铁岭市卫生学校基础上新建铁岭卫生职业学院;在上海职工医学院基础上新建上海健康职业技术学院;同意在六安卫生学校基础上新建皖西卫生职业学院;同意在广西卫生管理干部学院、广西药科学校、广西妇幼保健院附设卫生学校基础上新建广西卫生职业技术学院。

2010年5月6日教育部教发函[2010]75号同意河北理工大学与华北煤炭医学院合并为河北联合大学;教育部教发函[2010]77号同意郧阳医学院更名为湖北医药学院。

2010年11月24日教育部教发函[2010]189号同意临沂师范学院更名为临沂大学。

药学、中药专业建设规范性指导文件论证会 2010年4月21~23日,教育部高职高专相关医学教指委药学专业分委会在山东烟台召开药学专业分委会工作会议及专业建设规范论证会,30余所高职高专院校60余位代表参加会议。按照2010年第一次分委会会议精神及《关于继续完善专业调研及专业指导性文件制定工作的通知》(教指委[2010]5号)的要求,组织相关学校分别开展药学专业、中药专业调研及规范性文件制定等有关工作,初步形成《专业目录调整方案》、《专业调研报告》及《专业建设规范》、《课程建设规范》、《专业师资配置标准》等文件。与会代表对药学及中药专业规范指导文件、专业核心课程标准及专业目录调整方案等提出建议和修改意见。

2010年江苏省高等学校精品课程 根据江苏省教育厅《关于开展2010年江苏省高等学校品牌特色专业与精品课程遴选建设工作的通知》(苏教高[2009]41号)精神,经学校推荐、专家评审、结果公示、审定,确定省级精品课程327门(含本科双语精品课程18门)。其中药学类精品课程有:江南大学金坚负责的《药理学》,徐州医学院印晓星负责的《临床药理学》、中国药科大学高祖新负责的《医药应用数理统计》、刘建平负责的《生物药剂学与药物动力学》、邱家学负责的《医药企业管理》,南京中医药大学方泰惠负责的《中药药理学》、连云港职业技术学院张萍负责的《药物合成技术》、常州工程职业技术学院张文雯负责的《化学合成原料药开发》。药学类双语精品课程有:南京中医药大学郑仕中负责的《临床药理学》、中国药科大学杭太俊负责的《药物分析》。

2010年中国药学会-石药集团青年药剂学奖 2010年7月30日,中国药学会组织专家对2010年中国药学会-石药集团青年药剂学奖13名候选人进行评选。中国科学院上海药物研究所甘勇、中国药科大学张建军、复旦大学药学院吴伟、北京大学心血管研究所的祁荣、沈阳药科大学的孙进、军事医学科学院毒物药物研究所的全东琴获得2010年中国药学会-石药集团青年药剂学奖。

全国高职高专校长联席会议 2010年10月12~13日,全国高职高专校长联席会议暨2010年年会在宁波举行。全国350余所高职院校代表以及联合国教科文组织产学合作教席、中国高新技术产业开发区人力资源开发工作委员、中国职业技术教育学会职业教育装备委员会、英特尔公司、发那科公司等相关行业代表420余人参加会议。会议主题以落实《国家中长期教育改革和发展规划纲要》,贯彻全国高等职业教育改革与发展工作会议精神,以提高质量为核心,以改革创新为动力,以合作办学、合作育人、合作就业、合作发展为主线,实现内涵发展的历史性跨越,努力建设中国特色现代高等职业教育。北京市教科院副院长吴岩教授就当前高职教育存在问题、高职改革发展战略、改革发展思路和改革发展目标做了分析。教育部高教司高职高专处处长范唯讲话指出,高职教育的下一步发展,更新观念、解放思想是首要,改革和创新是重点,坚持以服务为宗旨,以就业为导向,产学研结合,全面提升整体办学水平。

2010年高等药学院校(系)、药物研究机构基本情况 根据47所高等药学院校(系)及3所药物研究机构调查表的统计,2010年共有教师5 550名,技术人员838名,在读博士生2 536名、硕士生10 410名,在校本科生62 677名、专科生7 509名,在读函授生30 613名,进修生等102名。见表3。

表3 2010年47所高等药学类院校(系)、3所药物研究机构基本情况

统计项目	药科大学独立药学院	医科大学、医学院药学院系	中医药大学及学院中药院系	其他高校药学院系、研究所	医药高等专科学校	合计
院校(系)数	3	12	7	27	1	50
教师数	2845	785	699	1 196	25	5550
实验技术员数	217	204	128	283	6	838
在校博士生数	936	126	137	1 337		2 536
在校硕士生数	4 174	982	1 744	3 510		10 410
在校本科生数	27 822	8 825	13 622	12 408		62 677
在校专科生数	4 176	961	1 490	133	749	7 509
在校函授生数	23 091	2817	2 677	2 773		31 358
进修生	13			89		102

2010年高等药学院校(系)本、专科学生基本情况 据2010年47所高等药学院校(系)统计,招收本科生15 743名,在校本科生62 677名,本科毕业生14 972名,见表4。招收药学类专科生2 506名,在校专科生7 509名,毕业专科生2 343名,见表5。

表4 2010年高等药学院校(系)本科生情况

专业名称	专业点	毕业生人数	招生人数	在校生人数
药学	38	5 350	5 327	21 609
中药学	20	2 714	2 307	9 489
药物制剂	26	1 587	2 021	7 935
制药工程	20	1 826	1 904	7 811
药学(基础药学理科基地班)	2	94	91	371
药学(国家生命科学与技术人才培养基地班)	2	102	92	375
药事管理	2	86	94	372
海洋药学	1	61	68	258
临床药学	6	181	425	1 441
中药资源与开发	6	256	271	1 023
中草药栽培与鉴定	1			192
生物工程	4	360	381	1 502
生物技术	6	476	519	2 086
生物制药	1		59	59
国际经济与贸易	3	318	369	898
市场营销	6	478	475	2 215
工商管理	2	163	165	662
食品科学与工程	4	153	227	684
食品质量与安全	2	182	192	720
英语	1	97	98	429
经济学	1	48	66	250
环境科学	3	49	121	289
应用化学	2	32	84	280
信息管理与信息系统	2	236	259	1 073
化学工程与工艺	1	123	128	654
合计	162	14 972	15 743	62 677

表5 2010年高等药学院校(系)专科生情况

专业名称	专业点	毕业生人数	招生人数	在校生人数
药学	7	607	822	2 293
中药	4	294	249	1 051
生物制药技术	1	33	86	155
化学制药技术	1	53	52	162
药物制剂技术	4	324	274	889
药物分析技术	1	100	53	227
中药制药技术	3	156	149	346
生物技术及应用	1	40	32	72
药品经营与管理	2	91	124	398
国际经济与贸易	1	104	80	257
医药营销	7	328	420	1 078
医用电子仪器与维护	1	71	49	177
医疗器械制造与维护	1	62	54	180
化工设备维修技术	1	80	62	224
合计	35	2 343	2 506	7 509

2010年高等药学院校(系)本专科毕业生就业情况 据2010年底47所高等药学院校(系)有统计数据的本科毕业生计13 563人,继续深造的2 965人,占毕业生总人数的21.86%,去医药企业的7 056人,占52.02%,未落实单位的298人,占2.20%,专科毕业生(含高职)2 310人,继续升学的245人,占10.60%,去医药企业的1 767人,占76.49%,未落实单位的30人,占1.30%,2010年本、专科毕业生就业情况见表6、表7。

表6 2010年高等药学院校(系)本科毕业生就业情况

专业名称	统计人数	分布在各行业的毕业生人数									
		升学	出国	高校	科研院所	医疗	医药企业	机关	部队	其他	未落实单位
药学	4 389	1 140	152	16	58	474	1 914	86	12	467	70
药学(基础药学理科基地班)	95	66	11				17			1	
药学(国家生命科学与技术人才培养基地班)	103	73	9				21				
中药学	1 932	421	31	10	12	116	1 106	46	8	134	48
药物制剂	1 515	309	30	8	17	101	849	31	3	116	51
制药工程	1 829	362	21	9	33	58	1 142	29	2	122	51
生物技术	477	109	17	5	46	15	215	6	5	38	21
生物工程	413	156	14		7	6	183	3		26	18
化工与制药	124	3				11	89	1	1	12	7
中药资源开发	382	55	4	3	3	22	240	6	2	37	10
临床药学	266	19	2			179	43	2	1	15	5
海洋药学	62	37	3				18	2		1	1
药事管理	368	25	3	1	1	28	202	10	3	92	3
工商管理	165	25	5			1	129	5			
国际经济与贸易	326	39	4	1	1	1	197	14		66	3
环境科学	49	20			1		27			1	
经济学	49	10	1				38				
食品科学与工程	57						30			27	
食品质量与安全	58	12	2		2	1	35	6			
市场营销	479	30	2	1		9	303	8		120	6
信息管理与信息系统	239	23	5		3	11	134	12		49	2
应用化学	87	13	4		5		61	2			2
英语	99	18	6	1			63	9		2	
合计	13 563	2 965	326	55	189	1 033	7 056	278	37	1 326	298

表7 2010年高等药学院校专科(含高职)毕业生就业情况

专业名称	统计人数	分布在各行业毕业生人数									
		升学	出国	高校	科研院所	医疗	医药企业	机关	部队	其他	未落实单位
生物制药技术	57	3				12	39	1		2	
化学制药技术	53			1			51				1
中药制药技术	123	8				3	107		2		3
药物制药技术	323	16				16	282	2		3	4
药物分析技术	100	2				1	95				2
药学	644	88			1	60	424	2	1	63	5
中药	292	64	1			4	192	1		24	6
国际经济与贸易	105	1					99		1	2	2
药品经营与管理	68	5					63				
医药营销	328	57				5	205	3		49	9
化工设备维修技术	83					1	80		1		1
医疗器械制造与维护	63						62				1
医用电子仪器与维护	71	1				1	68				1
合计	2 310	245	1	1	1	103	1 767	9	5	143	35

(樊陈琳 高如忠 徐晓媛)

专业介绍与教学计划

药物化学专业(中国药科大学)专业代码:100813S

一、专业介绍

业务培养目标:培养具备药物化学方面的基本理论、基本知识和实验技能,能够从事新药分子设计、先导化合物发现和优化、化学合成和生产工艺等研究的专门人才。

业务培养要求:本专业学生应掌握药物化学的基础理论、基本知识和技能,掌握新药设计和合成路线设计的基本理论和技术、药物生产工艺研究的基本技能和方法。熟悉药品生产质量管理规范、了解绿色化学与环境保护的关系。

毕业生应获得以下知识和能力:1)掌握药物化学的基本理论、方法与实验技能。2)掌握有机化学和药物合成的基本理论和基本技能，具有新药合成工艺设计的基本能力。掌握药物设计的基本理论和方法，具有药物设计的初步能力。3）熟悉生物化学、分子生物学、药理学、毒理学、药代动力学等基本理论和基本技能；熟悉药物在体内的代谢规律与作用机制。4）熟悉药物分析学、药剂学、天然药物化学和化学生物学等学科的基本理论和实验技能。5）了解药事管理的法规、政策和营销的基本知识。

主干学科：药学、药物化学、生物学和化学。

主要课程：有机化学、物理化学、分析化学、生物化学与分子生物学、微生物学、药物合成反应、药物化学、药理学、药物分析学、药剂学、天然药物化学、药物代谢动力学、药物设计学、计算机辅助药物设计、化学生物学。

修业年限：4 年。

授予学位：理学学士。

二、课程设置与教学计划

公共课：8 门/752 学时/39 学分。思想品德与法律基础 58/3.5（学时/学分，下同），中国近代史纲要 42/2.5，马克思主义基本原理概论 58/3.5，毛泽东思想和中国特色社会主义理论体系概论 76/4.5，计算机应用基础 50/3，程序设计语言 84/3，大学英语 256/15，体育 128/4。

基础课：12 门/808 学时/39.2 学分。高等数学 100/6，物理学 84/5，物理学实验实验 34/1，无机化学 68/4，无机化学实验 34/1，分析化学 76/4.5，分析化学实验 92/2.7，数理统计 34/2，有机化学 84/5，有机化学实验 84/2.5。物理化学 68/4，物理化学实验 50/1.5。

专业基础与专业课：26 门/1178 学时/55 学分。化工原理 50/3，化工原理实验 16/0.5，化学生物学 34/2，计算机辅助药物设计 68/3，临床医学概论 50/3，人体解剖生理学 50/3，人体解剖生理学实验 50/1.5，生物化学与分子生物学 68/4，生物化学与分子生物学实验 50/1.5，天然药物化学 34/2，天然药物化学实验 34/1，微生物学 34/2，微生物学实验 34/1，药剂学 34/2，药剂学实验 34/1，药理学 50/3，药理学实验 50/1.5，药物代谢动力学 34/2，药物代谢动力学实验 16/0.5，药物光谱分析与解析 34/2，药物合成反应 50/3，药物合成反应实验 68/2，药物化学 50/3，药物化学实验 84/2.5，药物设计学 34/2，专业英语文献 68/3。

公共选修课：（其中人文艺术必修 1 门）6 学分；指导性选修课：4 学分；其他必修课：包括形势与政策、药学概论、教学见习、就业指导与创业指导、社会实践总计 6 学分。

军训与安全教育：2 学分；毕业论文：8 学分。

药物分析专业（中国药科大学）专业代码：100812S

一、专业介绍

业务培养目标：培养具有化学、药学和生物学基础，具备熟练的药物分析学基本理论、基本知识和实验技能，能够在药品研究、生产、使用和监督管理等领域从事药品质量研究、药品分析检验与监督管理等工作的高级专门技术人才。

业务培养要求：学习药学各主要分支学科的基本理论和基本知识，接受药学实验方法和技能的基本训练。熟练掌握药品生产质量管理规范、药品标准及其相关的法规与管理体系；熟练掌握药物分析的基本方法和技术。坚持宽厚的药学基础与药物分析专业特色相结合的知识交融特色。使培养的人才具有扎实的药物分析工作能力。

毕业生应获得以下几方面的知识和能力：1）掌握药物化学、药理学、药剂学、中药等学科的基本理论、基本知识、基本技能；了解临床医学等方面的基本知识；2）掌握药物的色谱、光谱和化学分析等的基本理论、知识和实验技能；3）掌握药品生产质量管理规范和药品标准体系，了解药物分析在药物的安全性、有效性和质量可控性保障中的地位和作用；4）具有在药物研究、生产、使用和监督管理中进行药物分析研究与监督检验工作的能力；5）了解现代药学的发展动态，具有及时获取和应用信息的能力。

主干学科：药学、化学、生物学。

主要课程：分析化学、有机化学、生物化学与分子生物学、微生物学、药物化学、药理学、药剂学、天然药物化学、生药学、药代动力学、临床医学概论、药物分析、药物色谱分析、体内药物分析、药物光谱分析。

修业年限：4 年。

授予学位：理学学士。

二、课程设置与教学计划

公共课：8 门/752 学时/39 学分。思想品德与法律基础 58/3.5（学时/学分，下同），中国近代史纲要 42/2.5，马克思主义基本原理概论 58/3.5，毛泽东思想和中国特色社会主义理论体系概论 76/4.5，计算机应用基础 50/3，程序设计语言 84/3，大学英语 256/15，体育 128/4。

基础课：14 门/808 学时/39.5 学分。高等数学 100/6，物理学 84/5，物理学实验 34/1，无机化学 68/4，无机化学实验 34/1，分析化学 34/2，分析化学实验 34/1，数理统计 34/2，仪器分析 50/3，仪器分析实验 50/1.5，有机化学 84/5，有机化学实验 84/2.5。物理化学 68/4，物理化学实验 50/1.5。

专业基础与专业课：30 门/1176 学时/55 学分。生物化学与分子生物学 68/4，生物化学与分子生物学实验 50/1.5，药物色谱分析 34/2，药物色谱分析实验 34/1，微生物学 34/2，微生物学实验 34/1，天然药物化学 34/2，天然药物化学实验 34/1，人体解剖生理学 50/3，人体解剖生理学实验 50/1.5，药物化学 50/3，药物化学实验 34/1，药理学 50/3，药理学实验 50/1.5，药剂学 34/2，药剂学实验 34/1，药物分析 50/3，药物分析实验 50/1.5，药物光谱分析与解析 50/3，药物光谱分析与解析实验 16/0.5，生药学 34/2，生药学实验 16/0.5，药理法规 34/2，临床医学概论 50/3，中药分析 34/2，中药分析实验 50/1.5，体内药物与毒物分析 34/2，体内药物与毒物分析实验 34/1，药物代谢动力学 34/2，药物代谢动力学实验 16/0.5。

公共选修课:(其中人文艺术必修 1 门)6 学分;指导性选修课:6 学分;其他必修课:形势与政策、药学概论、企业实训、药检实训、就业指导与创业教育、社会实践/创新性实验总计 6 学分

军训与安全教育:2 学分;毕业论文 8 学分。

↗ 生物制药专业(中国药科大学)专业代码:081107S

一、专业介绍

业务培养目标:培养从事生物药物研制、生产与工艺设计、质量控制和生产管理的高级专门人才。

业务培养要求:本专业学生应掌握生物化学、微生物学、生化分离分析技术、生物化工及现代工业药剂学的基本理论知识和基本专业技能以及现代生物工程技术原理和生物技术制药的基本专业技能。毕业后能从事生物药物研制、生产与工艺设计、技术创新、质量控制和生产管理以及从事生物医药所涉及的保健品、医药相关产品的生产与应用工作。

毕业生应获得以下知识和能力:1)掌握生物化学、微生物学和生物工程技术的基本理论和操作技能;2)掌握药物学领域相关学科的基本理论和基本专业技能;3)了解药用生物资源的生物学特征和分布特点;熟悉国内外有关生物资源的研究开发与环境保护等方面的政策和措施;4)掌握生物药物原料和成品的生产过程、工艺设计原理基本理论和操作技能;5)生物药物新资源、新产品、新工艺研究与开发的初步能力;6)具有生物制品、生化制剂、微生物药品、生物材料、生物技术药物的生产和新产品开发的初步能力;7)具有生物药物(含生物技术药物)生产的质量监控、技术改造和管理的初步能力。

主干学科:药学、生物学、生物工程、生物化工。

主要课程:生物化学、微生物学、生物制药工艺学、制药生物技术、化工原理、生物制药设备、工程制图、抗生素、发酵工艺原理、生理药理学、药剂学、生物药物分析、分子生物学,免疫学技术。

修业年限:4 年。

授予学位:工学学士。

二、课程设置与教学计划

公共课:8 门/752 学时/39 学分。思想品德与法律基础 58/3.5(学时/学分,下同),中国近代史纲要 42/2.5,马克思主义基本原理概论 58/3.5,毛泽东思想和中国特色社会主义理论体系概论 76/4.5,计算机应用基础 50/3,程序设计语言 84/3,大学英语 256/15,体育 128/4。

基础课:12 门/808 学时/39.2 学分。高等数学 100/6,物理学 84/5,物理学实验实验 34/1,无机化学 68/4,无机化学实验 34/1,分析化学 76/4.5,分析化学实验 92/2.7,数理统计 34/2,有机化学 84/5,有机化学实验 84/2.5。物理化学 68/4,物理化学实验 50/1.5。

专业基础与专业课:22 门/1162 学时/56 学分。生物化学 68/4,生物化学实验 50/1.5,化工原理 84/5,化工原理实验 32/1,生理药理 68/4,生理药理实验 34/1,微生物学 50/3,微生物学实验 50/1.5,细胞与分子生物学 68/4,细胞与分子生物学实验 50/1.5,免疫学技术 34/2,生物药物药剂学 34/2,生物药物药剂学实验 34/1,生物制药设备 34/2,发酵工艺原理 50/3,发酵工艺原理实验 34/1,制药生物技术 50/3,生物制药工艺学 84/5,生物制药综合实验 136/4,生物药物分析 50/3,工程制图 34/2,药学信息检索 34/1.5。

公共选修课:(其中人文艺术必修 1 门)6 学分;指导性选修课:5 学分;其他必修课:包括形势与政策、药学概论、教学见习、就业指导与创业指导、社会实践、生物制药车间实习总计 7 学分。

军训与安全教育:2 学分;毕业论文:8 学分。

↗ 中药制药专业(中国药科大学)专业代码 100814S

业务培养目标:本专业培养掌握中药学基础理论知识、天然药用物质制备、中药炮制加工和中药制药设备的基本原理、生产工艺,以及与其相关的中药学、药学、制剂工程学等方面的知识和技能,具有开发研究中药活性物质、中药新制剂、新工艺、新辅料的基本能力、能够从事中药成药研制、生产和工艺设计、质量控制的高级工程技术人才。

业务培养要求:毕业生应获得以下知识和能力:1)掌握中成药制备的基本理论、基本知识和基本技能;熟悉各类中药及天然药物的性质、用途和一般制造方法。具备自主进行中药及天然药物新药研发的能力。毕业后能从事中药及天然药物的研制、生产、质量控制、工艺设计和生产管理等工作;2)掌握本专业研究工作所必须的中药学、药学、化学、生物学、计算机、信息系统等方法论知识以及一门外国语;3)掌握数学、物理、化学、中药学、药学等相关学科的基本理论、知识和技能;得到良好的科学思维、调查研究和综合分析问题、解决问题能力的训练,受到创新能力的培养;4)了解中药制药学科的理论前沿、应用前景和最新发展动态及中医药产业的发展状况;5)掌握资料查询、文献检索及运用现代信息技术获取信息的基本方法;具有一定的实验设计能力,具有创造实验条件,归纳、整理、分析实验结果、撰写论文及参与学术交流的能力。

主干学科:中药学、制药工程。

主要课程:中医基础理论、中药方剂学、药用植物学、生药学、生物化学、波谱解析、生理药理学、中药新药和保健食品开发、天然药物化学、中药炮制学、中药药剂学、中药制剂分析、药用高分子材料学、中药生物药剂学、制药工程学、制药工程自动化、中药制药工艺设备与应用。

修业年限:4 年。

授予学位:理学学士。

二、课程设置与教学计划

公共课:8 门/752 学时/39 学分。思想品德与法律基础 58/3.5(学时/学分,下同),中国近代史纲要 42/2.5,马克思主义基本原理概论 58/3.5,毛泽东思想和中国特色社会主义理论体系概论 76/4.5,计算机应用基础 50/3,程序设计语言 84/3,大学英语 256/15,体育 128/4。

基础课:12 门/776 学时/37.7 学分。高等数学 84/5,物理学 84/5,物理学实验实验 34/1,无机化学 68/4,无机化学实验 34/1,分析化学 76/4.5,分析化学实验 92/2.7,数理统计 34/2,有机化学 84/5,有机化学实验 84/2.5。物理化学 68/5,物理化学实验 34/1。

专业基础与专业课:30 门/1224 学时/59.2 学分。波谱解析 34/2,生理药理学 68/4,生理药理学实验 34/1,生物化学 50/3,生物化学实验 50/1.5,生药学 34/2,生药学实验 34/1,天然药物化学 68/4,天然药物化学实验 68/2,微生物学 34/2,微生物学实验 34/1,药学信息检索 34/1.5,药用高分子材料学 34/2,药用拉丁 24/1.5,药用植物学 34/2,药用植物学实验 34/1,中药方剂学 68/4,中药分析 34/2,中药分析实验 34/1,中药炮制学 24/1.5,中药炮制学实验 24/0.7,中药生物药剂学 34/2,中药生物药剂学实验 34/1,中药药剂学 50/3,中药药剂学实验 50/1.5,中药制药工程学 34/2,中药制药工程学实验 34/1,中药制药工艺设备与应用 68/4,中医基础理论 34/2,专业英语 34/2。

公共选修课:(其中人文艺术必修 1 门)6 学分;指导性选修课:5 学分;其他必修课:包括形势与政策、药学概论、教学见习、就业指导与创业指导、社会实践、生物制药车间实习总计 7 学分。

军训与安全教育:2 学分;毕业论文:8 学分。

中药制药专业(广东药学院)专业代码:100814S

业务培养目标:本专业培养面向中药生产、中药研究开发、医院制剂、药品检验、保健食品、中药化妆品、食品药品监督管理等单位、行业方面的人才,掌握中药学基础理论,具备中药学及制药学专门知识和实验技能,以及相关的中医学、药学、制药工程学等方面的知识和技能,从事中药及相关产品生产,质量控制及研究开发等方面的专门人才。

业务培养要求:

毕业生应具有良好的职业道德,具有一定的人文社会科学知识和较为扎实的专业知识等素质,具备中药制剂生产、质量控制和新药研究的基本能力。知识结构要求如下:1)基本素质—通识教育课平台:思想政治理论课、职业道德教育、英语、体育、计算机应用基础、大学生就业指导课、大学生心理健康教育、人文社科类、公共艺术类的公选课程。2)基础知识—基础课平台:中药学、中医学基础、无机化学、有机化学、分析化学、高等数学、物理学、人体形态学、生理学、微生物学与免疫学、物理化学、医药数理统计、生物化学。3)专业知识—专业课平台:药理学、药用植物学、现代仪器分析、中药化学、中药鉴定学、方剂学、中药药理学、中药制剂分析学、中药炮制学、中药药剂学、药事管理学、生物药剂与药物动力学、制药工程制图、制药工程原理、制药设备、制药企业管理以及医药生物特色类公选课程。4)实践能力—实践教学平台:军训、思想政治理论课实践教学课、药用植物野外实习、制药企业见习、毕业实习。5)特色—方向、特色课程平台:药用植物学、中药药理学、药事管理学、现代仪器分析、制药工程制图、制药工程原理、制药设备、制药企业管理。

主干学科:中药学、药学、中医学、制药工程学。

主要课程:中医学基础、中药学、药理学、药用植物学、中药化学、方剂学、中药炮制学、中药药理学、药事管理学、中药药剂学、中药制剂分析学、药物化学、制药工程制图、制药工程原理、制药设备、制药企业管理。

主要实践性教学环节:入学教育与军训、思想政治理论课实践教学课、制药企业见习、毕业实习、毕业论文(设计)、药用植物野外见习。

修业年限:4 年。

授予学位:理学学士。

药物制剂专业(徐州医学院)专业代码:100803

业务培养目标:以化学、生物学、基础医学为基础,辅以一定的化学工程学基础,系统地掌握药学、生物药剂学、工业药剂学、药物制剂工程学的基础理论、基本知识和基本技能,初步掌握药剂学新剂型、新技术、新辅料及生物技术药物制剂的相关理论与制备工艺,培养能够在药物研究、医药院校、医院药房、药品生产流通企业、药品检验和药事管理等部门,特别是在创新制剂领域从事剂型的研发、工艺设计、生产、质量控制及临床应用等方面工作的创新型、复合型、应用型药物制剂专门人才。

业务培养要求:

1. 素质要求

1)思想道德素质:热爱社会主义祖国,拥护中国共产党领导;学习马克思主义、毛泽东思想和邓小平理论,树立科学的世界观、人生观;具有高尚的道德品质以及法律意识和诚信意识;具有强烈的社会责任感和药学职业道德。2)文化素质:具有良好的文化素养和一定的文学艺术修养。3)专业素质:具备从事药物制剂的研发、工艺设计、生产、质量控制及临床应用等方面工作所应有的科学素养、思维方法和研究方法。了解药学及相关领域前沿和发展趋势。4)身心素质:养成良好的体育锻炼、文娱活动和卫生习惯,具有良好的心理素质和人际交往能力。

2. 能力要求

1)获取知识的能力:具有获取知识、更新知识和拓展知识的能力;掌握文献检索的基本方法,具备阅读并理解国内外药学领域文献资料的能力;具有良好的语言、文字表达能力和社会交往能力，以及计算机及信息技术应用能力。2）应用知识的能力：具有运用综合理论知识分析和解决实际问题的能力；较强的综合实验能力、受到各学科实验技能、科学研究的基本训练；具备药物制剂特别是创新制剂的研发、工艺设计、生产、质量控制及临床应用的基本能力。3）创新能力：具有创造性思维设计、创新技术开发及归纳、整理、分析实验结果，撰写论文，参与学术交流的能力。

3. 知识结构要求

1）专业知识：掌握药物化学、药剂学、药理学、药物分析、生物药剂学与药物动力学、药物制剂设备与车间工艺设计、新药研究与开发等方面的知识，熟悉药事法规、政策。2）自然科学知识：掌握数学、物理等方面的基本理论知识；掌握无机化学、有机化学、分析化学（含仪器分析）、物理化学的基本知识、基本原理；了解生命科学、医学等方面的知识。3）人文社会科学知识：具有一定的人文学科知识，包括政治、哲学、历史、心理学、艺术欣赏、文学等。4）工具性知识：能熟练应用英语，掌握计算机及信息技术的应用，具备文献检索与科技写作等方面的知识。

主干学科：化学、基础医学、药学、制药工程。

主要课程：无机化学、有机化学、分析化学、物理化学、生物化学与分子生物学、人体解剖生理学、药物化学、药理学、药物分析、药事管理、药剂学、工业药剂学、生物药剂学与药物动力学、药用高分子材料学、药物制剂设备与车间工艺设计、药物新剂型与新技术等。

主要实践性教学环节：医药企业、研发单位实习26周。

修业年限：4年。

授予学位：理学学士。

（樊陈琳　高如忠　徐晓媛）

教材建设

↗ 全国高等学校药学专业第七轮规划教材编写会议 2010年7月12～14日，全国高等学校药学专业第七轮规划教材编写会议在中国药科大学召开。人民卫生出版社医药教育出版中心和全国33所高等医药院校的89位专家教授出席会议。人民卫生出版社医学教育出版中心副主任匡罗均编审回顾了药学专业前六轮规划教材30多年的发展历史、在药学教育中的作用，提出第七轮规划教材编写的总体思路。郭向晖编辑详细介绍了第七轮规划教材编写的具体要求及有关事项。会议研究讨论了姚文兵教授主编的《生物化学》、尤启冬教授主编《药物化学》、刘建平教授主编的《生物药剂学与药物动力学》、陆涛教授主编的《有机化学》、高祖新教授主编的《医药数理统计》、杭太俊教授的《药物分析》、史志祥教授主编的《药学英语》及其配套教材、王志祥教授主编的《制药工程原理与设备》8部教材的编写工作。各编委会就教材的编写原则、编写大纲、编写进程和编写分工进行讨论，取得一致意见。

↗ "国内外药学专业教材比较研究"研讨会 2010年11月9日，"国内外药学专业教材比较研究"课题研讨会在中国药科大学召开。该课题由中国药科大学与教育部医学外国教材中心共同申报，获教育部高教司"国内外教材比较研究"专项立项。中国药科大学课题主持人姚文兵，教务处和药理学、药物化学、药剂学、临床药理学、药物分析、分析化学等课程相关授课教师及教育部医学外国教材中心专家参加研讨会。课题组介绍了该课题研究状况和主要进展，并提交课题调研报告和各课程教材比较研究分报告。经与会人员研讨，会议形成了课题研究总报告《国内外药学专业教材比较研究报告》及《我国药学专业优秀教材建设参考标准》，并推荐一批引进教材书目。会后，课题参与人将按照课题研究进度安排修改各自的研究内容。

↗ 2010年出版的药学类教材 据2010年底统计，48所高等药学院校（系）编写出版的药学类教材和教学参考书101部，见表8。

表8　2010年高等药学院校（系）教材出版情况

序号	教材名称	主　编	出版社	备　注
1	天然药物化学实验与指导（二版）	梁敬钰	中国医药科技出版社	
2	药理学实验与指导（二版）	钱之玉	中国医药科技出版社	
3	微生物学实验与指导（二版）	周长林	中国医药科技出版社	
4	生药学（二版）	李　萍	中国医药科技出版社	
5	生物化学（二版）	吴梧桐	中国医药科技出版社	
6	中国药事法规理论与实务	邵　蓉	中国医药科技出版社	
7	高等数学（二版）	王小平	科学出版社	
8	药理学（二版）	樊一桥	科学出版社	
9	有机化学（二版）	郧瑞斌	科学出版社	
10	药物化学（二版）	尤启冬	化学工业出版社	
11	基础化学实验	刘　静	东南大学出版社	
12	高等数学	顾　强 盛海林	东南大学出版社	
13	大学物理	陈　曙	南京大学出版社	

（续表）

序号	教材名称	主 编	出版社	备 注
14	大学体育	陈 陨 张 陵	南京大学出版社	
15	计算机程序设计(第二版)	董鸿晔	中国医药科技出版社	
16	医药服务营销	王淑玲	经济管理出版社	
17	物理化学学习指导	王齐放	中国医药科技出版社	
18	药剂学(第二版)	崔福德	中国医药科技出版社	
19	医药消费者行为学	陈 晶	清华大学出版社	
20	计算机程序设计上机指导(第二版)	董鸿晔	中国医药科技出版社	
21	药物经济学	孙利华	中国医药科技出版社	
22	工业药剂学	潘卫三	中国医药科技出版社	
23	药理学学习指导	邹莉波	中国医药科技出版社	
24	药学大学生必读	刘 彦	辽宁大学出版社	
25	计算机在药学中的应用	董鸿晔	人民卫生出版社	
26	高等数学(第二版)	刘艳杰	中国医药科技出版社	
27	药学大学生职业生涯规划与就业指导	刘 彦	辽宁大学出版社	
28	生物药剂学	程 刚	中国医药科技出版社	
29	药事管理与法规	杨 悦	人民军医出版社	
30	药事管理与法规全真模拟试卷	杨 悦	人民军医出版社	
31	药学专业知识(二)	贾 娴	人民军医出版社	
32	药学专业知识(二)全真模拟试卷	贾 娴	人民军医出版社	
33	药学专业知识(一)	付守廷	人民军医出版社	
34	中药学专业知识(二)	袁久志 宋少江	人民军医出版社	
35	中药学专业知识(二)全真模拟试卷	袁久志 宋少江	人民军医出版社	
36	中药学专业知识(一)	周 蓓 范晓文	人民军医出版社	
37	中药学专业知识(一)全真模拟卷	范晓文 周 蓓	人民军医出版社	
38	中药学综合知识与技能	周 蓓	人民军医出版社	
39	中药学综合知识与技能全真模拟试卷	周 蓓	人民军医出版社	
40	分析化学实验	池玉梅	华中科技大学出版社	
41	药物化学	李 伟	华中科技大学出版社	
42	有机化学实验	吴玉兰	华中科技大学出版社	
43	中药分离原理与技术	郭立玮	人民卫生出版社	
44	物理化学	刘幸平	华中科技大学出版社	
45	中药药剂学	刘汉清	中国医药科技出版社	
46	中药药剂学	刘汉清	科学出版社	
47	中药药剂学	刘汉清	化学工业出版社	
48	中国矿泉医学	李海涛	黑龙江人民出版社	
49	药理实验方法学	李元建	人民卫生出版社	
50	药学概论	杨世民	科学出版社	
51	药事管理学(第四版)	杨世民	中国医药科技出版社	
52	药事管理与法规	杨世民	高等教育出版社	
53	中药分析(第一版)	傅 强	化学工业出版社	
54	药物分析(第一版)	傅 强	科学出版社	
55	有机化学(案例版)	陆 阳	科学出版社	
56	中药资源学	初正云	辽宁科技出版社	
57	中药资源学	翟延君	辽宁科技出版社	
58	中药药膳机理	张振秋	辽宁大学出版社	
59	大学实验化学	沈雪松	中国医药科技出版社	
60	药物化学	孟繁浩	科学出版社	
61	药用植物学	王德群	科学出版社	

（续表）

序号	教材名称	主　编	出版社	备　注
62	中药提取分离新技术	周　晶	科技出版社	
63	生药学	李新中 周　晔	科学出版社	
64	现代中药质量控制及技术	高文远	科学出版社	
65	药事管理学	杨书良	化学工业出版社	
66	药物分析	宋粉云	科学出版社	
67	工业药剂学	胡荣峰	中国中医药出版社	
68	有机化学	葛正华	中国中医药出版社	
69	有机化学实验	葛正华	中国中医药出版社	
70	有机化学习题集	葛正华	中国中医药出版社	
71	化学分析习题集	杨连荣	中国中医药出版社	
72	药物合成设计	张万年	第二军医大学出版社	
73	基因工程药学	张俊平	人民卫生出版社	
74	袖珍药物手册	芮耀诚	人民军医出版社	
75	常见疾病的药物治疗	姜远英	第二军医大学出版社	
76	药剂学	何　勤	中国医药科技出版社	
77	药学概论	余　蓉	科学出版社	
78	药理学	爱　民	北京大学医学部出版社	
79	药物分析(案例版)	王玉华	科学出版社	
80	有机化学	罗素琴	科学出版社	
81	药用植物学实验	青　梅	北京大学医学部出版社	
82	有机化学实验	王建华	高等教育出版社	
83	药理学实验	常福厚 韩瑞兰	北京大学医学部出版社	
84	药剂学实验	宋宏春	北京大学医学部出版社	
85	药物化学实验	杨　慧	北京大学医学部出版社	
86	毕业论文写作	张红武 杨　帆	中国医药科技出版社	
87	药物分析	于治国 宋粉云	中国医药科技出版社	
88	生药学	李新中 姬生国	科学出版社	
89	药理学	吴　铁 冯冰虹	科学出版社	
90	药物分析	宋粉云 傅　强	科学出版社	
91	高等数学	刘艳杰 黄榕波	中国医药科技出版社	
92	物理学	许静芬	中国医药科技出版社	
93	基础医学概论	李卫东	科学出版社	
94	中医中药基础学	秦华珍	广西科技出版社	
95	老年药理学与药物治疗学	张洪泉	人民卫生出版社	
96	肿瘤食疗学	朱广媛 李笑然	黑龙江科学技术出版社	
97	天然药物化学	杨世林 热娜·卡斯木	科学出版社	
98	药物化学实验教程(Experimental Medicinal Chemistry: A Laboratory Textbook)	徐　萍	北京大学医学出版社	
99	药物化学	雷小平 徐　萍	高等教育出版社	
100	药理学	李长龄	北京大学医学出版社	
101	大学基础化学(生物医学类)习题解析	杨晓达	北京大学出版社	
102	医学导论	魏秀岩	沈阳药科大学	自编教材

（续表）

序号	教材名称	主　编	出版社	备　注
103	药厂废水处理实验	礼　彤	沈阳药科大学	自编教材
104	医药电子政务	孟令全	沈阳药科大学	自编教材
105	药理学(外来语词汇及英文缩略语日英中对照手册)	吴英良	沈阳药科大学	自编教材
106	专业英语(药物化学)	贾　娴	沈阳药科大学	自编教材
107	英汉－汉英天然药物化学词汇	孟大利	沈阳药科大学	自编教材
108	中药学专业英语	孟大利	沈阳药科大学	自编教材
109	国外植物药的研究与开发	陈丽霞 张　雪	沈阳药科大学	自编教材

（樊陈琳　高如忠　徐晓媛）

学位与研究生教育

研究生培养基本情况　据2010年46所高等药学院校和3所药物研究机构统计，招收攻读博士学位研究生764名；在校博士生2 536名，毕业博士生626名，获博士学位的574名。招收攻读硕士学位研究生3 760名，在校硕士研究生10 410名，毕业硕士研究生2 774名，获硕士学位的2 740名。2010年药学类各学科研究生培养基本情况见表9。

表9　2010年全国高等药学院校(系)、药物研究机构在校研究生情况

专业名称	硕士研究生				博士研究生			
	专业点数	毕业人数	招生人数	在校生人数	专业点数	毕业人数	招生人数	在校生人数
药学	1	1	61	153				
药物化学	29	436	600	1 685	13	146	163	527
药剂学	31	521	600	1 750	12	57	85	284
生药学	25	232	258	757	11	50	51	173
药物分析学	27	324	374	1 063	10	56	54	202
药理学	29	368	541	1 332	19	144	173	536
微生物与生化药学	15	163	217	596	6	52	57	219
中药学	14	260	391	1 001	8	46	66	184
中药分析学	2	11	4	33	1	1		5
中药化学	2	10	19	49	1			2
中药鉴定学	1	3		3	1			1
中药炮制学	1	1		5	1			4
中药生物技术学	2	6		9				
中药药理学	2	14	17	54	1			2
中药制剂学	2	16	22	66	1			3
中药资源学	2	8	4	15	1	1		
临床药学	5	42	49	156	4	1	8	20
制药工程学	4	12	55	160	2	1	4	12
海洋药物学	1	7	3	16	1	3	1	5
社会与管理药学	1	23	60	148	1	4	8	43
天然药物化学	4	73	106	307	4	20	25	84
药物代谢动力学	1	24	38	92	1	9	14	44
药物经济学	1	4	16	39				
药物设计学	1	3	11	25	1	11	9	26
药物生物信息学	1	3	5	18				
药学信息学	2	5	9	24	2		1	5
中西医结合基础	3	12	26	70	1	3	7	29
分析化学	3	12	18	46				
工程硕士	1		24	46				
化学生物学	1	23	7	57	1	13	16	57
企业管理	3	11	14	48				
生物化工	4	28	33	91	1	1	2	5
生物化学与分子生物学	6	59	75	231	1	1	1	4
生物制药与生物医用材料	1	3		1	1	1	1	2

（续表）

专业名称	硕士研究生				博士研究生			
	专业点数	毕业人数	招生人数	在校生人数	专业点数	毕业人数	招生人数	在校生人数
有机化学	3	30	60	150	1	3	2	12
思想政治教育	1	3	3	11				
药事管理学	2	18	30	85	2	2	13	42
应用化学	1	5	7	15				
免疫药物学	1		3	3	1		2	2
靶向药物设计学					1		1	2
合计	236	2 774	3 760	10 410	112	626	764	2 536

研究生就业去向 2010 年 46 所本科高等药学院校系和 3 所药物研究机构有统计数据的就业博士研究生 572 名，其中去高校工作的 156 人，占 27.27%，去医药企业的 109 人，占 19.06%，未落实单位的 27 人，占 4.72%。硕士研究生 2 455 名，其中继续深造的 257 人，占硕士研究生毕业总人数的 10.47%，去医药企业的 1 142 人，占 46.52%，未落实单位的 84 人，占 3.42%。就业去向情况见表 10、表 11。

表 10 2010 年高等药学院校（系）、药物研究机构毕业硕士研究生就业去向

专业名称	统计人数	分布在各行业毕业生人数									
		升学	出国	高校	科研院所	医疗	医药企业	机关	部队	其他	未落实单位
药物化学	353	56	18	16	22	23	179	9		23	7
药剂学	418	32	18	24	24	75	197	6		31	11
生药学	192	8	5	14	8	22	89	6	3	31	6
药物分析学	280	19	6	19	23	35	124	13		25	16
药理学	347	49	12	33	39	71	107	7	2	17	10
微生物与生化药学	165	23	8	7	13	4	90	6		7	7
临床药学	42	2	3		2	12	17	1		3	2
天然药物化学	74	6	4	2	2	5	48	1		1	5
药事管理学	18	1		1			11			3	2
制药工程学	11	1			1		9				
中药学	224	24	4	25	13	23	96	8	1	24	6
中药分析学	11		1	1	1	2	5			1	
中药化学	10	1			1		7			1	
中药鉴定学	3				2		1				
中药炮制学	1	1									
中药生物技术学	6	1					4			1	
中药药理学	14				1		13				
中药制剂学	16	3		1	2		10				
中药资源学	7						2			1	4
分析化学	12	1			2	1	7			1	
海洋药物学	7	1					5	1			
化学生物学	23	3	8	1			4	4			3
企业管理	11			1			10				
社会与管理药学	35			7		1	23	3		1	
生物化工	27	2		1	1	1	11			10	1
生物化学与分子生物学	59	10	4	2	3	3	32	1		2	2
生物制药与生物医用材料	3	1					2				
思想政治教育	3			1			2				
药物代谢动力学	25	7	1	2	1	2	8	1		2	1
药物设计学	3						1			2	
药物生物信息学	3			1			2				
药学信息学	5		1	1	1		2				
应用化学	5	1					4				
有机化学	30	4	2	4	3		14			2	1
中西医结合基础	12		1	1	2	1	6	1			
合计	2 455	257	96	165	167	281	1 142	68	6	189	84

表11　2010年高等药学院校(系)、药物研究机构博士毕业研究生就业去向

专业名称	统计人数	分布在各行业毕业生人数									
		博士后	出国	高校	科研院所	医疗	医药企业	机关	部队	其他	未落实单位
药物化学	137	11	13	25	26	5	34	3	1	13	6
药剂学	58	2	5	15	8	6	10			6	6
药物分析学	46	1	1	11	8	5	10	1	1	6	2
药理学	131	8	13	31	16	15	27	2	1	11	7
生药学	42	3		13	4	4	9	3		5	1
微生物与生化药学	52	4	6	14	10	4	1	4		8	1
中药学	34	2		25	3		3			1	
中药资源学	1										1
中药分析学	1				1						
天然药物化学	20	2		9	1	4	1			1	2
海洋药物学	3	1		2							
化学生物学	13	1	3				8				1
临床药学	1					1					
社会与管理药学	4		1	1			2				
生物化学与分子生物学	1			1							
生物制药与生物医用材料	1			1							
药事管理学	2						2				
药物代谢动力学	9	2		4		1	1			1	
药物设计学	9	1	2	1	2		1			2	
有机化学	3			1	2						
制药工程学	1			1							
中西医结合基础	3	2		1							
合计	572	40	44	156	81	45	109	13	3	54	27

2010年新增硕士专业学位授予点　2010年9月2日，教育部关于下达2010年新增硕士专业学位授权点的通知(学位〔2010〕32号)。

批准新增药学硕士专业学位授予点的有：北京大学、北京协和医学院、首都医科大学、中国科学院研究生院、天津大学、天津医科大学、河北医科大学、山西医科大学、辽宁医学院、沈阳药科大学、吉林大学、延边大学、长春中医药大学、哈尔滨医科大学、黑龙江中医药大学、复旦大学、上海交通大学、华东理工大学、第二军医大学、苏州大学、南京医科大学、中国药科大学、浙江大学、浙江工业大学、安徽医科大学、福建医科大学、山东大学、山东中医药大学、郑州大学、河南中医学院、武汉理工大学、中山大学、重庆医科大学、第三军医大学、四川大学、西安交通大学、第四军医大学、兰州大学、新疆医科大学。

新增中药学硕士专业学位授予点的有：首都医科大学、北京中医药大学、天津中医药大学、河北医科大学、承德医学院、辽宁中医药大学、沈阳药科大学、吉林农业大学、长春中医药大学、黑龙江中医药大学、哈尔滨商业大学、黑龙江省中医研究院、华东理工大学、上海中医药大学、南京中医药大学、中国药科大学、扬州大学、温州医学院、浙江中医药大学、安徽医科大学、安徽中医学院、福建中医药大学、江西中医学院、山东中医药大学、河南中医学院、河南大学、武汉大学、华中科技大学、湖南中医药大学、暨南大学、广州中医药大学、广东药学院、广西中医学院、泸州医学院、成都中医药大学、贵阳中医学院、云南中医学院、西北大学、西北农林科技大学、陕西中医学院、第四军医大学、甘肃中医学院、新疆医科大学。

新增制药工程硕士专业学位授予点的有：沈阳药科大学、北华大学、中国药科大学、南京师范大学、烟台大学、河南大学、河南师范大学、武汉工业学院。

2010年新增制药工程硕士专业学位授予点　2010年9月6日，国务院学位委员会办公室“关于下达2010年新增工程领域的通知”(学位办〔2010〕50号)，新增制药工程工程硕士专业学位授权点有：北京理工大学、中国科学院研究生院、河北大学、河北科技大学、同济大学、大连理工大学、南华大学、河南工业大学、河南科技大学、西南大学、贵州大学。

授予博士、硕士学位和培养研究生的二级学科自主设置实施细则　2010年11月24日，教育部办公厅关于印发《授予博士、硕士学位和培养研究生的二级学科自主设置实施细则》的通知(教研厅〔2010〕1号)。《实施细则》共12条，内容包括二级学科的自主设置与调整的目的；二级学科设置的基本条件；二级学科自主设置与调整的要求和具体做法作出明确规定。本细则自2011年3月1日起施行。

第四届“药明康德生命化学研究奖”　2010年12月11日，第四届“药明康德生命化学研究奖”颁奖典礼在北京举

行。17位获奖者分获一、二、三等奖。一等奖获得者:杨震(北京大学化学与分子工程学院,深圳研究生院),蒋华良(中国科学院上海药物研究所);二等奖获得者:叶新山(北京大学药学院),冯小明(四川大学化学学院),朱依谆(复旦大学药学院),张卫东(第二军医大学药学院),周翔(武汉大学化学与分子科学学院);三等奖获得者:王任小(中科院上海有机化学研究所),再帕尔·阿不力孜(中国医学科学院药物研究所),厍学功(兰州大学化学化工学院),成公明(香港中文大学化学系),杨光富(华中师范大学化学学院),岳建民(中科院上海药物研究所),周海兵(武汉大学药学院),焦宁(北京大学药学院),谢蓝(军事医学科学院毒物药物研究所),雷晓光(天津大学药物科学与技术学院)。

沈阳药科大学新增硕士专业学位授予点 新增药学硕士专业学位授予点,研究方向为:临床药学;药剂学;药物化学;药物分析;药理学;天然药物化学;微生物与生化药学;生药学;药事管理学。

新增中药学专业学位硕士授予点,研究方向为:中药化学;中药生物技术学;中药药理学;中药制剂学;中药鉴定学;中药分析学;中药炮制学;中药资源学。

新增工程硕士(制药工程领域)授予点,研究方向为:药物合成工艺设计与优化;绿色药物生产技术研究;手性药物生产技术研究;药物中试生产与应用研究;制药分离工程与工艺;药物制剂工程;制药设备优化设计。

复旦大学新增硕士专业学位授予点 新增药学硕士专业学位授权点,研究方向为:新药研究与开发;临床试验数据管理与统计编程。

黑龙江中医药大学新增专业学位授予点 新增药学专业学位授予点,研究方向为:新药开发研究;新药申报与注册研究;药品监督质量管理研究。

新增中药学专业学位授予点,研究方向为:新药开发研究;新药申报与注册研究;中药质量标准化研究。

苏州大学新增药学博士学位授予点 新增一级学科药学博士学位授予点,研究方向为:药物化学;药剂学;药物分析学;药理学;微生物与生化药学。

北京大学大学新增硕士专业学位授予点 新增药学专业硕士学位授予点,研究方向为临床药学。

2010年全国优秀博士学位论文 2010年10月18日,教育部、国务院学位委员会下发《关于批准2010年全国优秀博士学位论文的决定》(教研[2010]3号)。批准《历史话语的挑战者——库切四部开放性和对话性的小说研究》等100篇学位论文为全国优秀博士学位论文,《习惯形成、宏观政策与经济增长》等334篇学位论文为全国优秀博士学位论文提名论文。药学类优秀博士学位论文、提名论文见表12、13。

表12 2010年药学类优秀博士学位论文

论文题目	作者	指导教师	学位授予单位
(±)-Communesin F的全合成	杨俊	秦勇	四川大学
丹参酮类化合物生物合成相关酶基因克隆及功能研究	高伟	黄璐琦	中国中医科学院

表13 2010年药学类优秀博士学位提名论文

论文题目	作者	指导教师	学位授予单位
载药纳米粒子心血管内局部传递用于血管再狭窄的防治	梅林	宋存先	北京协和医学院(清华大学医学部)-清华大学
紫草素在口腔鳞癌NF-κB信号通路中作用机制的研究	阮敏	张陈平	上海交通大学
药用植物中肝毒吡咯里西啶生物碱的检测与分析	张芳	王峥涛	上海中医药大学
四物汤类方治疗妇科血瘀证痛经的物质基础与配伍规律研究——少腹逐瘀汤的基础研究	宿树兰	段金廒	南京中医药大学
NO供体型氢化可的松衍生物的设计、合成及抗炎活性研究;多靶向作用的他克林衍生物设计、合成及抗AD活性研究	房雷	张奕华	中国药科大学
Necroptosis克服肿瘤多药耐药性	韩卫东	胡讯	浙江大学
现代中药创制设计方法学及关键技术研究	王毅	程翼宇	浙江大学
不同模式"液质"联用技术用于陆源及海洋天然药物分析	陈军辉	王小如	中国海洋大学
抗精神病药物所致体重增加的遗传学机制和防治对策的研究	吴仁容	赵靖平	中南大学
黄芩苷对CYP450代谢酶和药物转运体影响的研究	范岚	周宏灏	中南大学
药物小分子及碳纳米管对DNA的分子识别	李奚	曲晓刚	中国科学院长春应用化学研究所
纳米载药系统(胶束化阿霉素及装载siRNA的脂质体)的组装及其生物学效应的研究	唐宁	梁伟	中国科学院生物物理研究所

2010年博士点基金资助课题项目 2010年11月17日,2010年度高等学校博士学科点专项科研基金课题评审工作结束。药学类博士导师获得博士学科点专项科研基金资助课题项目共有61人,见表14。

表 14　2010 年博士导师获得博士学科点专项科研基金资助课题项目

课　题　名　称	申请人	申请学校	课题类型	资助金额（万元）
Garcinol 对口腔癌化学预防作用的研究	孙　正	首都医科大学	博导类联合	6
Pokemon 对 TGF-β/Samds 通路的调节机制研究	杨予涛	首都医科大学	新教师类联合	3.6
Leptin 抑制胰腺癌细胞增殖的分子机制研究	郝继辉	天津医科大学	博导类联合	6
microRNA 种子区结合序列 SNP 与乳腺癌的限制性全基因组关联研究	陈可欣	天津医科大学	博导类联合	6
还原型 β2-GPI 抑制巨噬细胞致糖尿病动脉粥样硬作用化机制的研究	于德民	天津医科大学	博导类联合	6
类风湿性关节炎疾病中瓜氨酸化自身抗原的蛋白组学研究	郑　芳	天津医科大学	博导类联合	6
白藜芦醇抗氧化与抗衰老作用机制的研究	张泽生	天津科技大学	博导类联合	6
JNK、ERK 和 p38MAPK 信号通路在赭曲霉毒素 A 诱导人胃黏膜上皮细胞(GES-1)G2 期阻滞中的可能作用	张祥宏	河北医科大学	博导类联合	6
去泛素化酶 TRE17/USP6 调控钠离子通道电重构的分子机制	康　林	河北医科大学	新教师类联合	3.6
IL-27 基因修饰食管癌 DC 疫苗产生特异性抗肿瘤效应	刘丽华	河北医科大学	新教师类联合	3.6
齐墩果酸降血糖作用及其分子靶点和信号通路的研究	高大威	燕山大学	新教师类联合	3.6
基于 G-quadruplexes 新靶标的抗癌新药的设计合成、体外生物活性及 DNA 键合作用研究	魏春英	山西大学	博导类联合	6
名贵药材冬虫夏草真菌群落研究	张永杰	山西大学	新教师类联合	3.6
脓毒症糖尿病大鼠肺脏血管内皮细胞损伤及 DDAH/ADMA/NOS 在其发病机制中的作用	马晓春	中国医科大学	博导类联合	6
APC 和 Smad4 双基因沉默对大肠癌细胞粘附作用的机制研究	孙明军	中国医科大学	博导类联合	6
MicroRNA-330 调控 SH3GL2 基因影响胶质瘤干细胞生物学行为机制的研究	刘云会	中国医科大学	博导类联合	6
iASPP 影响膀胱癌细胞增殖和凋亡分子机制研究	刘　涛	中国医科大学	新教师类联合	3.6
HOXA13 基因新突变导致肢端畸形致病机制的研究	曹丽华	中国医科大学	新教师类联合	3.6
DKK-3 在胃癌发生演进中的作用及对 β-catenin/TCF-4 信号通路的影响	徐小燕	中国医科大学	新教师类联合	3.6
δ-catenin 通过 Kaiso 促进肺癌细胞侵袭、转移和增殖的机制研究	戴顺东	中国医科大学	新教师类联合	3.6
肾素(前体)受体靶向调控血管内皮细胞炎症机制的研究	姜一农	大连医科大学	博导类联合	6
在帕金森病模型中神经调质抗坏血酸与多巴胺能系统的相互关系	吴春福	沈阳药科大学	博导类联合	6
血管内皮生长因子靶向的小肽 APRPG 偶联的多烯紫杉醇 PLGA-PEG 胶束系统的研究	杨星钢	沈阳药科大学	新教师类联合	3.6
脑胶质瘤细胞富亮氨酸糖蛋白转染及 RNA 干扰的分析	蒋传路	哈尔滨医科大学	博导类联合	6
小分子抑制剂 FTY720 对人胆管癌细胞通过 PKCδ 途径的致凋亡作用研究	陆朝阳	哈尔滨医科大学	新教师类联合	3.6
TSA 促胃癌细胞 SGC-7901 和 BGC-823 凋亡机制研究	李云龙	哈尔滨医科大学	新教师类联合	3.6
基于针刺对急性脑出血神经重塑作用的 Notch 信号转导调控机制研究	邹　伟	黑龙江中医药大学	博导类联合	6
类叶牡丹抗类风湿性关节炎有效成分及作用机制研究	吕邵娃	黑龙江中医药大学	新教师类联合	3.6
复合孔生物活性玻璃磁性、二元释药体系的制备及骨修复性能研究	曲凤玉	哈尔滨师范大学	博导类联合	6
单核增生李斯特菌对含氯消毒剂的诱导性耐药及其生理调控机制	刘承初	上海海洋大学	博导类联合	6
针刺抗哮喘临床效应的生物信息传导途径与机制研究	杨永清	上海中医药大学	博导类联合	6
抗癌药物-LDH 纳米复合材料的结构-功效相关性研究	李淑萍	南京师范大学	新教师类联合	3.6
新型穿膜肽口服递送胰岛素环糊精超分子及其生物利用度的研究	张列峰	南京师范大学	新教师类联合	3.6
胰岛 β 细胞中肝 X 受体下调 SKP2 表达的分子机制	陈园园	南京医科大学	新教师类联合	3.6
JNK 相关信号分子与葛根总黄酮诱导的 NB4 细胞凋亡	沈　群	南京中医药大学	博导类联合	6
EGFR 信号通路调控舌苔形成相关细胞凋亡的分子机制研究	詹　臻	南京中医药大学	博导类联合	6
Peroxiredoxin 在 rd12 鼠基因治疗过程中的动态变化及作用机制研究	李文生	温州医学院	博导类联合	6
肾上腺素能药的生物不对称转化与分子催化机制	许小平	福州大学	博导类联合	6
大黄素及其衍生物抗白血病及逆转白血病耐药作用的研究	胡建达	福建医科大学	博导类联合	6
胰岛素样生长因子及白介素 10 基因联合胰腺选择性表达对不同时期 NOD 鼠胰岛细胞重建的作用	李　堂	青岛大学	博导类联合	6
针药配伍对自发性高血压大鼠高血压调控因子影响的实验研究	韩　涛	山东中医药大学	博导类联合	6
黄酮酰化反应位点的选择性研究	屈凌波	郑州大学	博导类联合	6
ISAba1 和 ISEcp-1 like 介导志贺菌耐药的分子机制研究	段广才	郑州大学	博导类联合	6
辣椒素抑制食管鳞癌细胞的 NF-kappaB 信号通路及其促凋亡的作用机制	田　芳	郑州大学	新教师类联合	3.6
补肾精、养精血对 Klotho 基因敲除小鼠衰老的干预作用及其机制研究	王小琴	湖北中医学院	博导类联合	6
温胆汤改良方对 APPV717I 转基因小鼠脑内细胞型朊蛋白保护神经元机制的影响	孔明望	湖北中医学院	新教师类联合	3.6

（续表）

课 题 名 称	申请人	申请学校	课题类型	资助金额（万元）
转录因子 AP-2α 在阿司匹林抵抗现象中的机制研究及其应用	向双林	湖南师范大学	博导类联合	6
疏肝中药分层处理对骨髓间充质干细胞定向分化心肌细胞的影响研究	李鑫辉	湖南中医药大学	新教师类联合	3.6
基于骨巨噬细胞的调节作用探讨活血祛瘀法对骨坏死修复的干预机制	何 伟	广州中医药大学	博导类联合	6
关节炎滑液间充质干细胞蛋白质组学比较分析和中药干预其功能	樊粤光	广州中医药大学	博导类联合	6
通窍化瘀法对缺血性视神经病变的神经保护作用及机制的实验研究	李志英	广州中医药大学	博导类联合	6
淀粉样 HIV 包膜蛋白降解多肽作为艾滋病药物新靶点的确认	刘叔文	南方医科大学	博导类联合	6
肝细胞癌中广西地域乙肝病毒 preS/S 蛋白对 ASPP 基因家族表达异常的影响及其机制研究	邬国斌	广西医科大学	新教师类联合	3.6
肠道细胞外流泵对大黄口服生物利用度的影响研究	陈小睿	成都中医药大学	新教师类联合	3.6
蓝莓抗氧化机制的调控及对大鼠肝纤维化的影响	程明亮	贵阳医学院	博导类联合	6
多卤代异喹啉酮化合物库的设计、合成及抗肿瘤活性研究	林 军	云南大学	博导类联合	6
杀线植物万寿菊与当归多样性种植控制当归根腐病	谢 勇	云南农业大学	新教师类联合	3.6
RSV F/M2 蛋白重组 BCG 抗 RSV 感染及感染后气道炎症作用与机制研究	刘恩梅	重庆医科大学	博导类联合	6
精氨酸特异性 mART 调节 Rho 相关信号通路对大肠癌侵袭转移的影响	王娅兰	重庆医科大学	博导类联合	6
RasGRF1 基因甲基化及 Ras/MAPK 信号通路相关基因与耐药性癫痫的相关性研究	肖 飞	重庆医科大学	新教师类联合	3.6
人肝癌相关糖蛋白筛选、鉴定及其糖链结构解析	李 铮	西北大学	博导类联合	6

↗ 第四十七批博士后科学基金面上资助获得者 2010年6月29日，中国博士后科学基金会《关于公布第四十七批博士后科学基金面上资助获得者名单的通知》（中博基字[2010]07号），批准北京大学晁伟等1 861人获得第四十七批中国博士后科学基金面上资助。其中107人获得一等资助，资助金额为5万元人民币；1 754人获得二等资助，资助金额为3万元人民币。获得一等资助金（5万元人民币）药学学科有中科院上海药物所李海燕，上海中医药大学刘继勇，深圳清华大学研究院李晓帆。获得二等资助金（3万元人民币）药学学科有北京大学医学部王尧，北京协和医学院何柳、张岗，复旦大学何秋琴，上海交通大学李国林，上海医药工业研究院林军，中科院上海生命科学院杨新颖，中科院上海有机化学所王守锋，安徽医科大学金问森，广东省心血管病所雷和平，暨南大学王磊，中山大学李玲玲、宋健，河北医科大学米毅，河南大学张亚宏，哈尔滨医科大学杜文娟、李雪连，中南大学张丽军，南京大学蒋南，沈阳药科大学袁悦，中国药科大学丁晓萍，山东大学李保应、沈涛、谭海宁、王立祥，浙江大学孙莲莉，军事医学科学院，南京军区疾病预防控制中心金丽。中药学学科有：北京师范大学魏英勤，北京中医药大学李丽，中国中医科学院侯金才、赵静，上海中医药大学黄小燕，南京大学潘颖，苏州大学徐乃玉，中科院大连化学物理所邓仕任，四川大学王战国，成都中医药大学李芸霞，新疆医科大学张帆，浙江中医药大学曾昭武，第三军医大学王毓杰，军事医学科学院刘明。

↗ 第四十八批博士后科学基金面上资助获得者 2010年12月23日，中国博士后科学基金会《关于公布第四十八批博士后科学基金面上资助获得者名单的通知》（中博基字[2010]14号），批准北京大学黄坤等1 529人获得第四十八批中国博士后科学基金面上资助。其中99人获得一等资助，资助金额为5万元人民币；1 430人获得二等资助，资助金额为3万元人民币。获得二等资助金（3万元人民币）药学学科有：北京协和医学院路娟、赵丽芳，中科院上海生命科学研究院陈涛，中科院上海药物研究所李晓华，天津医科大学程先超，中山大学朱文博、朱勋，武汉大学刁英，哈尔滨医科大学谷东方、张莹，吉林大学齐燕飞，南京大学吕鹏程，山东大学娄海燕、展鹏，四川大学杨浩，浙江大学卢应梅、欧阳竞锋、姚醒蕾、郑程，第四军医大学徐天娇，南京军区福州总医院王开宇。中药学学科有：北京协和医学院赵铁，清华大学范雪梅、谢媛媛，天津中医药大学常艳旭，黑龙江中医药大学冯晓玲，浙江大学杨芬。

↗ 中国博士后科学基金特别资助第三批获资助人员 2010年10月27日，中国博士后科学基金会关于公布中国博士后科学基金特别资助第三批获资助人员名单及有关事宜的通知（中博基字[2010]11号），批准北京大学缪驰远等740名博士后获得中国博士后科学基金第三批特别资助。药学学科获得特别资助人员有：重庆大学谭君，中山大学宋彬，河南大学谢松强，郑州大学武杰、徐海伟，哈尔滨医科大学董德利，黑龙江中医药大学牛英才，南京理工大学梁广，浙江大学董晓武、李新、罗沛华。中药学学科有：北京师范大学程卫东、辛文锋，中国中医科学院袁媛，天津中医药大学刘志东。

↗ 2010年度国家杰出青年科学基金资助名单 2010年8月，国家自然科学基金委员会公布2010年度国家杰出青年科学基金资助名单，其中医药系统的有：中国科学院上海药物研究所柳红的"药物化学"、缪泽鸿的"抗肿瘤药物药理",中国人民解放军军事医学科学院陈薇的"特种药物"、南京大学张峻峰的"核酸药物给药系统用于炎症性疾病和炎症相关性疾病的治疗"、孔令东的"中药药理",中山大学潘景轩的"抗肿瘤靶点药物药理学",中国科学院昆明植物研究所陈纪军的"中药药效物质"等。

2010年中国博士后学术论坛暨大中药产业健康发展战略研讨会 2010年12月18日,"2010年中国博士后学术论坛暨大中药产业健康发展战略研讨会"在北京举行。本次论坛由北京师范大学和中国博士后科学基金会主办,北京师范大学博士后联谊会承办。中国工程院院士、中国中医科学院名誉院长、北京师范大学王永炎教授,中国工程院院士、浙江中医药大学李大鹏教授作报告。与会专家认为,要建立发展大中药产业理念,巩固中药工业,积极发展中药相关产业,提升中药产业发展规模和水平,促进中药资源可持续发展,建设现代中药工业和商业体系,推动具有中国特色健康产业的发展。应加大对中药产业科技研发支持力度,国家各部委局设立中药工业及相关产业科技资助计划,在科技条件建设、重点实验室、技术平台、工程中心及人才培养等方面向中药产业倾斜,鼓励建立以企业为主体的产学研联盟,推动在市场机制下产学研合作机制的建立,促进成果转化,使之成为能够直接惠及民生的新的经济增长点。

2010年度江苏省研究生培养创新工程项目 2010年6月18日,江苏省学位委员会、江苏省教育厅印发《关于公布"江苏省研究生培养创新工程"2010年度项目评选结果的通知》(苏教研[2010]6号)。其中南京中医药大学吴皓负责的"中药炮制学"课程、中国药科大学寇俊萍负责的"中药现代研究思路与方法"课程、中国药科大学刘吉华负责的"中药生物技术"课程入选江苏省2010年度优秀研究生课程。

中国药科大学"中药(复方)评价与创新研究产学研联合培养研究生示范基地"入选江苏省2010年度产学研联合培养研究生优秀基地。

2010年高等药学院校(系)、药物研究机构硕士生、博士生导师基本情况 据2010年底统计,2010年硕士生导师2 003人,博士生导师712人,见表15。

表15 2010年高等药学院校(系)硕士生、博士生导师基本情况

专业名称	硕士生导师数	博士生导师数
药物化学	297	127
天然药物化学	67	30
生药学	115	40
药物分析学	198	58
药剂学	264	72
药理学	285	154
微生物与生化药学	98	55
中药学	274	59
中药分析学	7	2
中药化学	2	1
中药鉴定学	4	2
中药炮制学	4	1
中药生物技术学	3	2
中药药理学	5	3
中药制剂学	11	3
中药资源学	2	1
中西医结合基础	7	5
制药工程学	16	5
靶向药物设计学	1	
方剂学	1	
分析化学	16	
海洋药物学	1	
化学生物学	10	10
临床药学	46	11
免疫药物学	3	3
企业管理	21	
社会与管理药学	9	4
生物化工	114	13
生物化学与分子生物学	38	3
生物制药与生物材料	5	2
思想政治教育	2	
药事管理学	30	14
药物代谢动力学	3	7
药物经济学	1	
药物设计学	3	7
药物生物信息学	1	2
药学信息学	3	2
应用化学	10	
有机化学	29	11
合计	2 003	712

2010年药物研究机构博士研究生毕业论文题录(23)

(1)北京协和医学院药物研究所

序号	毕业论文题目	导 师	研究生
1	苯并硫氮杂环化合物合成的新方法及其抗肿瘤活性的初步研究	刘 刚	竺 宁
2	亚胺吩嗪类抗结核病药物的研究	尹大力	刘彬娜
3	酞丁安衍生物的合成及活性研究	张培成	杨亚军
4	大花红景天的化学成分及药理活性研究	张培成	杨桠楠
5	化学标准物质检测分析方法与创新药物的晶型质量研究	吕 扬	杨 宁
6	丹酚酸A对糖尿病及其并发症的防治作用及机制研究	杜冠华	强桂芬
7	基于Rho激酶的药物发现及药物作用机制研究	杜冠华	宫丽丽
8	药物的结构与多晶型研究	吕 扬	杨世颖
9	中药材标准物质研制及化学药物晶型研究	吕 扬	吕丽娟
10	1. PKCβ在肿瘤发生发展中的作用研究 2. 新型双吲哚马来酰亚胺类衍生物WK234抗慢性髓性白血病作用及机制研究	陈晓光	李香艳

（续表）

序号	毕业论文题目	导 师	研究生
11	1. 新型 Bcr-Abl/Src 激酶抑制剂 FB2 抗 Imatinib 耐药 CML 作用及机制研究 2. K562/Imatinib 耐药细胞耐药机制研究	陈晓光	袁 霞
12	1. Pin1 在肿瘤中作用研究 2. Pin1 抑制剂筛选及机制研究 3. XLN306 抗肿瘤作用及机制研究	陈晓光	金 晶
13	血管新生的化合物干预及其机制研究	杜冠华	孙 岚
14	1. 毛叶丁公藤化学成分及药理活性研究 2. 砂珍棘豆化学成分及药理活性研究	张培成	宋 爽
15	双环醇对实验性非酒精性脂肪肝的保护作用和机制研究	李 燕	于红燕
16	(-)-黄皮酰胺类似物的合成研究	黄 量	薛建军
17	人源 CYP450s 高表达体系和核受体介导的人源 CYP3A4 和 MDR1 诱导作用研究体系的构建和应用	李 燕	李 越
18	有毒植物单刀根内生真菌化学成分与含硫二酮哌嗪类化合物圆二色谱研究	庾石山	王家明
19	地枫皮的化学成分及其生物活性研究与有毒植物钩吻中吲哚生物碱成分研究	庾石山	方 磊
20	布格呋喃与 CYP450/P-糖蛋白的相互作用及生物学效应	李 燕	李 恩
21	白花油麻藤和香花崖豆藤化学成分与生物活性研究	于德泉	巩 婷
22	石菖蒲、华桑化学成分及生物活性研究	于德泉	倪 刚
23	具有新型糖链结构的大环内酯衍生物合成及构效关系研究	雷平生	许 蓬
24	汉防己甲素衍生物 W6 和 W18 逆转肿瘤多药耐药及 BrTet 增强 Bel7402 细胞凋亡敏感性的作用机制研究	刘耕陶	刘小东
25	PPARα 激动剂对 2 型糖尿病不同发展阶段实验动物模型胰岛 β 细胞功能的影响及其机制研究	申竹芳	刘率男
26	小檗碱对胰岛 β 细胞功能的影响及其衍生物抗糖尿病活性的研究	申竹芳	沈 宁
27	TLR2 活性在抵御化学致癌剂 DEN 诱导的小鼠肝细胞癌中发挥重要作用	胡卓伟	林 珩
28	肺纤维化的免疫发病学机制	胡卓伟	王佳平
29	抗肿瘤及抗肿瘤转移化合物 MTC-220 作用及机制研究	刘 刚	马 瑶
30	阻断 Toll 样受体-2 活性改善阿霉素及缺血诱导的心功能障碍及心肌重塑	胡卓伟	马永刚
31	2-(α-羟基戊基)苯甲酸盐的神经保护作用及对 AD 转基因小鼠的作用	王晓良	胡艳丽
32	双孔钾通道 TREK-1 在大鼠心脏和脑星型胶质细胞中的表达及功能研究	王晓良	王伟平
33	钠钙交换体 NCX1. 1、NCX1. 4 和 NCX1. 5 亚型高表达细胞株的建立及生理、病理功能研究	王晓良	龙 雁
34	新型 DPP-IV 抑制剂类化合物的设计,合成以及抗糖尿病活性研究	尹大力	韩 蓓
35	Riminophenazine 类化合物的设计,合成及其抗结核活性研究	尹大力	张东峰
36	化合物 IMMLG5645 神经保护作用及其机制研究	陈乃宏	吉海杰

（续表）

序号	毕业论文题目	导 师	研究生
37	Pyk2 在突触可塑性中的作用及机制研究	陈乃宏	陈筱雨
38	1. 过表达 α-synuclein 对突触可塑性的影响 2. 脂肪肝细胞对 TNF-α 诱导凋亡的敏感性及机制研究	陈乃宏	张 威
39	双吲哚类生物碱衍生物的合成及抗肿瘤活性研究	刘站柱	王 克
40	N6-取代腺苷类衍生物合成及其催眠作用构效关系研究	石建功	岳正刚
41	真菌火木层孔菌(Phellinus igniarius)液体培养物化学成分研究	石建功	吴秀丽
42	红大戟(Knoxia valerianoids Thorel ex Pitard)的化学成分研究	石建功	赵 峰
43	NHBA 和 B2 镇静催眠作用及其机制研究	刘耕陶	张 莹
44	消栓通络方有效成分组药代动力学及作用机制研究	杜冠华	赵 艳
45	新型紫杉烷类多药耐药逆转剂的合成及构效关系的研究	尹大力	谢 丹
46	金银花和鸡桑的化学成分与生物活性研究	于德泉	郑重飞
47	组合式离子化方式的 RRLC-MS/MS 分析方法及其肺癌的代谢组学研究	再帕尔	安卓玲
48	手参有效部位及其体内代谢过程的质谱分析方法研究	再帕尔	刘 健
49	金银花(*Lonicera japonica*)的化学成分研究	石建功	于 洋
50	三株内生真菌次生代谢产物化学成分的研究	庾石山	丁广治
51	SARS 多肽疫苗的研究	刘 刚	王启迪
52	格木内生真菌次生代谢产物的研究;中药川芎和山楂的药效物质基础研究	庾石山	刘渝溪
53	瑶山润楠和细皱香薷的化学成分研究	石建功	刘 波

(2)北京协和医学院医药生物技术研究所

序号	毕业论文题目	导 师	研究生
1	新抗肿瘤抗生素 NC0604 的分离纯化、结构鉴定及生物活性研究	陈汝贤 司书毅	陈彩霞
2	7-取代哌啶基喹诺酮类化合物及加替沙星衍生物的合成与抗菌/抗结核作用研究.	郭慧元	柴 芸
3	7-取代吡咯烷基喹诺酮及含有香豆素片段喹诺酮衍生物的合成与抗菌/抗结核作用研究	郭慧元	郭 强
4	新喹诺酮类化合物的合成与抗菌抗结核作用研究	郭慧元	万志龙
5	白藜芦醇增强抗肿瘤药物活性的机制研究	何琪杨	史卫卫
6	调节 SIRT1 去乙酰化酶的药物影响脂类代谢和衰老的机制研究	何琪杨	朱小飞
7	清道夫受体 CD36 拮抗剂的筛选及其分子机制研究	洪 斌	王 丽
8	新型链霉菌表达载体的构建及应用	洪 斌	朱元军
9	抗 IV 型胶原酶单域抗体 VH 导向的力达霉素基因工程菌株的构建及融合蛋白 CagA-VH 的表达研究	洪 斌	崔智慧
10	以宿主细胞蛋白为靶点的抗病毒药物研究的理论与实践	蒋建东	樊 博
11	抗 HBV 药物的分子药效学评价模型以及减少 HBV 耐药的策略研究	蒋建东	刘 飞
12	小檗碱的生物代谢反应及代谢产物活性的研究	蒋建东	李 艺

（续表）

序号	毕业论文题目	导 师	研究生
13	小檗碱衍生物上调低密度脂蛋白受体表达的构效关系及高生物利用度的新一代小檗碱研究	蒋建东	李迎红
14	Hsc70 蛋白:抗 HBV 耐药的理论与实践	蒋建东	王宇萍
15	依博素生物合成基因 ste7、ste26 和 ste27 性质功能的研究	李 元	常 明
16	依博素生物合成基因 ste8&ste9 的生物功能和 ste15 表达产物的酶学性质研究	李 元	李晓华
17	红景天苷干预细胞衰老的分子机制及其防治骨质疏松活性的研究	李电东	毛根祥
18	新型促骨形成抗骨质疏松药物的合成与活性研究以及戊二酰亚胺抗生素结构改造与抗病毒活性研究	李卓荣	郭会芳
19	Hsp90 抑制剂-格尔德霉素的结构优化及抗病毒构效关系研究	李卓荣	山广志
20	新基因 MR-1 在白血病 K562 细胞中的功能研究	邵荣光	赵午莉
21	通用性近红外模型的验证和维护	邵荣光	张学博
22	苯甲酰脲衍生物 F13 的抗肿瘤作用及机制研究	邵荣光	金海霞
23	靶向干扰 Chk1 增强力达霉素抗人结肠癌细胞作用及其分子机制的研究	邵荣光	潘 宇
24	一株新 Calicheamicins 产生株小单孢菌 C3509 的发酵、分离纯化及其抗肿瘤活性研究	邵荣光	张文军
25	全球男性人口变迁历史的遗传统计学研究	邵荣光	时文涛
26	以 CD36 和 ABCA1 为靶点的新型抗动脉粥样硬化药物的发现与分子机制研究	司书毅	许艳妮
27	以 CLA-1 为靶标的微生物来源抗动脉粥样硬化活性化合物的分离纯化、结构鉴定及分子机制研究	司书毅	徐 扬
28	以胆固醇逆转运中功能蛋白为靶的新型抗动脉粥样硬化先导化合物发现与活性研究	司书毅	刘继开
29	蛋白激酶抑制剂的筛选与活性化合物的分子药理学研究	司书毅	张 晶
30	以膜转运蛋白为靶点的药物筛选模型的构建与应用研究	司书毅	张忠兵
31	两性霉素 B 降解产物研究及其 HPLC 方法与微生物测定法含量测定结果的量值统一	宋丹青	王永红
32	小檗碱类似物及 N-(2-芳乙基)异喹啉衍生物的设计、合成及活性研究	宋丹青	汪燕翔
33	新型抗流感病毒化合物的发现研究	孙承航	王 博
34	化学修饰 siRNA 的设计、合成及其生物活性研究	王玉成	李祎亮
35	人 HCV 亚复制子的斑马鱼肝脏复制模型的研究	张靖溥	丁存宝
36	以 PDF 为靶点的新药筛选及活性组分的分离纯化、结构鉴定与活性研究	张月琴	董国霞
37	细胞穿透肽(Arg)9 与力达霉素强化融合蛋白的构建及其抗肿瘤活性研究	甄永苏	茹 琴
38	以明胶酶为靶点的小型化抗体与力达霉素构建的基因工程强化融合蛋白及其抗肿瘤活性的研究	甄永苏	钟根深
39	力达霉素对卵巢癌抑制作用及联合 Hsp90 抑制剂格尔德霉素及其衍生物的协同作用研究	甄永苏	韩菲菲
40	力达霉素及其联合 bortezomib 抗骨髓瘤的分子机制研究	甄永苏	甄永占
41	力达霉素对神经胶质瘤抑制作用及联合替莫唑胺的协同作用	甄永苏	李兴起
42	抗 EGFR 单链抗体与力达霉素融合蛋白的构建及其抗肿瘤活性研究	甄永苏	盛唯瑾
43	表皮生长因子受体 EGFR 和 HER2 配体寡肽与力达霉素组成的双特异性强化融合蛋白的构建与抗肿瘤活性研究	甄永苏	郭晓芳

(3)中科院上海药物研究所

序号	毕业论文题目	导 师	研究生
1	腺苷 A_1 受体激动剂 CHA 导致 δ 阿片受体异源脱敏及其机制探讨	刘景根	程 芸
2	具有 mu 活性的 kappa 受体激动剂在海洛因成瘾中的应用研究	刘景根	孙建峰
3	三氮唑类抗真菌药物的设计、合成以及构效关系、体内代谢研究·	杨玉社	刘子宁
4	肿瘤相关蛋白 Akt O-GlcNAc 修饰与其磷酸化修饰相互作用关系研究	丁 健	王 帅
5	1. 天然产物 Laetispicine 及其衍生物的合成和抗抑郁活性研究 2. JSP-1 小分子抑制剂的设计、合成及其构效关系研究	沈竟康	姚舒译
6	AMPK 小分子激活剂的发现及其作用机制研究及 DPPIV 小分子抑制剂的发现与结构优化	李 佳	李媛媛
7	雷公藤内酯醇结构衍生物的合成与药理活性研究及新型离子氢化还原体系 ZnI_2/Et_3SiH 的发现与应用研究	李援朝	李 征
8	硫酸化天麻多糖的制备及其抗血管生成机制研究	丁 侃	邱 宏
9	靶向 NF-κB 信号通路抑制剂与激活剂活性机制研究	丁 侃	方建平
10	植物次生代谢产物中活性萜类成分的发现与研究	叶 阳	朱 琴
11	质谱在百部生物碱结构鉴定中的应用	叶 阳	彭蜀莹
12	大黄素蒽醌类活性成分遗传毒性分子机制研究	任 进	李 妍
13	马兜铃酸和雷公藤甲素毒性分子机制研究	任 进	薛 翔
14	新型抗黄病毒活性化合物的发现及作用机制的研究	左建平	童贤崑
15	左旋千金藤啶碱的不对称全合成和构效关系研究	杨玉社	程建军
16	截短侧耳素类抗菌药物的设计、合成及其构效关系研究	杨玉社	付利强
17	中国南海无脊椎动物的化学成分、生物活性及化学生态学研究	郭跃伟	李 燕
18	1. 高效 PI3K 抑制剂的设计、合成与活性研究 2. 一类莽草酸衍生物的合成以及抗结核活性研究	谢毓元	江 敏
19	$Bcl\text{-}x_L$ 结构研究和小分子抑制剂筛选及 SIRT1 结构研究	朱维良	冯 钰
20	激动剂特异性调控 δ 阿片受体信号转导的机制	刘景根	徐 驰

（续表）

序号	毕业论文题目	导 师	研究生
21	阿片受体κ亚型激动剂和小分子葡萄糖激酶活化剂的设计、合成及生物活性研究	张 翱	李付营
22	磷酸肌醇偶联的D1受体激动剂SKF83959对脑内谷氨酸释放的调控及机制研究	金国章	褚宏远
23	双乙酰化左旋千金藤啶碱抗精神分裂症作用与机制	镇学初	郭 扬
24	基于阳离子Click聚合物的基因非病毒载体研究	李亚平	高 瑜
25	中药藤黄的化学成分及体内代谢研究	果德安	陶斯佳
26	转录因子c-Jun对缺氧诱导因子1α稳定性调控的机制研究	丁 健	于 冰
27	海洋来源新甾体化合物GDSC-1的抗肿瘤作用及机制研究	丁 健	蒋 轶
28	三种药用植物化学成分的研究——结构多样的天然分子的发现与研究	宣利江	刘珊珊
29	三种药用植物化学成分及生物活性研究	宣利江	周 通
30	PDE5抑制剂sildenafil新功能研究； 糖尿病治疗靶点（GPR40）确认和B-raf抑制剂筛选模型建立	沈 旭	张小东
31	1. 基于3-炔基色酮的串联反应研究 2. 抗肿瘤嘧啶类小分子化合物的设计、合成及活性研究	胡有洪	赵立志
32	1. 新型微管蛋白抑制剂的设计与合成 2. 基于炔基色酮的多样性合成山酮化合物的方法学研究	胡有洪	谢福春
33	抗HIV-1药物的设计、合成与药理活性研究	蒋华良	刘冠男
34	几类新型结构化合物的设计、合成、抗肿瘤活性研究以及金属催化的偶联反应研究	蒋华良	黄 河
35	大鼠Lipocalin 12蛋白的溶液结构及其与小分子配体的相互作用研究	林东海	彭 宇
36	基于多种策略的虚拟筛选程序设计及其在药物发现中的应用	蒋华良	刘晓峰
37	基于结构的从头药物设计和基于序列的小分子—蛋白质相互作用预测	陈凯先	王 非
38	计算机辅助毒性预测——致癌毒性与鱼急性毒性	罗小民	王 雍
39	基于分子模拟和生物实验平台联合应用的药物发现和设计	朱维良	蔡海燕
40	新型嘧啶类及哒嗪酮类化合物的抗肿瘤作用及机制研究	楼丽广	赵红兵
41	鱼腥草素与血清蛋白共价结合研究	钟大放	邓志鹏
42	氟马替尼在白血病患者体内的药动学和代谢研究	钟大放	宫爱申
43	CYP2C基因多态性对格列吡嗪临床药动学影响的研究	陈笑艳	谭 波
44	蟾毒配基类似物的设计、合成及抗肿瘤活性构效关系研究	胡立宏	肖志勇
45	NF-κB信号通路抑制剂lobolide和helichrysetin的作用机制研究	丁 侃	吕晓芬
46	11β-羟类固醇脱氢酶1抑制剂的设计、合成与生物活性测试	沈建华	张立明
47	抗糖尿病活性化合物对脂肪细胞脂代谢和adiponectin合成的调控作用研究	冷 颖	刘 筱
48	硫酸舒欣啶的药代动力学及其代谢产物的鉴定和活性研究	王逸平	杨 鼎
49	硫酸舒欣啶抗心房纤颤作用及电生理机制分析	王逸平	陈伟海

（续表）

序号	毕业论文题目	导 师	研究生
50	脱水穿心莲内酯琥珀酸半酯的药物代谢动力学研究	王逸平	李水军
51	1. 新型结构β-分泌酶抑制剂的研究 2. 乙酰胆碱酯酶和β-分泌酶双重抑制剂的研究	沈竞康	朱义平
52	1. 联苯罗丹宁类PTP1B抑制剂的设计、合成及构效关系研究 2. 苯基噻唑啉类N型钙离子通道阻滞剂的研究	沈竞康	张豹子
53	1. c-Met小分子抑制剂的设计、合成和生物学研究 2. 胆酸—核苷类药物缀合物的肝靶向性研究	沈竞康	陈丹琦
54	外周型大麻素Ⅰ型受体调节剂的设计、合成及生物活性研究	沈竞康	李 敏
55	代谢性疾病药物先导结构发现及新信号通路探索	沈 旭	刘 琼
56	表皮生长因子受体（EGFR）酪氨酸激酶抑制剂的设计、合成和生物活性研究	沈竞康	茆勇军
57	靶向病毒进入和整合过程的HIV-1小分子抑制剂的设计、合成和构效关系研究	龙亚秋	樊 兴
58	手性Lewis碱催化的亚胺还原反应及新型双环[3.3.0]双烯配体的固载化研究	徐明华	杨鸿裕
59	1. 金属路易斯酸催化的C＝N双键加成反应的研究； 2. 新型手性双烯配体、膦烯配体的合成与应用的初步探索	徐明华	吉都明
60	内质网应激调控剂arctigenin和saucernetin-7的作用机制及其在糖尿病和肿瘤治疗中的应用研究	俞 强	顾 媛
61	SIMM006对多巴胺能神经元的保护作用及其机制研究	冯林音	金 磊
62	LLDT-67对PD动物的神经保护作用及其机制的研究	冯林音	武栋栋
63	小檗碱及其衍生物抗糖尿病作用机制研究、药效学评价及靶点垂钓	李 佳	程 哲
64	中国人和高加索人CYP酶代谢活性的人种差异研究及中药成分体外吸收研究	李 川	杨军令
65	银杏叶提取物中多种成分的口服吸收与系统前处置研究	李 川	赵远胜
66	非肽类胰高血糖素样肽-1受体激动剂Boc5对胰岛细胞保护作用和甲酰肽受体家族相关药理学研究	王明伟	高炜炜
67	海洋天然产物Scleritodermin A的全合成研究以及香豆素类c-Met抑制剂的研究	南发俊	刘 晟
68	SIRT1酶活调节机制研究	朱维良	陈 磊

药学院校（系）博士研究生毕业论文题录（25）

（1）中国药科大学

序号	毕业论文题目	导 师	研究生
1	诺卡沙星的生物转化与生物合成途径研究	陈依军	魏茂陈
2	Egr-1与HIF在癌症转移中的作用	戴德哉	孙 立
3	基因工程技术选育谷氨酸发酵高产菌种	邓小昭	姚文娟
4	手性药物及中药活性成分与人体蛋白质相互作用的现代光谱和色谱法研究	杜迎翔	刘祥萍

（续表）

序号	毕业论文题目	导 师	研究生
5	现代光谱、色谱法研究纳米粒子和中药活性成分与蛋白质间的相互作用	杜迎翔	孙 雯
6	水牛角物质基础与解热作用机制研究	段金廒	刘 睿
7	多基因表达量差异与乳腺癌患者预后相关性研究	冯 芳	宋沁馨
8	盾叶薯蓣优良品种选育和评价	高山林	黄和平
9	海洋真菌多糖 YCP 结构修饰及其构效关系研究	高向东	任 敏
10	聚乙二醇化恩度的质量控制及稳定性研究	高向东	童 玥
11	聚乙二醇化恩度的制备工艺及其性质研究	高向东	仲 恺
12	近红外活体成像系统研究温度敏感纳米材料在药物缓控释放及肿瘤靶向治疗方面的应用	顾月清	张 建
13	藤黄酸对癌蛋白 HDM2 调控机制的研究	郭青龙	戎晶晶
14	汉黄芩素诱导 U937 分化和 DDIP 抑制 Wnt 通路的机制研究	郭青龙	张海伟
15	药物的有关物质研究-药物的光稳定性研究	胡育筑	徐菊芳
16	4-芳基哌嗪(哌啶)类化合物的设计、合成及抗肿瘤活性研究	黄文龙	陈华明
17	新型胆固醇吸收抑制剂的设计、合成和调血脂活性研究	黄文龙	纪剑峰
18	MC 苦瓜多肽衍生物的设计、合成及其生物活性研究	黄文龙	金 晶
19	新型长效化 GLP-1 衍生物的合成及其构动关系研究	黄文龙	倪帅健
20	内皮素-NADPH 氧化酶信号系统介导心肌纤维化和性功能障碍的机制以及药物干预	季 晖	彭洪军
21	三七总皂苷对骨质疏松的防治及机制研究	季 晖	沈 阳
22	1. 抗炎药达布飞龙抗非小细胞肺癌作用及机制研究 2. NO 供体型 FTA 衍生物药理活性评价	季 晖	叶小磊
23	替代对照品模型的建立及其在药品质量控制中的应用研究	金少鸿	谢元超
24	紫杉醇高产菌种链格孢单胞变种(Alternaria Alternatasp.)发酵产物的化学成分及活性研究	孔令义	陈杰鹏
25	高石头花、钝叶石头花的化学成分研究以及高速逆流色谱在天然产物分离的应用	孔令义	陈 庆
26	远志活性化合物 3′-6 二芥子酰基蔗糖的抗抑郁作用研究	孔令义	刘 屏
27	毛麻楝化学成分研究	孔令义	罗 俊
28	溪桫化学成分研究	孔令义	杨鸣华
29	黄芪的鉴别及质量控制研究	李 萍	楚 楚
30	基于 LC-MS 的当归补血汤大鼠体内代谢及其抗贫血作用的代谢组学研究	李 萍	李长印
31	补阳还五汤药效物质基础研究	李 萍	刘鄂湖
32	液质联用技术在中药复杂体系中的应用	李 萍	任美婷
33	中药成分表征-靶分子亲和-成分敲除技术体系的建立与应用	李 萍	周建良
34	糖原磷酸化酶抑制剂山楂酸的抗脑缺血药效学研究以及机制探讨	李运曼	关 腾
35	千层纸素抗肿瘤细胞作用及其机制研究	李运曼	孙 宇
36	两种降血糖植物玉竹和芡实的化学成分研究	梁敬钰	钱 勇

（续表）

序号	毕业论文题目	导 师	研究生
37	两种湘产菊科植物化学成分研究	梁敬钰	夏正祥
38	山姜属两种植物高良姜和大高良姜的化学研究	梁敬钰	赵 玲
39	热休克蛋白 27 在卵母细胞发育/发育障碍中的功能研究	刘嘉茵	刘金娟
40	双氢青蒿素纳米结构脂质载体的研究	刘建平	张晓云
41	1. 一种新型的抗 hCG 的疫苗的研制及其抗肿瘤作用和机制研究 2. 优化的 H22 细胞疫苗的制备及其抗肿瘤作用研究	刘景晶	胡向兵
42	NQO1 介导的丹参酮 IIA 生物转化与抗肿瘤作用机制的研究	刘景晶	余 果
43	血管内皮细胞生长因子的分子重构	刘景晶	张会勇
44	复发性口腔炎表位诱发动脉粥样硬化及牛分枝结核杆菌热休克蛋白 65 治疗动脉粥样硬化的机制研究	刘景晶	张 宇
45	芪芎双苷干预血小板内皮细胞间相互作用研究	刘青云	徐先祥
46	癫痫发作和药物诱导协同上调癫痫模型大鼠脑内 P－糖蛋白的功能和表达	刘晓东	景欣悦
47	基于肠二糖酶诠释小檗碱治疗糖尿病的作用及机制	刘晓东	刘 李
48	甘草酸对乌头碱的药动学、药效学相互作用研究	柳晓泉	陈 磊
49	丹参水溶性成分的多组分多靶点间接药动学-药效学模型研究	柳晓泉	陈渊成
50	咔啉类、双芳基脲类及苯并咪唑类组蛋白去乙酰化酶(HDAC)抑制剂的设计、合成及生物活性研究	陆 涛	朱 雍
51	穿心莲内酯调节免疫应答活性的机制研究	马世平	王 维
52	基于脂肪酸介导脑内基因递送的载体系统研究	倪京满	孟庆刚
53	新型紫杉醇 pH 敏感脂质体的研究	平其能	陈大全
54	戊二酰脂质体作为疫苗佐剂的研究	平其能	程 娟
55	乍得药品市场监管研究	平其能	吉 迪
56	生物黏附型纳米载体用于胸腺五肽的口服递送	平其能	金雪锋
57	新型蛋白脂质复合给药系统用于肿瘤靶向递药的研究	平其能	许 颖
58	静脉注射用壳聚糖包覆盐酸米托蒽醌脂质体的研究	平其能	庄 婕
59	西红花酸抗血栓及改善胰岛素抵抗的机制研究	钱之玉	杨丽娜
60	鸢尾科几种药用植物的质量评价与主要活性成分的药理、药效研究	秦民坚	束 盼
61	part1 五环三萜类化合物的合成及生物活性研究;part2 手性萘呋胺的合成和生物活性研究	孙宏斌	郝 佳
62	LC/MS 为导向的南刘寄奴中愈创木烷型二聚倍半萜类成分研究	屠鹏飞	昝 珂
63	基于五味子药代动力学研究探索中药药代研究的新思路与新方法	王广基	梁 艳
64	葡萄糖醛酸转移酶介导的丹参酮 IIA 代谢消除与抗肿瘤效应关系研究	王广基	王 琼
65	丹参酮对 CYP1 家族的调控	王广基	张 荣

（续表）

序号	毕业论文题目	导　师	研究生
66	以有效部位为结构单元的生脉方复杂组分代谢处置规律研究	王广基	郑超湳
67	人肿瘤坏死因子-α 的制备及其抗体的筛选与亲和力成熟	王　旻	陈　卫
68	卷柏类药材活性成分和质量评价研究	王　强	曹　园
69	海南冬青化学成分和冬青属质量评价研究	王　强	陈筱清
70	高热量饲料结合慢性应激致大鼠代谢综合征的研究	王秋娟	傅继华
71	中国药物研发领域药学文献信息资源共享策略	王秋娟	张　静
72	白念珠菌耐药相关基因 TOP2 的生物功能及分子机制研究	王秋娟	郑　皓
73	去甲异波尔定药物代谢动力学及乌药质量标准研究	王峥涛	陈建忠
74	吡咯里西啶生物碱肝毒性以及解毒研究	王峥涛	陈　莹
75	林荫千里光和葡枝千里光的化学成分	王峥涛	石宝俊
76	千里光化学成分及千柏鼻炎片质量标准研究	王峥涛	谭道鹏
77	新型非甾体抗炎药的研究	吴晓明	江　波
78	丁苯那嗪和二氢丁苯那嗪的手性合成及衍生物合成雷诺嗪及其代谢产物的合成和抗心绞痛活性的研究	吴晓明	姚彰彧
79	天然产物 23-羟基白桦酸的结构修饰及生物活性研究	吴晓明	朱培清
80	血管生成抑制多肽 HM-3 的部分临床前研究及同类多肽 AP-25 的设计及作用机制研究	奚　涛	殷润婷
81	液相色谱质谱联用技术测定生物样品中的含硫化合物	相秉仁	饶渝兰
82	随机共振与噪声频谱修饰技术在色谱光谱分析中的应用	相秉仁	谢少斐
83	药物快速识别与检测系统的建立	相秉仁	杨永健
84	TX 化合物活性及相关药学初步研究	杨中林	李　凯
85	MD 化合物活性及制剂研究	杨中林	周永强
86	6,7-二取代-4-芳(杂)环胺基-3-氰基喹啉类酪氨酸激酶抑制剂的设计、合成和生物活性研究	杨祝华	刘　宝
87	Ras 蛋白抑制剂法尼基硫代水杨酸衍生物的设计、合成及其抗肿瘤活性研究	姚　成	凌　勇
88	海洋活性天然产物的全合成研究及其类似物的生物活性评价	姚其正	丁春勇
89	基于肠降血糖素的糖尿病治疗用药物分子设计、制备及性质研究	姚文兵	高明明
90	灵芝多糖、车前子壳多糖及其化学修饰物的结构与功能研究	姚文兵	刘　玮
91	非天然氨基酸定点改构系统的建立及应用	姚文兵	田　浤
92	鲨鱼再生肝组织 cDNA 文库及其相关功能基因的克隆和分析	叶波平	周　峰
93	女贞子的化学成分研究	叶文才	黄晓君
94	蟾酥抗肿瘤活性成分研究	叶文才	田海妍
95	新型抗结核菌抑制剂的设计,合成与生物活性研究	尤启冬	陆小云
96	H1 受体拮抗剂的设计、合成、药理活性以及构效关系研究;藤黄属天然产的全合成研究	尤启冬	汪小涧

（续表）

序号	毕业论文题目	导　师	研究生
97	心肌延迟整流钾通道的生物信息学与先导化合物的发现研究	尤启冬	杨　倩
98	新型组蛋白去乙酰化酶抑制剂的设计、合成与生物活性研究	尤启冬	俞丽琴
99	基于手性拆分和糖苷化修饰的鲁斯可外消旋体生物转化的研究	余伯阳	陈乃东
100	诺卡沙星生物合成途径基因的研究	余伯阳	邓　婧
101	以 Ruscogenin 为探针发现 NMHC Ⅱ A 在 ICAM-1 表达通路中的作用研究	余伯阳	宋佳希
102	两种甾体皂苷元抗体的制备和应用研究	余伯阳	王　晶
103	ERK5 及 JNK3 在缺血性脑损伤中作用机制的研究	袁黎明	齐素华
104	免疫调节剂的成药性研究探索	张陆勇	黄芳华
105	基于水通道蛋白的马兜铃酸 I 及其代谢物肾细胞毒性分子机制相关性研究	张陆勇	李　霁
106	雷公藤甲素抗雌激素作用及其机制研究	张陆勇	刘　晶
107	雷公藤甲素对 SD 大鼠毒性的性别差异研究	张陆勇	柳　丽
108	雷公藤甲素肾脏毒性分子机制研究	张陆勇	舒　斌
109	海洋天然产物 clathsterol 的合成研究	张奕华	丛日刚
110	大黄饮片生物效应物质基础及其体内动态过程研究	张尊建	宋瑞
111	基因序列差异定量分析方法及其在临床诊断中的应用研究	周国华	武海萍
112	加兰他敏柔性脂质体-微针透皮给药研究	周建平	李伟泽
113	多糖衍生物锚定脂质体作为复方抗肿瘤药物载体的研究及两款药学软件的开发	周建平	张　勇
114	紫杉醇磁性纳米重组体的设计与研究	朱家壁	陈跃坚
115	曲马多缓释多囊泡脂质体的研究	朱家壁	何盛江
116	肿瘤靶向的透明质酸胶束在 siRNA 传递系统中的研究	朱家壁	沈　雁

(2)沈阳药科大学

序号	毕业论文题目	导　师	研究生
1	中国药品流通法律规范实施研究	蒋正华	邵　蓉
2	a-羟基酯的不对称催化制备及在药物合成中的应用研究	陈新滋	尹　璐
3	6-溴-8-羟基咪唑并[1,2-a]吡啶-3-羧酸乙酯及 5-羟基-1H-苯并咪唑类化合物的合成与抗乙肝病毒活性研究	宫　平	陈　栋
4	1,4-双取代酞嗪类及 3-氰基喹啉类化合物的设计、合成与抗肿瘤活性研究	宫　平	张淑兰
5	呋喃并色烯类化合物的设计、合成及生物活性研究	胡　春	王世辉
6	吡咯酮类化合物的设计、合成与生物活性研究	程卯生	任　健
7	基于金鸡纳结构的不对称催化剂的设计、合成与催化活性研究	程卯生	张　磊
8	2-苯胺嘧啶衍生物的设计、合成及抗肿瘤活性研究	董金华	昌　盛
9	左旋氨氯地平贴剂的设计与评价	方　亮	孙英华
10	来曲唑定位释药透皮贴剂的设计与评价	方　亮	李　丽
11	辅酶 Q10 眼部给药传递系统及抗白内障作用	王思玲	张　婧
12	多糖包覆的脂质体用于疫苗口服传递	邓英杰	曹金娜

（续表）

序号	毕业论文题目	导 师	研究生
13	硫酸长春新碱多元自组装纳米载药系统克服肿瘤多药耐药性的研究	邓意辉	凌桂霞
14	去羟肌苷口服拟肽类前药的研究	何仲贵	闫中天
15	羟基喜树碱纳米混悬给药系统的研究	何仲贵	蒲晓辉
16	盐酸米托蒽醌纳米脂质聚合物载体的研究	何仲贵	张 鹏
17	NONMEM 法阿奇霉素群体药物动力学研究	张 强	张星一
18	叶酸受体介导多西他赛肿瘤靶向长循环脂质体的研究	陈大为	苑振贵
19	阿奇霉素肺部吸入粉雾剂的研究	唐 星	张 宇
20	蟾毒配基静脉注射载药系统的研究	唐 星	李 芳
21	新型蛋白口服给药载体 VB12-Gel-Core-SLN 的设计和评价	唐 星	杨 睿
22	多烯紫杉醇聚合物胶束克服肿瘤细胞多药耐药性的研究	崔福德	穆朝峰
23	基于疏水离子对法制备的胰岛素口服给药系统的研究	崔福德	孙少平
24	磁性固体脂质纳米粒研究	崔福德	逄秀娟
25	低分子量壳聚糖包衣脂质体眼部药物传递系统的研究	潘卫三	李 宁
26	瓦草和马鞭草的化学成分及细胞生长抑制活性研究	李玉山	徐 伟
27	五味子中木脂素类化合物体外代谢研究	殷 军	曹云峰
28	三种中药抗炎活性成分药物-药物相互作用的体外研究	殷 军	孙冬雪
29	PAC-1 临床前药代动力学研究	毕开顺	房丽娜
30	代谢组学分析平台用于Ⅱ型糖尿病发病和治疗机制研究	李发美	霍韬光
31	灵芝和樟芝活性成分的新技术与药物动力学研究	邸 欣	刘永利
32	手性药物肌肽对映体拆分和立体选择性药物动力学研究	陈晓辉	苏丹
33	中药香加皮心脏毒性成分药代动力学和代谢组学研究	陈晓辉	易丽昕
34	盐酸美金刚药代动力学及老年痴呆症代谢组学研究	陈晓辉	刘文涛
35	室温离子的合成及其在色谱分析中应用研究	郭兴杰	马 郑
36	两种蝎镇痛活性肽的结构与功能关系初步研究	张景海	崔 勇
37	三种调节昆虫免疫应答的新型 serpin 的分离纯化及生物学功能研究	张景海	姜 睿
38	冬凌草甲素诱导人喉鳞状细胞癌 HEp-2 细胞死亡机制研究	张景海	康 宁
39	高糖基化红细胞生成素的研制	夏焕章	苏冬梅
40	对一种新的茉莉酸类衍生物的细胞毒和抗氧化活性的研究	游 松	赵 静
41	雷帕霉素类抗肿瘤药物疗效预测的候选生物标记物研究	丁 健	陈 光
42	ASAVI 对心肌缺血的保护作用及其机制研究	叶祖光	李春梅
43	氟吗啉内分泌干扰作用的研究	吴英良	赵 剑
44	干扰素-γ 抑制小胶质细胞氧化损伤的作用和机制研究	吴春福	陈 侠
45	脂多糖活化小胶质细胞机制及姜黄素衍生物抑制作用研究	杨静玉	张丽佳
46	高原低氧环境中磺胺甲噁唑的药物动力学研究	格日力	李向阳

（续表）

序号	毕业论文题目	导 师	研究生
47	葫芦素 E 抑制人白血病和肝癌细胞增殖作用及机制研究	景永奎	李艳春
48	三种药用植物的化学成分研究	华会明	郭 婕
49	黄芪、卤虫的 DNA Barcoding 研究	孙启时	郭海燕
50	绣球叶和刺五加叶的化学成分研究	吴立军	王知斌
51	板栗总苞抗糖尿病活性成分及 *Seseli hartvigii* 化学成分研究	吴立军	张 琳
52	三萜类化合物的微生物转化及浮萍中黄酮类成分的研究	吴立军	何文妮
53	芫花的化学成分及生物活性研究	宋少江	李玲芝
54	两种岭南中药的化学成分研究	姚新生	李晨阳
55	栀子抗老年痴呆活性成分研究	姚新生	于 洋
56	中药苦木抗炎活性成分研究	姚新生	焦伟华
57	绞股蓝的化学成分研究	赵余庆	史 琳
58	海洋微生物 *Nigrospora sphaerica* 次级代谢产物的研究	裴月湖	张起辉
59	刺五加及黄连化学成分的研究	裴月湖	李志峰
60	药用半红树植物海芒果和黄槿化学成分及生物活性的研究	裴月湖	张小坡
61	我国药品不良反应评价研究	吴春福	毕玉侠
62	我国创新药品价格政策研究	李 野	许立平
63	民族因素及 CYP3A4 基因多态性对替硝唑药动学影响的研究	郭 涛	常馨予
64	葛花苷大鼠体内代谢研究	袁 丹	白 雪
65	枣仁安神颗粒药效物质基础和相关成分药动学研究	毕开顺	张 颖
66	蒙药肋柱花化学成分与生物活性研究	孙启时	贾凌云
67	基于 10-23 脱氧核酶催化结构域的新型化学修饰策略与高效脱氧核酶的发现及催化机制研究	刘克良	张 迪
68	EV71 VP1 抑制剂的设计、合成与活性评价	孙铁民	王宏亮
69	3,6-二芳基噻唑并三嗪类化合物的设计合成及生物活性研究	胡 春	金 辄
70	1,4-二氢噻吩并[3′,2′:5,6]噻喃并[4,3-c]吡唑-3-羧酸衍生物的设计合成及生物活性研究	胡 春	孙 蕊
71	五环三萜类化合物的设计、合成及抗肿瘤活性研究	赵临襄	高 源
72	基于脂质纳米粒和前体药物的亮菌甲素注射制剂研究	何仲贵	李 磊
73	天然高分子复合膜及皮肤支架载药系统的应用基础研究	李三鸣	董 阳
74	转铁蛋白介导石杉碱甲纳米结构脂质载体的脑靶向给药系统研究	陈大为	杨春荣
75	苯丁酸氮芥脂质纳米载体注射给药系统的研究	郑梁元	宋宏林
76	拉米夫定硬脂酸酯的合成及细胞内给药系统研究	崔福德	李 茜
77	大蒜素与两种心血管药物的药动学相互作用研究	程 刚	王 悦
78	盐酸阿霉素离子交换型羧甲基壳聚磁定位微粒制剂的研究	潘卫三	彭 博
79	不同证候的动脉粥样硬化模型大鼠及中药通心络干预的代谢组学研究	许国旺	张凤霞
80	非共价涂层毛细管电泳技术及其在蛋白和药物分析中的应用研究	邸 欣	郑 畅

（续表）

序号	毕业论文题目	导 师	研究生
81	伊痛舒注射液指纹图谱与其亚微乳的药学相关研究	邸 欣	李 飞
82	蝎镇痛活性肽 SYPU1 的分离纯化、基因克隆、表达及结构与功能关系初探	张景海	汪 宇
83	有丝分裂抑制剂的筛选以及活性化合物的作用机制研究	游 松	田 威
84	水飞蓟宾和吴茱萸碱诱导人纤维肉瘤细胞死亡的机制研究	池岛乔	段文君
85	乙醇的基因毒性及抗氧化剂的保护作用研究	吴春福	燕 宇
86	1,3-二芳基丙烷类化合物体外抑制人肝癌和白血病细胞增殖作用及机制研究	李建春	李姗姗
87	四种海洋来源微生物次级代谢产物的研究	华会明	刘 涛
88	广西莪术化学成分及天然姜黄色素大鼠体内代谢研究	邱 峰	李 军
89	东方荚果蕨和红升麻抗病毒活性成分研究	姚新生	邵 鹏
90	红芽木中通过核受体 RXR/TR3 介导肿瘤细胞凋亡的活性研究	姚新生	段营辉
91	瓜蒌仁的制霜炮制研究	王金辉	马跃平
92	半乳糖衍生物介导的 pH 敏感聚酰胺-胺聚离子复合物胶束的研究	唐 星	刘 丹

(3)北京大学药学院

序号	毕业论文题目	导 师	研究生
1	20S 蛋白酶体抑制剂的设计与合成	徐 萍	牟 科
2	麻黄三种法定原植物间化学和药理一致性的比较研究	蔡少青	洪 浩
3	红树植物角果木和木果楝化学成分和生物活性研究	林文翰	闫 滨
4	基于疏水辅助固-液转换(HASP)策略的高甘露寡糖快速组装合成方法学研究	李中军	韩 冬
5	小叶马蹄香和单叶细辛的化学成分及其生物活性研究	蔡少青	谢百波
6	20S 蛋白酶体抑制剂的设计、合成与活性研究	张亮仁	马宇衡
7	骨碎补的化学成分研究	果德安	梁永红
8	天葵子素 A 的合成及构效关系的研究	屠鹏飞	李 菁
9	三肽类蛋白酶体抑制剂的设计、合成及构效关系研究	李润涛	姚书扬
10	cADPR 类似物和 CD38 抑制剂的设计合成与活性研究	张礼和	董 敏
11	(+)-Villatamines 和(-)-Benzomorphans 基于手性源的合成及运用 Diels-Alder 反应构筑 Harringtonolide 的 CD 并环	张礼和	胡 琳
12	GdCl3 和 DTPA 对小鼠 RAW 264.7 巨噬细胞的作用	王 夔	荀宝迪
13	糖基化的某些新方法研究	叶新山	熊德彩
14	PDS 和 PDK 溶栓活性及纳米结构研究	彭师奇	徐艳霞
15	cADPR 开环与环状类似物的合成与生物活性研究	张亮仁	吴会敏
16	非经典蛋氨酸合成酶机制抑制剂的设计、合成及生物活性评估	刘俊义	邓喜玲
17	CD38 抑制剂的设计、合成与构效关系研究	张亮仁	陈 哲
18	钯催化合成色胺的新方法研究及其在吲哚生物碱 Psilocin、Aspidophytine 全合成中的应用研究	崔育新	胡春梅

（续表）

序号	毕业论文题目	导 师	研究生
19	自由基新反应研究及其在生物活性分子中的应用	张亮仁	周 旺
20	尼群地平和氢氯噻嗪联合治疗高血压的定量药理学研究	卢 炜	尚德为
21	配体修饰的载药脂质体用于治疗脑部肿瘤和帕金森病的实验研究	张 强	向 宇
22	以整合素为靶点的新型聚合物胶束联合给药系统的研究	张 强	杨婷媛
23	双重靶向性柔红霉素脂质体及其抗脑胶质瘤效应的研究	吕万良	应 雪
24	沉香和白木香茎木的化学成分及质量控制研究	屠鹏飞	陈 东
25	威灵仙多基原品种质量等同性研究	屠鹏飞	付 强
26	南海软珊瑚 *Sarcophyton* sp. 的化学成分和生物活性研究	林文翰	马爱英
27	南海软珊瑚 *Lobophytum pauciflorum* 和海绵 *Ircinia* sp. 化学成分及生物活性研究	林文翰	严鹏程
28	普洱茶化学成分、质量分析及体内代谢研究	屠鹏飞	张 梁
29	羌活化学成分、羌活和独活主要活性成分的代谢研究	杨秀伟	张友波
30	抗帕金森病先导化合物的筛选及作用机制的研究	蒲小平	张世平
31	帕金森病患者血清蛋白质组学研究	蒲小平	赵 欣
32	稀土离子钆对大鼠神经细胞的作用和机制研究	王 夔	冯旭东
33	寡糖修饰的新型量子点荧光探针的设计、合成、表征及在糖生物学中的应用	李中军	杨 杨
34	*L*-己糖合成方法学及寡糖苄基选择性脱除新方法研究	李中军	尹昭军
35	血吸虫糖、肽抗原合成研究	李中军	柳雨时
36	1. Indolocarbazoles 类化合物的设计、合成及抗癌活性评价 2. 吡啶酮类抗纤维化化合物的设计、合成及活性评价	李中军	娄清华
37	离子液体负载的寡糖快速组装策略研究	李中军	马 庆
38	新型非核苷类逆转录酶抑制剂的设计、合成及生物活性评估	刘俊义	李 功

(4)复旦大学药学院

序号	毕业论文题目	导 师	研究生
1	雄甾-4-烯-3,17-二酮的 11α 羟化及人参皂苷 Rd 的微生物转化研究	周 珮	叶 丽
2	鞘磷脂合酶(SMS)的活性对肝细胞 Huh7 载脂蛋白 A-1 的分泌和脂质含量和分泌的影响	吴满平	颜念龙
3	Seco-DCK/DCP 类新化合物的设计合成及生物活性研究和 Rimexolone 合成方法研究	仇缀百	裘 亚
4	苯并硫氮杂䓬类 GSK 3β 非 ATP 竞争抑制剂的设计、合成和构效关系研究	叶德泳	黄朝辉
5	基于干扰 P53-MDM2 的特异性多肽及其靶向递送研究	陆伟跃	李 翀
6	功能性 PluronicP123/F127 混合胶束用于治疗多药耐药肿瘤的研究	方晓玲	张 伟
7	整合素 avb3 介导的阿霉素-树枝状聚合物纳米载药系统的肿瘤靶向研究	裴元英	朱赛杰

（续表）

序号	毕业论文题目	导 师	研究生
8	吸烟诱导 DNA 损伤的体外评价技术及抗 DNA 损伤天然保护剂筛选	卢建忠	陈红君
9	多肽介导的神经胶质瘤靶向给药系统研究	陆伟跃	占昌友
10	苦参和山豆根黄酮类成分及其生物活性的比较研究	陈道峰	何常明
11	三种南五味子属药用植物的化学成分及其生物活性研究	陈道峰	黄泽豪
12	大叶蒟素药代动力学研究及其抗抑郁作用机制初步研究	潘胜利	王 咏
13	微波辅助相关萃取技术在红花等药物分析中的应用研究	段更利	郁颖佳
14	毛钩藤碱心血管保护作用的初步研究及合成	朱依谆	吴利新
15	硫化氢及炔丙基半胱氨酸抗阿尔茨海默病研究	朱依谆	龚其海

(5)四川大学华西药学院

序号	毕业论文题目	导 师	研究生
1	甘草次酸衍生物设计，合成及其肝癌细胞靶向性研究	吴 勇	金 辉
2	止血药物三七素类似物的设计、合成与止血活性初探	郑 虎	江德洪
3	氧头孢烯关键中间体的合成工艺研究及其抗 MRSA 衍生物的设计、合成与活性初探	吴 勇	陈 沛
4	基于磷叶立德、铵叶立德不对称催化反应及可见光催化反应的研究	陈应春	张 奕
5	基于卡宾、手性双功能硫脲或手性伯胺催化剂催化的不对称反应研究	陈应春	刘延凯
6	氨基吡唑类抗肿瘤化合物的设计、合成及药理活性测定	陈俐娟	师健友
7	可用于药物载体的新型树枝形聚合物的设计、合成及鉴定	郑 虎	梁玉峰
8	齐墩果酸衍生物的设计、合成及活性筛选	吴 勇	钱 珊
9	异氧头孢母环及其衍生物的设计合成及初步抗菌活性研究	吴 勇	袁华杰
10	手性伯胺催化的不对称碳-碳键构建以及环加成反应研究	陈应春	韩 波
11	手性伯(仲)胺催化 α,β-不饱和羰基化合物不对称反应和伯沙康唑合成研究	陈应春	康泰然
12	基于树枝状化合物-酸性氨基酸寡肽的药物运载系统的设计、合成以及体外生物活性的研究	郭 丽	欧阳亮
13	基于磷脂复合物的苦参碱自纳米乳化给药系统的研究与评价	张志荣	阮婧华
14	右旋布洛芬脑靶向前体药物的设计和靶向性评价	张志荣	张 宣
15	PEI/DNA/PEG-Suc 三元复合物肿瘤靶向基因传递系统的研究	张志荣	赵 栋
16	低分子量壳聚糖作为一种新的肾靶向药物载体的研究	张志荣	袁志翔
17	以阴离子脂质体-腺病毒复合物为载体的基因传递系统的研究	张志荣	钟志容
18	药物临界相对湿度的测定方法及其与溶解度关系的研究	詹先成	王英利

（续表）

序号	毕业论文题目	导 师	研究生
19	岩白菜素磷脂复合物的制备及其体内外研究	黄 园	秦 瑄
20	硫磺熏蒸对白芍饮片化学成分的影响及药物动力学研究	张 浩	成禹杉
21	丹参药材化学成分与制剂工艺合理性评价研究	张 浩	吕露阳
22	丹酚酸 A 在大鼠体内的药代动力学研究	晁若冰	沈 怡
23	氯胺酮在不同性别成瘾大鼠体内代谢的研究	廖林川	代 晶
24	镍催化 Zn(Et)2 选择性还原亚胺及天然产物 hormoneα_1 和 Communesin B 的不对称全合成研究	秦 勇	肖 雪
25	1. 转化合成紫杉醇类似物关键反应的研究 2. 五味子醇甲的结构修饰及其逆转肿瘤多药耐药活性的构效研究	王锋鹏	梁晓霞
26	转化合成紫杉醇类似物及其抗癌活性评价	王锋鹏	宋 磊
27	1. 天台山翠雀及小狼毒植物中化学成分的研究. 2. 新型六元环手性氮杂环卡宾配体的合成及其在不对称反应中的应用	王锋鹏	李 杰
28	新型血浆代用品——羟乙基淀粉的研究	郑 虎	陶 渊
29	吴茱萸的质量控制及吴茱萸内酯代谢组学研究	李章万	赵 杨
30	点地梅和糯米藤化学成分的研究及分子印迹聚合物合成与应用的研究	黄 静	雷 军

(6)浙江大学药学院

序号	毕业论文题目	导 师	研究生
1	生姜化学成分和水飞蓟宾衍生物的分析与活性评价	赵 昱	陶巧凤
2	海洋生物毛蚶活性肽的研究	赵 昱	宋丽艳
3	手性药物经皮渗透的对映体选择性及其制剂处方因素研究	曾 苏	叶金翠
4	ANXA1 在肿瘤细胞多药耐药和 CYP3A4 表达调控中的作用	曾 苏	朱逢佳
5	PKB 抑制剂和加兰他敏衍生物的设计合成、活性测试及 4,5-二氢-1H-咪唑衍生物的固相合成	俞永平	贾 平
6	药物毒性预测方法研究	程翼宇	黄剑平
7	中药四类成分质谱裂解规律及芪参益气方药代动力学研究	程翼宇	史培颖
8	纳米给药系统的胞内转运研究	梁文权	孙晓译
9	黄芩苷的二次开发研究及中药安全性评价示范研究	李连达	乔洪翔
10	LPS 诱发大鼠脑部炎症涉及的 AD 病因及积雪草酸体外抗神经酰胺的神经保护机制	楼宜嘉	张翔南
11	活性氮介导的内皮细胞株损伤及人参皂苷 Rg1 对 Aβ 肽源性活性氮损伤保护机制研究	楼宜嘉	刘启兵
12	天然及靶向设计小分子化合物抗非小细胞肺癌活性和机制研究	楼宜嘉	陈 哲
13	新型抗肿瘤化合物 MONCPT 的药效学及机制研究	杨 波	杨晓春

(7)中山大学药学院

序号	毕业论文题目	导师	研究生
1	AngⅡ部分依赖TLR4介导心肌炎性反应及隐丹参酮的干预作用研究	刘培庆	汤姝
2	小鼠ABCA1为靶点促胆固醇外排药物的筛选	刘培庆	汪煜华
3	几种中药组分对紫杉醇吸收的影响及相关机制	黄民	金晶
4	基于植烷三醇立方液晶的肝动脉栓塞剂的研究	吴传斌	韩珂
5	聚酰胺胺树枝状高分子的改性及其作为基因传递系统的性能研究	潘仕荣	吴红梅
6	阴道用纳米银温敏喷雾凝胶的研究	吴传斌	陈美婉
7	新型姜黄素类似物设计合成及抗肿瘤活性研究	卜宪章	仇旭
8	新型吴茱萸次碱类似物的设计、合成及生物活性研究	古练权	王彬
9	新型抗菌药物合成及其相关反应研究	黎兴术	黄小光
10	手性酚基胺配体的合成及构型与活性关系的理论研究	陈新滋	韦卉
11	伯胺催化硝基烷烃对α,β-不饱和醛的共轭加成反应研究	鄢明	张俊民
12	新型配体合成及其在亚胺炔基化、手性药物合成中的应用	黎兴术	刘宝
13	流感病毒神经氨酸酶抑制剂达菲的合成新方法及相关有机催化反应方法学研究	陈新滋	翁江

(8)河北医科大学药学院

序号	毕业论文题目	导师	研究生
1	东北红豆杉、飞机草的化学成分研究及土木香中活性成分的微生物转化研究	史清文	张嫚丽
2	P2Y受体介导大鼠胃体环行肌收缩反应及相关受体亚型mRNA和受体蛋白的表达	任雷鸣	王秒
3	达卢生坦的合成与药物代谢动力学研究	张兰桐	谷建敏

(9)西安交通大学医学院药学系

序号	毕业论文题目	导师	研究生
1	生长激素促分泌素对大鼠心肌细胞膜离子通道和收缩特性的影响及信号机制	臧伟进	孙强
2	硒蛋白基因多态性与大骨节病易感性及PI3K/Akt信号通路调控的研究	臧伟进	熊咏民
3	血管紧张素Ⅱ诱导人主动脉内皮细胞C反应蛋白产生的信号通路及药物干预	刘俊田	韩纯洁
4	器官培养和吸烟模型鼠的气道高反应性及其平滑肌G-蛋白偶联受体的变化	曹永孝	雷莹
5	红毛新碱的分离分析与体内代谢过程研究	贺浪冲	温彬宇
6	鱼腥草抗炎活性成分的筛选与作用机制研究	贺浪冲	李维凤
7	欧前胡素抗高血压作用及其主要分子机制研究	贺浪冲	张燕
8	二维色谱技术在中药活性成分筛选和差异蛋白分析中的应用	贺浪冲	侯晓芳

(10)山东大学药学院

序号	毕业论文题目	导师	研究生
1	Synthesis and Biological Evaluation of Novel Pyrrolidine Dithiocarbamate Analogues	闫兵	王飞
2	1. 天人双联苄的全合成、衍生物制备及其耐药逆转活性研究 2. 白藜芦醇含氮类似物的设计、合成及其化学预防活性研究	娄红祥	孙斌
3	芳唑(嗪)巯乙酰胺类新型HIV-1 NNRTI的设计、合成与活性研究	刘新泳	展鹏
4	功能化纳米材料的生物效应与分子机制研究	闫兵	穆庆鑫
5	关节腔注射用川芎嗪缓释PLGA微球的制备、体内外评价及药效学研究	王凤山	黄桂华
6	"KL-6 mucin"在消化道肿瘤中的表达、临床意义及机制研究	王凤山 唐子尧	许焕丽
7	双联苄类化合物羽苔素E的抗真菌机制	娄红祥	吴秀祯
8	两种茄属植物化学成分分离、微生物转化及生物活性	娄红祥	赵莹
9	L-羟脯氨酸衍生物类神经氨酸酶抑制剂的设计,合成与初步活性研究	徐文方	贡建志
10	基于氯霉胺骨架的氨肽酶N抑制剂的设计、合成及其活性研究	徐文方	杨康辉
11	以氨肽酶N和热休克蛋白90为靶点的抗肿瘤药物的设计,合成与活性研究	徐文方	栾业鹏
12	人转录因子HMBOX1对NK细胞相关功能的调节作用	田志刚 张建	吴龙妍
13	华蟾素抗肝癌有效成分的筛选、鉴定及作用机制研究	王凤山	王东亮
14	APN抑制剂活性测定及抗肿瘤细胞迁移机制的研究	徐文方	王学健
15	刺参岩藻藻多糖对神经前体细胞的作用及机制研究	吉爱国	张月杰

(11)南京中医药大学药学院

序号	毕业论文题目	导师	研究生
1	丹皮炭炮制及中药炭药止血机制研究	丁安伟	李娴
2	筋骨草总黄酮治疗系膜增生性肾小球炎的实验研究及其机制探讨	方泰惠	南丽红
3	伴生物对三七总皂苷生物药剂学特性的影响	郭立玮	唐志书
4	珠子参药效物质基础及质量评价研究	蔡宝昌	宋小妹
5	芡实的种质资源及品质评价研究	吴启南	宋晶
6	半夏及掌叶半夏毒针晶中化学刺激性毒性成分研究	吴皓	郁红礼
7	醋蒸五味子炮制机制及相关物质基础研究	蔡宝昌	殷放宙
8	百合知母汤治疗围绝经综合征的物质基础和药效机制研究	蔡宝昌	方前波
9	药用真菌发酵马钱子的持效减毒机制研究	陈建伟	刘学湘
10	泽泻基因差异表达与次生代谢产物关系研究	吴启南	谷巍
11	银杏内酯化学成分及抗血小板聚集活性的研究	彭国平	廖华军
12	山橿的生药学研究	吴德康	雷敬卫
13	隐丹参酮抑制癌细胞增殖的分子机制	陆茵	陈文星

(12)辽宁中医药大学药学院

序号	毕业论文题目	导　师	研究生
1	红花地上部分生药学研究	康廷国	韩　炜
2	牛蒡子生态适宜性及质量标准规范化研究	康廷国	许　亮
3	苦参、黄芪药对配伍对病毒性心肌炎的治疗作用及机制研究	张振秋	单　玉
4	莪术油、莪术残油药学比较研究	张振秋	孙艳涛
5	盐知母炮制原理研究	贾天柱	高　慧
6	中药新药市场价值综合评估方法研究	康廷国	谢　明

(13)南京农业大学园艺学院中药材系

序号	毕业论文题目	导　师	研究生
1	野菊遗传多样性及其药材质量评价研究	郭巧生	房海灵
2	半寄生植物百蕊草生物学特性及其药材质量研究	郭巧生	罗夫来
3	药用菊花种质资源遗传多样性研究	郭巧生	邵青松
4	小桐子副产物农药活性物质的分离、鉴定及其制剂研究	郭巧生	李育川
5	栝楼籽油和栝楼皮叶黄素的超临界CO2萃取及生物活性研究	侯喜林	马志虎

(14)黑龙江中医药大学药学院

序号	毕业论文题目	导　师	研究生
1	麻黄苦寒性味的物质基础研究—麻黄免疫抑制活性多糖的化学及作用机制研究	匡海学	夏永刚
2	盐炙牛膝补肾壮骨的药效物质基础及炮制机制研究	匡海学	杨　柳
3	锦灯笼治疗咽炎有效部位的药效物质基础与药理作用研究	匡海学	李新莉
4	影响蝙蝠葛碱稳定性的外界因素及其降解产物的分析研究	王　栋	刘全宇
5	刺五加有效部位/组分对 MPP^+ 诱导的PC12细胞损伤的保护作用及机制研究	刘树民	安丽凤
6	珠子参及其水解产物的化学研究	赵余庆	赵　红
7	心脑清冻干粉针药学与药代动力学研究	王建明	范　宁
8	治疗结肠癌靶向定位滴丸克癌素的研究	王建明	张晓燕
9	基于基因芯片技术的刺五加改善果蝇睡眠作用的机制研究	李廷利	许光辉
10	四逆散有效组分改善睡眠作用的机制研究	李廷利	张树明
11	刺五加改善睡眠剥夺大鼠学习记忆能力的机制研究	李廷利	张　茹
12	复方中药的减肥作用及机制的实验研究	李廷利	杨千慧
13	基于UPLC-MS/MS及其数据处理技术的方剂体内外成分分析方法	王喜军	闫广利
14	基于代谢组学的六味地黄丸及“三补”、“三泻”组分对肾阴虚模型大鼠的治疗及干预作用	王喜军	王　萍
15	六味地黄丸组方药物山茱萸防治骨质疏松有效部位群的制备与活性评价	王喜军	李满郁
16	基于代谢组学结合蛋白组学方法的天芪降糖胶囊治疗二型糖尿病的机制研究	王喜军	张淑香
17	阴黄证动物模型的复制及茵陈四逆汤治疗作用	王喜军	佟　欣

(15)中南大学药学院

序号	毕业论文题目	导　师	研究生
1	新型炔酚类化合物selaginellin抗内皮细胞衰老及其神经生物学功能研究	李元建	王晨静
2	DDAH1和ALDH2基因多态性与高血压及冠心病易感性的关联关系及机制研究	李元建	郭亦杰
3	降钙素基因相关肽抑制异丙肾上腺素诱导心肌重构的作用及机制研究	邓汉武	李健哲
4	二甲基精氨酸-二甲胺水解酶对内皮祖细胞衰老的调控与糖尿病血管功能障碍	李元建	袁　琼
5	有机磷酸酯杀虫剂促进动脉粥样硬化形成及机制探讨	刘立英	周寿红
6	甘草酸18位差向异构体及其水解产物对P-糖蛋白影响的研究	李焕德	颜　苗
7	内皮源性降钙素基因相关肽合成与释放调节机制及其病理生理意义	李元建	张毅民
8	他克莫司与氨氯地平的相互作用及在肾移植患者中的群体药动学研究	袁　洪	左笑丛
9	齐拉西酮在精神分裂症患者的药动学、药效学及其与P-糖蛋白转运功能关系的研究	李焕德	雷艳青
10	基于与转运蛋白P-gp相互作用的抗结核药物耐药机制研究	李焕德	方平飞

(16)重庆医科大学药学院

序号	毕业论文题目	导　师	研究生
1	汉防己碱的药代动力学和抗肿瘤特性研究	周岐新	蒋心惠
2	非小细胞肺癌患者尿液中潜在生物标志物的研究	邱宗荫	张　渊
3	创新脂毒性抗癌药物德氮吡格药效学及作用机制研究	余　瑜	郑小红

(17)福建医科大学药学院

序号	毕业论文题目	导　师	研究生
1	姜黄素及其类似物L3的抗氧化活性和对小鼠糖尿病模型及血管并发症影响的研究	许建华	郑　斌
2	姜黄素新剂型:自乳化和亚微乳给药系统的研究	许建华	吴雪梅
3	灵芝三萜中性组分的分离纯化及抗肿瘤作用研究	许建华	李　鹏
4	柯里拉京对氧化应激损伤SH-SY5Y和N9细胞的保护作用及其机制研究	陈崇宏	陈一燕
5	重组人胰岛素样生长因子-1的表达载体构建和制备工艺研究	俞昌喜	廖联明
6	慢性可卡因大鼠行为变化及其与脑内糖原合成酶激酶3β的关系	俞昌喜	魏义明
7	PTEN在拟阿尔茨海默病样细胞模型发生中的变化及作用	俞昌喜	陈　洲

(18)延边大学药学院

序号	毕业论文题目	导　师	研究生
1	喹啉及酞嗪并杂环衍生物的合成及抗癫痫作用研究	全哲山	孙先宇

(19)苏州大学药学院

序号	毕业论文题目	导　师	研究生
1	Huntingtin-552片段在星形胶质细胞中的代谢及其对BDNF合成分泌的影响	秦正红	王林辉
2	NF-B/p53信号通路在谷氨酸介导的自噬激活和细胞凋亡中的作用	秦正红	王　燕
3	肝细胞肝癌相关基因中miRNA结合靶点内多态的筛选及功能分析	谢梅林	何　艳

（樊陈琳　高如忠　徐晓媛）

师资队伍建设

概　况　2010年各高等药学院校围绕优化师资队伍结构,提升师资队伍整体素质进行了以下工作:中国药科大学继续深化人事制度改革,推动人事管理机制体制创新,以高层次人才队伍为建设重点,以学科和团队建设为依托,优化队伍结构,增加教师数量,加强教师国际交流和后备教师队伍建设,提升教师队伍整体素质和水平。沈阳药科大学以促进教师专业发展、全面提高教师队伍素质为中心,以培养中青年学科带头人和骨干教师为重点,实施人才培养工程,推动师资队伍建设。继续完善以学科带头人为核心的创新团队模式,以科研创新团队为依托,多方位开展师资培训工作。制定《沈阳药科大学岗位管理实施方案》和《沈阳药科大学专业技术岗位聘用实施细则》。完善教师专业技术职务聘任制度。北京大学药学院构建与药学六年制"本-硕"连读培养模式相适应的教学团队建设体系,并借鉴国外先进的教育创新能力培养理论及实践经验,将其融入长学制师资队伍建设;建立长期、有效的教师培训机制,开展教育创新理论、多媒体教学技能等培训与讲座;开展PBL教学,激活"教"与"学"双方的自主性、能力性、创新性。《药学专业长学制教学团队建设研究》教改课题已获得"中国高等教育学会医学教育专业委员会药学教育研究会2010年立项课题。学院还设立"药学院青年教师启动基金"。为提高教师英语授课的能力,除派青年教师参加学校组织的英语培训班外,还派送5名青年教师出国学习。并选派多名教师、教学辅助人员及管理人员参加教育部及兄弟院校举办的各类培训班。中山大学药学院积极引进高端药学专业人才,提升药学学科整体水平和竞争力。加强学术带头人和骨干教师的选拔与培养,建立了有利于名师脱颖而出的培养机制、使用机制和竞争机制。通过教师在职培养、脱产进修、攻读学位等方式,提高教师的学历层次和教学水平。鼓励教师参加学校高校师资"外语培训项目",选送优秀青年教师出国深造,通过留学生培养、学术交流、科研协作等多种方式,为双语教学培养后备人员。重视教师的职业道德教育和业务素质的提升。秉承学院"严谨、求实、活力、创新、凝心、和谐"的学院文化建设核心理念,营造良好的教风和学风。山西中医学院中药系、苏州大学药学院提供教师在职深造的条件,短期外出学习与交流,开展青年教师授课竞赛等载体,提升青年教师教学技能。徐州医学院药学院选派年轻教师到国内、国外高等药学院校攻读硕士学位。开展各级各类教学比赛,提高教师的基本教学素质。中南民族大学药学院从日本大阪大学和熊本大学引进博士各1名,并联系民族医药领域的知名专家,通过讲学,调研采访和聘为兼职教授的方式进行广泛合作和交流。长春中医药大学药学院注重实行青年骨干教师导师制,每年延聘、返聘经验丰富的老教师,对青年教师进行传、帮、带,帮助青年教师提高教学和科研水平。采取集体备课、示范教学、教学观摩等形式,开展中青年教师以说课为基础的教学基本功竞赛、双语教学竞赛、多媒体教学课件竞赛等活动。第二军医大学药学院从学校开展的各类评选优秀教师活动为抓手,培养A级教员2名,最受学员喜爱教员2名。选送教员参加岗前培训和双语教学培训。药理学教学团队获上海市优秀教学团队。贵阳医学院药学院实行青年教师导师制,指定一名副教授或教授作导师对新参加工作的教师进行教学指导。桂林医学院药学院以优秀学术团队的培育和形成为突破点,坚持新进教师试讲制度、教研室集体备课制度和领导及同行专家听课制度。举办首届药学院教师技能大赛,选派1名教师赴日本进修1年,1名赴武汉大学学习一年,引进博士3名;鼓励教师加强与企业的联系,培养双师型教师。还通过短期进修、青年教师导师制、国内外访问学者等方法培养自身的学术骨干力量。吉林化工学院化学与制药工程学院鼓励教师攻读博士研究生学位,现有在读博士研究生4名,博士后1名。河北医科大学药学院严格执行青年教师导师制,青年教师的试讲、参与院级教学听课,安排课题教学由教研室负责。组织青年教师授课竞赛活动。黑龙江中医药大学药学院完善《药学院教师学历提升计划》、《药学院青年骨干教师培养计划》、《药学院教师能力建设计划》。引进研究生以上学历青年教师8人,其中博士2人。12名教师参加校青年教师英语培训。辽宁中医药大学药学院1人当选"教育部高等学校国内青年骨干教师访问学者",1人考入公派日本攻读博士研究生。开展观摩教学活动和药学院80后教师授课能力大赛。青海大学医学院药学系引进博士1名,现有教师31人,副教授以上职称人数比例达53%,博士学历3人,在读博士1人、硕士学历11人,在读硕士7人,硕士以上学历占48%。1名教师出国深造,1名教师考取在职硕士研究生。武汉工程大学化工与制药学院通过创建教学团队,研究和改革教学内容,开发、建设优质教学资源,开展启发式、讨论式和案例式等教学方法的改革,指导、培养青年教师。设立"质量工程"建设责任教授、行政助理和骨干教师特聘岗位,承担"质量工程"建设的各项任务,并与学科责任教授等特岗的设立有机结合,发挥科研对教学工作的促进作用。西南交通大学生命科学与工程学院通过国内外人才招聘和引进、自身培养和提高、以传帮带多途径建设教学、科研队伍与梯队。教学与科研团队有机结合,学院师资具有多学科背景,师资队伍建设以工科教育为背景,生物制药为主要特色，凝练学科方向，突出应用为思路。浙江大学药学院共有教学科研教师46人，其中正高级教师21人，副高级教师21人，中级及以下人员4人。以11个教学小组为基层教学组织。2010年补充和完善《药学院本科课程建设小组组长工作职责》、《药学院各系本科课程建设小组组长及负责的课程》以及《药学院关于新教师任课资格的若干意见》等文件。青年教师参加学校教学技能比赛，通过不同专业参赛老师的相互交流、学习，取长补短，提高教学水平。

2010年高等药学院校(系)师资队伍情况 据2010年底，47所高等药学院校(系)统计，共有教师5 550名，其中教授946名，占教师总数的17.05%；副教授1 695名，占30.54%；讲师2 571名，占46.32%；助教338名，占6.09%；教授、副教授占教师总数的47.59%。具有硕士、博士学位教师占教师总数的75.23%，教师与学生之比为1∶16.96。详见表16。教师中专业课教师数为2 726名，占教师总数的68.01%。详见表17。有实验技术人员838名，其中高级实验师234名，占实验技术人员总数的27.92%，实验师369名，占44.03%，助理实验师191名，占22.79%，实验员44名，占5.25%，高级实验师、实验师、助理实验师、实验员之比为1∶1.58∶0.82∶0.19。教师与实验技术人员之比为1∶0.15。详见表18。

(注：生师比计算方法按教育部教高司函[2005]7号文规定：生师比=折合在校生数/教师总数；折合在校生数=普通本、专科(高职)生数+硕士生数×1.5+博士生数×2+留学生数×3+预科生数+进修生数+成人脱产班学生数+夜大(业余)学生数×0.3+函授生数×0.1)

表16　2010年47所高等药学院校(系)师资队伍基本情况

统计项目	独立药学院校	医科大、医学院药学院(系)	中医药大学、中医学院药学院系	其他高校药学院系	高等专科学校药学系(专业)	合计
院校(系)数	3	12	7	24	1	47
教师总数	2 845	785	699	1 196	25	5 550
教授	319	158	135	328	6	946
副教授	846	228	197	416	8	1 695
讲师	1 516	341	285	419	10	2 571
助教	164	58	82	33	1	338
博士学位数	701	259	202	684		1 846
硕士学位数	1 160	336	356	462	15	2 329

表17　2010年47高等药学院校(系)专业课教师情况

统计项目	教授	副教授	讲师	助教	合计	百分比(%)	统计项目	教授	副教授	讲师	助教	合计	百分比(%)
靶向药物设计学	2	2	1		5	0.17	药物光谱解析		2			2	0.07
方剂学	6	8	7		21	0.72	药物合成	1	2	2		5	0.17
放射药学	1	1	3		5	0.17	药物化学	98	105	99	15	317	10.88
海洋药学	2	1	4		7	0.24	药物经济学	2	4	9		15	0.52
化学生物学	1	3	4		8	0.27	药物设计学	3		3		6	0.21
环境科学	3	4	4	1	12	0.41	药物生物信息学			3		3	0.10
临床药物治疗学	8	15	10		33	1.13	药学信息学	4	7	3		14	0.48
临床药学	15	16	23	2	56	1.92	药用植物学	13	24	28	4	69	2.37
社会与管理药学			1		1	0.03	药用植物栽培学	6	7	8	1	22	0.76
生物化工	7	6	7	1	21	0.72	应用化学	4	9	7	1	21	0.72
生物化学与分子生物学	7	33	47		87	2.99	制药反应工程	1				1	0.03
生物技术	12	18	22	6	58	1.99	制药分离技术	1	1			2	0.07
生物制药工艺学		1			1	0.03	制药工程学	20	27	26		73	2.50
生物制药与生物材料	1	2			3	0.10	制药工艺学	2	1	3		6	0.21
生物药剂学与药物动力学	21	21	28	3	73	2.50	中西医结合基础	4	2	1	1	8	0.27
生药学	35	56	58	8	157	5.39	中药分析学	20	16	34	1	71	2.44
食品科学与工程	1		5		6	0.21	中药化学	18	24	22	4	68	2.33
天然药物化学	46	62	52	4	164	5.63	中药鉴定学	21	20	26	5	72	2.47
微生物与分子生物学	8	15	15		38	1.30	中药炮制学	10	27	22	3	62	2.13
微生物与生化药学	17	18	22		57	1.96	中药商品学	11	15	12	2	40	1.37
药剂学	72	107	89	18	286	9.81	中药学	21	33	19	5	78	2.68
药理学	109	118	133	14	374	12.83	中药药理学	13	15	19	2	49	1.68
药事管理与法规	1				1	0.03	中药制剂学	10	22	23	3	58	1.99
药事管理学	18	33	36	3	90	3.09	中药资源学	9	10	15	3	37	1.27
药物代谢动力学	10	11	12		33	1.13							
药物分析学	56	77	83	3	219	7.51	合计	751	1001	1050	113	2915	100

表 18　2010 年高等药学院校(系)实验技术人员情况

统计项目	独立药学院校	医科大、医学院药学院(系)	中医药大学、中医学院药学院系	其他高校药学院系	高等专科学校药学系(专业)	合　计
院校(系)数	3	12	7	24	1	47
实验技术人员总数	217	204	128	283	6	838
高级实验师	54	73	27	77	3	234
实验师	96	85	57	129	2	369
助理实验师	58	43	27	62	1	191
实验员	9	3	17	15	44	

2010 年国家级教学团队　2010 年 7 月 12 日,教育部、财政部下发《关于立项建设 2010 年国家级教学团队的通知》(教高函〔2010〕12 号)。确定 308 个教学团队(含 8 个军队院校团队)为 2010 年国家级教学团队。其中医药院校的有天津医科大学娄建石负责的药理学教学团队、黑龙江中医药大学王喜军负责的中药鉴定学教学团队、中国药科大学高向东负责的生物制药工艺学课程教学团队、安徽中医学院彭代银负责的中药学专业教学团队、四川大学张志荣负责的药剂学教学团队、西安交通大学臧伟进负责的药理学教学团队,药学相关类教学团队有武汉工程大学张珩负责的制药工程专业教学团队、青海大学李先加负责的藏医药学教学团队列入 2010 年国家级教学团队。

2009 年度"长江学者和创新团队发展计划"创新团队　2010 年 5 月 19 日,教育部下发《关于公布 2009 年度"长江学者和创新团队发展计划"创新团队入选名单的通知》(教技函[2010]42 号)。药学领域的入选团队有:北京大学王克威负责的"镇痛和药物成瘾的神经生物学机制"团队、叶新山负责的"基于内源性物质的先导药物发现"团队,吉林大学李校堃负责的"FGFs 药物与糖尿病并发症的药理作用机制和病理生物学研究"团队,中国海洋大学于广利负责的"海洋创新药物的研究于开发"团队,中南大学刘昭前负责的"中药和天然药物的遗传药理学基础与临床应用研究"团队,暨南大学叶文才负责的"中草药来源的神经系统疾病创新药物研究"团队,天津中医药大学何新负责的"组分中药基础与应用研究"团队,新疆医科大学阿不都热义木·玉苏甫负责的"复杂性疾病新疆特高发病种维医病证的临床、基础及其方药的一体化研究"团队。本轮资助期限为 2010-1012 年,每个团队资助经费 300 万元。

2009 年"新世纪百千万人才工程"国家级人选　2010 年 1 月 25 日,教育部办公厅下发《关于公布 2009 年"新世纪百千万人才工程"国家级人选的通知》(教人厅函[2010]3 号)。确定教育部直属高校有 155 人入选 2009 年新世纪百千万人才工程国家级人选名单。其中,医药院校入选的有:北京中医药大学陈家旭、李澎涛,中国药科大学孔令义。

新世纪优秀人才支持计划 2009 年度入选人员　2010 年 2 月 25 日,教育部下发"关于公布新世纪优秀人才支持计划 2009 年度入选人员名单的通知"(教技函[2010]14 号)。医药院校入选的有:天津中医药大学崔元璐,上海中医药大学王顺春,中国药科大学陈君、郝海平、杨勇,南京中医药大学唐于平,广西中医学院杨秀芬老师入选。"新世纪优秀人才支持计划"是教育部设立的专项人才支持计划,该计划每年遴选 1000 名左右自然科学和人文社会科学领域的优秀青年学术带头人。2009 年度新世纪优秀人才支持计划入选人员的资助期限为 2010 年 1 月至 2012 年 12 月。资助金额自然科学类为 50 万元;哲学社会科学类为 20 万元。

2009 年度长江学者特聘教授、讲座教授　2010 年 4 月 10 日,教育部下发《关于公布 2009 年度长江学者特聘教授、讲座教授和长江学者成就奖获奖者名单的通知》(教人[2010]5 号)。其中药学领域新增的长江学者特聘教授有:南京大学华子春(生化药学专业);长江学者讲座教授有:华中科技大学李书明(天然药物生物合成专业)、中国药科大学程晓东(微生物与生化药学专业)。

药事管理学青年骨干教师高级研修班　2010 年 9 月 14～18 日,《药事管理学》青年骨干教师高级研修班在中国药科大学举办。研修班学员来自沈阳药科大学、第二军医大学等全国 14 所高等院校。中国药科大学药事管理学专家及美国 FDA 官员 Charles Ahn 分别为学员作专题报告,内容涉及国内外药事法规、药品质量管理、GMP 认证、医药知识产权等领域,并实地考察江苏省常州第四制药厂。

全国药剂学师资培训班　2010 年 10 月 13～14 日,全国药剂学师资培训班在沈阳召开,培训班分设:国家级教学名师讲坛、美日专家教学论坛、药剂学教学成果交流展示、药剂学科技前沿领域专家论坛、中青年教师专题论坛和药剂学实验课现场观摩 6 个板块。沈阳药科大学崔福德教授介绍沈阳药科大学"药剂学"国家级教学团队和精品课程的建设与发展情况;日本岐阜药科大学竹内洋文教授和美国雅培公司高级研究员李禄超博士分别介绍发达国家药剂学教学历史与现状及其相应的课程体系、教学方法等;复旦大学药剂学教授方晓玲的"在通识教育和专业教育的融合过程中提高药剂学教学水平",北京大学博士生导师李娜的"以案例教学培养学生科学家的思维方式”，中国科学院过程工程研究所副所长马光辉研究员的“新型药物载体制备关键技术”，中国药科大学涂家生教授的“新版《中国药典》药用辅料的解析及其DMF制度概述”，上海第二军医大学药剂教研室主任钟延强教授的“基于中试基地的药剂学课程群实验教学平台的建设”，沈阳药科大学药剂教研室副主任毛世瑞教授的“国家级双语教学示范课药剂学的建设”报告获得与会代表好评。与会代表现场观摩沈阳药科大学药剂实验中心。

霍英东教育基金会第十二届高等院校青年教师奖 2010年4月26日，霍英东教育基金会发出《关于批准获得霍英东教育基金会第十二届高等院校青年教师奖》的通知。南京农业大学朱艳等100人获得霍英东教育基金会第十二届高等院校青年教师奖。青年教师奖一等奖奖金5000美元，二等奖奖金3000美元，三等奖奖金1000美元。其中，药学领域获奖的有：大连医科大学（药物分析学专业）彭金咏、苏州大学（药理学）盛瑞、北京中医药大学（中药学专业）翟华获三等奖。

霍英东教育基金会第十二届高等院校青年教师基金应用研究课题资助 2010年4月26日，霍英东教育基金会发出《关于批准获得霍英东教育基金会第十二届高等院校青年教师基金应用研究课题资助》的通知。西南交通大学马征等46人获得霍英东教育基金会第十二届高等院校青年教师基金应用研究课题资助，应用研究课题每个课题资助额度为20 000美元。药学领域获资助的有：山东大学李敏勇的“药效团与骨架跃迁策略在天然先导优化中的应用研究”，南开大学陈悦的“天然产物中具有癌症化学预防作用的化合物的研究”，复旦大学徐彦辉的“组蛋白去甲基化酶LSD1及其相互作用蛋白质复合体晶体结构及特异性抗前列腺癌药物的设计与筛选研究”，清华大学杨茂君的“组蛋白去甲基化酶LSD1及其相互作用蛋白质复合体晶体结构及特异性抗前列腺癌药物的设计与筛选研究”。

霍英东教育基金会第十二届高等院校青年教师基金基础性研究课题资助 2010年4月26日，霍英东教育基金会发出《关于批准获得霍英东教育基金会第十二届高等院校青年教师基金基础性研究课题资助》的通知。药学领域获得资助的有：南京师范大学刘畅的“雷公藤红素拮抗炎症及氧化应激介导的实验性高血压的分子机制”，南京中医药大学马宏跃的“牛黄与蟾酥配伍减毒机制研究”，成都中医药大学尹鸿翔的“基于C27甾体皂苷分子进化的中药“蚤休”基源的化学分类学研究”。

（樊陈琳　高如忠　徐晓媛）

国际交流与合作

2010年出国留学、参加国际会议与合作科研情况 2010年出国攻读学位、讲学、合作科研、访问、进修、参加国际学术会议的教师、技术人员情况详见表19、表20、表21。

表19　2010年高等药学院校（系）出国和回国教师情况

统计项目	攻读学位		访问和参加会议	进修与合作科研	其他	合计
	博士	硕士				
出国教师	27	195	68	11		301
回国教师	9	196	42	9		256

表20　2010年高等药学院校（系）出国和回国人员留学国别情况

国别	美国	日本	韩国	德国	英国	瑞典	法国	丹麦	挪威	波兰	越南	泰国	印度	印尼	巴西	加拿大	俄罗斯	匈牙利	奥地利	意大利	土耳其	尼泊尔	西班牙	葡萄牙	阿联酋	肯尼亚	以色列	新加坡	新西兰	澳大利亚	其他	合计
出国人数	102	49	27	6	11	3	8	8	1	1	2	12	2	1	2	6	2	1	2	18	2	1	1	2	2	7	2	12	1	2	5	301
回国人数	73	40	24	6	5	7	9	11	1	1	2	12	2	1	2	5	2	2	2	15	2	1	1	2	2	6	2	7	1	1	5	256

表21　2010年高等药学院校（系）出国和回国人员专业情况

统计项目	药物化学	药物分析	天然药化	药剂学	药理学	生药学	中药学	基础化学	微生物学	环境科学	生物化学	临床药学	生化药学	管理学	物理化学	药事管理	有机化学	生物化工	食品	英语	放射	行政	思政	其他	合计
出国人数	66	15	19	26	68	20	27	9	2	2	1		4	2	2	3	4	11	1	9	3	3	2	2	301
回国人数	48	14	20	30	50	16	25	10	1	2	1	1	4	2		1	4	9		8	3	3	2	2	256

2010年出国回国返校人员职称情况 2010年高等药学院校（系）出国和回国人员专业及职称情况详见表22。

表22　2010年高等药学院校（系）出国和回国人员职称情况

统计项目	教授	副教授	讲师	助教	合计
出国人数	152	93	52	4	301
回国人数	141	80	31	4	256

第三届中医药现代化国际科技大会 2010年11月25～26日，第三届中医药现代化国际科技大会在四川成都召开。大会由科技部、卫生部、国家中医药管理局、国家食品药品监管局、教育部、农业部、文化部、国家民委、国家人口计生委、国家质检总局、国家林业局、国家知识产权局、中国科学院、中国工程院、国家自然科学基金委15个部委和四川省人民政府共同主办，世界中医药学会联合会、世界针灸学会联合会、中华中医药学会等10个单位协办。科技部、四川省、卫生部、国家中医药管理局等有关领导出席大会开幕式并致词。来自美国、英国、德国、荷兰、日本、韩国、老挝、缅甸等21个国家和地区的2 000余名代表参加会议。老挝卫生部部长、缅甸卫生部副部长、世界卫生组织传统医药部、国际中医药标准化委员会秘书处主席等外国政府官员和国际组织官员以及诺贝尔奖获得者K. Barry Sharpless（贝瑞·夏普利斯）教授、陈凯先院士、陈可冀院士等出席大会。

大会以“中医药创新与发展”为主题，开展创新论坛、专题活动、科技博览三大板块活动。收到论文1 300余篇，论文集收录1 037篇。8人作大会报告，分会和专题活动发言350余人次。生物医药产业对接洽谈暨重大科技项目签约共达成合作意向60项，金额70多亿元。

第七届世界华人药物化学研讨会 “第七届世界华人药物化学研讨会”于2010年2月1～5日在台湾大仁科技大学、高雄医学大学召开。来自两岸三地及美国、欧洲等国家的药物化学界的代表500余人参加大会，278位代表递交论文摘要。中国大陆代表近100名，会议组织了多场学术报告会和专题研讨会，与会人员热切关注国际药物化学研究和发展前沿，将学术界和产业界的创新药物研究二者有机结合，共同探讨创新药物研究与开发的新思路。

中国药理学会药学监护专业委员会第二届第一次国际学术研讨会 2010年10月29日～11月1日，由中国药理学会药学监护专业委员会主办，安徽医科大学和中国药科大学承办的中国药理学会药学监护专业委员会第二届第一次国际学术研讨会在安徽医科大学召开。中国工程院院士周宏灏教授、美国匹兹堡大学Alex F. Chen教授、加拿大布鲁克大学Hui Di Wang教授，美国佛州大西洋大学、俄亥俄州立大学、也门亚丁大学、中国药科大学、中科院上海药物所等国内外的100余名代表参加会议。中国药理学会药学监护专业委员会主任委员、戴德哉教授主持会议。本次研讨会着重交流与讨论临床药物使用、药物作用和相应机制研究，临床用药的合理性，不良反应以及药物引起的医源性疾病等内容，进一步提高临床用药的有效性、安全性，减少各种药害带来的严重后果。

第十六届世界基础与临床药理学大会 2010年7月17～23日由国际基础和临床药理学联盟和丹麦药理学会主办的“第十六届世界基础与临床药理学大会”在丹麦首都哥本哈根召开。来自60余个国家和地区近的3 000名代表参加会议。大会围绕“炎症与免疫药理学”、“药物成瘾与治疗”、“跨膜转运与新药发现”、“离子通道与镇痛”、“心血管药理学”、“精神神经药理学”、“药物流行病学”、“临床药理学”等18个研究主题进行交流和研讨。来自中国、美国、德国、英国、法国、日本、丹麦等国际著名药理学科学家作了大会发言。会议还举办专题研讨会，并展出近2 000份壁报。第十七届世界药理学大会将于2014年在南非召开。

国际药理学术研讨会暨第三届两岸三地药理学学术会议 2010年9月24～27日由中国药理学会、辽宁省药学会主办，沈阳药科大学和中国医科大学联合承办的“国际药理学术研讨会暨第三届两岸三地药理学学术会议”在沈阳召开。来自日本、新加坡、香港及国内22所大学和研究机构的药理学领域123名代表出席会议。大会分设5个专题报告、14个大会报告、27个青年论文报告以及21个壁报。

亚洲药学院校联合会第二十一次理事会 2010年11月5日，亚洲药学院校联合会第二十一次理事会在台湾台北大学举行。会议主要议题为落实联合会战略发展路线图和具体操作事宜以及2011年6月在印度尼西亚举行第五次年会的相关事宜。会议期间，代表参观了台湾大学药学院、临床药理中心和图书馆等。亚洲药学院校联合会成立于2001年4月，成员为来自亚洲的日本、韩国、新加坡、印度、印度尼西亚、菲律宾、马来西亚、泰国、越南、伊朗、新西兰、澳大利亚以及中国的各大学的药学院、系和独立的药科大学，每年定期召开两次联合会理事会，每两年召开一次联合会年会，不定期举办学术会议、研讨会、专题报告会等学术活动，促进亚洲区域药学教育和药学研究的发展。

2010年庆熙大学-沈阳药科大学-北陆大学三校研讨会 2010年11月24～26日，庆熙大学-沈阳药科大学-北陆大学三校研讨会在韩国庆熙大学召开，会议主题是“中草药治疗老年病的发展状况”。沈阳药科大学与韩国庆熙大学、日本北陆大学于2007年签订三方交流协议，三校轮流举办三校共同教育研讨会及学生交流活动。此次三校研讨会由韩国庆熙大学主办。

（樊陈琳　高如忠　徐晓媛）

教学改革与研究

概　况 2010年各高等药学院校继续贯彻落实教育部提出的“深入实施高等学校本科教学质量与教学改革工程”要求，在加大教学经费投入、强化教学管理、专业建设与结构调整、教育教学改革、课程建设、实践教学、教学质量监控、教学方法改革等方面进行工作。

加大教学经费投入 中国药科大学2010年投入教学经费1 758万元,教学设备经费4 644.69万元。获得各级"质量工程"教学改革经费资助246.4万元,其中教育部质量工程项目经费155万元,江苏省质量工程项目经费91.4万元。获得国家自然科学基金委基础科学研究人才能力提高项目200万元。沈阳药科大学新增800元以上仪器设备744台总价值1 310万元,其中购置教学仪器182台价值170万元,购置科研仪器484台价值1 005万元,学校提供购置科研大型仪器配套补贴120万元。北京大学药学院投入约300万元。河北医科大学药学院投入200万元。南京农业大学园艺学院投入20万元用于学生的实验与实习。苏州大学药学院投入300万元改善实验教学条件。徐州医学院药学院投入教学经费300万。浙江大学药学院投入16.8万元。山东大学药学院投入260万元。广西中医学院药学院投入205.78万元。桂林医学院药学院确保4项教学经费及生均4项教学经费逐年递增。中南民族大学药学院投入130万元。重庆医科大学药学院投入120万元。西南交通大学 生命科学与工程学院药学系按生均1 000~1 500元投入。

强化教学管理 中国药科大学通过管理创新,实行"以人为本"、"因材施教",促进学生个性化发展。建立教学管理与学生管理互相融合的教育教学管理体系。加强对院(部、系)人才培养工作的评估和考核。沈阳药科大学遵循"以教研促教改,以教改促教学"的指导思想,对质量工程项目实施的全过程进行监控,保证新老教学计划的顺利过渡,制定《沈阳药科大学本科教材选用管理办法》,完善学生学习预警制度。北京大学药学院修订药学专业六年制学生本科阶段培养计划,解决部分课程之间衔接不合理的问题,配合学校整体教学改革需要,对部分基础医学课程进行学时调整。本着"加强基础、注重能力、淡化专业,因材施教、个性化培养"的方针,坚持导师制,学生入学就进入研究实验室,院士、博导、教授为本科生讲课、带实验;启动"教学办公室周例会、教学主任月例会制度",保证学院教学工作信息的及时沟通和反馈。山西中医学院中药系加强制度建设,规范教学行为;执行期初、期中、期末教学检查制度,领导与同行评教、学生评教制度、新教师试讲制度。苏州大学药学院加强教学督导对教学工作的指导;选拔优秀教师开设示范课;定期开展教学观摩;推行本科生导师制。中山大学药学院实行"三个一"工程(一堂课、一份试卷、一本毕业论文),每学期每位院领导与本科生开一次座谈会制度,听取学生的合理化建议。制定激励政策,提高本科生参与科研的积极性。广东药学院完善教学管理规章制度,实施督导制度,教学评价等。徐州医学院药学院坚持专业设置的培养目标和要求,贯彻教学中心地位,强化教师的教学质量意识,保证毕业生的质量。长春中医药大学药学院要求院长和专业主任及教学秘书听取每位任课教师的授课,期中定期进行教学检查,召开学生和教师座谈会,征求学生对教学的意见,并组织学生填写教师教学质量调查表。第二军医大学药学院落实党委议教,教授上讲台,主讲教师负责制。制定教学奖励办法。落实教学工作八项制度。贵阳医学院药学院举办教师教学竞赛。河北医科大学药学院建立健全教学制度,如实习期间的请销假制度、自主实习的管理办法、大型实验仪器使用管理办法等。吉林化工学院化学与制药工程学院设置教学检查小组,定期检查教学工作,及时查缺补漏,防止各种教学事故的发生。辽宁中医药大学药学院抓教风学风考风"三风教育",从出勤率、课堂纪律入手,提高课堂效率,开展以"诚信考试,拒绝作弊"为主题班会,营造"考风端正,纪律严明,心思细密,精益求精"考试气氛。举办实验技能大赛、百味中草药鉴别大赛等比赛,提高学生实际操作能力。内蒙古医学院药学院补充、完善、细化学校教学管理文件,明确职责,责任到人。召开专门会议听取任课教师意见,并经学术委员会论证,制定各专业培养方案,实行教研室集体备课。药学专业课程使用教材全部为"十一五"规划教材。西南交通大学生命科学与工程学院建立院级督导组、教学副院长、教务员三个管理层面,系级设检查小组、课程教学小组,多级教学管理体系,以提高本科教学质量。浙江大学药学院坚持"以人为本、整体培养、求是创新、追求卓越"的教育理念,以及"宽、专、交"办学特色,召开教学骨干会议,起草学院本科教学"十二五"规划,落实和完善药学院本科教学课程组长职责等文件,加强教学管理。黑龙江中医药大学药学院推进校院二级教学管理体制改革,逐步理顺二级教学管理中的衔接与协调问题,开展"抓学风、促教风、转变工作作风"活动,积极营造良好的育人氛围。召开考风考纪动员大会,每名学生都签署了文明考试承诺书。

人才培养模式改革 中国药科大学大力加强药学创新拔尖人才培养,构建校内外相结合的大学生创业教育体系,提升培养人才的竞争力。增强毕业生就业创业能力,毕业生就业率保持在教育部直属高校第一层次。推进新生研讨课的开设,2010年增开新生研讨课5门,目前全校新生研讨课已达14门。沈阳药科大学继续探索国家级研究型药学拔尖人才培养模式创新实验区,以启发式教学和研究性学习为核心,教学与研究相结合,创新教学理念和培养模式的全方位综合改革。中山大学药学院进一步优化人才培养方案,合理调整课程群(包括化学、生物、医学和药学四大课程群)学分比例、理论与实践教学比例等,将通识教育与专业教育有机结合,构建适应经济社会发展需要的课程体系;构建一体化、多层次、综合性、创新性的实验教学课程体系,课程教学与实习、见习、社会实践有机结合,搭建高水平实践教学平台;利用本学校多家附属医院的优势,突出临床药学教学。与临床药学教研室共同研究临床药学教学计划,集临床药学课程教学和社会实践于一体,加强学生临床药学知识运用和实际工作能力;利用学校通识教育教学平台和学院与企业所建立起来的产学研平台优势,开展通识教育和专业拓展讲座,拓宽学生国际视野,加强学生全面素质的培养。北京大学药学院继续完善六年制本-硕连读人才培养模式,实验课教学不断完善动手能力的培养方案,理论课教学注重自主学习能力的培养,改革考核方式,强化能力的考查;课程设置上,压缩每周学时数,减少必修课,增加选修课,提高对学生自主学习能力及创新能力的培养;为学生增加人文素质教育课程,鼓励学生选修双学位,完善知识结构,提高学生适应社会的能力。药学院的《天然药化教学改革与实践探索》、《"化学生物学概论"课程改革》获得"北京大学医学部2010年教育教学研究课题";《药学专业长学制学科课程体系研究》和《我国临床药学人才培养模式与教学环节质量评价研究》完成结题工作。2010年,药学院在研教学课题18项;发表和会议宣读教学论文8篇;出版教学著作17部,主编教材4部,参编著作11部,译著2部。本科生发表论文5篇,SCI影响因子最高5.2。徐州医学院药学院依托学校较强的医学教育,培养医药兼备的复合型药学人才。长春中医药大学药学院在"厚基础、宽口径、精技能、重个性"人才培养模式的指导下,因材施教,积极组织教师探索运用案例式、以问题为中心、研讨式、情景教学等多种教学方法,提高学生学习兴趣与学习效果。第二军医大学药学院重新修订本科人才培养方案,强化实践创新,突出军事特色,完善并规范临床药物治疗学课程见习教学,增加临床问诊培训和病例讨论,以加强临床教学效果。广东药学院制定人才培养模式多样化改革的方案和措施,应用型人才培养符合社会需求,取得较好效果。桂林医学院药学院将培养目标定在"以社会需求为导向,紧扣药学学科发展与药学实践模式的转变进程,结合国家深化医药卫生体制改革进程和当前医药经济结构特点,建设与区域社会经济紧密结合的应用型药学人才",在人才模式培养上突出特色,采用"前期趋同,后期分流"方式,突出生物、医学学科课程;减少理论课课时,增加实验课课时数,以强化学生实践和动手能力。吉林化工学院化学与制药工程学院重新修订人才培养方案,在2008年平台加模块基础上,增加专业辅修课模块,同时增加工程哲学课程,为培养学生实践能力和工程素质制定科学的方案。辽宁中医药大学药学院为提高本科生培养质量,加强研究生创新能力培养,提倡产学研联合培养模式,要求博士研究生毕业前必须发表SCI收载论文方能拿到学位。山东大学药学院突出学生创新思维和能力的培养,大二学生参与各级创新性及开放性实验。与港澳台及国外高校交流与合作,选送药学及临床药学专业的学生赴英、美、台湾等国家、地区交流实习。在制药工程人才培养中,积极推行"3+1"培养模式的探索与改革。重庆医科大学药学院药学人才培养分两大体系:一是面向制药工业培养药品研发、生产等工业药学人才培养体系;二是面向医疗机构和社区药房培养药品使用人才的临床药学人才培养体系,对美国PharmD教育模式的研究,取得进展。武汉工程大学化工与制药工程学院整合现有的学生创新活动资源(如实验教学示范中心、工程训练中心、实习实训基地、大学生活动中心、大学生创新中心等),将大学生科研立项、学科竞赛、实践调查等课外科技学术活动有机结合起来,参与建设校级大学生创新活动基地,为大学生创新活动提供研究课题、设备器材(耗材)、活动经费和必要的场所,配备相应的指导教师,为学生创新成果的发表、出版、推广应用提供支持和帮助。青海大学药学系注重学生创新精神和实践能力的培养。引导学生掌握灵活实用的学习方法,采取多种形式如老师作报告、方法介绍、同学交流,组织知识竞赛等创造浓厚的学习氛围。为加强学生的科研动手能力,各学科进一步增加了综合性实验的比重。河北医科大学药学院重视学生实验创新能力培养,推进大学生创新性实验计划项目建设,学生在首届省会大学生创新创意大赛等课外学术科技竞赛中取得好成绩。内蒙古医学院药学院本着"基础理论扎实、专业口径宽泛、注重能力、强化素质,服务基层"的原则,人才培养方案始终紧扣市场对药学专业人才的要求,注重德智体全面发展,人文精神和科学素质并重,注重创新精神和实践能力的提高,使所培养的毕业生能够较好的适应当前经济发展和医药行业的需求。

专业建设和结构调整 中国药科大学将3个优势专业:药物化学、药物分析、生物制药申报为可独立招生的专业。现全校本科专业23个。新增江苏省品牌专业建设点——中药资源与开发,江苏省特色专业建设点——药事管理和工商管理。沈阳药科大学以国家级特色专业、省级示范专业为示范,以药学类国家级特色专业和新专业群的建设为重点,全面提高专业建设水平与质量。巩固药学专业认证成果,按照专业认证标准进一步加强药学专业建设。对新办专业的建设加强管理和督导,探索五年制临床药学专业培养方案,建立相对稳定的临床药学教学基地和教学队伍。北京大学药学院"药学专业"先后被评为北京市级、国家级高等学校特色专业建设点。学院在"特色专业建设点"经费支持下,对"药事管理与临床药学系模拟药房与药物信息中心"进行了初步建设、精品课程建设加大投入,对实验教学中心的仪器设备进行更新。2010年在医学部"教改专项经费"支持下,继续完善课程模块化建设。在国家自然科学基金委"国家基础科学人才培养基金项目"二期经费支持下,保证24个科研训练项目的顺利进行,依靠师资优势、学科优势和优秀生源,通过强化全程的综合性和创新性实验、教学互动的科研讲座,课余科研活动、专题科研小组活动、以及实验技能竞赛等,提高学生自主学习能力、动手能力、科学研究和创新思维的能力。辽宁中医药大学药学院以中药学专业为核心,以专业认证为契机，撰写中药学、药学、药物制剂、制药工程、食品科学与工程5个专业的自评报告，遴选5个专业的带头人，重新修订2010级5个专业的培养方案。山东大学药学院临床药学专业被评为山东大学首批建设的20个国际化专业之一。2010年加强与医学院以及各临床教学医院和卫生部临床药师培训基地配合，探索临床药师教育与培养的新模式。在药学类专业建设中推进通识教育，提升学生综合素质；实施创新教育，强化学生创新能力；重构课程体系框架，推进学科大类培养；减少课内必修学分，增加学生自主选择空间。压缩各专业课程学时和学分，对相关课程和实验进行整合。武汉工程大学化工与制药工程学院按照“思想先进、目标明确、改革领先、师资优化、设备先进、教学优秀”的要求，加强专业建设。西南交通大学生命科学与工程学院加强专业建设，形成以制药工程为主，包括生物制药、生化制药、中药制药；以生态学、生物信息学两个方向为辅的“一主两辅”发展思路。徐州医学院药学院加快药学类专业建设，临床药学专业开始招生，药学一级学科硕士点、药物分析、药物化学二级硕士点和药物制剂本科专业获准设立。广东药学院制定以“专业结构优化与区域经济发展相一致、依托学校已有的医药传统优势专业拓展医药相关专业和延伸专业，专业建设必须具有鲜明的特色、学校专业建设要进行分类指导”为核心内容的专业发展战略，通过强化学校传统优势专业，做优朝阳专业，扶持医药相关专业与具有医药特色的非医药类专业的专业建设思路，形成由“核心专业群、相关专业群和延伸专业群”组成的相互联系、相互作用的有机统一的专业体系。桂林医学院药学院药学专业被批准列为国家级特色专业建设点，确定以药学一级学科为主，强化二级学科，发展药学与医学、药学与市场营销、药学与其他相关学科（如生物制药）交叉的学科专业布局。浙江大学药学院申请参加全国药学类本科专业认证，组织教学骨干学习认证指标体系，完成学院自我评价报告的撰写。吉林化工学院化学与制药工程学院在建设药物制剂及制药工程两个专业基础上，筹划生物制药专业及药物分析专业申报工作。

精品课程建设及改革 中国药科大学在总结“质量工程”一期课程建设经验的基础上，整合成果和资源。“工业药剂学”课程被评为国家精品课程，“药物分析（双语）”课程被评为国家级双语教学示范课程，“生物工程”等5门课程被评为江苏省精品课程，1门课程被评为江苏省双语精品课程。沈阳药科大学扩展精品课程覆盖范围，扶持基础、经管类、工程学科课程建设，“生物技术制药”、“化学制药工艺学”被评为国家级精品课程，“药用植物学”、“医药电子商务”、“无机化学”、“计算机程序设计基础”被评为省级精品课程。开展双语教学示范课程建设，“药剂学”入选国家级双语教学示范课程，“分析化学”、“药理学”、“有机化学”被评为校级双语教学示范课程。北京大学药学院完善课程“模块化”设计。2/3为必修课程，以达到在知识、技能、态度和行为方面基本的培养目标；1/3为选修课程，以拓宽、加深和兴趣领域的学习。2010年，5门精品课程通过医学部复核。2010年有药剂学、物理化学、有机化学、结构化学完成课程网站建设。山西中医学院中药系制定加强课程建设的制度，申报院级教改课题4项，省级教改课题1项，现有院级精品课程3门。辽宁中医药大学药学院对各门课程制定成绩评定方案，并按方案执行。编写各课程三基手册。吉林化工学院化学与制药工程学院天然药物化学被评为吉林省优秀课程，科技外语阅读、药理学、药物分析学、药用高分子材料学等被评为院级优秀课程。黑龙江中医药大学药学院完善精品课程网络建设，2010年中药炮制学被评为省级精品课程。第二军医大学药学院修订课程标准，完成13本自编教材编写工作，4本为统编教材，“临床药物治疗学”、“有机化学”、“军队药材供应管理学”通过校优秀课程验收。化学基础课程网络课程群获全国第十四届多媒体教育软件大赛网络课程二等奖，“基础化学”课程被评为上海市精品课程获总后网络课程三等奖，重创新、厚资源、强互动的化学基础课精品课程建设等5项教学成果获校教学成果奖。徐州医学院药学院临床药理学入选江苏省精品课程，药物化学、生物药剂学与药物动力学被评为院精品课程。浙江大学药学院遵照“宽口径、厚基础、适应性强、各学科交叉培养”，“以学生为主体，教师为主导”的要求调整课程设置，将课程分为通识课程、大类课程和专业课程三大类。鼓励教师申报各级精品课程，并给予经费支持。推进药理学，药剂学，药物化学，生物药剂学从内涵上进一步提高。药理学课程获省级精品课程立项，药物分析课程获网络教育国家精品课程。中山大学药学院以校级精品课程建设为重点，以创省级和国家级精品课程为目标，采取措施，在精品课程建设上创一流教师队伍，教学内容、教学方法、教材、教学管理，突显其示范性。学院现有校级精品课程1门，校级精品课程建设项目2门，同化学与化学工程学院共建国家级精品课程1门。注重加厚基础理论与基础知识，以学习能力、实践能力、创新能力培养为重点，利用学校文、理、工、医齐全的优势，构建药学与人文科学相结合、药学与自然科学相融合、药学与医学相渗透、理论与实践相贯通的模式。将关系密切的课程进行整合，如将无机化学实验和分析化学实验整合成基础化学实验；波谱分析和仪器分析，整合成现代分析技术与应用；药理学和中药药理学整合成药理学；生理实验、病理实验和药理实验整合成药学机能实验Ⅰ+药学机能实验Ⅱ。将植物学和动物学整合成生物学基础及细胞生物学；药用植物学实验并入生药学实验；物理化学实验整合至药剂学实验；生物药剂学和药代动力学整合至现代制药综合大实验。增加病理生理学、中医药学概论、药物分子设计概论、药学前沿、药学与社会选修课程。57%教材选用省、部级规划教材。药物化学、药理教研室等教研室选用原版英文教材作为主要参考书。2010年教师参编出版的教材24

部。其中,部级以上教材14部,获"十五"、"十一五"国家规划教材8部。古练权教授主编的《生物化学》获教育部全国普通高校优秀教材二等奖,刘文粢参编的《有机化学》获卫生部全国高等学校医药优秀教材二等奖。广东药学院制定"广东药学院精品课程建设与管理暂行办法",成立广东药学院精品课程建设领导小组及工作小组,推进精品课程的建设工作。桂林医学院药学院确定课程负责人和课程建设小组,实现"一课多人,一人多课",逐步建立"双选机制",从教和学两个方面提高课程教学质量。贵阳医学院药学院出台申报教学改革项目、创建精品课程激励机制。青海大学药学系以院级重点课程和省级重点课程为基点,精选教材,精练教学内容,教学内容注重先进性、新颖性、科学性,培养学生的创新思维能力。

加强实践教学 中国药科大学加强国家、省级实验教学示范中心建设,建成符合GPM要求的"校内实训中心",该中心是目前全国医药院校中唯一能够真正进行药品生产过程项目化实训教学的场所。加快建设"模拟药房"、"药用植物园"等校内实践平台。进一步扩大开放性实验和大学生创新计划项目的覆盖面,开放192个实验项目,参与学生917人次。2010年立项国家级创新性实验项目40项,省级项目28项,校级项目102项。2010年新开拓学生校外实践基地18个,应届毕业生去企业实习比例达到45%。沈阳药科大学优化教学资源和教学环境,实现设备先进、资源共享、开放服务。"药物制剂实验教学中心"、"生物学实验教学中心"、"中药学实验教学中心"获"2009-2010年度辽宁省普通高等学校实验室建设及仪器设备管理工作先进集体"称号,四人荣获"2009-2010年度辽宁省普通高等学校实验室建设及仪器设备管理工作先进个人"称号。中药资源与开发实验室和生物工程制药专业实验室各获省部共建实验室专项经费300万元。北京大学药学院为培养学生独立工作能力和科学素质,将有创新能力的低年级学生向科研实验室输送。"药物化学专业实验教学体系改革研究"获"中国高等教育学会医学教育专业委员会药学教育研究会2010年立项课题;"药物化学实验的全新设计与实践"获"北京大学医学部2010年教育教学研究课题";"药学实验教学中心课程体系及运行模式研究"完成结题工作。2009-2010年,学院共获得"教育部大学生创新性实验计划"4项、"北京市大学生创新性实验计划"1项、"医学部大学生创新性实验计划"11项。2010年,医学部为药剂学、药理学、生药学、药用植物学、教学实验中心以及药物化学实验室建设投入教学实验室建设经费103万元。2010年学院"国家基础科学人才培养基金能力提高项目"通过国家自然科学基金委员会组织的中期审核,二期建设经费已到位,24个科研训练项目已取得阶段性成果。河北医科大学药学院编写新的实验讲义,更新和增加实验内容,加强实验考核环节的规范性。内蒙古医学院药学院注重开门办学,加强与国内外药学类院校、研究所的交流与合作,与北京大学药学院、内蒙古自治区食品药品检验所、内蒙古伊泰药业等单位联合建立多个校外实习基地,在基地建设、联合申报国家课题和人才培养等方面取得成效。山西中医学院中药系重视实验课教学,积极开设综合性、设计性实验,提高学生综合应用知识的能力;加强实验室的常规建设,提高实验室的硬件条件。辽宁中医药大学药学院申请中央和地方专项资金购买仪器设备,改善了本科实验教学条件。配合食品科学与工程专业,新建2个食品实验仪器室及无菌室。对现有的实验教学中心按专业重新划分,明确各专业实验室建设的重点内容。长春中医药大学药学院实践教学环节坚持五年(四年)不断线,包括实验教学、课间见习、教学实习、毕业实习、毕业论文(设计)写作、社会实践等。开展高等数学实验,制图学首创实体模型制作的实验项目,将制药设备与厂房设计实验从课堂搬到医药企业车间。第二军医大学药学院开展学员创新实践活动,鼓励学员走出校门参加各种实践和竞赛,加大对学员创新活动资助,打造药学生科技创新实践新平台,为创新人才培养提供支撑,有一名本科生申请专利4项。苏州大学药学院以苏州大学新药研发中心、中科院苏州纳米科技园、苏州高新技术开发区生物技术中心,附属医药企业研发中心为基础,建成"产学研结合培养药学高层次人才实践基地"。南京农业大学园艺学院以中药学实验教学中心为平台,加强各门专业实验课程和开放实验(毕业论文与SRT项目研究)的日常教学与管理。利用教育部修购资金项目购置高值仪器,将学生的实践能力训练与科研相结合,教学改革项目与学生实验相结合,提高教学实验中心的利用率和提高学生的实践能力。浙江大学药学院将各专业实验课程整合成化学药和中药科学实验两大实验模块。基础训练实验,综合设计性实验和研究创新性实验三个层次。新设置独立开课的实验课程和个性化实验,开设"综合药学实验"、"创新药物实践"和"创新药物基础实践"等创新性实验教学课程。本科生从二年级开始进行药学实践活动,与研究生一起进行科学实验训练,100%的学生进入各研究室参加SRTP。中南民族大学药学院获得国家中医药管理局民族药学重点学科和国家中医药管理局民族药学三级实验室的认证。中山大学药学院对药学基础及专业实验课程进行整合,构建以基础、专业、综合、创新四层次的新实践教学体系,逐步形成实验教学"一体化,多层次"教学新模式;重点建设药学专业的"现代制药综合大实验"、"现代生物技术综合大实验"和"计算机在药物研究中的综合实践"三大综合性实验。按新实践教学体系编写相关教材2部,并制定对应的实验教学大纲,编写具有综合性及创新性的药学实验教材,为"一体化,多层次"的实践教学提供保障;拓展与制药企业、医院的合作,建立产学研联盟和实践教学基地,建立学校、用人单位和行业部门共同参与的学生考核评价机制,推进人才培养与生产劳动和社会实践相结合的实践教学改革。制定本科生从事实践活动的运行机制，提高学生从事实践活动的积极性，早期接触科研，更好地与理论学习相结合，培养思维能力。通过毕业论文、业余科研、暑期科研等科研实践的管理机制，提升本科学生的科研创新能力。开展系列本科生创新实践课题，为参加大学生挑战杯创新性实践比赛提供孵育条件。建立实验教学质量保障体系，使新的实践教学体系健康、有序地发展。桂林医学院药学院召开以“倾听医药企事业人士声音，交流实践教学经验”为主题的药学实践教学研讨会。构建“1+1+X”实践教学新模式，加强师资队伍培养，开展下实习点前的专向培训，加强实习推动就业的工作模式。西南交通大学生命科学与工程学院与企业共建实验室，改善实验条件。学院有四个实验中心和一个分析测试中心，四个研究所，为教学、科研提供了良好的条件。大学生科研训练计划(SRTP)项目、“个性化实验”项目借此实验平台开展科学实验，对学生加强动手能力及综合分析、实践能力的培养，取得良好成效。青海大学药学系建立以中藏药实验教学科研为中心，以四大药学专业学科(药物化学、药剂学、药理学、中药学)为依托的“融合”式实验教学链；以四大研究方向(中藏药种植、药效学研究、药物成分研究、新药研发)为重点的“特色”式实验教学模块；以培养全省中藏药学人才为目标，构建全新的药学专业实验教学体系。

教学质量监控 中国药科大学在广泛征求意见，充分调研的基础上，认真修订教学质量测评指标，加强教学质量监控，提高教学质量。组织常规教学检查和对试卷、毕业论文、实验教学、选修课等环节的专项检查，将检查中发现的问题再反馈到各院部系。组织全校学生参加评教工作，教学督导组参加理论课听课176门次，实验课35门。沈阳药科大学加强教学秩序检查，确保教学秩序稳定；突出期中教学检查活动重点，强化督导和评估，提高青年教师的授课水平；修订教学管理规定，规范课堂教学行为，全面提高课堂教学质量。继续从督导专家、学生教学信息员和各级教学领导处收集教学信息，进行沟通与交流。北京大学药学院利用教学质量实时监控系统，将学生对教师教学质量的评估结果及时反馈给教师本人。严格执行“三级督学制度”：医学部督导组对药学院教学情况进行抽查；院教办与督学教授共同对教学档案、理论教学、实验教学及二级学科培养情况进行督导；教学督学教授不定期抽查各系室的教学、实验及管理工作，教学办公室将检查结果与各单位沟通。河北医科大学药学院成定了院级教学督导组，并明确了工作职责，严格执行期末考试领导巡视、学院领导听课、调课、教学检查制度等。山西中医学院中药系建立由教学管理人员、教师及全体学生教学质量检查与监控管理体系，主要是监控教学效果及教学秩序。内蒙古医学院药学院采取教学督导委员会检查、教研室主任听课、学生网上评教、同行互听课等措施，监督课堂教学过程；采取教研室集体备课、新教师试讲、实验预试等措施，严把教学关；对教师教案、课件、毕业论文完成进度、试卷及评分进行检查。辽宁中医药大学药学院进行校、院、教研室三级听课，互听互评，在教学督导基础上，组织教授听课团和领导班子评课团，听课后当场进行讲评。建立国家、省、校、学院四级评教体系。长春中医药大学药学院执行“本科教学环节基本要求”、“本科教学管理工作基本要求”等相关文件，对教师的教学方案、集体备课、教材选用等进行规范化地要求。吉林化工学院化学与制药工程学院构建教师教学质量网络评估系统，学生评教以及教师互评体系，并将评估结果作为教学质量系数评价依据，直接与教师课酬挂钩，实施效果良好。第二军医大学药学院出台“药学院教学奖励办法”，建立教学档案定期检查制度，落实院、教研室两级督导制度，实行专家治院，设置教学专家委员会定期开展党委议教、教学专家负责教学工作方面的咨询议事和审定。苏州大学药学院发挥学院教学指导委员会的指导作用，开展定期听课，教学竞赛，师生评定等活动，并结合奖惩条例对教师进行考评。发挥导师制在教育体系中的作用，多途径开展大学生科研创新实践活动。浙江大学药学院加强实习与毕业论文质量监控，坚持一人一题的原则，先后出台教师提供实习课题→学生选择实习课题→开题报告→答辩→学院组织实习质量检查→论文送审→分学科进行学士学位论文答辩的管理模式，导师一对一地指导实习生。使学生在实习期间接受文献查阅、开题报告、外文翻译、撰写综述、撰写论文等系统的科研训练，保证实习质量。2010年本科学生参与发表的论文共12篇，其中SCI收录11篇、一级刊物1篇。山东大学药学院以“公开教学”和“观摩教学”的形式对课程授课情况进行专项检查，每学期安排2次本科课程“公开教学”，聘请退休教授成立教学督导委员会，对教学管理过程和教师授课情况进行全程监督和指导。对七年制临床药学专业学生，在培养中引入竞争机制，进行分流淘汰，制定相应的分流管理规定。武汉工程大学化工与制药工程学院进一步完善学校的“3+1”教学质量监控体系，积极探索教学状态数据公示制度，定期采集、整理、分析教学状态数据，了解、监测学院教学工作状态，保证教学质量。中南民族大学药学院采取三级听课评学评教制度，每学期都要组织专家进行专业评估，以保证教学质量。中山大学药学院实施博士研究生和奖助类硕士研究生(高年级)助教工作制度，制定与学校口径一致的相关制度，确保本科教学顺利进行；建立由网络评教平台、教师听课评课制度以及学生评教制度共同组成的教师教学工作质量与水平评价体系。教师如综合评价达不到水平，将不能晋升；每年召开一次全院教师教学工作研讨会，讨论学院教学改革内容、传授教学经验。桂林医学院药学院落实听、评课制度，定期教学检查制度，开展期初教学检查、期中考试和期中教学检查、期末考试和学期教学检查，专项教学检查。贵阳医学院药学院实行三级听课制度，学生反馈信息制度，定期召开师生座谈会。西南交通大学生命科学与工程学院形成院级督导组，系级检查小组、教学小组三个层面教学质量保障体系。院级督导组、系级检查小组每学期定期巡查教学情况；各系以系或以课程组为单位开展教研活动，针对课程建设、教学质量改善、学生学习状态等方面展开讨论，每一次教研活动均有记录备案。青海大学药学系坚持每学期的教学初期、中期和终期检查，坚持三级听课制度，对教学质量进行定期检查。组织教师相互听课观摩、取经，交流教学经验，对系部课堂教学进行评教工作。每周召开一次教研室主任例会，及时了解、解决教学中出现的问题。

↗ 社会与管理药学学科发展研讨会 2010年3月27日，社会与管理药学学科发展研讨会在中国药科大学召开，北京大学、四川大学、天津大学、第二军医大学、黑龙江中医药大学等院校的“社会与管理药学”学科带头人参加研讨会。与会代表对“社会与管理药学”学科建设和发展进行探讨，研究将“社会与管理药学”申报增设为药学二级学科的相关事宜。通过对“社会与管理药学”国内外发展现状的讨论分析，与会专家认为，随着学科的发展以及新形势下对该学科人才的迫切需求，将“社会与管理药学”增设为国家二级学科，是药学丰富内涵的体现，是高校招生、学生就业的保障。

↗ 中国高等教育学会医学教育专业委员会药学教育研究会第四次理事大会暨2010年学术年会 2010年9月26～28日，中国高等教育学会医学教育专业委员会药学教育研究会第四次理事大会暨2010年学术年会在重庆召开，会议由西南大学药学院承办。来自全国50所药学院校近90位代表参加会议。药学教育研究会理事长、中国药科大学校长吴晓明教授代表常务理事会做工作报告，通报两年来药学教育研究会的主要工作，并对下一阶段工作的安排与部署进行了阐述。中国药科大学副校长姚文兵的“中国高等药学教育“十一五”质量工程建设情况”；教务处徐晓媛的“我国药学本科专业认证试点和药学专业规范与发展战略研制工作情况”；黑龙江中医药大学药学院李永吉的“全国中药学本科专业认证试点的实践与思考”；沈阳药科大学夏焕章的“沈阳药科大学特色专业建设与人才培养模式创新”；北京大学药学院刘俊义院长的“药学研究型人才实践能力培养探索”；复旦大学药学院侯爱君副院长的“推行CHIPS教学，培养国家所需的创新型药学人才”；四川大学华西药学院王素霞的“四川大学华西药学院关于本科教学质量与教学改革工程建设工作总结及体会”；山东大学药学院邵伟副院长的“构建质量工程平台，培养学生创新能力”；内蒙古医学院药学院陈朝军院长的“内蒙古医学院药学院实践教学改革情况”；武汉工程大学制药工程学科部张珩的“制药类专业人才培养模式研究中的工程能力培养”；第二军医大学药学院王小燕“化学实验教学平台的标准化建设与实践”的论文在会上作了交流。会议代表还就“十二五”质量工程药学类项目建设思路、我国药学类本科专业目录修订调整工作、“十二五”药学类教材规划建设有关问题等主题进行分组讨论。

↗ 2010年药学教育研究会药学教育改革研究立项课题 2010年10月19日，中国高等教育学会医学教育专业委员会药学教育研究会公布2010年药学教育改革研究立项课题，共有38项获准立项，其中重点课题20项，一般课题18项。重点立项课题有：广东药学院的“天然药物化学双语教学示范课程建设研究”；中国药科大学的“国内外药学专业课程体系比较研究”、“药学生大学英语分级教改的方向——公共英语与药学英语的有机结合”；长春中医药大学药学院的“中药学‘两段双向型’人才培养模式的研究与实践”，北京大学药学院的“药学专业长学制教学团队建设研究”、“药学专业长学制学生毕业后发展跟踪研究”；四川大学华西药学院的“将‘新药申报与专利申请’引入药剂学理论和实践教学体系的研究”；延边大学药学院的“具有区域民族特色的药学专业人才培养模式与课程体系改革研究”；西安交通大学医学院的“我国药学类专业教材建设研究”；西南大学药学院的“以学生为主体的药学人才创新能力培养体系研究与实践”；沈阳药科大学的“药学类教学团队建设研究”、“药学类专业教育质量监控与评价体系研究”；武汉工程大学的“制药工程专业教学团队建设研究”；郑州大学药学院的“‘螺旋上升式’实践教学模式在培养药学核心能力人才中的应用”；哈尔滨医科大学药学院的“临床药学专业实践教学质量评价研究”；复旦大学药学院的“临床药学专业课程与教学体系研究”；浙江大学药学院的“药物分析课程教学质量监控与评价体系研究”；海南医学院药学院的“依据人才市场需求，促进药物分析课程改革研究”；第二军医大学药学院的“依托中试基地的药学综合性实验教学平台建设”；黑龙江中医药大学药学院的“药学类实验教学体系建立及运行模式研究”。一般立项课题有：广东药学院的“地方药学院校药学专业药剂学课程研究性教学的研究与实践”；内蒙古医学院药学院的“药用植物学野外采药实习教学改革研究”；北京大学药学院的“药物化学专业实验教学体系改革研究”；四川大学华西药学院的“生药学课程实践教学新体系的建立与实践”；吉林化工学院化学与制药工程学院的“地方工科院校制药类专业实践教学体系改革研究”；成都中医药大学药学院的“中药学专业实习实训基地创新管理模式的探讨”、“药物化学双语课程建设与改革”；西安交通大学医学院的“药学生毕业论文质量评价研究”；沈阳药科大学的“五年制临床药学人才培养模式的研究与实践”；武汉工程大学的“化学制药工艺学双语教学课程研究”；南开大学药学院的“药物研发模拟实验课程研究与实践”；泰山医学院药学院的“医药院校制药工程专业实验课程体系的改革与实践”；浙江大学药学院的“构建以自主学习和能力培养为目标的药学本科专业课程体系的探索研究”、“生物药剂学与药物动力学双语教学示范课程建设”；第二军医大学药学院的"药学专业化学实验课研究性教学模式的构建与实践"、"药学类国家精品课程网络教学资源的研究";温州医学院药学院的"药学开放性实验教学模式的创新与实践"、"药学专业药理学实验教学运行模式研究"。

国家级实验教学示范中心建设成果展示交流会 2010年10月20~21日,国家级实验教学示范中心联席会、教育部高等学校实验室建设指导委员会、实验教学指导委员会和高等教育学会实验室工作分会在北京召开国家级实验教学示范中心建设成果展示交流会和第三届全国高校实验室工作论坛,2 000多名代表参加会议。教育部、财政部、北京市教委和相关部门的领导出席开幕式。教育部高教司司长张大良在讲话中指出,高校实验室工作要注重"学思结合、知行统一",加强实践教学环节,在实验室建设、生产实习等方面加强与行业、企业、科研院所的合作,探索合作育人的新模式,着力培养学生的学习能力、实践能力和创新能力。高校要把实验室工作作为推进教学改革、提高教育质量、培养创新人才的重要内容,加大投入,提高实验室建设水平,要统筹学校各类实验室资源,促进实验室开放共享,促进教学、科研结合,提高实验室使用效益和整体水平,为提高人才培养质量和创新人才成长创造良好的环境。中国工程院院士左铁镛、中国科学院院士陶澍以及来自高校的代表90多人围绕实验教学示范中心建设、实验教学改革、实验室建设管理、实验队伍建设等进行交流。会议期间举行了国家级实验教学示范中心建设成果展示会,通过图文展板、实物展示、视频播放、现场演示等方式反映各国家级实验教学示范中心在人才培养模式转变、实验教学改革、实验室建设、自制实验仪器设备研发等方面的成果。

第三届全国大学生药苑论坛 2010年11月27日,"方圆制药杯"第三届全国大学生药苑论坛在中国药科大学举行,来自26所药学院校的87名代表参加会议。教育部高教司农林医药处、江苏省教育厅高教处、常州方圆制药有限公司、药明康德新药开发有限公司有关领导出席会议,药明康德新药开发有限公司药物化学副总裁郭涛博士、中国药科大学涂家生教授应邀作专题报告。41名学生代表分别汇报各自在创新性实验和企业创业实践方面取得的成果。论坛还邀请高校药学专家、医药工业界创新研发团队、企业家对同学们研究项目的可行性、创新点、实施等进行专业点评,并介绍药学学科前沿动态。本届药苑论坛共评选出9项学生创新成果奖和10篇优秀论文。

中国药科大学药物科学研究院成立 2010年1月19日,中国药科大学药物科学研究院成立,江苏省人大常委会,江苏省教育厅有关领导,中国药科大学彭司勋院士,以及来自医药界的企事业单位代表、教师代表、学生代表400余人参加成立大会。江苏省人大常委会副主任、党组副书记李全林和中国药科大学校长吴晓明为药物科学研究院揭牌。中国药科大学成立药物科学研究院的目的旨在建立新药研究开发技术新平台,通过对校内有关研究中心和重点实验室进行有效整合,建立新药发现技术、新药筛选研究、新药药效学研究、药物代谢动力学研究、新药安全性评价技术、药物质量控制技术、新药制剂研究技术、新药发现中试及转化服务平台,统筹实施新药的研发,提升科技创新能力和新药研发效率,进一步推动学校科技进步、人才培养、社会服务。

全国中医药高等教育学会第七届高等中医药教育校长论坛 2010年7月15日,由全国中医药高等教育学会主办,成都中医药大学承办的第七届高等中医药教育校长论坛在康定召开。来自全国26所院校的院校长和7家新闻出版单位、研究所、医院和医药企业的代表共70多人出席论坛。国家中医药管理局副局长李大宁在开幕式上讲话,他强调了三点:一是要加强学习,吃透精神,站在国家经济社会发展和人民群众医疗需要的高度,与中央保持高度一致;中医药院校长应该是中医药人才培养的设计师,要帮助国家、政府和中医药行业规划好、设计好中医药人才培养方案。二是要找准问题,分析问题,当前中医药高等教育面临学生就业难和医药卫生事业人才短缺等要努力找准问题,要认真分析问题,并找到解决问题的方法。三是要找好路径,落实精神。面对中医药高等教育面临的诸多问题和困难,要积极寻求改革的突破口,找好解决问题的路径和克服困难的切入点。院校长们就中医药教育改革与发展所面临的现状和问题,和"十二五"期间我国中医药高等教育健康、持续、协调发展的战略重点展开讨论。主要从6个方面,提出和分析了40多个热点焦点问题,提出了中医药教育改革与发展的思路和建议。洪净理事长进行了总结,提出3点意见:第一,抓住机遇,推进中医药教育发展。第二,进一步明确学会工作定位。第三,认真学习中央文件精神,与中央保持一致。

第十届全国青年药学工作者最新科研成果交流会 2010年7月8~9日,由中国药学会主办、吉林大学药学院承办、施慧达药业集团(吉林)有限公司协办的施慧达杯"第十届全国青年药学工作者最新科研成果交流会"在长春举行。中国药学会药物化学专业委员会、药物分析专业委员会、药剂专业委员会、军事药学专业委员会、医院药学专业委员会、中药和天然药物专业委员会委员,解放军中药研究所、中国医学科学院药植所"中国药物化学杂志"编辑部及有关药学院校的专家和100余名青年药学工作者出席会议。会议特邀中国科学院院士张礼和教授做题为"我国药学工作者面临的挑战和责任"的报告。与会代表就药物化学、中药与天然药物、生化与生物技术药物、海洋药物、药理、老年药学、药剂、制药工程、抗生素、药物分析、医院药学、药事管理、军事药学、药物流行病学、药物经济学、药物安全评价、药物临床评价等领域的最新研究进展、最新实验技术、最新科研成果进行交流。会议评出一等奖论文2篇、二等奖论文5篇、三等奖论文14篇。

↗ "拜耳-北医临床药学促进计划"观摩教学 北京大学药学院药事管理与临床药学系与拜耳医药保健有限公司合作开展的"拜耳—北医临床药学促进计划"第一次观摩教学活动于2010年3月17日在天坛医院举行,第二次观摩教学活动于2010年3月25日在北京大学第一医院举行。观摩教学活动是"拜耳-北医临床药学促进计划"的核心内容,旨在提高临床药学的实践教学质量,规范临床药学教学基地的临床药师培养,探讨医院临床药学工作模式,从而促进临床药学健康发展。第二次观摩教学活动主题为肾内科肾病综合征临床药学PBL(Problem-based Learning)示范教学,由北大医院药剂科临床药师模拟临床实践活动中临床药师与患者、带教老师与学员的会话场景,围绕肾病综合征的临床药学问题展开学习与讨论。将临床知识与药学技能有机结合,为临床药学教学提供了PBL示范教学素材。

↗ 江苏省教育厅公布29所省高水平示范职业学校 2010年11月18日,江苏省教育厅发布"关于公布江苏省南京工程高等职业学校等29所省高水平示范职业学校的通知"(苏教职[2010]39号)。经申报、推荐、评审,江苏省教育厅认定江苏省南京工程高等职业学校等29所学校为江苏省高水平示范职业学校。其中设置药学类专业的有无锡卫生高等职业技术学校、江苏省徐州医药高等职业学校、常州卫生高等职业技术学校、淮阴卫生高等职业技术学校、连云港中医药高等职业技术学校。

↗ 江苏省教育厅公布2010年高等学校大学生实践创新训练计划立项项目 2010年7月19日,江苏省教育厅印发《关于公布2010年高等学校大学生实践创新训练计划立项项目的通知》(苏教高[2010]27号)。药学方面的创新项目有:东南大学的"银杏叶制剂对糖尿病血管钙化的影响";南京农业大学的"喹诺酮类药物对嗜水气单胞菌体外生物被膜形成能力的影响";中国药科大学的"探索从雪莲果中提取果寡糖的最佳方法"、"探究有上呼吸道感染症状人群对抗生素期望与抗生素处方的关系"、"大豆异黄酮类化合物微波合成路线的探究"、"金属β-内酰胺酶变异与水解抗生素活性间关系研究"、"药企管理人才的来源调查"、"新型农村合作医疗对农民医疗可及性的影响研究"、"水体中污染物的新型快速检测"、"新型抗生素毛细管电泳混合手性拆分体系研究"、"环孢素-白蛋白自组装纳米粒口服制剂的研究"、"复方盐酸二甲双胍瑞格列奈三层渗透泵控释片的研制"、"紫杉醇抗肿瘤靶向多糖缀合体的研究"、"基于大鼠体内特征物质皮质酮含量变化的中药抗抑郁作用研究"、"新型手性色谱固定相的研制"、"结构多样性咕吨酮化合物的设计、合成与生物活性研究"、"甾体5α-还原酶抑制剂的设计、合成及活性研究"、"NO供体型齐墩果烷三萜类衍生物抗肝癌作用及机制的初步研究"、"AR-6对胶原性关节炎大鼠的治疗作用及初步机制研究"、"MC-002对抗脑缺血的药效学研究"、"Combretastatin A-4糖类衍生物的合成及其抗肿瘤活性的研究"、"人源抗血管内皮生长因子(VEGF)单克隆抗体的纯化及体外活性测定"、"芩素协同利巴韦林、金刚烷胺抗A型流感病毒药效学研究"、"海胆黄多糖SEP抑制H22肝癌细胞生长的分子机制"、"温敏性靶向纳米载药胶束载药模式的研究"、"黄嘌呤氧化酶抑制剂高通量筛选模型的建立及应用"、"从中药活性成分的含量变化角度研究'石斛-玄参'药对的抗氧化作用"、"防感冒香囊的研制"、"紫草素、丹皮酚动物口服给药与结肠靶向给药体内药物行为研究"、"羟自由基清除活性在线联用技术研究";江南大学的"植物抗氧化剂降血脂作用的研究";南京师范大学的"抗生素在白念珠菌菌丝形成过程中引起的基因表达变化";苏州大学的"毛葡萄水提物抗血栓有效成分的筛选"、"蓝萼香茶菜贝壳杉烷型二萜化合物的抗肿瘤活性研究";南京中医药大学的"黄蜀葵优良品种选育及规范化栽培"、"基于微透析技术研究中药黄葵血、肾透析中效应成分"、"山茱萸山药抗衰老饮料的研发"、"基于ADME特性的中药复方多组分多元释药系统的研究"、"中药全息鉴定数据库(DACM)的研制"、"治疗痛经的中药贴剂研制"、"基于代谢稳定的灯盏乙素苷元衍生物的设计、合成及生物活性研究"、"通塞脉微丸UPLC指纹图谱的研究"、"大黄、水牛角对于心血管内皮细胞的影响及作用机制研究"、"马钱苷、莫诺苷对D-半乳糖致衰人胚肺细胞信号通路的影响"、"针药结合对IBS-C型肠黏膜下神经丛内AchE表达的影响"、"没食子酸体外抗肝癌的实验研究"、"复方首乌降脂颗粒对大鼠脂肪肝的预防和治疗作用的研究"、"防晕车中药固体空气清新剂"、"'三里宝'对考试综合征疗效的研究"、"桂枝芍药知母汤拆方的正交t值法实验研究";江苏大学的"龙柴方优化及其微丸制剂学研究";徐州医学院的"氨基保护氨基酸的合成研究"、"医药中间体2-溴-4-氟吡啶的合成工艺研究"、"徐州医学院附属医院抗菌药物临床应用的调查与分析"、"徐州地区银杏叶提取物生产状况及产品质量调查"、"'药剂学仿真实验室'仿真软件设计"、"新型香豆素衍生物的设计、合成和抗肿瘤活性研究"、"川芎嗪注射液对长时间使用咪达唑仑、丙泊酚所致记忆障碍改善作用的实验研究"、"5-HT3受体对氯胺酮致学习记忆损害的作用研究";南京工程学院的"手性氨基酸类生物医药中间体的开发";南京晓庄学院的"海蓬子中蛋白质、不饱和脂肪酸及总黄酮的提取工艺研究"、"药用真菌固体发酵产物'芝芪菌质'抗忧郁功效的研究初探";徐州工程学院的"了哥王类黄酮的研究与开发";盐城师范学院的"野菊花有效成分的提取和测定";苏州卫生职业技术学院等的"酒制丹参和醋制丹参的工艺研究"、"苏南地区药学服务开展现状的调查研究"、"治疗糖尿病性牙周炎的中药复方的提取工艺研究";盐城卫生职业技术学院的"中药教学资源网和电子标本库建设"、"盐城市基层药房药学服务现状的调研与分析"、"微波合成1,2,4-三唑双席夫碱衍生物及其生物活性研究";江苏建康职业技术学院的"南京市浦口地区中药资源情况调查研究"

(樊陈琳　高如忠　徐晓媛)

药学教育研究与教学方法改革文献摘录

药学教育研究

▲　山东大学药学院在"我国临床药学教育的现状"一文中,结合自2006年创办7年制临床药学专业的实践和经验,提出应从教育体制、课程设置、师资队伍建设、临床毕业实习等方面,将临床医学和药学知识的学习融为一体,体现临床药学的专业特色。[药学教育,2010,26(5):34]

▲　广东药学院在"论创新创业教育体系的构建"一文中,针对我国高等教育从精英教育逐步过渡到大众化教育阶段,毕业生的就业形势越来越严峻的问题,提出构建新的创新创业教育体系,加强创新创业能力培养,对于大学生成功就业和创业具有重要的现实意义。

[药学教育,2010,26(5):1]

▲　武汉工程大学化工与制药学院在"制药类专业人才培养模式的多角度研究"一文中,介绍从多角度审视与探索制药类专业人才培养模式,培养制药类专业人才的工程应用能力和实践创新精神。新的人才培养模式创立以"三实一创"(实验、实习、实训与创新)为核心的制药类专业实践教学新体系,该体系重点探讨多层次实验项目、多类型实习基地群和多渠道实训模式的建设。同时从建设制药类精品课程群及"双师型"教师队伍两个角度深化制药类专业人才培养模式研究。[药学教育,2010,26(5):8]

▲　南开大学药学院在"综合性大学药学专业课程设置的探索与实践"一文中,介绍依托综合性大学的资源优势,加速培养富有创新精神和实践能力的复合型知识人才,在改革教学内容、优化课程体系以及加强学生综合素质和实践能力等方面进行了探索与实践。[药学教育,2010,26(4):1]

▲　北京中医药大学中药学院在"中药药剂学中试实践教学模式探索"一文中,介绍了中药药剂学中试实践教学模式进行优化改革。通过优化教学内容、改进教学方法、完善考核方式等途径,形成"实践—合作—开放"的全新中试实践教学模式,激发学生学习兴趣的方法,培养学生的操作技能和独立发现问题、解决问题的能力。教学实践证明,改革后的教学模式可以提高学生的综合专业能力。

[中医教育,2010,29(2):36]

▲　西安交通大学医学院药学系在"高等药学教育与执业药师(临床药师)功能衔接的研究"一文中,介绍了高等药学教育与执业药师(临床药师)功能衔接问题对我国11个省份的208名在医院、药品零售企业工作的执业药师、临床药师所作的问卷调查,运用统计学方法进行分析研究,找出执业药师、临床药师的工作需求与我国高等药学教育的培养模式间的差距,提出解决这一问题的建议,为高等药学教育的改革调整提供参考。[药学教育,2010,26(3):57]

▲　四川大学华西药学院在"药用植物学精品课程的建设与改革实践"一文中,介绍了该课程的建设背景与历史沿革,总结和探讨在师资队伍、教材体系、教学内容、教学方法和网络教学资源等方面进行精品课程建设的主要内容,以促进素质教育的提高和创新型人才的培养,不断提高药用植物学课程教学质量。[中国高等医学教育,2010,(12):2]

▲　天津医科大学、南开大学、天津大学、天津市医药科学研究所在"探索药学人才培养地区合作教育模式下的教学课程体系"一文中,介绍了如何发挥天津市各高校的办学优势与特色,探讨培养药学人才的地区合作教育模式,整合本地区高校药学各专业,实现化学、生命科学、医学和药学的交叉融合的同时,形成专业培养目标清晰的药学、药物制剂、制药工程"三个专业课程群",构建了新的具有药学人才培养地区合作教育特色的理论与实践教学课程体系。

[中国高等医学教育,2010,(2):10]

▲　浙江大学药学院在"学业导师制度结合PBL教学模式在药学早期教育中的实践"一文中,指出在高等教育改革新形势下,为本科学生开展早期药学教育是提高学生认识与了解药学领域的一条重要途径,是培养适应新教育模式下高素质药学人才的需要。以学业导师制度为纽带,利用基于PBL的教学新模式对大学新生进行始业教育,为研究型大学的药学专业本科生教学改革提供可以借鉴的思路。

[药学教育,2010,26(1):36]

▲　温州医学院基础医学院在"基于科研能力培育的药学专业创新性人才培养途径初探"一文中针对药学类人才培养现状,以学生科研能力为培育基点,探索药学类学生"阶段成才计划"这一新型人才培育模式的作用机制与实施路径,实现医学院校药学类人才培养工作的理念与方法的有效创新。[中国医学伦理学,2010,23(3):50]

教学方法改革

▲　浙江大学药学实验教学中心在"构建具有科研特色的药学实验教学新体系"一文中,介绍了引入药学科学研究思路,改革实验教学内容与教学方法,设计基础训练型、综合设计型、研究创新型实验,构建具有药学科学研究特色的实验教学新体系,培养高素质、创新型药学人才。

[实验室研究与探索,2010年,29(5):96]

▲　湖南中医药大学药学院在"围绕"3+X"人才培养模式,实施中药药剂学课程体系改革"一文中,作者针对中药药剂学是中药学专业主干专业课程,随着中药现代化进程的加快,中药药剂学课程体系应围绕培养复合型应用中药专业

人才这一目标而进行改革，创建"3+X"人才培养模式（理论知识、实践技能、综合素质，就业方向个性化培养）。教学中，从中药药剂学教学计划、教学内容、教学手段及教学进程安排等方面进行一系列改革，使课程教学质量达到"3+X"人才培养模式的要求。 ［药学教育，2010，26(1)：33］

▲ 中国药科大学在"药学专业新生研讨课的实践与体会"一文中，通过对药学专业开设药物质量及其研究方法初探新生研讨课的教学改革实践，分析开设新生研讨课的基本思路，探索总结能够激发学生学习兴趣的方法，虽然目前这种全新模式的新生研讨课尚处于探索阶段，已初步体现有利于在本科教育中加强创新和素质教育。

［中国高等医学教育，2010，(10)：38］

▲ 山西医科大学药学院在"在天然药物化学实验课教学中开展研究型实验的实践"一文中，作者阐述在药学本科生中开展天然药物化学研究性实验的实践和体会。研究型实验教学应用于实验教学改革中，提高学生学习的积极性、主动性、创新性、团队精神。 ［药学教育，2010，26(2)：46］

▲ 浙江大学药学院在"药学专业药物化学实践教学的改革探讨"一文中，针对药学专业药物化学实践教学的现状，为进一步提高本科药物化学实践教学的质量，提高学生的全面素质，从大学生科研训练、药物化学实验教学、专业实习及毕业专题等四个环节入手，探讨药物化学实践教学的全面改革。 ［中国高等医学教育，2010，(9)：49］

▲ 四川大学华西药学院在"中药现代化背景下药用植物学实践教学新体系的建立"一文中，介绍了该院在药用植物学实践教学中，结合西南地区药用植物资源优势，优化实践教学内容，改革实践教学方法和手段，改善实践教学基础教学设施和条件，完善药用植物园、标本馆和野外实习基地等实践教学平台，坚持实践教学与科研、课外科技活动相结合，以构建药用植物学实践教学新体系，有利于创新型人才培养，适应新时期中药现代化建设的需要。

［药学教育，2010，26(3)：49］

▲ 暨南大学药学院在"运用多种教学方法，提高药理学教学质量"一文中，归纳总结药理学课堂教学中常用比较法、启发式教学法、PBL、病案教学法、趣味教学法、CAI等。上述方法如能在药理学教学过程中被教师灵活运用，将显著提高教学质量、促进学生综合素质和创新能力的培养。

［药学教育，2010，26(2)：22］

▲ 广州中医药大学中药学院在"中医药院校有机化学设计性实验的实践"一文中，介绍了中医药院校有机化学设计性实验的实践过程，概括其教学效果，总结在设计性实验开设中存在的问题。设计性实验能给予学生更大的思维空间和学习的自主性，全面培养学生的综合素质，应大力推广。

［药学教育，2010，26(1)：46］

▲ 宁夏医科大学药学院在"开设药学学科一体化综合性实验的探讨"一文中，提出在药学一级学科范围内，打破各课程之间的界限，将现有的以课程分类而设置的一些实验项目进行重组、交叉、融汇、整合，应用药学学科各门专业课的实验技术和方法，以技能掌握为主线，以综合实践能力培养为目标，通过一体化综合实验，使实验教学具有连续性、生动性、创造性和科学性。 ［药学教育，2010，26(2)：49］

▲ 中国海洋大学药学院在"在药物化学教学中渗透人文教育"一文中，结合药物化学专业知识教学，在药化教学中渗透"药物史中的人格品质教育"，"药物安全中的道德法制教育"，"药化实验教学中的环保教育"，"中西药联合用药中的文化教育"，"药物发展中的创新责任感教育"等人文教育，培养高素质药学人才。 ［药学教育，2010，26(5)：46］

（高如忠　樊陈琳　徐晓媛）

中等药学教育

概　述　中等药学教育是我国药学教育体系的重要组成部分，中华人民共和国成立以来，特别是改革开放以来，中等药学教育发展取得历史性突破，培养了大批生产、服务和管理一线的高素质劳动者和技能型人才，为我国医药事业的发展做出重要贡献。截至2010年底，全国设置药学类及相关专业的中等专业学校347所（详见表1）。

表1　2010年设置药学类及其相关专业的中等专科学校

学校名称	专业设置	主管部门	地　址	邮编
北京市卫生学校	药剂、中药、医药装备	北京市卫生局	北京市宣武区南横西街94号	100053
北京现代职业学校	医药商品经营	北京市教委	北京市崇文区永内东街7号	100075
北京市宣武区第二职业学校	药学、中药、药剂	北京市教委	北京市宣武区菜园街13号	100053
北京市宣武区第三职业学校	药剂、中药、中药制药、中药营销	北京市教委	北京市宣武区南菜园建功北里10号	100053
首都铁路卫生学校	药剂、制药技术	北京市教委	北京市丰台区花乡张家路口107号	100070
北京市中医学校	中药、药剂	北京市中医管理局	北京市通州区九棵树东路128号	101101
北京市昌平卫生学校	药剂	北京市昌平区卫生局	北京市昌平区东环路南段东侧	102200
天津市红星职业中等专业学校	现代中药技术、生物技术制药、生物技术及应用、药品营销	天津市红桥区教育局	天津市红桥区丁字沽三号路45号	300131

（续表）

学校名称	专业设置	主管部门	地址	邮编
天津市药科中等专业学校	化学制药、中药制药、医药商品经营、生物技术制药、药物制剂、制药设备、生物技术应用、中药、药剂、制药技术	天津市医药集团公司	天津市经济技术开发区西区南大街175号	300462
天津市中山志成职专	中药、中药制药	天津市河北职业教育集团	天津市河北区铁东路盐索桥张兴庄大道57号	300402
天津市武清卫生学校	药剂	武清市卫生局	武清区雍阳西道88号	301700
石家庄卫生学校	药学、药剂、药品营销	石家庄市	石家庄市西部大学园区杏苑路3号	050200
石家庄中天中等专业学校	药学	石家庄市教育局	石家庄市石闫路孟同双同路10号	050021
石家庄医学高等专科学校中专部	药剂、制药技术、中药	石家庄医学高等专科学校	石家庄市石获南路209号	050081
华北制药中专学校	药物制剂工艺、药学、制药工艺、医药物流、医药营销、抗生素生产工艺、药物制剂、制药工程、药用玻璃工艺、生物制药、中药制药、制药设备与维修、化学与制药工程、药物分析检验	华北制药集团有限责任公司	石家庄市建华南大街110号	050031
石家庄华医医学中等专业学校	药学	河北省教育厅	石家庄市汇丰路18号	050227
河北同仁医学中等专业学校	生物技术制药、药剂与药品营销	石家庄市	石家庄市槐安西路270号	050081
石家庄冀联医学中等专业学校	中药	石家庄市	石家庄市和平西路西	050071
秦皇岛市卫生学校	药剂	秦皇岛市	秦皇岛市海港区燕山大街400号	066001
秦皇岛水运卫生学校	生物技术制药、医药商品经营	秦皇岛市	秦皇岛市海港区东港路33号	066002
秦皇岛药科中等职业学校	中药、制药、药物制剂、制药与医药商品经营	秦皇岛市教育局	秦皇岛北戴河海宁路102号	066100
张家口卫生职工中等专业学校	药剂	张家口市	桥西区新华后街隆昌茎2号	075000
廊坊市卫生学校	药学、药剂	廊坊市	廊坊市建国道214号	065000
衡水卫生学校	药剂	衡水市	衡水市人民中路1号	053000
沧州渤海中等专业学校	中药	沧州市	沧州市开发区渤海路9号	061000
安国中医药职业中等专业学校	中药	安国市	安国市东山	071200
山西省中医学校	药剂	太原市	太原市迎泽区双塔寺街14号	030012
晋中市卫生学校	药剂	晋中市	晋中市榆次区经济技术开发区	030600
阳泉市卫生学校	药剂、中药	阳泉市	阳泉市南大街东段	045000
太原市卫生学校	药剂	太原市教育局	太原市南内环街南二巷4号	030012
大同市卫生学校	药剂	大同市	大同市医卫街6号	037008
山西运城市卫生学校	药剂	运城市卫生局、山西医科大学运城学院	运城市盐湖新区复旦大街中段	044000
长治卫生学校	药剂	长治市	长治市城区城北东街141号	046011
内蒙古医学院附属卫生学校	药学、医药营销	内蒙古医学院	呼和浩特市新华大街52号	010017
呼和浩特卫生学校	药学	内蒙古自治区、呼和浩特市	呼和浩特市果园西路	010050
内蒙古卫生职业技术学校	药剂、药品食品检验、医药营销、中药	呼和浩特市	呼和浩特市新城区兴安北路158号	010000
包头市卫生学校	药剂	包头市卫生局	包头市青山区康乐小区	014030
鄂尔多斯市卫生学校	药剂、蒙药	鄂尔多斯市	鄂尔多斯市鄂托克东街1号	016105
内蒙古大兴安岭卫生学校	药剂、中药、化学制药、医药商品经营、药物制药	牙克石市	牙克石市光明路西1号	022150
兴安职业技术学院医学分院·兴安盟卫生学校	药剂、中药	兴安职业技术学院	乌兰浩特市乌查路160号	137400
内蒙古扎兰屯农牧学校	中草药栽培	扎兰屯市	扎兰屯市明月街7号	162650
呼伦贝尔市卫生学校	蒙药、药剂	呼伦贝尔市卫生局	扎兰屯市雅鲁街10号	162650
赤峰卫生学校	药剂	赤峰市卫生局	赤峰市翁牛特旗乌丹镇	024500
中国医科大学附属卫生学校	药剂与药品营销	辽宁省卫生厅 中国医科大学	沈阳市和平区北二马路92号	110001

（续表）

学校名称	专业设置	主管部门	地　址	邮编
沈阳市化工学校	药物制剂、中药、药品营销与管理	沈阳市教育局	沈阳市沈北新区蒲河路90号	110122
沈阳市医药学校	中药、药物制剂、药品营销与管理、生物技术制药	沈阳市教育局	沈阳市沈河区小北关街慈悲寺巷6号	110013
沈阳市中医药学校	中药、药剂、医药营销	沈阳市卫生局	新民市新柳街铁北西路15号	110300
辽阳中医药学校	中药、药剂	辽宁省	辽阳市文圣区北哨街30号	111000
抚顺市卫生学校	药剂	抚顺市	抚顺市高山路3号	113006
海城市卫生中等专业学校	药剂	海城市	海城市东关街新胜委	114200
抚顺矿务局卫生学校	药剂	抚顺市	抚顺市新抚区中央大街2-1号	113008
海城市卫生中等专业学校	药剂	海城市	海城市新东委	114200
鞍山师范学院附属卫生学校	药剂	鞍山师范学院	鞍山市铁东区园林路60号	114001
营口市卫生学校	药剂与药品营销	辽宁省	营口市站前区学府路南20号	115000
大连医科大学附属卫校	药剂	辽宁省卫生厅 大连医科大学	大连市旅顺南路西段9号	116023
本溪市卫生学校	药剂	本溪市	本溪市明山区峪明路214号	117022
本溪市化学工业学校	中药制药、化学制药、制药工艺、生物技术制药、中草药种植、药剂（药物分析检验）	本溪市	本溪市文化路89号	117019
丹东市中医药学校	药剂、中药、制药工艺技术、药品分析检验	丹东市卫生局	丹东市凤城凤北路139号	118100
铁岭卫生职业学院中专	药剂、药品营销	铁岭卫生职业学院	铁岭市新城区教育园区中山路西侧	112001
朝阳市卫生学校	药剂	朝阳市	朝阳市朝阳大街二段4号	122000
阜新市卫生学校	药剂	阜新市	阜新市海州区西山路	123000
长春医药化工工业技工学校	生物制药、化学制药、药品营销	长春市劳动和社会保障局	长春市绿园区迎宾路副5号	130000
长春市博泰医药中等职业学校	生物制药、药品管理与营销	长春市教育局	长春市净月潭旅游经济开发区福祉大路1885号	130117
吉林省医药职工中等专业学校	药品营销、制药	吉林省经委	长春市民丰大街1482号	130033
吉林职工医科大学·吉林卫生学校	药剂	吉林省教育厅 吉林省卫生厅	吉林市珲春街210号	132011
吉林市工贸职业中等专业学校	中药制药、医药经营	吉林市教育局	吉林市农林街37号	132011
桦甸卫生职工中等专业学校	药剂	桦甸市	桦甸市永吉街建兴路102号	132401
通化市卫生学校	药剂、中药制药	通化市	通化市东昌区保安路1597号	134000
吉林省四平卫生学校	药剂、制药设备维修	四平市	四平市铁西区海丰大街3001号	136000
四平医护卫生学校	药剂	四平市	四平市中央西路3538号	136000
四平卫生学校	药剂、制药设备	四平市	四平市铁西区海丰大街3001号	136000
辽源市卫生学校	药学、药剂、制药工程、医药物流、中药	辽源市教育局、卫生局	辽源市人民大街29号	136200
白城卫生职工中等专业学校	药剂	白城市	白城市白平公路4号	137000
黑龙江护理高等专科学校中专	药剂	黑龙江护理高等专科学校	哈尔滨市南岗区学府路209号	150086
哈尔滨市卫生学校	药剂	哈尔滨市教育局	哈尔滨市道理区森林街30号	150010
哈尔滨市医药工程学校	制药工艺、药品营销、制药机械、生物技术制药、中药制药、药物分析检验、	哈尔滨市教育局	哈尔滨市道外区八区二巷1号	150020
黑龙江省中医药学校	中药、中药制药	黑龙江省卫生厅	哈尔滨市兰西县正阳路北	151500
黑龙江省医药技工学校	制药、中药、药品、药物分析检验、药品营销、医药商品经营、制药机械、制药设备安装与维修	黑龙江省食品药品监督管理局	五常市文化路97号	150200
伊春卫生学校	药剂	伊春市	伊春市复兴路3号	153000
黑龙江医药卫生职业学校	药剂	黑龙江省教育厅	哈尔滨市香坊区文政街6号	150040
绥化市职业技术教育中心学校	制药技术	绥化市	绥化市绥兰路4.5公里	152000
黑龙江省鹤岗卫生学校	药剂、生物制药与检验、中药种植与加工技术、药品营销	黑龙江省卫生厅	鹤岗市工农区湖滨路6号	154100

（续表）

学校名称	专业设置	主管部门	地 址	邮编
牡丹江市卫生学校	药品营销	牡丹江市	牡丹江市东圣林街99号	157009
牡丹江医药技工学校	化学制药、中药制药、生物制药、药物制剂、药品食品分析、药品营销、制药设备维修	牡丹江市劳动和社会保障局	牡丹江市阳明区裕民路制药社区	157013
齐齐哈尔市卫生学校	药剂	齐齐哈尔市	齐齐哈尔市建华区健康街118号	161005
上海交通大学医学院附属卫生学校	药剂	上海交通大学医学院	上海市南汇区周祝公路279号	201318
上海市医药学校	药剂、制药工艺、中药、生物技术制药、药物制剂工艺、药品营销、药物分析检验、制药设备、电子商务、机电技术应用[制药设备应用]、医药商品经营、现代物流[医药]	上海医药(集团)有限公司	上海市浦东新区沈家弄路700号	200135
上海市卫生学校	药剂、医学生物技术	上海市卫生局	上海市徐汇区梅陇路21号	200237
上海市药剂学校	药剂、中药、药学、药品营销专门化	上海市卫生局	上海市普陀区延长西路583号	200065
南京市医药中等专业学校	药学、药物制剂、药物分析与检验技术、生物制药技术、化学化学药技术、中药制药技术、医药商品经营与管理、医药信息	南京市食品药品监督管理局	南京市中山门外麒麟门大泉水208号	211103
南京市莫愁中等专业学校	药物制剂技术、药品质量检测技术、药剂、食品与药品检验	南京市教育局	南京市建邺区南湖安国村58号	210017
南京六合卫生学校	药学、药品营销	南京市	南京市六合区雄州镇公园路29号	211500
常州市卫生高等职业技术学校	药学、药品经营与管理	江苏省卫生厅	常州市锦绣路18号	213002
常州市武进卫生职工中等专业学校	药物制剂、药物营销	常州市	常州市新北区青龙乡三里村	213021
常州医药技工学校	药物制剂、药品营销、药物分析	常州市劳动和社会保障局	常州市劳动东路500号	213018
无锡卫生高等职业技术学校	药剂	无锡市	无锡市新光路305号	214028
无锡市行知技工学校	药学、中药、生物制药、制药与经营	无锡市教育局、无锡市劳动和社会保障局	无锡新区新安北望亭国道路1号	214135
苏州市医药科技学校	药学、药剂、药品营销、中药鉴定与调制、药品购销与管理	苏州食品药品监督管理局	苏州市国际教育园学府路北侧3号楼	215128
苏州市医药化工技工学校	药物制剂、中药鉴定与调制、药品营销与计算机、化学分析与工艺	苏州市劳动和社会保障局	苏州市宝带西路1108号	215009
靖江卫生学校	药剂、制药与经营	靖江市	靖江市	214500
江苏省徐州医药高等职业学校	药剂	江苏省食品药品监督管理局	徐州市铜山新区北京北路63号	221116
连云港中医药高等职业技术学校	药剂	连云港市	连云港市海连东路38号	222006
沭阳卫生学校	药学	沭阳县	沭阳县	223600
宿迁市卫生学校	药学	宿迁市	宿迁市湖滨新城合欢路6号	223800
江苏省高港中等专业学校	医药化工、医药机械	泰州市	泰州市高港区许庄三星南路1号	225324
江苏省海安针灸推拿学校	中药	海安县	南通市海安县城洋港路12号	226600
南通体臣卫生学校	药学、药剂、药品经营与管理	南通市	南通市青年东路150号	226007
杭州第一技师学院	中药、药剂	杭州市劳动和社会保障局	杭州市西溪路719号	310023
浙江省永康卫生学校	药剂	金华市	永康市下园朱190号	321300
温州职工中等卫生学校	药学	温州市	温州市信河街蛟翔巷107号	325000
金华职工中等卫生学校	药剂	金华市	东阳市中山路80号	322100
湖州中等卫生专业学校	药剂	湖州市	长兴县雉城镇清文路38号	313100
嘉兴职工中等卫生学校	药剂	平湖市卫生局	平湖市解放西路79号	314200
浙江省海宁卫生学校	药学、药剂、中药	海宁市	海宁市文苑南路201号	314400
桐乡综合中等专业学校	药剂、食品药品管理监督	桐乡市	桐乡市梧桐镇凤鸣路1213号	314500
台州职工中等卫生学校	药剂	台州市卫生局	临海市东湖路64号	317000
淮南市医药职业中专学校	药物制剂、中药制药、药品营销、药物分析检验、生物制药、医药机械、医药管理、药学、抗生素生产工艺	淮南市	淮南市田家庵区国庆西路陈家岗	232001

（续表）

学校名称	专业设置	主管部门	地　址	邮编
安徽红十字会卫生职业学校	药学及药品营销	安徽省卫生厅	合肥市经济技术开发区金寨南路1085号	230601
安徽省第一轻工业学校	生物化工[生化制药]	安徽省教育厅	蚌埠市燕山路1611号	233010
安徽生物工程学校	中药制药	安徽省教育厅	合肥市农科南路48号	230000
安徽省黄山卫生学校	药剂	黄山市	黄山市屯溪区柏树路3号	245000
安徽省淮北卫生学校	药剂、中药	淮北市	淮北市濉溪经济开发区	235100
安徽省宿州卫生学校	药剂	宿州市	宿州市东二铺宿褚路卫校新区	234000
阜阳医药管理学校	医药营销、药物制剂、中药	阜阳市食品药品监督管理局	阜阳市颍上南路568号	236032
亳州市中药科技学校	中药、中药制剂、药品营销、、药品检验、药剂、中药种植	亳州市	亳州市利辛路28号	236800
皖西卫生职业学院中专部	药剂、药物制剂技术、药品营销	六安市	六安市皋城东路9号	237000
龙岩卫生学校	药剂	龙岩市	龙岩市新罗区中城陵园路90号	364000
闽东卫生学校	药学、药剂	福安市	福安市坂中满春街65号	355017
福建闽北卫生学校	药剂	建阳市	建阳市黄花山路12号	354200
福清卫生学校	药剂	福州市卫生局	福清市海口镇新山路1号	350313
福建卫生职业技术学院中专	药剂	福建卫生职业技术学院	福州市闽侯荆溪关口366号	350101
漳州卫生职业学院(中专)	中药、药剂	漳州卫生职业学院	漳州芗城区西洋坪路12号	363000
江西省医药学校	药剂、制药技术、制药设备、药品食品检验与管理、中药、中药制药、生物技术制药、制药机械、化学制药、医药商品营销、医药信息管理、中草药种植、中草药销售与管理	江西省	南昌市南郊银三角迎宾南大道880号	330200
南昌市卫生学校	药剂	南昌市	南昌市上营坊社区9号	330006
九江市卫生学校	药剂	九江市	九江市十里大道1272号	332007
景德镇市卫生学校	药剂	景德镇市	景德镇市中华北路317号	333000
赣州卫生学校	药剂	赣州市卫生局	赣州市经济开发区高校园区	341000
赣州市科技学校	药剂	赣州市教育局	赣州市经济技术开发区迎宾大道	341000
上饶医药技工学校	中药学、中药制药、医药营销	江西省人力资源和社会保障厅	上饶市旭日南大道50号	334000
吉安市卫生学校	药学	井冈山大学	吉安市吉福路59号	343009
永丰职业中专	药物化工	永丰县	永丰县城桥南	331500
萍乡市卫生学校	药剂	萍乡市	萍乡市经济开发区东首	337000
济南卫生学校	药学、中药、药剂、制药技术	济南市卫生局	济南市槐荫区道德北街87号	250022
山东平阴卫生职业学校	药剂	平阴县	平阴县五岭路林水巷10号	250022
惠民县卫生学校	药剂	惠民县	惠民县孙武路53号	251700
德州卫生学校	药剂	德州学院	德州市德城区共青团东路67号	253014
山东省潍坊卫生学校	药学、药剂、中药	潍坊市	潍坊市奎文区鸢飞路360号	261041
潍坊医药职业中等专业学校	药品营销、中药营销、化学制药、中药、药学	潍坊市	潍坊市潍城区北宫西街8399号	261057
诸城市卫生学校	药剂、药学	诸城市卫生局	诸城市南关路230号	262200
益都卫生学校	药学、药剂	潍坊市	青州市玲珑山南路4318号	262500
莱阳卫生学校	药学、药剂、制药工艺	烟台市卫生局	莱阳市鹤山路63号	265200
青岛卫生学校	药学、药剂	青岛市	青岛市福州南路66号	266071
青岛第二卫生学校	药学、药剂	青岛市	胶州市北京东路5号	266308
山东省泰安卫生学校	药学、药剂	泰安市	泰安市迎胜东路8号	271000
莱芜市卫生职工中专	药剂	莱芜市	莱芜市鹏泉西路康乐街8号	271100
山东医药技师学院	中药资源开发与利用、中药经营、医药超市管理、药品营销、药品质量检测、中药制剂、药物制剂、制药机械维修与保养、化学制药、电子商务、生物医药、中医药保健、药品物流	山东省人力资源和社会保障厅	泰安市高新技术产业开发区	271016
济宁卫生学校	药剂	济宁市	济宁市中区环城西路9号	272031
曲阜中医药学校	中药、药剂、中药营销	曲阜市	曲阜市校场路9号	273100

（续表）

学校名称	专业设置	主管部门	地址	邮编
菏泽医药职业中等专业学校	医药营销、药物制剂、中药、药学	菏泽市食品药品监督管理局	菏泽市中华西路48号	274000
菏泽卫生学校	药剂	菏泽市	山东省单县文化路2号	274300
菏泽医药学校	药学、医药营销	菏泽市	菏泽市康庄西路29号	274000
临沂卫生学校	药学、药剂	临沂市	临沂市解放路东段卫校巷15号	276002
临沂市中医药职工中等专业学校	药品营销、药品生物制剂、药剂	临沂市卫生局	临沂市育才路6号	276000
日照市卫生学校	药剂	日照市	日照市山东路689号	276826
日照市东港区卫生学校	药剂	日照市	日照市东港区五莲路	276825
山东煤炭卫生学校	药剂	山东省教育厅	枣庄市薛城区	277011
郑州市卫生学校	药学	郑州市	郑州市航海中路84号	450005
郑州仲景国医专修学院附属中等专业学校	中药	郑州市	郑州市惠济区金桥路10号	450045
郑州黄河医学中等专业学校	药剂、药学	郑州市	郑州市化工路西段	450066
郑州市中牟卫生职业中等专业学校	药剂	河南省卫生厅 河南省教育厅	郑州市建设路北段	451450
新乡卫生学校	药剂	新乡市	新乡市新原路41号	453700
焦作卫生医药学校	中药、中药制药、药剂、制药技术	焦作市、河南省中医管理局	焦作市学生路	454000
安阳市医药技工学校	药学、中药	安阳市	安阳市殷都区文源路19号	455000
安阳市中医药学校	药学、中药	安阳市	安阳市彰德路5号	455000
河南省卫生学校	药学、药剂、药品营销	河南省卫生厅	安阳市北关区盘庚街67号	455000
河南省鹤壁中等专业学校	中药栽培与炮制	鹤壁市	鹤壁市淇滨开发区华山路南段145号	456250
濮阳市卫生学校	药学、药剂	濮阳市	濮阳市开州路中段	457000
许昌卫生学校	药剂	许昌市	许昌市魏都区五里岗路1号	461000
漯河卫生中等专业学校	药剂	河南省教育厅	漯河市人民东路4号	462000
驻马店市卫生学校	药剂	驻马店市	驻马店市中华大道518号	463000
信阳职业技术学院中专部（信阳市卫生学校）	药剂	信阳职业技术学院	信阳市大庆路中段	464000
平顶山市卫生学校	药剂	平顶山市	平顶山市光明路南段16号	467001
河南煤炭卫生学校	药剂	河南省煤炭厅	平顶山市东工人镇	467013
河南省煤炭卫生学校	药剂	河南省煤炭工业局	平顶山市东工人镇	467013
平顶山市中医药学校	药剂、中药、中草药栽培技术	河南省	汝州市丹阳中路39号	467500
洛阳市第二卫生学校	中药、药剂	洛阳市	洛阳市洛龙区南刘村	471000
洛阳市卫生学校	药剂	洛阳市	洛阳市西工区红山路5号	471001
洛阳市中医药学校	中药、药剂	河南省中医药管理局	洛阳市嵩县城关开发区	471412
三门峡市卫生学校	药学、药剂	三门峡市	三门峡市西神泉路中段	472143
南阳中医药学校	药剂、中药、中药营销、中药制药	南阳医学高等专科学校	南阳市卧龙路1439号	473058
邓州市卫生学校	药剂	邓州市	邓州市北环路	474150
河南省医药学校	化学制药、生物技术制药、药剂、药品分析检验、药物制剂、制药机械、中药材种植、中药制药、药品营销、中药调剂、中药制剂	河南省教育厅	开封市体育路14号	475001
河南医药技师学院	化学制药、中药制药、中药调剂、药品经营、食品药品检验、药物制剂、中药栽培与加工、药厂装备与维修、医药物流	河南省人力资源和社会保障厅	开封市禹王台区机场北路东段	475003
开封市卫生学校	药剂	开封市	开封市滨河路中段28号	475003
开封市中医药学校	中药制药、药剂	开封市	河南省通许县行政路东段2号	475400
商丘卫生中等专业学校	药学	商丘市	商丘市花园西街25号	476000
武汉大学医学院职业技术学院附属卫生学校	药剂	武汉大学、湖北省卫生厅	武汉市汉阳区紫阳路7号	430030

（续表）

学校名称	专业设置	主管部门	地　址	邮编
武汉市第一轻工业学校	生物工程及制药	武汉工业国有控股集团有限公司	武汉市汉阳区黄金口43号	430051
湖北省医药学校	药物制剂工艺、生物制药技术、化学制药工艺、药物分析技术、制药机械、药学、医药市场营销	湖北省食品药品监督管理局	武汉市洪山区南湖周家湾168号	430064
湖北科技学校	药剂、药品营销	湖北省教育厅	武汉市武昌紫阳路275号	430064
武汉市江夏区卫生学校	药剂	武汉市江夏区	武汉市江夏区纸坊大街823号	430200
武汉市蔡甸区卫生学校	药剂	武汉市	武汉市蔡甸区齐联里1号	430100
武汉市黄陂区卫生学校	药剂	武汉市教育局	武汉市黄陂区前川街百锦街63号	430300
武汉市第二卫生学校	药剂、药品营销	武汉市	武汉市新洲区齐安大道384	430400
江汉大学卫生职业技术学院中专部	药剂	江汉大学卫生职业技术学院	武汉市江岸区球场路145号	430016
天门市卫生学校	生物制药技术	天门市卫生局	天门市竟陵东湖	429006
咸宁卫生卫校	药剂	咸宁市卫生局	咸宁市温泉咸宁大道138号	437100
宜昌卫生学校	药剂、药品营销、医药卫生财会	三峡大学护理学院	宜昌市大学路6号	443000
湖北省制药工业技工学校	药品营销、药物制剂、中药、化学制药	湖北省食品药品监督管理局	襄樊市霁月路1号	441000
襄樊市护士学校	药剂	襄樊市	襄樊市樊城区清河路37号	441001
十堰市医药卫生学校	药剂	十堰市	十堰郧县城关镇步行街12号	442500
十堰市医学科技学校	药学、药剂	十堰市卫生局	湖北丹江口市丹赵路145号	442700
恩施州卫生学校	中药、药剂、药品营销	恩施市	恩施市五峰山路56号	445000
长沙市医药中专学校	药学、药品营销、药剂、中药	长沙市食品药品监督管理局	长沙市岳麓区观沙岭工业园观峰路26号	410013
湖南省医药中等专业学校	药物制剂、药品营销、生物制药、药物分析与检验、医药学、中医药学、中药营养保健、中药、制药机械制造与维修、药学、精密医疗器械	湖南省食品药品监督管理局	长沙市雨花区体院路510号	410014
长沙市卫生学校	药剂	长沙市	长沙市星沙经济技术开发区明月路39号	410100
湖南医药职业中等专业学校	药学、中药、药剂、医药商品经营、药品经营与管理、制药机械	湖南省教育厅	长沙市远大三路丁家岭	410019
湖南前进医药职工中等专业学校	药剂、中药、药学	长沙市教育局	长沙市天心区中意一路1261号	410114
长沙市湘麓中等职业学校	约学、中药、中药制剂、医药市场营销	长沙市教育局	长沙市芙蓉区马坡岭将军山	410125
娄底市卫生学校	药剂、药品营销	娄底市卫生局	娄底市长青中街70号	417000
益阳市卫生职业技术学校	中药、药剂、药品营销	益阳市教育局	益阳市赫山区罗溪路卫国巷2号	413002
南华大学医学专科部·核工业卫生学校	药剂、药学	南华大学、核工业集团总公司	衡阳市珠晖区东风南路336号	421002
广州卫生学校	药剂、药剂、中药	广州医学院	广州市人民北路604号	510182
广州市医药职业学校	药物制剂、药品营销、药物分析检验、中药药剂、中药营销、生物技术制药、制药设备维修、电子商务[医药物流]	广州市教育局	广州市白云区石井凰岗凤凰大道298号	510430
广东省食品药品职业技术学校	药物制剂、生物制药、中药制剂、中药、药物检验、医药营销、食品药品机械	广东省食品药品监督管理局	广州市天河区大观中路大观街639号	510663
广东黄埔卫生职业技术学校	药品营销	广东省	广州市黄埔区长洲街长江路339号	510720
广州增城卫生职业技术学校	药剂、药品营销	广州增城区	广州增城区荔城镇东桥东路12号	511316
汕头市卫生学校	药剂、中药	汕头市	汕头市达濠区磐石海旁路12号	515073
汕头中医药技工学校	中药、药剂、中药调剂、医药营销	汕头市劳动和社会保障局	汕头市金新北路下蓬	515000
惠州卫生学校	药学、药剂	惠州市教育局	惠州市惠新中街64号	516002
河源市卫生学校	药学、药剂	河源市	河源市龙川县老隆镇隆师路37号	517300
清远职业技术学院中专部	药剂	清远职业技术学院	清远市清城区东城街蟠龙园	511510

（续表）

学校名称	专业设置	主管部门	地　址	邮编
珠海市卫生学校	药剂	珠海市卫生局	珠海市拱北粤华路210号	519020
广东省潮州卫生学校	药剂	潮州市	潮州市湘桥区桥东砚峰路西侧	521041
揭阳市卫生学校	药剂	揭阳市	揭阳市榕城区西关路351号	522000
广东省湛江卫生学校	药剂、中药	湛江市	湛江市赤坎区寸金路37号	524037
湛江中医学校	中药、药剂	湛江市	湛江市麻章城区瑞平路	524094
茂名卫生学校	药剂	茂名市	茂名市健康南路9号	525000
广东省新兴中药学校	中药、药剂、药学	云浮市卫生局	云浮市新兴县城果园路	527400
广东省连州卫生学校	药剂	连州市	连州市洋湄路6号	513400
佛山市南海区卫生职业技术学校	中药、药剂	佛山市南海区卫生局	佛山市南海区桂城海三路岗公园内	528200
江门中医药学校	药剂、中药、中药制药、中药营销、药品食品检验、医药卫生财会	江门市	江门市龙湾路4号	529000
台山市卫生职业技术学校	药剂	台山市卫生局	台山市台城镇台海路礼边	529000
阳江市卫生学校	药剂、医药营销	阳江市	阳江市江城区东山南路14号	529500
梅州市卫生职业技术学校	药剂、药学	梅州市	兴宁市兴城米寨	514526
广西药科学校	药剂、中药、生物制药、制药工艺、现代物流管理[医药营销]、电子商务[医药信息]、壮药开发、药品营销、药物分析检验	广西卫生职业技术学院	南宁市兴宁区昆仑大道8号	530021
南宁市时珍药物职业学校	中药、药剂	中国医学科学院药用植物研究所广西分所	南宁市新城区长岗路189号	530023
南宁市卫生学校	药剂、药品营销	南宁市	南宁市石柱岭二路3号	530031
南宁医药技工学校	药物制剂、中药制药、生物制药、化学制药、药品经营、中药经营、制药设备	南宁市劳动和社会保障局	南宁市明秀东路78号	530001
广西中医学校	药剂	广西中医学院	南宁市东葛路61号	530022
百色市民族卫生学校	药剂	广西壮族自治区卫生厅	百色市城城乡路111号	533000
钦州市卫生学校	药剂	钦州市卫生局	钦州市四马路南关一巷	535000
玉林市卫生学校	药剂	玉林市	玉林市教育中路55-3号	537000
贵港市卫生学校	药剂	贵港市	贵港市建设西路55号	537100
来宾市卫生学校	药剂	来宾市	来宾市新兴路227号	545708
北海市卫生学校	药剂	北海市	北海市银滩大道99号	536100
桂林市卫生学校	药剂	桂林市卫生局	桂林市民主路万寿巷10号	541002
梧州市卫生学校	药剂、药品营销	梧州市卫生局	梧州市白云路2号	543000
广西桂东卫生学校	药剂	梧州市卫生局	广西苍梧县城龙城路118号	543100
柳州市卫生学校	药剂	柳州市	柳州市箭盘路28号	545006
柳州医学高等专科学校附属中等卫生学校	药剂	广西壮族自治区	柳州市跃进路126号	545002
柳州市制剂医药技工学校	药学、药物制剂、药物检验、医药商品营销	广西壮族自治区人力资源和社会保障厅	柳州市和平路119号	545007
河池卫生学校	药剂	河池市	河池市中山路534号	547021
海南农垦卫生学校	药剂、制药工艺、药品营销	海南省农垦总局	海口市白水塘路48号	570311
海南省卫生学校	药剂	海南省卫生厅	海口市秀英区秀华路32号	570311
海南省第二卫生学校	药剂、药品营销、制药技术、中药制药	海南省卫生厅	五指山市爱民路	572200
海南省第三卫生学校	药剂（含制药工艺和药品营销）、中药药剂	海南省卫生厅	琼海市嘉积镇富海路69号	571400
海口市中医药学校	中药、药剂	海口市	海口市海甸二西路18号	570208
海南食品药品技工学校	药物制剂、医药贸易	海南省人力资源和社会劳动保障厅	海口市城西路41号	571101
儋州市中等卫生职业技术学校	药剂	儋州市	儋州市那大镇人民中路130号	571700
重庆市医药卫生学校	药剂、生物制药	重庆市	重庆市涪陵区乌江路11号	408000
重庆市医药科技学校	药剂、制剂与营销、化学制药、药品营销、药品检验、中药制药、生物制药、医药贸易、制药机械	重庆市食品药品监督管理局	重庆市南岸区弹子石二村97号	400061

（续表）

学校名称	专业设置	主管部门	地　址	邮编
重庆市长寿卫生学校	药剂	重庆市长寿区教育委员会	重庆市长寿区渡舟街道渡中路49号	401228
重庆市医药经贸学校	药学、药剂、医药商品、市场营销	重庆市医药股份有限公司	重庆市渝中区大黄路101号	400042
重庆市工业学校	生物技术制药、药物分析与检验、化学工程与工艺	重庆市经委	重庆市渝中区红岩村	400043
重庆市化医高级技工学校	药学	重庆市经委	重庆市江北区建新北路三村1号	400020
重庆市护士学校	制药与营销、药剂	巴南区卫生局	重庆市巴南区鱼洞石子坪249号	401320
重庆市医科学校	药剂	綦江县	綦江县古南镇沱湾支路4号附1号	401420
四川省卫生学校	药学、药剂、中药制药	四川省卫生厅	成都市龙泉驿区龙都南路173号	610100
四川大学附设华西卫生学校	药剂	四川大学	成都市青羊区黄田坝	610041
四川省人民医院护士学校	药剂	四川省卫生厅 四川省人民医院	成都市锦江区琉璃场皇经楼7号	610023
成都中医药大学附属医院针灸学校	药剂	四川省中医药管理局	成都市十二桥路39号	610072
成都卫生学校	药学、药剂、中药制药	成都学院	成都市羊市街鹦哥巷2号	610015
成都铁路卫生学校	药剂	中铁二局集团	成都市郫县蜀源大道三段566号	611741
四川省食品药品学校	中药、中药制药、药品营销、药物制剂、医药电子商务、医药物流、食品安全与检测、保健品生产营销、药品零售与连锁、中药炮制	成都中医药大学峨眉学院、四川省食品药品监督管理局	峨眉山市名山南路34号	614201
四川省凉山卫生学校	药剂	凉山州卫生局	西昌市三岔口南路106号	615000
达州中医学校	中药	达州市卫生局	达州市通川区健民路55号	635000
乐山长征制药技术学校	药物制剂、化学制药、药品检验、设备与维修	乐山市	乐山市中区柏杨路120号	614006
广安市广安区中等卫生职业技术学校	应用药学	广安市	广安市浓洄街道翠屏路22号	638001
内江医科学校	中药、中药制药、药剂	内江市卫生局	内江市新江路二巷8号	641100
四川省自贡卫生学校	药学、药剂、中药	自贡市	自贡市流井区雨台山路43号	643000
宜宾市卫生学校	药剂	宜宾市教育局	宜宾市翠屏区文星街109号	644000
贵州中医药学院附设贵州中医药职业学校	中药	贵州省	贵阳市三桥下五里大洼路一号	550008
贵州宏信药业职业技术学校	中药制药、药品营销、药厂设备维修	贵阳市劳动和社会保障局	贵阳市花溪大道螺丝冲	550000
云南中医药中等专业学校	中药、中药制药、药剂、中药营销、生物技术制药、中草药种植	云南省	昆明市北郊盘龙区茨坝	650204
昆明医药职业技术学校	药剂、生物技术制药、医药商品营销、中草药种植	昆明市	昆明市五华区昆沙路观音寺248号附1号	650032
文山州卫生学校	药剂	文山壮族苗族自治州	文山县环城西路999号	663000
普洱卫生学校	药剂	普洱市	普洱市思茅区边城东路29号	665000
临沧卫生学校	药剂、中药	临沧市	临沧市临翔区园林路5号	667000
红河州卫生学校	药剂、药学	红河州教育局	红河州蒙自县南湖南路	661100
西安大明职业学校	医药生物技术、制药机械、医药装备、药学、中药制药	西安市	西安市西门里早慈巷24号	710001
西北工业学校	制药技术、生物技术制药	陕西化工职业教育集团	陕西省兴平市兴化路7号	713100
西安市化工医药技工学校	药物制剂、化学制药工艺、医药化工、中药制剂、生物技术制药、中西药营销、中药调剂	西安市	西安市自强西路8号	710014
陕西航空医科职业技术学校	药学、药剂	西安市	西安市北郊渭滨中路徐家湾北村	710021
陕西医科学校	药剂	西安市	西安市北郊徐家湾渭滨中路	710021
陕西医药科技学校	药剂、医药营销、药学	西安市	西安市三桥后围寨工业园区1号路	710086
西安交通大学医学院附设卫生学校	药剂、制药技术	西安交通大学医学院	西安市小寨西路196号	710061

（续表）

学校名称	专业设置	主管部门	地　址	邮编
西安育才医科职业学校	药学、药剂、药品管理与营销	西安市	西安市南郊电子城欧亚路中段3号	710065
陕西科技卫生学校	药剂、医药生物技术、中药制药、药品食品检验	西安市	西安市南郊东仪路162号	710065
西安生物医药技术专修学院（西安生物医药技术职业学校）	生物制药工程、制药自动化工程、医药物流、医药营销、中药鉴定加工技术、中药国际贸易、中药制药技术、生物制品技术、医药包装设计、医药电子商务、医药文秘	西安市	西安市鱼化寨鱼斗路251号	710077
西安利君医药技工学校	药物制剂、药物分析、化学制药、生物制药、医药市场营销、制药设备维修	陕西省人力资源和社会保障厅	西安市西郊沣镐西路181号	710077
西安医药科技职业学校	药剂、医药营销	西安市	西安市三桥后围寨工业园区1号路	710086
户县卫生职业学校	药剂	西安市	西安市户县娄敬路93号	710300
周至县卫生职业学校	药剂	西安市	西安市周至县哑柏镇西大街10号	710406
咸阳市卫生学校	药剂、药品营销	咸阳市	咸阳市毕原西路10号	712000
陕西国际商贸学院附属中等职业技术学校	现代中药技术、医药营销	陕西国际商贸学院	咸阳市大学园区统一西路35号	712046
延安市卫生学校	药剂、中药、药学	陕西省教育厅	延安市延安市枣园路5号	716000
陕西省榆林市卫生职业中专学校	药学	榆林市	榆林市上郡南路德静路1号	719000
榆林市卫生学校	药剂	榆林市	绥德县张家砭	718000
宝鸡市恒康医药技术学校	制药、药物制剂	陕西恒康药业集团	宝鸡市宝福路85号	721001
宝鸡职业技术学院中专部	中药、药剂、中药制药、生物技术制药	宝鸡职业技术学院	宝鸡市国家高新产业开发区高新大道239号	721013
渭南职业技术学院	中药	渭南职业技术学院	陕西省渭南市杜化路4号	714000
甘肃省卫生学校	药剂、药品营销	甘肃省	兰州市东岗西路60号	730000
兰州市卫生学校	药剂	兰州市	兰州市城关区第一新村103号	730000
甘肃省医药学校	药学、中药、药剂、药物制剂、药物分析、药品营销	甘肃省经委	兰州市城关区嘉峪关东路647号	730020
甘肃省医药职工中专学校	药学、中药、药物制剂、药物分析、医药商业、临床药学、医药器械管理	甘肃医药集团公司	兰州市城关区焦家湾243号	730020
甘肃省中医学校	中药、药剂、中药炮制技术	甘肃省卫生厅	兰州市七里河区安西路390号	730050
武威卫生学校	药剂	武威市	武威市市民路22号	733000
酒泉卫生学校	药剂、生物技术制药	酒泉市	酒泉市南郊工业园区解放路36号	735000
定西市卫生学校	药剂、中药制药	定西市	定西市城关镇大同巷7号	743000
灵台县卫生职业技术学校	药剂	灵台县卫生局	灵台县城南街158号	744400
天水市卫生学校	药剂	天水市	天水市秦州区精表路40号	741000
庆阳市卫生学校	药物制剂、医药营销、药品管理与营销	庆阳市	庆阳市西峰区	744500
陇南市卫生学校	中药、药剂	陇南市	陇南市武都区汉王镇	746041
甘南州卫生学校	药剂	甘南藏族自治州	甘南州合作市人民东街52号	747000
黄南州职业技术学校	藏药加工、药剂	黄南州卫生局	黄南州同仁县隆务镇隆务中街路32号	811300
西宁卫生职业技术学校	药剂、中草药种植	西宁市	西宁市湟中县鲁沙尔镇通宁路56号	811600
玉树州职业技术学校	中药	玉树州卫生局	玉树州结古镇新建路290号	815000
昌吉卫生学校	药剂、中药、药品营销	昌吉州	昌吉市延安北路342号	831100
宁夏卫生学校	药剂	宁夏医科大学	银川市新城区怀远西路	750021
宁夏轻工业学校	生物技术制药	银川市	银川市西夏区西花园福利巷23号	750021
宁夏生态工程学校	中草药种植	宁夏防沙治沙职业技术学院	银川市胜利街1060号	750004
宁夏农业学校	生物技术制药	宁夏职业技术学院	银川市黄河东路686号	750002
西北外事中专学校	制药技术	石嘴山市	石嘴山市大武口区工业园	753001
喀什卫生学校	维药	喀什地区卫生局、教育局	喀什市解放南路180号	844000
伊宁卫生学校	药剂、药品营销	伊犁哈萨克自治州	伊宁市青年街8号	835000
石河子卫生学校	药剂	石河子市	石河子市西小路151号	832000

↗ 中等职业教育改革创新行动计划(2010-2012年) 2010年11月27日,教育部印发"中等职业教育改革创新行动计划(2010-2012年)"的通知(教职成[2010]13号)。内容分为三部分:1)总体思路、主要目标和指导原则。2)重点任务及主要内容:①中等职业教育支撑产业建设能力提升计划;②教产合作与校企一体办学推进计划;③中等职业教育资源整合与东西合作推进计划;④中等职业教育支撑现代农业及新农村建设能力提升计划;⑤中等职业学校科学管理能力建设计划;⑥校长能力和"双师型"教师队伍建设计划;⑦中等职业学校专业与课程体系改革创新计划;⑧中等职业教育信息化能力提升计划;⑨中等职业教育宏观政策与制度建设计划;⑩成人职业教育培训推进计划。3)计划管理与组织实施。

↗ 中等职业学校设置标准 2010年7月6日,教育部印发"中等职业学校设置标准"的通知(教职成[2010]12号)。"中等职业学校设置标准"为设置中等职业学校的基本标准,是教育行政部门审批、检查、评估、督导中等职业学校的基本依据。对办学规模、与学校办学规模相适应的专任教师队伍、兼职教师比例,与办学规模和专业设置相适应的校园、校舍和设施都有具体要求和规定。标准自发布之日起施行。2001年教育部制定的"中等职业学校设置标准(试行)"同时废止。

↗ 中等职业学校专业目录(2010年修订) 2010年3月8日,教育部印发"中等职业学校专业目录(2010年修订)"的通知(教职成[2010]4号)。原《目录》同时废止。《目录》强调专业与产业、企业、岗位对接,专业课程内容与职业标准对接,教学过程与生产过程对接,学历证书与职业资格证书对接,职业教育与终身学习对接,努力构建与产业结构、职业岗位对接。修订后的《目录》设立"专业名称"、"专业(技能)方向"、"对应职业(岗位)"、"职业资格证书举例"、"继续学习专业举例"等项内容。专业类由原来的13个增加到19个,专业数由原来的270个增加到321个,专业(技能)方向由原来的427个增加到927个,列举对应职业(岗位)1 185个,列举职业资格证书720个,列举继续学习专业方向554个。药学及与药学相关的专业有:农林牧渔类:中草药种植(011000);医药卫生类:①药剂(101100);②藏医医疗与藏药(101400);③维医医疗与维药(101500);④蒙医医疗与蒙药(101600);⑤中药(101800);⑥中药制药(101900);⑦制药技术(102000);⑧生物技术制药(102100);⑨药品食品检验(102200);⑩制药设备维修(102400);⑪医药卫生财会(102800)。

↗ 中等职业学校专业设置管理办法(试行) 2010年9月10日,教育部办公厅印发"中等职业学校专业设置管理办法(试行)"的通知(教职成厅[2010]9号)。该办法(试行)分总则、设置条件、设置程序、指导与检查、附则共五章二十条,自发布之日起施行。教育部原印发的"关于中等职业学校专业设置管理的原则意见"(教职成[2000]8号)同时废止。

↗ 食品药品职业教育教学指导委员会和中医药职业教育教学指导委员会 2010年11月30日,教育部下发"关于批准成立全国财政职业教育教学指导委员会等43个行业职业教育教学指导委员会的通知"(教职成函[2010]7号),批准成立的43个行业职业教育教学指导委员会(以下简称行指委)中,食品药品职业教育教学指导委员会由国家食品药品监督管理局人事司司长张耀华任主任委员,国家食品药品监督管理局人事司副巡视员廖沈涵,中国医药教育协会副会长、国家食品药品监督管理局培训中心高级工程师吴闿云任副主任委员,中国医药科技出版社社长吴少祯任秘书长。中医药职业教育教学指导委员会由国家中医药管理局人事教育司巡视员、副司长洪净任主任委员,山东中医药高等专科学校武继彪、甘肃中医学校毛春燕任副主任委员,国家中医药管理局人事教育司综合协调处主任科员周景玉任秘书长。

↗ 首届全国中等职业学校医药卫生类专业"创新杯"教师说课比赛 2010年10月30~31日,由中国职业技术教育学会教学工作委员会主办、四川省教科所、四川省卫生学校承办的2010年全国中等职业学校医药卫生类专业"创新杯"教师说课比赛在成都举行。150余名代表参加会议。72名选手参加比赛。共评出一等奖15名,二等奖30名,三等奖26名。获得一等奖的北京卫校代表贾晓莹、吉林卫校鞠佳芮、浙江海宁卫校孔蓉三位教师为全体代表进行说课演示;成都卫校副校长吴文敏作了题为"如何把执业资格考试融合到日常教学中";中国职业技术教育学会教学工作委员会副主任王军伟作了关于职教课程改革的专题讲座;中国职业技术教育学会医药卫生类专业教学研究会副主任于晓谟对比赛作了总结和点评。

↗ 2010年度国家中等职业教育改革发展示范学校建设计划项目单位 2010年11月12日,教育部会同人力资源和社会保障部、财政部公示2010年度中央财政拟立项支持的285个"国家中等职业教育改革发展示范学校"建设项目单位名单。其中设有药学类专业的学校有:山西省晋中市卫生学校、上海交通大学医学院附属卫生学校、江西省医药学校、萍乡市卫生学校、平顶山市卫生学校、焦作卫生医药学校、开封市卫生学校、河源市卫生学校、南宁市卫生学校、成都铁路卫生学校、甘肃省卫生学校、昌吉回族自治州卫生学校、新疆维吾尔自治区伊宁卫生学校。

(高如忠 樊陈琳 徐晓媛)

成人药学教育与继续教育

概 述 截至2010年底,全国设置药学类及相关专业的342所本科院校中,有135所高校开展成人高等药学教育,学历教育分设3个办学层次:专科、高中起点本科(高起本)、专科起点本科(专升本),详见表1。办学形式分:函授、脱产、半脱产。专业设置有:药学、中药学、药物制剂、制药工程、临床药学、国际经济与贸易、市场营销、生物制药技术、化学制药技术、药物制剂技术、中药制药技术、中草药栽培技术、药品经营与管理、中药经营管理、医药营销等专业。非学历教育有:执业药师资格考试考前培训辅导班、执业药师继续教育培训班以及各种类型的短训班、进修班、师资培训班、专业证书班等等。中国药科大学还设有高级医药工商管理硕士班(EMBA班)。截至2010年年底,我国执业药师人数为185 692人,各省、市食品药品监督管理局每年均组织开展并委托有关高校对执业药师进行继续教育培训工作。

截至2010年底,全国设置药学类及相关专业的成人高等院校有12所,详见表2。

表1 全国设置药学类及相关专业的342所本科院校中开展成人高等药学教育高校135所

学校名称	专业设置	主管部门	地 址	邮编
北京大学	药学	教育部	北京市海淀区学院路38号	100083
北京化工大学	生物制药技术	教育部	北京市朝阳区北三环东路15号	100029
首都医科大学	药学	北京市	北京市右安门外西头条10号	100069
北京中医药大学	中药学、中药	教育部	北京市朝阳区望京中环南路6号	100102
天津中医药大学	中药学、中药	天津市	天津市南开区鞍山西道312号	300073
天津医科大学	药学	天津市	天津市和平区气象台路22号	300070
河北大学	药学	河北省	保定市裕华东路342号	071000
河北科技大学	化学制药技术、生物制药技术、药学	河北省	石家庄市裕华东路186号	050018
河北联合大学	药学	河北省	唐山市建设南路57号	063000
河北北方学院	药学	河北省	张家口市高新区钻石南路11号	075000
河北医科大学	药学	河北省	石家庄市中山东路361号	050017
河北农业大学	生物制药技术	河北省	保定市灵雨寺街289号	071001
山西医科大学	药学	山西省	太原市新建南路86号	030001
长治医学院	药学	山西省	长治市解放东街161号	046000
山西中医学院	中药学	山西省	太原市晋祠路一段89号	030024
内蒙古医学院	药学、医药营销、药物制剂技术	内蒙古自治区	呼和浩特市金山开发区	010110
中国医科大学	药学、临床药学	辽宁省	沈阳市和平区北二马路92号	110001
辽宁医学院	药学	辽宁省	锦州市松坡路3段40号	121017
大连医科大学	药学	辽宁省	大连市旅顺口区旅顺南路西段9号	116044
辽宁中医药大学	中药学、中药	辽宁省	大连市开发区双D港生命一路77号	116600
沈阳药科大学	药学、中药学、市场营销	辽宁省	沈阳市沈河区文化路103号	110016
吉林大学	药学、化学制药技术、生物制药技术	教育部	长春市朝阳区富锦路1266号	130021
延边大学	药学	吉林省	延吉市局子街1829号	133000
长春工业大学	化学制药技术	吉林省	长春市延安大街2055号	130012
吉林化工学院	药物制剂技术	吉林省	吉林市龙潭区承德街45号	132022
长春中医药大学	药学、中药学	吉林省	长春市净月旅游开发区博硕路1035号	130117
北华大学	药学	吉林省	吉林市滨江东路3999号	132013
通化师范学院	中药学、药物制剂、中药	吉林省	通化市东昌区育才路950号	134002
吉林农业科技学院	中草药栽培技术	吉林省	吉林市新经济技术开发区翰林路77号	132101
吉林医药学院	药学	吉林省	吉林市吉林大街5号	132013
佳木斯大学	药学、制药工程	黑龙江省	佳木斯市学府街148号	154007
黑龙江中医药大学	药学、中药学、制药工程、药物制剂技术	黑龙江省	哈尔滨市香坊区和平路24号	150040
齐齐哈尔医学院	药学	黑龙江省	齐齐哈尔市建华卜奎北大街333号	161006
复旦大学	药学	教育部	上海浦东新区张衡路826号	201203
华东理工大学	药学、市场营销(医药)	教育部	上海市徐汇区梅陇路130号	200237
上海中医药大学	中药学、中药	上海市	上海市浦东张江高科技园蔡伦路1200号	201203
苏州大学	药学	江苏省	苏州工业园区苏州大学独墅湖校区	215123
南京工业大学	生物技术(生物制药)	江苏省	南京市模范马路5号	210009
江南大学	药学	教育部	无锡市蠡湖大道1800号	214122
江苏大学	药学	江苏省	镇江市学府路301号	212013
南京医科大学	药学	江苏省	南京市江宁区天元东路818号	211166
徐州医学院	药学	江苏省	徐州市铜山路209号	221004
南京中医药大学	药学、中药学、中药	江苏省	南京市仙林大学城仙林大道138号	210046

（续表）

学校名称	专业设置	主管部门	地　址	邮编
中国药科大学	药学、中药、国际经济与贸易	教育部	南京市中央路童家巷 24 号	210009
盐城师范学院	生物制药技术	江苏省	盐城市开放大道 50 号	224002
扬州大学	药学、制药工程	江苏省	扬州市淮海路 11 号	225001
浙江大学	药学	教育部	杭州市西湖区余杭塘路 388 号	310058
浙江工业大学	药学	浙江省	杭州市朝晖六区潮王路 18 号	310014
衢州学院	化学制药技术	浙江省	衢州市柯城区九华北大道 78 号	324000
浙江海洋学院	药学	浙江省	舟山市定海区海院路 18 号	316004
浙江农林大学	中药学	浙江省	杭州市临安市环城北路 88 号	311300
浙江理工大学	生物制药技术	浙江省	杭州市下沙高教园区 2 号大街 5 号	310018
温州医学院	药学	浙江省	温州市茶山高教园区	325035
浙江中医药大学	中药	浙江省	杭州市滨江区滨文路 548 号	310053
杭州师范大学	药学	浙江省	杭州市下沙高教园区学林街 16 号	310036
绍兴文理学院	药学、化学制药技术	浙江省	绍兴市环城西路 508 号	312000
台州学院	药学、化学制药技术	浙江省	临海市市区东方大道 605 号	317000
安徽医科大学	药学	安徽省	合肥市梅山路 81 号	230032
蚌埠医学院	药学	安徽省	蚌埠市大学园区东海大道 2600 号	233030
皖南医学院	药学	安徽省	芜湖市高教园文昌西路 22 号	241002
安徽中医学院	药学、医药营销、中药、化学制药技术、中药制药技术	安徽省	合肥市史和路 45 号	230031
皖西学院	制药工程	安徽省	六安市云露桥西月亮岛	237012
福建医科大学	药学	福建省	福州市台江区交通路 88 号	350004
福建中医药大学	药学、中药学、中药	福建省	福州市闽侯上街华佗路 1 号	350108
莆田学院	药学	福建省	莆田市城厢区学园路中街 1133 号	351100
江西中医学院	药学、中药学、医药营销	江西省	南昌市湾里区云湾路 18 号	330004
赣南医学院	药学	江西省	赣州市医学院路 1 号	341000
宜春学院	药学	江西省	宜春市学府路 576 号	336000
山东大学	药学	教育部	济南市文化西路 44 号	250012
青岛科技大学	化学制药技术	山东省	青岛市郑州路 53 号	266042
潍坊医学院	药学、医药营销	山东省	潍坊市宝通西街 7166 号	261053
泰山医学院	药学、中药学、中药、制药工程、生物制药技术	山东省	泰安市长城路中段	271016
滨州医学院	药学	山东省	烟台市莱山区观海路 346 号	264003
山东中医药大学	中药、中药经营管理	山东省	济南市长清区大学科技园	250355
济宁医学院	药学、药物制剂	山东省	济宁市北湖新区荷花路 16 号	272067
青岛大学	药学	山东省	青岛市登州路 38 号	266021
郑州大学	药学、制药工程	河南省	郑州市高新区科学大道 100 号	450001
河南中医学院	中药	河南省	郑州市金水路 1 号	450008
新乡医学院	药学、药物制剂	河南省	新乡市金穗大道东段	453003
河南大学	药学	河南省	开封市西门大街 357 号	475001
南阳理工学院	药学、中药学、中药	河南省	南阳市卧龙路 1439 号	473004
郑州华信学院	药物制剂、药物制剂技术、药品经营与管理	河南省教育厅	郑州市新郑高新技术开发区	451100
华中科技大学	药学	教育部	武汉市汉口航空路 13 号	430030
武汉工程大学	制药工程、化学制药技术	湖北省	武汉市洪山区雄楚大街 693 号	430074
湖北中医药大学	药学、中药学	湖北省	武汉市洪山区黄家湖西路 1 号	430065
湖北民族学院	药学、中药学、医药营销	湖北省	恩施市学院路 39 号	445000
黄石理工学院	药学	湖北省	黄石市桂林北路 16 号	435003
咸宁学院	药学	湖北省	咸宁市咸宁大道 88 号	437100
湖北医药学院	药学	湖北省	十堰市人民南路 30 号	442000
武汉生物工程学院	制药工程	湖北省教育厅	武汉市阳逻经济开发区汉施路 1 号	430415
中南大学	药学、医药营销	教育部	长沙市桐梓坡路 172 号	410013
湖南中医药大学	药学、中药学、药物制剂、制药工程	湖南省	长沙市望城县含浦镇象嘴路含浦科教园	410208
湖南师范大学	药学、制药工程、化学制药技术	湖南省	长沙市岳麓区桐梓坡路 371 号	410013
湘南学院	药学	湖南省	郴州市王仙岭生态公园东	423000
南华大学	药学	湖南省	衡阳市常胜西路 28 号	421001
长沙医学院	药学、药物制剂	湖南省教育厅	长沙市岳麓区望城坡雷锋大道九公里处	410219
中山大学	药学	教育部	广州大学城外环东路 132 号	510006

（续表）

学校名称	专业设置	主管部门	地　址	邮编
广州医学院	药学	广东省	广州市东风西路195号	510182
广东医学院	药学	广东省	东莞市松山湖科技园西区新城大道1号	523808
广州中医药大学	药学、中药学	广东省	广州市番禺区广州大学城外环东路232号	510006
广东药学院	药学、中药学	广东省	广州市番禺区广州大学城	510006
韶关学院	药学	广东省	韶关市大学路	512005
嘉应学院	药学	广东省	梅州市梅松路	514015
佛山科学技术学院	药学	广东省	佛山市江湾一路18号	528000
广东工业大学	制药工程	广东省	广州市东山区东风东路729号	510090
南方医科大学	药学	广东省	广州市广州大道北1838号	510515
广西医科大学	药学	广西壮族自治区	南宁市双拥路22号	530021
右江民族医学院	药学	广西壮族自治区	百色市右江区城乡路98号	533000
广西中医学院	药学	广西壮族自治区	南宁市明秀东路179号	530001
桂林医学院	药学	广西壮族自治区	桂林市环城北二路109号	541004
海南医学院	药学	海南省	海口市龙华区学院路3号	571101
重庆医科大学	药学	重庆市	重庆市渝中区医学院路1号	400016
西南大学	药学、中药制药技术	重庆市	重庆市北碚区天生路2号	400715
泸州医学院	药学	四川省	泸州市忠山路3段319号	646000
成都中医药大学	药学、中药学、中药	四川省	成都市十二桥路37号	610075
四川大学	药学	教育部	成都市人民南路三段17号	610041
成都医学院	药学	四川省	成都市金牛区蓉都大道天回路601号	610083
川北医学院	药学	四川省	南充市顺庆区涪江路234号	637007
贵州大学	制药工程	贵州省	贵阳市花溪	550025
贵阳医学院	药学	贵州省	贵阳市北京路4号	550004
遵义医学院	药学	贵州省	遵义市大连路201号	563003
贵阳中医学院	中药学	贵州省	贵阳市市东路50号	550002
昆明医学院	药学	云南省	昆明市人民西路191号	650031
大理学院	药学	云南省	大理市古城弘圣路	671003
云南中医学院	中药学、药学、市场营销、医药营销	云南省	昆明市关上双桥路201号	650200
陕西中医学院	中药、制药工程	陕西省	咸阳市咸阳市世纪大道	712046
西安医学院	药学	陕西省	西安市含光北路74号	710068
陕西国际商贸学院	中药制药技术	陕西省教育厅	咸阳市沣渭新区大学园区统一西路35号	712046
兰州大学	药学	教育部	兰州城关区东岗西路98号	730000
甘肃中医学院	中药学、中药	甘肃省	兰州市定西东路35号	730000
宁夏医科大学	药学	宁夏回族自治区	银川市兴庆区胜利街1160号	750004
石河子大学	药学	新疆生产建设兵团	新疆石河子市北四路	832003
新疆医科大学	药学、中药	新疆维吾尔自治区	乌鲁木齐市新医路8号	830054
第二军医大学	药学	解放军总后勤部	上海市国和路325号	200433

表2　2010年设置药学类及相关专业的成人医药教育高等学校

学校名称	专业设置	主管部门	地　址
北京医药集团职工大学	药学、中药、药剂、医药营销、药品质量检测技术	北京市教育委员会	北京市丰台区宋家庄苇子坑148号
河北职工医学院	药学、中药学、药品营销	河北省教育厅	保定市裕华东路154号
张家口教育学院	药物分析技术、药品经营与管理	河北省教育厅	张家口市桥西区平门路副19号
山西职工医学院	药学	山西省教育厅	太原市双塔寺街22号
阜新煤炭职工医学专科学校	药学、药品营销	辽宁省教育厅	阜新市新华路118号
辽宁公安司法管理干部学院	中药、药品经营与管理、中草药栽培技术	辽宁省公安厅、辽宁省教育厅	沈阳市东陵区东陵东路82号
长春职工医科大学	药学	吉林省教育厅	长春市新发路1132号
鸡西煤炭职工医学院	药学、药物制剂、中药学、药剂、中药	黑龙江省教育厅	鸡西市鸡冠区文化路9号
上海医药职工大学	药物制剂、市场营销、药学、中药学、医药营销、应用药学	上海市教育委员会	上海市愚园路1088弄48号
潍坊教育学院	生化制药技术、	山东省教育厅	青州市文化产业园
河南卫生职工学院	药学	河南省卫生厅	郑州市新郑龙湖镇双湖大道8号
重庆教育学院	化学制药技术、药品经营与管理	重庆市教育委员会	重庆市南岸区学府大道9号

↗ 2010年高等药学院校成人高等学历教育基本情况 据2010年47所高等药学院校(系)统计,招收药学函授生13 055名,在校在读函授生31 358名,毕业函授生11 212名,见表3。

表3 2010年高等药学院校(系)函授生情况

专业	专业点数	毕业生数	招生数	在校生数
药学	19	10 466	11 299	28 872
中药学	4	510	1 289	1 475
药物制剂	1	42	182	376
制药工程	1	171	271	609
医药营销	1	10	14	26
市场营销	1	13		
合计	27	11 212	13 055	31 358

↗ 2010年海峡两岸医药教育发展论坛 2010年9月28~30日,由中国医药教育协会成人教育委员会和台湾医事联盟协会主办、济南军区卫生部和河南大学等承办的中国医药教育协会成人教育委员会第五次常务理事会暨2010'海峡两岸医药教育发展论坛在开封举行,来自海峡两岸、香港、美国等地的近百名专家学者、科研人员、企业家参加论坛。中国工程院院士秦伯益、刘昌孝,台联合会药事照护发展中心执行长谭延辉,香港中文大学教授曹之憲分别做了题为"中国社会文化中的医学人文"、"医药教育和科研人才培养"、"台湾药事护照之执行"、"HDP-LL37对癌症治疗的进展"的报告。以"共建学术交流合作平台,促进两岸医药教育事业持续发展"为主题。与会代表在教学与教育研究、临床药学与药理学研究、医药科研基础研究等三个分会场就药学高等教育探索、人才培养模式、网络资源在教学中的应用、临床研究现状及管理体系和前沿的医药研究成果等医药教育问题进行探讨。大会收到500余篇论文,从中评出优秀论文10篇并获奖。

↗ 2010年度全国执业药师继续教育年会 2010年7月27~29日,国家食品药品监督管理局执业药师资格认证中心在辽宁省沈阳市召开了首届"2010年中国执业药师继续教育年会"。各省(区、市)食品药品监督监管理局及执业药师管理部门有关领导、全国各地的执业药师继续教育机构领导及管理人员、执业药师继续教育战略合作伙伴单位代表、部分高等药学教育机构领导及管理人员、执业药师继续教育专家近百人出席年会。年会以"今日的教育,为了明日的公众健康"为主题,研讨我国执业药师管理领域存在的问题与解决途径,进一步明确了新形势下我国执业药师继续教育变革与发展的方向。会议邀请国家食品药品监督管理局人事司、药品安全监管司有关部门领导介绍执业药师管理及药店管理方面的政策趋势;台湾药政管理、药店管理及药学教育专家为大会作了药学服务与药师功能及药学教育发展与变革趋势的报告。

↗ 2010年中国执业药师继续教育高级研修班计划 2010年3月8日,国家食品药品监督管理局下发关于实施"2010年中国执业药师继续教育高级研修班计划"和"高级研修班在线系统"的通知(食药监执[2010]4号),决定在北京、上海、广东、福建、安徽、江西、黑龙江、天津、河北、海南、山东、湖南、河南、四川、浙江等地施行面向药品零售企业、医疗机构药房副主任药师以上技术职务、药学硕士以上学位的执业药师及现职或未来首席执业药师的"2010年中国执业药师继续教育高级研修班计划"(简称:ATP. CLP2010高级研修班计划)。主题课程:创造卓越的顾客与病患服务;必修课程:临床不合理用药案例剖析或时辰药理学与给药时间决策或"中国国家处方集"主要疾病的药物治疗指南;药物警戒的产生与发展;临床用药安全;糖尿病治疗现状与进展。

↗ 函授辅导站计算机师资和学籍管理人员培训班 2010年6月5~7日,中国药科大学成人教育学院在江宁校区举办函授辅导站计算机师资和学籍管理人员培训班。计算机师资培训班按照江苏省教育厅编制的新考试大纲、统考软件及考务管理细则进行培训和演练。函授辅导站学籍管理信息技术培训班,旨在适应现代信息化管理的要求,进一步完善推广使用中国药科大学成人教育学院信息管理平台,提升整个教学管理水平,保证成人教育人才培养质量。全国26个函授站60位教师和管理人员参加培训。

[高如忠　樊陈琳　徐晓媛]

↗ 2010年度全国职业教育与成人教育工作会议 2010年度全国职业教育与成人教育工作会议于2010年3月18日在北京召开。教育部党组书记、部长袁贵仁出席会议并讲话,指出2010年全国职业教育工作的重点是贯彻落实政府工作报告中对职业教育提出的要求,继续加强职业教育,以就业为目标,整合教育资源,改进教学方式,着力培养学生的就业、创业能力。广东、河南、辽宁、江苏、湖南五省教育部门和中国机工联合会、三一重工集团、中国就业培训技术指导中心代表作了发言。各省、区、市和计划单列市、新疆生产建设兵团教育部门负责人,中央和国家机关有关部门、行业组织、企业和研究机构代表,教育和经济界专家约300人参加了会议。

↗ 2010年度全国执业药师远程继续教育计划 中国执业药师协会于2010年3月22日制订并发布了"2010年度全国执业药师远程继续教育计划"。该计划以"2006~2010年全国执业药师继续教育指导大纲"为指导确定课程内容,注重介绍药学发展的新理论、新知识、新技术、新方法,突出实用性、针对性。计划内容分为必修课程、选修课程和自修课程。本计划提供的课程同时适用于本年度从业药师的继续教育。"2010年度全国执业药师远程继续教育计划"继续采用函授、网授相结合的方式进行。按"执业药师继续教育管理暂行办法”的有关规定,参加本年度继续教育的执业药师,经考核合格后,即授予执业药师继续教育学分,并出具学分证明。

2010年国家级中医药继续教育项目公布 2010年3月29日,国家中医药管理局中医药继续教育委员会以国中医药继教委发〔2010〕1号文下发了“关于公布2010年度国家级中医药继续教育项目的通知”,公布审定通过的697项国家级中医药继续教育项目。通知要求各项目主办单位于2010年12月31日前将项目执行完毕。为进一步提高中医药继续教育项目质量,加强继续教育学分管理,将对国家级中医药继续教育学分证书进行统一印制、编号及发放,要求各项目主办单位按照通知精神和“国家中医药管理局关于进一步加强中医药继续教育学分管理的通知”(国中医药发〔2009〕10号)要求,认真做好学分证书管理工作。各省级中医药继续教育主管部门和局直报单位要对项目执行情况进行指导督查,并于2010年12月1日前将本省、本单位国家级中医药继续教育项目执行情况的工作总结报送国家中医药管理局中医药继续教育委员会办公室。

全国高职高专药学专业2010年教学改革研讨会暨高职高专药学专业建设研讨会 2010年6月12~13日,由教育部高职高专相关医学教育指导委员会主办,重庆医药高等专科学校承办的全国高职高专药学专业2010年教学改革研讨会暨高职高专药学专业建设研讨会在重庆举行。教育部高职高专相关医学教指委秘书长沈彬,教育部高职高专相关医学教指委药学分委会主任、天津医学高等专科学校校长刘斌,以及高职高专65所医药类院校131位代表参加了本次会议。与会代表就专业建设与发展、课程体系开发、人才培养模式、就业途径等进行了交流。

全国高职高专药品(药学)类专业人才培养工作改革研讨会暨建设成果展 2010年10月23日,全国高职高专药品(药学)类专业人才培养工作改革研讨会暨建设成果展在广东食品药品职业学院开幕。来自全国各个省市48所院校和出版社近150名代表参加了研讨会,25所高校制作160多块展板参加了成果展示。会上,中国药科大学副校长姚文兵就教育部高职高专药品类专业教学指导委员会成立五年以来的工作进行了总结汇报。此次研讨会及成果展借助教育部高职高专药品类专业教学指导委员会平台,展示了各高职院校5年来在药品(药学)类专业建设的经验与成果,推动了药品(药学)类专业的建设工作向更高层次迈进,进一步提高人才培养质量。

教育部高职高专药品(药学)类专业核心课程建设高级研修班 2010年8月15~18日,由教育部高职高专药品类教学指导委员会主办,张掖医学高等专科学校承办的教育部“2010年高职高专药品(药学)类专业核心课程建设高级研修班”在张掖市举办。教指委主任委员、中国药科大学副校长姚文兵,以及15所院校的50余名骨干教师参加。本次会议是教指委根据教育部“支持西部院校发展,为西部院校送课上门”的要求,主要面向青海、甘肃、新疆、宁夏、内蒙、四川、贵州、陕西、云南等省(自治区)的高职高专院校药品(药学)类专业骨干教师而举办的。会上山西生物应用职业技术学院、金华职业技术学院、天津医学高等专科学校、浙江医药高等专科学校、广东食品药品职业学院的国家级精品课程负责人,介绍专业和精品课程建设中取得的成果和经验。

全国高职高专药学、护理专业骨干师资高级研修班 2010年10月29日,全国高职高专药学专业、护理专业骨干教师高级研修班在天津医学高等专科学校举办。50余名来自全国高职高专院校药学、护理专业的学科带头人、骨干教师以及天津医学高等专科学校的100余名骨干教师参加了研修班。此次培训由教育部高等学校高职高专相关医学类专业教学指导委员会主办,为期3天。研修内容主要是如何提高药学、护理专业教师的教学能力,更新高职教育理念,改进教学方法,推进“校企合作、工学结合”人才培养模式。由药学、护理领域的权威专家授课,采取课堂教学与实地考察相结合的方式进行。 (方 宇)

致谢《中国药年鉴》药学教育栏目通讯员:

北京大学 郭敏杰、天津医科大学 李薇、河北医科大学 王伟、河北联合大学 黄丽艳、山西医科大学 侯晓峰、山西中医学院 段秀俊、内蒙古医学院 吕晓洁、沈阳药科大学 侯雪莲、辽宁中医药大学 黄金宇、长春中医药大学 张天柱、延边大学 李志勇、吉林化工学院 王亚红、哈尔滨商业大学 贾绍华、佳木斯大学 于德成、黑龙江中医药大学 谢海龙、复旦大学 李继扬、上海交通大学邱明丰、第二军医大学 沈晓兰、南京中医药大学 黄海燕、徐州医学院 徐红岩、中国药科大学 樊陈琳、徐州师范大学 吴翚、南京农业大学 唐晓清、苏州大学 黄小波、浙江大学 朱卡林、绍兴文理学院 杨波、江西中医学院 万泱、南昌大学 范杰平、福建医科大学 张婉春、山东大学 帅翔、山东轻工业学院 马毅、新乡医学院 申彪、武汉工程大学张秀兰、中南民族大学 邓旭坤、中南大学 杨静、广东药学院张珍、中山大学 袁月梅、广西中医学院 李斌、桂林医学院 彭慧、海南医学院 关薇薇、重庆医科大学 蒋君好、四川大学 李成容、西南交通大学喻凯、贵阳医学院 赵平、西安交通大学 宋杰、青海大学 范雪汝、长春医学高等专科学校 章春宇、上海药物研究所 胡仲良、北京协和医学院医药生物技术研究所 司书毅、中国医科院药物研究所 钟萍。

药物生产与流通

Drug Production, Supply and Distribution

中国药学年鉴 2011

CHINESE PHARMACEUTICAL YEARBOOK

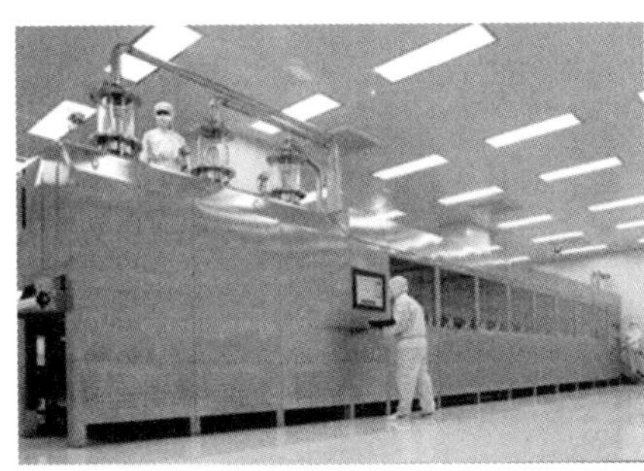

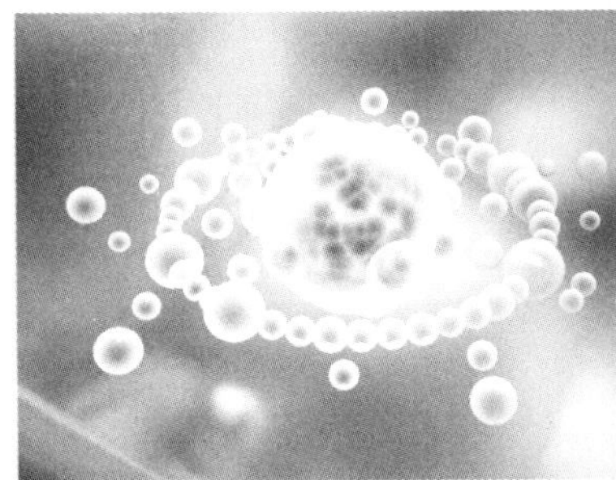

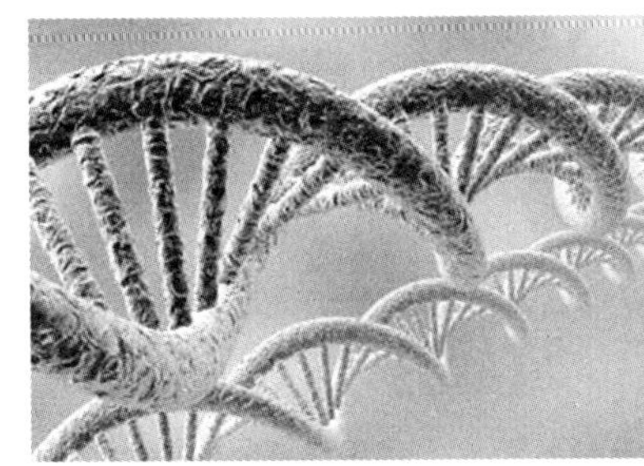

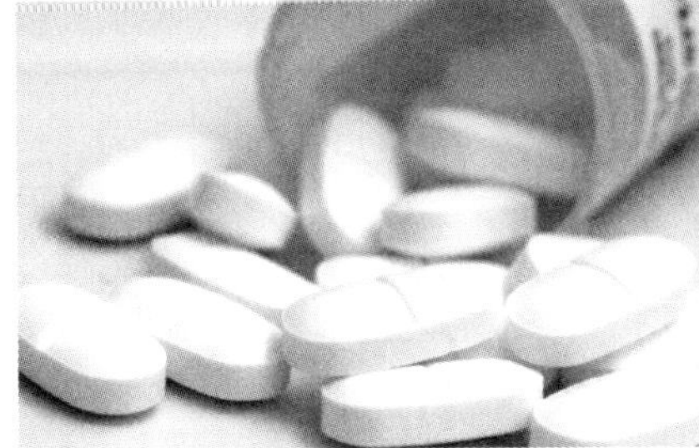

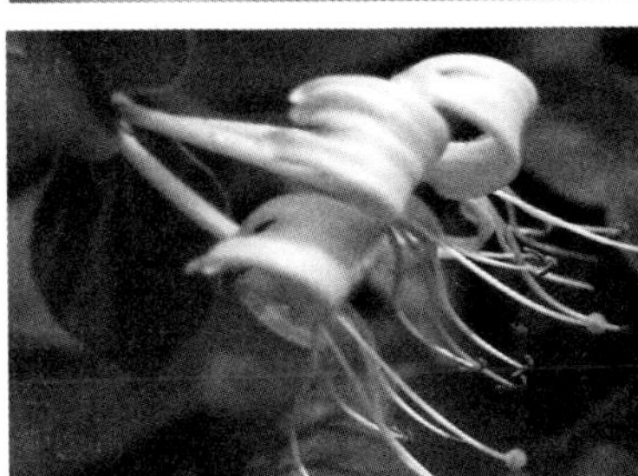

医药工业

概　况　2010年,伴随世界经济逐步复苏,我国宏观经济平稳发展,由于对医药产品的刚性需求以及新医改带来市场扩容机遇,医药经济保持了平稳增长的发展势头。医药工业(包括化学原料药、化学制剂、中成药、中药饮片、生物制剂、卫生材料和医疗器械七大子行业)运行情况如下:

医药工业总产值　2010年,医药工业累计实现总产值(现价,七大子行业,下同)12 348.89亿元,同比增长24.15%,比2009年同期增幅提升了5.47个百分点。其中,化学原料药工业累计实现总产值2 432.16亿元,同比增长23.50%;化学药品制剂工业3 474.15亿元,同比增长20.77%;中成药工业2 613.81亿元,同比增长27.23%;生物制剂工业1 346.45亿元,同比增长24.16%;医疗器械工业1 173.62亿元,同比增长21.43%;卫生材料和中药饮片工业分别实现640.88亿元和667.84亿元,同比分别增长21.89%和42.32%。化学原料药、化学药品制剂、医疗器械、卫生材料工业的增长率均低于全国平均水平(见图1)。

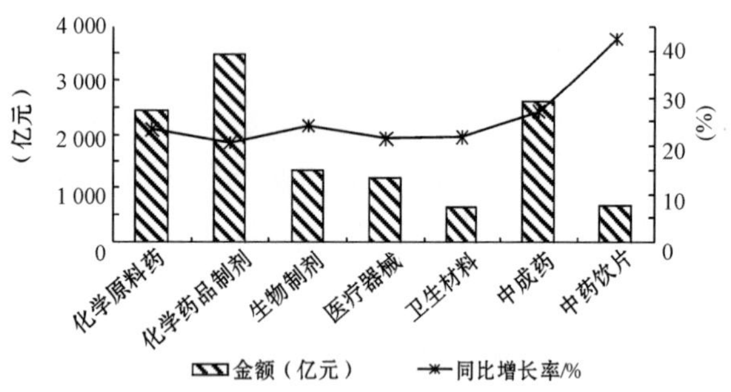

图1　2010年我国医药工业总产值及增长情况

医药工业产销率从2009年的95.67%下降到2010年的95.15%。2010年七大子行业的产销率均比2009年同期有不同程度的下降。(见表1)。

表1　2010年我国医药工业产销率(%)

行业名称	2009年	2010年
化学原料药	95.36	94.80
化学药品制剂	95.43	94.84
生物制剂	95.83	95.33
医疗器械	97.46	96.66
卫生材料	97.59	97.35
中成药	94.70	94.35
中药饮片	96.56	96.15
总体	95.67	95.15

工业总产值前十位的合并占比为68.01%,平均增长速度为23.35%。其中:山东省的医药工业总产值在全国位列第一,占比为13.30%;在工业总产值前十位省份中,四川省的增长幅度最小,为13.64%,江西省增幅最大,为35.84%(见表2)。

表2　2010年全国医药工业总产值(现价)排名前10位

位次	地区	工业总产值(万元)	同比增长(%)	占比(%)
1	山东省	16 427 672	18.53	13.30
2	江苏省	16 401 972	29.98	13.28
3	广东省	9 485 674	26.35	7.68
4	浙江省	8 077 223	16.71	6.54
5	河南省	7 226 498	28.92	5.85
6	吉林省	6 005 894	30.48	4.86
7	四川省	5 785 863	13.64	4.69
8	上海市	5 069 736	17.14	4.11
9	江西省	4 962 478	35.84	4.02
10	北京市	4 538 054	16.39	3.67

医药工业销售收入　2010年我国医药工业累计完成产品销售收入12 065.64亿元,比2009年同期增长26.10%,增幅与2009年同期相比上升了4.42个百分点。其中:化学原料药销售收入为2 438.41亿元,同比增长24.68%;生物制药销售收入1 260.80亿元,同比增长23.12%。中成药及中药饮片销售收入分别为2473.54亿元和633.91亿元,同比增长27.77%和43.62%。化学药品制剂销售收入3 428.20亿元,增长23.76%,同比增幅略有回升。医疗器械工业和卫生材料分别完成1 140.94亿元和623.49亿元,同比增长22.43%和22.36%。(见图2)。

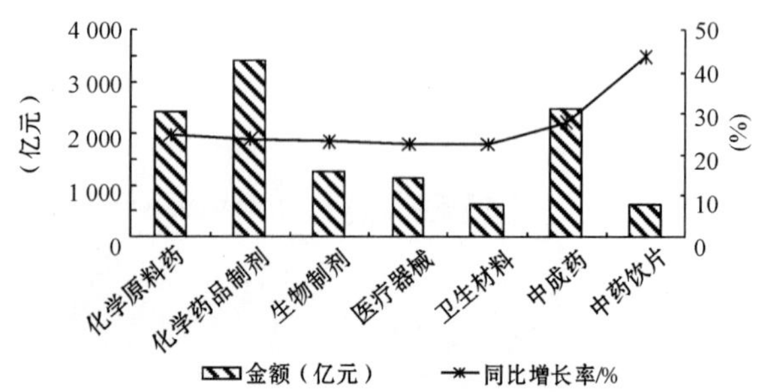

图2　2010年我国医药工业产品销售收入及增长情况

工业产品销售收入前十位的合并占比为67.59%,平均增长速度为26.08%。其中:江苏省的产品销售收入在全国位列第一,占比13.45%;上海市的增长幅度最小,为16.83%,河北省增幅最大,增长了37.98%(见表3)。

医药工业利润总额　2010年,我国医药工业累计完成利润总额1 400.30亿元,同比增长32.66%。其中:化学原料药实现利润236.29亿元,同比增长35.70%。化学药品制剂和中成药工业分别完成424.15亿和309.70亿元,同比增长29.18%和39.55%。生物制药工业实现利润187.02亿元,增幅为33.18%,比去年同期下降了8.38个百分点。医疗器械的利润增长水平比2009年同期也减少了25.55个百分点。中药饮片工业是七大子行业中增长最快的,达71.89%,高出2009年同期51.1个百分点。(见图3)。

表3 2010年全国医药工业产品销售收入排名前10位

位次	地区	产品销售收入(万元)	同比增长(%)	占比(%)
1	江苏省	16 223 114	28.68	13.45
2	山东省	15 992 608	19.65	13.25
3	广东省	8 847 229	26.62	7.33
4	浙江省	7 839 950	19.71	6.50
5	河南省	6 855 584	33.24	5.68
6	四川省	5 610 254	24.34	4.65
7	上海市	5 127 447	16.83	4.25
8	河北省	5 083 955	37.98	4.21
9	吉林省	5 042 139	31.61	4.18
10	江西省	4 935 333	36.52	4.09

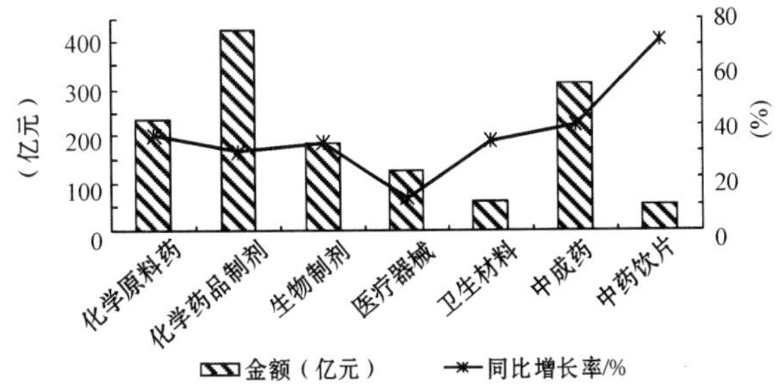

图3 2010年我国医药工业产品利润总额及增长情况

利润总额前十位合并占医药工业利润总额的69.06%,平均增长幅度为27.50%,低于全国平均水平5.16个百分点。其中,山东省的利润占比为13.50%位居第一;在利润总额前十位省市中,山东、河南、四川的增长速度均超过全国平均水平(见表4)。

2010年,全国医药工业销售利润率为11.61%,同比上升了0.58个百分点。除了医疗器械工业的销售利润率比2009年同期下降了1.02个百分点外,其余子行业均有所提高;其中化学药品制剂行业的销售利润率为12.37%,比去年同期提高了0.52个百分点;生物制药行业的销售利润率14.83%,比2009年同期增长1.12个百分点(详见表5)。

表4 2010年全国利润总额排名前10位

位次	地区	利润总额(万元)	同比增长(%)	占比(%)
1	山东省	1 890 359	42.40	13.50
2	江苏省	1 676 367	31.58	11.97
3	广东省	1 176 251	20.47	8.40
4	浙江省	970 460	12.85	6.93
5	河南省	842 476	36.41	6.02
6	北京市	715 235	8.01	5.11
7	上海市	696 614	28.28	4.97
8	四川省	639 178	43.88	4.56
9	吉林省	540 784	29.46	3.86
10	河北省	522 806	13.14	3.73

表5 2010年我国医药工业销售利润率情况

	销售利润率(%)	
	2009年	2010年
化学原料药	8.90	9.69
化学药品制剂	11.85	12.37
生物制剂	13.71	14.83
医疗器械	12.00	10.98
卫生材料	9.14	9.99
中成药	11.46	12.52
中药饮片	7.33	8.77

2010年制药工业百强情况 2010年,制药工业百强的整体规模提升,合计销售收入4 349.39亿元,同比增长28.20%,增速比2009年(25.10%)提高了3.1个百分点。2010年进入百强的企业规模底线为10.23亿元,比2009年第100位企业规模增长了14.81%。在制药工业领域(化学原料药工业、化学药品制剂工业、生物制剂工业、中成药工业和中药饮片工业),百强整体集中度达到43.43%,比2009年上升1.41个百分点;前十强占百强总体的28.81%,占制药工业五大子行业集中度为12.51%。

企业规模在100亿元以上的企业有5家,规模在50亿~100(不含,下同)亿元的企业21家,20亿~50亿元的企业48家,企业规模在20亿元以下的有26家。2010百强企业的销售收入规模多数集中在20-50亿元之间,中等规模企业的快速崛起给百强注入更多的新生力量,50亿元以上的企业比2009年增加了15家,可见经过产业结构调整升级后,制药企业整合加快,集约化水平不断提高。制药工业百强企业详见表6,表7。

表6 2010年百强企业集中度分析

百强比重	2009		2010	
	占制药工业比重(%)	占百强比重(%)	占制药工业比重(%)	占百强比重(%)
前5强	7.58	18.03	7.85	18.07
前10强	12.68	30.17	12.51	28.81
前20强	19.22	45.73	19.34	44.53
前30强	24.49	58.27	24.94	57.41
前50强	31.80	75.68	32.75	75.41
后50强	10.22	24.32	10.68	24.59
百强整体	42.02	100.00	43.43	100.00

表7 2010年度中国制药工业100强

位次	企业名称	位次	企业名称
1	哈药集团有限公司①	51	石家庄以岭药业股份有限公司
2	石药集团有限公司②	52	成都地奥制药集团有限公司
3	上海医药集团股份有限公司	53	中美上海施贵宝制药有限公司
4	扬子江药业集团有限公司	54	江苏济川制药有限公司
5	吉林修正药业集团股份有限公司	55	悦康药业集团有限公司
6	广州医药集团有限公司	56	山东罗欣药业股份有限公司
7	华北制药集团有限责任公司	57	黑龙江省珍宝岛制药有限公司
8	步长集团	58	利君制药⑤
9	天津金耀集团有限公司③	59	河南省宛西制药股份有限公司
10	拜耳医药保健有限公司	60	浙江海正药业股份有限公司
11	天津医药集团有限公司	61	山东鲁抗医药股份有限公司
12	东北制药集团有限责任公司	62	武汉人福医药集团股份有限公司
13	中国北京同仁堂(集团)有限责任公司	63	四川蜀中制药有限公司
14	辉瑞制药有限公司	64	山东东阿阿胶股份有限公司
15	北京医药集团有限责任公司	65	中美天津史克制药有限公司
16	天津天士力集团有限公司	66	天圣制药集团股份有限公司
17	齐鲁制药有限公司	67	金陵药业股份有限公司
18	中国生物技术集团公司	68	马应龙药业集团股份有限公司
19	联邦制药国际控股公司▲	69	山东鲁抗辰欣药业有限公司
20	杭州华东医药集团有限公司	70	山东绿叶制药集团有限公司
21	诺和诺德(中国)制药有限公司	71	华瑞制药有限公司
22	西安杨森制药有限公司	72	宜昌东阳光药业股份有限公司
23	四川科伦药业股份有限公司	73	普洛股份有限公司
24	浙江医药股份有限公司	74	浙江仙琚制药股份有限公司
25	江西济民可信集团有限公司	75	贵州益佰制药股份有限公司
26	太极集团有限公司	76	江苏苏中药业集团股份有限公司
27	华润三九医药股份有限公司④	77	葛兰素史克(苏州)有限公司
28	瑞阳制药有限公司	78	上海现代制药股份有限公司
29	辅仁药业集团有限公司	79	宁夏启元药业有限公司⑥
30	上海复星医药(集团)股份有限公司	80	江中药业股份有限公司
31	上海罗氏制药有限公司	81	国药集团威奇达药业有限公司
32	深圳市海普瑞药业股份有限公司	82	深圳信立泰药业股份有限公司
33	江苏恒瑞医药股份有限公司	83	华兰生物工程股份有限公司
34	云南白药集团股份有限公司	84	北大国际医院集团西南合成制药股份有限公司
35	浙江新和成股份有限公司	85	北京费森尤斯卡比医药有限公司
36	鲁南制药集团股份有限公司	86	东瑞制药(控股)有限公司
37	广东康美药业股份有限公司	87	江苏联环药业集团有限公司
38	河南天方药业股份有限公司	88	广西梧州中恒集团股份有限公司
39	阿斯利康制药有限公司	89	辽宁诺康生物制药有限责任公司⑦
40	山东新华医药集团有限责任公司	90	深圳致君制药有限公司
41	先声药业有限公司	91	菏泽睿鹰制药集团有限公司
42	北京诺华制药有限公司	92	吉林敖东药业集团股份有限公司
43	江苏正大天晴药业股份有限公司	93	昆明制药集团股份有限公司
44	江苏康缘集团有限责任公司	94	李时珍医药集团有限公司
45	陕西必康制药有限公司	95	武汉远大制药集团有限公司
46	丽珠医药集团股份有限公司	96	江苏亚邦药业集团股份有限公司
47	江苏豪森药业股份有限公司	97	南京长澳制药有限公司
48	康恩贝集团有限公司	98	浙江海翔药业股份有限公司
49	神威药业有限公司	99	仁和药业股份有限公司
50	寿光富康制药有限公司	100	浙江华海药业股份有限公司

备注：

①哈药集团有限公司包含：哈药总厂、哈药三精股份、哈药六厂、哈药中药有限公司、哈药生物工程、哈药总厂制剂厂等子公司；

②石药集团有限公司包含下属：中润制药、中诺药业、欧意药业、维生药业等子公司；

③天津金耀集团有限公司包含：天津药业、天药股份、金耀氨基酸、天安股份等子公司；

④华润三九医药股份有限公司包含：深圳九新、雅安三九、湖南三九南开、山东三九、北京三九、江西三九、三九黄石等子公司；

⑤利君制药包含石家庄四药有限公司；

⑥宁夏启元药业有限公司包含启元国药有限公司；

⑦辽宁诺康生物制药有限责任公司包含：吉林省育华药业有限责任公司、沈阳守正生物技术有限公司、蓬莱诺康药业有限公司等子公司；

出于品牌统一宣传需求，联邦制药国际控股公司和东瑞制药（控股）有限公司要求以其集团名称参与中国制药工业百强排名，两家公司为香港注册企业，参与排名的金额只统计其在中国境内部分。

评选规则

1. 年度中国制药工业百强"评选时间为2010年；

2. 评选的统计指标为企业年度制药工业的销售收入金额（按中国会计准则统计）；

3. 参与评选的对象为在中国境内注册（不含港澳台地区）、以医药制造业为主营业务的制药企业，即在企业工商登记中，药品制造业务放在企业主营业务范围最前面的企业。如果评选企业含有医药商业或其他非医药类成份的，剔除后再进行统计；

4. 评选对象以企业集团为统计单位。排名时以集团公司或上市公司优先统计，如果集团公司含上市公司部份的，则以集团公司统计；集团公司统计的范围为集团公司下属的全资子公司、直接或间接股权比例超过50%的控股公司，参股公司不在集团公司统计范围内；

5. 参加评选的对象不含化学中间体、药用辅料、医疗器械、卫生材料、制药机械和兽用药品制造企业。

医药商业

概　况

医药商业购销两旺　据统计，2010 年全国七大类医药商品销售总值为 7 084 亿元，比上年同期增长 24. 63%。药品类销售总值为 5 529 亿元，比上年同期增长 31. 46%；中成药类销售总值为 975 亿元，比上年同期增长 5. 06%；中药材销售总值为 232 亿元，增长 -23. 43%。

据商务部 2010 年全国医药商业企业排序数据显示，进入百强企业的销售规模底线为 9. 3 亿元。2010 年医药流通百强企业销售总额占全国销售总额的 78%，比 2009 年提高近 6 个百分点。百强企业中，前 10 强企业销售总额达 2 417 亿元，占市场总额的 42%；前 20 强企业销售总额为 3 022 亿元，占市场总额的 53%。中国最大的三家医药商业企业占医药市场销售比重稳步提升，2010 年销售总额为 1 533 亿元，占医药商业市场销售总额的 26. 73%，比 2009 年提高 5. 79 个百分点。见图 1。数据显示，百强企业的发展近几年一直保持高于行业平均水平的速度，成为医药行业整体质量提升的主要推动力。

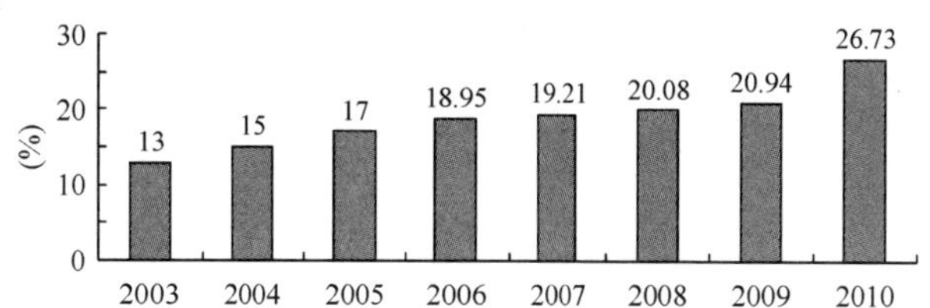

图 1　医药商业前三强企业占医药市场销售比重

（数据来源：中国医药商业协会，下同）

医药商业效益水平总体趋稳　据统计，全国上规模的商业企业实现利润 109 亿元，平均利润率为 2. 2%，毛利率为 7. 6%，费用率为 5. 5%。各地企业积极调整营销策略，努力开拓市场。重点企业盈利能力不断增强，拉动了行业效益水平的平稳步增长。2010 年全国医药商业企销售百强见表 1。

药品终端格局不断演变　2010 年全国 22 个城市样本医院的用药金额为 769. 77 亿元，同比增长 26. 24%。药品零售市场销售额 1 739 亿元，同比增长 17%。农村药品市场潜力巨大，2010 年全国七大类医药商品销售中，对农村销售额为 1 006 亿元，同比增长 16. 72%。

此外，据《中国药店》公布数据，2010 年药品零售连锁企业百强销售合计 655. 68 亿元，同比增长 11. 5%。2010 年十强企业销售总额 278. 54 亿元，同比增长 17. 69%。百强企业有分店 43 832 家，同比增长 2. 83%。十强企业的分店有 20 778 家，同比增长 10. 22%，占百强企业比重 46. 67%。2010 年药品零售连锁企业销售 100 强见表 2。

表1　2010年度全国医药商业企业销售100强

位次	企业名称	位次	企业名称
1	中国医药集团总公司	51	天津天时力医药有限公司
2	上海医药集团股份有限公司	52	北京市京新龙医药销售有限公司
3	华润北药集团有限公司	53	山东康惠医药有限公司
4	九州通医药集团有限公司	54	陕西华远医药集团有限公司
5	南京医药股份有限公司	55	广州中山医医药有限公司
6	广州医药有限公司	56	常州药业股份有限公司
7	天津医药集团有限公司	57	浙江嘉信医药股份有限公司
8	重庆医药股份有限公司	58	江苏先声药业有限公司
9	华东医药股份有限公司	59	山东瑞中医药有限公司
10	四川科伦医药贸易有限公司	60	罗欣医药集团有限公司
11	天津天士力医药营销集团有限公司	61	回音必集团有限公司
12	浙江英特药业有限责任公司	62	浙江震元股份有限公司
13	云南省医药有限公司	63	北京普仁鸿医药销售有限公司
14	中信药业实业有限公司	64	温州市生物药械供应有限公司
15	上海永裕医药有限公司	65	广州采芝林药业有限公司
16	新龙药业集团	66	济南药业集团有限责任公司
17	哈药集团医药有限公司	67	北京双鹤药业经营有限责任公司
18	中国医药保健品股份有限公司	68	河南爱生医药物流有限公司
19	乐仁堂医药集团股份有限公司	69	湖南博瑞新特药有限公司
20	健康元药业集团股份有限公司	70	河南省医药有限公司
21	重庆桐君阁股份有限公司	71	上海外高桥医药分销中心有限公司
22	山东海王银河医药有限公司	72	宁波海尔施医药股份有限公司
23	东北制药集团供销有限公司	73	台州上药医药有限公司
24	国药控股常州有限公司	74	上海市医药保健品进出口有限公司
25	河北东盛英华医药有限公司	75	辽宁省医药对外贸易公司
26	四川省医药集团有限责任公司	76	安徽省医药(集团)股份有限公司
27	济南中信医药有限公司	77	无锡山禾集团医药物流股份有限公司
28	上海市药材有限公司	78	嘉事堂药业股份有限公司
29	浙江省医药工业有限公司	79	苏州恒祥进出口有限公司
30	鹭燕(福建)药业股份有限公司	80	浙江医药股份有限公司商业公司
31	天津中新药业集团股份有限公司医药公司	81	北京美康永正医药有限公司
32	石药集团河北中诚医药有限公司	82	云南东骏药业有限公司
33	苏州礼安医药有限公司	83	河南省康信医药有限公司
34	山西省医药集团有限责任公司	84	杭州凯仑医药股份有限公司
35	中国北京同仁堂(集团)有限责任公司	85	北京金象复星医药股份有限公司
36	江西汇仁集团医药科研营销有限公司	86	上海第一医药股份有限公司
37	河南圣光集团医药物流有限责任公司	87	上海康健进出口有限公司
38	山东瑞康医药股份有限公司	88	山东高密鸿生医药有限公司
39	深圳中联广深医药(集团)股份有限公司	89	海南泰凌生物制品有限公司
40	上海雷允上药业有限公司	90	湖北百惠医药有限公司
41	广西柳州医药有限责任公司	91	辽宁省医药实业有限公司
42	全洲药业集团有限公司	92	浙江温岭医药药材有限公司
43	天津领先药业连锁集团有限公司	93	重庆科渝药品经营有限责任公司
44	汕头市创美药业有限公司	94	山东新华医药贸易有限公司
45	天圣制药集团股份有限公司	95	福建省华侨实业集团有限责任公司
46	北京天星普信生物医药有限公司	96	中国永裕新兴医药有限公司
47	江苏省医药公司	97	宁波市鄞州医药药材有限公司
48	哈药集团三精医药商贸有限公司	98	昆山双鹤医药有限责任公司
49	云南鸿翔药业有限公司	99	上海虹桥药业有限公司
50	南京华东医药有限责任公司	100	湖南双舟医药有限责任公司

数据来源:商务部药品流通统计直报系统和中国医药商业协会企业基本情况调查表

表2　2010年药品零售连锁企业销售额100强

位次	企业名称	位次	企业名称
1	中国海王星辰连锁药店有限公司(含持股的健之佳门店443家)	50	唐山市唐人医药商场有限公司
2	重庆桐君阁大药房连锁有限责任公司	52	石家庄新兴药房连锁有限有限公司
3	国药控股国大药房有限公司	53	新疆普济堂医药零售连锁有限公司
4	老百姓大药房连锁有限公司	53	浙江瑞人堂医药连锁有限公司
5	广东大参林连锁药店有限公司	55	北京德威治医药连锁有限责任公司
6	重庆和平药房连锁有限责任公司	56	张家口市华佗药房连锁有限公司
7	湖北同济堂药房有限公司	57	青海省新绿洲医药连锁有限公司
8	云南鸿翔一心堂药业(集团)股份有限公司	58	辽宁奇运生大药房连锁有限公司
9	辽宁成大方圆医药连锁有限公司	59	甘肃德生堂医药连锁有限公司
10	上海华氏大药房有限公司	60	北京京卫元华医药科技有限公司
11	广东国药医药连锁企业有限公司	61	山东北药鲁抗有限公司
12	哈药集团医药有限公司(原哈尔滨人民同泰医药连锁店)	62	北京同仁堂股份有限公司同仁堂药店
13	深圳市中联大药房有限公司	63	山东燕喜堂医药连锁有限公司
14	吉林大药房药业股份有限公司	63	石家庄乐仁堂医药连锁有限有责任公司
15	安徽百姓缘大药房连锁有限公司	63	吉林省永新大药房连锁有限公司
16	浙江天天好大药房连锁有限公司	66	江苏大众医药连锁有限公司
17	沈阳维康医药连锁有限公司	67	北京好得快医药有限公司
18	云南健之佳健康连锁店股份有限公司	68	兰州惠仁堂药业连锁有限责任公司
18	沈阳东北大药房连锁有限公司	69	上海余天成药业连锁有限公司
20	西安怡康医药连锁有限责任公司	70	江西省萍乡市昌盛大药房连锁有限公司
21	哈尔滨宝丰医药连锁有限公司	71	中山市中智大药房连锁有限公司
22	甘肃众友健康医药股份有限公司	72	河北神威大药房连锁有限公司
23	四川德仁堂药业连锁有限公司	73	赤峰荣济堂大药房连锁有限公司
24	武汉马应龙大药房连锁有限公司	74	苏州礼安医药连锁总店有限公司
25	山西万民药房连锁有限公司	75	山东立健医药城连锁有限公司
26	北京金象大药房医药连锁有限责任公司	76	浙江震元医药连锁有限公司
27	南京国药医药有限公司	77	徐州市广济连锁药店有限公司
28	深圳市南北药行连锁有限公司	78	珠海市嘉宝华健康药房连锁股份有限公司
29	惠州市大川药业连锁有限公司	78	广州二天堂大药房连锁有限公司
30	江西黄庆仁栈华氏大药房有限公司	80	常州中诚医药连锁有限公司
31	北京医保全新大药房有限责任公司	81	烟台中医世家医药连锁有限公司
32	济南漱玉平民大药房有限公司	82	吉林省中东健康万家医药超市
33	好药师大药房连锁有限公司(原九州通大药房连锁有限公司)	83	苏州健生源医药连锁总店
34	广州健民医药连锁有限公司	84	无锡山禾集团健康参药连锁有限公司
35	上海复美益星大药房连锁有限公司	85	北京市京隆堂医药有限公司
36	河南张仲景大药房股份有限公司	86	平顶山市普生药业零售连锁有限公司
37	安徽丰原大药房连锁有限公司	87	新乡市佐今明大药房连锁有限责任公司
38	山东国大仁和堂药房连锁有限公司	88	新疆康泰东方医药连锁有限公司
39	上海童涵春堂药业连锁经营有限公司	89	西安泰生医药连锁有限公司
40	深圳市万泽医药连锁有限公司	90	山西亨通医药连锁有限公司
41	贵州芝林大药房零售连锁有限公司	90	辽宁福缘堂大药房连锁有限公司
42	湖南千金金沙大药房零售连锁有限公司	92	山东康通华泰医药连锁有限公司
43	广东本草药业连锁有限公司	93	苏州市粤海大药房有限公司
44	天津医药集团敬一堂连锁股份有限公司	94	黑龙江华辰大药房连锁有限公司
45	江苏先声连锁药店有限公司	95	连云港康济大药房连锁有限公司
46	广东金康药房连锁有限公司	96	山东益寿堂药业有限公司
47	黑龙江泰华医药连锁销售有限公司	97	昆山双鹤同德堂连锁大药房有限责任公司
48	广州采芝林药业连锁店	98	山东利民大药店连锁有限公司
49	辽宁天士力大药房连锁有限公司	99	赤峰人川大药房连锁有限公司
50	赤峰雷蒙大药房连锁有限公司	100	南京金陵大药房有限责任公司

(数据来源:《中国药店》)

2010 年医药进出口情况 2010 年,我国医药进出口总额 601.97 亿美元,比上年同期增长 24.57%。其中出口 397.33 亿美元,增长 24.87%;进口 204.64 亿美元,增长 23.98%。医药外贸顺差 192.69 亿元,同比增长 52.08%。

1. 西药类进出口情况

2010 年我国西药类进出口总额为 363.71 亿美元,占全部医药保健品进出口总额的 60.42%。同比增长 25.45%。进出口量同比增长 11.5%,平均价格同比增长 12.52%。在西药类产品进出口额中,出口额 239.3 亿美元,同比增长了 28.17%,进口额 124.4 亿美元,同比增长 20.53%。出口额占 65.79%,进口额占 34.21%,贸易顺差为 114.9 亿美元。

2010 年西药类原料药和西成药出口量价齐升,生化药则量跌价升。生化药出口 21.33 亿美元,同比增长 47.86%;西成药出口 14.97 亿美元,同比增长 31.19%;原料药出口 203 亿美元,同比增长 26.19%。其中,生化药出口增长主要是出口价格的大幅上涨,其出口量却下降了 63.33%,但出口均价上涨 303%,拉动出口额同比大幅上涨。西成药和原料药的增长则主要是出口量的增长,其出口均价涨幅均在 5% 以下。

2010 年,我国西药类产品进口量增长 2.45%,进口均价上涨了 17.65%。三大类进口产品情况各异:原料药量价齐升,以量增为主,进口数量增长 20.72%,进口均价增长 2.97%;西成药进口量增价减,进口量增长 25.7%,均价下跌 8.12%;生化药进口量减价升,进口量下降 91.18%,进口均价上涨 1484%。

2. 中药类进出口情况

2010 年,我国中药商品进出口额为 26.32 亿美元,同比增长 22.74%。其中,出口额 19.44 亿美元,同比增长 22.78%;进口额 6.88 亿美元,同比增长 22.61%。

2010 年,提取物出口额为 8.15 亿美元,同比增长 17.62%,占中药类出口总额的 41.92%,是中药类出口的主力;提取物进口额为 1.3 亿美元,同比增加 7.16%,占中药类进口总额的 18.95%。

2010 年中药材饮片出口额为 7.76 亿美元,同比增长 28.07%,占中药类出口总额的 39.89%。进口额为 1.37 亿元,同比增长 27.12%,占中药类进口总额的 19.91%。

中成药出口额为 1.93 亿美元,同比增长 18.05%;进口额为 2.18 亿美元,同比增长 23.71%。

保健品出口额为 1.61 亿美元,同比增长 32.27%;进口额 2.03 亿美元,同比增长 30.33%,呈现较大逆差。

3. 医疗器械进出口情况

2010 年我国医疗器械进出口总额达 211.94 亿美元,同比增长 23.30%。其中,出口额为 138.59 亿美元,同比增长 19.83%;进口额为 73.36 亿美元,同比增长 30.45%。进口增速高于出口增速 10.62 个百分点。2010 年我国医疗器械累计贸易顺差额为 65.23 亿美元。2010 年我国医药进出口情况见表 3。

表 3 2010 年我国医药进出口情况表(单元亿美元)

分类	进出口			进口			出口		
	进出口额	同比增长(%)	占比(%)	进口额	同比增长(%)	占比(%)	出口额	同比增长(%)	占比(%)
中药类	**26.33**	**22.74**	**4.37**	**6.88**	**22.61**	**3.36**	**19.44**	**22.78**	**4.89**
保健品	3.64	31.18	0.60	2.03	30.33	0.99	1.61	32.27	0.40
提取物	9.45	16.05	1.57	1.30	7.16	0.64	8.15	17.62	2.05
中成药	4.11	20.99	0.68	2.18	23.71	1.06	1.93	18.05	0.49
中药材及饮片	9.13	27.92	1.52	1.37	27.12	0.67	7.76	28.07	1.95
西药类	**363.72**	**25.45**	**60.42**	**124.41**	**20.53**	**60.79**	**239.31**	**28.17**	**60.23**
西药原料	262.21	25.02	43.56	59.20	21.18	28.93	203.01	26.19	51.09
西成药	65.94	18.63	10.95	50.97	15.38	24.91	14.97	31.19	3.77
生化药	35.57	44.51	5.91	14.24	39.76	6.96	21.33	47.86	5.37
医疗器械类	**211.94**	**23.30**	**35.21**	**73.36**	**30.45**	**35.85**	**138.59**	**19.83**	**34.88**
医用敷料	48.95	12.47	8.13	2.08	25.63	1.02	46.88	11.95	11.80
一次性耗材	28.03	19.03	4.66	8.81	27.73	4.30	19.22	15.42	4.84
医院诊断与治疗	104.88	28.22	17.42	59.45	30.34	29.05	45.44	25.56	11.44
保健康复用品	25.66	33.10	4.26	1.49	83.83	0.73	24.16	30.87	6.08
口腔设备与材料	4.42	18.15	0.73	1.53	21.37	0.75	2.89	16.51	0.73
总计	**601.99**	**24.57**	**100.00**	**204.65**	**23.98**	**100.00**	**397.34**	**24.87**	**100.00**

(数据来源:中国医药保健品进出口商会)

(南方医药经济研究所)
(陶剑虹 董菊红)

统计资料

表1 2010年医药工业主要经济指标排序(万元)

位次	地区	工业总产值(现价)	地区	主营业务收入	地区	利润总额	地区	利税总额
1	江苏省	16 522 520	江苏省	16 229 960	山东省	1 894 396	山东省	2 687 462
2	山东省	16 470 215	山东省	15 996 645	江苏省	1 683 213	江苏省	2 587 113
3	广东省	9 502 388	广东省	8 846 905	广东省	1 175 927	广东省	1 587 715
4	浙江省	8 244 331	浙江省	7 852 870	浙江省	983 380	浙江省	1 432 227
5	可南省	7 226 498	河南省	6 855 584	河南省	842 476	北京市	1 082 202
6	吉林省	6 005 894	四川省	5 610 821	北京市	720 352	河南省	1 075 916
7	四川省	5 794 638	上海市	5 133 180	上海市	702 347	四川省	996 416
8	上海市	5 148 635	河北省	5 089 788	四川省	639 745	上海市	994 537
9	工西省	4 962 478	吉林省	5 042 139	吉林省	540 784	河北省	722 809
10	北京市	4 585 756	江西省	4 935 333	河北省	528 639	吉林省	716 030
11	河北省	4 531 405	北京市	4 569 385	湖北省	434 196	湖北省	646 407
12	辽宁省	4 170 957	辽宁省	4 521 877	天津市	409 414	湖南省	640 768
13	湖北省	4 147 405	湖北省	4 087 074	湖南省	403 207	天津市	627 334
14	湖南省	3 789 046	湖南省	3 630 627	辽宁省	394 788	江西省	580 552
15	天津市	3 029 279	天津市	3 251 724	黑龙江省	360 374	辽宁省	566 762
16	安徽省	2 650 527	安徽省	2 774 160	江西省	338 218	黑龙江省	525 907
17	陕西省	2 329 095	黑龙江省	2 770 281	内蒙古自治区	247 635	陕西省	359 105
18	黑龙江省	2 238 836	陕西省	1 994 054	广西壮族自治区	237 797	广西壮族自治区	329 933
19	贵州省	1 804 109	重庆市	1 677 981	安徽省	219 001	安徽省	312 689
20	重庆市	1 787 306	内蒙古自治区	1 604 658	陕西省	204 775	内蒙古自治区	311 169
21	内蒙古自治区	1 706 456	福建省	1 550 622	贵州省	204 467	贵州省	298 596
22	广西壮族自治区	1 694 908	广西壮族自治区	1 511 408	福建省	184 319	云南省	281 440
23	福建省	1 662 190	贵州省	1 368 751	云南省	174 753	福建省	264 965
24	云南省	1 395 827	云南省	1 301 046	海南省	155 978	重庆市	228 151
25	山西省	1 037 205	山西省	904 391	重庆市	139 152	海南省	224 063
26	海南省	814 667	海南省	693 818	山西省	102 438	山西省	159 763
27	甘肃省	377 035	甘肃省	373 302	甘肃省	72 251	甘肃省	95 648
28	宁夏回族自治区	253 906	宁夏回族自治区	212 187	宁夏回族自治区	39 315	宁夏回族自治区	47 831
29	青海省	205 773	青海省	186 878	西藏自治区	21 413	西藏自治区	27 137
30	新疆维吾尔族自治区	116 720	新疆维吾尔族自治区	98 218	新疆维吾尔族自治区	10 045	青海省	18 086
31	西藏自治	61 281	西藏自治区	51 285	青海省	8 692	新疆维吾尔族自治区	17 953

表2 2010年医药工业总产值(万元)

地区	企业数(个)	工业总产值构成								
		合计	化学药品原药	化学药品制剂	生物生化制品	医疗仪器设备及器械	卫生材料及医药用品	制药专用设备	中成药	中药饮片
北京市	339	4 585 756	49 824	2 175 392	578 805	890 501	44 015	47 702	476 094	323 423
天津市	166	3 029 279	1 212 176	645 093	211 245	134 632	44 723	1 506	743 513	36 391
河北省	203	4 531 405	2 014 732	1 080 199	139 920	118 983	15 782	26 266	1 028 969	106 554
山西省	96	1 037 205	230 128	420 604	120 811	528	35 581	-	213 565	15 988
内蒙古自治区	73	1 706 456	945 468	293 509	157 319	15 340	-	-	182 289	112 531
辽宁省	333	4 170 957	821 098	1 117 619	651 793	596 209	96 510	28 833	487 774	371 121
吉林省	218	6 005 894	64 692	535 282	1 641 487	210 886	16 799	-	3 361 404	175 344
黑龙江省	92	2 238 836	16 126	1 227 215	127 743	123	7 060	2 956	857 613	-
上海市	379	5 148 635	757 640	1 947 796	651 801	1 047 331	154 343	78 899	360 585	150 240
江苏省	971	16 522 520	2 845 281	7 009 674	1 675 860	2 688 767	1 018 482	120 548	932 969	230 939
浙江省	714	8 244 331	3 861 841	1 728 301	699 031	654 011	345 613	167 108	642 065	146 361
安徽省	300	2 650 527	383 939	614 315	311 511	202 570	76 567	1 332	305 312	754 981
福建省	134	1 662 190	234 877	412 625	236 267	253 917	19 845	17 384	351 716	135 559

（续表）

地区	企业数（个）	工业总产值构成								
		合计	化学药品原药	化学药品制剂	生物生化制品	医疗仪器设备及器械	卫生材料及医药用品	制药专用设备	中成药	中药饮片
江西省	260	4 962 478	639 138	1 225 511	83 843	594 242	302 574	–	1 961 321	155 849
山东省	708	16 470 215	3 880 652	4 219 580	2 291 881	1 178 369	2 197 882	42 543	1 735 612	923 696
河南省	366	7 226 498	1 861 296	1 111 156	704 806	381 107	774 911	–	1 887 898	505 324
湖北省	364	4 147 405	865 246	930 685	824 553	114 723	482 908	–	785 818	143 472
湖南省	274	3 789 046	883 417	519 537	574 493	204 067	101 807	211 757	963 210	330 758
广东省	545	9 502 388	743 922	3 540 800	808 058	1 872 484	397 328	16 714	1 676 291	446 791
广西壮族自治区	171	1 694 908	57 754	258 171	61 087	145 242	34 065	1 201	1 002 407	134 981
海南省	61	814 667	–	633 897	18 439	320	6 901	–	155 110	–
重庆市	121	1 787 306	555 025	280 536	57 851	122 022	5 620	–	657 795	108 457
四川省	378	5 794 638	761 723	1 273 540	436 052	248 770	186 214	8 775	1 825 159	1 054 405
贵州省	95	1 804 109	–	157 249	54 485	–	3 791	–	1 564 504	24 080
云南省	101	1 395 827	38 297	403 085	704 191	–	1 243	–	716 623	166 160
西藏自治区	11	61 281	–	–	–	–	–	–	61 281	–
陕西省	198	2 329 095	287 127	865 771	142 874	55 836	29 108	–	876 344	72 035
甘肃省	50	377 035	58 121	17 939	118 753	1 905	–	4 828	150 895	24 594
青海省	25	205 773	30 490	49 400	800	–	7 862	–	117 221	–
宁夏回族自治区	9	253 906	218 927	8 429	–	–	–	–	21 475	5 075
新疆维吾尔族自治区	27	116 720	2 605	38 542	12 545	3 341	1 219	–	35 224	23 244
全国合计	**7 782**	**124 267 286**	**24 321 562**	**34 741 452**	**13 464 532**	**11 736 226**	**6 408 753**	**778 352**	**26 138 056**	**6 678 353**

表 3　2010 年医药工业销售产值（万元）

地区	企业数（个）	销售产值构成								
		合计	化学药品原药	化学药品制剂	生物生化制品	医疗仪器设备及器械	卫生材料及医药用品	制药专用设备	中成药	中药饮片
北京市	339	4 326 215	45 858	2 126 069	522 538	852 314	40 797	44 648	437 638	256 353
天津市	166	2 913 476	1 185 280	619 756	207 114	123 723	44 043	1 550	694 870	37 140
河北省	203	4 248 882	1 884 112	1 014 621	125 768	115 484	15 157	25 610	966 710	101 420
山西省	96	899 603	206 696	368 200	76 190	612	34 348	–	197 369	16 188
内蒙古自治区	73	1 517 514	794 194	286 743	153 894	15 323	–	–	160 109	107 251
辽宁省	333	3 965 003	787 693	1 025 069	629 355	577 947	95 865	28 201	475 979	344 894
吉林省	218	5 667 121	55 893	485 748	1 564 292	190 087	16 759	–	3 176 271	178 071
黑龙江省	92	2 068 170	12 406	1 135 414	104 324	144	6 984	2 684	806 214	–
上海市	379	4 851 152	709 057	1 783 052	644 464	1 000 013	155 725	75 770	322 373	160 698
江苏省	971	16 041 497	2 788 822	6 749 759	1 645 707	2 617 995	994 178	117 137	913 012	214 887
浙江省	714	7 843 718	3 615 179	1 697 268	656 326	634 804	332 094	152 509	612 471	143 067
安徽省	300	2 527 109	370 960	568 205	288 186	194 802	73 663	1 236	295 528	734 529
福建省	134	1 561 377	191 099	391 424	229 368	248 806	19 322	17 399	336 756	127 203
江西省	260	4 863 418	618 585	1 213 944	80 819	581 535	292 637	–	1 923 118	152 780
山东省	708	16 132 247	3 807 930	4 144 496	2 241 458	1 163 816	2 174 693	43 104	1 653 540	903 210
河南省	366	7 021 821	1 826 137	1 075 763	662 929	378 961	733 261	–	1 845 602	499 168
湖北省	364	3 952 823	823 836	881 373	778 592	110 917	459 524	–	760 541	138 040
湖南省	274	3 697 824	870 589	496 432	569 812	199 597	97 704	202 488	930 833	330 369
广东省	545	8 731 867	613 041	3 152 704	735 719	1 804 308	387 938	14 434	1 586 102	437 621
广西壮族自治区	171	1 548 992	40 954	240 607	54 500	113 154	32 917	937	938 480	127 443
海南省	61	729 455	–	571 789	16 065	319	5 579	–	135 703	–
重庆市	121	1 678 778	506 379	249 656	55 014	114 288	5 354	–	640 587	107 500
四川省	378	5 627 739	739 928	1 226 539	429 785	246 021	181 565	6 179	1 758 671	1 039 051
贵州省	95	1 464 387	–	129 872	46 598	–	1 759	–	1 261 960	24 198
云南省	101	1 270 170	31 627	370 569	65 103	–	1 243	–	685 949	115 679
西藏自治区	11	62 004	–	–	–	–	–	–	62 004	–
陕西省	198	2 176 681	255 769	836 121	134 329	53 862	27 228	–	797 421	71 951
甘肃省	50	355 976	57 781	16 121	106 062	1 602	–	4 715	141 879	27 816
青海省	25	186 174	30 363	48 412	759	–	7 002	–	99 638	–
宁夏回族自治区	9	208 057	182 919	7 140	–	–	–	–	12 958	5 040
新疆维吾尔族自治区	27	104 011	2 650	36 591	10 693	3 311	1 355	–	29 861	19 550
全国合计	**7 782**	**118 243 261**	**23 055 737**	**32 949 457**	**12 835 763**	**11 343 745**	**6 238 694**	**738 601**	**24 660 147**	**6 421 117**

表4　2010年化学药品工业主要经济指标排序(万元)

位次	地　区	工业总产值	地　区	主营业务收入	地　区	利润总额	地　区	利税总额
1	江苏省	9 854 955	江苏省	9 588 221	江苏省	1 059 423	江苏省	1 650 329
2	山东省	8 100 232	山东省	7 732 958	山东省	908 546	山东省	1 320 176
3	浙江省	5 590 142	浙江省	5 314 366	浙江省	719 325	浙江省	1 040 007
4	广东省	4 284 722	广东省	4 122 295	广东省	569 916	广东省	761 705
5	河北省	3 094 931	河北省	3 775 623	上海市	334 290	上海市	507 763
6	河南省	2 972 452	河南省	2 892 576	河南省	313 418	北京市	507 565
7	上海市	2 705 436	上海市	2 539 913	河北省	298 794	河南省	408 720
8	北京市	2 225 216	辽宁省	2 409 440	北京市	276 958	河北省	404 114
9	四川省	2 035 263	北京市	2 228 912	四川省	241 244	四川省	368 588
10	辽宁省	1 938 717	四川省	1 950 748	黑龙江省	209 827	黑龙江省	325 493
11	江西省	1 864 649	湖北省	1 866 270	天津市	209 005	天津市	316 558
12	天津市	1 857 269	黑龙江省	1 855 096	内蒙古自治区	183 041	湖北省	281 696
13	湖北省	1 795 931	江西省	1 821 618	湖北省	178 984	辽宁省	244 974
14	湖南省	1 402 954	天津市	1 785 354	湖南省	149 956	湖南省	239 588
15	黑龙江省	1 243 341	湖南省	1 321 322	辽宁省	139 844	内蒙古自治区	228 654
16	内蒙古自治区	1 238 977	安徽省	1 251 352	江西省	126 420	江西省	208 133
17	陕西省	1 152 898	内蒙古自治区	1 160 553	海南省	125 559	陕西省	187 987
18	安徽省	998 254	陕西省	1 018 510	安徽省	91 453	海南省	176 240
19	重庆市	835 561	重庆市	759 418	陕西省	88 591	安徽省	134 097
20	山西省	650 732	山西省	585 774	重庆市	78 495	重庆市	119 068
21	福建省	647 502	福建省	584 534	山西省	72 788	山西省	104 522
22	海南省	633 897	海南省	548 472	福建省	57 552	福建省	79 871
23	吉林省	599 974	云南省	393 575	云南省	46 615	吉林省	77 150
24	云南省	441 382	吉林省	376 625	吉林省	46 396	云南省	71 549
25	广西壮族自治区	315 925	广西壮族自治区	269 045	宁夏回族自治区	36 034	宁夏回族自治区	44 098
26	宁夏回族自治区	227 356	宁夏回族自治区	193 056	广西壮族自治区	24 869	广西壮族自治区	38 126
27	贵州省	157 249	贵州省	135 296	贵州省	8 397	贵州省	14 994
28	青海省	79 890	青海省	78 682	青海省	7 516	青海省	11 490
29	甘肃省	76 060	甘肃省	73 088	甘肃省	2 262	甘肃省	5 710
30	新疆维吾尔族自治区	41 147	新疆维吾尔族自治区	33 442	新疆维吾尔族自治区	-1 141	新疆维吾尔族自治区	2 129
31	西藏自治区	-	西藏自治区	-	西藏自治区	-	西藏自治区	-

表5　2010年化学药品原药工业主要经济指标排序(万元)

位次	地　区	工业总产值	地　区	主营业务收入	地　区	利润总额	地　区	利税总额
1	山东省	3 880 652	山东省	3 784 073	浙江省	491 132	浙江省	683 251
2	浙江省	3 861 841	浙江省	3 611 468	山东省	324 999	山东省	485 365
3	江苏省	2 845 281	江苏省	2 871 696	江苏省	240 410	江苏省	383 437
4	河北省	2 014 732	河北省	2 136 269	河北省	181 699	河北省	233 264
5	河南省	1 861 296	河南省	1 813 799	河南省	172 335	河南省	230 938
6	天津市	1 212 176	辽宁省	1 408 086	内蒙古自治区	167 607	内蒙古自治区	201 807
7	内蒙古自治区	945 468	天津市	1 158 944	广东省	129 554	广东省	167 321
8	湖南省	883 417	湖北省	953 414	湖南省	99 073	湖南省	157 347
9	湖北省	865 246	内蒙古自治区	884 906	上海市	85 562	天津市	115 047
10	辽宁省	821 098	湖南省	849 545	湖北省	69 440	上海市	111 490
11	四川省	761 723	四川省	759 348	天津市	69 174	湖北省	108 791
12	上海市	757 640	上海市	731 699	四川省	68 258	四川省	106 637
13	广东省	743 922	广东省	632 963	重庆市	45 676	辽宁省	79 103
14	江西省	639 138	江西省	617 655	辽宁省	40 786	重庆市	69 148
15	重庆市	555 025	安徽省	571 230	江西省	40 527	江西省	67 062
16	安徽省	383 939	重庆市	505 996	宁夏回族自治区	35 356	安徽省	43 466

（续表）

位次	地　区	工业总产值	地　区	主营业务收入	地　区	利润总额	地　区	利税总额
17	陕西省	287 127	陕西省	225 227	安徽省	28 410	宁夏回族自治区	42 765
18	福建省	234 877	山西省	209 133	山西省	22 092	陕西省	27 425
19	山西省	230 128	福建省	191 345	陕西省	19 678	山西省	27 166
20	宁夏回族自治区	218 927	宁夏回族自治区	185 917	福建省	13 097	福建省	16 119
21	吉林省	64 692	甘肃省	58 426	北京市	5 465	北京市	7 624
22	甘肃省	58 121	吉林省	53 791	青海省	5 429	青海省	7 530
23	广西壮族自治区	57 754	北京市	47 874	云南省	5 289	云南省	5 772
24	北京市	49 824	广西壮族自治区	38 356	广西壮族自治区	3 062	吉林省	5 580
25	云南省	38 297	云南省	30 785	吉林省	3 042	广西壮族自治区	3 217
26	青海省	30 490	青海省	30 270	甘肃省	59	甘肃省	2 593
27	黑龙江省	16 126	黑龙江省	19 304	新疆维吾尔族自治区	-61	新疆维吾尔族自治区	-12
28	新疆维吾尔族自治区	2 605	新疆维吾尔族自治区	2 583	黑龙江省	-4 270	黑龙江省	-2 798
29	海南省	-	海南省	-	海南省	-	海南省	-
30	贵州省	-	贵州省	-	贵州省	-	贵州省	-
31	西藏自治区	-	西藏自治区	-	西藏自治区	-	西藏自治区	-

表6　2010年化学药品制剂工业主要经济指标排序（万元）

位次	地　区	工业总产值	地　区	主营业务收入	地　区	利润总额	地　区	利税总额
1	江苏省	7 009 674	江苏省	6 716 525	江苏省	819 013	江苏省	1 266 892
2	山东省	4 219 580	山东省	3 948 885	山东省	583 547	山东省	834 811
3	广东省	3 540 800	广东省	3 489 332	广东省	440 362	广东省	594 384
4	北京市	2 175 392	北京市	2 181 038	北京市	271 493	北京市	499 941
5	上海市	1 947 796	黑龙江省	1 835 792	上海市	248 728	上海市	396 273
6	浙江省	1 728 301	上海市	1 808 214	浙江省	228 193	浙江省	356 756
7	四川省	1 273 540	浙江省	1 702 898	黑龙江省	214 097	黑龙江省	328 291
8	黑龙江省	1 227 215	河北省	1 639 354	四川省	172 986	四川省	261 951
9	江西省	1 225 511	江西省	1 203 963	河南省	141 083	天津市	201 511
10	辽宁省	1 117 619	四川省	1 191 400	天津市	139 831	河南省	177 782
11	河南省	1 111 156	河南省	1 078 777	海南省	125 559	海南省	176 240
12	河北省	1 080 199	辽宁省	1 001 354	河北省	117 095	湖北省	172 905
13	湖北省	930 685	湖北省	912 856	湖北省	109 544	河北省	170 850
14	陕西省	865 771	陕西省	793 283	辽宁省	99 058	辽宁省	165 871
15	天津市	645 093	安徽省	680 122	江西省	85 893	陕西省	160 562
16	海南省	633 897	天津市	626 410	陕西省	68 913	江西省	141 071
17	安徽省	614 315	海南省	548 472	安徽省	63 043	安徽省	90 631
18	吉林省	535 282	湖南省	471 777	湖南省	50 883	湖南省	82 241
19	湖南省	519 537	福建省	393 189	山西省	50 696	山西省	77 356
20	山西省	420 604	山西省	376 641	福建省	44 455	吉林省	71 570
21	福建省	412 625	云南省	362 790	吉林省	43 354	云南省	65 777
22	云南省	403 085	吉林省	322 834	云南省	41 326	福建省	63 752
23	内蒙古自治区	293 509	内蒙古自治区	275 647	重庆市	32 819	重庆市	49 920
24	重庆市	280 536	重庆市	253 422	广西壮族自治区	21 807	广西壮族自治区	34 909
25	广西壮族自治区	258 171	广西壮族自治区	230 689	内蒙古自治区	15 434	内蒙古自治区	26 847
26	贵州省	157 249	贵州省	135 296	贵州省	8 397	贵州省	14 994
27	青海省	49 400	青海省	48 412	甘肃省	2 203	青海省	3 960
28	新疆维吾尔族自治区	38 542	新疆维吾尔族自治区	30 859	青海省	2 087	甘肃省	3 117
29	甘肃省	17 939	甘肃省	14 662	宁夏回族自治区	678	新疆维吾尔族自治区	2 141
30	宁夏回族自治区	8 429	宁夏回族自治区	7 139	新疆维吾尔族自治区	-1 080	宁夏回族自治区	1 333
31	西藏自治区	-	西藏自治区	-	西藏自治区	-	西藏自治区	-

表7　2010年中成药工业主要经济指标排序(万元)

位次	地　区	工业总产值	地　区	主营业务收入	地　区	利润总额	地　区	利税总额
1	吉林省	3 361 404	吉林省	2 798 682	吉林省	360 640	吉林省	472 838
2	江西省	1 961 321	江西省	1 996 561	山东省	242 502	山东省	344 353
3	河南省	1 887 898	河南省	1 791 591	广东省	217 703	广东省	332 343
4	四川省	1 825 159	四川省	1 774 063	河北省	194 245	四川省	299 147
5	山东省	1 735 612	山东省	1 657 292	河南省	185 465	河北省	273 572
6	广东省	1 676 291	广东省	1 536 117	天津市	175 656	天津市	270 968
7	贵州省	1 564 504	贵州省	1 164 809	广西壮族自治区	171 303	江西省	255 705
8	河北省	1 028 969	江苏省	1 077 802	贵州省	169 005	贵州省	252 905
9	广西壮族自治区	1 002 407	天津市	1 030 144	四川省	167 965	河南省	245 751
10	湖南省	963 210	湖南省	935 185	江西省	128 937	广西壮族自治区	240 069
11	江苏省	932 969	河北省	926 063	江苏省	127 414	江苏省	196 692
12	陕西省	876 344	广西壮族自治区	913 890	湖南省	120 194	湖南省	188 358
13	黑龙江省	857 613	湖北省	804 427	黑龙江省	107 597	云南省	156 699
14	湖北省	785 818	黑龙江省	798 150	浙江省	98 279	浙江省	152 913
15	天津市	743 513	陕西省	718 310	陕西省	90 990	黑龙江省	148 256
16	云南省	716 623	云南省	687 944	云南省	90 181	陕西省	134 633
17	重庆市	657 795	重庆市	630 437	湖北省	80 117	湖北省	131 143
18	浙江省	642 065	浙江省	623 991	北京市	70 971	北京市	117 435
19	辽宁省	487 774	上海市	490 359	辽宁省	48 697	福建省	80 169
20	北京市	476 094	辽宁省	487 570	福建省	46 073	上海市	74 352
21	上海市	360 585	北京市	459 544	上海市	41 053	重庆市	71 200
22	福建省	351 716	福建省	335 953	重庆市	32 511	辽宁省	68 461
23	安徽省	305 312	安徽省	280 883	海南省	28 743	海南省	44 910
24	山西省	213 565	山西省	194 177	甘肃省	22 355	安徽省	34 669
25	内蒙古自治区	182 289	内蒙古自治区	161 410	西藏自治区	21 413	甘肃省	32 763
26	海南省	155 110	甘肃省	134 095	安徽省	19 588	山西省	29 350
27	甘肃省	150 895	海南省	129 536	山西省	14 572	西藏自治区	27 137
28	青海省	117 221	青海省	100 703	内蒙古自治区	11 154	内蒙古自治区	17 019
29	西藏自治区	61 281	西藏自治区	51 285	新疆维吾尔族自治区	7 860	新疆维吾尔族自治区	10 775
30	新疆维吾尔族自治区	35 224	新疆维吾尔族自治区	30 257	宁夏回族自治区	2 604	青海省	6 575
31	宁夏回族自治区	21 475	宁夏回族自治区	14 157	青海省	1 223	宁夏回族自治区	3 000

表8　2010年中药饮片工业主要经济指标排序(万元)

位次	地　区	工业总产值	地　区	主营业务收入	地　区	利润总额	地　区	利税总额
1	四川省	1 054 405	四川省	997 182	山东省	86 212	山东省	130 739
2	山东省	923 696	山东省	880 324	四川省	73 102	四川省	122 323
3	安徽省	754 981	安徽省	730 448	安徽省	64 066	安徽省	84 200
4	河南省	505 324	河南省	469 208	河南省	41 798	河南省	58 221
5	广东省	446 791	广东省	429 565	北京市	31 680	广东省	48 571
6	辽宁省	371 121	辽宁省	340 065	广东省	28 807	湖南省	45 086
7	湖南省	330 758	湖南省	324 422	湖南省	28 509	北京市	40 405
8	北京市	323 423	北京市	258 334	江苏省	25 149	江苏省	38 557
9	江苏省	230 939	江苏省	214 008	辽宁省	24 844	辽宁省	36 932
10	吉林省	175 344	上海市	192 261	福建省	23 998	福建省	29 440
11	云南省	166 160	江西省	155 757	内蒙古自治区	20 303	内蒙古自治区	28 760
12	江西省	155 849	云南省	150 404	广西壮族自治区	15 200	云南省	21 239
13	上海市	150 240	浙江省	143 296	江西省	13 963	广西壮族自治区	20 108
14	浙江省	146 361	湖北省	137 809	浙江省	12 981	江西省	18 119
15	湖北省	143 472	吉林省	136 635	云南省	10 874	浙江省	17 056
16	福建省	135 559	福建省	127 331	湖北省	9 903	湖北省	12 888

（续表）

位次	地　区	工业总产值	地　区	主营业务收入	地　区	利润总额	地　区	利税总额
17	广西壮族自治区	134 981	广西壮族自治区	123 581	重庆市	7 905	重庆市	10 166
18	内蒙古自治区	112 531	重庆市	111 209	吉林省	6 915	河北省	9 338
19	重庆市	108 457	内蒙古自治区	108 161	河北省	6 847	吉林省	9 302
20	河北省	106 554	河 北省	106 413	陕西省	5 774	上海市	7 914
21	陕西省	72 035	陕西省	72 234	上海市	5 625	陕西省	7 598
22	天津市	36 391	天津沛	37 103	甘肃省	3 629	甘肃省	4 034
23	甘肃省	24 594	甘肃省	27 836	贵州省	2 588	贵州省	3 369
24	贵州省	24 080	贵州省	20 999	天津市	2 540	天津市	2 840
25	新疆维吾尔族自治区	23 244	山西省	19 908	新疆维吾尔族自治区	1 840	新疆维吾尔族自治区	2 344
26	山西省	15 988	新疆维吾尔族自治区	19 614	宁夏回族自治区	677	宁夏回族自治区	733
27	宁夏回族自治区	5 075	宁夏回族自治区	4 974	山西省	82	山西省	493
28	黑龙江省	-	黑龙江省	-	黑龙江省	-	黑龙江省	-
29	海南省	-	海南省	-	海南省	-	海南省	-
30	西藏自治区	-	西藏自治区	-	西藏自治区	-	西藏自治区	-
31	青海省	-	青海省	-	青海省	-	青海省	-

表 9　2010 年生物生化制品工业主要经济指标排序（万元）

位次	地　区	工业总产值	地　区	主营业务收入	地　区	利润总额	地　区	利税总额
1	山东省	2 291 881	山东省	2 233 453	山东省	247 683	山东省	327 079
2	江苏省	1 675 860	江苏省	1 622 228	北京市	186 524	江苏省	244 348
3	吉林省	1 641 487	吉林省	1 565 146	河南省	173 084	北京市	228 260
4	湖北省	824 553	湖北省	729 645	江苏省	153 092	河南省	204 645
5	广东省	808 058	浙江省	659 575	上海市	149 742	上海市	187 359
6	河南省	704 806	河南省	646 940	辽宁省	124 462	辽宁省	149 760
7	浙江省	699 031	上海市	635 150	吉林省	118 373	吉林省	146 158
8	上海市	651 801	北京市	623 864	广东省	109 434	广东省	143 732
9	辽宁省	651 793	辽宁省	613 688	四川省	106 173	四川省	129 066
10	北京市	578 805	广东省	572 587	湖北省	95 234	湖北省	123 262
11	湖南省	574 493	湖南省	557 331	浙江省	54 225	湖南省	87 380
12	四川省	436 052	四川省	426 600	湖南省	46 422	浙江省	81 850
13	安徽省	311 511	安徽省	249 370	甘肃省	43 239	甘肃省	51 893
14	福建省	236 267	福建省	228 258	黑龙江省	42 185	黑龙江省	50 683
15	天津市	211 245	天津市	208 108	福建省	37 667	福建省	50 348
16	内蒙古自治区	157 319	内蒙古自治区	159 401	内蒙古自治区	32 075	内蒙古自治区	35 314
17	陕西省	142 874	甘肃省	133 173	云南省	27 124	安徽省	32 533
18	河北省	139 920	河北省	125 622	安徽省	25 350	云南省	31 907
19	黑龙江省	127 743	黑龙江省	108 008	贵州省	24 406	贵州省	27 211
20	山西省	120 811	陕西省	106 413	河北省	15 175	陕西省	19 918
21	甘肃省	118 753	江西省	82 195	陕西省	13 673	河北省	19 051
22	江西省	83 843	山西省	71 850	江西省	13 467	山西省	18 544
23	云南省	70 419	云南省	67 818	山西省	10 415	天津市	17 285
24	广西壮族自治区	61 087	重庆市	55 723	天津市	8 838	江西省	16 457
25	重庆市	57 851	广西壮族自治区	53 138	广西壮族自治区	6 108	广西壮族自治区	7 567
26	贵州省	54 485	贵州省	45 928	重庆市	2 831	重庆市	4 540
27	海南省	18 439	海南省	15 186	海南省	1 655	海南省	2 817
28	新疆维吾尔族自治区	12 545	新疆维吾尔族自治区	10 833	新疆维吾尔族自治区	1 391	新疆维吾尔族自治区	2 454
29	青海省	800	青海省	759	青海省	140	青海省	188
30	宁夏回族自治区	-	西藏自治区	-	西藏自治区	-	西藏自治区	-
31	西藏自治区	-	宁夏回族自治区	-	宁夏回族自治区	-	宁夏回族自治区	-

表 10　2010 年医疗仪器设备及器械工业主要经济指标排序（万元）

位次	地　区	工业总产值	地　区	主营业务收入	地　区	利润总额	地　区	利税总额
1	江苏省	2 688 767	江苏省	2 614 324	江苏省	249 659	江苏省	350 340
2	广东省	1 872 484	广东省	1 792 182	广东省	202 473	广东省	235 619
3	山东省	1 178 369	山东省	1 200 496	上海市	149 576	山东省	188 001
4	上海市	1 047 331	上海市	1 040 945	北京市	146 573	上海市	185 134
5	北京市	890 501	北京市	910 256	山东省	138 885	北京市	176 277
6	浙江省	654 011	浙江省	631 285	浙江省	71 251	浙江省	93 211
7	辽宁省	596 209	江西省	578 624	河南省	50 364	河南省	59 089
8	江西省	594 242	辽宁省	549 524	辽宁省	48 865	辽宁省	56 442
9	河南省	381 107	河南省	378 573	四川省	32 985	四川省	49 235
10	福建省	253 917	四川省	262 781	江西省	29 999	江西省	46 378
11	四川省	248 770	福建省	237 908	湖南省	23 245	湖南省	32 484
12	吉林省	210 886	湖南省	197 401	福建省	18 084	重庆市	23 119
13	湖南省	204 067	安徽省	192 297	重庆市	17 400	福建省	21 805
14	安徽省	202 570	吉林省	148 667	湖北省	16 726	湖北省	20 331
15	广西壮族自治区	145 242	天津市	144 300	广西壮族自治区	16 501	安徽省	19 213
16	天津市	134 632	广西壮族自治区	118 410	安徽省	12 348	广西壮族自治区	18 912
17	重庆市	122 022	重庆市	115 714	天津市	9 557	天津市	14 042
18	河北省	118 983	河北省	115 197	吉林省	6 925	吉林省	9 024
19	湖北省	114 723	湖北省	108 067	河北省	5 835	河北省	8 001
20	陕西省	55 836	陕西省	51 586	陕西省	4 038	陕西省	6 599
21	内蒙古自治区	15 340	内蒙古自治区	15 133	内蒙古自治区	1 062	内蒙古自治区	1 422
22	新疆维吾尔族自治区	3 341	新疆维吾尔族自治区	3 311	甘肃省	158	甘肃省	341
23	甘肃省	1 905	甘肃省	1 396	新疆维吾尔族自治区	64	新疆维吾尔族自治区	152
24	山西省	528	山西省	612	山西省	22	山西省	48
25	海南省	320	海南省	319	海南省	-42	海南省	-37
26	黑龙江省	123	黑龙江省	141	黑龙江省	-87	黑龙江省	-77
27	贵州省	-	贵州省	-	贵州省	-	贵州省	-
28	云南省	-	云南省	-	云南省	-	云南省	-
29	西藏自治区	-	西藏自治区	-	西藏自治区	-	西藏自治区	-
30	青海省	-	青海省	-	青海省	-	青海省	-
31	宁夏回族自治区	-	宁夏回族自治区	-	宁夏回族自治区	-	宁夏回族自治区	-

表 11　2010 年卫生材料及医药用品工业主要经济指标排序（万元）

位次	地　区	工业总产值	地　区	主营业务收入	地　区	利润总额	地　区	利税总额
1	山东省	2 197 882	山东省	2 250 313	山东省	266 531	山东省	372 737
2	江苏省	1 018 482	江苏省	995 763	河南省	78 347	河南省	99 490
3	河南省	774 911	河南省	676 696	江苏省	61 630	江苏省	95 999
4	湖北省	482 908	湖北省	440 856	湖北省	53 232	湖北省	77 087
5	广东省	397 328	广东省	379 667	广东省	47 918	广东省	65 352
6	浙江省	345 613	浙江省	333 196	江西省	25 432	江西省	35 760
7	江西省	302 574	江西省	300 578	四川省	17 709	浙江省	27 502
8	四川省	186 214	四川省	190 951	上海市	16 328	四川省	27 304
9	上海市	154 343	上海市	156 238	浙江省	14 399	上海市	24 178
10	湖南省	101 807	湖南省	96 202	辽宁省	7 411	湖南省	10 473
11	辽宁省	96 510	辽宁省	92 341	湖南省	6 969	辽宁省	8 574
12	安徽省	76 567	安徽省	68 526	安徽省	6 058	安徽省	7 809
13	天津市	44 723	天津市	45 166	山西省	4 559	山西省	6 806
14	北京市	44 015	北京市	43 476	天津市	3 860	天津市	5 572
15	山西省	35 581	广西壮族自治区	32 407	广西壮族自治区	3 739	广西壮族自治区	5 054
16	广西壮族自治区	34 065	山西省	32 070	北京市	2 529	北京市	4 754

（续表）

位次	地　区	工业总产值	地　区	主营业务收入	地　区	利润总额	地　区	利税总额
17	陕西省	29 108	陕西省	27 001	河北省	1 910	福建省	2 474
18	福建省	19 845	福建省	19 254	陕西省	1 709	陕西省	2 370
19	吉林省	16 799	吉林省	16 384	吉林省	1 535	河北省	2 060
20	河北省	15 782	河北省	15 288	黑龙江省	708	吉林省	1 558
21	青海省	7 862	青海省	6 734	福建省	644	黑龙江省	1 169
22	黑龙江省	7 060	黑龙江省	6 202	贵州省	71	海南省	133
23	海南省	6 901	重庆市	5 480	海南省	63	贵州省	117
24	重庆市	5 620	贵州省	1 719	新疆维吾尔族自治区	31	新疆维吾尔族自治区	99
25	贵州省	3 791	云南省	1 305	重庆市	10	重庆市	58
26	云南省	1 243	新疆维吾尔族自治区	761	云南省	-41	云南省	46
27	新疆维吾尔族自治区	1 219	海南省	305	青海省	-187	青海省	-167
28	内蒙古自治区	-	内蒙古自治区	-	内蒙古自治区	-	内蒙古自治区	-
29	西藏自治区	-	西藏自治区;	-	西藏自治区	-	西藏自治区	-
30	甘肃省	-	甘肃省	-	甘肃省	-	甘肃省	-
31	宁夏回族自治区	-	宁夏回族自治区	-	宁夏回族自治区	-	宁夏回族自治区	-

表 12　2010 年制药专用设备工业主要经济指标排序（万元）

位次	地　区	工业总产值	地　区	主营业务收入	地　区	利润总额	地　区	利税总额
1	湖南省	211 757	湖南省	198 764	湖南省	27 912	湖南省	37 399
2	浙江省	167 108	浙江省	147 161	浙江省	12 920	浙江省	19 688
3	江苏省	120 548	江苏省	117 614	江苏省	6 846	江苏省	10 848
4	上海市	78 899	上海市	78 314	河北省	5 833	上海市	7 837
5	北京市	47 702	北京市	44 999	上海市	5 733	北京市	7 506
6	山东省	42 543	山东省	41 809	北京市	5 117	河北省	6 673
7	辽宁省	28 833	辽宁省	29 249	山东省	4 037	山东省	4 377
8	河北省	26 266	河北省	25 582	辽宁省	665	辽宁省	1 619
9	福建省	17 384	福建省	17 384	甘肃省	608	甘肃省	907
10	广东省	16 714	广东省	14 492	四川省	567	福建省	858
11	四川省	8 775	四川省	8 496	福建省	301	四川省	753
12	甘肃省	4 828	甘肃省	3 714	黑龙江省	144	广东省	393
13	黑龙江省	2 956	黑龙江省	2 684	安徽省	138	黑龙江省	383
14	天津市	1 506	天津市	1 549	广西壮族自治区	77	安徽省	168
15	安徽省	1 332	安徽省	1 284	天津市	-42	广西壮族自治区	97
16	广西壮族自治区	1 201	广西壮族自治区	937	广东省	-324	天津市	69
17	山西省	-	山西省	-	山西省	-	山西省	-
18	内蒙古自治区	-	内蒙古自治区	-	内蒙古自治区	-	内蒙古自治区	-
19	吉林省	-	吉林省	-	吉林省	-	吉林省	-
20	江西省	-	江西省	-	江西省	-	江西省	-
21	河南省	-	河南省	-	河南省	-	河南省	-
22	湖北省	-	湖北省	-	湖北省	-	湖北省	-
23	海南省	-	海南省	-	海南省	-	海南省	-
24	重庆市	-	重庆市	-	重庆市	-	重庆市	-
25	贵州省	-	贵州省	-	贵州省	-	贵州省	-
26	云南省	-	云南省	-	云南省	-	云南省	-
27	西藏自治区	-	西藏自治区	-	西藏自治区	-	西藏自治区	-
28	陕西省	-	陕西省	-	陕西省	-	陕西省	-
29	青海省	-	青海省	-	青海省	-	青海省	-
30	宁夏回族自治区	-	宁夏回族自治区	-	宁夏回族自治区	-	宁夏回族自治区	-
31	新疆维吾尔族自治区	-	新疆维吾尔族自治区	-	新疆维吾尔族自治区	-	新疆维吾尔族自治区	-

表13　2010年全部工业企业法人单位资产总额100强

位次	企业名称	位次	企业名称
1	上海复星医药(集团)股份有限公司	51	山东鲁抗医药股份有限公司
2	中国医药集团总公司	52	北京同仁堂股份有限公司
3	上海医药(集团)有限公司	53	江苏豪森药业股份有限公司
4	石药集团有限公司	54	联邦制药(内蒙古)有限公司
5	哈药集团有限公司	55	山东步长制药有限公司
6	华北制药集团有限责任公司	56	河南省宛西制药股份有限公司
7	威高集团有限公司	57	天津力生制药股份有限公司
8	扬子江药业集团有限公司	58	江苏江山制药有限公司
9	齐鲁制药有限公司	59	仁和(集团)发展有限公司
10	四川科伦药业股份有限公司	60	阿斯利康制药有限公司
11	天津天士力集团有限公司	61	美罗药业股份有限公司
12	太极集团有限公司	62	山东绿叶制药集团有限公司
13	天津药业集团有限公司	63	亚宝药业集团股份有限公司
14	康美药业股份有限公司	64	广州药业股份有限公司
15	东北制药集团股份有限公司	65	江西济民可信集团有限公司
16	吉林敖东药业集团股份有限公司	66	江中药业股份有限公司
17	新和成控股集团有限公司	67	吉林紫鑫药业股份有限公司
18	云南白药集团股份有限公司	68	贵州百灵企业集团制药股份有限公司
19	修正药业集团股份有限公司	69	大冢(中国)投资有限公司
20	辅仁药业集团有限公司	70	浙江尖峰药业有限公司
21	杭州华东医药集团有限公司	71	浙江升华拜克生物股份有限公司
22	西安万隆制药有限责任公司	72	哈尔滨誉衡药业股份有限公司
23	华润三九医药股份有限公司	73	宁夏启元药业有限公司
24	浙江海正药业股份有限公司	74	乐普(北京)医疗器械股份有限公司
25	鲁南制药集团股份有限公司	75	山西振东制药股份有限公司
26	北京双鹤药业股份有限公司	76	通化东宝药业股份有限公司
27	天津市天感化工技术开发有限公司	77	深圳信立泰药业股份有限公司
28	武汉人福医药集团股份有限公司	78	杭州赛诺菲安万特民生制药有限公司
29	健康元药业集团股份有限公司	79	江苏正大天晴药业股份有限公司
30	浙江医药股份有限公司	80	深圳市海王生物工程股份有限公司
31	山东方明药业股份有限公司	81	山东淄博山川医用器材有限公司
32	天津中新药业集团股份有限公司	82	利君国际医药(控股)有限公司
33	江苏恒瑞医药股份有限公司	83	西安杨森制药有限公司
34	拜耳医药保健有限公司	84	辉瑞制药有限公司
35	珠海联邦制药股份有限公司	85	费森尤斯卡比(中国)投资有限公司
36	康恩贝集团有限公司	86	北京同仁堂科技发展股份有限公司
37	中国通用技术(集团)控股有限责任公司	87	海南康芝药业股份有限公司
38	瑞阳制药有限公司	88	桂林三金药业股份有限公司
39	丽珠医药集团股份有限公司	89	普洛股份有限公司
40	四川怡和企业(集团)有限责任公司	90	浙江华海药业股份有限公司
41	宜昌东阳光药业股份有限公司	91	双鸽集团有限公司
42	神威药业有限公司	92	悦康药业集团有限公司
43	华润东阿阿胶有限公司	93	杭州民生医药控股集团有限公司
44	南京医药产业(集团)有限责任公司	94	广西梧州制药(集团)股份有限公司
45	成都地奥制药集团有限公司	95	浙江仙琚制药股份有限公司
46	江苏康缘集团有限责任公司	96	汇仁集团有限公司
47	先声药业有限公司	97	成都康弘药业集团
48	上海罗氏制药有限公司	98	九芝堂股份有限公司
49	广州白云山制药股份有限公司	99	福建省福抗药业股份有限公司
50	山东新华医药集团有限责任公司	100	寿光富康制药有限公司

表 14 2010 年全部工业企业法人单位主营业务收入 100 强

位次	企业名称	位次	企业名称
1	扬子江药业集团有限公司	51	康恩贝集团有限公司
2	修正药业集团股份有限公司	52	神威药业有限公司
3	哈药集团有限公司	53	山东绿叶制药集团有限公司
4	上海医药(集团)有限公司	54	江中药业股份有限公司
5	石药集团有限公司	55	寿光富康制药有限公司
6	杭州华东医药集团有限公司	56	北京诺华制药有限公司
7	华北制药集团有限责任公司	57	山东罗欣药业股份有限公司
8	威高集团有限公司	58	武汉人福医药集团股份有限公司
9	云南白药集团股份有限公司	59	华润东阿阿胶有限公司
10	东北制药集团股份有限公司	60	江西济民可信集团有限公司
11	中国医药集团总公司	61	江苏济川制药有限公司
12	拜耳医药保健有限公司	62	利君国际医药(控股)有限公司
13	太极集团有限公司	63	中美上海施贵宝制药有限公司
14	天津天士力集团有限公司	64	山东鲁抗医药股份有限公司
15	天津中新药业集团股份有限公司	65	广州药业股份有限公司
16	北京双鹤药业股份有限公司	66	安徽丰原药业股份有限公司
17	广州白云山制药股份有限公司	67	广东罗浮山国药股份有限公司
18	齐鲁制药有限公司	68	浙江升华拜克生物股份有限公司
19	珠海联邦制药股份有限公司	69	迪沙药业集团有限公司
20	汇仁集团有限公司	70	健康元药业集团股份有限公司
21	瑞阳制药有限公司	71	天圣制药集团股份有限公司
22	上海复星医药(集团)股份有限公司	72	中美天津史克制药有限公司
23	浙江医药股份有限公司	73	河南羚锐制药股份有限公司
24	黑龙江省珍宝岛制药有限公司	74	上海西门子医疗器械有限公司
25	四川科伦药业股份有限公司	75	浙江尖峰药业有限公司
26	西安杨森制药有限公司	76	昆明制药集团股份有限公司
27	浙江海正药业股份有限公司	77	重庆科瑞制药有限责任公司
28	辉瑞制药有限公司	78	西安万隆制药有限责任公司
29	华润三九医药股份有限公司	79	山东鲁抗辰欣药业有限公司
30	辅仁药业集团有限公司	80	天津药业集团有限公司
31	山东步长制药有限公司	81	山东淄博山川医用器材有限公司
32	江苏恒瑞医药股份有限公司	82	双鸽集团有限公司
33	上海罗氏制药有限公司	83	苏州东瑞制药有限公司
34	杭州赛诺菲安万特民生制药有限公司	84	北京同仁堂股份有限公司
35	新和成控股集团有限公司	85	江苏亚邦药业集团股份有限公司
36	菏泽睿鹰制药集团有限公司	86	悦康药业集团有限公司
37	中国通用技术(集团)控股有限责任公司	87	武汉健民药业集团股份有限公司
38	鲁南制药集团股份有限公司	88	宜昌东阳光药业股份有限公司
39	南京医药产业(集团)有限责任公司	89	西安力邦制药有限公司
40	仁和(集团)发展有限公司	90	回音必集团有限公司
41	康美药业股份有限公司	91	深圳市海王生物工程股份有限公司
42	江苏豪森药业股份有限公司	92	普洛股份有限公司
43	费森尤斯卡比(中国)投资有限公司	93	四川蜀中制药有限公司
44	阿斯利康制药有限公司	94	浙江仙琚制药股份有限公司
45	山东新华医药集团有限责任公司	95	贵州益佰制药股份有限公司
46	江苏正大天晴药业股份有限公司	96	联邦制药(内蒙古)有限公司
47	先声药业有限公司	97	江苏联环药业集团有限公司
48	丽珠医药集团股份有限公司	98	江苏苏中药业集团股份有限公司
49	江苏康缘集团有限责任公司	99	成都地奥制药集团有限公司
50	河南省宛西制药股份有限公司	100	欧姆龙(大连)有限公司

表15　2010年全部工业企业法人单位利润总额100强

位次	企业名称	位次	企业名称
1	中国医药集团总公司	51	仁和(集团)发展有限公司
2	哈药集团有限公司	52	费森尤斯卡比(中国)投资有限公司
3	扬子江药业集团有限公司	53	广西梧州制药(集团)股份有限公司
4	山东步长制药有限公司	54	中美天津史克制药有限公司
5	上海医药(集团)有限公司	55	中美上海施贵宝制药有限公司
6	威高集团有限公司	56	天津中新药业集团股份有限公司
7	新和成控股集团有限公司	57	青岛黄海制药有限责任公司
8	齐鲁制药有限公司	58	瑞阳制药有限公司
9	浙江医药股份有限公司	59	山东罗欣药业股份有限公司
10	石药集团有限公司	60	江苏康缘集团有限责任公司
11	吉林敖东药业集团股份有限公司	61	成都地奥制药集团有限公司
12	上海复星医药(集团)股份有限公司	62	桂林三金药业股份有限公司
13	杭州赛诺菲安万特民生制药有限公司	63	河南羚锐制药股份有限公司
14	云南白药集团股份有限公司	64	广州白云山制药股份有限公司
15	华润三九医药股份有限公司	65	牡丹江市友搏药业有限责任公司
16	江苏恒瑞医药股份有限公司	66	黑龙江省珍宝岛制药有限公司
17	神威药业有限公司	67	利君国际医药(控股)有限公司
18	修正药业集团股份有限公司	68	阿斯利康制药有限公司
19	康美药业股份有限公司	69	北京同仁堂健康药业股份有限公司
20	健康元药业集团股份有限公司	70	江中药业股份有限公司
21	四川科伦药业股份有限公司	71	联邦制药(内蒙古)有限公司
22	拜耳医药保健有限公司	72	北京同仁堂股份有限公司
23	华润东阿阿胶有限公司	73	江西济民可信集团有限公司
24	江苏正大天晴药业股份有限公司	74	南京医药产业(集团)有限责任公司
25	辅仁药业集团有限公司	75	海南养生堂药业有限公司
26	江苏豪森药业股份有限公司	76	西安杨森制药有限公司
27	北京双鹤药业股份有限公司	77	上海西门子医疗器械有限公司
28	鲁南制药集团股份有限公司	78	天津力生制药股份有限公司
29	辽宁成大生物股份有限公司	79	湖南湘泉制药有限公司
30	杭州华东医药集团有限公司	80	北大国际医院集团西南合成制药股份有限公司
31	丽珠医药集团股份有限公司	81	上海莱士血液制品股份有限公司
32	北京泰德制药有限公司	82	北京双鹭药业股份有限公司
33	天津天士力集团有限公司	83	贵阳黔峰生物制品有限责任公司
34	辉瑞制药有限公司	84	西安力邦制药有限公司
35	山东绿叶制药集团有限公司	85	福建天泉药业股份有限公司
36	宜昌东阳光药业股份有限公司	86	漳州片仔癀药业股份有限公司
37	珠海联邦制药股份有限公司	87	江苏济川制药有限公司
38	上海罗氏制药有限公司	88	康恩贝集团有限公司
39	江苏江山制药有限公司	89	四川好医生药业集团有限公司
40	乐普(北京)医疗器械股份有限公司	90	北京紫竹药业有限公司
41	浙江海正药业股份有限公司	91	天津药业集团有限公司
42	长春长生生物科技股份有限公司	92	贵州益佰制药股份有限公司
43	武汉人福医药集团股份有限公司	93	苏州东瑞制药有限公司
44	广东罗浮山国药股份有限公司	94	河南省宛西制药股份有限公司
45	深圳信立泰药业股份有限公司	95	寿光富康制药有限公司
46	华北制药集团有限责任公司	96	宁夏泰瑞制药股份有限公司
47	山东鲁抗辰欣药业有限公司	97	东盛科技股份有限公司
48	浙江天元生物药业有限公司	98	黑龙江葵花药业股份有限公司
49	西安万隆制药有限责任公司	99	山东淄博山川医用器材有限公司
50	微创医疗器械(上海)有限公司	100	北京同仁堂科技发展股份有限公司

表16　2010年化学药品工业企业法人单位资产总额100强

位次	企业名称	位次	企业名称
1	上海复星医药(集团)股份有限公司	51	西安杨森制药有限公司
2	上海医药(集团)有限公司	52	辉瑞制药有限公司
3	石药集团有限公司	53	费森尤斯卡比(中国)投资有限公司
4	哈药集团有限公司	54	海南康芝药业股份有限公司
5	华北制药集团有限责任公司	55	普洛股份有限公司
6	扬子江药业集团有限公司	56	浙江华海药业股份有限公司
7	齐鲁制药有限公司	57	双鸽集团有限公司
8	四川科伦药业股份有限公司	58	悦康药业集团有限公司
9	天津药业集团有限公司	59	杭州民生医药控股集团有限公司
10	东北制药集团股份有限公司	60	浙江仙琚制药股份有限公司
11	新和成控股集团有限公司	61	福建省福抗药业股份有限公司
12	辅仁药业集团有限公司	62	寿光富康制药有限公司
13	杭州华东医药集团有限公司	63	菏泽睿鹰制药集团有限公司
14	西安万隆制药有限责任公司	64	联邦制药成都有限公司
15	浙江海正药业股份有限公司	65	深圳一致药业股份有限公司
16	鲁南制药集团股份有限公司	66	广东众生药业股份有限公司
17	北京双鹤药业股份有限公司	67	礼来苏州制药有限公司
18	武汉人福医药集团股份有限公司	68	山东罗欣药业股份有限公司
19	健康元药业集团股份有限公司	69	北大国际医院集团西南合成制药股份有限公司
20	浙江医药股份有限公司	70	苏州东瑞制药有限公司
21	山东方明药业股份有限公司	71	湖北广济药业股份有限公司
22	江苏恒瑞医药股份有限公司	72	苏州天马医药集团有限公司
23	拜耳医药保健有限公司	73	重庆科瑞制药有限责任公司
24	珠海联邦制药股份有限公司	74	重庆华邦制药股份有限公司
25	中国通用技术(集团)控股有限责任公司	75	横店集团康裕药业有限公司
26	瑞阳制药有限公司	76	横店集团家园化工有限公司
27	丽珠医药集团股份有限公司	77	北京诺华制药有限公司
28	宜昌东阳光药业股份有限公司	78	浙江京新药业股份有限公司
29	中国医药集团总公司	79	安徽丰原药业股份有限公司
30	先声药业有限公司	80	中美天津史克制药有限公司
31	上海罗氏制药有限公司	81	西南药业股份有限公司
32	广州白云山制药股份有限公司	82	宁夏泰瑞制药股份有限公司
33	山东新华医药集团有限责任公司	83	山东天力药业有限公司
34	山东鲁抗医药股份有限公司	84	中美上海施贵宝制药有限公司
35	江苏豪森药业股份有限公司	85	东盛科技股份有限公司
36	联邦制药(内蒙古)有限公司	86	北京紫竹药业有限公司
37	天津力生制药股份有限公司	87	卫材(中国)药业有限公司
38	江苏江山制药有限公司	88	武汉远大制药集团有限公司
39	阿斯利康制药有限公司	89	江苏济川制药有限公司
40	美罗药业股份有限公司	90	浙江中贝九洲集团有限公司
41	山东绿叶制药集团有限公司	91	江苏亚邦药业集团股份有限公司
42	亚宝药业集团股份有限公司	92	江苏联环药业集团有限公司
43	大冢(中国)投资有限公司	93	上海现代制药股份有限公司
44	浙江尖峰药业有限公司	94	青岛华仁药业股份有限公司
45	宁夏启元药业有限公司	95	安丘市鲁安药业有限责任公司
46	深圳信立泰药业股份有限公司	96	吉林省吴太感康药业有限公司
47	杭州赛诺菲安万特民生制药有限公司	97	湖南明瑞制药有限公司
48	江苏正大天晴药业股份有限公司	98	曼秀雷敦(中国)药业有限公司
49	深圳市海王生物工程股份有限公司	99	潜江永安药业股份有限公司
50	利君国际医药(控股)有限公司	100	江苏吴中医药集团有限公司

表17 2010年化学药品工业企业法人单位主营业务收入100强

位次	企业名称	位次	企业名称
1	扬子江药业集团有限公司	51	山东鲁抗辰欣药业有限公司
2	哈药集团有限公司	52	天津药业集团有限公司
3	上海医药(集团)有限公司	53	深圳一致药业股份有限公司
4	石药集团有限公司	54	中国医药集团总公司
5	杭州华东医药集团有限公司	55	双鸽集团有限公司
6	华北制药集团有限责任公司	56	苏州东瑞制药有限公司
7	东北制药集团股份有限公司	57	江苏亚邦药业集团股份有限公司
8	拜耳医药保健有限公司	58	悦康药业集团有限公司
9	北京双鹤药业股份有限公司	59	宜昌东阳光药业股份有限公司
10	广州白云山制药股份有限公司	60	西安力邦制药有限公司
11	齐鲁制药有限公司	61	深圳市海王生物工程股份有限公司
12	珠海联邦制药股份有限公司	62	普洛股份有限公司
13	瑞阳制药有限公司	63	浙江仙琚制药股份有限公司
14	上海复星医药(集团)股份有限公司	64	联邦制药(内蒙古)有限公司
15	浙江医药股份有限公司	65	江苏联环药业集团有限公司
16	四川科伦药业股份有限公司	66	美罗药业股份有限公司
17	西安杨森制药有限公司	67	上海现代制药股份有限公司
18	浙江海正药业股份有限公司	68	四川好医生药业集团有限公司
19	辉瑞制药有限公司	69	南京奥赛康医药集团有限公司
20	辅仁药业集团有限公司	70	宁夏启元药业有限公司
21	江苏恒瑞医药股份有限公司	71	上海迪赛诺化学制药有限公司
22	上海罗氏制药有限公司	72	深圳信立泰药业股份有限公司
23	杭州赛诺菲安万特民生制药有限公司	73	江苏恩华药业股份有限公司
24	新和成控股集团有限公司	74	山东天力药业有限公司
25	菏泽睿鹰制药集团有限公司	75	浙江国邦药业有限公司
26	中国通用技术(集团)控股有限责任公司	76	北京泰德制药有限公司
27	鲁南制药集团股份有限公司	77	江苏江山制药有限公司
28	江苏豪森药业股份有限公司	78	武汉远大制药集团有限公司
29	费森尤斯卡比(中国)投资有限公司	79	曼秀雷敦(中国)药业有限公司
30	阿斯利康制药有限公司	80	亚宝药业集团股份有限公司
31	山东新华医药集团有限责任公司	81	礼来苏州制药有限公司
32	江苏正大天晴药业股份有限公司	82	卫材(中国)药业有限公司
33	先声药业有限公司	83	横店集团康裕药业有限公司
34	丽珠医药集团股份有限公司	84	联邦制药成都有限公司
35	山东绿叶制药集团有限公司	85	浙江京新药业股份有限公司
36	寿光富康制药有限公司	86	安丘市鲁安药业有限责任公司
37	北京诺华制药有限公司	87	安斯泰来制药(中国)有限公司
38	山东罗欣药业股份有限公司	88	杭州民生医药控股集团有限公司
39	武汉人福医药集团股份有限公司	89	山东潍坊盛泰药业有限公司
40	江苏济川制药有限公司	90	北大国际医院集团西南合成制药股份有限公司
41	利君国际医药(控股)有限公司	91	赛诺菲安万特(北京)制药有限公司
42	中美上海施贵宝制药有限公司	92	常州四药制药有限公司
43	山东鲁抗医药股份有限公司	93	大冢(中国)投资有限公司
44	安徽丰原药业股份有限公司	94	浙江海翔药业股份有限公司
45	迪沙药业集团有限公司	95	浙江华海药业股份有限公司
46	健康元药业集团股份有限公司	96	浙江普洛得邦制药有限公司
47	中美天津史克制药有限公司	97	四川省百草生物药业有限公司
48	浙江尖峰药业有限公司	98	浙江中贝九洲集团有限公司
49	重庆科瑞制药有限责任公司	99	青州尧王制药有限公司
50	西安万隆制药有限责任公司	100	苏州天马医药集团有限公司

表 18　2010 年化学药品工业企业法人单位利润总额 100 强

位次	企业名称	位次	企业名称
1	哈药集团有限公司	51	四川好医生药业集团有限公司
2	扬子江药业集团有限公司	52	北京紫竹药业有限公司
3	上海医药(集团)有限公司	53	天津药业集团有限公司
4	新和成控投集团有限公司	54	苏州东瑞制药有限公司
5	齐鲁制药有限公司	55	寿光富康制药有限公司
6	浙江医药股份有限公司	56	宁夏泰瑞制药股份有限公司
7	石药集团有限公司	57	东盛科技股份有限公司
8	上海复星医药(集团)股份有限公司	58	吉林省吴太感康药业有限公司
9	杭州赛诺菲安万特民生制药有限公司	59	中国通用技术(集团)控股有限责任公司
10	江苏恒瑞医药股份有限公司	60	悦康药业集团有限公司
11	健康元药业集团股份有限公司	61	海南康芝药业股份有限公司
12	四川科伦药业股份有限公司	62	海南惠普森医药生物技术有限公司
13	拜耳医药保健有限公司	63	先声药业有限公司
14	江苏正大天晴药业股份有限公司	64	联邦制药成都有限公司
15	辅仁药业集团有限公司	65	亚宝药业集团股份有限公司
16	江苏豪森药业股份有限公司	66	上海现代制药股份有限公司
17	北京双鹤药业股份有限公司	67	广东环球制药有限公司
18	鲁南制药集团股份有限公司	68	广东众生药业股份有限公司
19	杭州华东医药集团有限公司	69	浙江中贝九洲集团有限公司
20	丽珠医药集团股份有限公司	70	重庆华邦制药股份有限公司
21	北京泰德制药有限公司	71	浙江仙琚制药股份有限公司
22	辉瑞制药有限公司	72	宁夏启元药业有限公司
23	山东绿叶制药集团有限公司	73	山东鲁抗医药股份有限公司
24	宜昌东阳光药业股份有限公司	74	浙江华海药业股份有限公司
25	珠海联邦制药股份有限公司	75	山东达因海洋生物制药股份有限公司
26	上海罗氏制药有限公司	76	浙江尖峰药业有限公司
27	江苏江山制药有限公司	77	湘北威尔曼制药股份有限公司
28	浙江海正药业股份有限公司	78	浙江国邦药业有限公司
29	武汉人福医药集团股份有限公司	79	深圳一致药业股份有限公司
30	深圳信立泰药业股份有限公司	80	苏州天马医药集团有限公司
31	华北制药集团有限责任公司	81	山西普德药业股份有限公司
32	山东鲁抗辰欣药业有限公司	82	广州龙沙有限公司
33	西安万隆制药有限责任公司	83	重庆福安药业(集团)股份有限公司
34	费森尤斯卡比(中国)投资有限公司	84	深圳市海王生物工程股份有限公司
35	中美天津史克制药有限公司	85	山东新华医药集团有限责任公司
36	中美上海施贵宝制药有限公司	86	南京奥赛康医药集团有限公司
37	青岛黄海制药有限责任公司	87	广州康臣药业有限公司
38	瑞阳制药有限公司	88	卫材(中国)药业有限公司
39	山东罗欣药业股份有限公司	89	北京嘉林药业股份有限公司
40	广州白云山制药股份有限公司	90	杭州民生医药控股集团有限公司
41	利君国际医药(控股)有限公司	91	菏泽睿鹰制药集团有限公司
42	阿斯利康制药有限公司	92	东北制药集团股份有限公司
43	联邦制药(内蒙古)有限公司	93	横店集团康裕药业有限公司
44	西安杨森制药有限公司	94	江苏亚邦药业集团股份有限公司
45	天津力生制药股份有限公司	95	上海百特医疗用品有限公司
46	北大国际医院集团西南合成制药股份有限公司	96	四川省百草生物药业有限公司
47	西安力邦制药有限公司	97	南京圣和药业有限公司
48	福建天泉药业股份有限公司	98	曼秀雷敦(中国)药业有限公司
49	中国医药集团总公司	99	北京赛科药业有限责任公司
50	江苏济川制药有限公司	100	百泰生物药业有限公司

表19　2010年中成药工业企业法人单位资产总额100强

位次	企业名称	位次	企业名称
1	天津天士力集团有限公司	51	武汉健民药业集团股份有限公司
2	太极集团有限公司	52	云南特安呐制药股份有限公司
3	吉林敖东药业集团股份有限公司	53	正大青春宝药业有限公司
4	云南白药集团股份有限公司	54	贵州汉方息烽药业有限公司
5	修正药业集团股份有限公司	55	湖南汉森制药股份有限公司
6	华润三九医药股份有限公司	56	广东太安堂药业股份有限公司
7	天津中新药业集团股份有限公司	57	天圣制药集团股份有限公司
8	康恩贝集团有限公司	58	内蒙古福瑞中蒙药科技股份有限公司
9	四川恰和企业(集团)有限责任公司	59	青岛国风药业股份有限公司
10	神威药业有限公司	60	广州白云山和记黄埔中药有限公司
11	华润东阿阿胶有限公司	61	吉林康乃尔药业有限公司
12	南京医药产业(集团)有限责任公司	62	宜宾五粮液集团宜宾制药有限责任公司
13	成都地奥制药集团有限公司	63	通化金马药业集团股份有限公司
14	江苏康缘集团有限责任公司	64	鲁南厚普制药有限公司
15	北京同仁堂股份有限公司	65	四川蜀中制药有限公司
16	山东步长制药有限公司	66	通化万通药业股份有限公司
17	河南省宛西制药股份有限公司	67	黑龙江乌苏里江制药有限公司
18	仁和(集团)发展有限公司	68	四川志远广和制药有限公司
19	广州药业股份有限公司	69	浙江康莱特集团有限公司
20	江西济民可信集团有限公司	70	山东沃华医药科技股份有限公司
21	江中药业股份有限公司	71	山东福胶集团有限公司
22	吉林紫鑫药业股份有限公司	72	长白山制药股份有限公司
23	贵州百灵企业集团制药股份有限公司	73	哈尔滨仁皇药业股份有限公司
24	山西振东制药股份有限公司	74	紫光古汉集团股份有限公司
25	通化东宝药业股份有限公司	75	河南辅仁堂制药有限公司
26	北京同仁堂科技发展股份有限公司	76	甘肃扶正药业科技股份有限公司
27	桂林三金药业股份有限公司	77	广西金嗓子有限责任公司
28	广西梧州制药(集团)股份有限公司	78	集安益盛药业股份有限公司
29	汇仁集团有限公司	79	重庆希尔安药业有限公司
30	成都康弘药业集团	80	吉林省通化振国药业有限公司
31	九芝堂股份有限公司	81	甘肃独一味生物制药股份有限公司
32	回音必集团有限公司	82	山东凤凰制药股份有限公司
33	贵州益佰制药股份有限公司	83	海南养生堂药业有限公司
34	二普药业股份有限公司	84	陕西必康制药有限公司
35	哈药集团中药有限公司	85	广西灵峰药业有限公司
36	黑龙江省珍宝岛制药有限公司	86	兰州佛慈制药股份有限公司
37	马应龙药业集团股份有限公司	87	江苏苏中药业集团股份有限公司
38	上海雷允上药业有限公司	88	通化久铭药业有限公司
39	昆明制药集团股份有限公司	89	黑龙江葵花药业股份有限公司
40	上海凯宝药业股份有限公司	90	吉林华康药业股份有限公司
41	河南太龙药业股份有限公司	91	贵州神奇制药有限公司
42	河南羚锐制药股份有限公司	92	浙江天皇药业有限公司
43	河南福森药业有限公司	93	江西青峰药业有限公司
44	漳州片仔癀药业股份有限公司	94	哈尔滨圣泰制药股份有限公司
45	广东罗浮山国药股份有限公司	95	贵州威门药业股份有限公司
46	贵州同济堂制药有限公司	96	昆明圣火药业(集团)有限公司
47	贵州信邦制药股份有限公司	97	北京以岭药业有限公司
48	株洲千金药业股份有限公司	98	黑龙江北大荒药业有限公司
49	通化茂祥制药有限公司	99	李时珍医药集团有限公司
50	成都恩威投资集团公司	100	浙江大德药业集团有限公司

表20 2010年中成药工业企业法人单位主营业务收入100强

位次	企业名称	位次	企业名称
1	修正药业集团股份有限公司	51	湖南泰尔制药股份有限公司
2	云南白药集团股份有限公司	52	桂林三金药业股份有限公司
3	太极集团有限公司	53	黑龙江葵花药业股份有限公司
4	天津天士力集团有限公司	54	成都康弘药业集团
5	天津中新药业集团股份有限公司	55	贵州百灵企业集团制药股份有限公司
6	汇仁集团有限公司	56	吉林金宝药业股份有限公司
7	黑龙江省珍宝岛制药有限公司	57	四川好医生攀西药业有限责任公司
8	华润三九医药股份有限公司	58	大理药业股份有限公司
9	山东步长制药有限公司	59	通化茂祥制药有限公司
10	南京医药产业(集团)有限责任公司	60	上海凯宝药业股份有限公司
11	仁和(集团)发展有限公司	61	通化东宝药业股份有限公司
12	江苏康缘集团有限责任公司	62	山东凤凰制药股份有限公司
13	河南省宛西制药股份有限公司	63	江西药都医药集团股份有限公司
14	康恩贝集团有限公司	64	云南特安呐制药股份有限公司
15	神威药业有限公司	65	吉林康乃尔药业有限公司
16	江中药业股份有限公司	66	贵州健兴药业有限公司
17	华润东阿阿胶有限公司	67	集安益盛药业股份有限公司
18	江西济民可信集团有限公司	68	成都恩威投资集团公司
19	上海雷允上药业有限公司	69	广西金嗓子有限责任公司
20	广州药业股份有限公司	70	上海和黄药业有限公司
21	广东罗浮山国药股份有限公司	71	漳州片仔癀药业股份有限公司
22	天圣制药集团股份有限公司	72	长白山制药股份有限公司
23	河南羚锐制药股份有限公司	73	贵州汉方息烽药业有限公司
24	昆明制药集团股份有限公司	74	山东福胶集团有限公司
25	哈药集团中药有限公司	75	贵州同济堂制药有限公司
26	北京同仁堂股份有限公司	76	通化万通药业股份有限公司
27	武汉健民药业集团股份有限公司	77	鲁南厚普制药有限公司
28	回音必集团有限公司	78	牡丹江市友搏药业有限责任公司
29	四川蜀中制药有限公司	79	贵州威门药业股份有限公司
30	贵州益佰制药股份有限公司	80	江西青春康源制药有限公司
31	江苏苏中药业集团股份有限公司	81	安徽华佗国药股份有限公司
32	成都地奥制药集团有限公司	82	安徽济人药业有限公司
33	北京同仁堂科技发展股份有限公司	83	湖南大自然制药有限公司
34	四川怡和企业(集团)有限责任公司	84	吉林一正药业集团有限公司
35	山东仙河药业有限公司	85	吉林双药药业集团有限公司
36	马应龙药业集团股份有限公司	86	四川宝光药业股份有限公司
37	九芝堂股份有限公司	87	中山市中智药业集团有限公司
38	吉林敖东药业集团股份有限公司	88	吉林吉春制药有限公司
39	四川禾润制药有公司	89	广西玉林制药有限责任公司
40	山西振东制药股份有限公司	90	云南生物谷灯盏花药业有限公司
41	广州白云山和记黄埔中药有限公司	91	江西百神药业集团有限公司
42	四川禾邦阳光制药股份有限公司	92	湖南汉森制药股份有限公司
43	株洲千金药业股份有限公司	93	吉林华康药业股份有限公司
44	河南福森药业有限公司	94	四川逢春制药有限公司
45	正大青春宝药业有限公司	95	贵州远程制药有限责任公司
46	江西青峰药业有限公司	96	湖南安邦制药有限公司
47	河南太龙药业股份有限公司	97	珠海安生凤凰制药有限公司
48	广西梧州制药(集团)股份有限公司	98	贵州信邦制药股份有限公司
49	海南养生堂药业有限公司	99	厦门金日制药有限公司
50	李时珍医药集团有限公司	100	青岛国风药业股份有限公司

表21　2010年中成药工业企业法人单位利润总额100强

位次	企业名称	位次	企业名称
1	山东步长制药有限公司	51	集安益盛药业股份有限公司
2	吉林敖东药业集团股份有限公司	52	株洲千金药业股份有限公司
3	吉林敖东药业集团延吉股份有限公司	53	浙江天皇药业有限公司
4	云南白药集团股份有限公司	54	天圣制药集团股份有限公司
5	华润三九医药股份有限公司	55	北京协和制药二厂
6	修正药业集团股份有限公司	56	山东仙河药业有限公司
7	华润东阿阿胶有限公司	57	长白山制药股份有限公司
8	天津天士力集团有限公司	58	广西金嗓子有限责任公司
9	广东罗浮山国药股份有限公司	59	河南福森药业有限公司
10	仁和(集团)发展有限公司	60	上海和黄药业有限公司
11	广西梧州制药(集团)股份有限公司	61	武汉健民药业集团股份有限公司
12	天津中新药业集团股份有限公司	62	哈药集团中药有限公司
13	江苏康缘集团有限责任公司	63	大理药业股份有限公司
14	成都地奥制药集团有限公司	64	哈尔滨仁皇药业股份有限公司
15	桂林三金药业股份有限公司	65	沈阳双鼎制药有限公司
16	河南羚锐制药股份有限公司	66	甘肃独一味生物制药股份有限公司
17	牡丹江市友搏药业有限责任公司	67	鲁南厚普制药有限公司
18	黑龙江省珍宝岛制药有限公司	68	吉林金宝药业股份有限公司
19	江中药业股份有限公司	69	桂龙药业(安徽)有限公司
20	北京同仁堂股份有限公司	70	山东福胶集团东阿镇阿胶有限公司
21	江西济民可信集团有限公司	71	四川恒和企业(集团)有限责任公司
22	南京医药产业(集团)有限责任公司	72	湖南汉森制药股份有限公司
23	海南养生堂药业有限公司	73	四川禾润制药有限公司
24	湖南湘泉制药有限公司	74	山东凤凰制药股份有限公司
25	正大青春宝药业有限公司	75	安徽华佗国药股份有限公司
26	漳州片仔癀药业股份有限公司	76	内蒙古福瑞中蒙药科技股份有限公司
27	康恩贝集团有限公司	77	成都恩威投资集团公司
28	贵州益佰制药股份有限公司	78	湖南金沙药业股份有限公司
29	河南省宛西制药股份有限公司	79	贵州汉方息烽药业有限公司
30	黑龙江葵花药业股份有限公司	80	贵州威门药业股份有限公司
31	北京同仁堂科技发展股份有限公司	81	紫光古汉集团股份有限公司
32	九芝堂股份有限公司	82	哈尔滨圣泰制药股份有限公司
33	广州药业股份有限公司	83	吉林吉春制药有限公司
34	通化东宝药业股份有限公司	84	江苏苏中药业集团股份有限公司
35	贵州百灵企业集团制药股份有限公司	85	兰州佛慈制药股份有限公司
36	上海凯宝药业股份有限公司	86	贵州神奇制药有限公司
37	吉林金泉宝山药业集团股份有限公司	87	江西青春康源制药有限公司
38	马应龙药业集团股份有限公司	88	贵州信邦制药股份有限公司
39	吉林康乃尔药业有限公司	89	青岛国风药业股份有限公司
40	成都康弘药业集团	90	通化万通药业股份有限公司
41	通化昌源医药科技有限公司	91	北京同仁堂制药有限公司
42	昆明制药集团股份有限公司	92	四川逢春制药有限公司
43	康臣药业(内蒙古)有限责任公司	93	四川蜀中制药有限公司
44	四川禾邦阳光制药股份有限公司	94	佛山德众药业有限公司
45	广州白云山和记黄埔中药有限公司	95	宁波立华制药有限公司
46	四川好医生攀西药业有限责任公司	96	吉林紫鑫药业股份有限公司
47	山东福胶集团有限公司	97	浙江佐力药业股份有限公司
48	汇仁集团有限公司	98	沈阳红药制药有限公司
49	山西振东制药股份有限公司	99	桂林天和药业股份有限公司
50	回音必集团有限公司	100	云南生物谷灯盏花药业有限公司

表22　2010年中药饮片工业企业法人单位资产总额100强

位次	企业名称	位次	企业名称
1	康美药业股份有限公司	51	吉林省宏久和善堂人参有限公司
2	北京同仁堂健康药业股份有限公司	52	亳州市景福中药饮片有限公司
3	北京同仁堂健康药业(福州)有限公司	53	浙江天惠保健品有限公司
4	扬子江药业集团南京海陵药业有限公司	54	北京崇光药业有限公司
5	上海华宇药业有限公司	55	广州致信中药饮片有限公司
6	内蒙古亿利科技实业股份有限公司甘草分公司	56	四川佳能达攀西药业有限公司
7	江西樟树天齐堂中药饮片有限公司	57	贵阳济仁堂药业有限公司
8	浙江康恩贝集团医疗保健品有限公司	58	上海雷允上中药饮片厂
9	北京天惠参业股份有限公司	59	海南寿南山参业有限公司
10	陇西中天药业有限责任公司	60	宁夏伊正回药有限公司
11	北京东兴堂科技发展有限公司	61	上海药房股份有限公司徐重道中药饮片厂
12	贵州维康药业有限公司	62	辽宁三达药材有限公司
13	杭州蜂之语蜂业股份有限公司	63	吉林林村中药开发有限公司
14	金华寿仙谷药业有限公司	64	抚松县大自然生物工程有限公司
15	北京华邈中药工程技术开发中心	65	本溪阳光保健品有限公司
16	伊通县吉去鹿业发展有限公司	66	上海德大堂国药有限公司
17	北京金崇光药业有限公司	67	岷县顺兴和中药材有限责任公司
18	上海童涵春堂中药饮片有限公司	68	湖南省大豪药业有限责任公司
19	浙江中医药大学中药饮片厂	69	安顺玖久中药饮片有限责任公司
20	上海万仕诚国药制品有限公司	70	广西伟健药业有限公司
21	重庆慧远药业有限公司	71	上海封浜中药饮片厂
22	浙江大德堂国药有限公司	72	北京祥威药业有限公司
23	甘肃亚兰特种药材饮片生产有限公司	73	长春永兴中药产业发展有限公司
24	上海虹桥中药饮片有限公司	74	嘉兴东方国药饮片有限公司
25	上海同济堂药业有限公司	75	天津新内田制药有限公司
26	上海康桥中药饮片有限公司	76	北京太洋树康中药饮片厂
27	安徽海鑫中药饮片有限公司	77	上海华济药业有限公司
28	连云港市和兴堂中药材饮片加工厂	78	卓尼县佛赐藏药材开发有限责任公司
29	福建省龙华药业有限责任公司	79	上海信德中药公司
30	辽宁祥云药业有限公司	80	福建瑶理药业有限公司
31	北京同仁堂吉林人参有限责任公司	81	北京卫仁中药饮片厂
32	湖北金贵中药饮片有限公司	82	长沙佰佳中药饮片有限责任公司
33	集安市宏兴参业有限公司	83	潍坊博康中药饮片有限公司
34	北京冠城药业有限公司	84	镇原县康平医药有限责任公司
35	福建天人药业有限公司	85	四川江油中坝附子科技发展有限公司
36	上海养和堂中药饮片有限公司	86	平凉市青松中药饮片有限公司
37	桓仁巨户沟森涛山参基地	87	北京人卫中药饮片厂
38	樟树市庆仁中药饮片有限公司	88	吉林龙康药业有限公司
39	延边开城医药有限公司	89	临夏县永恒医药有限公司
40	上海青浦中药饮片有限公司	90	北京晨益药业有限公司
41	集安市吉聚参业有限公司	91	泉州东南制药有限公司
42	四川千方中药饮片有限公司	92	甘肃冠兰中药饮片有限公司
43	甘肃效灵生物开发有限责任公司	93	北京市志诚堂药业有限公司
44	本溪森秀药材加工有限责任公司	94	集安市俊鹏参业有限责任公司
45	北京市双桥燕京中药饮片厂	95	北京松兰饮片厂
46	宁夏明德中药饮片有限公司	96	张家川县绿源中药饮片公司
47	吉林泷源保健食品有限公司	97	嘉峪关市泰和中药饮片厂
48	重庆巨琪诺美制药有限公司	98	福州回春中药饮片厂有限公司
49	桓仁满族自治县恒宝参药有限公司	99	集安市远东参业有限公司
50	吉林省北药药材加工有限公司	100	临夏市益生中药饮片有限责任公司

表23　2010年中药饮片工业企业法人单位主营业务收入100强

位次	企业名称	位次	企业名称
1	康美药业股份有限公司	51	浙江天惠保健品有限公司
2	北京同仁堂健康药业股份有限公司	52	贵阳济仁堂药业有限公司
3	北京同仁堂健康药业(福州)有限公司	53	北京松兰饮片厂
4	上海华宇药业有限公司	54	宁夏明德中药饮片有限公司
5	贵州维康药业有限公司	55	上海封浜中药饮片厂
6	抚松县大自然生物工程有限公司	56	嘉兴东方国药饮片有限公司
7	安徽海鑫中药饮片有限公司	57	北京市志诚堂药业有限公司
8	江西樟树天齐堂中药饮片有限公司	58	辽宁祥云药业有限公司
9	伊通县吉去鹿业发展有限公司	59	吉林省北药药材加工有限公司
10	上海虹桥中药饮片有限公司	60	北京天惠参业股份有限公司
11	扬子江药业集团南京海陵药业有限公司	61	北京冠城药业有限公司
12	上海万仕诚国药制品有限公司	62	吉林省宏久和善堂人参有限公司
13	上海康桥中药饮片有限公司	63	集安市吉聚参业有限公司
14	连云港市和兴堂中药材饮片加工厂	64	上海德大堂国药有限公司
15	浙江中医药大学中药饮片厂	65	平凉市青松中药饮片有限公司
16	浙江康恩贝集团医疗保健品有限公司	66	北京太洋树康中药饮片厂
17	延边开城医药有限公司	67	集安市远东参业有限公司
18	杭州蜂之语蜂业股份有限公司	68	福州回春中药饮片厂有限公司
19	北京金崇光药业有限公司	69	甘肃效灵生物开发有限责任公司
20	上海童涵春堂中药饮片有限公司	70	天津新内田制药有限公司
21	樟树市庆仁中药饮片有限公司	71	北京人卫中药饮片厂
22	甘肃亚兰特种药材饮片生产有限公司	72	桓仁巨户沟森涛山参基地
23	北京东兴堂科技发展有限公司	73	北京崇光药业有限公司
24	桓仁满族自治县恒宝参药有限公司	74	岷县顺兴和中药材有限责任公司
25	福建天人药业有限公司	75	吉林龙康药业有限公司
26	上海雷允上中药饮片厂	76	延边檀君生物科技有限公司
27	北京同仁堂吉林人参有限责任公司	77	上海华济药业有限公司
28	长春永兴中药产业发展有限公司	78	宁夏伊正回药有限公司
29	亳州市景福中药饮片有限公司	79	镇原县康平医药有限责任公司
30	金华寿仙谷药业有限公司	80	四川佳能达攀西药业有限公司
31	上海养和堂中药饮片有限公司	81	湖南省大豪药业有限责任公司
32	重庆慧远药业有限公司	82	四川江油中坝附子科技发展有限公司
33	吉林泷源保健食品有限公司	83	浙江大德堂国药有限公司
34	集安市宏兴参业有限公司	84	北京四方中药饮片有限公司
35	辽宁三达药材有限公司	85	内蒙古亿利科技实业股份有限公司甘草分公司
36	四川千方中药饮片有限公司	86	临夏市益生中药饮片有限责任公司
37	长沙佰佳中药饮片有限责任公司	87	广西伟健药业有限公司
38	上海信德中药公司	88	甘肃冠兰中药饮片有限公司
39	北京华邈中药工程技术开发中心	89	泉州东南制药有限公司
40	陇西中天药业有限责任公司	90	本溪阳光保健品有限公司
41	广州致信中药饮片有限公司	91	潍坊博康中药饮片有限公司
42	北京市双桥燕京中药饮片厂	92	卓尼县佛赐藏药材开发有限责任公司
43	上海药房股份有限公司徐重道中药饮片厂	93	神农架聚能药业有限公司
44	上海同济堂药业有限公司	94	安顺玖久中药饮片有限责任公司
45	北京祥威药业有限公司	95	集安市俊鹏参业有限责任公司
46	吉林林村中药开发有限公司	96	海南寿南山参业有限公司
47	福建瑶理药业有限公司	97	甘肃众友药业中药饮片加工有限公司
48	上海青浦中药饮片有限公司	98	北京晨益药业有限公司
49	本溪森秀药材加工有限责任公司	99	福建省龙华药业有限责任公司
50	北京卫仁中药饮片厂	100	张家川县绿源中药饮片公司

表24　2010年中药饮片工业企业法人单位利润总额100强

位次	企业名称	位次	企业名称
1	康美药业股份有限公司	51	北京市双桥燕京中药饮片厂
2	北京同仁堂健康药业股份有限公司	52	镇原县康平医药有限责任公司
3	北京同仁堂健康药业(福州)有限公司	53	临夏市益生中药饮片有限责任公司
4	贵州维康药业有限公司	54	福州回春中药饮片厂有限公司
5	扬子江药业集团南京海陵药业有限公司	55	福建瑶理药业有限公司
6	江西樟树天齐堂中药饮片有限公司	56	吉林龙康药业有限公司
7	陇西中天药业有限责任公司	57	集安市宏兴参业有限公司
8	本溪森秀药材加工有限责任公司	58	广西伟健药业有限公司
9	上海华宇药业有限公司	59	长沙佰佳中药饮片有限责任公司
10	金华寿仙谷药业有限公司	60	吉林省北药药材加工有限公司
11	安徽海鑫中药饮片有限公司	61	临夏县永恒医药有限公司
12	吉林泷源保健食品有限公司	62	亳州市景福中药饮片有限公司
13	上海万仕诚国药制品有限公司	63	贵阳济仁堂药业有限公司
14	甘肃亚兰特种药材饮片生产有限公司	64	吉林林村中药开发有限公司
15	杭州蜂之语蜂业股份有限公司	65	北京人卫中药饮片厂
16	抚松县大自然生物工程有限公司	66	湖南省大豪药业有限责任公司
17	浙江康恩贝集团医疗保健品有限公司	67	上海信德中药公司
18	上海童涵春堂中药饮片有限公司	68	本溪阳光保健品有限公司
19	伊通县吉去鹿业发展有限公司	69	集安市吉聚参业有限公司
20	浙江中医药大学中药饮片厂	70	北京四方中药饮片有限公司
21	湖北金贵中药饮片有限公司	71	上海同济堂药业有限公司
22	上海虹桥中药饮片有限公司	72	北京卫仁中药饮片厂
23	北京同仁堂吉林人参有限责任公司	73	海南寿南山参业有限公司
24	四川千方中药饮片有限公司	74	北京金崇光药业有限公司
25	浙江大德堂国药有限公司	75	泉州东南制药有限公司
26	宁夏明德中药饮片有限公司	76	北京市志诚堂药业有限公司
27	辽宁三达药材有限公司	77	延边檀君生物科技有限公司
28	北京东兴堂科技发展有限公司	78	甘肃众友药业中药饮片加工有限公司
29	桓仁满族自治县恒宝参药有限公司	79	北京祥威药业有限公司
30	上海康桥中药饮片有限公司	80	集安市俊鹏参业有限责任公司
31	四川佳能达攀西药业有限公司	81	甘肃冠兰中药饮片有限公司
32	吉林省宏久和善堂人参有限公司	82	集安市远东参业有限公司
33	浙江天惠保健品有限公司	83	北京崇光药业有限公司
34	广州致信中药饮片有限公司	84	北京太洋树康中药饮片厂
35	上海药房股份有限公司徐重道中药饮片厂	85	四川江油中坝附子科技发展有限公司
36	卓尼县佛赐藏药材开发有限责任公司	86	上海华济药业有限公司
37	上海养和堂中药饮片有限公司	87	上海青浦中药饮片有限公司
38	上海雷允上中药饮片厂	88	嘉兴东方国药饮片有限公司
39	甘肃效灵生物开发有限责任公司	89	北京松兰饮片厂
40	桓仁巨户沟森涛山参基地	90	张家川县绿源中药饮片公司
41	平凉市青松中药饮片有限公司	91	嘉峪关市泰和中药饮片厂
42	岷县顺兴和中药材有限责任公司	92	集安市大路特产制品有限公司
43	宁夏伊正回药有限公司	93	神农架聚能药业有限公司
44	重庆慧远药业有限公司	94	潍坊博康中药饮片有限公司
45	辽宁祥云药业有限公司	95	北京冠城药业有限公司
46	樟树市庆仁中药饮片有限公司	96	上海德大堂国药有限公司
47	延边开城医药有限公司	97	上海封浜中药饮片厂
48	长春永兴中药产业发展有限公司	98	北京晨益药业有限公司
49	天津新内田制药有限公司	99	安顺玖久中药饮片有限责任公司
50	福建天人药业有限公司	100	连云港市和兴堂中药材饮片加工厂

表25　2010年生物生化制品工业企业法人单位资产总额100强

位次	企业名称	位次	企业名称
1	中国生物技术集团公司	51	浙江普洛康裕生物制药有限公司
2	浙江升华拜克生物股份有限公司	52	北京利德曼生化股份有限公司
3	哈尔滨誉衡药业股份有限公司	53	吉林市东升伟业生物工程集团有限公司
4	诺维信(中国)生物技术有限公司	54	辽宁天龙药业有限公司
5	金花企业(集团)股份有限公司	55	厦门特宝生物工程股份有限公司
6	辽宁成大生物股份有限公司	56	绿十字(中国)生物制品有限公司
7	北京双鹭药业股份有限公司	57	北京四环生物制药有限公司
8	辽宁诺康生物制药有限责任公司	58	修正药业集团北京修正制药有限公司
9	长春长生生物科技股份有限公司	59	河北医科大学生物医学工程中心
10	中国医学科学院医学生物学研究所	60	江苏吴中医药集团股份有限公司苏州中凯生物制药厂
11	上海莱士血液制品股份有限公司	61	锦州奥鸿药业有限责任公司
12	北京科兴生物制品有限公司	62	哈尔滨派斯菲科生物制药股份有限公司
13	沈阳三生制药有限责任公司	63	潍坊三维生物工程集团有限公司
14	四川远大蜀阳药业有限公司	64	杭州九源基因工程有限公司
15	北京绿竹生物制药有限公司	65	广州诺诚生物制品股份有限公司
16	浙江天元生物药业有限公司	66	浙江省赐富医药有限公司
17	湖州数康生物科技有限公司	67	武汉瑞德生物制品有限责任公司
18	玉溪沃森生物技术有限公司	68	安徽龙科马生物制药有限责任公司
19	山西康宝生物制品股份有限公司	69	天津生物化学制药有限公司
20	黑龙江江世药业有限公司	70	浙江中维药业有限公司
21	珍奥集团股份有限公司	71	北京三元基因工程有限公司
22	艾博生物医药(杭州)有限公司	72	上海恒寿堂药业有限公司
23	湖北新生源生物工程股份有限公司	73	北京凯因科技股份有限公司
24	上海杰隆生物制品股份有限公司	74	江西生物制品研究所
25	辽宁依生生物制药有限公司	75	辽宁卫星生物制品研究所(有限公司)
26	山东博士伦福瑞达制药有限公司	76	四环药业股份有限公司
27	贵阳黔峰生物制品有限责任公司	77	长春长生基因药业股份有限公司
28	甘肃成纪生物药业有限公司	78	长春天诚药业有限公司
29	华北制药金坦生物技术股份有限公司	79	吉林省西点药业科技发展股份有限公司
30	厦门北大之路生物工程有限公司	80	浙江北生药业汉生制药有限公司
31	吉林省辉南长龙生化药业股份有限公司	81	湖南景达制药有限公司
32	长春金赛药业股份有限公司	82	浙江卫信生物药业有限公司
33	浙江普康生物技术股份有限公司	83	山东先声麦得津生物制药有限公司
34	内蒙古双奇药业股份有限公司	84	上海实业联合集团长城药业有限公司
35	大连汉信生物制药有限公司	85	北京托毕西药业有限公司
36	艾康生物技术(杭州)有限公司	86	长春长庆药业集团有限公司
37	吉林亚泰生物药业股份有限公司	87	西安迪赛生物药业有限责任公司
38	湖北省八峰药化股份有限公司	88	上海高科生物工程有限公司
39	修正药业集团长春高新制药有限公司	89	北京科美东雅生物技术有限公司
40	长春百克生物科技股份公司	90	浙江伊利康生物技术有限公司
41	深圳市卫武光明生物制品有限公司	91	珠海丽珠试剂股份有限公司
42	河北大安制药有限公司	92	北京百奥药业有限责任公司
43	泰普生物科学(中国)有限公司	93	珠海亿胜生物制药有限公司
44	江西博雅生物制药股份有限公司	94	上海华新生物高技术有限公司
45	北京北大维信生物科技有限公司	95	武汉海特生物制药股份有限公司
46	中生北控生物科技股份有限公司	96	吉林鲸象动物药业有限公司
47	北京万泰生物药业股份有限公司	97	晋城海斯制药有限公司
48	英科新创(厦门)科技有限公司	98	绿之韵生物工程集团有限公司
49	上海新兴医药股份有限公司	99	深圳新鹏生物工程有限公司
50	舒泰神(北京)生物制药股份有限公司	100	上海其胜生物制剂有限公司

表26 2010年生物生化制品工业企业法人单位主营业务收入100强

位次	企业名称	位次	企业名称
1	中国生物技术集团公司	51	兆科药业(合肥)有限公司
2	浙江升华拜克生物股份有限公司	52	内蒙古双奇药业股份有限公司
3	诺维信(中国)生物技术有限公司	53	烟台澳斯邦生物工程有限公司
4	辽宁诺康生物制药有限责任公司	54	中生北控生物科技股份有限公司
5	吉林四环制药有限公司	55	金花企业(集团)股份有限公司
6	长春长生生物科技股份有限公司	56	舒泰神(北京)生物制药股份有限公司
7	湖北新生源生物工程股份有限公司	57	西安迪赛生物药业有限责任公司
8	镲之韵生物工程集团有限公司	58	长春国奥药业有限公司
9	哈尔滨誉衡药业股份有限公司	59	珠海亿胜生物制药有限公司
10	浙江天元生物药业有限公司	60	北京凯因科技股份有限公司
11	上海莱士血液制品股份有限公司	61	浙江普康生物技术股份有限公司
12	山西康宝生物制品股份有限公司	62	珍奥集团股份有限公司
13	北京双鹭药业股份有限公司	63	江苏吴中医药集团股份有限公司苏州中凯生物制药厂
14	山东博士伦福瑞达制药有限公司	64	浙江丰安生物制药有限公司
15	艾康生物技术(杭州)有限公司	65	北京科美东雅生物技术有限公司
16	四川远大蜀阳药业有限公司	66	哈尔滨派斯菲科生物制药股份有限公司
17	吉林中特生物技术有限责任公司	67	上海恒寿堂药业有限公司
18	贵阳黔峰生物制品有限责任公司	68	厦门北大之路生物工程有限公司
19	沈阳三生制药有限责任公司	69	绿十字(中国)生物制品有限公司
20	长春金赛药业股份有限公司	70	浙江伊利康生物技术有限公司
21	艾博生物医药(杭州)有限公司	71	吉林市东升伟业生物工程集团有限公司
22	玉溪沃森生物技术有限公司	72	上海其胜生物制剂有限公司
23	黑龙江江世药业有限公司	73	北京四环生物制药有限公司
24	长春天诚药业有限公司	74	长春博奥生化药业有限公司
25	北京科兴生物制品有限公司	75	黑龙江迪龙制药有限公司
26	上海杰隆生物制品股份有限公司	76	北京天新福医疗器材有限公司
27	北京北大维信生物科技有限公司	77	武汉武大弘元股份有限公司(葛店分公司)
28	英科新创(厦门)科技有限公司	78	吉林省西点药业科技发展股份有限公司
29	北京万泰生物药业股份有限公司	79	吉林鲸象动物药业有限公司
30	北京绿竹生物制药有限公司	80	北京托毕西药业有限公司
31	珠海丽珠试剂股份有限公司	81	厦门特宝生物工程股份有限公司
32	浙江普洛康裕生物制药有限公司	82	天津恩彼蛋白质有限公司
33	深圳市卫武光明生物制品有限公司	83	湖北华龙生物制药有限公司
34	吉林省辉南长龙生化药业股份有限公司	84	晋城海斯制药有限公司
35	湖北省八峰药化股份有限公司	85	辽宁依生生物制药有限公司
36	泰普生物科学(中国)有限公司	86	杭州澳亚生物技术有限公司
37	天津生物化学制药有限公司	87	辽宁天龙药业有限公司
38	锦州奥鸿药业有限责任公司	88	温州市维日康生物科技有限公司
39	中国医学科学院医学生物学研究所	89	红河千山生物工程有限公司
40	湖州数康生物科技有限公司	90	山东先声麦得津生物制药有限公司
41	北京利德曼生化股份有限公司	91	上海新兴医药股份有限公司
42	浙江中维药业有限公司	92	湖州展望天明药业有限公司
43	武汉海特生物制药股份有限公司	93	北京三元基因工程有限公司
44	杭州九源基因工程有限公司	94	北京百奥药业有限责任公司
45	华北制药金坦生物技术股份有限公司	95	北京金豪制药股份有限公司
46	重庆申高生化制药有限公司	96	吉林福康医药生物科技有限公司
47	修正药业集团长春高新制药有限公司	97	安徽宏业药业有限公司
48	长春百克生物科技股份公司	98	福州迈新生物技术开发有限公司
49	大连汉信生物制药有限公司	99	山东科兴生物制药有限公司
50	江西博雅生物制药股份有限公司	100	马鞍山丰原制药有限公司

表27　2010年生物生化制品工业企业法人单位利润总额100强

位次	企业名称	位次	企业名称
1	中国生物技术集团公司	51	山东先声麦得津生物制药有限公司
2	辽宁成大生物股份有限公司	52	吉林省西点药业科技发展股份有限公司
3	长春长生生物科技股份有限公司	53	内蒙古双奇药业股份有限公司
4	浙江天元生物药业有限公司	54	北京四环生物制药有限公司
5	上海莱士血液制品股份有限公司	55	北京凯因科技股份有限公司
6	北京双鹭药业股份有限公司	56	长春翔通药业有限公司
7	贵阳黔峰生物制品有限责任公司	57	哈尔滨派斯菲科生物制药股份有限公司
8	四川远大蜀阳药业有限公司	58	天津生物化学制药有限公司
9	哈尔滨誉衡药业股份有限公司	59	广州安必平医药科技有限公司
10	黑龙江江世药业有限公司	60	泰普生物科学（中国）有限公司
11	玉溪沃森生物技术有限公司	61	安徽龙科马生物制药有限责任公司
12	北京绿竹生物制药有限公司	62	安徽宏业药业有限公司
13	浙江升华拜克生物股份有限公司	63	大连汉信生物制药有限公司
14	沈阳三生制药有限责任公司	64	北京金豪制药股份有限公司
15	湖州数康生物科技有限公司	65	绿十字（中国）生物制品有限公司
16	山东博士伦福瑞达制药有限公司	66	温州市维日康生物科技有限公司
17	长春金赛药业股份有限公司	67	山东科兴生物制药有限公司
18	山西康宝生物制品股份有限公司	68	绿之韵生物工程集团有限公司
19	北京科兴生物制品有限公司	69	上海新兴医药股份有限公司
20	吉林四环制药有限公司	70	马鞍山丰原制药有限公司
21	辽宁诺康生物制药有限责任公司	71	吉林市东升伟业生物工程集团有限公司
22	吉林中特生物技术有限责任公司	72	红河千山生物工程有限公司
23	艾博生物医药（杭州）有限公司	73	武汉海特生物制药股份有限公司
24	湖北新生源生物工程股份有限公司	74	艾康生物技术（杭州）有限公司
25	舒泰神（北京）生物制药股份有限公司	75	湖南福来格生物技术有限公司
26	北京利德曼生化股份有限公司	76	北京三元基因工程有限公司
27	诺维信（中国）生物技术有限公司	77	湖南省益康生物高科技有限公司
28	北京万泰生物药业股份有限公司	78	浙江丰安生物制药有限公司
29	江西博雅生物制药股份有限公司	79	长春普华制药股份有限公司
30	深圳市卫武光明生物制品有限公司	80	吉林鲸象动物药业有限公司
31	英科新创（厦门）科技有限公司	81	福州迈新生物技术开发有限公司
32	北京北大维信生物科技有限公司	82	重庆申高生化制药有限公司
33	珠海丽珠试剂股份有限公司	83	杭州华津药业股份有限公司
34	吉林省辉南长龙生化药业股份有限公司	84	浙江伊利康生物技术有限公司
35	上海其胜生物制剂有限公司	85	三明博峰生物科技有限公司
36	长春百克生物科技股份公司	86	湖南斯奇生物制药有限公司
37	黑龙江迪龙制药有限公司	87	杭州市龙达新科生物制药有限公司
38	北京天新福医疗器材有限公司	88	烟台澳斯邦生物工程有限公司
39	上海杰隆生物制品股份有限公司	89	浙江中维药业有限公司
40	浙江普康生物技术股份有限公司	90	上海实业联合集团长城药业有限公司
41	金花企业（集团）股份有限公司	91	武汉武大弘元股份有限公司（葛店分公司）
42	兆科药业（合肥）有限公司	92	山东泉港药业有限公司
43	珠海亿胜生物制药有限公司	93	北京托毕西药业有限公司
44	华北制药金坦生物技术股份有限公司	94	浙江普洛康裕生物制药有限公司
45	珍奥集团股份有限公司	95	北京现代高达生物技术有限责任公司
46	杭州九源基因工程有限公司	96	济南维尔康生物制药有限公司
47	中生北控生物科技股份有限公司	97	湖北华龙生物制药有限公司
48	中国医学科学院医学生物学研究所	98	杭州国光药业有限公司
49	杭州澳亚生物技术有限公司	99	辽宁天龙药业有限公司
50	厦门北大之路生物工程有限公司	100	潍坊三维生物工程集团有限公司

表28　2010年医疗仪器设备及器械工业企业法人单位资产总额100强

位次	企业名称	位次	企业名称
1	威高集团有限公司	51	上海美华医疗器具股份有限公司
2	天津市天感化工技术开发有限公司	52	大连库利艾特医疗制品有限公司
3	乐普(北京)医疗器械股份有限公司	53	西北医疗器械集团有限公司
4	北京万东医疗装备股份有限公司	54	浙江龙飞实业股份有限公司
5	上海康德莱企业发展集团股份有限公司	55	上海浦东金环医疗用品有限公司
6	泰尔茂医疗产品(杭州)有限公司	56	浙江科惠医疗器械有限公司
7	上海西门子医疗器械有限公司	57	武汉国灸科技开发有限公司
8	广州阳普医疗科技股份有限公司	58	天津市威曼生物材料有限公司
9	上海医疗器械股份有限公司	59	江西富尔康实业集团有限公司
10	东软飞利浦医疗设备系统有限责任公司	60	上海卫康光学眼镜有限公司
11	北京航天长峰股份有限公司	61	杭州桐庐尖端内窥镜有限公司
12	北京松下电工有限公司	62	山东中保康医疗器具有限公司
13	上海医疗器械厂有限公司	63	湖南平安医疗器械有限公司
14	欧姆龙(大连)有限公司	64	杭州龙德医用器械有限公司
15	江西益康医疗器械集团有限公司	65	浙江灵洋医疗器械有限公司
16	尼普洛(上海)有限公司	66	福州康利特集团有限公司
17	麦克奥迪实业集团有限公司	67	上海麦迪逊医疗器械有限公司
18	汕头市超声仪器研究所有限公司	68	长春泰尔茂医用器具有限公司
19	宁波戴维医疗器械有限公司	69	上海凯乐输液器厂
20	北京博士伦眼睛护理产品有限公司	70	浙江华健医用工程有限公司
21	旭化成医疗器械(杭州)有限公司	71	天津喜来健医疗器械有限公司
22	桂林优利特电子集团有限公司	72	重庆天海医疗设备有限公司
23	北京谊安医疗系统股份有限公司	73	上海安亭科学仪器厂
24	江西31医用制品集团有限公司	74	延吉大恒玻海有限公司
25	宁波永新光学股份有限公司	75	艾森生物(杭州)有限公司
26	瑞声达听力技术(中国)有限公司	76	南宁双健医疗器械有限责任公司
27	瓦里安医疗设备(中国)有限公司	77	上海光电医用电子仪器有限公司
28	上海双鸽实业有限公司	78	福建省洪诚生物药业有限公司
29	浙江巴奥米特医药产品有限公司	79	圣美迪诺医疗科技(湖州)有限公司
30	北京周林频谱科技有限公司	80	沈阳沈大内窥镜有限公司
31	上海英伯肯医学生物技术有限公司	81	杭州博日科技有限公司
32	中科生命科技股份有限公司	82	厦门大博颖精医疗器械有限公司
33	延吉喜来建医疗器械有限公司	83	上海金塔医用器材有限公司
34	北京九强生物技术有限公司	84	三贵康复器材(上海)有限公司
35	浙江康德莱医疗器械股份有限公司	85	浙江大吉医疗器械有限公司
36	长春迪瑞医疗科技股份有限公司	86	上海执诚生物技术有限公司
37	浙江玉升医疗器械股份有限公司	87	北京福田电子医疗仪器有限公司
38	浙江史密斯医学仪器有限公司	88	爱科来医疗电子(上海)有限公司
39	宁波鑫高益磁材有限公司	89	杭州万东电子有限公司
40	上海医疗器械(集团)有限公司手术器械厂	90	温州华利医疗器械有限公司
41	陕西秦明医学仪器股份有限公司	91	浙江广慈医疗器械有限公司
42	福建梅生医疗科技股份有限公司	92	广东省假肢康复中心
43	大连jms医疗器具有限公司	93	湖南康利来医疗器械有限公司
44	浙江苏嘉医疗器械股份有限公司	94	上海达华医疗器械有限公司
45	桂林市啄木鸟医疗器械有限公司	95	永嘉县罗浮软包装厂
46	南昌百特生物高新技术股份有限公司	96	浙江海圣医疗器械有限公司
47	宁波奉天海供氧成套设备有限公司	97	宁波蓝野医疗器械有限公司
48	上海力申科学仪器有限公司	98	杭州好克光电仪器有限公司
49	东芝(大连)有限公司	99	杭州市桐庐医疗光学仪器总厂
50	上海乳胶厂	100	上海曹杨医药用品厂

表29 2010年医疗仪器设备及器械工业企业法人单位主营业务收入100强

位次	企业名称	位次	企业名称
1	威高集团有限公司	51	厦门大博颖精医疗器械有限公司
2	上海西门子医疗器械有限公司	52	陕西秦明医学仪器股份有限公司
3	欧姆龙(大连)有限公司	53	西北医疗器械集团有限公司
4	延吉喜来建医疗器械有限公司	54	桂林市啄木鸟医疗器械有限公司
5	东软飞利浦医疗设备系统有限责任公司	55	福州康利特集团有限公司
6	上海康德莱企业发展集团股份有限公司	56	瓦里安医疗设备(中国)有限公司
7	泰尔茂医疗产品(杭州)有限公司	57	江西富尔康实业集团有限公司
8	乐普(北京)医疗器械股份有限公司	58	浙江玉升医疗器械股份有限公司
9	上海医疗器械股份有限公司	59	上海浦东金环医疗用品有限公司
10	江西益康医疗器械集团有限公司	60	大连库利艾特医疗制品有限公司
11	北京松下电工有限公司	61	浙江苏嘉医疗器械股份有限公司
12	瑞声达听力技术(中国)有限公司	62	浙江灵洋医疗器械有限公司
13	北京万东医疗装备股份有限公司	63	湖南康利来医疗器械有限公司
14	莆田仁德医疗器械厂	64	重庆天海医疗设备有限公司
15	东芝(大连)有限公司	65	上海华新医材有限公司
16	北京航天长峰股份有限公司	66	上海执诚生物技术有限公司
17	北京博士伦眼睛护理产品有限公司	67	杭州桐庐尖端内窥镜有限公司
18	尼普洛(上海)有限公司	68	南昌百特生物高新技术股份有限公司
19	上海医疗器械厂有限公司	69	上海金塔医用器材有限公司
20	上海英伯肯医学生物技术有限公司	70	宁波奉天海供氧成套设备有限公司
21	麦克奥迪实业集团有限公司	71	宁波天益医疗器械有限公司
22	南宁双健医疗器械有限责任公司	72	上海光电医用电子仪器有限公司
23	上海卫康光学眼镜有限公司	73	上海凯乐输液器厂
24	上海医疗器械(集团)有限公司手术器械厂	74	北京康达五洲医疗器械中心
25	汕头市超声仪器研究所有限公司	75	北京福田电子医疗仪器有限公司
26	北京谊安医疗系统股份有限公司	76	杭州市桐庐医疗光学仪器总厂
27	桂林优利特电子集团有限公司	77	浙江科惠医疗器械有限公司
28	浙江康德莱医疗器械股份有限公司	78	温州市贝普科技有限公司
29	江西31医用制品集团有限公司	79	温州市康莱方医用塑料有限公司
30	中科生命科技股份有限公司	80	宁波蓝野医疗器械有限公司
31	宁波永新光学股份有限公司	81	延吉大恒玻海有限公司
32	长春迪瑞医疗科技股份有限公司	82	福建省洪诚生物药业有限公司
33	大连jms医疗器具有限公司	83	上海医疗器械股份有限公司齿科材料厂
34	北京九强生物技术有限公司	84	上海力申科学仪器有限公司
35	福建梅生医疗科技股份有限公司	85	杭州博日科技有限公司
36	宁波戴维医疗器械有限公司	86	宁波华辉医用器械有限公司
37	上海双鸽实业有限公司	87	天津市威曼生物材料有限公司
38	上海美华医疗器具股份有限公司	88	上海乳胶厂
39	上海麦迪逊医疗器械有限公司	89	沈阳沈大内窥镜有限公司
40	浙江巴奥米特医药产品有限公司	90	武汉国灸科技开发有限公司
41	广州阳普医疗科技股份有限公司	91	浙江海圣医疗器械有限公司
42	山东中保康医疗器具有限公司	92	杭州光典医疗器械有限公司
43	旭化成医疗器械(杭州)有限公司	93	杭州万东电子有限公司
44	湖南平安医疗器械有限公司	94	山东盛宏医药科技有限公司
45	天津喜来健医疗器械有限公司	95	杭州高得医疗器械有限公司
46	爱科来医疗电子(上海)有限公司	96	杭州京泠医疗器械有限公司
47	宁波鑫高益磁材有限公司	97	浙江龙飞实业股份有限公司
48	北京周林频谱科技有限公司	98	森田医疗器械(上海)有限公司
49	浙江史密斯医学仪器有限公司	99	温州市博康仪表有限公司
50	三贵康复器材(上海)有限公司	100	上海曹杨医药用品厂

表 30　2010 年医疗仪器设备及器械工业企业法人单位利润总额 100 强

位次	企业名称	位次	企业名称
1	威高集团有限公司	51	北京思达医用装置有限公司
2	乐普(北京)医疗器械股份有限公司	52	东芝(大连)有限公司
3	上海西门子医疗器械有限公司	53	武汉国灸科技开发有限公司
4	上海卫康光学眼镜有限公司	54	爱科来医疗电子(上海)有限公司
5	泰尔茂医疗产品(杭州)有限公司	55	上海美华医疗器具股份有限公司
6	上海康德莱企业发展集团股份有限公司	56	杭州高得医疗器械有限公司
7	东软飞利浦医疗设备系统有限责任公司	57	宁波华辉医用器械有限公司
8	北京九强生物技术有限公司	58	浙江龙飞实业股份有限公司
9	汕头市超声仪器研究所有限公司	59	厦门大博颖精医疗器械有限公司
10	桂林市啄木鸟医疗器械有限公司	60	宁波天益医疗器械有限公司
11	浙江史密斯医学仪器有限公司	61	长春博迅生物技术有限责任公司
12	长春迪瑞医疗科技股份有限公司	62	上海淞行实业有限公司
13	江西益康医疗器械集团有限公司	63	上海曹杨医药用品厂
14	尼普洛(上海)有限公司	64	三贵康复器材(上海)有限公司
15	北京博士伦眼睛护理产品有限公司	65	湖南平安医疗器械有限公司
16	瑞声达听力技术(中国)有限公司	66	浙江玉升医疗器械股份有限公司
17	宁波戴维医疗器械有限公司	67	西北医疗器械集团有限公司
18	浙江康德莱医疗器械股份有限公司	68	上海迅达医疗仪器有限公司
19	宁波永新光学股份有限公司	69	浙江科惠医疗器械有限公司
20	江西 31 医用制品集团有限公司	70	杭州好克光电仪器有限公司
21	欧姆龙(大连)有限公司	71	宁波蓝野医疗器械有限公司
22	上海医疗器械(集团)有限公司手术器械厂	72	北京市六一仪器厂
23	广州阳普医疗科技股份有限公司	73	上海华新医材有限公司
24	山东中保康医疗器具有限公司	74	中科生命科技股份有限公司
25	上海医疗器械股份有限公司	75	杭州康基医疗器械有限公司
26	上海双鸽实业有限公司	76	杭州光典医疗器械有限公司
27	福建梅生医疗科技股份有限公司	77	上海光电医用电子仪器有限公司
28	北京谊安医疗系统股份有限公司	78	北京福田电子医疗仪器有限公司
29	北京松下电工有限公司	79	上海诺诚电气有限公司
30	北京周林频谱科技有限公司	80	杭州博日科技有限公司
31	上海医疗器械厂有限公司	81	广东省假肢康复中心
32	旭化成医疗器械(杭州)有限公司	82	天津迈达医学科技有限公司
33	上海执诚生物技术有限公司	83	莆田仁德医疗器械厂
34	麦克奥迪实业集团有限公司	84	上海医疗器械股份有限公司齿科材料厂
35	浙江苏嘉医疗器械股份有限公司	85	杭州市桐庐医疗光学仪器总厂
36	上海英伯肯医学生物技术有限公司	86	福建省洪诚生物药业有限公司
37	南昌百特生物高新技术股份有限公司	87	杭州万东电子有限公司
38	杭州桐庐尖端内窥镜有限公司	88	瑞莱生物工程(深圳)有限公司
39	重庆天海医疗设备有限公司	89	浙江灵洋医疗器械有限公司
40	浙江巴奥米特医药产品有限公司	90	天津世纪金辉医用设备有限公司
41	北京万东医疗装备股份有限公司	91	北京康达五洲医疗器械中心
42	大连 jms 医疗器具有限公司	92	沈阳沈大内窥镜有限公司
43	上海浦东金环医疗用品有限公司	93	上海达华医疗器械有限公司
44	天津市威曼生物材料有限公司	94	上海汇丰医疗器械有限公司
45	上海麦迪逊医疗器械有限公司	95	天水市飞鸿医疗电器有限公司
46	延吉喜来建医疗器械有限公司	96	潍坊华星医疗器械有限公司
47	杭州京冷医疗器械有限公司	97	上海申风医疗保健用品有限公司
48	大连库利艾特医疗制品有限公司	98	福州康利特集团有限公司
49	艾森生物(杭州)有限公司	99	上海上医康鸽医用器材有限责任公司
50	陕西秦明医学仪器股份有限公司	100	上海力申科学仪器有限公司

表31 2010年卫生材料及医药用品工业企业法人单位资产总额100强

位次	企业名称	位次	企业名称
1	山东淄博山川医用器材有限公司	51	杭州华威医疗用品有限公司
2	绍兴振德医用敷料有限公司	52	湖北琪美医疗科技有限公司
3	山东侨牌集团有限公司	53	浙江周庆盖业有限公司
4	枝江奥美医疗用品有限公司	54	泰州市扬子江胶囊厂
5	江西洪达医疗器械集团有限公司	55	淄博华瑞铝塑包装材料有限公司
6	山西广生医药包装股份有限公司	56	吉林博德医学免疫制品有限公司
7	重庆正川玻璃有限公司	57	黑龙江科伦药品包装有限公司
8	西安环球印务股份有限公司	58	武义卫生用品有限公司
9	浙江欧健医用器材有限公司	59	广东开平金胶囊有限公司
10	宁波兴亚橡塑有限公司	60	上海科邦医用乳胶器材有限公司
11	江苏省健尔康医用敷料有限公司	61	浙江新康药用玻璃有限公司
12	杭州塑料工业有限公司(药包材)	62	绍兴易邦医用品有限公司
13	胡州金洁实业有限公司	63	贵州千叶塑胶有限公司
14	浙江华凯医疗器械有限公司	64	浙江天成医药包装有限公司
15	青海明诺胶囊有限公司	65	德清县杭翔玻璃制品有限公司
16	江西三鑫医疗器械集团有限公司	66	杭州江南世家药业有限公司
17	北际医用塑胶业(南昌)有限公司	67	上海复弘科技发展有限公司
18	上海佳泰塑胶有限公司	68	绍兴市永得利胶囊有限公司
19	安徽黄山胶囊有限公司	69	浙江药联胶丸有限公司
20	上海广得利胶囊有限公司	70	义乌市捷康医疗用品有限公司
21	江苏润德医用材料有限公司	71	上海怡新医疗设备有限责任公司
22	淄博泓广医药玻璃有限公司	72	浙江双鹰胶囊有限公司
23	乐清市金泰实业有限公司	73	浦江县天浩胶囊有限公司
24	徕卡显微系统(上海)有限公司	74	浙江昂利康胶囊有限公司
25	上海银京医用卫生材料有限公司	75	江阴特洁橡塑有限公司
26	上海亚澳医用保健品有限公司	76	上海白云三和感光材料有限公司
27	修正环球施普乐医药(潍坊)有限公司	77	浙江双安医药包装有限公司
28	焦作修正联盟卫生材料股份有限公司	78	淄博恒舟铝塑包装祠料有限公司
29	福建三明毓才玻璃制品有限公司	79	北京羚锐卫生材料有限公司
30	金宝医疗器材(上海)有限公司	80	四川科伦药用包装有限公司
31	九江昂泰胶囊有限公司	81	广州市永乐塑料制品有限公司
32	烟台鑫汇包装有限公司	82	潍坊市康华生物技术有限公司
33	上海泰雷兹电子管有限公司	83	兰溪市光大玻璃制品有限公司
34	江阴市海华橡塑有限公司	84	上海三和医疗器械有限公司
35	珠海宏利药业有限公司	85	安吉县阳光医药用品有限责任公司
36	绍兴福清卫生用品有限公司	86	桓台县社会福利制氧厂
37	天津市爱勒易医药材料科技有限公司	87	浙江大之医药胶囊有限公司
38	浙江益立胶囊有限公司	88	汕头医用塑料制品厂
39	浙江金石包装有限公司	89	绍兴县宏达陶瓷有限公司
40	绍兴港峰医用品有限公司	90	天津达雅鼎医疗器械有限公司
41	丹东市金丸药用胶囊有限公司	91	福州开发区君得利胶囊有限公司
42	费森尤斯卡比(广州)医疗用品有限公司	92	岳阳市金寿制药有限公司
43	浙江华光胶囊有限公司	93	上海胜利医疗器械有限公司
44	浙江衢州康保医疗器材有限公司	94	浙江名龙医药包装有限公司
45	上海医疗器械(集团)有限公司卫生材料厂	95	北京万东库利艾特医用制品有限公司
46	山东淄博民康药业包装有限公司	96	宁波北仑医用橡胶厂
47	湖南唯康药业有限公司	97	上海东方顺宇科技有限公司
48	天津中津生物发展有限公司	98	绍兴县富源气体有限公司
49	黄石卫生材料药业有限公司	99	桐乡市施康制药厂有限公司
50	杭州天山医药玻璃有限公司	100	上虞市医药塑料包装有限公司

表32　2010年卫生材料及医药用品工业企业法人单位主营业务收入100强

位次	企业名称	位次	企业名称
1	山东淄博山川医用器材有限公司	51	上海广得利胶囊有限公司
2	江西洪达医疗器械集团有限公司	52	费森尤斯卡比(广州)医疗用品有限公司
3	山东侨牌集团有限公司	53	浙江周庆盖业有限公司
4	绍兴振德医用敷料有限公司	54	黄石卫生材料药业有限公司
5	江苏省健尔康医用敷料有限公司	55	浙江华凯医疗器械有限公司
6	重庆正川玻璃有限公司	56	岳阳市金寿制药有限公司
7	北际医用塑胶业(南昌)有限公司	57	泰州市扬子江胶囊厂
8	湖州金洁实业有限公司	58	湖南唯康药业有限公司
9	江西三鑫医疗器械集团有限公司	59	广东开平金胶囊有限公司
10	西安环球印务股份有限公司	60	珠海宏利药业有限公司
11	杭州塑料工业有限公司(药包材)	61	浙江益立胶囊有限公司
12	上海亚澳医用保健品有限公司	62	丹东市金丸药用胶囊有限公司
13	山西广生医药包装股份有限公司	63	浙江天成医药包装有限公司
14	乐清市金泰实业有限公司	64	四川科伦药用包装有限公司
15	徕卡显微系统(上海)有限公司	65	江阴特洁橡塑有限公司
16	绍兴福清卫生用品有限公司	66	安吉县阳光医药用品有限责任公司
17	安徽黄山胶囊有限公司	67	上海三和医疗器械有限公司
18	福建三明毓才玻璃制品有限公司	68	广州市永乐塑料制品有限公司
19	浙江金石包装有限公司	69	潍坊市康华生物技术有限公司
20	上海泰雷兹电子管有限公司	70	杭州华威医疗用品有限公司
21	江苏润德医用材料有限公司	71	汕头医用塑料制品厂
22	绍兴港峰医用品有限公司	72	上海都德利塑料制品有限公司
23	淄博华瑞铝塑包装材料有限公司	73	义乌市捷康医疗用品有限公司
24	江阴市海华橡塑有限公司	74	绍兴市永得利胶囊有限公司
25	浙江华光胶囊有限公司	75	淄博恒舟铝塑包装材料有限公司
26	杭州天山医药玻璃有限公司	76	浦江县天浩胶囊有限公司
27	上海科邦医用乳胶器材有限公司	77	浙江昂利康胶囊有限公司
28	淄博泓广医药玻璃有限公司	78	上海复弘科技发展有限公司
29	烟台鑫汇包装有限公司	79	天津达雅鼎医疗器械有限公司
30	长春龙天医药彩印包装有限公司	80	缙云县新华药物包装厂
31	绍兴易邦医用品有限公司	81	上海东方顺宇科技有限公司
32	德清县杭翔玻璃制品有限公司	82	天津市爱勒易医药材料科技有限公司
33	浙江欧健医用器材有限公司	83	杭州江南世家药业有限公司
34	吉林博德医学免疫制品有限公司	84	上海胜利医疗器械有限公司
35	贵州千叶塑胶有限公司	85	桂林天和药业伊维有限公司
36	上海银京医用卫生材料有限公司	86	桐乡市施康制药厂有限公司
37	浙江新康药用玻璃有限公司	87	绍兴县宏达陶瓷有限公司
38	青海明诺胶囊有限公司	88	浙江大之医药胶囊有限公司
39	焦作修正联盟卫生材料股份有限公司	89	上海怡新医疗设备有限责任公司
40	上海医疗器械(集团)有限公司卫生材料厂	90	兰溪市光大玻璃制品有限公司
41	湖北琪美医疗科技有限公司	91	浙江双安医药包装有限公司
42	浙江药联胶丸有限公司	92	上海药用包装材料有限公司
43	黑龙江科伦药品包装有限公司	93	上海天圆药品包装材料厂
44	上海白云三和感光材料有限公司	94	天津中津生物发展有限公司
45	武义卫生用品有限公司	95	缙云县项氏盖业有限公司
46	上海佳泰塑胶有限公司	96	北京羚锐卫生材料有限公司
47	浙江衢州康保医疗器材有限公司	97	绍兴县富源气体有限公司
48	福州开发区君得利胶囊有限公司	98	湖州京城气体有限公司
49	宁波兴亚橡塑有限公司	99	安吉东来药用辅料有限责任公司
50	九江昂泰胶囊有限公司	100	北京万东库利艾特医用制品有限公司

表33 2010年卫生材料及医药用品工业企业法人单位利润总额100强

位次	企业名称	位次	企业名称
1	山东淄博山川医用器材有限公司	51	黄石卫生材料药业有限公司
2	重庆正川玻璃有限公司	52	江苏省健尔康医用敷料有限公司
3	西安环球印务股份有限公司	53	长春龙天医药彩印包装有限公司
4	北际医用塑胶业(南昌)有限公司	54	天津中津生物发展有限公司
5	江西三鑫医疗器械集团有限公司	55	上海东方顺宇科技有限公司
6	安徽黄山胶囊有限公司	56	上海都德利塑料制品有限公司
7	湖州金洁实业有限公司	57	北京万东库利艾特医用制品有限公司
8	枝江奥美医疗用品有限公司	58	烟台鑫汇包装有限公司
9	杭州塑料工业有限公司(药包材)	59	焦作修正联盟卫生材料股份有限公司
10	上海泰雷兹电子管有限公司	60	安吉县阳光医药用品有限责任公司
11	吉林博德医学免疫制品有限公司	61	绍兴港峰医用品有限公司
12	山西广生医药包装股份有限公司	62	上海协民医用敷料厂
13	浙江华光胶囊有限公司	63	岳阳市金寿制药有限公司
14	珠海宏利药业有限公司	64	贵州千叶塑胶有限公司
15	徕卡显微系统(上海)有限公司	65	杭州江南世家药业有限公司
16	福建三明毓才玻璃制品有限公司	66	江阴特洁橡塑有限公司
17	泰州市扬子江胶囊厂	67	山东淄博民康药业包装有限公司
18	黑龙江科伦药品包装有限公司	68	武义卫生用品有限公司
19	上海科邦医用乳胶器材有限公司	69	上海天圆药品包装材料厂
20	绍兴振德医用敷料有限公司	70	北京羚锐卫生材料有限公司
21	上海亚澳医用保健品有限公司	71	浙江天成医药包装有限公司
22	浙江新康药用玻璃有限公司	72	德清县杭翔玻璃制品有限公司
23	浙江衢州康保医疗器材有限公司	73	浙江华凯医疗器械有限公司
24	江苏润德医用材料有限公司	74	潍坊市康华生物技术有限公司
25	上海医疗器械(集团)有限公司卫生材料厂	75	绍兴市永得利胶囊有限公司
26	上海复弘科技发展有限公司	76	缙云县新华药物包装厂
27	浙江周庆盖业有限公司	77	绍兴县富源气体有限公司
28	上海三和医疗器械有限公司	78	浙江昂利康胶囊有限公司
29	广东开平金胶囊有限公司	79	浙江名龙医药包装有限公司
30	乐清市金泰实业有限公司	80	上海怡新医疗设备有限责任公司
31	绍兴福清卫生用品有限公司	81	浙江大之医药胶囊有限公司
32	浙江药联胶丸有限公司	82	绍兴县宏达陶瓷有限公司
33	杭州天山医药玻璃有限公司	83	象山华美塑料制品有限公司
34	湖北琪美医疗科技有限公司	84	天津达雅鼎医疗器械有限公司
35	浙江益立胶囊有限公司	85	桐同乡市施康制药厂有限公司
36	上海银京医用卫生材料有限公司	86	缙云县项氏盖业有限公司
37	四川科伦药用包装有限公司	87	上海华杰企业发展有限公司
38	绍兴易邦医用品有限公司	88	上虞市医药塑料包装有限公司
39	福州开发区君得利胶囊有限公司	89	杭州浦健医疗器械有限公司
40	九江昂泰胶囊有限公司	90	安吉东来药用辅料有限责任公司
41	淄博华瑞铝塑包装材料有限公司	91	浙江双安医药包装有限公司
42	山东侨牌集团有限公司	92	丹东市金丸药用胶囊有限公司
43	义乌市捷康医疗用品有限公司	93	汕头医用塑料制品厂
44	杭州华威医疗用品有限公司	94	湖南唯康药业有限公司
45	浙江金石包装有限公司	95	湖州京城气体有限公司
46	江西洪达医疗器械集团有限公司	96	北京盛引信利医疗科技有限责任公司
47	江阴市海华橡塑有限公司	97	金华科源医药包装材料有限公司
48	广州市永乐塑料制品有限公司	98	桓台县社会福利制氧厂
49	浦江县天浩胶囊有限公司	99	桂林天和药业伊维有限公司
50	上海白云三和感光材料有限公司	100	上海药用包装材料有限公司

医院药学

Hospital Pharmacy

2011 中国药学年鉴
CHINESE PHARMACEUTICAL YEARBOOK

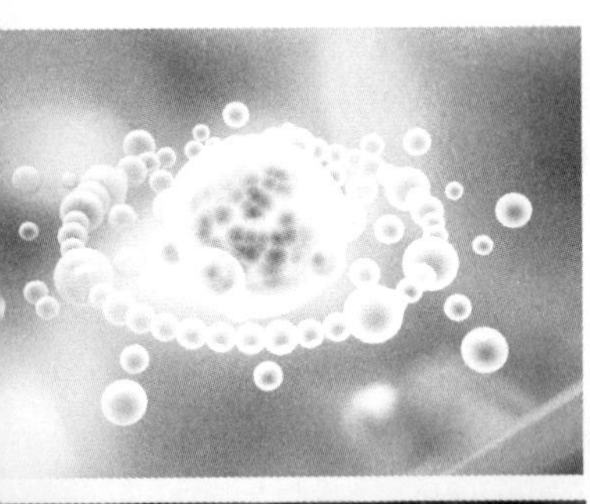
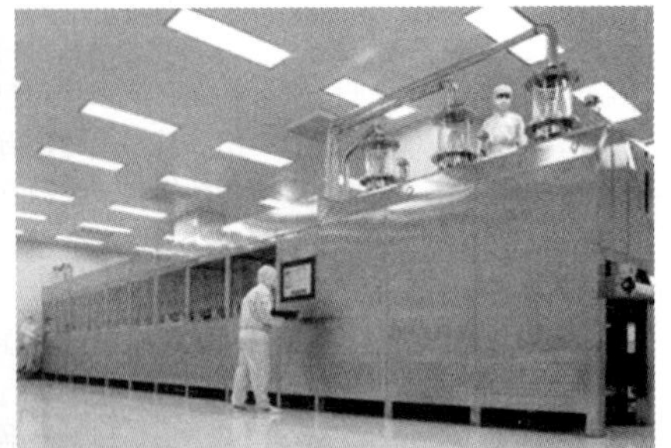
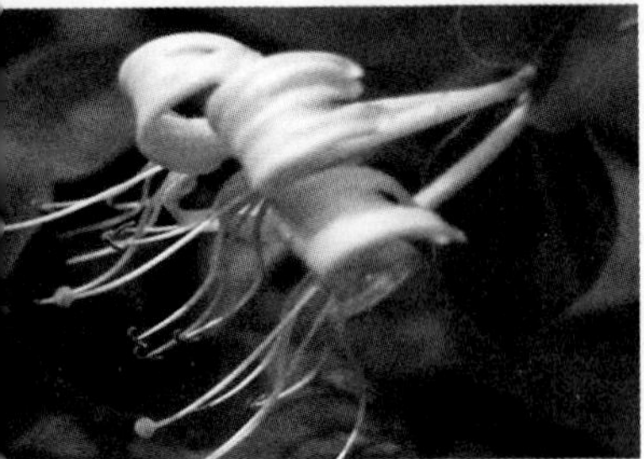
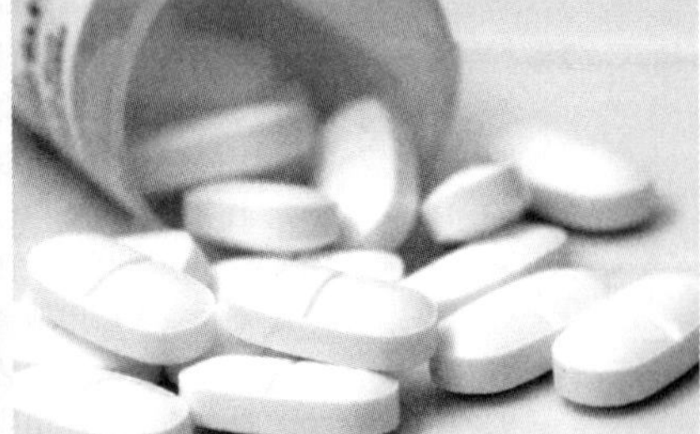
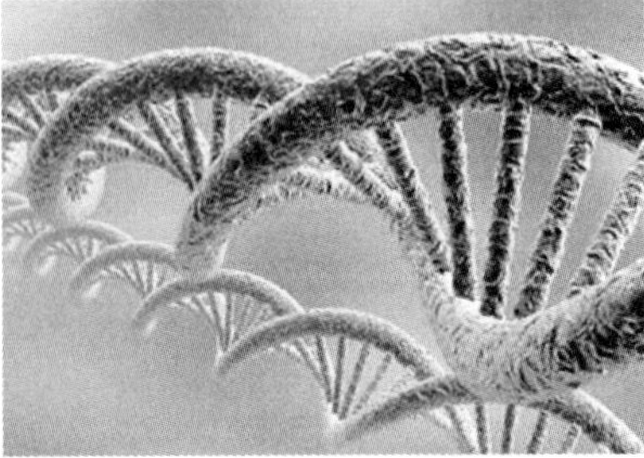

医院药剂

新药引进管理 《医疗机构药事管理规定》中明确规定了药事管理与药物治疗学委员会(组)的职责包括建立药品遴选制度,审核新引进药品等事宜。《规定》新增了"医疗机构负责人任药事管理与药物治疗学委员会(组)主任委员"的要求。新《规定》与原来的《医疗机构药事管理暂行规定》相比,重要的改进之一就是将临床合理用药的责任提高到医疗机构的层面,而不再仅仅是医师和药师的工作职责。此《规定》从药事管理的体制上保证药品引进工作的规范性、公正性。 (葛卫红)

麻醉药品的管理 自2005年11月1日起施行的《麻醉药品和精神药品管理条例》和2007年5月开始施行的《处方管理办法》对麻醉药品的临床应用和管理进行了法律上的严格规定。刘明儒就麻醉药品的管理及使用经验报道如下:①定期组织学习《中华人民共和国药品管理法》、《麻醉药品和精神药品管理条例》、《处方管理办法》等法律法规及麻醉药品相关专业知识。②加强麻醉药品的采购、储存、保管:严格执行"五专";把好采购关;做好麻醉药品的药库管理;麻醉药品规范使用。③加强专用病历的管理及使用。④加强麻醉药品的调配和使用。⑤麻醉药品的安全管理。张建平等分析麻醉药品和第一类精神药品使用的管理,发现问题如下:①用药观念陈旧。②剂型偏少。③个体即时化给药需要强化。并针对出现的问题提出了以下措施:①规范处方权审批制度。②健全麻醉药品和精神药品管理制度:设立麻醉药品专管员;严格麻醉药品和第一类精神药品专用病历的管理。③做好处方审核和处方分析工作。④审方合格后,由取药人、发药人、核对人分别严格填写麻醉药品、第一类精神药品专用处方登记册中的相应项目,并由发药人和核对人认真核对回收的空安瓿和废贴的批号是否与处方上记录一致,一致后方可发药。⑤进行止痛用药处方点评,按照"癌症三阶梯治疗"推荐药物给药。⑥对用药环节的管理:护士在执行医嘱给患者使用麻醉药品或第一类精神药品的注射剂时,需在处方上记录患者所用的药品批号,以备核实;对回收的废贴和空安瓿,由各药房的麻醉专管员负责收集和保管,定期报告药房组长,共同监督麻醉药品空安瓿的回收和销毁,并在麻醉药品空安瓿销毁专用登记册上签字确认;对破损、过期、不能使用的麻醉药品和一类精神药品,由各药房麻醉药品专管员和药房组长共同清点登记,填报损单,报药学部主任和院长审核签字后报主管药品监督管理局,由药品监督管理局案规定监督销毁。[中国药事,2010,24(4):331-332;中国临床研究,2010,23(7):632-633]

(黄鸣秋 葛卫红)

病区小药柜管理 病区小药柜的药品质量直接影响到医疗安全与质量,所以确保药品质量尤为重要。王敏华调查分析各科室小药柜的管理情况,提出建议如下:①完善麻醉、精神药品管理:在病区使用麻醉、一类精神药品后,护士在上交空安瓿给药房时,务必带上"病区麻醉、一类精神药品使用及空安瓿废贴登记本",以备药师检查而避免误登;对于常用的病区,应每月定期抽查一次。②抢救药品管理:抢救车的急救药品,应专人、专柜保管并加封条、加锁,且每天由专人负责检查是否帐物相符,实行交接班制度,并及时补充药品,以备抢救用药之需,同时应做好急救药品的效期管理。③随时调整备药数量和品种:各病区应有备药清单,一式两份,一份给病区日常清点核对,一份备存药房,以备更好地协助管理药品;调整备药的数量和品种,药品管理人员再定期对药品进行检查与请领时,应根据现阶段的用药情况正确的估计,对备药数量与品种进行的调整和补充;借助HIS系统的药品结余功能,控制药品流失,减少药品积压,从而保证安全用药。徐银屏等对病区小药柜存在的问题分析如下:①药品的有效期和批号管理不落实。②毒、麻、精神药品的管理不规范。③未严格按要求储存药品。④药品储存过量和积压。针对以上问题各病区实行了专人管理,专门负责领用和保管工作,建立效期登记制度;病区在小药柜药品流通中,尤其是注射剂,均要求在单支上注明效期和批号,并遵循"先进先出"的原则;管理人员注意药品外观及质量的变化,并利用信息化网络管理系统相应模式加强管理;对患者不再使用的药品及时退回药房,减少积压,基本上实现帐物相符;对于麻醉精神药品,严格执行"五专";针对存储问题,各病区硬件加以改造,达到药品储存需要相应的温、湿度要求,保证患者的用药安全。[中国药业,2010,19(2):57-58;中国医药指南,2010,8(16):172-173] (黄鸣秋 葛卫红)

医院药事管理的探讨 随着医疗卫生领域的不断发展及医疗体制改革的不断深入,药学管理从传统的保障供应型转向技术管理型,由窗口型服务转向主动型服务,从注重药品的管理转向注重对患者的合理用药管理,科学提升药事管理转型的服务理念。叶静就医院药事管理存在问题及药事管理工作策略报告如下:①医院药事管理存在问题:药品存放不当;不同批号、不同效期的药品混装;药品离开原包装,有效期难以确定;对所配制的药品溶媒选择不当。②医院药事管理工作的策略:从窗口型服务转向主动型服务;从注重"药"的管理转向"人"的合理用药管理;从保障供应型转向技术管理型。曾白林就南京地区医院药事管理的现状阐述如下:①机构建设方面:机构建设和职能的实现程度与医院的级别及综合实力密切相关;与医院任务相适应的药学(中药学)专业技术人员、仪器设备和工作条件方面,从一级医院到三级医院呈倒金字塔形。②药品供管:各级医院在药品购进都比较规范,部分二级医院在采购同一通用名称的品种上,许多注射剂和口服剂型超过2种;在药品保管方面,都能按照规范要求;三级医院处方调配比较规范,能严格执行调剂操作规程。③合理用药方面:三级医院及少部分二级医院抗菌药物使用管理比较规范,个别一级医院存在较严重的抗菌药物滥用现象;三级医院及少部分二级医院已开展合理用药分析工作,药学部门专门配备了专职临床药师,参与临床合理用药,鉴于目前药学人员配备不足及水平问题,合理用药工作虽已开展,但总体不够理想;三级医院及大部分二级医院药品不良反应监测管理组织健全,成立医院不良反应管理小组,建立医院内部药品不良反应上报网络,有专职人员负责不良反应报告和监测工作,一级医院及少部分二级医院由于条件和人员限制,目前还没有建立药品不良反应的上报制度,使许多不良反应案例得不到搜集而漏报。④处方管理方面:极少数一、二级医院由于受到储存条件的限制,各类处方保存往往达不到相应的年限,处方合格率在95%以下。⑤医院制剂管理方面:医院制剂由于药监部门监管力度加大,制剂生产标准不断完善,申报难度加大,一些医院放弃了医院制剂的申报;医院制剂不管从内在质量还是外包装都有了明显的提高,保证了患者的用药质量与安全。⑥药学研究管理方面:由于受到科研条件的限制,只有三级医院开展药学研究工作,主要研究方向在新制剂与新剂型的开发、生物利用度、药物安全性及临床药理学等方面,而医院药事管理规范化和标准化、药学伦理学、药物资源利用和药物应用情况评估等鲜有研究。针对以上问题提出几点建议:①细化医院药事管理考核标准:卫生行政部门应出台以省为单位的医院药事管理考核标准,取消各市制定的考核标准,在制定药事管理考核标准时应根据医院级别的不同有所区别。②加强药学人员的继续教育:为此开展药学继续教育已刻不容缓,通过这一举措,培养一支能及时了解和掌握现代医院药学发展动态,既精业务又善管理,德才兼备的药学专业队伍。③加大对中医医院及基层医院的投入,逐步改善其药学部门基础设施条件。④加强临床药师制建设,开展以合理用药为核心的药学服务工作。[中国现代药物应用,2010,4(4):239-240;药学与临床研究,2010,18(2):184-185]　(张　斌　葛卫红)

↗ 药品应急保障　徐梦丹等从加强我国药品信息资源规划的视角出发,对基于我国药品应急保障的药品信息资源的规划进行分析,提出以下思路:1. 基于我国药品应急保障的信息资源规划:①基于应急保障的药品信息资源的特性要求:实用性、可共享性、实时性。②基于应急保障的药品信息资源共享策略规划:根据药品应急联动或应急管理的需求,实事求是地定义和实现各种共享策略;采用标准化技术进行信息资源集成是一种趋势,也是当前我国信息化建设的一个主要战略。③各级药品监督管理部门数据中心及其标准体系的建设规划:关于数据中心标准体系的建设,应根据平时药品业务监管的需要和药品应急"战时"的要求,应包含业务数据标准、数据接口标准、公共数据标准、数据中心管理标准。④全国药品应急信息保障网络系统规划:为了使全局性重大突发药品安全事件能得到全国范围的及时应急响应,建立连接乡镇、县(区)、地(市)、省、国家五级药品监管部门和监管相对人的双向信息传输网络将成为必要。在当前的技术条件下,较为可行的方案就是以现有电子政务的基础设施平台为依托,以Internet作为通信载体,依托VPN、防火墙等技术建立"公网专用"的信息传输网。2. 以理想的药品应急保障系统为结果导向,探讨我国药品信息资源的建设思路:①要以预案等应急业务体系为背景和基础,系统地梳理各相关部门和单位的信息资源,明确各部门和单位涉及应急的信息资源,明确系统必需采集的应急信息;分析清楚与各部门和单位相关联的突发药品安全事件,以及这类事件对信息资源的具体要求。②要在药品安全突发事件综合应急管理背景下,对各相关部门和单位的信息资源的采集、加工、输出进行全流程分析、消除"效率短板"和"信息孤岛",以保证部门内信息资源的完整性和实时性。③要配合国家对药品应急体系的总体规划和建设,国家、省、市等各级药品应急责任部门应积极参与相关应用标准体系的制订、数据中心的建设和网络系统的完善,对本部门所管辖信息资源进行数据元描述、功能"服务"化描述,并积极参与跨部门协同流程的制订,最终使得药品应急信息保障系统的体系结构、数据库结构、对内和对外数据接口、功能需求、信息平台等方面具有统一的标准和规范,若没有达到上述要求,则应进行必要的技术升级和改造。[中国医药导报,2010,7(19):173-175]

(黄鸣秋　张斌　葛卫红)

↗ 医院制剂　医院制剂是医院为满足临床治疗需要,自行研发、配制的制剂。具有应用广泛,在配合临床治疗上具有及时、灵活的特点,在医疗实践中发挥着重要的作用。王和临指出随着医药工业的快速发展,对医院制剂的观点主要分为两种。一种观点认为,国外医院药学部门基本无药物制剂义务,药品供应完全社会化,我国医药工业已足够发达,医院制剂不再有存在的必要;另一种观点认为,制药厂不愿或不宜生产某些产品,医院制剂能密切配合临床和科研需要,作为制药企业药品生产的有益补充,应长期存在下去。随着《医疗机构制剂注册管理办法(试行)》和《中华人民共和国药品管理法》的施行,国家加大监管力度,严格控制医院制剂的发展,医院制剂产品不受保护。王繁可等通过对江苏省医院制剂室的分布,剂型范围的调研发现医院制剂中存在品种多、定价低、经济性差等问题,但医院制剂的生存空间长期存在,医院制剂需加强质量管理,与临床紧密结合,注重制剂室的人才引进和培养。根据自身特点研究制定发展方略,有计划的联合企业共同研究中药制剂和创新药物,带动医院制剂的社会效益和经济效益一起增长。[药业论坛,2010,19(2):12;中国药事,2010,24(3):274-276]　(张　斌　葛卫红)

↗ 药品门诊调剂 门诊药房是直接面对患者的服务平台，体现着医院文明服务和科学管理的状况。周丽琴在分析门诊药房药品管理的各项措施后认为，提高药品管理水平和人员素质是医院医疗安全的重要保障。如何提高工作效率，减少调剂药品的差错率，降低药师的工作负荷是目前各医院药房普遍关注的问题。曹倩等通过使用整包装自动发药机，发现整包装自动发药机的应用降低了药师的工作强度，提高了调剂质量，促进了药学服务。但也存在个别药品于设备不相匹配等情况。然而随着不断地调整和修正，自动发药机在门诊药房也将发挥更大的作用。刘小林等将品圈管活动推广应用到减少处方调配内差中，分析处方调配内差的原因。廖靖萍等通过对比门诊药房前、后2种取药模式，分析了现行刷卡叫号取药模式的优势及存在的问题后发现相比传统预配候取模式，现行刷卡叫号取药模式通过数据流程的优化组合，随机分配窗口，即刷即配、即取即消，且语音系统与液晶显示屏同步，不仅为患者营造了温馨、人性化的取药环境，还可以提高了调剂的质量和效率，减轻了药师的压力，不仅有利于药学服务的开展，还进一步推动了数字化医院建设。[药事管理，2010，7(31)：121-122；药事组织，2011，20(4)：66-67；药学与临床研究，2010，18(4)：395-397；中国药房，2011，22(13)：1175-1177]

（黄鸣秋　葛卫红）

↗ 输液调剂 随着医药卫生体制改革的不断进行，医院逐渐设立了静脉药物配置中心(Pharmacy Intravenous Admixture-Services，PIVAS)。PIVAS的建立为临床提供了安全、有效的静脉用药，对于改变传统药学服务模式、提升药学服务内涵起到积极的作用。朱福海等着重讨论了PIVAS在合理用药中所发挥的作用：首先PIVAS通过规范无菌配置，降低获得性感染，提高静脉用药安全；其次，药师审核处方，干预临床不合理医嘱，减少不合理用药现象，减少药物配伍禁忌问题，从而降低ADE的发生率，并提供合理设计给药方案，确保药物的相容性和稳定性，通过控制配送时间，增加给药时间的合理性，促进抗菌药物的规范使用，收集药品不良反应(ADR)，监测治疗药物的安全性，遏制药物的滥用；最后减少耗材和药物浪费，节约医疗资源，降低医疗成本，以实现医院的长期可持续发展。傅若秋等对建立PIVAS的必要性及实施过程中的几个关键问题进行分析，其中包括建立PIVAS的必要性及其标准设立问题、成本及收费问题、目前品种及医嘱覆盖问题及用药时效性问题。任俊辉等提出了具体的管理改进意见：首先必须树立主人翁意识；其次需要建立中心标准操作规程和质量管理规范，同时建立管理小组并确定各级职责，制定了各级职责，实行组长负责制，明确各组长职责，实行阶梯式管理；最后通过建立考核标准，激发人性中光明的、积极的、美好的一面在工作中展现，以创造一个良好的、优质的PIVAS工作环境。[安徽医药，2010，14(1)：07-109；中国药房，2010，21(13)：1 191-1 192；中国药房，2010，21(13)：1 193-1 194]

（张　斌　葛卫红）

↗ 药房托管 药房托管是“医院药房托管经营”的简称。药房托管顺应了市场经济的发展与要求，将药房关注重点由药品本身转移到患者身上。药房托管在我国已经有不少地区开始试行，并且取得了一定的效果。吴亦民等通过对药房托管的运行模式、组织构成以及托管后药品的质量管理、价格管理进行分析和讨论，认为我国出现的“看病贵，药价贵”的问题是一个十分复杂的问题，涉及国家政策、机制等多方面的因素，不是仅靠医院药房托管就能解决的。医院药房托管更需要政府部门出台更加有利、有效的措施，从源头上限制药品的价格，从流通环节上挤压药品价格的水分，从医院药品的合理使用上加大规范和考核力度。潘国洪等总结了实施医院药房托管的目的，并就其成效、现有的弊端和模式的完善进行分析后指出通过药房托管可以达到抵制和纠正行业不正之风的目的，还可以降低部分药价以减轻患者就医负担。周鹏等在进行实地考察以及综合国内外工作经验后指出药房托管作为一项全新的改革措施，药学工作者们应该以一个积极的态度去对待，允许创新与改革活动中的“试错”，顺应新形势的要求，勇于接受挑战，抓住机遇，大胆地进行尝试，使药房托管模式在实践中不断修正与完善。[药学服务与研究，2010，10(4)：319；中外医疗，2010，6：179；中国现代药物应用，4(12)：232-233]

（张　斌　葛卫红）

↗ 教学管理 药学教育必须要顺应时代发展的要求，培养出药学服务需求的新型人才。作为药学教育的后期阶段，在毕业前实习的过程中，如何使学生适应新型药学服务模式、如何培养学生“以病人为中心”的服务能力和技能，在实习带教工作中具有举足轻重的作用。沈爱宗等分析实际工作中存在的问题：①建立健全实习教学管理制度：科室成立药学教育领导小组，建立了科主任领导、教研室负责人主管、教学秘书具体管理的层次负责的教学管理组织，保证实习工作的统筹安排。②明确带教老师岗位职责：医院药学的工作部门主要包括药库、各药房、制剂室、临床药学室、药学实验室，在各个部门均设有实习带教老师，由专业基础扎实、工作经验丰富、良好职业道德素质、认真负责的药学专业技术人员担任；在加强教师管理的同时，要求老师严格规范学生行为，要求实习生严格遵守各规章制度，工作中按照标准操作规程进行，特别加强考勤与考核管理。③调动骨干积极性，增强自我教育和管理能力：经学校推荐，各实习组均有实习队长，要求他们不仅做好参与实习时间安排、每月实习情况汇报、加强医院与学校的联系等工作，还要做好模范带头作用，主动关心同学，发现问题及时汇报，积极配合学校与医院妥善处理、解决。④重视实习前动员，加强岗前培训：药学工作要求严谨、务实、认真，实习生进入科室后，相关负责人要进行统一培训，内容包括部门规章制度、岗位职责、服务技巧、道德教育等。⑤合理安排实习岗位，体现科学带教：根据实习大纲总体要求，结合现代药学模式和我院药学工作特点，由科室教学秘书合理编排实习计划，根据各部门工作性质及难度，合理利用时间及人数，统筹安排轮转岗位，确保每个学生都有教师带教，尽可能做到每个学生都有专人负责，保证实习质量。⑥定期举行知识讲座，拓展学生视野。⑦加强自身素质培养，提高带教能力。⑧理论联系实际，发挥学生主观能力性：实习同学在调剂部门实习时，在确保发药准确的前提下，放手让同学们为病人服务，为病人提供用药咨询，使他们能把所学的知识运用到实践中去。⑨专题实习双向选择，体现个体化带教：学生根据老师研究的题目按自己的意愿或兴趣选择导师，改变以往仅有老师挑学生的单一形式，实行双向选择，努力探索一种鼓励学生个性发展的实习模式。⑩开展教学研究，不断提高教学水平。关心爱护学生，创造和谐教学氛围。[安徽药学，2011，15(1)：131-132]

（黄鸣秋　葛卫红）

药物不良反应

概　述　2010年国家药品不良反应监测中心共收到药品不良反应/事件报告692 904份，较2009年增长8.4%。其中新的和严重药品不良反应/事件报告109 991份，较2009年增长16.2%，占报告总数的15.9%。每百万人口平均病例报告数量达到533份，较2009年增加8.4%。截至2010年12月31日，国家药品不良反应监测中心已累计收到药品不良反应/事件报告315万余份。按照来源统计，来自医疗机构的占84.7%、来自药品生产经营企业的占12.7%、来自个人的占2.5%。医疗机构仍是报告的主要来源，企业报告的比例与2009年相比略有增长。按照报告人职业统计，医生报告占48.5%、药师报告占20.8%、护士报告占12.1%、其他报告占18.6%，与2009年构成情况基本一致。2010年通过全国药品不良反应监测网络报告不良反应/事件报告的用户继续增加，共新增网络基层用户7 170个。截至2010年12月31日，全国药品不良反应监测网络在线基层用户40 826个，其中医疗机构用户占53.4%，企业用户占39.0%，监测机构用户占6.4%，其他用户占1.2%。

2010年药品不良反应/事件报告中，化学药的病例报告占总报告的86.2%，其中生物制品的病例报告占化学药报告的1.3%；中药的病例报告占总报告的13.8%，其中中成药占99.7%，饮片不足0.4%。药品不良反应/事件报告涉及的化学药中最常见的是抗感染药，报告数量较2009年降低了1.6个百分点，但仍居首位，占化学药的53.6%；其他前五位依次是心血管系统用药（占化学药的7.8%）、镇痛药（6.9%）、消化系统用药（5.3%）、电解质/酸碱平衡及营养药（4.1%）。前五类药品共占化学药报告数的77.7%。中成药排名前五位的类别分别是理血剂中活血化瘀药、解表剂中辛凉解表药、清热剂中清热解毒药、开窍剂中凉开药、补益剂中益气养阴药。2010年药品不良反应/事件报告的剂型分布仍以注射剂为主，占59.5%，口服剂型占37.0%，其他剂型占3.5%。化学药、中成药报告中，注射剂占有比例分别为61.0%和50.9%，与总体情况基本一致。注射剂构成高于其他剂型，仍是药品不良反应监测的重点。

2010年报告的药品不良反应/事件中，累及系统排名前三位的是皮肤及其附件损害（占28.9%）、胃肠系统损害（占26.1%）和全身性损害（占13.6%），与2009年累及系统排名一致。注射剂型累及系统前三位与总体报告一致，口服制剂累及系统第一位为胃肠系统损害、其次为皮肤及其附件损害、中枢及外周神经系统损害。　（葛卫红）

2010年全国严重药品不良反应/事件报告统计分析
2010年共收到严重药品不良反应/事件报告28 021份，较2009年增加15.4%。严重报告比例占全部报告的4.0%。2010年严重报告的总体情况与2009年相比无明显变化。

2010年严重药品不良反应/事件报告中，化学药的病例报告24 600余例，占全部严重报告的87.8%，其中生物制品的病例报告500余例，占化学药病例报告的2.3%。中药的病例报告近3 400例，占全部严重病例报告的12.2%。

严重报告涉及的化学药中最常见的是抗感染药，占化学药的48.5%，较2009年降低2.9个百分点；其他前五位依次是抗肿瘤药（占化学药的13.3%）、电解质/酸碱平衡及营养药（4.5%）、心血管系统用药（4.0%）、神经系统用药（4.0%）。前五类药品共占化学药报告数的74.3%。中成药严重报告中，报告数排名前五位的类别分别是理血剂中的活血化瘀药、补益剂中的益气养阴药、开窍剂中的凉开药、解表剂中的辛凉解表药、清热剂中的清热解毒药。

化学药严重报告数量排名前20位的品种中，抗感染药有15个品种，前三位分别是头孢曲松、左氧氟沙星、青霉素。中成药排名前20位的品种均为中药注射剂，提示中药注射剂的风险依然很高。严重报告中剂型分布以注射剂为主，占79.0%，口服制剂占19.7%，其他制剂占1.3%。中成药的严重报告中，中药注射剂占87.2%，较2009年增加3.1个百分点，提示中药注射剂依然是中药制剂的主要风险。严重报告的给药途径以静脉注射为主，占73.6%，其次为口服给药，占20.1%，其他注射给药占5.6%，其他给药途径占0.8%。

严重药品不良反应/事件中，累及系统排名前三位的分别是全身性损害（33.9%）、呼吸系统损害（15.0%）、皮肤及其附件损害（9.7%）。与总体报告累及系统比较，严重药品不良反应/事件中呼吸系统损害和全身性损害更加突出。

化学药注射剂主要严重不良反应表现多为过敏性休克、过敏样反应、呼吸困难、寒战、发热、骨髓抑制等。化学药口服制剂主要严重不良反应表现多为肝功能异常、皮疹、瘙痒、白细胞减少、过敏性休克、过敏样反应、呼吸困难、胃肠道出血等。中药注射剂主要严重不良反应表现多为呼吸困难、过敏样反应、过敏性休克、寒战、心悸等。中药口服制剂主要严重不良反应表现多为皮疹、肝功能异常、过敏性休克、过敏样反应、间质性肾炎、腹泻等。（葛卫红）

2010年全国药品安全性措施总结 2010年共发布《药品不良反应信息通报》10期，达到历年之最，共涉及14个/类品种，其中化学药12个/类、中成药1类。发布《药物警戒快讯》15期，共报道国外药品安全性信息，尤其是美国、欧盟药品管理部门发布的信息90余条。信息的发布使广大医务人员、药品生产企业和公众能够及时了解国家局对药品不良反应的监测与评估结果，掌握最新的国外药品安全监管动态，为指导临床合理用药发挥了积极的作用。

2010年10月，国家食品药品监督管理局发布了《关于加强罗格列酮及其复方制剂使用管理的通知》。因近年来国外相关研究机构对罗格列酮使用的安全性进行了研究，结果显示该药品的使用与缺血性心血管疾病的风险增高相关。国家食品药品监管局组织对罗格列酮及其复方制剂在我国临床使用的安全性进行了评估，根据评估结果，采取了加强罗格列酮及其复方制剂使用管理的措施。

2010年10月，国家食品药品监督管理局发布了《关于停止生产销售使用西布曲明制剂及原料药的通知》。因一项旨在研究西布曲明心血管不良事件的国际多中心临床研究结果显示，使用西布曲明可增加受试者的严重心血管疾病风险。国家食品药品监督管理局组织对西布曲明在我国使用的安全性进行了评估，认为使用西布曲明可能增加严重心血管疾病的发生风险，减肥治疗的风险大于效益。根据评估结果，停止了西布曲明制剂和原料药在我国的生产、销售和使用，撤销其批准证明文件，已上市销售的药品由生产企业负责召回销毁。（葛卫红）

关于中药注射剂安全性再评价工作 2010年中药安全性评价工作依然是国内ADR监测工作的重点内容。2010年，我国药品不良反应报告中中药的病例报告占总报告数的13.8%，其中中成药占99.7%，注射剂占50.9%。2010年国家食品药品监管局对骨肽和复方骨肽注射剂、炎琥宁制剂、维C银翘片的安全性问题做出警示。同年，国家食品药品监督管理局明确把鱼腥草注射液和鱼金注射液作为第二批综合评价品种，组织开展综合评价；公布并印发了中药注射剂安全性再评价生产工艺评价等7个技术指导原则，以规范和指导中药注射剂安全性再评价工作。国内医务工作者亦高度关注中药尤其是中药注射剂，对其开展了一系列分析评价研究。袁强等对国家基本药物目录（2004年版）33种中药注射剂不良反应/事件进行文献分析。结果表明自1991年起，中药注射剂ADR年文献发表总量和年文献累积量均明显递增；发表文献类型包括个案报告、系列病例、综述、RCT、横断面研究、ADR文献分析、非随机对照试验等；其中双黄连、清开灵和鱼腥草ADR报道最多；双黄连、刺五加、鱼腥草和茵栀黄4种中药注射剂分别被撤市或叫停，其ADR文献发表量与监管作用相辅相成。说明我国迫切需要研究制定中药注射剂ADR的分级和风险评价标准，应有组织地推动中药注射剂安全性再评价和合理用药的宣传普及。

郝园等对清开灵注射液不良反应/事件进行了系统评价。结果显示，清开灵注射液的ADR/AE发生率低，其一些使用方法和范围值得商榷，如在婴幼儿中使用，与有配伍禁忌的药物一起使用，在私人诊所或患者家里使用，根据发表资料尚无法鉴别ADR或AE。当前强度不高的证据表明，清开灵注射液的ADR/AE风险很低，但不恰当使用可能导致相当部分ADR/AE的发生。应鼓励临床工作者在医学期刊发表ADR/AE报告，并按照中药ADR报告建议规范写作和发表。

马伟从等对近5年细辛脑注射液致不良反应报告进行了回顾性研究，分析了该药品产生不良反应的类型、规律及趋势。结果表明，2005年至今，细辛脑注射液不良反应报告呈明显增长趋势。对市售细辛脑注射液的致敏因素进行考察后发现，处方中的吐温-80是导致其过敏性不良反应的根本原因。作者认为，细辛脑注射液致不良反应应引起高度重视，有必要尽快开展对该高风险注射液的安全性研究工作。

李文武等采用回顾性研究方法探讨血塞通注射液不良反应发生的一般规律和特点。结果发现60岁以上患者259例，占41.05%；药品不良反应发生时间在30分钟以内的患者233例，占36.93%；超剂量用药186例，占29.48%，联合用药125例，占19.81%，不良反应主要表现为皮肤损害。结果提示应加强对血塞通注射液的监测，提高临床合理用药水平，减少不良反应的发生。

李文武等采用回顾性研究方法对河南省2004-2009年发生的962例脉络宁注射液ADR/ADE报告进行统计分析。结果脉络宁注射液所致ADR主要为皮肤及其附件损害（24.95%）、呼吸系统损害（23.81%）、神经系统损害（15.38%），其中严重ADR临床表现主要为过敏性休克、呼吸困难、憋气等。结果提示应加强对脉络宁注射液的监测，提高临床合理用药水平，减少不良反应的发生。［中国循证医学杂志，2010，10(2)：132-139；中国循证医学杂志，2010，10(2)：162-175；中国药物警戒，2010，7(4)：243-246；中国药物警戒，2010，7(11)：690-693；中国药房，2010，21(24)：2 263-2 265］

（葛卫红）

国家药品不良反应监测体系建设项目 近年来，国内研究者亦开始重视ADR/AE信号检测、数据挖掘以及评价工作，并对我国以及国外的药品不良反应/事件报告表数据特征、数据规整、评价方法等进行了研究和探讨。如:李明等将美国、澳大利亚、加拿大的药品不良反应/事件报告表与我国的进行对比,并对我国报告表的关键数据项进行描述性分析,结果表明我国的药品不良反应/事件报告表数据能够全面反映药品不良反应/事件,报告表数据项的设计固有缺陷导致部分数据需要排除和修正,报表数据项可组成多种信号检测指标。海颖等通过分析 ADR 数据规整的目标和作用,提出 ADR 数据规整的基本原则、内容和工作思路。江静等对国际上发达国家药品不良反应信号的检测方法进行了研究,为我国药品不良反应信号检测及预警系统建设提供参考。吴桂芝等人通过介绍 WHOART 和 MedDRA 的术语定义、内容、结构、特点以及在药品不良反应监测中的应用,分析 WHOART 在我国使用的现状,探讨了 WHOART 和 MedDRA 在我国药品不良反应监测中的适用性及优缺点。刘建平等人从循证医学角度论述药物不良反应评价的概念和相关术语,循证药学及循证医学干预措施证据分级体系,药物不良反应评价的方法以及因果推断的原则、方法和确定性强度。[中国药物警戒,2010,7(6):347-349;中国药物警戒,2010,7(3):156-159;中国药物警戒,2010,7(2):78-80;中国药物警戒,2010,7(2):81-85;中国药物警戒,2010,7(1):12-15] (葛卫红)

临床药学

概　述　2010 年临床药学实践进一步深入,并且逐步形成规范化管理体系。临床药学教育、临床药学研究和临床药学实践已成为培养临床药师队伍的重要途径。临床药师的专业定位趋向为多专业临床治疗团队成员之一,与其他相关专业技术人员共同承担患者药物治疗的责任和保护患者的用药权益。临床药学专业领域的探讨除各专科临床药师实践经验交流外,更多集中在临床药师实践标准操作规程制定、临床药师在临床路径中如何发挥作用、临床药师信息化药学服务工作模式及系统平台构建等方面;经典的研究性工作 DUE 被融入临床药师处方、医嘱点评和合理用药建议的提出中;开发和运行无线移动信息系统、开展给药流程全程监控、推行医院门诊药物咨询技术服务、强化药学会诊和药学查房技巧及研究超药品说明书用药问题受到更多关注。临床药师的规范化培训和临床药师的考核评价成为近几年讨论的热点。基因多态性对移植受者用药疗效影响的研究也成了个体化给药技术服务的探索点。临床药学学科在 2010 年被卫生部列入各医疗机构重点专科学科申报和遴选中。 (胡晋红)

临床药学工作模式探索　在实践中,临床药师们认识到深入了解患者、研究患者的需求,才能更好地服务于患者。除了在病区开展临床药学工作外,有的医院在门诊也开展了静脉药物配置中心(PIVAS)工作,实现了真正意义上的药师审方,由此规范临床医师处方,并开展肿瘤药物不良反应监测,探讨肿瘤药物 PIVAS 药品管理模式,制定抗肿瘤药物治疗指南,为肿瘤患者提供优质专科药学服务。[中国药师,2010,13(11):1 651-1 652;中国药房,2010,21(18):1 722-1 724;中国药师,2010,13(1):117-119] (张晋萍　葛卫红)

DUE 临床药学工作模式的建立及应用　石庆平等根据国外经验,将药物利用评估(DUE)程序应用于临床药学工作,建立了一种新的临床药学工作模式。该程序由医、药、护三方合作执行。临床药师在 DUE 工作模式中,应能根据患者的用药发现并处理下述用药问题:药物选择是否合理、药物相互作用、药物剂量是否正确、药物的配制是否合理、给药时机是否恰当、使用方法是否恰当、治疗药物监测是否正确、疾病状态下用药调整和预警等。分别应用其中的当前法和回顾法建立了头孢替安、头孢西丁钠及万古霉素的 DUE 程序并进行评估应用,证实该工作模式不仅可以让临床药师找到一种开展临床药学服务工作的切入点,也让临床药师在该种临床药学工作模式中逐渐积累知识,从而更好、更准确地为临床合理用药提出解释和建议,促进临床用药的持续改进。[中国药房,2010,21(22):2 104-2 106;中国现代应用药学,2010,27(5):455-459] (王　卓)

药学会诊　药学会诊是临床药学工作的重要组成部分,是临床药师综合素质的体现。目前,各医疗单位开展药学会诊工作的情况参差不齐,我国也未有统一的模式和标准。刘莉萍等从药学会诊的定义、内容、程序与评价等方面对药学会诊模式进行探讨,以促使药学会诊的规范化管理和有效性服务。李钟勇等介绍了临床药师参与感染性疾病会诊的思路和技巧。从病原菌、药物、患者三个环节介绍会诊思路,从指南、药敏报告、特殊病原菌的治疗方案、"重拳猛击"策略等方面介绍会诊技巧。应用结果表明,按照该思路和技巧会诊,临床药师提出的治疗方案基本得到医生的认可并采纳,患者感染得到有效控制。因此该会诊思路和技巧有利于临床药师在感染性疾病治疗中发挥作用。孙淑娟根据国外经验,提出药学会诊的思维和药师会诊报告均应按照 SOAP 模式进行,这样可以提高会诊意见的逻辑条理性,同时易于被临床医生理解和接受。[中国药业,2010,19(14):57-58;中国药师,2010,13(8):1 184-1 185;中国药物应用与监测,2010,7(5):309-311] (王　卓)

门诊药学咨询服务成为医院药学工作重点　门诊设立专门的药物咨询窗口,提供用药咨询,指导合理用药,收集药品不良反应信息,促成药师的职能由传统的药品供应型逐步向"以病人为中心,以药学服务为重点"的人性化服务模式转变。门诊药学咨询服务是提高医疗服务质量的重要组成部分,现阶段门诊药房只能提供有限的调剂指导及药物咨询。为更好开展门诊药学服务,应加强门诊药房硬件、软件建设及提高药师自身素质,以确保药物疗效、减少不合理用药,提高患者生命质量。推行医院药物咨询门诊专业技术服务是实现人性化药学服务的直接和有效途径。医院应当重视对临床药物咨询师的培养。进一步完善信息化服务系统,为广大患者和医务工作者提供更加完善的药学服务。[药学服务与研究,2010,10(2):157-159;医学信息:中旬刊,2010,5(3):686-687;解放军药学学报,2010,(5):459-461;中国医药导报,2010,7(6):143-143;中国药事,2010,(12):1 198-1 200] (孙华君)

↗ **门诊药学咨询服务研究** 患者咨询内容广泛,对门诊患者所咨询问题分析表明,咨询最多的是药物用法用量(20% ~26%),其次是药物的适应证(18% ~20%)、药品价格(13%)、不良反应(12% ~18%)。各医疗机构之间有差异,有的主要问题包括药品用法与用量、不良反应、药物名称规格及价格、确诊后的用药选择、药物求购与退药,以及药物作用及用途,也有关心药品供应与医疗保险支付比例等(68%)。咨询药物类别依次为心脑血管系统用药(23%)、抗感染药(19%)、妇科用药(16.5%),心脑血管系统用药、抗菌药物是多数咨询的重点,也有抗感染药物(20% ~27%)居先。门诊咨询者主要为患者(50%),多在46岁以上(78%),女性多于男性。咨询用药对象集中在老年及少儿患者。药师要根据患者咨询问题类型有针对性地进行药学服务,提高患者用药依从性,更好地为患者服务。[实用药物与临床,2010,13(5):393-394;甘肃医药,2010,29(5):573-575;中国药业,2010,19(12):59-59;医药导报,2010.29(3):409-411,中国医院用药评价与分析,2010,(10):954-955;中国药学杂志,2010,(18):1 436-1 437;中国医院用药评价与分析,2010,(1):85-87;中国现代药物应用,2010,(15):23-24;中国实用医药,2010,(16):169-170;中国药房,2010,(34):3 248-3 251;中国医药导报,2010,7(14):143-144;中国误诊学杂志,2010,10(18):4 527-4 527] (孙华君)

↗ **门诊中药房药学咨询研究中医特色不明显** 研究论文中咨询问题分类、药品分类多沿用西药分类系统。用药咨询中,药物的相互作用(13% ~37%)、用法用量(20% ~30%)及不良反应(10%),中草药的煎煮也较受重视(24%)。疾病主要是循环系统疾病最多。在中药房开展药物咨询,对药师自身中医中药业务水平要求较高。研究分析应在中医理论指导下进行。[中国医院用药评价与分析,2010,(1):90-92;中国实用医药,2010,(24):133-134] (孙华君)

↗ **儿童用药咨询与专科用药咨询研究** 儿科门诊咨询内容主要是药品用法用量咨询最多(29% ~35%),不良反应(20%)、相互作用(18%)等。药物主要涉及抗菌药物(25%)、维生素(15%)、中枢神经系统用药(12%)等。妇幼保健院的调查表明咨询内容主要为药品用法用量(22%)、相互作用包括溶媒选择(13%)、孕产妇用药安全(11%);咨询人群主要是患者及其家属(66%)、医师(24%)、护士(6%)、药师(3%)等。眼科医院青光眼患者用药咨询则主要为不良反应及其防治(47%)、使用方法和用量(19%)、禁忌证(16%)。[宁夏医学杂志,2010,32(12):1 259-1 260;中国基层医药,2010,(7):919-920;中国社区医师:医学专业,2010,(27):10-10;中国药业,2010,(18):55-56;中国药房,2010,(34):3 256-3 258;中国药房,2010,(34):3 251-3 252]

(孙华君)

↗ **民营医院等机构用药咨询服务** 民营医院药师开展药物咨询服务的记录统计分析表明,咨询者以45岁以上的中老年最多(78%),咨询人员主要是病人(64%)、医生(24%),内容主要为药品不良反应、药物相互作用等;药物类型以心脑血管系统为主(36%)。民营医院药师通过提供药物咨询服务,保证了患者用药的安全、有效。零售药店药物咨询记录结果表明,购药者最关心的是药品服药方法、药物不良反应及药物相互作用。用药咨询不但是合理用药的一部分,同时也是提升零售药店社会形象的重要手段之一。企业医学临床研究中心电话咨询记录分析表明,咨询药品疗效、适应证及服用方法较多(67%),其次为药品不良反应(9%)、药品防伪与包装及贮存(8%)等,制药企业应加强用药咨询和药品安全监测工作。[中国社区医师:医学专业,2010,(34):20-20;中国保健,2010,(1):111-111;中国现代药物应用,2010,(4):234-236] (孙华君)

↗ **新咨询模式研究** 电话药学咨询是医院药学服务模式的延伸。咨询内容主要有用法用量(24%)、小儿用药(19%),药物主要是降血压药、降血脂药。儿科电话咨询记录中,列前3位的分别为药物的用法用量(29%)、药物推荐与选择(13%)、药物相互作用(11%)。电话咨询对提高患者用药依从性、保护患者隐私有很好作用。高血压药物不良反应计算机咨询系统收集了市面上常用的七十种高血压药物不良反应的数据,提供了药品名称、不良反应性质、不良反应结果、不良反应内容等查询入口,具有模糊查询、Excel表格导入、导出数据等功能,为高血压病人及医护人员提供了一个方便的不良反应咨询系统。药物咨询及用药安全监测系统对医学、药学及其相关学科知识进行信息标准化处理,实现了医嘱审查和医药信息查询等功能,帮助医生、药师等临床专业人员在用药过程中及时有效地掌握和利用医药知识,预防药物不良事件的发生。[药学与临床研究,2010,18(5):494-495;中国药房,2010,(2):186-188;中国卫生统计,

2010,(1):96-97;数字技术与应用,2010,(9):20-23]

（孙华君）

药物咨询服务效果研究 对慢性前列腺炎患者进行药物咨询干预,治疗3个月结束时干预组依从性佳者占66%,高于对照组(34%)。干预组治疗总有效率为88%,而对照组总有效率为66%。药物咨询干预可提高慢性前列腺炎患者用药的依从性和治疗效果。对肝炎门诊应用干扰素的病人进行药物咨询服务,接受药物咨询组与未进行药物咨询组半年内仍坚持用药者分别为80%、32%,用药咨询提高了病人用药依从性。药师在咨询服务中及时地发现差错,纠正差错。半年门诊药物咨询服务中发现的各种差错共29例,其中医生开方因素14例(48%)、患者用药差错11例(38%)、药房调剂差错4例(14%)。[中国医院药学杂志,2010,(15):1 321-1 322;安徽医药,2010,14(6):739-740;中国误诊学杂志,2010,10(15):3 770-3 770]（孙华君）

信息系统改善药品供应管理,拓展药库职能 通过对部分药品应用"物流保障信息系统"平台前后的日均消耗和日均库存进行分析表明,应用该系统能够降低部分药品的库存。新形势下医院药库职能基本实现转型,由原来单一的物资仓储中心,发展为除作为仓储中心外,也是药品信息中心,促进了药学服务水平的提高。[中国医院药学杂志,2010,(17):1 479-1 481;中国药房,2010,(41):3 882-3 884]

（孙华君）

网上交易系统与医院信息系统间的药品信息传递 借助Excel实现网上交易系统与医院信息系统间的药品信息传递。建立药品编码匹配工作薄,利用ExcelVBA编程、自动筛选功能等设计药品编码匹配功能。将医院信息系统采购信息复制到药品编码匹配工作薄中,可自动实现药品编码的匹配。将相关文件导入网上交易系统和医院信息系统,即完成采购信息发布和入库信息输入工作,提高了工作效率。[中国药房,2010,(21):2 008-2 009]（孙华君）

药学服务信息保障体系的构建 通过对药学服务过程中的信息需求的对象、需求的层次、信息的质量要求分析,从信息源、药师素质、反馈体系3个层面讨论说明了药学服务信息保障体系的构建方法。信息保障体系的构建是药学服务开展的重要保证。利用医院信息系统的局域网资源,借助网络技术的支持,在建立药历数据库的基础上,通过功能细化,建立包括重点药品、重点细菌自动监测和治疗方案自动提示等,构建临床药师信息化药学服务工作模式及系统平台,实现临床药师会诊,兼顾信息收集、信息发布、信息查询、患者用药咨询、药剂科专科化药学队伍建设及网上继续教育等的一体化多功能服务系统。[中国医院药学杂志,2010,(10):867-869;中国药房,2010,(29):2 695-2 697]

（孙华君）

基层医院"药品信息查询系统"的建立探索 应用Microsoft Access2003软件编制"药品信息查询系统"数据库,可快捷地提供剂型、规格、适应证、用法用量、生产厂家等药品相关信息。密切结合临床实际,简单实用,易于操作,能够很好地为临床服务。[中国药房,2010,(13):1 247-1 248]

（孙华君）

医院静脉药物配置中心的信息化建设 建立静脉药物调配中心的信息管理系统,实现了用药医嘱的分组录入、药师审核、标签打印以及药品管理等信息化管理,促进静脉用药的合理使用,保障患者用药安全,预防职业暴露等。使工作流程更加优化与规范,实现了信息资源的共享,最终提高了工作效率和减少了差错。运用条码技术,建立医院静脉药物配置中心条码管理信息系统,结果显示处方审核、打印,排药,停药处理效率提高,减少了差错。[中国医院药学杂志,2010,(13):1 144-1 146;中国药房,2010,(37):3 498-3 499]

（孙华君）

医院信息系统自动控制抗菌药物使用分级管理 根据抗菌药物分级管理原则,改变医院信息系统中相关设置,将分线药品的使用权限分配给不同级别的医师,变事后调查、追究为事前控制、预防。抗菌药物使用率由3个月前的45%下降到40%,合理使用率由原来的85%上升到94%,有效遏制了抗菌药物的不合理应用,节约了人力、物力和管理成本。[中国药房,2010,(1):57-58]（孙华君）

抗肿瘤药物治疗的信息化管理 通过归纳抗肿瘤药物医嘱审核中发现的问题,深入分析产生问题的根本原因,并结合信息技术的应用特点,开发基于医院信息系统的抗肿瘤药物医嘱处理子系统。实现了对医嘱在保存前配伍合理性、剂量合理性、频度合理性的检测,以及条形码技术在给药流程中的应用。以确保抗肿瘤药物医嘱合理性及给药流程安全性。[中国药学杂志,2010,(18):1 437-1 438]（孙华君）

医院信息系统下工作流程优化 完善医院信息系统系统,改善中心摆药室的药品管理模式及流程。病区医嘱由药师进行审核,达到合理用药要求的处方。对服务流程优化与再造,实施提前摆药,减少人工操作,以提高工作质量和工作效率。[中国药学杂志,2010,(14):1 114-1 115;中国医院药学杂志,2010,(24):2 114-2 115]（孙华君）

条形码技术在药品调剂中的应用 通过扫描获得药品条码,并将该药品条码与处方自动比对,以比对结果来判断药品调剂的准确度。应用条码识别技术可提高药品调剂的效率和准确率。开发和运行无线移动信息系统,通过信息网络和无线移动信息系统,在医嘱输入、审核、标签产生、收费、药品准备、输液配置或口服药调剂、包装发送、病区接收、患者身份识别、医嘱执行、记录和监测等环节组成的给药流程中实行条码化管理,使医生工作站、药房工作站、护士工作站实现患者信息共享,达到给药流程的全程监控,有效防止了差错事故的发生。[中国现代应用药学,2010,(6):562-565;中华医院管理杂志,2010,(2):135-136] (孙华君)

↗ 信息技术在中药管理的应用 依托医院药品管理系统的网络,建立医院中药饮片合理用药数据库,提供各环节的网络化操作平台和合理化流程,有利于推进中药饮片的信息化管理。信息技术的应用促进了中药煎制中心多项管理水平的提高。采用TBF数据库格式和TBS全文信息库管理软件作为建库工具,开发具有网页分析和信息采集功能的中药不良反应WEB信息采集模块,用于数据信息的采集。建立中药不良反应文献数据库,满足中药不良反应知识服务系统开发的需要。针对中药企业生产和管理信息应用分散、无法综合利用的问题,提出了一种综合信息集成系统。利用PIMS软件,采用OPC通信技术、数据库技术、软件技术,对集成的信息进行整合与优化,并将生产数据和管理信息进行有机结合。能够解决大多数中药制药企业的“信息孤岛”现象。[中国药房,2010,(27):2 584-2 585;中国药房,2010,(15):1 430-1 431;中药新药与临床药理,2010. 21(3):316-317;自动化仪表,2010,(5):37-39] (孙华君)

↗ 超药品说明书用药问题受到关注 调查表明某医院门诊超药品说明书用药处方约3. 7%,其中以儿科和妇科为主(66%),包括超适应证用药、超低年龄给药、超禁忌证用药、改变药物溶媒等。有的符合循证医学要求,有的属于不合理用药,易引发政策法规、用药安全等问题。[中国医院用药评价与分析,2010,(2):186-187;中国医药,2010,5(8):765-766] (孙华君)

↗ 超药品说明书用药的法律风险及对策 超说明书用药将可能危及病人与医生的权益,若禁止一切超说明书用药同样可能损害病人的权益。医疗界“医师协会”、“医学会”、“药学会”等行业组织发动医师、药师、医院管理者和医疗法律专家的作用,在超药品说明书用药问题上形成行业共识,并以此共识规范医疗行为,解决超药品说明书用药问题的有效途径。超药品说明书用药现象的存在具有一定的合理性和必要性,它在临床药物治疗中起着重要的作用,对于扩大药品的使用范围和保护人民群众的生命健康有着积极的影响。给予医务人员合理合法的制度保障才能使超药品说明书用药得到预期的效果。药品生产企业应强化药品说明书管理意识,提供准确安全有效的药品说明书,加大药品上市后安全性评价并及时更新补充说明书的相关资料。2003～2009年国家食品药品监督管理局已对33种(类)药品说明书通过增加警示语、限制适应证、补充药物相互作用、增加治疗建议和安全防护等措施实施风险管理。应进一步规范说明书修订形式及内容,实现安全用药的目标。[中国处方药,2010,(12):10-11;协和医学杂志,2010,(1):117-118;中国卫生法制,2010,(6):16-19;中国处方药,2010,(10):26-27;中国处方药,2010,(10):23-25;中国药房,2010,(37):3 469-3 471;中国药房,2010,(41):3 863-3 864] (孙华君)

↗ 药品说明书中关于特殊人群用药问题研究 统计某医院常用中西药药品说明书结果表明,部分药品说明书中特殊人群包括孕妇及哺乳期妇女、儿童、老年人用药项目存在缺失。注射剂标注率高于其他剂型,除关于儿童用药项外,注射剂的标注率均超过90%,而口服制剂只有“禁忌”和“注意事项”2项标注率超过90%;国产药品标注率较低,进口药品标注率均超过90%。某医院常用药品说明书调查结果表明,说明书中缺儿童用药项的有19%,标注儿童可以使用的有29%,标注儿童慎用的11%,标注儿童不宜使用10%,标注儿童禁用的5%,标注尚不明确的有24%。某儿童医院常用药品说明书中儿童用法用量、禁忌、不良反应、注意事项、药物相互作用均存在缺项。最常见是用法用量项中未标注儿童用法用量或该项内容不明确(51%),其次是药物相互作用缺项或内容不明确(28%)、缺少禁忌项缺项或该项内容不明确(23%)、不良反应缺项或内容不明确(16%)、注意事项缺项或内容不明确(7%)。也存在药品说明书中儿童用药表术不一致,主要是相同药品不同厂家说明书中儿童用量不同,相同药品不同厂家药品含量相差悬殊、用药量差别大等。部分儿童用非处方中成药的说明书用法用量项中存在服用最小剂量小于最小包装剂量(63%)、用量表述是某个范围(36%)、“遵医嘱”或“酌减”等含糊表述(27%)等问题。某医院常用药品的说明书调查结果显示,对孕妇用药情况无说明或较少说明(13%),常见标注孕妇慎用(28%)、孕妇禁用(19%)、尚不明确或者缺乏资料(19%),也见标注不宜使用或者避免使用(12%)、遵医嘱(4%),明确标注孕妇可以安全使用很少(6%)。[中国药房,2010,(17):1630-1632;医学信息:下旬刊,2010,23(8):322-322;儿科药学杂志,2010,16(5):33-35;亚太传统医药,2010,6(10):169-170;西部医学,2010,(2):338-339;中国医疗前沿,2010,(15):71-72] (孙华君)

↗ 中成药说明书结构欠完整 所调查的所有剂型中成药说明书中,除药品名称、生产企业项目外,成分和性状(98%)、功能主治(98%)、规格包装(81%)、用法用量(99%)、储藏与包装(99%)、执行标准(84%)等项目都不完整,其中以注意事项(80%)、禁忌(46%)、不良反应(36%)、相互作用(25%)、说明书修订日期(32%)等项目标注率最低。对中成药说明书中涉及安全使用的内容调查表明,不良反应标项注明确的仅20%,74%为空白,另外有"未发现"、"未见明显毒副作用"、"尚不明确"等表述。禁忌项标注明确的仅34%,63%为空白,其余为"尚不明确"、" 尚未确定"的表述。注意事项标率为78%。其他调查结果类似。药品生产企业应重视说明书的法律严肃性,药品审批监管部门应加强监督管理。[中国医药指南,2010,8(11):88-90;中国实验方剂学杂志,2010,(8):219-222;中医药信息,2010,(1):121-122;海峡药学,2010,22(7):275-276]　　　　(孙华君)

药品说明书和标签的监管　落实《药品说明书和标签管理规定》,应加大药品说明书和标签的监管力度,也对抽样人员药品质量监督检查工作能力的验证。形成适应药品质量管理要求的较为成熟的药品说明书管理法律体系,增强药品说明书修改的动力。[中国药事,2010,(12):1 151-1 152;中国药事,2010,(3):225-229]　　　　(孙华君)

国内外药品说明书的比较研究　对我国市场上所使用的非洛地平药品说明书与国外说明书的内容对比结果表明,目前我国市场上非洛地平药品说明书存在缺项、漏项及用药安全性提示不足的情况。对市场上所使用的左炔诺孕酮紧急避孕药药品说明书比较分析结果表明,国内产品说明书用药安全性提示不足,没有规定用药人群、没有明确使用次数和用药间隔、未对左炔诺孕酮紧急避孕药的不良反应提供足够的提示、缺少相关药学研究数据等。药品说明书涉及安全用药内容,中药、国产西药的说明书,普遍不如合资药品、进口药品的说明书全面。建议相关部门和企业对此类药品说明书进行修改和完善。[中国药房,2010,(24):2 291-2 293;中国药房,2010,(9):842-844;中国医药导报,2010,7(16):190-191]　　　　(孙华君)

临床药师

临床药师培训教育　卫生部先后批准了93家医院建立了临床药师培训基地,29个省(自治区、直辖市)建立并开展了临床药师培训基地和临床药师培训工作。截至2010年2月,取得师资培训证书的带教临床药师有103名,截至2009年度基地医院结业学员630名,结业学员分别来自省会城市、地级市和县级市的374所医院。卫生部临床药师培训工作的定位是在职岗位培训,培训模式以临床药学实践为主,理论教学为辅,注重用药能力的培养。目前开设了12个培训专业,培训周期为1年。带教模式由1名临床医师和1名临床药师组成带教组,负责带教2名学员。

临床药学教育要以为社会输送大批优秀临床药学人才作为出发点和立脚点,以建设一流学科、培养知名专家为目标,积极探索适合临床药学教育、不同于传统药学教育的教学方法改革,努力创造学科特色。并将临床药学作为创新学科进行建设,符合社会发展和经济建设需要,尽早构建我国临床药学学科统一的发展规划。目前,临床药师培养专业过于单一,以抗感染、呼吸、消化等内科专业为主,外科专业的临床药师比较缺乏。因此,我国应注重个性化的临床药学人才培养,在不同方向的学科点上培养侧重点不同的个性化专门人才,为了加快临床药学专业教育国际化的进程,教育单位除丰富学员专业知识结构,注重个性化的人才培养和职业道德教育,增强社会学知识的学习和应用以外,还应培养学员终生学习的理念。苏培等认为应建立致力于临床药学教育与临床药师培养的各地间、院校间的协作关系,积极策划和推进相互间临床药学学科的交流与沟通,努力挖掘国内可以利用的学术资源,推广临床药学学科建设和临床药学教育的成果。在政策上、教育制度上进一步规范和落实临床药学人才培养措施,建议教育部、卫生部修订和统一临床药学人才的培养目标,尽快设立药学及临床药学学位制度、临床药师考核制度和职称制度,同时建立与完善临床药学专业设置标准与人才标准及相应的教育教学质量评估体系。历史的发展经验提示我们,明确的发展目标,各级政府部门及主管领导的大力支持,药学教育单位对临床药学教育的热情,严格的质量标准以及相关政策、制度的建立和切实执行是我们发展临床药学教育、培养临床药学人才的保证。(中国医院用药评价与分析,2010,10(1):74-75)　　(崔向丽　赵志刚)

专科临床药师工作实践领域　2010年,随着卫生部临床药师培训基地工作的开展,各地临床药师数量有了快速增长。经过卫生部临床药师培训基地1年的培训,受训学员回到自己单位,开展了系统化的专科实践工作。工作领域遍布呼吸内科、心血管内科、肿瘤科、肾脏内科、神经内科、脑外科、内分泌科等临床专科。在"学药"的基础上用心"学用药",对发现的临床用药问题进行纠正,提高患者治疗效果、减少不良反应。在"医改"背景下,我国临床药学的发展策略紧密结合"医改"方案,完善临床药学的相关政策、法律与法规,并优化临床药学人才培养机制,开辟新的工作领域,探索临床药师深入临床开展工作的内容与方法。[中国药房,2010,21(18):1 633-1 636]　　(张晋萍　葛卫红)

提升临床药师工作效率的研究　关于提高工作效率、更好地融入治疗团队的问题,需要从三个方面着手。首先,从内因看,药师们需要提高自身素质,掌握扎实的基本功。药师们认识到，全程关注患者，做好药学监护，是取得患者支持的唯一途径；而参加病例讨论会及疑难病例会诊，则是提高临床经验最直接的途径。此外，还要重视与护士的沟通，通过向护士讲授药物特点、配置方法、给药时间等药学知识，为护士设计制备口袋备忘卡，能够在加强患者药学监护中取得一定的成效。其次，从外因看，需要借助先进的工作平台。台湾地区临床药学工作发展较快，便捷、高效的工作平台功不可没。根据药学服务的最新理念，利用医院信息系统的局域网资源，借助网络技术的支持，在建立药历数据库的基础上，信息化药学服务系统通过功能细化，最终可实现建立包括重点药品、重点细菌自动监测和治疗方案自动提示、临床药师会诊、信息收集、信息发布、信息查询、患者用药咨询、专科化药学队伍建设及网上继续教育等的一体化多功能服务系统，提高药学服务水平。蚌埠医学院第一附属医院利用DUE程序开展临床药学服务工作，通过实施DUE程序，帮助临床药师发现药物临床应用中理想与不理想的方面，为临床药师参与查房和会诊、开展临床药学服务提供理论基础。第三，可探讨通过收取药事服务费，体现临床药师的工作价值，促进临床药学的发展。[中国药师，2010，13(11)：1 654-1 655；中国药师，2010，13(3)：418-420；中国医院药学杂志，2010，30(18)：1 590-1 591；中国药房，2010，21(29)：2 695-2 697；中国药房，2010，21(22)：2 104-2 106；中国药房，2010，21(26)：3 367-3 368]

（张晋萍　葛卫红）

临床药师药学服务的需求　药学服务是指药师走进临床科室，运用药学专业知识，协助医师提出个体化给药方案，并监测患者的整个用药过程，从而提高药物治疗水平，最大限度地发挥药物的临床疗效和减少药物的不良反应。我们需要分析医师、护士和患者对药学服务的需求，探索临床药师工作模式，以推进药学服务更好的展开。李珂佳等结合心内科临床实践，提出了不同人群对临床药师药学服务的不同需求，具体表现为：①医师的需求：其他专科药物的影响、药物相互作用和不良反应的处理、本专科疾病治疗进展中“新”、“特”药品的购买和使用情况、其他专科药物的用法、适应证和禁忌证的解释、给药剂量和给药时间对治疗效果的影响、特殊患者给药方案的设计及制剂工艺对疗效的影响等。②护士的需求：特殊药物的配制条件、并用药品的相互作用和配伍禁忌、特殊患者给药的注意事项等。③患者的需求：为对特殊药物或特殊装置的使用方法、合并用药的指导、非处方药和保健品的使用及药品说明书的阅读等。只有满足了各方面人群的需求，药学服务才能顺利地展开。我国由于经济与科技的快速发展，药品的种类、剂型快速地增加、假劣药品的泛滥、抗生素的滥用等情况出现得越来越频繁，不合理用药所造成的危害对人民的健康构成了巨大威胁。梁海珊等通过一系列的研究观察发现其原因：①政府方面的政策体制因素的影响、法律法规的欠缺、宣传不够等。②医院方面的领导重视不够及缺乏激励措施的影响等。③高等教育方面的教育模式滞后于药学实践的现实的影响。④药师自身方面的观念、知识、素质、人文知识欠缺等影响。应采取的对策是：首先，政府应强化对药学服务的政策支持；其次，医院应提高对药学服务的关注度，同时教育部门应规划好临床药学专业的培养模式；最后作为实施药学服务的主要角色，药师应努力自强，勇于开拓职业发展道路。[医学与社会，2010，23(5)：43-45；中国药房，2010，21(18)：1 722-1 724]

（黄鸣秋　葛卫红）

住院临床药师药学咨询服务研究　临床药师合理用药咨询服务中，医生是主要的咨询人员(79%)，意见接纳程度达97%，咨询次数最多的4类药物分别是：抗微生物药物(28%)、循环系统用药(13%)、激素及调节内分泌功能药物(9%)和抗肿瘤药(8%)；咨询内容以用药方案选择最多(36%)，其次是不良反应(13%)。不同医院之间有差异，但是咨询者主要是医务工作者，咨询内容主要是药物用法用量，尤其注射剂用法用量、皮试、溶解问题，咨询药物主要集中抗微生物药物。住院药房需建立药品说明书数据库、解决注射剂配伍问题、关注注射剂使用中的细节问题。以进一步完善以提高合理用药水平。[中国药物警戒，2010，(6)：334-337；中国药师，2010，(11)：1 656-1 657；医学新知杂志，2010，20(4)：396-397]

（孙华君）

临床药师规范化教育　我国目前临床药师培训周期是1年，大多都是基层医院的药师到卫生部批准的临床药师培训基地学习。学习模式大多是由相关专业带教老师带领进行交班、查房、病例讨论。卫生部统一规定培训结束需完成教学药历30份、病例分析10份、用药教育材料大于5份、药品不良反应大于10例，完成专业知识理论课学习大于100学时、专业学术讲座大于20次、病例讨论会大于40次、文献阅读报告大于10次。何艳等认为，与美国相比，我国临床药师培养仍存在不少差距。美国临床药师培养实践和工作内容是直接面向患者，经过专业机构认证并有几十年的经验积累。这种培养体制是具体、规范和健全的。而国内临床药学培养受训人资格审核不严格、培养时间短，仅有1年、培养机构、培养方法及受训者接受培训后的水平等认证标准参差不齐。缺乏系统化、理论化的实践指南。随着药学的发展，面对复杂的医药学需求，需要提供更多的专业化的临床服务，医院及患者对临床药师的需求都会越来越高。只有经过专业及系统培训认证的临床药师才能改进药学服务系统，从自己独特的药学视角提供进一步的服务。[医药导报，2011，30(2)：258-259；医药导报，2008，28(1)：51-52]

（崔向丽　赵志刚）

治疗药物监测　治疗药物监测(TDM)是临床药学的重

要组成部分,是药师对病人进行药学监护的重要手段之一,对提高临床用药的有效性与安全性具有十分重要的意义。通过开展TDM监测,分析并指导用药,对不合理的及时调整给药方案,使临床用药更加科学化、规范化。如茶碱、地高辛、洋地黄毒苷、氨基糖苷类抗生素、抗癫痫药物、抗抑郁药物、抗肿瘤药物及环孢霉素A等。随着改革开放和经济体制改革的深入及社会老年化的发展,随着我国医疗保险改革的启动,合理用药的呼声日益高涨。充分发挥临床药师的作用,大力做好临床药学工作,促进合理用药,势在必行。因此,临床药师需要进行继续药学教育学习,不断提高自身素质,加强用药合理性,减少药害事件的发生。[中医药临床杂志,2005,17(2):17]
(崔向丽 赵志刚)

临床药师工作模式探讨 临床药师工作模式探讨是我国临床药师工作日益深入和推广的表现,卫生部医院管理研究所药事管理研究部在协助卫生部开展全国临床药师培训试点和临床药师制试点工作中,促进了全国临床药学工作的推广实践,继而也激起更多深入思考。吴永佩等探讨了目前我国临床药师工作模式建立中的几方面问题,认为临床药师应是医药复合型应用性人才,其专业背景应是临床药学专业或者药学专业背景的人才。需要补充基础医学和临床医学以及医疗文书等相关知识与技能。临床药师的专业定位应是多专业临床治疗团队成员之一,与其他相关专业技术人员共同承担患者药物治疗的责任和保护患者的用药权益。但主导临床药物治疗的是临床医师。临床药师应是专职的,且应及时准确地记录其参与的医疗活动。临床药师书写的药历,可作为医疗机构内部的医疗文书,目前暂不列入病历。临床药师参与临床药物治疗工作的主要方式方法是在所从事的临床专科病房(区)与医师同步参与药物治疗工作,其重点是临床用药的鉴别选择、处方或用药医嘱适宜性审核、药物合理应用、提供药学信息与咨询服务、药学监护、药物严重不良反应防范和对患者进行用药教育,等等。杜广清等认为,应从规范临床药师的"责权利"开始建立符合中国国情的临床药师制。临床药师的教育、临床药师的研究和临床药师的实践是培养符合临床需要的临床药师队伍的3个重要方面。认为目前我国临床药师根据其来源、培训经历和工作特点等在人事关系方面可以分别隶属于药剂科或医政科,按照不同的要求来管理。褚燕琦等提出了一种以临床药师为核心的病房药房药学服务新模式,认为使临床药师归属病房药房,可以促进病房药房开展全程化的药学服务,是药学服务发展的有效模式之一。[中国临床药学杂志,2010,19(5):321-324;中国医院管理,2010,30(10):40-41;药物流行病学杂志,2010,19(5):260-261]
(王 卓)

病区临床药师工作标准操作规程研究 杨勇等根据卫生部临床药师制试点工作要求,结合自身实践并对现阶段临床药师的工作模式进行分析总结的基础上,探索并提出了一套切实可行的病区临床药师工作标准操作规程。包括与患者沟通与交流、制定初步治疗方案及指导患者用药、关注患者用药反应适时调整方案、建立药历、出院随访等步骤,并做好标准表格式记录。[中国医院药学杂志,2010,3(1):71-73]
(王 卓)

临床药师评价体系 郑璇等通过查阅文献,结合自身开展临床药师工作的实践体会,探讨建立了一个包括医德医风、工作能力、继续学习教育和论文科研等多方面内容的综合评价体系,以期对临床药师的日常工作进行全面、公平、客观的考核评价,促进和引导临床药师这个岗位健康发展。[海峡药学,2010,22(11):285-287]
(王 卓)

临床药师规范化培训 临床药师规范化培训开展以来引起诸多讨论和经验分享。蒋学华等参考我国临床药师培训试点工作和临床医师规范化培训的经验,认为培训基地建设、带教临床药师自身参与临床药物治疗活动的能力与带教能力、明确的培训目标、规范的培训模式和严格的培训过程管理是培训成功的重要条件,也是临床药师培养的重要条件。临床药师的毕业后规范化培训,是以专科临床药师培养为目标,因此,培养方式必须坚持临床途径,只有通过临床实践,才能将学校教育获得的知识转化为临床药物应用的技能,完成由学生成长为临床药师的转变。蔡和平等对2010年起卫生部临床药师培训中新启用的案例考核模式在49家培训基地的带教药师之间进行了问卷调查,以了解其对这种标准化模拟案例考核模式的认可程度以及存在的问题,结果表明大多数被调查者认可这种考核模式改革对考核标准化带来的益处,同时提出在案例命题方面应充分发挥带教医师、带教药师及考核专家的作用,并且应针对培训的不同阶段在命题的侧重点及难易程度等方面做好调整。[中国医院药学杂志,2010,30(12):1 051-1 053;药学服务与研究,2010,10(4):296-298]
(王 卓)

临床药师用药评价思路 谢学建等对临床药师查房过程进行用药合理性分析的思路和技巧进行了探讨,认为可以从用药的适应证、用法用量、不良反应、药物选择等方面进行分析评价。李忠东等则认为临床药师在临床治疗实践中应建立"三种思维",即考虑药物结构、理化性质及剂型特点与功能的关系等方面的药学思维;考虑不良反应鉴别、不良相互作用分析等的临床药学思维以及根据临床药物治疗学原则考虑药物治疗方案的临床治疗思维。由此,可帮助临床药师发现、识别、预防潜在的用药问题;可以与医师有效合作,使病人得到更加有效的治疗。[中国药业,2010,19(20):51-52;药学服务与研究,2010,10(5):335-337]
(王 卓)

↗ 临床药师与临床路径 徐蓓等参阅相关文献进行总结归纳，认为在临床路径的制定、实施、改进过程中，药师的参与都有重要的意义。褚燕琦等则对临床药师在临床路径实施过程中围手术期抗菌药合理使用的干预作用进行了探讨，认为临床药师应该参与临床路径的制定、实施、检查、修订等各个环节。[药品评价，2010，7(14)：2-5；药物流行病学杂志，2010，19(9)：507]

（王　卓）

临床药学研究

↗ 基因多态性对肾移植患者术后免疫抑制药物血药浓度的影响 李定云等随机将83例首次接受肾移植患者分为实验组和对照组，实验组根据CYP3A5 *3基因型调整术后他克莫司的初始剂量[表达组为0.15 mg/(kg·d)，不表达组为0.075 mg/(kg·d)]，对照组按照传统的给药剂量[0.10 mg/(kg·d)]。肾移植术后7 d内实验组达到目标血药浓度范围[(6～10) ng/mL]的百分比显著高于对照组(62.5% *vs* 32.6%，$P<0.05$)，而实验组需要调整剂量的百分比显著低于对照组(35.0% *vs* 65.1%，$P<0.05$)。实验组和对照组肾移植术后3个月内急性排斥反应发生率分别为20.0%和25.6%，不良反应发生率分别为12.5%和18.6%，实验组较对照组低，但两者比较尚无明显统计学差异($P>0.05$)。说明根据CYP3A5 *3基因型调整他克莫司初始用量，优于传统的标准体重剂量给药方案，能有效地使各基因型患者在肾移植术后早期迅速达到有效血药浓度范围。吕慧怡等进一步发现，虽然表达组患者术后C/D比值显著低于不表达组，但该组中CYP3A5 *1/ *3基因型与 *1/ *1基因型患者C/D比值相比差异无显著性。王明丽等研究了另一基因多态位点CYP3AP1对肾移植术后患者C/D比值的影响发现，CYP3AP1他克莫司C/D比值高低依次为GG组＜GA组＜AA组，AA组是GG组的5.90倍。侯明明等则同时考察了CYP3A5 *3、CYP3A4 *18B以及ABCB1_C3435T基因多态性对他克莫司C/D比值的影响，认为仅有CYP3A5 *3和CYP3A4 *18B位点与他克莫司C/D值、急性排斥反应及不良反应均密切相关。他克莫司血药浓度的个体化差异还可能与患者CYP3AP1及CYP3A4 *18B基因多态性相关。对环孢素的研究结果依然没有统一的定论。孙玉坤等认为C3435T基因多态性不是影响中国肾移植稳定期患者口服环孢素谷质量浓度的主要因素。王一西等发现CYP3A5基因型对稳定期肾移植病人环孢素药代动力学有显著影响，且此相关性不受合用地尔硫卓影响。程晓莉通过对健康志愿者的研究得出CYP3A5 *3基因多态性可能与环孢素的药动学没有关联，而性别则影响了环孢素的药动学参数的结论。[广东医学，2010，31(22)：2 933-2 935；中国药房，2010，21(46)：4 343-4 346；中国药房，2010，21(26)：2 427-2 429；药学实践杂志，2010，28(1)：29-31；中国医院药学杂志，2010，30(4)：280-283；中国临床药理学杂志，2010，26(8)：597-601；沈阳药科大学学报，2010，27(6)：477-481；中国医院药学杂志，2010，30(8)：636-639]

（李丹滢　葛卫红）

↗ 基因多态性与抗癫痫药物的个体化用药 郭桂梅等研究80例服用卡马西平的癫痫患者外周血中ABCB1_C3435T位点基因型与患者血药浓度及疗效的相关性，结果发现该基因多态性与抗癫痫药卡马西平的血药浓度及疗效没有明显相关性。王艳等检测尿苷二磷酸葡糖醛酰转移酶(UGT)1A6_A541G基因多态性在汉族癫痫患儿中的分布，探讨各突变基因型与丙戊酸血药浓度的关系。结果147例汉族癫痫患儿中AG、GG基因型患儿血药浓度较AA基因型患儿偏低，但差异无统计学意义。说明该基因多态性位点与丙戊酸的血药浓度无显著相关性，临床上个体血药浓度的差异可能是多种因素共同作用的结果。[中风与神经疾病杂志，2010，27(2)：128-130；中国当代儿科杂志，2010，12(6)：429-432]

（李丹滢　葛卫红）

↗ 基因组学在抗肿瘤药物中的应用 以环磷酰胺为基础的联合化疗被广泛应用于乳腺癌的术后化疗。李丽华等探讨了CYP2B6 Q172H和K262R基因多态性与乳腺癌环磷酰胺类药物辅助化疗预后的关系，发现携带Q172H GT和TT基因型的患者无复发生存率显著高于携带GG基因型的患者($P<0.05$)；携带K262R AG和GG基因型的患者无复发生存率显著高于携带AA基因型的患者。多因素分析结果显示，Q172H多态性是影响患者复发的独立危险因素($P<0.05$)。以铂类药物为主的化疗方案在非小细胞肺癌、胃癌等癌症的化疗中广泛应用。然而临床治疗常发现不同个体在接受相同化疗方案治疗时，在治疗疗效和耐受性方面有较大的个体差异。很多研究开始关注与铂类药物代谢相关的基因组学上，希望找到差异的根源，这些研究包括：苏彤等的"ERCC1、XPD和BRCA1基因多态与晚期非小细胞肺癌患者铂类药物化疗效果的相关性"、陈健等的"ERCC1和TS基因多态性在预测顺铂联合5-氟尿嘧啶治疗晚期食管癌疗效中的意义"、宋姗爱等的"XPG基因多态性与奥沙利铂对晚期胃癌疗效的相关性"、应荣彪等的"XRCC1基因多态性预测晚期NSCLC对铂类药物的化疗敏感性"、单本杰等的"晚期食管癌患者外周血ERCC1基因多态性与顺铂化疗疗效相关性研究"、姜健等的"晚期胃癌病人血清XRCC1基因多态性与奥沙利铂化疗效果的相关性"、孙莹莹等的"胃癌病人外周血XPD751基因多态性与奥沙利铂化疗敏感性的关系"、姚

成云等的"在晚期非小细胞肺癌中 XRCC1 和 XPD 基因多态性的联合和铂类化疗的关系"。其他抗肿瘤药物的药物基因组学研究还包括:李洁等"亚甲基四氢叶酸还原酶 C667T 基因多态性与晚期胃癌患者对 5-FU 化疗疗效的相关性"和季楚舒等的"UGT1A1 *28 基因多态性与晚期结直肠癌伊立替康化疗疗效及不良反应的关系"[肿瘤防治研究,2010,37(12):1 387-1 390;第二军医大学学报,2010,31(2):117-122;肿瘤,2010,30(4):314-321;齐鲁医学杂志,2010,25(2):98-100;中国高等医学教育,2010,(4):142-143;中华肿瘤防治杂志,2010,17(18):1 447-1 450;青岛大学医学院学报,2010,46(1):19-22;齐鲁医学杂志,2010,25(2):112-114;徐州医学院学报,2010,30(6):391-396;江苏医药,2010,36(18):2 125-2 127;肿瘤,2010,30(10):870-874]

(李丹滢　葛卫红)

↗ 基因多态性与降脂/降糖/降压类药物的相关性研究 韦侃侃等观察了三磷酸腺苷结合盒转运体 8(ABCG8)T400K 基因多态性与辛伐他汀降脂效果的关系。182 例高血脂患者在接受辛伐他汀治疗前后 K 等位基因携带组血脂浓度的变化率与 TT 型携带组相比差异无统计学意义。胡学俊等做了 ACE 基因 I/D、AT1R 基因 A1166C 多态性与奥美沙坦酯降压作用的关系的研究,认为 ACE 基因含 D 等位基因患者的 SBP、DBP、脉压降幅及降压总有效率均高于含 I 等位基因者,DD + AA 基因型患者的 SBP 降幅高于 DD + AC 基因型者($P<0.05$),说明 ACE 基因含 D 等位基因 EH 患者对奥美沙坦酯降压治疗敏感;ACE、AT1R 基因联合作用可能影响奥美沙坦酯的降压疗效。范蕾等观察载脂蛋白 C(ApoC)基因多态性对低剂量阿托伐他汀调脂疗效的影响,387 例高脂血症患者服用阿托伐他汀 8 周后,非 H2 携带者的低密度脂蛋白胆固醇降低水平明显高于 H2 携带者($P<0.05$),但未发现 TC、TG 及载脂蛋白 B(ApoB)水平降低程度的基因型间差异($P>0.05$)。徐嘉宜等探讨了磺脲类受体 1(SUR1)基因外显子 16-3c/t、33T/G(S1369A)的多态性对格列齐特降糖作用的影响,认为格列齐特对所有基因型患者有效,但外显子 16-3c/t、33T/G(S1369A)不同基因型与格列奇特降糖疗效无相关性。闫晨露等尿苷二磷酸葡醛酸转移酶 UGT1A3 基因多态性对米格列奈体内药代动力学个体差异有影响;UGT2B7 基因多态性与米格列奈体内药代动力学个体差异不存在相关性。相关研究还有李建娥等的"PRKAA2 基因多态性与二甲双胍疗效的相关性研究"。降压药药物基因组学方面的研究包括:韩璐璐等的"GNB3 基因 C825T 多态性与美托洛尔药效的相关性研究"、田蕾等的"有机阴离子转运多肽 1B1 A388G 基因多态性对缬沙坦在中国健康受试者体内的药代动力学影响"、张桂香等的"PXR *1B 基因多态性与氨氯地平稳态谷浓度和降压疗效的相关性研究"。[郑州大学学报(医学版),2010,45(5):760-762;山东医药,2010,50(49):16-18;中国临床药理学与治疗学,2010,15(10):1161-1165;天津医科大学学报,2010,16(3):459-462;解放军药学学报,2010,26(5):381-384;中国药理学通报,2010,26(8):1041-1044;中国新药杂志,2010,19(9):762-768;中国临床药理学杂志,2010,26(5):344-348;中国临床药理学与治疗学,2010,15(10):1143-1147]

(李丹滢　葛卫红)

↗ 临床药代动力学研究 叶红波等人报道了"NONMEM 法群体药代动力学研究的自举法验证及其应用";张星一等人用非线性混合效应模型法进行阿奇霉素在中国健康人群中的群体药代动力学分析,估算药代动力学参数,分析固定效应的影响以及个体内/间的变异,结果口服阿奇霉素呈一级吸收的二室模型,体质量对 CL1 和 CL2 及年龄对 V1 均有影响。宋敏等人采用 3 个单剂量组及 1 个多剂量组口服给药,高效液相色谱-紫外检测法测定给药后不同时间布洛芬血药浓度,高效液相色谱-质谱串联法测定给药后不同时间伪麻黄碱和氯苯那敏血药浓度并进行统计分析。通过主要药代动力学参数 t_{max},c_{max},AUC_{0-t},$AUC_{0-\infty}$,$t_{1/2}$ 等的分析,结果显示布洛芬、伪麻黄碱和氯苯那敏血药浓度时间曲线拟合结果均符合一室模型,体内过程均呈线性动力学特征。连续多次给药,3 组分都不存在药酶诱导或抑制现象。沈金芳等人通过研究 12 名健康志愿者按 400 mg 单剂量和多剂量静脉滴注注射用法罗培南钠,高效液相色谱法测定法罗培南钠的血药浓度及尿药浓度,3p87 软件处理数据,按两室模型拟合并求算药代动力学参数,尿药排泄数据采用尿药速率法。结果显示该药在人体内的分布和消除速度不随连续给药而变化,安全性好。张贵阳通过 20 例肝移植受者口服霉酚酸酯前后,患者血浆霉酚酸浓度,血清处理人急性淋巴细胞白血病 T 淋巴(CEM)细胞,CEM 细胞的增殖情况,发现口服霉酚酸酯前,CEM 细胞增殖率显著高于服药后 1,2 小时($P<0.05$);服药后 1,2 小时霉酚酸浓度与相应的 CEM 细胞增殖率呈负相关($P<0.05$)。因而表明肝移植受者口服霉酚酸酯后,血清对 CEM 细胞的增殖产生显著抑制作用,其作用和霉酚酸浓度呈显著负相关。赵丽等人报道了建立高效液相色谱法测定血浆异丙酚浓度在不同年龄组全麻手术患者体内的药代动力学。与青壮年比较,老年人由于中央分布容积减少和清除率下降,同等剂量应用时血药浓度明显偏高,提示异丙酚在老年人麻醉用药时需减量。赵立子等人通过 20 例健康成年男性受试者随机分组,设立自身对照,单次口服头孢丙烯片 1 g 后,用高效液相色谱法测定头孢丙烯顺式及反式异构体的血浆浓度,用非房室模型法计算各主要药代动力学参数,并进行方差分析和生物等效性评价。结果提示受试制剂与参比制剂具有生物等效性。冯怡等人建立液相色谱-串联质谱联用法测定人血浆中染料木素(雌激素类药

物)及其葡萄糖醛酸代谢物(GGS),并研究其在健康人体中的药代动力学。染料木素和GGS的主要药代动力学参数:t_{max}分别为(510±113),(610±214) h,C_{max}分别为(1 011±613),(21 817±6 816) μg·L^{-1},AUC_{0-t}分别为(3 112±1 013),(334 410±163 510)μg·h·L^{-1},$AUC_{0-\infty}$分别为(3 319±1 114),(370 310±203 110) μg·h·L^{-1}。[医学研究生学报,2010,23(12):1 314-1 318;中国临床药理学杂志,2010,26(2):106-109;中国临床药理学杂志,2010,26(1):28-36;中国药理学通报,2010,26(3) :392-296;中国临床药理学杂志,2010,26(2):102-105;药物研究,2010,19(3):11-12;中国临床药理学杂志,2010,26(1):23-27;中国临床药理学杂志,2010,26(1):64-67]

(王 晶 葛卫红)

↗ 治疗药物监测 张抗怀等人在"成人万古霉素血药浓度监测的探讨"中指出AUC/MIC是预测万古霉素疗效的重要参数,监测谷浓度是最为准确和实用的方法;但并非所有患者都必须进行监测。应继续开展相关研究,促进万古霉素临床使用安全、有效。刘亦伟等人报道的"1 186例次癫痫患者丙戊酸钠血药浓度监测分析",回顾性分析癫痫患者血药浓度监测数据,结合临床疗效及不良反应进行分组比较,并运用SPSS 11.5软件进行统计学处理,发现丙戊酸钠抗癫痫的疗效及不良反应与血药浓度密切相关。汪洋等人报道的"癫痫患儿苯巴比妥血药浓度监测结果回顾分析",回顾性查阅127例次癫痫患儿苯巴比妥血药浓度监测记录,将浓度值、性别、年龄等资料录入数据库,利用SPSS 13.0软件进行分析处理。苯巴比妥在患儿体内的代谢与年龄和体质量相关,因而提出应根据血药浓度监测结果并结合患儿的自身情况来制订个体化给药方案。王颖慧等人在"高效液相色谱法测定左乙拉西坦血药浓度"一文中建立了左乙拉西坦HPLC方法学:100μL血清加入内标后二氯甲烷去蛋白处理,色谱柱采用Attima硅胶柱(5 μm,4.6 mm×150 mm);流动相为磷酸盐缓冲液(50 mmol,pH4.5)和乙腈(96:4,V/V),流速1 mL/min;检测波长210 nm,左乙拉西坦在4.5分钟出峰,内标在6.5分钟出峰,无干扰;线性关系良好,相关系数R=0.999 9,线性范围1.25 ~160μg/mL。此方法准确,可用于临床血清浓度的常规检测,促进临床合理用药以及个体化治疗。李月霞等人报道的"肾移植1例的西罗莫司全血浓度监测"一文中用微粒子酶免疫法测定肾移植患者口服西罗莫司后的全血浓度,并观察排斥反应的发生及药物的不良反应。陈冰等人报道的"抗癫痫药物的治疗药物监测与个体化用药进展(上)"和"抗癫痫药物的治疗药物监测与个体化用药进展(下)"中总结了TDM的发展情况,指出早期使用TDM对其优缺点认识不够充分,使用存在随意性,没有考虑到临床需要,随着研究的深入,特别是影响TDM的各种生理、病理因素以及遗传药理学研究的深入,对TDM的了解逐渐增多,使用也更加合理。[中国临床药理学杂志,2010,26(2):157-160;中国医院药学杂志,2010,30(9):775-777;中国医院药学杂志,2010,30(6):496-498;儿科药学杂志,2010,16(4):34-36;临床和实验医学杂志,2010,9(7):554-555;中国药师,2010,13(2):197-199;中国药师,2010,13(2):200-202]

(王 晶 葛卫红)

↗ 药物经济学在合理用药中的作用 作为合理用药的三项要求之一,药物治疗结果的经济学价值(效益)已经成为重要的社会医学指标。这就要求治疗药物必须符合临床指征,功效明确,安全可靠,同时其价格是人民大众有能力支付且能保证市场供应的。因此药物经济学的作用日益重要。季屹红等运用药物经济学的成本-效果分析方法探讨乳腺增生不同用药方案的临床疗效和经济学效果,发现乳宁颗粒+他莫昔芬片方案为最佳治疗方案。高血压是最常见的心脑血管疾病之一,张崖冰等比较氨氯地平-缬沙坦复合片与氨氯地平、缬沙坦自由联合用药在治疗国人高血压中的药物经济学特性,认为氨氯地平-缬沙坦复合片的成本低于自由联合应用,具有较好的成本效果和成本效益。潘岳松等基于已完成的贝复济治疗Ⅱ度烧伤的临床Ⅲ期试验数据库,回顾性收集费用数据,然后进行成本-效果分析与预算影响分析,结论是贝复济治疗Ⅱ度烧伤是有效、安全、经济的。该研究结果可为卫生行政和医疗保险部门的决策提供科学依据。夏小玉运用成本-效果分析方法对国产与进口阿德福韦酯进行分析:国产阿德福韦酯与进口阿德福韦酯疗效及不良反应发生率均无显著差异,国产药药价低于进口药,有利于推广使用。杜彪等采用循证医学方法收集西酞普兰与氟西汀治疗抑郁症的临床资料,应用药物经济学的成本-效果分析法进行分析。结果西酞普兰与氟西汀治疗抑郁症的治愈率分别为46.0%和41.5%($P>0.05$)。结论是氟西汀治疗抑郁症的成本-效果优于西酞普兰。此方面的研究还有:耿涛的"四联方案治疗幽门螺杆菌感染的药物经济学研究";罗霞等的"乳腺癌辅助化学治疗方案TAC与FAC的成本效果分析";周蔚然等的"两种耐甲氧西林凝固酶阴性葡萄球菌感染药物治疗方案的药物经济学分析"等。但绝大部分的药物经济学研究方法仍局限在成本-效果分析法。[中国医院用药评价与分析,2010,10(2):152-153;中国新药与临床杂志,2010,29(2):143-147;中国职业药师,2010,7(3):28-32;中国当代医药,2010,17(3):106-107;中国新药与临床杂志,2010,29(1):67-69;中国医院用药评价与分析,2010,10(3):253-254;中国新药与临床杂志,2010,29(3):232-236;中国医药导报,2010,7(3):148-150]

(李丹滢 葛卫红)

↗ 回顾性研究细胞色素P4503A5基因多态性对肾移植病人环孢素浓度的影响 收集126例稳定期肾移植的病人的

环孢素血药浓度数据,用RFLP-PCR检测CYP3A5基因型,进而分析肾移植病人CYP3A5基因型与环孢素血药浓度的关系。用SPSS 13.0软件包进行数据分析。分析发现合用地尔硫卓的病人,按CYP3A5不同基因型分组,3组病人之间的环孢素剂量和剂量调整浓度有明显差异;而不用地尔硫卓的病人进行分组后,环孢素剂量调整浓度也存在显著性差异;环孢素剂量调整浓度,CYP3A5表达者显著低于不表达者组。研究结果表明CYP3A5基因型对稳定期肾移植病人环孢素药代动力学有显著影响,且此相关性不受合用地尔硫卓影响。[中国临床药理学杂志,2010,26(8):597-601]

(王学彬　黄　瑾)

移植患者口服环孢素A常规监测的多中心数据群体药代动力学分析　收集来自3个不同移植中心的2种器官移植即肝、肾移植患者口服环孢素A常规监的数据(稳态谷浓度和相关临床资料,考察人口统计学资料、生化指标、移植中心及器官等协变量对米曼动力学参数的影响,并通过自举验证和拟合优度来评价最终模型的拟合性能。结果最终模型拟合优度良好,群体拟合的相关系数是83.6%;个体拟合的相关系数是96.9%。V_m、K_m的个体间变异系数是13.6%,43.0%;个体内变异系数是7.6%。术后时间、日剂量、性别、移植中心和器官等协变量对参数有显著性影响。自举验证与最终模型的结果偏差均在1.18%以内。研究结果表明日剂量、术后时间、不同移植中心和器官对参数均有影响,因此环孢素A用药要有针对性且应实施个体化用药。[中国临床药理学杂志,2010,26(6):454-459]　(王学彬　黄　瑾)

MDR1 G2677T/A基因多态性对环孢素药物代谢动力学及药效学影响的系统评价　通过计算机检索Cochrane图书馆、Pubmed、EMBase、Medline、CNKI等数据库,检索时间截止至2008年10月。收集有关MDR1 G2677T/A基因多态性与环孢素药代动力学及药效关系的研究。采用Revman 5.0软件对符合纳入标准的研究进行Meta分析。结果共纳入7篇回顾性研究,包括844例肾移植患者,其中英文5篇,中文2篇。Meta分析结果表明,GG基因型患者的剂量调整谷浓度明显低于其他基因型患者($P<0.05$),同时GG基因型患者的给药后2小时剂量调整浓度及平均日剂量与(TT+TA+AA)基因型患者之间有显著差异($P<0.05$),而与(GT+GA)基因型患者之间无显著差异($P>0.05$),G2677T/A基因多态性与急性排斥反应发生率之间无统计学意义的相关性($P>0.05$)。研究表明G2677T/A基因多态性与环孢素处置有显著相关性,但与急性排斥反应发生率没有关联,同时尚需高质量大样本量的前瞻性研究来证实。[中国临床药理学杂志,2010,45(2):135-139]

(王学彬　黄　瑾)

MDR1C1236T基因多态性对环孢素药代动力学影响的系统评价　通过计算机检索相关数据库,收集MDR1C1236T基因多态性与环孢素药代动力学的相关性研究。用Revman 5.0软件对符合纳入标准的研究进行荟萃分析。结果共纳入7篇回顾性研究($n=605$,分析结果显示,CC基因型患者给药后2小时,剂量调整浓度明显低于其他基因型;但仅与TT基因型组有统计学差异($P<0.05$),剂量调整谷浓度及平均日剂量与其他基因型间均无统计学差异。研究表明MDR1 C1236T基因多态性对环孢素给药后2小时剂量调整浓度有一定影响。[中国临床药理学杂志,2010,26(4):303-306]

(王学彬　黄　瑾)

MDR基因多态性对肾移植受者环孢素A急性肾毒性发生率的影响　采用聚合酶链反应/限制性片段长度多态性(PCR/RFLP)方法分析173例肾移植供、受者MDR基因外显子26(exon26)基因型;分别以供者和受者exon26基因型进行分组,观测术后3个月内受者血尿素氮、血肌酐和24小时尿量等指标与供、受者exon26基因型之间的关系。结果,供者和受者exon26基因型均为CC、CT和TT三种类型。173例供者中,CC、CT和TT型比例分别为:28.3%(49/173)、41.6%(72/173)和30.0%(52/173);173例受者中,CC、CT和TT基因型比例分别为:27.7%(48/173)、40.5%(70/173)和31.8%(55/173)。供、受者间exon26基因型的类型和分布比例相似,差异无统计学意义($P>0.05$)。肾移植术后,共有48例受者符合CsA急性肾毒性诊断标准。按受者CC、CT、TT型分组时,各组受者CsA急性肾毒性的发生率分别为25.0%(12/48)、41.7%(20/48)和33.3%(16/48),各组间比较,差异无统计学意义($P>0.05$);按供者CC、CT和TT基因型分组时,各组受者术后CsA急性肾毒性的发生率分别为14.6%(7/48)、50.0%(24/48)和35.4%(17/48),CC与CT和TT型之间比较,差异有统计学意义($P<0.05$)。而且,受者CC型组肾功能异常发生率明显高于供者CC型组。研究结果表明,MDR基因多态性对肾移植受者CsA急性肾毒性发生率具有明显的影响,而发挥作用是供者MDR基因多态性。[中华器官移植杂志,2010,31(4):220-222]

(王学彬　黄　瑾)

持续性不卧床式腹膜透析患者腹腔内使用万古霉素的治疗药物监测　对6名极其特殊的持续性不卧床式腹膜透析患者腹腔内使用万古霉素,采集不同时间点的血浆和腹膜透析液样品,用高效液相色谱法测定采集的血浆和腹膜透析液中药物浓度。测定结果显示万古霉素加入腹膜透析液中给药的生物利用度为93.27%。给药后10h(第1次腹膜透析液放出来前)患者血药浓度约为21.71 $\mu g \cdot mL^{-1}$,最低血药浓度(下次给药前)为11.39 $\mu g \cdot mL^{-1}$;腹膜透析液中药物谷浓度 5.62 μg·mL⁻¹。研究表明万古霉素加入腹膜透析液中给药,能够确保万古霉素有效吸收,且使腹腔局部保持有效的抑菌浓度,未造成万古霉素蓄积。[中国药房,2010,34(21):3 213-3 216]

(王学彬　黄　瑾)

↗ 肾移植患者 CYP3A5 * 3 基因多态性对他克莫司血药浓度/剂量比和疗效的影响　选择 2006 年 8 月-2008 年 10 月在福州某三甲医院首次接受肾移植术患者 129 例,采用聚合酶链反应(PCR)和限制性内切片段长度多态性(RFLP)的方法检测肾移植患者 CYP3A5 * 3 基因型,用全自动微粒子酶免分析仪(IMX)进行测定 FK506 的全血谷浓度,比较不同基因型患者之间的 FK506 血药浓度剂量比(CD 值以及急性排斥反应(AR)、不良反应的差异。结果肾移植术后 1 个月内,* 3/ * 3 型患者 FK506 的 C/D 值为 1 51.7 ± 60.0,显著高于 * 1/ * 1 型和 * 1/ * 3 型患者的 72.6 ± 21.7 和 99.4 ± 40.3 ($P<0.01$);移植术后 3 个月内 * 1/ * 1 型患者 AR 的发生率为 25.0%,显著高于 * 1/ * 3 型和 * 3/ * 3 型患者的 10.8% 和 8.8% ($P<0.05$);而术后肝功能异常、高血糖、药物肾毒性等不良反应发生率 * 1/ * 3 型和 * 3/ * 3 型显著高于 * 1/ * 1 型患者($P<0.05$)。研究表明 CYP3A5 * 3 基因多态性与肾移植患者 FK506 的 C/D 值及急性排斥反应(AR)、不良反应密切相关。[中国医院药学杂志,2010,30(4):313-316]

(王学彬　黄　瑾)

↗ 异基因造血干细胞移植术后严重并发症的高危可疑因素:环孢素 A 与三唑类抗真菌药物的相互作用　回顾性调查 2005 年以来 104 例接受异基因造血干细胞移植(allo-HSCT) allo 的恶性血液病患者资料,其中 12 例(11.54%)同时应用了三唑类抗真菌药和 CsA 治疗,并且发生了移植排斥或严重危及生命的并发症。在此,总结分析了此 12 例中三唑类抗真菌药物对 CsA 的全血谷浓度、并发症以及患者生存预后可能产生的影响。结果 12 例中共分为伊曲康唑预防组 5 例、伏立康唑治疗组 3 例和伊曲康唑预防序贯伏立康唑治疗组 4 例三组。伊曲康唑预防组 2 例(16.67%)患者 CsA 的剂量和血药浓度均未受伊曲康唑影响,发生急性移植排斥后至今已分别存活 46 个月和 34 个月。其余 10 例(83.33%)均获稳定植入;并在应用三唑类抗真菌药物同时下调 CsA 的剂量,但在不同治疗时期分别出现 CsA 谷浓度的急剧升高,虽经继续下调 CsA 的剂量,其全血谷浓度仍高于安全范围;10 例中 4 例(33.33%)发生急性移植物抗宿主病(aGVHD)及特发性肺炎综合征(IPS),2 例(16.67%)发生 aGVHD 及弥漫性肺泡出血(DAH),3 例(25%)发生进行性多灶性脑白质病(PML),1 例(8.33%)发生 PML 合并急性肝肾功能不全;此 10 例患者存活时间为 465(27 ~ 105)天,主要死亡原因为非感染性肺部并发症(IPS,DAH)及 PML。研究结果表明,我所这 12 例病例资料提示 CsA 与三唑类抗真菌药物的相互作用是 allo-HSCT 术后严重并发症的发生的高危可疑因素。CsA 的全血谷浓度可能无法准确反映 CsA 的体内代谢情况及临床疗效。临床实践中同时应用三唑类抗真药物和 CsA 时,除了同时下调 CsA 的剂量及严密监测血药浓度之外,还应充分认识二类药物代谢在个体间和个体内所存在的差异性,以实现 CsA 的个体化合理用药,有效降低造血干细胞移植术后并发症,改善移植患者的生存预后。[中华细胞和与干细胞移植,2010,2(1):24-29]

(王学彬　黄　瑾)

药品监督管理

Drug Supervision and Administration

2011 中国药学年鉴

CHINESE PHARMACEUTICAL YEARBOOK

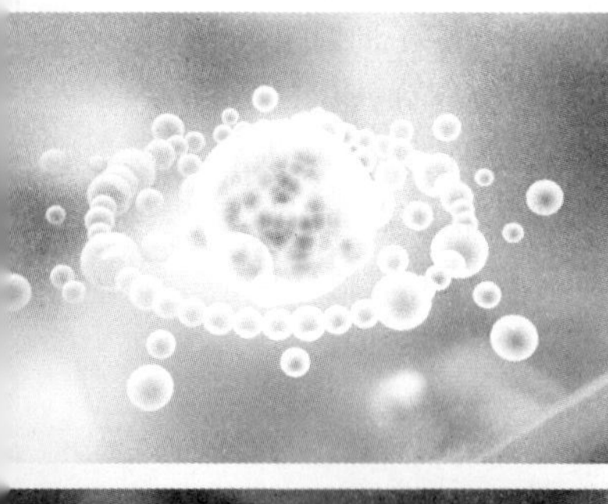
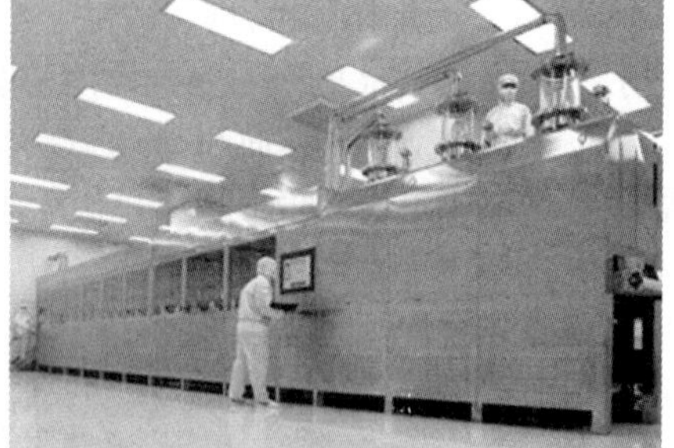
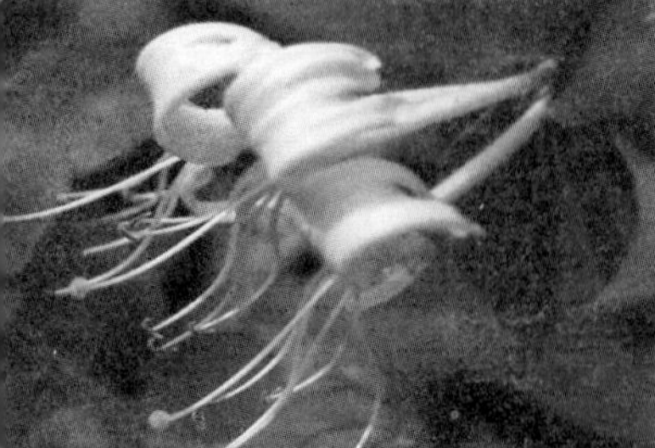
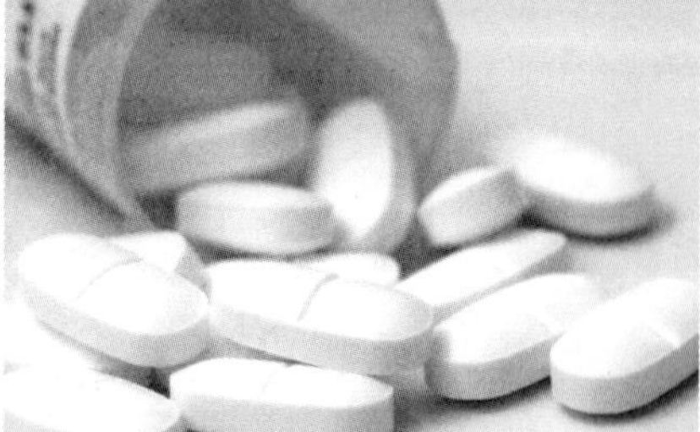
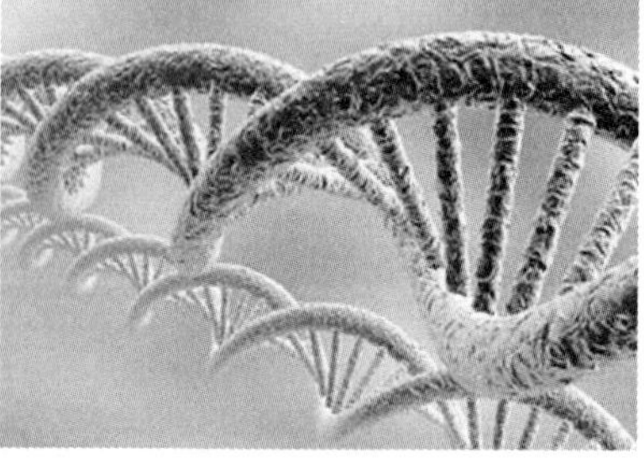

药品监管

概　况　2010年,全国食品药品监管系统深入贯彻落实党中央、国务院的重大决策部署,大力加强食品药品监管,积极做好“十二五”规划编制、推进监管体制机制改革、落实基本药物质量监管四项重点任务、深化食品药品安全专项整治等各项重点工作,实施了2010年版《中国药典》,提升法定标准,确保药品质量安全。出色完成上海世博会、广州亚运会等食品药品安全保障任务以及青海玉树地震、甘肃舟曲特大山洪泥石流救灾保障任务,全面启动对口支援西藏和新疆工作,接受了世界卫生组织对我国开展的“疫苗国家监管体系”评估。

截至2010年底,食品药品监管系统各级行政机构共计2 898个、事业单位1 076个。食品药品监管系统行政机构中共下达编制49 819个(不含工勤编制),到岗45 393人,其中领导班子人员8 710人。事业单位共下达编制28 906名,到岗人员24 939人。全国共有各类检查员17 164人,其中GLP检查员39人,GCP检查员198人,GMP检查员2 843人,GSP检查员14 084人。2010年全国共受理对各级食品药品监督管理部门行政复议案件117件,法院受理对各级食品药品监督管理部门行政诉讼案件70件。

药品注册情况　2010年药品注册申请受理总量共计6 294件,与2009年受理量基本相当。其中,新注册申请为3 066个,补充申请为3 228个。国内注册申请约占受理总量的80%,进口申请约占20%。化学药品注册申请数量占受理总量的80%以上,中药约10%,生物制品约8%。共批准药品注册申请1 000件,其中批准境内药品注册申请886件,批准进口114件。批准上市药品中,化学药品数量仍居首位,占全年批准上市药品的88.9%,其次为中药,生物制品最少。与2009年相比较,2010年批准总数量增加26.2%,主要是由于化学药品仿制药批准数量增加。在886件境内药品注册申请中,化学药品794件,中药80件,生物制品12件。新药有124件,占14%;改剂型111件,占13%;仿制药651件,占73%。2010年,共批准32个全新化合物进入临床研究,批准了158件国际多中心临床研究申请。国家局和省局共批准国产直接接触药品的包装材料和容器生产申请578件,再注册申请517件,补充申请181件。国家局批准进口直接接触药品的包装材料和容器注册申请15件,批准再注册申请9件,批准补充申请6件。加强和完善药品注册现场核查,各省(区、市)全年累积派出几百个工作组、近3 000人次,开展了药品注册现场检查,为药品技术审评工作提供了有力的保障。开展GLP/GCP认证工作。2010年,共受理15家药物研发机构的GLP(药物非临床研究质量管理规范)认证申请、48家医疗机构的GCP(药物临床试验质量管理规范)认证申请,派出80个检查组、354人次,对129家机构开展了GLP或GCP认证检查,分别有10家和38家机构通过了GLP和GCP认证。开展药物临床试验电子监管试点。建立了药物临床试验信息化管理系统,并在天津6家医院开展了药物临床试验电子监管试点。

药品生产、经营企业情况　截至2010年底,全国实有原料药和制剂生产企业4 678家;共有74家中药材企业通过中药材GAP认证;全国实有医疗器械生产企业14 337家,其中:一类4 015家,二类7 906家,三类2 416家。国家及省级重点监管企业1 863家。全国持有《药品经营许可证》的企业共有414 840家,其中法人批发企业10 875家、非法人批发企业2 586家;零售连锁企业2 310家,零售连锁企业门店137 073家;零售单体药店261 996家。全国持有《医疗器械经营企业许可证》的企业共有165 203家。

药品、医疗器械广告审批查处情况　2010年全国共批准药品广告33 440件,查处违法药品广告73 011件,向工商行政管理部门移送的违法药品广告73 013件;撤销药品广告批准文号共180件。2010年全国共审批医疗器械广告1 980件,查处违法药品广告4 152件,向工商行政管理部门移送的违法医疗器械广告4 152件;撤销医疗器械广告批准文号共11件。2010年全国共审批保健食品广告2 370件,查处违法药品广告16 409件,向工商行政管理部门移送的违法保健食品广告16 409件;收回保健食品广告批准文号共50件。

中药品种保护情况　截至2010年底,共有中药品种保护1 395个,其中初次申报品种371个,同品种139个,延长保护期885个。

投诉举报及查处案件情况　2010年共收到药品投诉30 217件、立案7 077件、结案6 348件、移交司法机关128件。收到医疗器械投诉3 675件、立案911件、结案813件、移交司法机关14件。收到保健食品投诉2 946件、立案130件、结案135件、移交司法机关5件。收到化妆品投诉437件、立案73件、结案77件。2010年全年共查处药品案件188 112件,100万元以上的案件25件,涉及物品总值29 730.92万元、罚款金额41 463.07万元、没收金额9 096.4万元、取缔无证经营3 316户、捣毁制假窝点285个、停业整顿703户、吊销许可证112件、移交司法机关262件、刑事处罚49人、进行监督检查2 381 228人次。2010年全年共查处医疗器械的案件总数19 134件、100万元以上的案件9件、涉及物品总值5 403.72万元、罚款金额7 426.63万元、没收金额1 644.85万元、取缔无证经营1 058户、捣毁制假窝点36个、停业整顿75户、吊销许可证1件、移交司法机关18件、刑事处罚21人、进行监督检查1 046 585人次。

药品不良反应报告监测情况　2010年国家药品不良反应监测中心共收到药品不良反应/事件报告692 904份,其中,新的和严重的药品不良反应/事件报告109 991份。从来源看,来自医疗机构的占84.7%、来自药品生产经营企业的占12.7%、来自个人的占2.5%,医疗机构仍是报告的主要

来源，企业报告的比例较上年略有增长。截至 2010 年底，全国药品不良反应监测网络在线基层用户 40 826 个，比 2009 年新增网络基层用户 7 170 个。全年共发布《药品不良反应信息通报》10 期，涉及 14 个(类)品种。

国家执业药师资格考试　2010 年全国执业药师资格考试报名人数为 132 755 人(455 386 科次)，实际参考人数为 100 569 人，参考率为 75.76%；合格人数为 11 183 人，合格率为 11.12%。2010 年参加四科考试人数为 99 126 人，合格人数为 10 790 人，合格率为 10.89%；参加两科考试人数为 1 443 人，合格人数为 393 人，合格率为 27.23%。考试合格人员中，药学类合格人数为 7 729 人，中药学类合格人数为 3 454 人。截至 2010 年底，全国累计有 185 692 人次取得执业药师资格。（杨世民）

↗ 李克强对 2010 年全国食品药品监督管理工作会议作出重要批示　2010 年 1 月 18 日，2010 年全国食品药品监督管理工作暨党风廉政建设工作会议在北京召开，中共中央政治局常委、国务院副总理李克强对会议召开作出重要批示。李克强充分肯定了 2009 年食品药品监管工作，并对做好 2010 年工作提出了殷切希望。批示指出：2009 年全国食品药品监管系统认真贯彻中央决策部署，积极推进医药卫生体制改革，监管工作和机构改革取得明显成绩，特别在防控甲流、提高食品药品安全水平等方面做出了重要贡献。希望食品药品监管系统深入贯彻落实科学发展观，践行科学监管理念，着力推进医改重点工作，加快建立健全食品药品监管新机制和安全责任体系，全面履行职能，强化监管能力，为保障人民群众身体健康和生命安全、提升生活质量再立新功。（杨世民）

↗ 2010 年全国食品药品监督管理工作会议在京召开　2010 年 1 月 18～19 日，2010 年全国食品药品监督管理工作暨党风廉政建设工作会议在北京召开。中共中央政治局常委、国务院副总理李克强对会议召开作出重要批示。卫生部党组书记、副部长张茅出席会议并作重要讲话，对 2009 年食品药品监管系统取得的成绩表示了充分肯定，要求全系统抓住机遇，深化改革，履行职能，落实责任，推动食品药品监管工作，积极主动地为新医改服务，高度重视基本药物质量安全，用最严格的标准监管基本药物，提高对基本药物安全的质量要求，推行基本药物电子监管，逐步实现对基本药物的全程监管和可追溯，确保基本药物的生产配送质量。

国家食品药品监督管理局党组书记、局长邵明立总结了食品药品监管系统 2009 年工作，并就 2010 年工作做出总体部署。他强调，2010 年是推进医药卫生体制改革的攻坚之年，是省级食品药品监管机构全面履行新职能、市县级机构改革全面推开的重要一年。主要工作任务是：(1) 以加强市县监管机构建设为重点，深入推进食品药品监管体制改革；(2) 以确保基本药物质量安全为重点，认真做好医药卫生体制改革相关工作。要分解细化任务，强化监督检查，严格落实责任；(3) 以完善长效机制为重点，深入开展药品安全专项整治，整治力度要更大、步子要更快、措施要更实，要在长效机制建设上取得新突破；(4) 以提高规范化水平为重点，切实加强医疗器械日常监管；(5) 以加强基础建设为重点，积极履行餐饮服务、保健食品、化妆品监管等新职责。要夯实基础、强化监管、深化整治、提升能力；(6) 以提升监管能力为重点，认真抓好“十二五”规划编制工作。

国家食品药品监督管理局党组成员、中央纪委驻局纪检组组长李东海传达了十七届中央纪委五次全会精神，并部署 2010 年食品药品监管反腐倡廉建设工作。李东海强调，根据中央纪委五次全会精神和食品药品监管实际，2010 年要着重抓好以下四个方面工作：(1) 准确定位，理清思路，全力保证科学监管理念落到实处；(2) 立足实际，注重实效，扎实推进惩治和预防腐败体系建设。要加强反腐倡廉教育；大力推进制度建设；切实加强制约监督；严肃惩治违纪违法行为；(3) 突出重点，纠建并举，切实加强食品药品监管纠风工作。要扎实推进食品药品安全专项整治；切实加强监管队伍作风建设；(4) 抓住龙头，明确责任，认真落实党风廉政建设责任制。国家局吴浈副局长部署了 2010 年药品监管工作，李继平副局长部署食品药品监管“十二五”规划编制工作，边振甲副局长部署了餐饮服务食品、保健食品、化妆品监管和稽查工作。（杨世民）

↗ 国务院办公厅下发医药卫生体制五项重点改革 2010 年度主要工作　2010 年 2 月 13 日，国务院办公厅以国办函[2010]67 号文下发《国务院办公厅关于印发医药卫生体制五项重点改革 2010 年度主要工作安排》的通知，部署 2010 年度医药卫生体制五项重点改革的主要工作任务。主要工作任务有五项：(1) 加快推进基本医疗保障制度建设；(2) 初步建立国家基本药物制度；(3) 健全基层医疗卫生服务体系；(4) 促进基本公共卫生服务逐步均等化；(5) 推进公立医院改革试点。在初步建立国家基本药物制度方面的主要工作目标为：①继续扩大基本药物制度实施范围，在不少于 60% 的政府办城市社区卫生服务机构和县(基层医疗卫生机构)实施国家基本药物制度，此项工作由发展改革委负责；②规范基本药物招标配送，落实基本药物以省(区、市)为单位招品种规格、招数量、招价格、招厂家，逐步实现基本药物全省(区、市)统一价，保障基本药物的质量和供应，此项工作由卫生部负责；③密切跟踪监测基本药物市场价格和供应变化，适时调整零售指导价格，此项工作由发展改革委负责；④推行基本药物临床应用指南和基本药物处方集，确保临床首选和合理使用基本药物，此项工作由卫生部负责；⑤全面提高和完善 307 种国家基本药物的质量标准，对基本药物进行全品种覆盖抽验和全品种电子监管，完善地市级药品不良反应报告评价体系，此项工作由食品药品监管局负责；⑥落实国家基本药物医保报销政策，确保基本药物全部纳入医保报销范围，报销比例明显高于非基本药物，此项工作由人力资源社会保障部、卫生部负责；⑦密切跟踪了解实施国家基本药物制度对药品流通行业的影响，积极研究解决办法，此项工作由商务部负责。（杨世民）

启动食品药品监管“十二五”规划编制工作 2010年1月19日，2010年全国食品药品监督管理工作暨党风廉政建设工作会议上，国家食品药品监督管理局李继平副局长部署食品药品监管“十二五”规划编制工作，要求全力科学编制完成“十二五”规划。李继平强调，要准确把握“十二五”规划的定位和重点内容。在规划定位上，要站在经济社会发展全局的高度来谋划布局，顺应国家宏观政策、战略部署和阶段性发展要求，与国家、省级“十二五”总体规划紧密衔接；要立足于保障公众饮食用药安全、推动食品药品监管事业发展的客观需要，考虑政府投资的可能额度，突出重点，适度超前，留有余地，切实可行；要千方百计、努力争取各级政府和有关部门的大力支持，力争把规划列为国家级、省级专项规划并由政府批准发布实施。在规划内容上，要坚持有所为、有所不为，立足当前、着眼长远的原则，以强化基层建设、技术支撑体系建设和解决影响食品药品安全的突出问题、关系系统长远发展的重大问题为重点。规划既要有宏观性、指导性，更要有可操作性、可实施性，明确可以评估的具体指标，细化建设内容，便于作为项目审批或安排政府投资的依据。李继平强调，编制“十二五”规划应注意加强领导，提供保障，注重协调，做好衔接，广泛参与，集思广益。（杨世民）

四部委印发《全国民族医药近期重点工作实施方案》 2010年9月25日，国家中医药管理局、国家民族事务委员会、卫生部、国家食品药品监督管理局以国中医药医政发［2010］61号文印发《全国民族医药近期重点工作实施方案（2010-2012）》，对配备基层民族医药人员，筛选推广民族医药适宜技术，组织开展民族医药特殊炮制技术和传统制剂技术研究，开展民族药资源调查、保护利用和民族医药知识产权保护研究，落实民族医药医疗保障优惠政策，扶持民族药的开发与使用，规范医疗机构民族药制剂管理等方面作了部署。

实施方案指出，开展民族药资源调查、保护利用和民族医药知识产权保护研究，国家中医药管理局组织省级中医药、民族医药管理部门开展本辖区内民族药物资源情况调查研究，编制民族药志。加强民族药品种保护，促进民族药质量提高；支持民族药资源基地建设，积极推行民族药药材GAP实施工作，鼓励民族药材规范化种植，保证民族药资源可持续利用和发展。对资源紧缺的民族药药材，要逐步解决替代品和发展种植、养殖。加大对民族医药知识产权保护研究和宣传力度，制定民族医药知识产权保护对策，申报世界及国家级非物质文化遗产。加快民族药标准建设，分批对卫生部颁布的藏药、蒙药、维药标准进行修订和提高；完成300种藏药、蒙药、维药及药材标准的提高工作；指导民族地区建立和完善民族药药材标准，制定和修订体现民族药特色的炮制规范；鼓励和引导民族药生产企业和研究机构开展民族药标准研究提高工作。扶持民族药的开发与使用，完善民族药注册管理，遵循藏、蒙、维等民族药的研制规律和特点，保证上市药品的安全有效和质量可控。民族药品种的技术审评工作，应以民族医药专家审评为主，充分发挥民族医药专家的作用，突出民族药特点；增加国家药典委员会民族药委员和民族医药审评专家；指导民族地区加强对民族药研制技术和评价标准的研究，切实保证藏、蒙、维等民族药的安全、有效和质量可控。规范医疗机构民族药制剂管理。（杨世民）

公布2010年十大典型假药案件 2010年12月21日，国家食品药品监督管理局公布了2010年全国食品药品监管系统查处的侵犯知识产权并利用互联网宣传销售假药的十大典型案件。（1）北京药监部门查处利用互联网进行假药宣传并利用邮递渠道销售假药案件。查扣了大量假药，查封假药生产流水线5条，捣毁非法窝点60个，抓获犯罪嫌疑人百余名，摧毁了制假售假团伙建立的假药生产销售网络。（2）浙江省药监部门查处非法生产经营吉非替尼假药案。捣毁一个非法生产假药窝点，两个包装假药窝点，并当场查获吉非替尼片、索拉非尼片、伊玛替尼片、来那胺片等假冒知名品牌药品约20公斤，涉案总金额约3 000万元。（3）上海药监部门查处利用互联网违法经销A型肉毒素案。对上海伍阳生物科技有限公司进行了突击检查，现场查获未经批准的A型肉毒毒素796支、玻尿酸300余支、HGH生长素30余瓶，案值约20万元。（4）广东省揭阳市和深圳市药监部门查处假冒知名品牌药品案件。查获一个假药窝点，抓获犯罪嫌疑人2名。现场查获标示为丹麦诺和诺德公司的“瑞格列奈片”产品21件，其他半成品及包装材料一批，共涉及19个品种。此外还查获生产设备4台（套），相关包装模具50套。深圳市破获一起跨国制售假药案件，查获假冒知名制药企业的XENICAL（赛尼可）、VIAGRA（万艾可）、CIALIS（西力士）等一大批知名品牌药品，货值达1.89亿元。（5）湖北省武汉市药监部门查处甘俊波等人制售假药案。查处了甘俊波、鄢江平等生产销售假药案件。据统计，该案查获假药16种、5 173瓶，假药半成品2 054瓶以及制假设备、包装标签、空胶囊、假公章等，销售金额110万余元。（6）吉林省辽源市药监部门查处“5·13”生产销售假药案。破获一起涉嫌违法销售二类精神药品和假药的团伙，查获“盐酸曲马多片”、“阿普唑仑片”等二类精神药品和其他假药70余种，捣毁生产、加工、储存假药窝点（仓库）5处，查获制假机械设备3台，制假原材料、药品内外包装物80余箱（袋），货值金额700多万元。（7）辽宁省沈阳市药监部门查处制售假冒“参七心疏胶囊”假药案。查获假药参七心疏胶囊100余件，货值150余万元，制假机器5台等。将该案件的上线、昆明群芳药业有限公司业务员艾某抓获，并在其住处查获假药108件。(8)江苏省徐州、盐城、连云港、南通、无锡等地药监部门查处制售假药案。(9)陕西省西安市药监部门查处陕西伟达药品国际电子商务有限公司网络销售假药案。现场查获假冒知名品牌药品和其他假劣药共计64种。(10)黑龙江省鹤岗市药监部门查处路书勇非法加工销售假药案，对制假窝点进行了检查，现场有8人正在加工假药，发现大量标有“哈药集团”和“三九医药集团”字样的包装盒、说明书、宣传单、裸露的半成品和原料，现场清点有近40个品种，成品数量达11.7万盒，半成品数量达14.2万个，生产设备4台，货值金额60余万元，累计销售金额100余万元。 （杨世民）

发布2010年药品不良反应报告 2011年4月25日，国家食品药品监管局发布2010年药品不良反应报告，从药品不良反应报告总体概况、药品不良反应/事件统计分析、严重药品不良反应/事件报告统计分析三个方面通报了年度药品不良反应情况。2010年药品不良反应报告数量和质量有所提高，报告来源基本稳定，监测网络覆盖面进一步扩大。2010年，国家食品药品监管局在分析评估药品不良反应监测数据的基础上，对发现存在安全性隐患的药品采取了以下管理措施：(1)及时发布药品安全警示信息。全年共发布《药品不良反应信息通报》10期，涉及14个/类品种；发布《药物警戒快讯》15期，共报道国外药品安全性信息，尤其是美国、欧盟药品管理部门发布的信息90余条。(2)加强药品的使用管理。10月国家食品药品监管局发布《关于加强罗格列酮及其复方制剂使用管理的通知》，采取了加强罗格列酮及其复方制剂使用管理的措施。(3)撤销药品批准证明文件。10月国家食品药品监管局发布了《关于停止生产销售使用西布曲明制剂及原料药的通知》，停止了西布曲明制剂和原料药在我国的生产、销售和使用，撤销其批准证明文件，已上市销售的药品由生产企业负责召回销毁。 （杨世民）

通报《国家药物滥用监测年度报告(2010年)》 2011年5月19日，国家食品药品监督管理局在其网站上发布了《国家药物滥用监测年度报告(2010年)》有关信息。《国家药物滥用监测年度报告(2010年)》分析了2010年度我国药物滥用监测总体情况，并通过分析2006年至2010年监测数据，提示我国药物滥用的变化特征，预测药物滥用的流行趋势。2010年我国药物滥用状况和流行趋势呈现以下特点：(1)海洛因和“冰毒”是药物滥用者主要流行滥用的物质；(2)以“冰毒”为代表的新型毒品滥用呈增长态势，传统毒品海洛因滥用流行趋势在减弱；(3)医疗用麻醉药品和精神药品滥用持续处于较低水平，药品滥用预警报告减少；(4)“多药滥用”在局部地区流行情况较为严重。

《国家药物滥用监测年度报告(2010年)》包括药物滥用监测总体情况、新发现药物滥用者监测情况、海洛因滥用情况、新型毒品滥用情况以及医疗用药品使用及滥用情况五方面内容。报告显示，我国禁毒形势依然严峻，药物滥用防治任务艰巨。 （杨世民）

2010年全国食品药品监管稽查工作会议召开 2010年1月27～28日，国家食品药品监督管理局稽查局在广西省南宁市召开了2010年全国食品药品监管稽查工作会议。会议总结了2009年全国稽查工作，分析了当前稽查工作面临的新形势，明确了2010年全国稽查工作思路和工作重点。国家食品药品监督管理局边振甲副局长出席会议并作重要讲话，他肯定了2009年全国稽查工作取得的成绩，特别是在建立多部门参与的打击生产销售假药和药品安全专项整治部际协调工作机制、打击利用互联网邮售假药、整治非药品冒充药品、查处大案要案、治理违法广告等方面取得了重要的成果。他指出，当前食品药品安全仍处于风险高发和矛盾凸显期，食品药品违法案件仍呈现多发态势，监管体制改革给稽查工作带来了诸多影响。他对做好2010年的稽查工作提出明确要求：(1)突出重点，着力抓好专项整治、抽验、广告监管三项重点工作；(2)完善制度，切实加强大案要案查处工作；(3)与时俱进，大力提升全国稽查队伍监管能力。国家局稽查局在总结2009年工作的基础上，提出了2010年食品药品稽查工作的总体要求：即深入开展专项整治；进一步完善抽验工作机制；创新广告管理模式；加大案件查办力度；加强稽查队伍能力建设和党风廉政建设。 （杨世民）

2010年全国药品安全监管工作会议召开 2010年1月28～29日，全国药品安全监管工作会议在浙江省宁波市召开。会议充分肯定了2009年药品安全监管工作取得的成绩，对2010年的工作进行了安排：以基本药物全程监管为中心，强化日常监督管理，确保药品质量安全；以新版药品GMP颁布实施为契机，大力提升药品生产监督管理水平；以药品GSP修订工作为龙头，全面带动药品经营监管工作等。国家食品药品监督管理局副局长吴浈出席会议并作讲话，他指出2009年药品安全监管在工作方面有创新，在实践上有突破，如：成功保障了甲流防控药品质量安全、中药注射剂安全性再评价取得了阶段性成效、有效开展了药品安全专项整治行动。2010年药品安全监管工作应重点抓好以下四个方面的工作：(1)抓质量管理，全力保障药品安全；(2)抓机制改革，进一步创新监管思路；(3)抓信息化建设，实现监管手段的提升；(4)抓医改机遇，推动药品安全保障水平的整体提升。 （杨世民）

2010年全国药品注册管理工作会议召开 2010年2月4～5日，全国药品注册管理工作会议在武汉市召开。会议总结了2009年药品注册管理工作，明确了2010年工作思路，对重点工作进行了部署。2010年全国药品注册管理工作的思路和工作重点为：围绕“质量和效率”这个中心，紧紧抓住“提升药品注册管理水平和药品标准提高”两条主线；实现“三个转变”，即由注重品种审批转变为注重政策研究、法规和指导原则的制定，由注重微观管理转变为注重宏观调控，由注重注册的一个环节转变为注重注册全过程的组织协调和质量监督；重点做好“四项工作”，即进一步加快体制、机制改革和法制建设，进一步提高药品审评审批能力，进一步强化药物研究全程监管，进一步推进药品标准提高工作，全面提升药品注册管理质量和效率。国家食品药品监督管理局副局长吴浈出席会议并作重要讲话。他指出，经过几年的专项整治和规范，药品注册管理开始显示良好的工作势态，注册申报数量逐步趋于正常，审评审批工作逐步进入常态，药品研发秩序逐步开始好转，药品标准管理工作逐步走向规范。目前年平均受理数量下降幅度超2/3；同品种多厂家重复申报数量明显减少；新药注册申请比例显著上升，改剂型药品申请比例明显下降，药品审评时限明显缩短。（杨世民）

↗ 全国副省级城市食品药品监管稽查工作座谈会召开 2010年3月11～12日，全国副省级城市食品药品监管稽查工作座谈会在大连市召开，来自全国15个副省级城市食品药品监管局的分管负责人、稽查工作负责人，国家食品药品监管局稽查局、药品市场监督办的有关人员参加了座谈会。国家食品药品监督管理局副局长边振甲出席会议并讲话，他指出2010年食品药品监管稽查工作压力大、任务多、担子重，全国副省级城市食品药品监管部门在统筹兼顾的同时，要突出重点集中力量抓好三项工作：（1）深入开展药品安全专项整治。要加大药品安全专项整治力度，在长效机制建设上取得突破。（2）扎实做好药品抽验工作。基本药物抽验工作是2010年药品抽验工作最重要的组成部分，各地检验机构要密切配合，探索建立副省级城市间的药品质量信息共享平台；要注重检验科研能力的提升，加强补充检验方法和快检建模技术的研究，推动药品快检技术在基层抽验工作中的应用。（3）切实加大广告监管力度。要严格按照国家局《关于进一步加强药品广告监管工作的通知》要求，按照“七个一律”的规定，从多角度对发布严重违法广告的企业依法重罚，严厉打击。全国副省级城市食品药品监管部门要结合近年来稽查打假工作经验，不断健全机制、完善制度、提高能力，进一步加大违法案件的查办力度；要与公安、卫生、邮政等部门密切沟通、加强协作，研究建立更具体、专业性更强的双边或多边打假工作机制，探索建立“统一投诉举报受理、标准意见拟办、科学周密调查、有效妥善处置”的打假操作规程。（杨世民）

↗ 全国食品药品广告审查监管工作座谈会召开 2010年4月1日，全国食品药品广告审查监管工作座谈会在绍兴市召开，各省、自治区、直辖市食品药品监督管理部门主管广告监管工作的负责人，国家局稽查局、药品市场监督办公室、信息中心有关人员出席了会议。会议总结了2009年全国药品、医疗器械、保健食品广告管理工作，部署了2010年的药品、医疗器械、保健食品广告审查监管工作，要求转变观念，开展对违法广告的深入治理；严格把关，确保审查批准的广告符合法律法规的规定；夯实基础，不断提升广告监管工作执行力；措施到位，加大对违法广告涉及品种和企业的查处力度；加强宣传，营造共同规范广告发布秩序的社会氛围。国家局副局长边振甲出席会议并讲话，他指出整治违法广告需要相关部门联动，形成合力。食品药品监管部门在广告审查监管工作中，要按照法规规定做好职能工作，加强对生产经营企业的监管，从源头上治理，主动出击，态度坚决，铁面无私，执行到位。会议通报了2009年违法药品、医疗器械、保健食品广告监测及查处情况，违法药品广告呈下降趋势。会议要求各级食品药品监管部门在当地党委、政府的领导下，通过与工商部门、媒体管理部门联动等措施，把严厉打击违法药品广告工作落到实处。通过加强立法、加大培训，不断提高广告审查监管的能力和水平。江苏、浙江、江西、山西、辽宁、安徽、湖北、四川8个省局介绍了打击违法药品广告方面的治理经验。（杨世民）

↗ 全国食品药品监督管理新闻宣传工作会议召开 2010年5月27日，全国食品药品监管系统新闻宣传工作会议在沈阳市召开，来自全国31个省（区、市）、计划单列市、副省级省会城市、国家局各司局及直属单位相关人员参加了会议。沈阳市委常委、宣传部长王凤波在会议致辞。国家食品药品监督管理局副局长李继平发表讲话。会议提出，要努力开创食品药品大宣传的工作格局。（1）要做好重要工作部署、法规政策的宣传解读，多用事实说话，多用数据说话，切实增强新闻宣传的说服力、吸引力和感染力。对公众普遍关心的热点问题、敏感问题，要主动解疑释惑，化解潜在的矛盾。（2）要做好科普宣传。多用喜闻乐见的形式，多用生动活泼的事例，多讲通俗易懂的道理，让大家易于接受、喜欢接受。要注意总结经验，努力形成一些有品牌、有权威的活动，形成广覆盖的社会效应。（3）要做好先进典型宣传。会议强调，在新闻宣传工作中，要坚持正确导向，要坚持从有利于党和国家的大局出发，要从维护人民群众切身利益出发，从维护恢复社会正常秩序、维护社会稳定出发，提高针对性。食品药品监管部门在起草宣传文案、拟订发布口径、应对媒体提问时，要注意换位思考。在新闻宣传工作中，要充分认识新闻舆论的重要作用，善于通过新闻宣传推动实际工作。与会代表还观摩了沈阳社区百姓健康大课堂，并就新闻宣传工作经验进行了交流座谈。（杨世民）

↗ 全国食品药品监督管理工作座谈会召开 2010年8月1日～3日，全国食品药品监管工作座谈会在浙江省宁波市召开。国家食品药品监督管理局党组书记、局长邵明立，中纪委驻局纪检组组长李东海，国家局副局长李继平、边振甲出席会议。国家局机关各司局、直属机关党委、驻局纪检监察局以及直属单位负责人，各省(区、市)食品药品监管局、计划单列市局、副省级省会城市局、新疆生产建设兵团局代表，总后卫生部药监局代表参加了会议。会议围绕深入践行科学监管理念进行了深刻讨论，研究了食品药品监管改革与发展的重点工作。邵明立作了题为《坚定不移地树立和实践科学监管理念》的工作报告。报告总结了2010年上半年的监管工作，对下半年工作做出安排部署。邵明立指出，几年来，全系统通过树立和实践科学监管理念，打赢了整顿市场秩序和重塑队伍形象"两个翻身仗"。严格的监管，严格的执法，为经济发展创造了良好的环境，有力地提升了经济发展的质量和水平。邵明立强调，在目前深化食品药品监管体制改革的关键时刻，实践科学监管理念需要把握三个重要问题：坚持把确保公众饮食用药安全作为一切工作的出发点和落脚点；坚持把依法行政作为实践科学监管理念的基本要求；坚持把能力建设作为实践科学监管理念的基本保障。会议对下半年重点工作作了安排，继续做好市县监管机构改革，确保食品药品监管得到加强；扎实开展创先争优活动，积极推进党风政风建设。宁波市局、延安市局、沈阳市局、湖北省局以及浙江省局的负责人就实践科学监管理念、艰苦创业、机构改革等做了典型发言。（杨世民）

全国食品药品监管执法监督检查总结座谈会 2010年12月22日，全国食品药品监管执法监督检查总结座谈会在广西省南宁市举行。国家食品药品监管局副局长李继平出席会议并讲话。会议总结了2010年全国食品药品监督管理执法监督检查工作，从执法监督检查反映的情况看，各级食品药品监督管理部门创造了很好的做法：(1)依法行政工作稳步推进。在国家局的带动和指导下，21个省、市先后开展了地方立法工作，共出台地方立法项目22部，其中地方性法规9部、省级政府规章8部、较大市政府规章5部。(2)"五五"普法工作成效明显。把食品药品监管工作与普法宣传结合起来，面向不同对象，采取多种形式，切实加大普法、学法力度，取得了明显成效。如各地先后开展了"迎奥运，反兴奋剂"、"加强企业法制宣传教育，积极应对国际金融危机"安全合理用药等主题宣传活动，取得了较好的宣传效果。(3)依法履职的能力不断提高。面对体制的变化，多数地方能够迅速进入角色，不等不靠，积极应对，认真履行新职责。(4)行政执法监督工作有效开展。各地普遍建立健全了执法案件审核、规范性文件备案、罚缴分离、投诉查处、责任考核等内部监督制度，初步构建了行政执法事前、事中和事后的监督制约体系。(5)法制队伍建设得到加强。

会议指出了食品药品监督管理行政执法中存在的主要问题，要求引起高度重视，采取有效措施加强整改，会议研究部署新形势下推进依法行政的任务和工作思路。进一步推进全系统依法行政工作，重点做好五项工作：以贯彻落实全国依法行政工作会议为契机，加快全系统法制化建设进程；着力提高制度建设的质量，进一步完善法规体系；加强行政决策程序建设，推进行政决策的科学化、民主化；加强和改进行政执法工作，提高行政执法能力和水平；加强保障体系建设，强化执法监督措施。（杨世民）

食品药品监管系统对口支援西藏工作成效显著 2010年10月20日，全国食品药品监管系统对口支援西藏工作座谈会在西藏林芝地区召开，会议总结了2003年以来全国食品药品监管系统援藏工作，研究部署当前和今后一个时期食品药品监管系统援藏工作任务。作为全国援藏工作的重要组成部分，全国食品药品监管系统十分重视对口支援西藏工作。特别是2003年全国食品药品监管系统对口援藏工作座谈会以来，国家食品药品监管局深入贯彻落实中央的决策部署，紧紧围绕保障公众饮食用药安全、促进经济社会协调发展的根本目标，组织全国食品药品监管系统开展了形式多样的对口援藏工作。通过实施干部援藏、人才援藏、技术援藏、物资援藏战略，使得西藏食品药品监管系统从无到有、从弱到强，西藏食品药品监管工作实现了从传统监管向现代监管的重大转变。"十一五"期间，国家局对西藏食品药品监管系统共投入19 925万元，其中基础设施建设项目投入9 770万元，中央财政补助地方专项投入10 155万元。在国家局的积极协调下，各对口支援省(市)局共投入资金1 220万元，用于对口支援西藏基层监管机构的基础设施建设。从2006年起，国家局对西藏食品药品监管系统办公用房建设和实验室改造共投入4 245万元，完成基础建设项目19个，建筑面积达17 325平方米。为西藏基层食品药品监管机构配备行政执法装备864台(套)，总价值2 981万元，有效改善了基层食品药品监管执法条件。2007年国家食品药品监督管理局为西藏配备了8辆药品快速检测车，提高了不合格药品的筛选率。在中国药品生物制品检定所的支持下，西藏自治区食品药品检验所分别于2005年和2006年通过了国家药品、医疗器械检验实验室资格认证和中国合格评定国家实验室认可委员会监督评审。2003年以来，国家食品药品监督管理局和对口援藏省(市)局进藏开展业务培训共计20余次，累计受训870余人。西藏食品药品监管系统业务人员到各对口支援省(市)局接受培训共计50余人次。通过形式多样的培训和交流，西藏食品药品监管队伍的业务能力和综合素质得到持续提高。（杨世民）

加强基本药物质量监管责任书在北京签订 2010年5月22日，国家食品药品监督管理局在北京召开加强基本药物质量监管工作座谈会。会上，邵明立局长代表国家食品药品监督管理局与各省级局签订了加强基本药物质量监管

2010年度主要工作任务责任书。责任书共涉及九个方面的内容:(1)全面提高和完善307种基本药物的质量标准;(2)加强基本药物生产环节监管,组织开展辖区内基本药物生产企业的处方和工艺核查,建立基本药物品种监管档案;(3)加强基本药物配送和使用环节监管,对相关配送企业和基层医疗卫生机构的监督检查做到全覆盖、无遗漏,建立起基本药物配送企业数据库;(4)加强基本药物不良反应监测和评价,实现药品不良反应技术监测的网络化管理;(5)对基本药物进行全品种覆盖抽验,做到对辖区内中标企业生产的基本药物品种和中标配送企业、实施基本药物制度的基层医疗机构监督抽验全覆盖;(6)对基本药物进行全品种电子监管;(7)建立基本药物质量监督信息平台;(8)加强信息的汇总和报送,及时汇总报送辖区内基本药物制度实施和质量监管情况;(9)做好新闻宣传工作,宣传基本药物质量监管的规定、措施和合理用药知识,提高社会各界对基本药物制度的认识。（刘　均）

加强基本药物全品种电子监管工作　2010年5月11日,国家食品药品监督管理局以国食药监办[2010]194号文印发《关于基本药物进行全品种电子监管工作的通知》,提出了实施方法、步骤和工作要求:(1)凡生产基本药物品种的中标企业,应在2011年3月31日前加入药品电子监管网,基本药物品种出厂前,生产企业须按规定在上市产品最小销售包装上加印(贴)统一标识的药品电子监管码,并通过监管网进行数据采集和报送;凡经营基本药物品种的企业,须按规定进行监管码信息采集和报送。(2)2011年4月1日起,对列入基本药物目录的品种,未入网及未使用药品电子监管码统一标识的,一律不得参与基本药物招标采购。(3)对未中标的基本药物目录品种生产企业的电子监管工作,要按照国家食品药品监督管理局的部署逐步完成。

2010年12月22日,国家食品药品监督管理局以食药监办[2010]142号文印发《关于进一步加强基本药物电子监管工作的补充通知》,解决实施过程中存在的有关问题,对加强中标的基本药物进口品种的电子监管和规范部分最小包装印(贴)药品电子监管码的管理等问题作了补充规定。凡中标的基本药物进口品种,应积极做好相关品种的入网、赋码工作。在国内分包装的中标的基本药物进口品种,分包装生产企业应于2011年3月31日前在最小销售包装上加印(贴)统一标识的药品电子监管码;在原产地包装的中标的基本药物进口品种,相关企业应于2011年3月31日前在大包装上加印(贴)统一标识的药品电子监管码,2011年12月31日前在最小销售包装上加印(贴)统一标识的药品电子监管码。各省增补的基本药物品种入网由各省局自行管理,企业向中国药品电子监管网申请电子监管码。（杨世民）

《药品电子监管技术指导意见》印发　2010年12月24日,国家食品药品监督管理局以国食药监办[2010]489号文下发《关于印发药品电子监管技术指导意见的通知》,分类分批对药品实施电子监管。通知要求相关企业要按照规定时间办理中国药品电子监管网入网手续,申请数字证书,对纳入药品电子监管的药品必须在上市产品最小销售包装上加印(贴)统一标识的药品电子监管码,配备相应条码扫描设备,并按规定在中国药品电子监管网系统核注核销药品生产、经营相关数据。药品生产企业可按照《药品电子监管码印刷规范》,根据实际情况自由选择喷、贴、打印等赋码方式。

药品生产、经营批发企业实施药品电子监管工作时,应根据实际情况,综合考量自身的规模、财力和企业资源计划(ERP)系统现状,设计好技术改造方案,因地制宜、实事求是地自由选择合适的、可信赖的系统集成商,自主进行生产线改造以及购置相关硬件设备。国家食品药品监督管理局已公布中国药品电子监管网相关接口标准,并开通了系统集成商测试服务。（杨世民）

《医疗机构药品集中采购工作规范》实施　2010年7月7日,卫生部、国务院纠风办、国家发展和改革委员会、监察部、财政部、国家工商行政管理总局、国家食品药品监督管理局以卫规财发[2010]64号文下发《关于印发医疗机构药品集中采购工作规范的通知》,进一步规范药品集中采购工作,明确药品集中采购当事人的行为规范。规范自发布之日起施行。规范要求,各省(区、市)人民政府负责成立由相关部门组成的药品集中采购工作领导机构、管理机构和工作机构,建立非营利性药品集中采购平台。医疗机构应当按照规定建立药物与治疗学委员会(组)。药物与治疗学委员会(组)要根据有关规定,在省级集中采购入围药品目录范围内组织遴选本院使用的药品目录。医疗机构必须通过政府建立的非营利性药品集中采购平台采购药品。医疗机构应当在规定时间内,根据本单位的药品使用目录,编制采购计划,签订采购合同,明确采购品种和数量。医疗机构原则上不得购买药品集中采购入围药品目录外的药品。有特殊需要的,须经省级药品集中采购工作管理机构审批同意。医疗机构应当严格按照《合同法》的规定签订药品购销合同,明确品种、规格、数量、价格、回款时间、履约方式、违约责任等内容,合同周期一般至少一年。合同采购数量应当与医疗机构上报的计划采购数量相符。通知明确了参加药品集中采购活动的药品生产经营企业应当具备的基本条件;要求药品生产经营企业在药品集中采购活动中,不得有下列行为:行虚假宣传、商业贿赂等不正当竞争行为;以低于成本的价格恶意投标,扰乱市场秩序;互串通报价,妨碍公平竞争;向集中采购机构、医疗机构或者个人行贿,牟取不正当利益;提供虚假证明文件,或者以其他方式弄虚作假;在规定期限内不签订药品购销合同或者不履行合同义务;其他违反法律法规及有关规定的行为。通知明确了药品集中采购目录和采购方式,国家实行特殊管理的麻醉药品和第一类精神药品不纳入药品集中采购目录；第二类精神药品、医疗放射药品、医疗毒性药品、原料药、中药材和中药饮片等药品可不纳入药品集中采购目录；医疗机构使用上述药品以外的其他药品必须全部纳入集中采购目录。通知还对药品集中采购程序、药品集中采购评价方法、监督管理与申诉、不良记录管理等作了规定。

（杨世民）

《关于开展药品安全示范县工作指导意见》印发 2010年12月20日，国家食品药品监督管理局以国食药监安［2010］480号文印发《关于开展药品安全示范县工作指导意见》。指导意见共包括指导思想、创建目标、遴选条件、创建程序和工作要求五个部分，其中规定药品安全示范县试点单位的遴选条件为：(1)试点单位设置有独立的药品监督管理机构；(2)已初步建立"地方政府负总责、监管部门各负其责、企业是第一责任人"的药品安全责任体系；(3)辖区内连续三年以上没有发生过重大药品安全质量事故(包括没有发生过生产销售假劣药品的重大违法案件；(4)具备建立药品安全监管信息化数据库和信息化监管系统的基本条件；(5)已将日常监管、药品"两网"等工作经费列入本级财政预算，并随着财政经常性收入增长而逐年增长。

具备遴选条件的县(市、区)以县(市、区)人民政府名义向所在地省级药品监督管理部门申报，由省级药品监督管理部门对申报情况进行审核，确定创建试点单位，报送国家食品药品监督管理局备案。药品安全示范县创建时间为3年。

（刘　均）

《药物临床试验伦理审查工作指导原则》实施 2010年11月2日，国家食品药品监督管理局以国食药监注［2010］436号文发布了《药物临床试验伦理审查工作指导原则》，自发布之日起施行。指导原则共9章52条，分总则、伦理委员会的组织与管理、伦理委员会的职责要求、伦理审查的申请与受理、伦理委员会的伦理审查、伦理审查的决定与送达、伦理审查后的跟踪审查、伦理委员会审查文件的管理、附则。伦理委员会伦理审查的主要内容包括：(1)研究方案的设计与实施；(2)试验的风险与收益；(3)受试者的招募；(4)知情同意书告知的信息；(5)知情同意的过程；(6)受试者的医疗和保护；(7)隐私和保密；(8)涉及弱势群体的研究。

（刘　均）

卫生部下发《二、三级综合医院药学部门基本标准(试行)》 2010年12月3日，卫生部以卫医政发〔2010〕99号文印发《二、三级综合医院药学部门基本标准(试行)》，要求各地遵照执行。标准从分区布局、人员、房屋、设备与设施、规章制定五个方面作了规定。

二级综合医院设置药剂科。二级综合医院药剂科药学专业技术人员数量不得少于医院卫生专业技术人员总数的8%。设置静脉用药调配中心、对静脉用药实行集中调配的药剂科，所需的人员以及药剂科的药品会计、运送药品的工人，应当按照实际需要另行配备；药学人员中具有高等医药院校临床药学专业或者药学专业全日制本科毕业以上学历的，应当不低于药学专业技术人员总数的20%；药学专业技术人员中具有副高级以上药学专业技术职务任职资格的应当不低于6%。

三级综合医院设置药学部，药学专业技术人员数量不得少于医院卫生专业技术人员总数的8%。药学人员中具有高等医药院校临床药学专业或者药学专业全日制本科毕业以上学历的，应当不低于药学专业技术人员的30%；药学专业技术人员中具有副高级以上药学专业技术职务任职资格的，应当不低于13%，教学医院应当不低于15%。（杨世民）

进一步加强中药生产监督检查 2010年11月28日，国家食品药品监督管理局以国食药监安［2010］457号发布了《关于进一步加强中药生产监督检查的通知》。通知要求各省级食品药品监督管理部门必须高度关注当前中药生产经营环节出现的新情况，高度警惕中药生产质量及安全隐患，切实加强领导，落实监管责任；各级食品药品监督管理部门应加强对辖区内中药生产企业药材和饮片购入情况的监督检查，加强对中药生产过程执行《药品生产质量管理规范》情况的监督检查，防止生产过程中的掺杂使假；各级食品药品监督管理部门应注重发挥综合监管效力，将中药生产监管工作与药品抽验和评价性检验工作相结合，充分利用检验结果，加强对中药生产的现场监督检查，对违法违规行为进行严厉打击。

（刘　均）

开展阿胶及其制品生产专项检查工作 2010年6月17日，国家食品药品监督管理局以国食药监电［2010］8号发布《关于开展阿胶及其制品生产专项检查的通知》。通知要求阿胶及含阿胶保健食品与药品生产企业，严格遵守相关法规和技术要求，加强生产质量管理。药品生产企业生产阿胶，必须严格遵守GMP对原料管理、检验和供应商审计等各项要求。保健食品生产企业应严格执行《食品安全法》及其相关规定。通知要求各省级食品药品监督管理部门开展对本辖区阿胶及其制品生产的专项检查，重点检查企业库存驴皮的真伪，是否按规定工艺进行生产。对保健食品生产企业，重点检查阿胶原料生产、采购是否符合要求，生产过程是否符合保健食品GMP要求，产品质量是否合格。（刘　均）

提前终止有关中药品种保护 2010年，国家食品药品监督管理局根据制药企业提交的终止中药品种保护申请函，以国食药监注［2010］201号、411号、450号发布了3期《关于提前终止有关中药品种保护的通知》，决定提前终止杭州天目山药业股份有限公司"心无忧片"、哈尔滨乐泰药业有限公司"和络舒肝胶囊"、山东孔府制药有限公司"胃炎宁颗粒"、海口奇力制药股份有限公司"益气复脉胶囊"、郑州羚锐制药股份有限公司"生白口服液"、安康北医大制药股份有限公司"绞股蓝总甙胶囊"、江西山高制药有限公司"绞股蓝总甙胶囊"、烟台中洲制药有限公司"心安宁片"和海南斯达制药有限公司"三七止血咀嚼片"的中药品种保护。自通知印发之日起,此9种药品不再按国家中药保护品种管理,不得冠以"国家中药保护品种"的称谓。(刘 均)

开展整治非药品冒充药品专项行动 2010年5月18日,卫生部、国家食品药品监督管理局以国食药监稽[2010]204号文联合发布了《关于进一步开展整治非药品冒充药品专项行动的通知》,决定从2010年6月至10月底,开展集中整治非药品冒充药品第二阶段专项行动。通知要求继续开展对药品经营企业的监督检查,重点对前一阶段整治中发现的非药品冒充药品违法行为比较严重的区域和药品经营企业进行检查;特别深入开展对基层医疗卫生机构和民营医疗机构的监督检查;对在基层医疗卫生机构、民营医疗机构、药品经营企业监督检查中发现的非药品冒充药品的线索进行梳理,集中力量追根溯源,重点对未标示产品批准文号以及标示虚假、无效批准文号冒充药品的产品涉及的生产、经营企业和使用单位进行查处。(刘 均)

六部局开展药品安全专项整治联合督查 2010年11月1日,卫生部、公安部、工业和信息化部、工商总局、国家食品药品监管局、中医药局等六部局药品安全专项整治联合督查工作启动会在北京召开。六部局组成联合督查组,分赴山西、浙江、山东、江苏、河南、甘肃、四川、重庆、河北、贵州、辽宁、黑龙江等12个省市进行药品安全专项整治联合督查。督查主要围绕以下方面开展:(1)联合开展打击利用互联网等媒体发布虚假广告、通过寄递等渠道销售假药的专项行动情况;(2)联合组织查处生产销售假药的大案要案情况;(3)联合开展整治非药品冒充药品违法行为情况;(4)开展打击非法买卖含麻黄碱类复方制剂行为专项整治情况;(5)贯彻落实国家医药产业政策、规划及实施医药产业结构调整情况;(6)执行药品质量标准及加强药品研制、生产、流通环节监管情况;(7)加强医疗机构临床用药管理情况。(刘 均)

全国食品药品监管系统全面启动新闻宣传人员培训 2010年4月26~29日,国家食品药品监督管理局在北京举办食品药品风险沟通与信息发布培训示范班,培训来自各省的新闻宣传师资队伍。本次培训班制定编写了专门的教学大纲和教材,邀请国务院新闻办、清华大学的相关专家为近100名学员讲授了食品药品风险沟通与信息发布的相关课程,并组织学员开展了实战演练活动。为了提升舆论引导和新闻宣传水平,国家局积极组织培训师资队伍,建立国家级新闻宣传人员培训师资专家库,统一下发电子版培训教材、通用教学大纲及课程课件等,促使各地培训质量与效果达到统一标准。(刘 均)

严厉打击药品违法广告 2010年1月20日,国家食品药品监督管理局以国食药监稽[2010]21号发布《关于进一步严厉打击违法药品医疗器械保健食品广告的通知》。通知要求:(1)各级食品药品监管部门要严把广告审批源头关,严格依据广告审查标准和程序进行广告审批,确保审查批准的广告符合法律法规的规定,对违规审批广告的要严肃追究责任。(2)要加大对违法药品广告的监测力度,充分发挥广告监测设备的效能,重点加强对都市类报刊、地市级电视频道、信息网站等媒体的监测。(3)要依据广告监管有关规章和规定,从严处理发布严重违法广告的企业,同时严肃查处互联网违法发布虚假药品信息的生产经营企业,并将违法网站依法移交通信部门关闭。(4)各级食品药品监管部门要认真履行广告审查监管责任,要把整治违法违规广告作为一项重要任务纳入议事日程,加强与有关部门的协调配合,加大对人民群众宣讲相关政策法规,探索建立对违法广告审查监督管理的长效机制。(刘 均)

2010年药品违法广告公告 2010年,国家食品药品监督管理局共发布4期违法药品广告公告汇总,对违法情节严重、违法发布广告频次高的药品及其生产企业予以汇总发布,要求各地监管部门将公告中涉及的药品生产企业和药品列为重点监测检查对象,依法对其加强监管;对因严重篡改审批内容进行违法宣传而被撤销广告批准文号的药品广告进行曝光,并要求各地监管部门加大对擅自篡改审批内容违法发布药品广告行为的打击力度。

各省(区、市)食品药品监督管理部门以发布违法广告公告等方式,通报并移送同级工商行政管理部门查处的违法药品广告62 456次,撤销或收回了因严重篡改审批内容进行违法宣传的180个药品广告的广告批准文号。(刘 均)

做好处方药转换为非处方药相关工作 2010年6月30日,国家食品药品监督管理局办公室以食药监办注[2010]64号文印发《关于做好处方药转换为非处方药有关事宜的通知》,就处方药与非处方转换相关事宜作了规定。根据处方药与非处方药分类管理制度的原则和要求,国家食品药品监督管理局组织遴选并公布非处方药药品目录,也可根据药品生产企业的申请和建议,组织进行处方药与非处方药的转换评价。药品生产企业按照《关于开展处方药与非处方药转换评价工作的通知》和《处方药转换非处方药申请资料要求》提出处方药转换为非处方药的申请或建议,相关资料报送药品评价中心。(杨世民)

部际联合打击生产销售假药 2010年3月30日,13部委(局)打击生产销售假药部际协调联席会议第三次会议召开。会上,公安部、工信部、广电总局、工商总局、邮政局、国家食品药品监督管理局的有关负责人分别总结了成立协调联席会议以来各部(局)打击生产销售假药工作所取得的成绩,并部署了下一步工作重点。9月27日,国家食品药品监督管理局会同公安部、工业和信息化部以国食药监稽[2010]392号文发布《关于开展集中治理利用互联网发布虚假药品信息非法销售药品专项行动的通知》,在全国范围内开展专项行动,重点打击搜索引擎链接非法网站销售假劣药品等违法行为。2010年,在各地食品药品监管部门、公安部门等多部门的配合下,破获了北京"11.20"特大制售假药案、杭州丁某非法制售吉非替尼、吉林辽源"5.13"非法制售假药案等大案要案,对生产销售假药行为的猖獗态势进行了有效的遏制。 (刘 均)

检查调研全国药品流通环节监管工作 2010年8月30日至9月10日,国家食品药品监督管理局组织多个检查调研组,就药品经营企业换证和药品分类管理工作等内容在全国范围内组织开展检查调研工作。检查调研组主要采取听取工作汇报、召开座谈会及现场检查的方式,检查调研的内容包括:(1)各省《药品经营许可证》换证工作情况,药品经营企业基本情况;(2)各省《关于做好换发〈药品经营许可证〉工作的通知》执行情况;(3)药品分类管理工作开展情况;(4)药品经营企业电子监管工作开展情况,经营企业电子监管码使用情况;(5)检查《关于印发2010年药品生产和经营监管工作计划的通知》有关经营监管部分的执行情况,了解市县药监部门落实工作计划的情况;(6)按照《关于加强药品医疗器械经营企业基础数据库建设工作的通知》的要求,调研各省"药品经营企业数据收集端"使用情况;(7)药品零售连锁企业现状及监管情况;(8)药品零售企业执业药师配备和使用情况;(9)药品安全示范县工作开展情况,有无突出经验或做法。 (刘 均)

2010年互联网购药安全警示公告 2010年,国家食品药品监督管理局共发布4期互联网购药安全警示公告,曝光了97家发布虚假药品信息、销售假劣药品的网站。药监部门已将违法网站依法移送有关执法部门进行查处,同时提醒消费者:在网上向个人销售药品必须是依法设立的药品连锁零售企业,必须经过食品药品监督管理部门审批,取得《互联网药品交易服务机构资格证书》,只能销售本企业经营的非处方药,网站首页显著位置必须标明互联网药品交易服务机构资格证书号码。 (刘 均)

做好药品再注册审查审批工作 2010年9月29日,国家食品药品监督管理局以国食药监注[2010]394号文发布《关于做好药品再注册审查审批工作的补充通知》,对2009年发布的《关于做好药品再注册审查审批工作的通知》进行了补充规定。补充的内容主要有:(1)治疗类大容量化学药品注射剂和多组分生化药注射剂应根据风险程度,在再注册过程中予以严格审查。(2)对于治疗类大容量化学药品注射剂和多组分生化药注射剂品种,未按《关于发布化学药品注射剂和多组分生化药注射剂基本技术要求的通知》(国食药监注[2008]7号)要求开展研究工作的,不予再注册;已开展研究工作并至少完成了无菌工艺验证和关键质量控制项目,证明其安全风险可控的,可先予以再注册,但应在批件中要求企业1年内完成国食药监注[2008]7号文规定的其余工作。(3)对于除治疗类大容量化学药品注射剂和多组分生化药注射剂之外的品种,已按国食药监注[2008]7号文要求提交研究资料的,予以再注册;尚未按要求提交完整研究资料的,可先予以再注册,但应在批件中要求企业1年内完成7号文要求的工作。 (刘 均)

2010年中药注射剂安全性再评价工作 2010年4月29日,国家食品药品监督管理局以国食药监办[2010]162号文发布《关于做好2010年中药注射剂安全性再评价工作的通知》。通知要求各省(区、市)食品药品监督管理部门:(1)要加强对中药注射剂安全性再评价工作的组织领导,安监、注册、稽查、市场、药检、审评、认证、不良反应监测等部门及单位要相互配合,形成合力。(2)要加强对中药注射剂生产企业生产和质量控制环节监督检查,要按照《中药注射剂安全性再评价质量控制要点》检查企业的风险排查情况,经检查未达到要求或经评估仍存在安全隐患的,应责令停止生产。(3)要加强对中药注射剂安全性再评价相关研究工作的指导,指导生产企业按照相关要求开展研究,通过研究提高产品质量和安全水平。(4)应做好安排,督促辖区内相关药品生产企业对照《中药注射剂安全性再评价基本技术要求》开展相应研究,并按照《中药注射剂安全性再评价报送资料要求》准备资料,开展好第二批综合评价品种(鱼腥草注射液、鱼金注射液)的评价工作。 (刘 均)

共建海峡西岸食品药品安全先行区 2010年3月24日,国家食品药品监督管理局与福建省人民政府在福州签署《共建海峡西岸食品药品安全先行区合作备忘录》。国家食品药品监督管理局局长邵明立,福建省委书记孙春兰、省长黄小晶出席签字仪式。合作备忘录围绕共建海峡西岸食品药品安全先行区的总体目标,按照国务院《关于支持福建省加快建设海峡西岸经济区的若干意见》的部署,发挥先行先试政策优势,加强海峡两岸监管交流与合作。双方将在以下七个方面开展合作,共同建设海西食品药品安全先行区:探索食品药品监管新体制;健全食品药品安全监管网络;扩大闽台交流与合作;开展打假治劣省际协作;加快食品药品监

管基础设施建设;大力推进监管信息化建设;加强监管人才队伍建设。 (刘　均)

开展"安全用药 关注农村"科普宣传活动　"安全用药 关注农村"是2010年安全用药科普宣传的主题。2010年4月1日,国家食品药品监督管理局联合国家广播电影电视总局在江西省井冈山市举行了以"安全用药 关注农村"为主题口号的农村电影放映首映式。6月28日,国家局联合新闻出版总署在河北省西柏坡举行了以"安全用药 关注农村"为主题口号的农家书屋健康工程启动仪式,先期向河北省2 230家农家书屋赠送2 230套常见病合理用药系列丛书,并计划在三年内向全国的农家书屋开展赠书活动。7月22日,在北京市顺义区仁和镇平各庄村开展建立"安全用药 关注农村"农家书屋健康工程示范村活动。平各庄村党支部书记代表全体村民接受了赠送的9套(共计270本)常见病合理用药系列丛书;解放军总医院药剂科主任药师举办讲座向村民们讲解安全用药科普知识,并现场接受村民咨询。 (刘　均)

中检所成立60周年庆典大会召开　2010年9月26日,中国药品生物制品检定所成立60周年庆典大会在北京召开,来自国家局机关和直属单位、相关科研院所以及世界卫生组织等国际组织共300多位代表参加了庆典。全国人大常委会副委员长桑国卫出席庆典并表示祝贺。会议宣布,经中编办批准,中检所正式更名为中国食品药品检定研究院。

(刘　均)

国家药物安全评价监测中心临床检验实验室通过美国CAP认证　2010年11月29日,中国食品药品检定研究院国家药物安全评价监测中心临床检验实验室收到美国病理学家学会(CAP)颁发的认证证书。CAP认证是美国病理学家学会创建的一种国际认证,是世界各国公认的国际级实验室标准,是美国FDA审评时参考的重要依据。截至2010年11月,通过CAP认证的中国内地实验室有15家,国家药物安全评价监测中心是内地通过CAP认证的实验室中唯一从事药物临床前安全性评价研究的实验室。 (刘　均)

2010年药品不良反应信息通报　2010年,国家药品不良反应监测中心发布了第25~34期共10期药品不良反应信息通报,提醒广大医务人员和患者警惕西布曲明等11种有关药品的不良反应(见表1)。

表1　2010年药品不良反应信息通报基本信息

ADR信息通报	药品名称或类型	主要不良反应
第25期	西布曲明	心血管系统损害
第26期	骨肽和复方骨肽注射剂	过敏性休克
第27期	鼻炎宁制剂(颗粒剂、胶囊)	过敏性休克
第28期	镇静催眠药	异常睡眠行为
第29期	环孢素	泌尿系统损害、全身性损害
第30期	替比夫定	横纹肌溶解症
第30期	拉米夫定	横纹肌溶解症
第31期	异维A酸	严重皮肤损害
第32期	维C银翘片	皮肤及附属器损害、消化系统损害
第33期	罗格列酮	心血管系统损害
第34期	辛伐他汀高剂量使用或与胺碘酮联合使用	横纹肌溶解症

(刘　均)

新增15种处方药广告医学药学专业刊物　2010年,国家食品药品监督管理局共公布了第21、22批允许发布处方药广告的医学药学专业刊物名单,认定《中国心血管杂志》、《肿瘤学杂志》等15种医学、药学专业刊物可以发布处方药广告(见表2)。

表2　2010年新增允许发布处方药广告的医学、药学专业刊物名单

序号	刊物中文名称	CN刊号	登记地	广告经营许可证号
1	《中国心血管杂志》	CN11-3805/R	北京市	京东工商广字第0096号
2	《中外医疗》	CN11-5625/R	北京市	京丰工商广字第0092号
3	《中国心理卫生杂志》	CN11-1873/R	北京市	京海工商广字第8170号
4	《麻醉与镇痛》杂志中文版	CN11-5377/R	北京市	京东工商广字第0342号
5	《癌症进展》	CN11-4971/R	北京市	京东工商广字第0342号
6	《中国骨与关节外科》	CN31-5662/R	北京市	京东工商广字第0342号
7	《中华糖尿病杂志》	CN11-5791/R	北京市	京东工商广字第8003号
8	《中国临床神经科学》	CN31-1752/R	上海市	3100620080057
9	《中国循证儿科杂志》	CN31-1969/R	上海市	3101220090003
10	《肿瘤学杂志》	CN33-1266/R	浙江省	3300004000056
11	《亚洲男性学杂志》	CN31-1795/R	上海市	3101520090003
12	《内科理论与实践》	CN31-1978/R	上海市	3100320080023
13	《诊断学理论与实践》	CN31-1876/R	上海市	3100320080056
14	《上海精神医学》	CN31-1564/R	上海市	3100420080042
15	《肝博士》	CN50-1171/R	重庆市	0010503

(刘　均)

中药材GAP检查公告 2010年，按照《中药材生产质量管理规范认证管理办法(试行)》的规定，国家食品药品监督管理局先后公布了2期《中药材GAP检查公告》，共11家企业的中药材生产基地符合《中药材生产质量管理规范(试行)》的要求(见表3)。

表3 中药材GAP检查目录

企业名称	注册地址	种植品种	种植区域
温州市温医沙洲温莪术技术服务有限公司	浙江省瑞安市陶山镇	温莪术	浙江省温州市陶山镇
云南特安呐三七产业股份有限公司	云南省文山县	三七	云南省文山县差黑、松树坪；砚山县凹龙科、干坝子；弥勒县西二乡；宜良县老竹乡
陕西天士力植物药业有限公司	商洛市商州区刘湾产业项目区	丹参	陕西省商州区、洛南县、山阳县、柞水县、丹凤县、商南县
红河千山生物工程有限公司	云南省泸西县阿庐大街	灯盏花	云南省泸西县中枢镇、舞街镇、旧城镇
雅安三九中药材科技产业化有限公司	四川省雅安市雨城区挺进路	麦冬	四川省绵阳市三台县花园镇
化州市绿色生命有限公司	广东省化州市下街垌	化橘红	广东省化州市平定镇
南阳张仲景中药材发展有限责任公司	西峡县世纪大道东段	牡丹皮	安徽省南陵县何湾镇
北京同仁堂吉林人参有限责任公司	吉林市靖宇县西大街	人参	吉林市靖宇县蒙江乡、临江市桦树镇
四川新荷花中药饮片股份有限公司	成都高新区西部园区	川贝母	四川省阿坝州松潘县水晶乡、茂县松萍沟乡
四川佳能达攀西药业有限公司	四川省布托县特觉上街	附子	四川省凉山州布拖县西溪河区火烈乡、补洛乡、乐安乡
清远白云山和记黄埔穿心莲技术开发有限公司	广东省清远市高新技术产业开发区生物医药城	穿心莲	广东省清远市英德市大湾镇、湛江市遂溪县城月镇、北坡镇、岭北镇

(刘 均)

药品GLP认证公告 2010年，根据《药品管理法》的有关规定，依据《药物非临床研究质量管理规范》(GLP)和《药物非临床研究质量管理规范认证管理办法》，国家食品药品监督管理局先后公布了3期GLP认证公告，共10家机构获得GLP认证(见表4)。

表4 2010年获GLP认证的机构目录

机构名称	试验项目	批件编号
上海市食品药品检验所(药物安全评价中心)	1. 单次和多次给药毒性试验(啮齿类) 2. 局部毒性试验 3. 免疫原性试验 4. 安全性药理试验(不含非啮齿类)	GLP10001015
四川省天然药物研究所(安全性评价中心)	1. 单次和多次给药毒性试验(啮齿类) 2. 生殖毒性试验(Ⅰ段、Ⅱ段) 3. 遗传毒性试验(Ames、微核、染色体畸变) 4. 局部毒性试验 5. 免疫原性试验 6. 安全性药理试验	GLP10002016
天津药物研究院(天津市新药安全评价研究中心)	1. 单次和多次给药毒性试验(非啮齿类) 2. 生殖毒性试验(Ⅰ段、Ⅱ段、Ⅲ段) 3. 遗传毒性试验(Ames、微核、染色体畸变、小鼠淋巴瘤试验) 4. 致癌试验 5. 免疫原性试验	GLP10003017
山东省医药工业研究所(药物安全性评价中心)	1. 单次和多次给药毒性试验(啮齿类) 2. 单次和多次给药毒性试验(非啮齿类，不含灵长类) 3. 生殖毒性试验(Ⅰ段) 4. 遗传毒性试验(Ames、微核、染色体畸变) 5. 局部毒性试验 6. 免疫原性试验 7. 安全性药理试验	GLP10004018
海南海医药物安全性评价研究有限责任公司(海南医学院海南省药物安全性评价研究中心)	1. 单次和多次给药毒性试验(啮齿类) 2. 单次和多次给药毒性试验(非啮齿类) 3. 局部毒性试验 4. 免疫原性试验 5. 安全性药理试验	GLP10005019

（续表）

机构名称	试验项目	批件编号
海南省药品检验所（安全性评价研究中心）	1. 单次和多次给药毒性试验（啮齿类） 2. 遗传毒性试验（Ames、微核试验） 3. 局部毒性试验 4. 免疫原性试验	GLP10006020
河北医科大学（新药安全评价研究中心）	1. 单次和多次给药毒性试验（啮齿类） 2. 单次和多次给药毒性试验（非啮齿类，不包括灵长类） 3. 局部毒性试验 4. 安全性药理试验	GLP10007021
上海中医药大学（药物安全评价研中心）	1. 单次和多次给药毒性试验（啮齿类） 2. 单次和多次给药毒性试验（非啮齿类，不包括灵长类） 3. 生殖毒性试验（Ⅱ段） 4. 遗传毒性试验（Ames、微核、染色体畸变） 5. 局部毒性试验 6. 免疫原性试验 7. 安全性药理试验 8. 毒代动力学试验	GLP10008022
河北省中西医结合医药研究院（新药评价中心）	1. 单次和多次给药毒性试验（啮齿类） 2. 局部毒性试验	GLP10009023
云南省药物研究所（药物安全性评价中心）	1. 单次和多次给药毒性试验（啮齿类） 2. 单次和多次给药毒性试验（非啮齿类） 3. 生殖毒性试验（Ⅰ段、Ⅱ段、Ⅲ段） 4. 遗传毒性试验（Ames、微核、染色体畸变） 5. 局部毒性试验 6. 免疫原性试验 7. 安全性药理试验	GLP10010024

（刘　均）

药物临床试验机构资格认定公告　2010 年，根据《药品管理法》和《药物临床试验机构资格认定办法（试行）》规定，经资料审查和现场检查，国家食品药品监督管理局共发布 2 期《药品临床试验机构资格认定公告》，认定 38 家医疗机构具有药物临床试验机构资格（见表 5）。

表 5　具备药物临床试验机构资格的医疗机构及认定专业

药物临床试验机构名称	认定专业	证书编号
济南市中心医院	呼吸、消化、神经内科、心血管、血液、内分泌、神经外科、烧伤、肿瘤	0261
云南省肿瘤医院	肿瘤	0262
黑龙江中医药大学附属第二医院	中医脑血管、中医心血管、中医妇科、中医骨伤	0263
哈尔滨医科大学附属肿瘤医院	肿瘤	0264
浙江大学医学院附属第一医院	神经内科、口腔	0265
南京医科大学附属淮安第一医院	血液、肿瘤、内分泌、呼吸、消化、神经内科、神经外科	0266
厦门市第一医院	心血管、内分泌、神经内科、神经外科、肾病、风湿免疫、医学影像（核医学）、中西医结合糖尿病	0267
泰达国际心血管病医院	心血管、心脏大血管外科	0268
河南省中医院（河南中医学院第二附属医院）	中医神经内科、中医心血管、中医内分泌、中医骨科、中医消化	0269
佛山市第一人民医院（中山大学附属佛山医院）	感染、肾病、神经内科、呼吸、肿瘤、心血管、消化	0270
东南大学医学院附属江阴医院	心血管、呼吸、消化、骨科、神经外科、普通外科、烧伤整形、肿瘤、妇科	0271
新疆医科大学第一附属医院	心血管、肝病、妇科、消化、呼吸、皮肤、骨科、普通外科	0272
新疆维吾尔自治区维吾尔医院	皮肤、骨伤、妇科、心血管、消化	0273
复旦大学附属上海市第五人民医院	肾病、泌尿外科、神经内科	0274
无锡市第四人民医院	肿瘤、麻醉	0275
广东省第二中医院	中医呼吸、中医内分泌、中医肿瘤、中医妇科	0276
广州医学院第一附属医院	心血管、神经内科、妇产、胸外科、普通外科、肿瘤、泌尿、中医呼吸	0277
河北医科大学第二医院	呼吸、血液、消化、心血管、妇产、内分泌、泌尿、神经内科、肾病、皮肤、心脏大血管外科	0278

（续表）

药物临床试验机构名称	认定专业	证书编号
蚌埠医学院附属医院	肿瘤、呼吸、内分泌、风湿免疫、神经内科	0279
海南医学院附属医院	内分泌、消化	0280
广州市精神病医院（广州市脑科医院）	精神、戒毒	0281
福建省肿瘤医院	肿瘤	0282
福州市传染病医院（福建省传染病诊疗中心）	肝病	0283
安徽医科大学第一附属医院	心血管、皮肤、感染（肝病）、内分泌、肿瘤、消化、风湿免疫	0284
江西中医学院附属医院	中医妇科、中医外科、中医脑血管、中医耳鼻咽喉、中医呼吸、中医消化、中医肾病、中医骨伤	0285
沈阳何氏眼科医院	眼科	0286
天津市安定医院	精神	0287
无锡市中医医院	中医心血管、中医消化、中医肿瘤、中医妇科、中医骨伤、中医肛肠	0288
中国福利会国际和平妇幼保健院	妇产	0289
重庆医科大学附属儿童医院	小儿呼吸、小儿神经病学、小儿血液病、小儿肾病、小儿免疫	0290
深圳市人民医院（暨南大学第二临床医学院）	呼吸、心血管、肿瘤、感染（肝炎）、神经内科、肾病	0291
上海市静安区中心医院	肝病、泌尿、肿瘤	0292
福建医科大学附属第一医院	骨科、内分泌、神经外科、肝病、呼吸、肾病、中医心血管、中医脑血管、眼科、耳鼻咽喉、心血管、神经内科、肿瘤	0293
湖南省岳阳市一人民医院	心血管、内分泌、神经内科、骨科、肿瘤、消化	0294
中国医学科学院肿瘤医院	肿瘤	0295
吉林大学第四医院（一汽总医院）	老年病、消化、神经内科、呼吸、肾病、内分泌	0296
中国医科大学附属第一医院	普通外科（移植）、精神（临床心理）、医学影像（治疗）、呼吸、消化、心血管、神经内科、肾病、血液、皮肤、麻醉、免疫、内分泌、肿瘤、眼科、泌尿	0297
天津医科大学总医院	风湿免疫	0298

（刘　均）

省市药监动态

广州市实现亚运会药品安全目标　2010 年 11 月，第 16 届亚运会在广州举行。经严格筛选，供亚运会运动员专用药品 175 个品规，实行集中采购、统一配送管理。赛会期间，为加强药品不良反应监测及药品质量安全应急处置工作，广东省食品药品监督管理局对涉及亚运会运动员专用的药品进行重点监测，并制定落实亚运期间突发药品安全事件应急预案，在 4 个亚运赛事主办城市开通面向社会用药人群的“药品不良反应上报直通车”服务。同时，以开展药械安全性监测宣传培训和向药店发放《药品不良反应个人报告表》的方式，鼓励个人自行上报药品不良反应信息。截至亚运会闭幕，亚运药品专项抽样 1 717 批，其中专供亚运村药品抽样合格率为 100%，药品安全状况良好，实现了零事故的目标。

（刘　花）

吉林省出台《医疗用毒性药品经营管理办法（试行）》　为加强医疗用毒性药品经营管理，吉林省食品药品监督管理局制定了《吉林省医疗用毒性药品经营管理办法（试行）》，自 2010 年 2 月 9 日起实施。该《办法》规定了毒性药品的定义及毒性药品的管理品种以国家确定并公布的品种目录为准。要求县（区）以上药品监督管理部门应依照《中华人民共和国药品管理法》、《中华人民共和国药品管理实施条例》、《医疗用毒性药品管理办法》和本办法的有关规定，加强对本辖区内医疗用毒性药品批发企业安全管理，并对本辖区内医疗用毒性药品批发企业进货和销售渠道，采购、运输、进库、在库、销售是否按照规定建立严格的规章制度及制度执行情况，有无完整准确的记录及账物相符情况进行监督检查。《办法》明确了药品批发企业申请增加医疗用毒性药品经营范围应具备的条件和申请程序；毒性药品批发企业销售毒性药品要求购买方提供的证明材料；经营 A 型肉毒毒素制剂的企业需取得毒性药品经营资质；药品零售企业禁止经营医疗用毒性药品。

（刘　花）

青海省颁布《青海省藏药炮制规范》　2010 年 9 月 9 日，青海省食品药品监督管理局颁布实施《青海省藏药炮制规范》（2010 年版）。青海省局邀请 10 名藏医药学专家、30 多名药学专业人员，系统开展了青海省常用藏药的炮制规范化研究，在认真总结藏药加工炮制传统经验的基础上，《青海省藏药炮制规范》（2010 年版）体现地方用药特点，部分品种在标准上做了较大幅度的提高，增加了鉴别及含量测定等项目，为藏药的炮制和质量控制提供了技术手段。规范共收载常用炮制品种 244 个，其中动物类 44 种、植物类 146 种、矿物类 54 种。收载项目包括汉文名称、藏文名称、汉语拼音、藏文译音、拉丁名、来源、炮制、性状、鉴别、检查、含量测定、性味、功能与主治、用法与用量、注意、储藏等。该规范是青海省首部地方性藏药生产企业及民族医疗机构藏药炮制规范，对规范藏药材的炮制、使用、监管以及促进藏医药事业健康有序发展具有重要意义。（刘　花）

新疆维吾尔自治区修订维药标准　2010年1月，新疆维吾尔自治区承担了40个维药品种质量标准提高研究任务，其中有12个维药成方制剂和28个民族药材。自治区食品药品监督管理局领导就顺利实施国家药品标准提高行动计划，做好维药标准提高工作提出四点要求：一要提高认识，增强责任感和使命感。二要围绕标准修订提高这一目标，发挥各自专业优势，明确工作任务。三要严肃纪律，确保国家药品标准修订补助经费合理使用。四要加强领导，密切配合。此次项目的任务分配采取“公开招标、竞争择优”的方式，鼓励有人才技术优势的药检所、科研院所和药品生产企业参与药品标准修订工作。（刘　花）

新疆维吾尔自治区召开民族医疗机构制剂室质量管理现场会　2010年10月15日～16日，新疆维吾尔自治区食品药品监管局在和田地区召开了全疆民族医疗机构制剂室质量管理现场会。自治区食品药品监督管理局领导就加强自治区民族药制剂质量监管，提高制剂配制管理水平提出五点要求：统一思想，深刻认识大力发展民族药制剂的重要性和必要性；明确责任，将加强民族药制剂质量安全监管作为一项重要任务切实抓紧抓好；加强监管，正确处理好民族药制剂监管与发展的关系；借助对口援疆平台，大力加强民族药制剂室基础建设；加强培训，切实提高民族药制剂监管及配制管理水平。（刘　花）

湖南省实施《湖南省中药材标准》　2010年3月1日，《湖南省中药材标准》(2009年版)正式发布实施。该标准共收载中药材品种356种，其中全省药品生产企业生产的中成药和医院制剂中使用的250种，临床使用的83种，并首次将中药超微饮片纳入监管范围。标准与1993年版相比，主要从四个方面进行了完善：①收载品种数量大幅上升，收载中药材品种是1993年版收载数量的2.4倍。新增品种为中药成方制剂和医院制剂中使用的无国家标准的药材品种及少数临床较常使用、来源清楚的无法定标准的药材品种。②标准质量全面提高。普遍采用了性状，显微、薄层鉴别，水分、灰分检查，浸出物测定和特殊检查及含量测定相结合的方法控制药材质量；对所有植物药材的基源均按最新的英文版中国植物志进行了修订；同时还对所有品种的性味与归经、功能与主治、用法用量与注意等项目，均按最新资料进行了修订和规范。③质量标准经认真的交叉复核。新标准的起草与复核分别在两个独立的实验室完成，由两个实验室研究结果确定质量标准的初稿。④对重点品种进行了深入研究。对新增药材来源、药用部位及新增品种进行了基源鉴定、毒理药理学研究以及成分和质量标准的深入研究。（刘　花）

广东省中药破壁饮片质量标准研究规范通过验收　2010年12月17日，广东省食品药品监督管理局在中山市召开了广东省中药破壁饮片质量标准研究规范验收会。该项目受广东省食品药品监督管理局委托，由广东省药品检验所组织广东省药品质量研究所等单位联合进行。会议审阅了《广东省中药破壁饮片质量标准研究规范》和《中药破壁饮片安全性、药效学及指纹图谱》等相关资料，通过现场质询、讨论，同意该项目通过验收。《广东省中药破壁饮片质量标准研究规范(试行)》内容包括质量标准起草、质量标准复核、标准检验的指导原则与技术要求，实验室条件及人员的要求，样品及对照物质的要求等。（刘　花）

云南省开展药材饮片标准研究制定工作　针对药材饮片标准缺失滞后，监管依据不足等问题，云南省在全国率先启动了地方药材和中药饮片标准的制定工作。标准研究工作由省食品药品监督管理局注册处牵头组织，省食品药品检验所负责质量技术把关，相关药品生产企业和科研单位参与。主要针对云南省有制剂无药材标准，重要新药药材原料无药材标准和饮片标准及已有标准但急需提高的品种集中进行科技攻关。严格按照国家药品标准研究制定的程序和要求，从药材来源、制定依据、审定程序、标准要求等方面规范标准研制工作。截至2010年底，该项目共研究制定了云南省中药材标准350个，中药饮片标准188个，并分别汇编成《云南省中药材标准》、《云南省中药饮片标准》，标准整体水平达到现行国家药典要求，特别是项目首次将彝医彝药理论、傣医傣药理论与中医中药理论并列纳入药材标准。（刘　花）

甘肃省出台《生物制品批签发现场抽样工作管理程序》

2010年4月，甘肃省食品药品监督管理局制定《甘肃省生物制品批签发现场抽样工作管理程序》，以规范生物制品批签发现场抽样管理。该程序明确了省食品药品监督管理局负责全省生物制品批签发现场抽样的组织协调和监督管理；定期不定期对批签发现场抽样工作进行监督检查；负责对现场抽样人员的审核备案。省药品检验所负责全省生物制品批签发现场抽样的组织实施；建立生物制品批签发现场抽样管理工作档案；定期上报生物制品批签发现场抽样工作情况；负责生物制品批签发现场抽样工作总结。实行生物制品批签发现场抽样人员签名样稿备案制度和生物制品批签发现场抽样封条编码双印备案管理；未经备案确认人员，不得实施生物制品批签发现场抽样。（刘　花）

广西壮族自治区出台《药物滥用监测管理办法》 2010年5月27日，广西壮族自治区食品药品监督管理局、公安厅、司法厅、卫生厅四部门联合出台《广西壮族自治区药物滥用监测管理办法》。该办法明确了自治区食品药品监督管理局主管全区药物滥用监测工作，各级食品药品监督管理部门负责本行政区域药物滥用监测管理工作；自治区药物滥用监测中心和各区域药品不良反应监测中心为药物滥用监测专业机构，承办本行政区内药物滥用监测调查信息的收集、核实、检查、汇总上报工作，并指导公安、司法机关设置的强制隔离戒毒所、卫生部门开设的自愿戒毒机构以及药物维持治疗门诊等机构开展药物滥用监测技术工作。办法要求公安、司法机关设置的强制隔离戒毒所、卫生部门开设的自愿戒毒机构以及药物维持治疗门诊等机构应建立本机构药物滥用监测制度，指定专(兼)职人员负责药物滥用监测工作。每年第一季度，自治区药物滥用监测中心将全区上年度药物滥用监测报告上报国家药物滥用监测中心、自治区食品药品监督管理局；自治区食品药品监督管理局将上年度药物滥用统计分析情况向自治区禁毒委员会报告。 (刘 花)

海南省加强易成瘾、易制毒类药品监管工作 海南省食品药品监督管理局贯彻“满足合法需要，防止流弊”的原则，依法加强对特殊药品，特别是易成瘾、易制毒类药品的监管，确保此类药品的合法生产、经营、使用。主要做法有：①开展整治不凭处方销售含可待因复方口服溶液等易成瘾类药品的专项行动；②加强对麻黄碱类等易制毒类药品的监管；③加强对美沙酮口服溶液定点配制单位的配制和运输情况日常检查；④实行特殊药品网上实时监控；⑤做好药物滥用监测工作。为进一步规范特药生产经营企业行为，规范市场秩序，成立了海南省医药保健品行业协会特药专委会，使全省特药管理在行政管理的基础上，逐步实现协会和企业自我管理、自我约束的行业自律。 (刘 花)

湖南省规范行使药品和医疗器械行政处罚裁量权 2010年11月1日，新修订的《湖南省食品药品监督管理局规范行使药品和医疗器械行政处罚裁量权的规定》正式实施。规定共有4章28条，对药械行政处罚自由裁量权的定义、行使行政处罚自由裁量权的权限、原则、适用规则、实施程序、基准阶次划分、监督管理等作了明确规定；规定细化了15条涉及到药品医疗器械的行政执法“罚则”。该规定的出台进一步厘清了“行政处罚裁量权”的弹性空间，使行政处罚操作更规范，裁量定位更准确。 (刘 花)

山东省药品检验所与美国药典会签订合作备忘录 2010年9月20日，山东省药品检验所与美国药典会在济南正式签署合作备忘录。省药检所所长与美国药典会中华区副总裁分别在备忘录上签字，通过签署合作备忘录，双方建立合作平台与机制，共同就药品质量控制新方法、互派专家交流访问、联合举办学术会议、合作标定标准物质等领域开展研究与合作，建立科学领先的药品质量标准，不断深化双方的合作领域，使双方共享专业技术和研究成果。 (刘 花)

浙江省试行药品认证检查员考核办法 为加强对全省药品认证检查员的管理，客观评价检查员的工作作风和业务水平，浙江省食品药品监督管理局制定《浙江省药品认证检查员考核办法(试行)》，自2010年8月1日起实施。该考核办法从调派出勤率、工作作风、业务能力、廉政纪律等四个方面对本年度的GMP或GSP认证检查员进行考核，考核方式采取个人总结自评、检查员评议和认证中心考评相结合进行；廉政纪律根据检查员评议和纪检监察部门的反馈综合确定，对违反《浙江省药品认证检查员现场检查有关规定》并被查实的，采取一票否决制，直接定为考核不合格；其他三项(调派出勤、工作作风、业务能力)均有相应的量化指标和计分方式，并设定加分项目。每年1月份，由认证中心对上年度参加检查的检查员进行考核。年终按照考核得分从高到低的原则，推荐优秀认证检查员。对考核不合格的检查员进行警示，并由认证中心书面反馈检查员本人和检查员所在单位；对因一票否决的检查员和连续两次考核不合格的检查员，将不再将其作为检查员任用。 (刘 花)

湖北省建立药品注册申报人备案管理制度 湖北省食品药品监督管理局制定了《湖北省药品注册申报人备案管理规定》，于2010年12月1日起实施。规定共十条，明确了省局负责药品注册申报人的备案、管理工作；各市州局、省局直属分局负责辖区内药品注册申报人备案资料的审核和上报工作。规定强调药品注册申报人是指经药品注册申请人授权、办理药品注册申报事务的人员；药品注册申报人应当定期或不定期接受与药品注册相关法律法规知识培训；办理药品注册申请事务的人员应当具有相应的专业知识和工作经历，熟悉药品注册的法律、法规及技术要求。规定要求药品注册管理部门建立与药品注册申报人的沟通对话机制，对药品注册申报人提供药品注册管理法规、技术要求培训及指导服务。 (刘 花)

晋江市食品药品质量安全协管员实现专职化 2010年4月，晋江市通过《整合村(居)务工作人员队伍试点方案》，在全省率先试点整合农村“七大员”，该市遴选先行试点的81个村(社区)的食品药品质量安全协管员全部实现了专职化、规范化管理，实现了“定岗定责、规范管理、专职驻村、保障待遇、优胜劣汰”。通过一段时间的运行，取得了较好成效。仅 10 月份，这批专职协管员就巡查社区(村)80 多个，检查零售药店 130 余家，卫生所 170 余家，发现 79 家涉药单位存在的 144 条问题。（刘 花）

赤峰市开展非法渠道购进药品百日整治行动 2010 年 6 月中旬至 9 月末，赤峰市食品药品监督管理局在全市范围内组织开展非法渠道购进药品百日整治活动。此次整治行动，重点检查涉药单位，特别是药品连锁加盟门店、药品单体零售药店以及各类社会办医、诊所、村级卫生室药品购进渠道有无违法违规行为。百日整治行动共分三个阶段：准备发动阶段，召开动员会议，开展广泛宣传；组织实施阶段，开展全面的监督检查，对发现的违法违规行为进行依法查处；巩固提高阶段，开展旗县区之间互检。百日整治行动采用"三查三看一核对"的检查办法：一查供货企业资质，看供货企业是否合法；二查药品购销票据，看票据是否合法；三查物流凭证，对涉及外埠购药，看运输方式和联系方式，寄收货地址是否与随货票据一致，寄收货地址、单位、数量、时间等和随货票据等是否相同。检查中还要随机抽取销售或使用的药品，核对其购进方资质及发票，确定其购进渠道的合法性。按照市食品药品监督管理局的统一部署，各旗县纷纷展开行动，截至 8 月中旬，仅林西县分局就检查涉药单位 125 家，查扣非法渠道购进药品 26 个批次 24 种，货值金额 1.4 万元，罚款 5.1 万元，有力地打击了违法行为。（刘 花）

九江市开展物流领域药品运输储存专项检查 为加强高温天气下药品物流环节的监管，确保药品质量，2010 年 8 月九江市食品药品监督管理局突出对物流领域药品运输储存专项检查。九江市食品药品监督管理局与公安、工商、邮政、铁路等部门联合下发《关于切实加强物流领域药品监督管理的通知》，并按通知要求，制定具体的检查方案，对市区物流网点进行重点抽查，重点检查需要冷藏及阴凉储存的药品在运输储存过程中是否按照药品使用说明书规定的低温、冷藏条件储存。通过两个月的整治，该局共检查物流企业 30 家，检查中发现多家物流企业违规发运需冷藏、阴凉处储存的药品，执法人员依法对违规药品进行了查封扣押和抽验，对有关责任人进行调查处理。此次专项检查，有力规范了该市物流领域药品运输、储存管理，确保了物流领域药品质量。（刘 花）

云南省构建药品安全电子监管"云南模式" 2010 年，随着国家基本药物制度的深入实施，云南省全面启动了基本药物全品种电子监管工作，制定了《基本药物全品种电子监管实施方案》，首先实现对抗微生物类、注射剂类基本药物品种的电子监管，并逐步实现全部中标基本药物生产企业加入电子监管网，在上市产品最小销售包装上加印统一的电子监管码，并通过监管网进行数据采集和报送，要求所有基本药物配送企业均按规定进行监管码信息采集和报送。该局还采取市场运作、引进消化、购买服务等方式，组织开发集通知公告发布、在线咨询、药品信息查询等六大系统为一体的药品电子监管与服务查询终端，将电子监管网延伸到药品零售终端。通过终端设备，药品销售企业可实现进销存管理、业内宣传媒介、企业信息发布；公众可方便地获取药品导购、药品信息查询、投诉举报等服务；监管部门可通过网络及时向企业和公众发布药品预警公告等信息，为公众提供全国统一的监管码鉴别与查询。截至 2010 年 9 月，市区内已有 6 家零售连锁企业的 500 多家门店投入使用。（刘 花）

湖南省市厅合作共建食品药品安全诚信示范区 2010 年 5 月 25 日，湖南省食品药品监督管理局与株洲市人民政府签署《共建食品药品安全诚信示范区合作备忘录》，这是湖南省食品药品监督管理局采用市厅合作的方式，在全省打造的第一个食品药品安全诚信示范区。《合作备忘录》提出了创建食品药品安全诚信示范区工作的总体框架：用 4 年时间实施"365"工程，通过市人民政府与省食品药品监督管理局共同推进市县区食品药品监管机构建设、乡镇食品药品监管机构建设、食品药品检验能力建设、食品药品安全监管信息化和教育培训基地建设、食品药品产业发展等"5 大项目"；完善责权明晰的食品药品责任体系、高效快捷的检验检测体系、完整共享的信息体系、客观公正的诚信评价体系、科学敏捷的预警及应急体系、食品药品产业发展的服务体系等"6 个体系"；实现把株洲市打造成为"食品药品安全监管示范区，餐饮药品消费放心区，医药产业发展先导区"等 3 个工作目标，从而提升株洲市食品药品安全保障水平和产业发展水平。《合作备忘录》还明确了双方促进株洲市食品药品安全诚信示范区建设工作的措施。（刘 花）

河北省签订基本药物质量监管"军令状" 2010 年 6 月，河北省食品药品监督管理局与各市级局签订加强基本药物质量监管 2010 年度主要工作任务责任书。责任书包括七个方面的内容：全面提高和完善基本药物的质量标准，加强基本药物生产环节监管，加强基本药物配送和使用环节监管，对基本药物进行全品种覆盖抽验，加强药品生产、经营企业药学技术人员配备管理，加强信息的汇总和报送，做好新闻宣传工作等。责任书还对基本药物从研制、生产、流通到使用的全过程提出明确监管要求：在研制环节，协调并督促辖区内药品生产企业，配合开展药品标准提高工作；在生产环节，全面掌握基本药物生产情况，建立基本药物生产企业监管档案，实施和完善基本药物生产企业药品质量受权人制度，开展基本药物处方工艺核查；在流通环节，对基本药物进行全品种覆盖抽验，建立基本药物配送企业档案和日常监管工作档案，对基本药物配送企业实施电子监管；在使用环节，制定医疗机构用药质量监管制度。（刘　花）

云南省建立药械监管黑名单制度　为了规范药品、医疗器械生产经营使用行为，云南省食品药品监督管理局制订了《药品医疗器械监管黑名单制度(试行)》，自2010年6月1日起在全省药品、医疗器械生产经营企业和使用单位中试行。该制度明确了列入监管黑名单的情形：违反药品GMP生产被收回药品GMP证书的、药品质量一年内抽验3次以上不合格的、未建立药品不良反应监督和报告制度的等14种违规情形的生产企业；明知是假劣药品、医疗器械仍进行销售以及销售假劣药品、医疗器械的，从非法渠道购进药品、医疗器械的等11种违规情形的经营企业；经检验，所购进药品、医疗器械质量一年内有2次以上不合格等9种违规情形的使用单位。对被列入黑名单的单位实施重点监管，并建议有关部门取消参加省内组织的药品、医疗器械招投标资格，其产品不予列入省医保目录，根据需要向社会公示。被列入黑名单的单位在整改达到规范要求、2年内无严重违法行为，经逐级评议审定后方可撤销。（刘　花）

武汉市开通网上市民购药查询系统　为解决市民求购药品困难等问题，武汉市食品药品监督管理局积极与数家大型药品零售企业联系，将其网站与企业的药品库存数据相联，及时为有购药需求的市民提供准确的药品零售信息，方便市民购药。武汉市自2008年开通"药品流通远程监控系统"，截至2010年8月30日，全市入网且每天上报药品、医疗器械"购销存"数据的药品批发企业244家，药品零售连锁有限公司34家，涵盖该市全部药品零售连锁公司、大型药品零售企业101家，基层医疗机构23家，累计上报药品"购销存"数据2 607万条。市民购买某种药品，只需登录武汉市食品药品监督管理局网站的"市民购药查询"栏目，输入需购买的药品通用名(或商品名、批准文号)，便可以查询到该药品在武汉市哪家药店有销售，还可以查询到药品规格、批准文号和生产厂家等情况。大型药品零售企业还专门设立了服务热线，执业药师可为市民提供安全用药免费咨询服务，根据市民提出的症状指导用药。（刘　花）

镇江市运行药师凭指纹销售处方药系统　2010年12月，由镇江市食品药品监督管理局等单位联合开发的"指纹销售处方药系统"在镇江市多家药店试运行成功。这个系统将驻店药师的指纹扫描储存做成密钥口令，药店销售处方药须由药师当场"刷"指纹解码，药品才能出库。使用该系统后，一旦市民用药发生问题，就可以通过指纹追溯到指导药师。该系统除对处方药销售终端实行电子化管理外，还能与药品远程监控系统相兼容，更好地对药品采购、验收、存储、养护等环节实行电子监管，对药品质量实行全程监控。（刘　花）

深圳市举办百名市民看新药检活动　2010年9月19日，深圳市"新药检，新形象，新起点——百名市民看新药检活动"启动，这是政府部门第一次向市民揭开药品安全检验的神秘面纱。作为全市七大重点民生工程之一的深圳市新药检所于2010年5月正式启用，该所业务涵盖了化学、物理、电子、生物、洁净、动物多类检测检验。参观活动中，100多位市民参观了深圳市药检所新大楼、中药材标本室、洁净室、动物实验室、化学实验室、医疗器械中心、快检车等。市民在快检车体验了快速检验出药品里的非法添加成分；在中药标本室看到了2 500多种样本，体验了真假虫草、灵芝的辨别；在动物实验室看到了实验小白鼠；在化学实验室看到了先进的循环系统和精密的检验仪器。通过这次百名市民看药检活动，使市民增长了安全用药的知识，增强了药品安全的信心。（刘　花）

昆明市建立违法药品广告失信药店警示制度　为规范药品经营秩序，切实加强违法药品广告监管，2010年5月，昆明市食品药品监督管理局试行《违法药品广告失信药店警示制度》。昆明市食品药品监督管理局与全市零售药店签订抵制违法药品广告承诺书；对直接或间接参与发布违法药品广告、屡次销售违法广告药品的零售药店采取处罚、约谈、再次约谈等措施；对两次约谈后仍不履行承诺的药品零售企业，在有关媒体上进行公示，并提醒公众谨慎购买其药品；对被警示过的药品零售企业，其警示记录作为安全信用等级评定的重要依据，以此强化监管力度。（刘　花）

华北五省(区、市)成立药品监督稽查执法联防协作区　2010年10月23日，华北五省(区、市)药品监督稽查执法联防协作区成立大会在北京召开。国家食品药品监督管理局稽查局主要负责人，华北五省(区、市)食品药品监督管理局领导、稽查执法部门负责人及基层药品监督执法人员代表参加会议。会议通过并签署了《华北五省(区、市)药品监督稽查执法联防协作区协议》、《华北五省(区、市)药品监督稽查执法联防协作区联络员工作制度》、《华北五省(区、市)药品监督稽查执法联防协作区案件协查工作制度》，并就协作区内药品监督执法工作中出现的典型跨区域案件、交叉执法等稽查工作情况进行了交流。会议启动了华北五省(区、市)药品安全协作演练方案，五省(区、市)食品药品监督管理部门共同商定，建立稽查打假长效机制，定期开展执法交流活动。对发生涉及刑事犯罪的案件及突发药害事件，华北五省（区、市）药品监督稽查执法联防协作区内各县级以上药品监管部门可跨级委托有关药品监管部门进行现场协查或直接越界追踪案件进展。（刘 花）

成都经济区八市签署食品药品监管合作框架协议 2010年6月11日，四川省成都经济区食品药品监管合作第一次联席会议在成都召开，成都市食品药品监督管理局与德阳、绵阳、遂宁、乐山、雅安、眉山、资阳市食品药品监督管理局签署了《成都经济区食品药品监管合作框架协议》。经济区各市食品药品监管部门在六个方面加强合作：行政监管方面，加大药品、医疗器械、食品监管合作；行政执法方面，建立稽查工作联动机制；技术支撑方面，加强食品、药品检验检测技术交流；突发事件应对方面，建立区域内食品安全和药品不良反应信息的沟通机制；信息交流方面，建立区域共享的稽查信息化数据库；人才交流方面，加强专业技术人员培训、教育、管理的合作。会议决定，建立由各市食品药品监督管理局局长为成员的联席会议制度，建立秘书长（联络员）协调制度，成立专题工作小组，建立专项工作联席机制。成都经济区食品药品监管合作联席会议每半年召开一次，由各市轮流承办。（刘 花）

珠海中山江门三地建立食品药品联合打假协作机制 2010年3月18日，珠海、中山、江门三市食品药品监督管理局在中山市签订《珠中江三市食品药品监管稽查打假协作框架协议》。该协议主要包括六个方面的内容：一是建立联席会议制度，三地每年至少召开一次联席会议；二是建立联络员制度，各市局稽查机构分别指定1名总联络员，负责有关协调工作；三是建立案件协查联动机制，对跨地区的案件协查，无论电函委托或直接派员调查等方式，各局均应给予密切配合、优先安排，协查结果各自送上级总联络员书面备案；四是建立大案要案联动机制；五是建立专项整治联动机制；六是建立信息沟通机制。（刘 花）

第三届“7+1”食品药品监督稽查联防协作区会议召开 2010年8月19日～20日，第三届“7+1”食品药品监督稽查联防协作区会议在郑州市召开。安徽、浙江、上海、福建、江西、江苏、山东、河南等八省（市）食品药品监督管理局领导等120余人参加了会议。河南省食品药品监督管理局介绍了河南省食品药品监督稽查工作开展情况和取得的成效；上海市食品药品监督管理局介绍了非药品冒充药品专项整治情况，深入探讨了相关法律适用问题；与会企业代表介绍了企业打假情况。会议还进行了分组讨论，重点围绕药品监管体制调整后稽查系统的管理方式、运行机制、一盘棋思想、执行力和跨省案件协查等内容展开深入研讨，对如何有效开展非药品冒充药品整治工作作了专题讨论。八省（市）局领导还联合签署了《“7+1”食品药品监督稽查联防协作补充协议》。“7+1”食品药品监督稽查联防协作区的建立，为八省（市）稽查部门提供了沟通协调机制，在信息共享、联合打假、协作配合等方面取得了明显成效。（刘 花）

第三届泛珠十省区药品不良反应监测中心主任联席会议召开 2010年9月7日～10日，第三届泛珠十省区药品不良反应监测中心主任联席会议在长沙市召开，除广东、福建、江西、海南、四川、贵州、云南、广西、重庆、湖南等十省区药品不良反应监测中心主任及工作人员外，会议还特邀山东、青海、湖北等三省药品不良反应监测中心相关人员出席。会上，与会代表就如何借助广东省中心开发的泛珠平台，促进区域内药品不良反应监测协作、发展进行了商议与探讨，签署了《泛珠三角九省区、重庆市药械不良反应/事件应急、预警信息互通协议》。湖南省中心倡议的互通协议保证了药械不良反应/事件涉及的生产企业所在地省级药品不良反应监测中心能在第一时间获悉相关信息，有效避免不良反应的进一步蔓延与扩大。（刘 花）

特殊药品管理

《2010年兴奋剂目录》发布 2010年1月1日，国家体育总局、商务部、卫生部、海关总署、国家食品药品监督管理局联合发布《2010年兴奋剂目录》，自公告之日起执行。

目录分为两个部分：第一部分为兴奋剂品种，包括蛋白同化制剂品种、肽类激素品种、麻醉药品品种、刺激剂（含精神药品）品种、药品类易制毒化学品品种、医疗用毒性药品品种、其他品种共219种；第二部分是对运动员进行兴奋剂检查的有关规定，包括运动员禁用方法、兴奋剂检查项目、兴奋剂检查样本中某些特殊物质的浓度上限、运动员治疗用药、追踪调查、特殊项目禁用的物质。2010版目录与2009版相比进行了语言精简和内容细化。（黄海燕）

《药品类易制毒化学品管理办法》发布 2010年3月18日，卫生部以第72号卫生部令公布了《药品类易制毒化学品管理办法》，自2010年5月1日起施行。药品类易制毒化学品是指《易制毒化学品管理条例》中所确定的包括麦角酸、麦角胺、麦角新碱、麻黄素、伪麻黄素、消旋麻黄素、去甲麻黄素、甲基麻黄素、麻黄浸膏、麻黄浸膏粉等麻黄素类物质的原料药及其单方制剂。办法主要规定了药品类易制毒化学品生产、经营、购买许可的范围、条件、程序、资料要求和审批时限;明确了药品类易制毒化学品原料药、单方制剂和小包装麻黄素的购销渠道;规范了生产、经营企业和有关使用单位药品类易制毒化学品安全管理的制度、条件要求和食品药品监管部门的监管工作。4月22日,国家食品药品监督管理局、公安部以国食药监安[2010]157号文就贯彻实施《药品类易制毒化学品管理办法》联合发出通知,要求各省(区、市)食品药品监管部门、公安厅(局),完善监管机制和制度,强化日常监督检查,将药品类易制毒化学品管理的各项要求落实到位。(黄海燕)

药品类易制毒化学品定点生产、经营企业重新实施许可 2010年6月4日,国家食品药品监督管理局以国食药监安[2010]228号文发布了《关于药品类易制毒化学品定点生产、经营企业重新实施许可的通知》。通知要求:(1)在《药品类易制毒化学品管理办法》施行前已由食品药品监管部门批准从事药品类易制毒化学品生产、经营的企业,在本通知下发之日起3个月内重新办理生产、经营许可;(2)办法施行前经批准从事药品类易制毒化学品生产、经营的企业,未按规定重新办理有关许可,或重新许可未获批准的,自2010年9月1日起不得再生产、购进药品类易制毒化学品;(3)各省(区、市)食品药品监管部门结合本地区监管工作实际,制定工作方案,在本通知发布后3个月内完成重新许可工作;(4)企业原有库存的药品类易制毒化学品,应当登记造册,报所在地的市级食品药品监管部门备案后,按规定售完为止;(5)药品生产企业未取得相应品种或剂型《药品生产质量管理规范》(GMP)认证证书或到期未重新认证的,药品经营企业不具有麻醉药品和第一类精神药品定点经营资格或者第二类精神药品定点经营资格等情形,不予受理重新许可的申请;(6)原经批准取得定点生产资格,但目前未正常生产的企业,不纳入此次重新实施许可范围。(黄海燕)

五部门联合加强互联网易制毒化学品信息监管 2010年9月27日,公安部、工信部、工商总局、安监总局和国家食品药品监督管理局联合发布《关于加强互联网易制毒化学品销售信息管理的公告》,要求加强互联网易制毒化学品信息监管,防范不法分子利用互联网非法销售易制毒化学品,净化网络环境。公告要求:(1)严格互联网易制毒化学品销售信息发布的准入制度;(2)认真审查拟接入互联网的非药品类易制毒化学品销售信息;(3)及时依法清理互联网上的易制毒化学品销售信息;(4)加强对互联网上易制毒化学品销售信息服务的监督检查。公告强调,任何单位、个人一旦违反规定,工商、安监、食品药品监管等主管部门将依法给予严肃查处;构成犯罪的,公安机关将给予严厉打击。(黄海燕)

麻醉药品和精神药品海关商品编号印发 2010年1月1日起,麻醉药品和精神药品实行国家食品药品监督管理局、海关总署联合印发的麻醉药品和精神药品海关商品编号。根据《商品名称及编码协调制度》目录的分类原则和内容,麻醉药品和精神药品海关商品编号均由10位数字代码组成,前2位数字代表章目,3、4位数字为税目,后4位为子目,其中第7、8位为我国税则在协调制度编码的基础上增加的两级子目,第9、10位为划细商品而增加的两位商品码。麻醉药品和精神药品目录仍按照《麻醉药品品种目录(2007年版)》和《精神药品品种目录(2007年版)》执行。麻醉药品有125种,精神药品有143种。(黄海燕)

4-甲基甲卡西酮列入精神药品管理 2010年8月2日,国家食品药品监督管理局、公安部、卫生部以国食药监办[2010]315号文联合发布《关于将4-甲基甲卡西酮列入第一类精神药品管理的公告》。4-甲基甲卡西酮(mephedrone或4-methylmethcathinone、4-MMC)又称为4-甲基麻黄酮(4-methylephedrone),是一种基于卡西酮的人工合成兴奋剂。卡西酮(cathinone)与甲卡西酮(methcathinone)均为我国管制的第一类精神药品。4-甲基甲卡西酮对使用者有较明显的药理学和毒理学作用,可对人体健康产生较严重伤害,引起幻觉、鼻出血、鼻灼伤、恶心、呕吐和血液循环问题,出现皮疹、焦虑、偏执狂、痉挛和妄想。其他副作用还包括注意力差,短期记忆不足,心率增加,心跳异常,抑郁,出汗增加,瞳孔散大,无法正常打开嘴巴和磨牙。公告规定,自2010年9月1日起4-甲基甲卡西酮列入第一类精神药品管理,包括4-甲基甲卡西酮及其可能存在的盐、化学异构体、酯和醚;未经批准,任何单位和个人不得进行4-甲基甲卡西酮的实验研究、生产、经营、使用、存储、运输和进出口等活动。(黄海燕)

对部分含特殊药品复方制剂实施电子监管 2010年12月22日,国家食品药品监督管理局以国食药监办[2010]484号文印发《关于对部分含特殊药品复方制剂实施电子监管工作的通知》,对含麻黄碱类复方制剂(不包括含麻黄的中成药)、含可待因复方口服溶液、含地芬诺酯复方制剂实施电子监管。通知要求,凡生产上述三类复方制剂的企业,应在2011年12月31日前加入药品电子监管网,按规定在上市产品最小销售包装上加印(贴)统一标识的药品电子监管码;自2012年1月1日起,上述三类复方制剂未入网及未使用药品电子监管码统一标识的,一律不得销售。(黄海燕)

警示镇静催眠药引起的异常睡眠行为 2010年5月24日,国家药品不良反应监测中心发布第28期药品不良反应信息通报,对镇静催眠药的安全性问题进行警示。国家食品药品监督管理局提醒医务工作者、药品生产经营企业及公众警惕镇静催眠药引起的异常睡眠行为。镇静催眠药是抑制中枢神经系统引起镇静和催眠作用的药物。它在缓解病人紧张、焦虑和失眠症状以及惊厥、抗癫痫等方面有使用价值，但长期服用这些药物，几乎都能引起耐受性、习惯性、成瘾性。镇静催眠药的异常睡眠行为风险包括睡行症、梦驾症或在明显睡眠状态下的其他潜在危险行为。鉴于镇静催眠药可能存在的风险，国家食品药品监督管理局提醒医护人员指导患者正确用药，治疗应本着最短疗程和最小剂量的原则，建议患者不要与酒精和/或其他中枢神经系统抑制药物同时服用；提醒患者遵循医生和药剂师建议，严格按照说明书服用药品；要求该类药品生产企业加强临床试验研究和不良反应监测工作，及时报告不良反应信息。（黄海燕）

我国首个麻醉、精神药品智能管理系统启用 2010年11月10日，第三军医大学启用国内首个智能麻醉精神药品管理系统，由电脑自动管理记录麻醉精神药品的全程流向。该管理系统采用指纹录入与电子密码双锁技术对麻醉、精神药品进行管控，并按照赋予的权限进行操作。在加药过程中，系统根据药品类别、批号、数量等信息发出指令，保证药品存入先进先出的位置；通过医院信息系统的处方信息，电脑自动引导操作人员在权限范围内到指定位置取出药品，系统自动实时记录药品相应数量和流向等所有操作。与该系统匹配的存取药柜配有9层抽屉108个盛药格子，能够满足临床麻醉药品装载量。该系统还具有统计和分析功能，对药品实施效期管理。（黄海燕）

将含麻黄碱类复方制剂管理纳入药品安全专项整治工作 2010年2月12日，国家食品药品监督管理局以食药监办[2010]16号文发布了《关于将含麻黄碱类复方制剂管理纳入药品安全专项整治工作的通知》。通知要求，采取有效措施加大对含特殊药品复方制剂生产、经营企业的监督检查力度，检查内容包括原料购进、储存、使用情况，对购买方相关资质证明材料的审核及留存情况，销售票据管理和结算资金流向情况，药品进货验收情况等。重点核查药品的销售流向，发现药品销售流向异常时，应当立即监督企业暂停销售，并请药品流入地药品监管部门进行协查，药品流入地药品监管部门应予以配合。对监督检查中发现的通过“挂靠经营”、“走票”等方式购销含麻黄碱类复方制剂的违法违规行为须严肃查处，对查实违规销售直接导致含麻黄碱类复方制剂流入非法渠道的药品生产、批发企业，按照《药品管理法》的规定，吊销《药品生产许可证》或《药品经营许可证》。（黄海燕）

江西彻查特大非法经营含麻黄碱类复方制剂专案 2010年8月19日，江西省“7.02”特大非法经营含麻黄碱类复方制剂专案经抚州市中级人民法院依法作出了刑事终审判决。抚州市宜黄县医药公司从2009年以来，严重违反《药品管理法》有关规定，提供该公司合法经营资质证明和银行账户，采取“过票”等体外循环的方式，为犯罪嫌疑人汤建华、于华等人从吉林省通化市部分药品生产、批发企业骗购数百万元可提炼毒品的含麻黄碱类复方制剂提供便利条件，致使骗购的含麻黄碱类复方制剂全部流入非法渠道。法院以非法经营罪判处被告人汤建华有期徒刑7年、并处罚金人民币60万元，被告人于华有期徒刑3年、并处罚金人民币15万元，被告人肖品勇有期徒刑1年、缓刑1年、并处罚金人民币10万元，追缴宜黄县医药公司非法所得人民币9.81万元上缴国库。江西省食品药品监督管理局依法吊销了宜黄县医药公司的《药品经营许可证》。（黄海燕）

上海查获两起违法经销A型肉毒素案 2010年1月5日，上海市食品药品监督管理局稽查大队A型肉毒素调查专案组会同普陀分局对上海万唐贸易有限公司进行突击检查，查获朱某无证经营A型肉毒素大案。现场查获违法制剂1 000余件，用于网上违法经营的帐号7个，打印嫌疑人与买家之间的聊天记录500余页。1月11日，专案组会同普陀分局对上海伍阳生物科技有限公司进行了突击检查，现场查获未经批准的A型肉毒素796支、玻尿酸300余支、HGH生长素30余瓶，案值约20万元。查见该公司2008年至2010年间所有客户的联系方式、联系地址等信息以及出入库记录等文件资料1箱。对违法经营A型肉毒素的上海伍阳生物科技有限公司，上海市食品药品监督管理局按照规定移送上海市公安机关依法处理。（黄海燕）

生物制品管理

关注骨肽和复方骨肽注射剂的不良反应问题 2010年3月17日，国家药品不良反应监测中心发布第26期《药品不良反应信息通报》，对骨肽和复方骨肽注射剂进行了通报，提醒关注骨肽和复方注射剂的安全性问题。骨肽是从健康猪四肢骨中提取而成的制剂，复方骨肽是健康猪四肢骨与全蝎提取液制成的复方制剂。临床上骨肽和复方骨肽主要用于骨折的治疗和风湿、类风湿性关节炎等疾病的辅助治疗。国家药品不良反应监测中心通过监测发现，骨肽和复方骨肽注射剂的严重过敏反应——过敏性休克情况较多，临床不合理用药现象突出。国家食品药品监督管理局提醒医护人员应仔细阅读产品说明书，按照说明书推荐的用法用量使用，严禁与其他药物配伍使用；给药期间对患者进行密切观察，一旦出现过敏症状，立即停药或给予适当的救治措施。药品生产企业应完善产品说明书，完善生产工艺、提高产品质量标准，开展相应的安全性、有效性研究。

（黄海燕）

《预防用疫苗临床前研究技术指导原则》印发 2010年4月12日，国家食品药品监督管理局以国食药监注[2010]140号文发布《关于印发预防用疫苗临床前研究技术指导原则的通知》。《预防用疫苗临床前研究技术指导原则》适用于采用传统方法（灭活、减毒、分离提取）制备的预防用疫苗。指导原则明确：(1)预防用疫苗临床前研究应符合国家《药品管理法》等相关法律法规的要求，对所预防的疾病的流行情况，疫苗的有效性、安全性及必要性进行分析，评估疫苗接种的风险与效益，提出拟采取避免或减少其危害性或不良反应的措施。(2)疫苗生产用菌毒种必须证明为引起相应疾病的细菌、病毒或其他病原体。疫苗的生产工艺需进行验证。对疫苗生产中菌毒种代次、菌毒种接种量、收获次数、灭活工艺及验证、半成品配制、分批等要求，按现行版《中国药典》执行，应对疫苗的配方进行研究。(3)在生产工艺的各个环节和步骤中的产品均应建立相应的监控标准，在研发阶段建立疫苗的质控标准和参考品，建立并验证纯度、杂质残留、抗原、抗体、生物效力的定量检测方法。(4)申请临床试验用的疫苗和对照品要求在符合现行药品GMP的条件下生产，临床试验用疫苗样品应与临床前研究用质量相同（其批量一般不少于1 000人份），进行临床试验的疫苗和对照品由中国药品生物制品检定所进行质量复核。Ⅰ期和Ⅱ期临床试验后，根据结果对生产工艺、质量指标等进行调整。Ⅲ期临床试验用样品的生产工艺、质量指标及生产规模和场地，原则上应与疫苗批准上市后的一致。

（黄海燕）

开展疫苗类生物制品监管工作督导检查 2010年6月3日，国家食品药品监督管理局、卫生部以食药监办安[2010]55号文联合发布《关于开展疫苗类生物制品监管工作督导检查的通知》。督查工作自2010年6月份启动，于7月末完成。检查组组员主要对各地食品药品监管、卫生行政部门疫苗生产、流通和预防接种等各个环节监管工作落实情况进行了督导检查。各检查组现场监督检查工作结束后，将监督检查报告分别提交给了国家食品药品监督管理局药品安全监管司和卫生部疾病预防控制局。监督检查报告反映了各地加强疫苗生产、流通及预防接种环节监督管理工作的综合情况，疫苗监管体制、监管方式与当前疫苗生产、流通及预防接种各个环节监管工作要求相适应的情况，当前疫苗生产、流通及预防接种环节存在的问题等。

（黄海燕）

进一步加强疫苗质量安全监管 2010年12月31日，国家食品药品监督管理局以国食药监注[2010]498号文发布《关于进一步加强疫苗质量安全监管工作的通知》，从四个方面强化疫苗监管：(1)促进产业结构优化，支持疫苗生产企业向规模化、集团化、集约化发展，引导产业的区域合理布局及结构优化，鼓励生产企业新型疫苗产品的研发和产业化，支持和促进企业改进疫苗生产工艺、提高质量标准；(2)加强疫苗研发及生产环节监管，要求对现有产品设计生产能力远大于市场需求且品种重复严重的疫苗品种新办生产企业或新建生产车间的申请加强开办条件的审查，加强企业的引导。新批准注册的疫苗，生产企业应按照要求开展上市后的Ⅳ期临床试验，在申请疫苗再注册时一并提交相关试验资料，未按照要求提交相关试验资料的，不予再注册。已获得注册批准的疫苗应开展疫苗上市后的评价研究；(3)提升疫苗生产经营环节质量保障能力；(4)加强属地监管。通知还强调了疫苗运输、储存、使用过程中的冷链管理等的规定，确保可追溯性。

（黄海燕）

处理"问题人用狂犬疫苗"事件 2010年5月15日，国家食品药品监督管理局通报了江苏延申生物科技股份有限公司和河北福尔生物制药股份有限公司"问题人用狂犬病疫苗"事件行政处罚结果。据调查，延申公司在生产人用狂犬病疫苗过程中存在偷工减料、弄虚作假、逃避监管的违法行为，使不合格产品流向市场；福尔公司在生产人用狂犬病疫苗过程中，存在违规操作行为，导致该公司人用狂犬病疫苗产品质量不合格。食品药品监管部门按照《药品管理法》等有关法律法规，分别对延申公司和福尔公司做出如下严肃处理：没收延申公司违法生产、销售的劣质人用狂犬病疫苗和违法所得，依法处货值金额3倍的罚款，共计2 563.79万元。对7名参与制售劣质人用狂犬病疫苗的主管人员和其他直接责任人员处以10年内不得从事药品相关行业资格的处罚，收回延申公司人用狂犬病疫苗药品GMP证书；撤销延申公司人用狂犬病疫苗产品批准证明文件，由延申公司承担因接种延申公司劣质人用狂犬病疫苗的补种费用。没收福尔公司违法生产、销售的劣质人用狂犬病疫苗和违法所得，并依法从重处货值金额3倍的罚款，共计563.83万元。对2名直接责任人处以10年内不得从事药品相关行业资格的处罚，收回福尔公司人用狂犬病疫苗药品GMP证书，由福尔公司承担因接种福尔公司劣质人用狂犬病疫苗的补种费用。

（黄海燕）

通报山西"贴签疫苗"事件 2010年4月6日，卫生部、国家食品药品监管局举行新闻发布会通报了山西"贴签疫苗"事件的有关情况。3月17日有关媒体刊登了"山西疫苗乱象调查"的报道后，卫生部、国家食品药品监管局派出相关专家和工作人员对报道涉及的患儿、疫苗和有关情况进行现场调查。尽管没有发现“贴签疫苗”存在安全问题，但深入调查后发现，山西省疾控中心与北京华卫时代公司合作经营期间，除在进入山西疫苗市场时未经严格招投标程序，有关人员聘任违反相关人事规定外，还存在未经批准并违反操作技术规程在部分疫苗包装上加贴标签，下发的免疫方案涉及具体疫苗生产企业和疫苗批发企业等问题。调查组对2006～2008年期间山西省疫苗安全性进行了评估。评估表明，山西省主要的疫苗可预防传染病的发病水平总体不高于全国平均水平；预防接种异常反应报告率没有出现异常升高，在时间、地域、疫苗种类分布上未出现聚集现象；疫苗异常反应报告发生率未超过国内外监测报告水平。

（黄海燕）

进出口药品管理

部分出口药品生产实施目录管理 2010年11月2日，国家食品药品监督管理局公布了列入《出口药品和医疗器械监管品种目录》并取得《药品生产许可证》和药品批准文号的硫酸庆大霉素等药品生产企业名单。其中硫酸庆大霉素原料药或制剂961种，阿托伐他汀及其盐原料药或制剂12种，西地那非及其盐原料药或制剂3种，奥司他韦及其盐原料药或制剂8种，头孢哌酮、头孢曲松及其盐原料药或制剂1 050种，甘油原料药或制剂28种，肝素及其盐原料药或制剂178种，青蒿素及其衍生物（包括双氢青蒿素、青蒿琥酯、蒿甲醚等）45种。该目录详细列出了涉及药品的通用名、规格、剂型、批准文号、药品生产企业名称和药品生产地址。

（黄海燕）

加强药品进口和使用管理 2010年9月，上海市第一人民医院发生了由于使用个人私自携带入境未经国家食品药品监督管理部门批准的药品后引起患者眼部不适的事件。为避免类似事件的发生，国家食品药品监督管理局以国食药监办[2010]405号文发布《关于加强药品医疗器械进口和使用管理的通知》。通知明确，医疗机构必须从具有药品生产、经营资格的企业购入国家食品药品监督管理局批准的药品，严禁从无《药品生产许可证》、《药品经营许可证》的企业和个人处购进药品。必须购进和使用经国家食品药品监督管理局批准的药品，严禁购进使用未经批准的药品。不得购进使用个人自用携带入境的药品，对购入使用未经国家食品药品监督管理局批准的药品的，一律按假药论处。通知要求，进口临床急需药品必须经国家食品药品监督管理局批准，并凭国家食品药品监督管理局核发的《进口药品批件》办理相关进口备案手续。 （黄海燕）

发布4-甲基甲卡西酮进出口有关事宜的公告 自2010年9月1日起，4-甲基甲卡西酮（mephedrone）列入第一类精神药品管理。2010年8月31日，国家食品药品监督管理局和中华人民共和国海关总署联合下发了《关于4-甲基甲卡西酮进出口有关事宜的公告》。该公告规定：4-甲基甲卡西酮及其盐的海关商品编号为2922390050，4-甲基甲卡西酮可能存在的化学异构体、酯和醚的海关商品编号以实际海关商品归类为准。自2010年9月1日起，企业进出口4-甲基甲卡西酮及其盐、化学异构体、酯和醚时，海关须验核国家食品药品监督管理局签发的《精神药物进口准许证》或《精神药物出口准许证》，按规定办理进出口手续。 （黄海燕）

药品标准化工作

《中国药典》2010年版颁布 2010年3月22日，卫生部以第5号部长令颁布《中华人民共和国药典》（2010年版），自2010年10月1日起执行。2010年版《中国药典》是新中国成立以来第9版药典，本版药典收载品种总计4 567个，其中新增品种1 386个；药典一部收载药材及饮片、植物油脂和提取物、成方和单味制剂共2 165个，其中新增1 019个，修订634个；药典二部收载化学药品、抗生素、生化药品、放射性药品及药用辅料共2 271个，其中新增330个，修订1 500个；药典三部收载生物制品131个品种，其中新增37个，修订94个；药典附录新增47个，修订154个。《中国药典》2010版与2005版相比，在标准要求、形式内容等方面均有重大改进和提高，更加符合当前我国药品生产、经营和管理的实际情况。 （黄海燕）

《中国药典》2010年版实施的有关事宜 2010年6月17日，国家食品药品监督管理局发布关于实施《中国药典》2010年版有关事宜的公告。公告指出，凡中国药典收载的品种，自执行之日起，原收载于历版药典、卫生部颁布药品标准、国家食品药品监督管理局颁布新药转正标准和地方标准上升国家标准的同品种药品标准同时废止。药品注册标准不符合中国药典有关要求的，药品生产企业应按《药品注册管理办法》的有关规定提出补充申请。对于药品注册标准中收载的检验项目多于药典规定的或质量指标高于中国药典要求的，在执行药典的基础上，应同时执行原标准的相应项目和指标。药典品种项下未收载的制剂规格，其质量标准按中国药典同品种相关要求执行，规格项按原批准证明文件执行。药品生产企业应根据药典的增修订内容，按照国家食品药品监督管理局相关规定及程序变更药品说明书和标签。2010 年 10 月 1 日起生产的药品必须使用变更后的说明书和标签。对于通用名称已作修订的药品，其原名称可作为曾用名过渡使用。（黄海燕）

《中国药典》2010 年版发行工作会议召开 2010 年 1 月 25 日，国家食品药品监督管理局召开 2010 年版《中国药典》发行工作视频会议。国家食品药品监督管理局副局长吴浈在会上强调，全国各级食品药品监督管理部门要做好 2010 版《中国药典》的宣传、发行工作，使《中国药典》发挥应有作用，推动我国药品标准提升。《中国药典》是国家为保证药品质量可控、确保人民用药安全有效而依法制定的药品法典，是药品研制、生产、经营、使用和管理者必须严格遵守的法定依据，是国家药品标准体系的核心。要发挥好《中国药典》提升药品标准的作用，把《中国药典》宣传、发行工作作为标准执行工作的重要内容抓好落实。此次会议上，江西、湖北、安徽三省食品药品监督管理局负责人介绍了他们在新版药典宣传、发行工作中的做法和经验。（黄海燕）

第九届药典委员会第三次委员大会召开 2010 年 2 月 1 日，第九届药典委员会第三次委员大会暨 2010 年版《中国药典》编制工作总结会在北京召开。国家食品药品监督管理局局长、第九届药典委员会主任委员邵明立出席会议，国家食品药品监督管理局副局长、药典委秘书长吴浈主持会议并宣读了关于表彰肖培根等 21 名药典委员的决定。邵明立指出，药品标准工作者要以 2010 年版《中国药典》作为药品标准工作的新起点，做好《中国药典》及国家药品标准制修订工作：(1) 建立健全药品标准法规体系，梳理《药品管理法》及《药品管理法实施条例》等法律法规的规定，剖析国家药品标准工作中存在的问题，从源头上理顺药品标准工作的机制，厘清相关机构在药品标准工作中的职责；(2) 提高国家药品标准整体水平，加快实施“国家药品标准提高行动计划”。重点抓好列入国家基本药物目录品种、注射剂、疫苗等高风险品种及中药和民族药等类别产品的药品标准提高工作；(3) 优化药品标准管理机制，总结前一阶段《中国药典》编制工作的经验和不足，加强对承担《中国药典》科研任务机构资质的认证考核；(4) 筹划 2015 年版《中国药典》编制工作，制定 2015 年版《中国药典》编制工作大纲和科研计划，提早安排基础研究；(5) 加快建设人才队伍，建立奖励机制，支持药典委员开展基础研究，参与国际标准化活动，创新中药民族药质量控制研究。（黄海燕）

第十届药典委员会成立 2010 年 12 月 23 ~ 24 日，第十届药典委员会成立暨中国药典 60 年庆典大会在北京召开。第十届药典委员会由桑国卫担任名誉主任委员、陈竺任主任委员、邵明立任常务副主任委员；下设执行委员会及 23 个专业委员会，包括 348 名委员，其中两院院士 28 名。扩大了生物技术、微生物、名称与术语等专业委员会的委员职数，如扩大了民族医药专业委员会的委员职数，形成藏药、蒙药、维药相对独立的工作组，增聘民族地区在医学和民族药材资源方面的专家。取消了原政策与发展委员会、标准信息工作委员会和注射剂工作委员会。首次采取个人自荐的形式向社会公开遴选新的药典委员，由无记名投票方式确定。委员的遴选条件综合考虑了专业结构与学术背景、年龄、业务水平、工作经历等多方面因素，此次遴选也面向港澳台地区的高校和科研机构。会议指出，2015 年版《中国药典》必须全面覆盖国家基本药物、国家基本医疗保险、工伤保险和生育保险用药目录，未来药典工作的主要任务是推进国家药品标准提高行动计划实施和标准管理规范化进程，尽快出台《药品标准管理办法》；改革国家药品标准形成机制，引导和鼓励科研院所，特别是药品生产企业参加、承担标准研究和提高工作，做好国家药品标准评价，形成“有进有出、有增有减”的新格局；推进国家药品标准管理的信息化进程，要建立国家药品标准信息化平台，统一规范国家药品标准信息，建立能够覆盖所有法定药品标准的标准数据库和标准应用网络。（黄海燕）

全国药品标准工作会议召开 2010 年 9 月 13 ~ 14 日，全国药品标准工作会议在北京召开。会议总结了药品标准工作取得的成绩，分析研究了当前药品标准管理工作存在的问题，提出了今后管理标准的工作思路，部署了近期标准提高工作安排。国家食品药品监督管理局吴浈副局长出席会议并作讲话：(1) 要完善药品标准管理法规，尽快出台《药品标准管理办法》及相关配套文件，厘清相关机构的药品标准管理职责，形成合理的标准管理工作机制；(2) 要加强标准评估、淘汰机制的研究，健全药品标准制定、修订、发布、实施、废止的工作程序，规范药品标准工作流程；(3) 要完善《中国药典》和国家药品标准的形成机制，形成严格的准入程序、原则和标准；(4) 增加《中国药典》收载品种数量，扩大覆盖面，提高《中国药典》的水平、提升权威性；(5) 全面提高 307 种基本药物质量标准。各单位要确保在 2010 年底完成所承担的基本药物标准提高的起草和复核工作。国家食品药品监督管理局办公室、国家药典委员会有关负责人分别就药品标准提高专项经费使用、基本药物标准现状评估以及药品标准提高等做了专题报告。（黄海燕）

第四届中美药典国际论坛召开 2010 年 10 月 21 ~ 22 日，中国药典委员会与美国药典委员会、浙江省食品药品监督管理局共同主办的第四届中美药典国际论坛在杭州召开。来自全国药监、药检系统和药品生产企业的近600名代表参加了论坛,国家食品药品监督管理局副局长吴浈出席论坛并讲话。

会议期间,中美两国药典委员会的专家学者及来自欧洲药品质量管理局、德国药监局、德国联邦血清与疫苗管理局、英国药典会、俄联邦健康与社会发展局、巴西药典会、印度药典会、印尼药典会、古巴卫生部等的有关负责人和专家围绕中药和生物制品的"药品标准与药品生产质量控制"这一主题,就各国药品管理机构在相关药品的管理、政策法规和技术要求、质量控制现状及发展趋势、产品安全控制、标准制定等方面的专题进行了演讲和探讨,共同交流药品标准与质量控制工作中的经验与体会,探讨药品标准领域的合作与发展。(刘 均)

进一步做好基本药物标准提高工作 2010年9月6日,国家食品药品监督管理局以食药监办注[2010]96号文发布《关于进一步做好基本药物标准提高工作的通知》,保证基本药物标准提高工作按时保质完成。通知要求要贯彻落实国家局《关于加强基本药物质量监督管理的规定》,全面提高基本药物质量标准;国家局负责基本药物标准提高工作的组织协调和监督检查,国家药典委员会负责制定基本药物标准提高目录并落实具体承担单位,各省级药品监督管理部门负责本省承担的基本药物标准提高工作的组织落实;基本药物标准提高工作实行月报制度。(黄海燕)

《化学药品CTD格式申报资料撰写要求》发布 2010年9月25日,国家食品药品监督管理局以国食药监注[2010]387号文发布了《关于按CTD格式撰写化学药品注册申报资料有关事项的通知》,公布了《化学药品CTD格式申报资料撰写要求》。通知要求:(1)《药品注册管理办法》附件2化学药品注册分类3、4、5和6的生产注册申请的药学部分申报资料,可参照印发的CTD格式整理提交,同时提交电子版。(2)《药品注册管理办法》附件2化学药品注册分类1和2的临床试验申请和生产注册申请的药学资料,暂不按CTD格式提交资料;(3)为鼓励CTD格式提交申报资料,按《药品注册管理办法》附件2申报资料要求提交的生产注册申请申报资料仍予接收,技术审评部门将对提交CTD格式申报资料的注册申请单独按序进行审评。(黄海燕)

《中药注射剂安全性再评价生产工艺评价等7个技术指导原则》印发 2010年9月29日,国家食品药品监督管理局以国食药监办[2010]395号文印发《关于印发中药注射剂安全性再评价生产工艺评价等7个技术指导原则的通知》。通知内容包括中药注射剂安全性再评价生产工艺评价技术原则(试行)、中药注射剂安全性再评价质量控制评价技术原则(试行)、中药注射剂安全性再评价非临床研究评价技术原则(试行)、中药注射剂安全性再评价临床研究评价技术原则(试行)、企业对中药注射剂风险控制能力评价技术原则(试行)、中药注射剂安全性再评价风险效益评价技术原则(试行)、中药注射剂风险管理计划指导原则(试行)7个技术原则。该通知的附件分别对中药注射剂原辅料及工艺研究的一般性要求,药学研究资料中有关质量研究、质量标准研究及稳定性研究资料的一般要求和基本评价,中药注射剂非临床安全性再评价的一般要求,中药注射剂安全性再评价临床研究的原则和要求,评价企业风险控制能力的原则,中药注射剂风险效益评价的基本要求、评价重点和原则作了明确规定。(黄海燕)

《药物致癌试验必要性的技术指导原则》印发 2010年4月1日,国家食品药品监督管理局以国食药监注[2010]129号文通知印发《药物致癌试验必要性的技术指导原则》。该指导原则阐述了进行药物致癌试验的条件,提出预期临床用药期至少连续6个月的药物一般应进行致癌试验。该原则指出,致癌试验通常应在申请上市前完成。若对患者人群存在特殊担忧,在进行大样本临床试验之前需完成啮齿类动物的致癌试验。对于开发用于治疗某些严重疾病(如艾滋病)的药物,申请上市前可不必进行动物致癌试验,但在上市后应进行这些试验。(黄海燕)

修订麝香痔疮栓等品种非处方药说明书范本 2010年3月5日,国家食品药品监督管理局以国食药监注[2010]95号文发布《关于修订麝香痔疮栓等品种非处方药说明书范本的通知》,对麝香痔疮栓、克刻片等的说明书范本进行部分修改,要求各省(区、市)食品药品监管部门通知辖区内相关药品生产企业,按照要求尽快完成说明书和标签的修订工作,并按规定进行备案,相关品种原非处方药说明书范本自2010年6月1日起停止使用。(黄海燕)

修订琥珀酸舒马普坦口服制剂说明书 为规范琥珀酸舒马普坦口服制剂说明书,确保患者用药安全,国家食品药品监督管理局决定对琥珀酸舒马普坦片剂和胶囊剂说明书进行修订。2010年5月18日,国家食品药品监督管理局以国食药监注[2010]200号文发布了《关于修订琥珀酸舒马普坦口服制剂说明书的通知》,并要求各省(区、市)食品药品监督管理部门通知辖区内药品生产企业按照说明书样稿尽快修订说明书和标签。对于说明书样稿中空项或未列全的项目,生产企业应根据实际情况填写,如性状、规格、贮藏、包装、有效期等,同时将修订的内容及时通知相关医疗机构、药品经营企业等单位。(黄海燕)

修订奥利司他制剂和镇定催眠药说明书 2010年9月1日，国家食品药品监督管理局分别以国食药监注[2010]359号文和国食药监注[2010]360号文发布了《关于修订奥利司他制剂说明书的通知》和《关于修订镇定催眠药说明书的通知》。

在新修订的奥利司他制剂说明书[不良反应]项中，更新为"使用奥利司他已有罕见的转氨酶升高、碱性磷酸酶升高和重度肝炎的报告，并出现肝衰竭病例，其中部分患者需要进行肝移植或可直接导致死亡。奥利司他还有发生罕见过敏反应的报道，主要临床表现为瘙痒、皮疹、荨麻疹、血管神经性水肿、支气管痉挛和过敏性反应，出现大疱疹十分罕见。上市后监测还发现有胰腺炎的报道。"[注意事项]项中，更新为"由于奥利司他上市后发生了罕见的急性肝细胞坏死或急性肝衰竭的严重肝损伤报道，其中部分病例需要进行肝移植或可直接导致死亡，故处方医生应指导患者主动报告服用奥利司他后出现任何肝功能障碍症状和体征（如食欲减退、瘙痒、黄疸、尿色深、粪便色浅、右上象限疼痛）。当出现前述任何症状时，应立即停用奥利司他和其他可疑药品，并检验肝功能。"

在新修订的镇定催眠药说明书[不良反应]项中，增加了首次服用本品初期可能出现过敏性休克（严重过敏反应）和血管性水肿（严重面部浮肿）。服用本品可能引起睡眠综合症行为，包括驾车梦游、梦游做饭和吃东西等潜在危险行为的内容。 （黄海燕）

修订141种非处方药说明书范本 为保证公众用药安全，按照《处方药与非处方药分类管理办法（试行）》和相关法律法规的规定，根据《中国药典》2010年版标准变更情况，2010年11月24日，国家食品药品监督管理局以国食药监注[2010]449号文印发了《关于修订部分非处方药品种说明书范本的通知》，决定对阿胶补血膏、阿胶补血口服液、八珍颗粒、北豆根胶囊、北豆根片、北芪五加片、鼻炎康片、荜铃胃痛颗粒、参乌健脑胶囊（抗脑衰胶囊）、柴黄片、除湿白带丸、穿龙骨刺片、调胃消滞丸等141种非处方药说明书范本进行修订。要求各省级食品药品监督管理局通知辖区内相关药品生产企业，按照附件内容尽快完成说明书和标签的修订工作。 （黄海燕）

药品检验工作

中国食品药品检定研究院科研工作 2010年，中国食品药品检定研究院科研工作继续得到加强，为促进检验能力水平的提升起到了重要的作用。截至2010年11月30日，在研各类科研课题125个，总经费约2.74亿元。其中牵头承担的"重大新药创制"和"重大传染病防治"两个重大专项课题9个，专项经费共9 445万元；参加的课题9个，经费863万元；支撑计划3个专项的13个课题，专项经费共6 520万元；"973"、"863"、"支撑计划"、自然基金、国际合作项目、平台项目以及北京市和其他省部级科技项目等60个，总经费10 200万元。中青年发展研究基金课题45个，支持经费360余万元。"大流行流感疫苗、诊断试剂评价关键技术平台体系的建立和应用"获得2010年中国药学会科学技术奖一等奖，"现代分析技术在肝素钠质量控制中的应用"获2010年中国分析测试协会（CAIA）二等奖。 （杨昭鹏）

全国食品药品医疗器械检验工作会议召开 2010年1月18～19日，全国食品药品医疗器械检验工作会议在北京召开。国家食品药品监督管理局副局长边振甲出席会议并作了重要讲话。边振甲在讲话中充分肯定了全国检验检测机构近年来取得的显著成绩，认为各级检验检测机构紧紧围绕监管大局，全面加强能力建设，在日常检验检测中发挥着技术支撑主体作用，在重大应急保障任务方面表现突出，特别是在确保甲型H1N1流感防控药械质量安全上做出了重要贡献。会议要求，全国各级食品药品医疗器械检验检测机构要全面践行科学监管理念，切实履行法律法规所赋予的检验检测职责；切实起到食品药品医疗器械监管技术支撑作用。各省、自治区、直辖市、计划单列市（食品）药品检验所，各口岸药品检验所，总后、武警药品检验所的所长，党委书记；经国家局认可的医疗器械检验检测机构的所长或主任；中国药品生物制品检定所领导及各有关职能部门和业务体系的负责同志参加了会议。 （杨昭鹏）

全国药品抽验工作会议召开 2010年3月18～19日，中国药品生物制品检定所协助国家食品药品监督管理局稽查局在青岛市组织召开了"2010年全国药品抽验工作会议"。国家食品药品监督管理局稽查局局长王立丰、中国药品生物制品检定所所长李云龙出席了会议。各省级食品药品监督管理局、中检所等主要负责人及药品抽验工作负责人，共计134名代表参加了会议。大会对2009年全国抽验工作优秀单位进行了表彰。与会代表就目前药品抽验工作做法、经验及存在问题进行了分组讨论、交流。王立丰对大会进行了总结并针对2010年抽验工作，提出了具体要求：(1)强化对药品、医疗器械、保健食品、化妆品的抽验检查力度，发现安全隐患，采取应急措施，做好隐患早发现、早处置、早消除工作；(2)对基本药物开展全品种覆盖抽验，对投诉举报集中、违法广告严重的品种和高风险品种开展专项抽验；(3)将监督检查、现场抽样、检验分析、行政处罚结合起来，加大对不合格药品及责任企业的曝光力度，加强药品快检技术在抽验工作中的应用。 （黄海燕）

↗ **全国药理检验工作研讨会议召开** 2010年8月12～13日，全国药理检验工作研讨会议在吉林省长春市召开。会议由中国药品生物制品检定所主办、吉林省食品药品检验所承办。会议对《中国药典》2010年版二部中药理检验相关附录增修订的内容进行了宣贯，对近年来对中药注射剂生物活性和安全性评价所做的研究展开了交流和讨论，与会代表一致认为应在全国药检药理领域建立共享研究平台，深入开展研究性课题的联合研究，为中药注射剂建立简单、精确、客观、有效的生物活性及安全性评价的方法提供实验数据和实践基础。 （杨昭鹏）

↗ **全国药品检验业务座谈会召开** 2010年6月3～4日，全国药品检验业务座谈会在山东省烟台市召开。中检所所长李云龙，全国各省、自治区、直辖市、计划单列市（食品）药品检验所，各口岸药检所，总后、武警药检所及业务工作负责人参加了会议。本次业务座谈会是中检所业务指导机制调整后召开的首次业务座谈会，涉及中药民族药、化学药、生物制品、标准物质、药包材、标准化研究等方面。会上中国食品药品监督管理局注册司介绍了药品注册管理与药品检验工作、我国生物制品管理、食品药品监管应急管理能力建设情况；中检所介绍了检验流程管理、生物制品检验、中药检验管理体系建设、标准物质管理、补充检验方法管理、微生物检验、药包材质量控制等内容；浙江、江苏、北京、广东、四川、上海等地代表做了交流发言。会议强调，全国药检系统要在科学监管理念的指导下，努力探索科学检验的理念，重视业务工作，提高业务水平、强化业务管理、完善业务指导，提高检验检测业务管理能力。 （黄海燕）

↗ **全国食品药品医疗器械检验工作座谈会** 2010年7月15日～16日，全国食品药品医疗器械检验工作座谈会在河南省召开。全国各省、自治区、直辖市、计划单列市（食品）药品检验所，各口岸药品检验所，总后、武警药品检验所，各通过国家局资格认可的有关医疗器械检验机构的所长（主任）和党委书记（政委）及中国药品生物制品检定所有关处室负责人参加会议。

会议邀请北京大学副教务长关海庭教授做了《领导力与管理智慧》的报告。中国药品生物制品检定所有关处室负责人从检验流程管理、人用狂犬病疫苗相关情况、基本药物信息平台及中检所信息化情况、加强科研，促进检验检测能力提高、标准物质供应与管理、药包材的质量控制等方面做了介绍。中国药品生物制品检定所党委书记、所长李云龙号召全系统按照科学发展观和科学监管理念的要求，为适应监管高层需要，解决全系统指导思想层面的问题，形成系统最强音，要把集体的智慧整合起来，形成一个比较完整的、在实践当中具有很强的昭示作用和影响力的科学的检验检测理念。 （杨昭鹏）

↗ **国家基本药物抽验工作座谈会召开** 2010年11月18日，国家基本药物抽验工作座谈会在武汉召开，来自全国21个省（区、市）食品药品监管局的分管负责同志参加会议。会议通报了截至10月底各地基本药物抽验工作完成情况，围绕确保2010年底前完成国家基本药物全品种覆盖抽验任务进行了研讨。国家食品药品监督管理局副局长边振甲出席会议并讲话。会议要求：(1)在对基本药物全品种覆盖抽验工作中，各地要强化责任意识、政治意识，加大工作力度，落实党中央、国务院以及国家局工作要求，做好国家基本药物抽验工作，确保年底前全面完成本辖区内基本药物全品种覆盖抽验任务；(2)各地要强化目标管理，对照责任书和国家局年初的有关工作部署，对本辖区内基本药物抽验工作进展情况进行一次全面检查，摸清每一个中标企业和中标品种的抽验工作进展情况，采取有效措施，抓紧完成年度各项目标任务；(3)做好基本药物抽验总结分析工作，加强基本药物质量监管，确保本辖区基本药物质量安全。 （黄海燕）

↗ **国家药品评价抽验品种质量分析报告评议会** 2010年12月12～14日，国家食品药品监督管理局药品市场监督办公室在福州市组织召开了“国家药品评价抽验质量分析报告评议会”，与会代表共计260名。16个药品检验所汇报了40个品种的检验和质量分析情况，就开展的探索性研究的思路和取得的成果做了报告。会议对2010年度国家评价抽验工作所取得的成绩做了全面总结，国家食品药品监管局确定的191个国家评价性抽验品种全部完成，包括150个国家基本药物的综合分析、39个其他高风险品种和2个药用包装材品种的评价性抽验。 （黄海燕）

↗ **首届药品标准物质国际研讨会** 2010年9月26～27日，首届药品标准物质国际研讨会在北京召开。会议由中国食品药品检定研究院主办，主题为“标准物质与药品质量”。世界卫生组织、美国药典会、欧洲药品质量和健康保障局及英国药品和保健产品监管署等药品标准物质领域的诸多国际知名专家，以及来自全国各地包括台湾地区的各级药品检验检测机构的专家、学者和技术人员240余人参加了大会。

会议期间，来自国内外的12位专家做了特邀报告，国内外专家与参会代表还就共同关心的问题进行了面对面的深入探讨，专家们结合在药品标准物质工作的实践经验，从不同的层面解答了大家在工作中遇到的实际问题。本届研讨会通过演讲报告、互动交流等形式搭建了探讨问题、交流经验、共商合作的广阔平台，与会各方在药品标准物质工作方面进行了积极的探索和充分的交流，不仅促进了中国与其他国家在药品标准物质领域的合作，同时也为全世界药品标准物质的发展和应用提供了良好的交流平台。 （杨昭鹏）

↗ **世界卫生组织总干事访问中检所** 2010年7月27日下

午，世界卫生组织（WHO）总干事陈冯富珍博士在国家食品药品监督管理局邵明立局长的陪同下访问中国药品生物制品检定所。她指出，WHO与中检所的合作一直以来十分紧密，双方在合作中取得了双赢，将来的合作一定会取得更大的成绩，为中检所留言："感谢中检所专家在H1N1防控中所做的贡献。在您们的努力下，在中央领导下，中国是做成全球第一支H1N1疫苗的国家。这是中国的骄傲，也是科学界的成就，世界人民的福音。" （杨昭鹏）

↗ 举办生物制品国际研讨会暨国际合作签约仪式 2010年9月27日，中国食品药品检定研究院联合中国药学会生物制品专业委员会筹委会在京召开生物制品国际研讨会暨国际合作签约仪式。该会议是中国食品药品检定研究院成立60周年庆典活动的组成部分之一。大会邀请来自英国国家生物制品检定所、加拿大卫生部疫苗评价中心和德国国家疫苗及血清研究所的5位专家就生物制品质量控制研究的最新进展做学术报告。

中国食品药品检定研究院院长李云龙分别与加拿大卫生部疫苗评价中心主任Alan Mortimer和德国国家疫苗及血清研究所所长Klaus Cichutek签署合作备忘录。 （杨昭鹏）

↗ 甲型H1N1流感疫苗和诊断试剂检验工作阶段总结 2010年5月14日，中国药品生物制品检定所在北京召开甲型H1N1流感疫苗和诊断试剂检验工作阶段总结暨表彰大会，表彰奖励了在防控甲型H1N1流感工作中做出突出贡献的4个先进集体和30个先进个人。卫生部、科技部、国家食品药品监督管理局有关领导，国家局有关司局及直属单位、甲流联防联控机制专家等有关单位和人员参加了大会。卫生部部长陈竺回顾了防控工作，对甲流疫苗的应急研发工作给予四点肯定：第一，发挥了集中力量、团结协作的体制优势。截至2010年5月，我国接种甲型H1N1流感疫苗的人数已超过1亿人，甲型H1N1流感防控工作取得阶段性进展。我国的药品监管体制在应对重大疫情方面经受住了考验。第二，体现了依靠科学、尊重科学的可贵精神。第三，培养了一大批高素质的技术人才队伍。他们在甲流防控等重大公共卫生事件中经受了考验和锻炼，从中获取了宝贵经验，推动了我国的食品药品监管和公共卫生管理的应急处置工作，为今后应对考验奠定了坚实基础。第四，展示了技术储备的意义。中检所注重技术储备的做法值得认真总结，相关单位可借鉴和推广。 （黄海燕）

↗ 2010年第1期药品质量公告 2010年5月10日，国家食品药品监督管理局发布2010年第1期药品质量公告，在全国范围内组织对丹参注射液等6个国家基本药物品种以及灯盏细辛注射液等17个制剂品种进行了评价抽验。结果显示，本次抽验的23个品种3 098批次产品中，有3 089批次产品符合标准规定，7个批号（9批次）产品不符合标准规定，被抽验产品总体质量状况良好。本次共抽验丹参注射液、银黄制剂、乙型脑炎减毒活疫苗、冻干甲型肝炎减毒活疫苗、麻疹减毒活疫苗、皮内注射用卡介苗6个国家基本药物品种707批次，全部符合标准规定；本次共抽验灯盏细辛注射液、复方青黛制剂、氯雷他定制剂、螺旋藻制剂、盐酸苯海索片、冬凌草片、养血安神片、胰激肽原酶制剂、刺五加注射液、莪术油注射液、鱼腥草注射液、克霉唑乳膏、白蚀丸、盐酸地尔硫卓片、加替沙星注射剂、异丙托溴铵气雾剂、重组人粒细胞集落刺激因子等17个其他制剂品种2 391批次，其中2 382批次产品符合标准规定，7个批号（9批次）产品不符合标准规定。 （黄海燕）

↗ 2010年第2期药品质量公告 2010年8月24日，国家食品药品监督管理局发布2010年第2期药品质量公告，在全国范围内组织对国家基本药物品种三七胶囊及大活络丸等其他11个制剂品种进行了质量抽验。结果显示，本次抽验的12个品种2 415批次产品中，有2 387批次产品符合标准规定，28批次产品不符合标准规定。本次抽验的国家基本药物品种三七胶囊，共抽样189批次，涉及17家生产企业，经浙江省食品药品检验所检验，全部符合标准规定；本次共抽验大活络丸制剂、灯盏花素制剂、氟罗沙星制剂、复方氨酚烷胺制剂、骨肽注射液、七厘散制剂、硫普罗宁注射液、复方甘草口服制剂、注射用尿激酶、人参健脾丸、银杏叶片等11个制剂品种2 226批次，其中2 198批次产品符合标准规定，28批次产品不符合标准规定。 （黄海燕）

↗ 2010年第3期药品质量公告 2010年10月22日，国家食品药品监督管理局发布2010年第3期药品质量公告，在全国范围内组织对板蓝根颗粒等9个国家基本药物品种，以及丹参舒心胶囊等15个其他制剂品种进行了质量抽验。结果显示，本次抽验的24个品种5 181批次产品中，有5 142批次产品符合标准规定，39批次产品不符合标准规定，被抽验产品总体质量良好。本次共抽验板蓝根颗粒、清开灵注射液、盐酸异丙嗪制剂、盐酸氨溴索制剂、硝酸甘油制剂、注射用头孢呋辛钠、左氧氟沙星制剂、头孢氨苄制剂、盐酸环丙沙星制剂等9个国家基本药物品种2 628批次，其中2 615批次产品符合标准规定，13批次产品不符合标准规定；本次共抽验丹参舒心胶囊、石斛夜光丸、麻仁丸、格列齐特片（Ⅱ）、盐酸吡格列酮制剂、首乌制剂、酚磺乙胺注射液、强力枇杷露、小柴胡颗粒、罗格列酮制剂、注射用阿莫西林钠、胸腺肽制剂、丙型肝炎病毒抗体诊断试剂盒、A＋C群脑膜炎球菌多糖疫苗、静注人免疫球蛋白等15个制剂品种2 553批次，其中2 527批次产品符合标准规定，26批次产品不符合标准规定。 （黄海燕）

新药审批

2010 年批准的新药(化学药品)

药品名称	剂　型	规　格	批准文号	申请单位
尼群洛尔片	片剂	尼群地平 10 mg,阿替洛尔 20 mg	国药准字 H20100001	江苏吉贝尔药业有限公司
注射用利巴韦林	注射剂	0.25 g	国药准字 H20100002	海南新中正制药有限公司
门冬氨酸钾注射液	注射剂	10 mL:1.712 g	国药准字 H20100003	辽宁药联制药有限公司
注射用核黄素磷酸钠	注射剂	5 mg(以核黄素计)	国药准字 H20100004	海南通用康力制药有限公司
注射用核黄素磷酸钠	注射剂	10 mg(以核黄素计)	国药准字 H20100005	海南通用康力制药有限公司
甲磺酸帕珠沙星	原料药		国药准字 H20100006	山东鲁抗辰欣药业有限公司
罗红霉素氨溴索分散片	片剂	罗红霉素 150 mg 和盐酸氨溴索 30 mg	国药准字 H20100007	江苏亚邦爱普森药业有限公司
胞磷胆碱钠片	片剂	0.2 g	国药准字 H20100008	福建省闽东力捷迅药业有限公司
地氯雷他定糖浆	糖浆剂	100 mL:50 mg	国药准字 H20100009	万特制药(海南)有限公司
地氯雷他定	原料药		国药准字 H20100010	万特制药(海南)有限公司
扎那米韦	原料药		国药准字 H20100011	南京先声东元制药有限公司
盐酸头孢吡肟	原料药		国药准字 H20100012	广东顺峰药业有限公司
盐酸非索非那定	原料药		国药准字 H20100013	浙江新东港药业股份有限公司
注射用盐酸头孢吡肟	注射剂	以头孢吡肟 $C_{19}H_{24}N_6O_5S_2$ 计 0.5 g	国药准字 H20100014	广东顺峰药业有限公司
注射用盐酸头孢吡肟	注射剂	以头孢吡肟 $C_{19}H_{24}N_6O_5S_2$ 计 1.0 g	国药准字 H20100015	广东顺峰药业有限公司
维生素 EC 咀嚼片	片剂	维生素 E 10 mg,维生素 C 50 mg	国药准字 H20100016	海南海神同洲制药有限公司
苯磺酸氨氯地平分散片	片剂	以氨氯地平计 5 mg	国药准字 H20100017	黑龙江澳利达奈德制药有限公司
恩替卡韦分散片	片剂	1.0 mg	国药准字 H20100018	江苏正大天晴药业股份有限公司
恩替卡韦分散片	片剂	0.5 mg	国药准字 H20100019	江苏正大天晴药业股份有限公司
恩替卡韦	原料药		国药准字 H20100020	江苏正大天晴药业股份有限公司
盐酸非索非那定胶囊	胶囊剂	60 mg	国药准字 H20100021	浙江新东港药业股份有限公司
盐酸托烷司琼氯化钠注射液	注射剂	100 mL:托烷司琼 5 mg,氯化钠 0.9 g	国药准字 H20100022	湖南科伦制药有限公司
阿德福韦酯片	片剂	10 mg	国药准字 H20100023	北京双鹭药业股份有限公司
甲磺酸倍他司汀	原料药		国药准字 H20100024	广东世信药业有限公司
甲磺酸倍他司汀片	片剂	6 mg	国药准字 H20100025	广东世信药业有限公司
羟乙基淀粉 200/0.5 氯化钠注射液	注射剂	500 mL:羟乙基淀粉 200/0.5 30 g,氯化钠 4.5 g	国药准字 H20100026	成都倍特药业有限公司
阿德福韦酯	原料药		国药准字 H20100027	广东肇庆星湖生物科技股份有限公司星湖生化制药厂
阿德福韦酯片	片剂	10 mg	国药准字 H20100028	广东肇庆星湖生物科技股份有限公司星湖生化制药厂
盐酸金刚乙胺颗粒	颗粒剂	以盐酸金刚乙胺计 0.1 g	国药准字 H20100029	金陵药业股份有限公司南京金陵制药厂
更昔洛韦片	片剂	0.5 g	国药准字 H20100030	山东罗欣药业股份有限公司
甲磺酸帕珠沙星	原料药		国药准字 H20100032	海南海神同洲制药有限公司
甲磺酸帕珠沙星氯化钠注射液	注射剂	100 mL:甲磺酸帕珠沙星 0.5 g(以 $C_{16}H_{15}FN_2O_4$ 计),氯化钠 0.9 g	国药准字 H20100032	辽宁海神联盛制药有限公司
盐酸吡格列酮分散片	片剂	以吡格列酮计 15 mg	国药准字 H20100033	南开允公药业有限公司
丁二磺酸腺苷蛋氨酸	原料药		国药准字 H20100034	浙江海正药业股份有限公司
奥美沙坦酯氢氯噻嗪片	片剂	奥美沙坦酯 20 mg,氢氯噻嗪 12.5 mg	国药准字 H20100035	第一三共制药(上海)有限公司
注射用头孢他啶他唑巴坦钠(3:1)	注射剂	1.2 g:$C_{22}H_{22}N_6O_7S_2$ 0.9 g,$C_{10}H_{12}N_4O_5S$ 0.3 g	国药准字 H20100036	海南国瑞堂制药有限公司
注射用头孢他啶他唑巴坦钠(3:1)	注射剂	2.4 g:$C_{22}H_{22}N_{607}S_2$ 1.8 g,$C_{10}H_{12}N_{405}S$ 0.6 g	国药准字 H20100037	海南国瑞堂制药有限公司
乳酸左氧氟沙星氯化钠注射液	注射剂	100 mL:乳酸左氧氟沙星 0.5 g(按左氧氟沙星计),氯化钠 0.9 g	国药准字 H20100038	海南国瑞堂制药有限公司
烟酰胺葡萄糖注射液	注射剂	250 mL:烟酰胺 0.4 g,葡萄糖 25 g	国药准字 H20100039	青海夏都医药有限公司
注射用奥拉西坦	注射剂	1.0 g	国药准字 H20100040	石药集团欧意药业有限公司
丁苯酞氯化钠注射液	注射剂	100 mL:丁苯酞 25 mg,氯化钠 0.9 g	国药准字 H20100041	石药集团恩必普药业有限公司
左西孟旦	原料药		国药准字 H20100042	齐鲁制药有限公司
左西孟旦注射液	注射剂	5 mL:12.5 mg	国药准字 H20100043	齐鲁制药有限公司
氢溴酸西酞普兰	原料药		国药准字 H20100044	上海万代制药有限公司
福多司坦胶囊	胶囊剂	0.2 g	国药准字 H20100045	河南天方药业股份有限公司
注射用前列地尔干乳剂	注射剂	5 μg、10 μg	国药准字 H20100047	重庆药友制药有限责任公司
福多司坦胶囊	胶囊剂	0.2 g	国药准字 H20100050	河南天方药业股份有限公司

（续表）

药品名称	剂型	规格	批准文号	申请单位
奥利司他	原料药		国药准字 H20100051	重庆鼎联制药有限公司
盐酸米那普仑片	片剂	25 mg	国药准字 H20100052	上海现代制药股份有限公司
地氯雷他定片	片剂	5 mg	国药准字 H20100053	常州方圆制药有限公司
地氯雷他定	原料药		国药准字 H20100054	常州方圆制药有限公司
注射用兰索拉唑	注射剂	30 mg	国药准字 H20100055	山东罗欣药业股份有限公司
注射用醋酸去氨加压素	注射剂	4 μg	国药准字 H20100057	深圳翰宇药业股份有限公司
注射用醋酸去氨加压素	注射剂	15 μg	国药准字 H20100058	深圳翰宇药业股份有限公司
地氯雷他定	原料药		国药准字 H20100059	浙江众益药业有限公司
地氯雷他定片	片剂	5 mg	国药准字 H20100060	浙江众益药业有限公司
枸橼酸托烷司琼注射液	注射剂	5 mL:5 mg	国药准字 H20100061	回音必集团抚州制药有限公司
注射用哌拉西林钠他唑巴坦钠	注射剂	0.625 g	国药准字 H20100062	华北制药股份有限公司
恩替卡韦分散片	片剂	0.5 mg	国药准字 H20100064	海南中和药业有限公司
恩替卡韦胶囊	胶囊剂	0.5 mg	国药准字 H20100065	海南中和药业有限公司
注射用兰索拉唑	注射剂	30 mg，以兰索拉唑($C_{16}H_{14}F_3N_3O_2S$)计	国药准字 H20100066	悦康药业集团有限公司
羟乙基淀粉 130/0.4	原料药		国药准字 H20100067	山东威高药业有限公司
盐酸托烷司琼	原料药		国药准字 H20100068	西安迪赛生物药业有限责任公司
罗库溴铵	原料药		国药准字 H20100069	河北柏奇药业有限公司
盐酸托烷司琼注射液	注射液	5 mL:5 mg(以 $C_{17}H_{20}N_2O_2$ 计)	国药准字 H20100070	西安迪赛生物药业有限责任公司
盐酸托烷司琼胶囊	胶囊剂	5 mg(以 $C_{17}H_2ON_2O_2$计)	国药准字 H20100071	西安迪赛生物药业有限责任公司
右旋糖酐铁颗粒	颗粒剂	25 mg(以 Fe 计)	国药准字 H20100072	太阳石(唐山)药业有限公司
右佐匹克隆	原料药		国药准字 H20100073	成都弘达药业有限公司
右佐匹克隆片	片剂	3 mg	国药准字 H20100074	成都康弘药业集团股份有限公司
小儿电解质补给注射液	注射液	500 mL	国药准字 H20100075	江苏恒瑞医药股份有限公司
伏格列波糖咀嚼片	片剂	0.2 mg	国药准字 H20100076	北京康远制药有限公司
盐酸曲美他嗪缓释片	片剂	35 mg	国药准字 H20100077	施维雅(天津)制药有限公司
西罗莫司胶囊	胶囊剂	1 mg	国药准字 H20100078	华北制药股份有限公司
西罗莫司胶囊	胶囊剂	0.5 mg	国药准字 H20100079	华北制药股份有限公司
加替沙星分散片	片剂	0.4 g	国药准字 H20100080	济南利民制药有限责任公司
加替沙星分散片	片剂	0.2 g	国药准字 H20100081	济南利民制药有限责任公司
注射用氨磷汀	注射剂	0.4 g(以无水物计)	国药准字 H20100082	南京绿叶思科药业有限公司
卡维地洛分散片	片剂	12.5 mg	国药准字 H20100083	浙江京新药业股份有限公司
卡维地洛分散片	片剂	6.25 mg	国药准字 H20100084	浙江京新药业股份有限公司
喷昔洛韦凝胶	凝胶剂	1%	国药准字 H20100085	丽珠集团丽珠制药厂
盐酸氨溴索咀嚼片	片剂	15 mg	国药准字 H20100086	重庆巨琪诺美制药有限公司
盐酸氨溴索颗粒	颗粒剂	15 mg	国药准字 H20100087	重庆巨琪诺美制药有限公司
奥利司他	原料药		国药准字 H20100088	浙江海正药业股份有限公司
奥利司他片	片剂	0.12 g	国药准字 H20100089	浙江海正药业股份有限公司
甲苯磺酸妥舒沙星分散片	片剂	以 $C_{26}H_{23}F_3N_4O_6S$ 计 0.15 g	国药准字 H20100090	珠海经济特区生物化学制药厂
阿德福韦酯	原料药		国药准字 H20100091	四川美大康华康药业有限公司
阿德福韦酯片	片剂	10 mg	国药准字 H20100092	四川美大康华康药业有限公司
还原型谷胱甘肽片	薄膜衣片剂	0.2 g	国药准字 H20100093	重庆药友制药有限责任公司
复方甘露醇注射液	注射剂	250 mL:甘露醇 37.5 g、葡萄糖 12.5 g、氯化钠 1.125 g	国药准字 H20100094	哈尔滨三联药业有限公司
盐酸帕洛诺司琼	原料药		国药准字 H20100095	南京先声东元制药有限公司
盐酸帕洛诺司琼注射液	注射液	5 mL:0.25 mg	国药准字 H20100096	南京先声东元制药有限公司
醋酸奥曲肽	原料药		国药准字 H20100097	北京世桥生物制药有限公司
盐酸丙美卡因	原料药		国药准字 H20100098	南京瑞年百思特制药有限公司
注射用醋酸奥曲肽	注射剂	0.1 mg(以 $C_{49}H_{66}N_{10}O_{10}S_2$ 计)	国药准字 H20100099	武汉人福药业有限责任公司
注射用醋酸奥曲肽	注射剂	0.3 mg(以 $C_{49}H_{66}N_{10}O_{10}S_2$ 计)	国药准字 H20100100	武汉人福药业有限责任公司
醋酸奥曲肽注射液	注射剂	1 mL:0.1 mg(以 $C_{49}H_{66}N_{10}O_{10}S_2$ 计)	国药准字 H20100101	武汉人福药业有限责任公司
阿奇霉素肠溶胶囊	胶囊剂	0.125 g(12.5 万单位)	国药准字 H20100102	珠海润都制药股份有限公司
米氮平片	片剂	15 mg	国药准字 H20100103	华裕(无锡)制药有限公司
匹多莫德颗粒剂	颗粒剂	2 g:0.4 g(无糖型)	国药准字 H20100104	浙江仙琚制药股份有限公司
氯氮平口腔崩解片	片剂	25 mg	国药准字 H20100105	江苏恩华药业股份有限公司
利培酮分散片	片剂	1 mg	国药准字 H20100106	江苏恩华药业股份有限公司
卵磷脂络合碘胶囊	胶囊剂	0.1 mg(以碘计)	国药准字 H20100107	西安力邦制药有限公司
盐酸乐卡地平	原料药		国药准字 H20100108	重庆圣华曦药业股份有限公司
托拉塞米	原料药		国药准字 H20100109	苏州致君万庆药业有限公司
头孢克洛分散片	片剂	以 $C_{15}H_{14}ClN_3O_4S$ 计 0.25 g	国药准字 H20100110	珠海金鸿药业有限公司
甲磺酸加替沙星分散片	片剂	0.2 g	国药准字 H20100111	济南利民制药有限责任公司

（续表）

药品名称	剂 型	规 格	批准文号	申请单位
注射用托拉塞米	注射剂	10 mg	国药准字 H20100112	青岛华迈士药业有限公司
注射用托拉塞米	注射剂	20 mg	国药准字 H20100113	青岛华迈士药业有限公司
醋酸奥曲肽注射液	注射剂	1 mL：0.1 mg	国药准字 H20100114	北京双鹭药业股份有限公司
醋酸奥曲肽	原料药		国药准字 H20100115	北京双鹭药业股份有限公司
卵磷脂络合碘	原料药		国药准字 H20100116	西安力邦制药有限公司
硝酸毛果芸香碱片	片剂	4 mg	国药准字 H20100117	湖南华纳大药厂有限公司
吗替麦考酚酯胶囊	胶囊剂	0.25 g	国药准字 H20100118	山东华鲁制药有限公司
注射用盐酸头孢甲肟	注射剂	1 g	国药准字 H20100119	吉林省辉南长龙生化药业股份有限公司
氯氮平口腔崩解片	片剂	0.1 g	国药准字 H20100120	湖南洞庭药业股份有限公司
醋酸奥曲肽注射液	注射剂	1 mL:0.3 mg	国药准字 H20100121	广东星昊药业有限公司
双氯芬酸钠喷雾剂	喷雾剂	8 mL:80 mg(每揿含双氯芬酸钠 0.5 mg) 20 mL:200 mg(每揿含双氯芬酸钠 0.5 mg)	国药准字 H20100122	山东京卫制药有限公司
复方右旋糖酐 40 注射液	注射剂	250 mL:右旋糖酐 40 25 g,氯化钙 0.05 g,氯化钾 0.075 g,氯化钠 1.5 g,乳酸钠 0.775 g	国药准字 H20100123	山东华鲁制药有限公司
米格列奈钙	原料药		国药准字 H20100124	江苏豪森医药集团连云港宏创医药有限公司
米格列奈钙片	片剂	10 mg	国药准字 H20100125	江苏豪森药业股份有限公司
盐酸罗哌卡因氯化钠注射液	注射剂	100 mL:盐酸罗哌卡因 0.2 g,氯化钠 0.86 g	国药准字 H20100126	山东洁晶药业有限公司
醋酸钙胶囊	胶囊剂	0.6 g	国药准字 H20100127	昆明邦宇制药有限公司
盐酸头孢他美酯分散片	片剂	0.25 g(以盐酸头孢他美酯计,相当于头孢他美 0.181 3 g)	国药准字 H20100128	四川方向药业有限责任公司
恩替卡韦分散片	片剂	0.5 mg(以 $C_{12}H_{15}N_5O_3$ 计)	国药准字 H20100129	苏州东瑞制药有限公司
恩替卡韦	原料药		国药准字 H20100130	苏州东瑞制药有限公司
醋酸钠	原料药		国药准字 H20100131	辽宁康博士制药有限公司
加替沙星分散片	片剂	0.2 g	国药准字 H20100132	成都倍特药业有限公司
奥替拉西钾	原料药		国药准字 H20100133	江苏恒瑞医药股份有限公司
吉美嘧啶	原料药		国药准字 H20100134	江苏恒瑞医药股份有限公司
替吉奥胶囊	胶囊剂		国药准字 H20100135	江苏恒瑞医药股份有限公司
利塞膦酸钠胶囊	胶囊剂	5 mg	国药准字 H20100136	江苏正大清江制药有限公司
利塞膦酸钠	原料药		国药准字 H20100137	江苏正大清江制药有限公司
醋酸钠林格注射液	注射剂	500 mL:氯化钠 3.0 g,醋酸钠 1.90 g,氯化钾 0.15 g,氯化钙 0.1 g	国药准字 H20100138	湖南康源制药有限公司
托拉塞米	原料药		国药准字 H20100139	扬子江药业集团江苏海慈生物药业有限公司
恩替卡韦	原料药		国药准字 H20100140	江西青峰药业有限公司
恩替卡韦分散片	片剂	0.5 mg	国药准字 H20100141	江西青峰药业有限公司
巴洛沙星	原料		国药准字 H20100142	扬子江药业集团江苏海慈生物药业有限公司
巴洛沙星片	片剂	0.1 g	国药准字 H20100143	扬子江药业集团有限公司
乌苯美司片	片剂	10 mg	国药准字 H20100144	上海信谊药厂有限公司
盐酸曲美他嗪胶囊	胶囊剂	20 mg	国药准字 H20100145	山西天星制药有限公司
头孢地尼分散片	片剂	0.1 g	国药准字 H20100146	广东博洲药业有限公司
头孢地尼分散片	片剂	0.1 g	国药准字 H20100147	深圳致君制药有限公司
吉美嘧啶	原料药		国药准字 H20100148	齐鲁制药有限公司
奥替拉西钾	原料药		国药准字 H20100149	齐鲁制药有限公司
替吉奥胶囊	胶囊剂	每粒含:替加氟 20 mg,吉美嘧啶 5.8 mg,奥替拉西钾 19.6 mg	国药准字 H20100150	齐鲁制药有限公司
替吉奥胶囊	胶囊剂	每粒含:替加氟 25 mg,吉美嘧啶 7.25 mg,奥替拉西钾 24.5 mg	国药准字 H20100151	齐鲁制药有限公司
硫辛酸片	片剂	0.3 g	国药准字 H20100152	山东齐都药业有限公司
硫辛酸胶囊	胶囊剂	0.3 g	国药准字 H20100153	山东齐都药业有限公司
左亚叶酸钙	原料药		国药准字 H20100154	齐鲁制药有限公司
注射用左亚叶酸钙	注射剂	25 mg(以左亚叶酸计)	国药准字 H20100155	齐鲁制药有限公司
头孢特仑新戊酯胶囊	胶囊剂	0.1 g(以 $C_{16}H_{17}N_9O_5S_2$ 计)	国药准字 H20100156	深圳致君制药有限公司
硫辛酸片	片剂	0.1 g	国药准字 H20100157	江苏同禾药业有限公司
硫辛酸胶囊	胶囊剂	0.1 g	国药准字 H20100158	江苏万禾制药有限公司
替米沙坦胶囊	胶囊剂	40 mg	国药准字 H20100159	施慧达药业集团(吉林)有限公司
非那雄胺片	片剂	1 mg	国药准字 H20100160	北京韩美药品有限公司
注射用头孢他啶他唑巴坦钠(5:1)	注射剂	1.2 g($C_{22}H_{22}N_6O_7S_2$ 1.0 g,$C_{10}H_{12}N_4O_5S$ 0.2 g)	国药准字 H20100161	重庆科瑞制药有限责任公司

（续表）

药品名称	剂型	规格	批准文号	申请单位
注射用头孢他啶他唑巴坦钠(5:1)	注射剂	2.4 g($C_{22}H_{22}N_6O_7S_2$ 2.0 g,$C_{10}H_{12}N_4O_5S$ 0.4 g)	国药准字 H20100162	重庆科瑞制药有限责任公司
盐酸洛美利嗪片	片剂	5 mg	国药准字 H20100163	山东淄博山川药业有限公司
厄贝沙坦片	片剂	75 mg	国药准字 H20100164	扬子江药业集团北京海燕药业有限公司
利拉萘酯	原料药		国药准字 H20100165	福建省力菲克药业有限公司
阿德福韦酯	原料药		国药准字 H20100166	河北医科大学制药厂
氯沙坦钾胶囊	胶囊剂	50 mg	国药准字 H20100167	成都恒瑞制药有限公司
氨苄西林丙磺舒分散片	片剂	0.25 g(氨苄西林 168.5 mg,丙磺舒 55.5 mg)	国药准字 H20100168	沈阳施德药业有限公司
地塞米松棕榈酸酯	原料药		国药准字 H20100169	北京托毕西药业有限公司
厄贝沙坦分散片	片剂	0.15 g	国药准字 H20100170	济南利民制药有限责任公司
加替沙星葡萄糖注射液	注射剂	100 mL:加替沙星 0.2 g 葡萄糖 5 g	国药准字 H20100171	天津华津制药有限公司
阿德福韦酯片	片剂	10 mg	国药准字 H20100172	河北医科大学制药厂
盐酸二甲双胍缓释片	片剂	0.5 g(以盐酸二甲双胍计)	国药准字 H20100173	昆山培力药品有限公司
磷酸氢二钾	原料药		国药准字 H20100174	安徽恒星制药有限公司
盐酸氨溴索口腔崩解片	片剂	30 mg	国药准字 H20100175	海南海神同洲制药有限公司
甲磺酸帕珠沙星注射液	注射剂	10 mL:0.5 g($C_{16}H_{15}FN_{204}$计)	国药准字 H20100176	天津药业集团新郑股份有限公司
甲磺酸帕珠沙星	原料药		国药准字 H20100177	天津药业集团新郑股份有限公司
注射用盐酸溴己新	注射剂	4 mg	国药准字 H20100178	黑龙江澳利达奈德制药有限公司
前列地尔注射液	注射剂	2 mL:10 μg	国药准字 H20100179	吉林省育华药业有限责任公司
吡格列酮二甲双胍片(15 mg/500 mg)	片剂	盐酸吡格列酮 15 mg(以吡格列酮计),盐酸二甲双胍 500 mg	国药准字 H20100180	杭州中美华东制药有限公司
阿司匹林双嘧达莫缓释胶囊	胶囊剂	双嘧达莫 200 mg,阿司匹林 25 mg	国药准字 H20100181	蓬莱诺康药业有限公司
格列美脲分散片	片剂	2 mg	国药准字 H20100182	石药集团中诺药业(石家庄)有限公司
格列美脲分散片	片剂	1 mg	国药准字 H20100183	石药集团中诺药业(石家庄)有限公司
氨酚曲马多片	片剂	盐酸曲马多 37.5 mg,对乙酰氨基酚 325 mg	国药准字 H20100184	宜昌人福药业有限责任公司
沙利度胺胶囊	胶囊剂	25 mg	国药准字 H20100186	苏州长征-欣凯制药有限公司
注射用头孢曲松钠他唑巴坦钠	注射剂	0.5 g	国药准字 H20100187	海口奇力制药股份有限公司
盐酸氨溴索分散片	片剂	30 毫克	国药准字 H20100188	烟台大洋制药有限公司
布洛芬分散片	片剂	0.2 g	国药准字 H20100189	赤峰维康生化制药有限公司
奥利司他胶囊	胶囊剂	0.12 g	国药准字 H20100190	杭州中美华东制药有限公司
奥利司他	原料药		国药准字 H20100191	杭州中美华东制药有限公司
盐酸头孢卡品酯	原料药		国药准字 H20100193	江苏豪森医药集团连云港宏创医药有限公司
克拉霉素软胶囊	胶囊剂	以 $C_{38}H_{69}NO_{13}$计 0.125 g	国药准字 H20100194	西安大恒制药有限责任公司
硝酸甘油软膏	软膏剂	0.2%	国药准字 H20100195	协和药业有限公司
盐酸头孢卡品酯片	片剂	以 $C_{17}H_{19}N_5O_6S_2$ 计 0.1 g	国药准字 H20100196	江苏豪森药业股份有限公司
睾酮	原料药		国药准字 H20100197	北京紫竹药业有限公司
睾酮贴剂	贴剂	16.3 mg(3.3 cm×3.03 cm)	国药准字 H20100198	北京紫竹药业有限公司

（严　慕）

2010 年批准的新药(中药)

药品名称	剂型	规格	批准文号	申请单位
驴胶补血丸	浓缩丸	每 10 丸重 2 g;每袋装 4 g	国药准字 Z20100001	吉林吉春制药有限公司
复方杏香兔耳风胶囊	胶囊剂	每粒装 0.6g	国药准字 Z20100002	江西京通美联药业有限公司
炎宁胶囊	胶囊剂	每粒装 0.25 g	国药准字 Z20100003	哈尔滨格拉雷药业有限公司
复胃散片	片剂(薄膜衣)	每片重 0.55 g	国药准字 Z20100004	吉林龙鑫药业有限公司
安胃止痛胶囊	胶囊剂	每粒装 0.38 g	国药准字 Z20100005	长春海外制药集团有限公司
消朦胶囊	胶囊剂	每粒装 0.5 g(含葡萄糖酸锌 3.35 mg)	国药准字 Z20100006	北海蓝海洋生物药业有限责任公司
咽康滴丸	滴丸剂	每丸重 0.05 g	国药准字 Z20100007	上海海虹实业(集团)巢湖今辰药业有限公司
增光胶囊	胶囊剂	每粒装 0.3 g	国药准字 Z20100008	陕西君碧莎制药有限公司
心可舒咀嚼片	片剂(咀嚼)	每片重 0.75 g	国药准字 Z20100009	哈尔滨好博药业有限公司
消癌平胶囊	胶囊剂	每粒装 0.35 g	国药准字 Z20100010	亚宝药业太原制药有限公司
复方益肝灵胶囊	胶囊剂	每粒装 0.36 g(含水飞蓟素以水飞蓟宾计为 42 mg)	国药准字 Z20100011	山东华洋制药有限公司
复方川贝精颗粒	颗粒剂	每袋装 6 g	国药准字 Z20100012	广西圣保堂药业有限公司
冠心七味胶囊	胶囊剂	每粒装 0.35 g	国药准字 Z20100013	阜新蒙药有限责任公司
益心酮胶囊	胶囊剂	每粒装 0.1 g	国药准字 Z20100014	山西康立生药业有限公司
石辛含片	片剂(口含)	每片重 0.6 g	国药准字 Z20100015	湖北恒安药业有限公司

（续表）

药品名称	剂 型	规 格	批准文号	申请单位
复方杏香兔耳风片	片剂(薄膜衣)	每片重0.62 g	国药准字Z20100016	江西京通美联药业有限公司
芪芎通络胶囊	胶囊剂	每粒装0.5 g	国药准字Z20100017	郑州复升药业有限公司
妇科调经滴丸	滴丸剂	每粒重60 mg	国药准字Z20100018	贵州百祥制药有限责任公司
金钱通淋颗粒	颗粒剂	每袋装5 g	国药准字Z20100019	广东心宝制药有限公司
黄厚止泻滴丸	滴丸剂	每丸重40 mg	国药准字Z20100020	包头中药有限责任公司
八味痛经胶囊	胶囊剂	每粒装0.31 g	国药准字Z20100021	江西汪氏药业有限公司
中华肝灵片	片剂(薄膜衣)	每片重0.3 g	国药准字Z20100022	海南双成药业股份有限公司
良附软胶囊	胶囊剂(软胶囊)	每粒装0.3 g	国药准字Z20100023	天津太平洋制药有限公司
调经活血胶囊	胶囊剂	每粒装0.41 g	国药准字Z20100024	湖南金沙药业股份有限公司
经前安片	片剂(薄膜衣)	每片重0.37 g	国药准字Z20100025	东莞市亚洲制药有限公司
脂必妥胶囊	胶囊剂	每粒装0.35 g	国药准字Z20100026	北京华神制药有限公司
脑得生丸(浓缩丸)	丸剂(浓缩丸)	每250丸重1.8 g,每袋装1.8 g	国药准字Z20100027	亚宝药业大同制药有限公司
脂必妥胶囊	胶囊剂	每粒装0.3 g	国药准字Z20100028	四川旭华制药有限公司
安神丸(浓缩丸)	丸剂(浓缩丸)	每10丸重0.59 g	国药准字Z20100029	通化百信药业有限公司
熊胆滴丸	滴丸剂	每粒重40 mg(含熊胆粉10 mg)	国药准字Z20100030	包头中药有限责任公司
愈肝龙胶囊	胶囊剂	每粒装0.4 g	国药准字Z20100031	武汉长江巨龙药业有限公司
活血通脉胶囊	胶囊剂	每粒装0.43 g	国药准字Z20100032	成都森科制药有限公司
银莲含片	片剂	每片重2.5 g	国药准字Z20100033	江苏恒瑞医药股份有限公司
愈肝龙胶囊	胶囊剂	每粒装0.5 g	国药准字Z20100034	哈尔滨乐泰药业有限公司
脂必妥胶囊	胶囊剂	每粒装0.28 g	国药准字Z20100035	四川省绿野生物制药有限公司
活血通脉胶囊	胶囊剂	每粒装0.5 g	国药准字Z20100036	安徽金太阳生化药业有限公司
调经活血胶囊	胶囊剂	每粒装0.38克	国药准字Z20100037	贵阳新天药业股份有限公司
脂必妥胶囊	胶囊剂	每粒装0.32 g	国药准字Z20100038	西藏藏药集团股份有限公司
安神颗粒	颗粒剂	每袋装2 g	国药准字Z20100039	通化金马药业集团股份有限公司
连花清瘟颗粒	颗粒剂	每袋装6 g	国药准字Z20100040	北京以岭药业有限公司
叶下珠分散片	片剂(分散)	每片重0.5 g	国药准字Z20100041	广东远大药业有限公司
骨参片	片剂(薄膜衣)	每片重0.36 g	国药准字Z20100042	武汉科兴医药科技开发有限公司
甘桔清咽颗粒	颗粒剂	每袋装10 g	国药准字Z20100043	郑州卓峰制药有限公司
润畅胶囊	胶囊剂	每粒装0.46 g	国药准字Z20100044	太阳石(唐山)药业有限公司
通络化痰胶囊	胶囊剂	每粒装0.4 g	国药准字Z20100045	山东沃华医药科技股份有限公司
金英胶囊	胶囊剂	每粒装0.5 g	国药准字Z20100046	湖南方盛制药股份有限公司
痔疮胶囊	胶囊剂	每粒装0.5 g	国药准字Z20100047	广西玉兰制药有限公司
独一味分散片	片剂(分散)	每片重0.6 g	国药准字Z20100048	海南新中正制药有限公司
黄藤素胶囊	胶囊剂	每粒装0.3 g(含盐酸巴马汀0.3 g)	国药准字Z20100049	海南新中正制药有限公司
丹七通脉颗粒	颗粒剂	每袋装6 g	国药准字Z20100050	苏州长征-欣凯制药有限公司
参乌益肾片	片剂(薄膜衣)	每片重0.4 g	国药准字Z20100051	江苏康缘药业股份有限公司
益心舒片	片剂(薄膜衣)	每片重0.45 g	国药准字Z20100052	海南新中正制药有限公司
复方石韦颗粒	颗粒剂	每袋装5 g	国药准字Z20100053	襄樊隆中药业有限责任公司
根痛平丸	丸剂(浓缩丸)	每10丸重1 g	国药准字Z20100054	北京康蒂尼药业有限公司
断血流软胶囊	胶囊剂(软胶囊)	每粒装0.8 g	国药准字Z20100055	贵州百灵企业集团制药股份有限公司
金花止咳颗粒	颗粒剂	每袋装5 g	国药准字Z20100056	江苏飞马药业有限公司
消瘿丸	丸剂	每丸重0.2 g	国药准字Z20100057	雷允上药业有限公司
乳康胶囊	胶囊	每粒装0.5 g	国药准字Z20100058	安康北医大制药股份有限公司
妇炎康分散片	分散片	(1)每片重0.6 g;(2)每片重0.35 g	国药准字Z20100059	深圳市国源药业有限公司
六味地黄滴丸	滴丸剂	每丸重60 mg、每丸重300 mg	国药准字Z20100060	北京正大绿洲制药有限公司
如意珍宝片	片剂	每片重0.5 g	国药准字Z20100061	甘肃奇正藏药有限公司
更年乐胶囊	胶囊剂	每粒装0.3 g	国药准字Z20100062	广州王老吉药业股份有限公司
独一味颗粒	颗粒剂	每袋装3 g	国药准字Z20100063	成都蓉药集团四川长威制药有限公司
妇科调经胶囊	胶囊剂	每粒装0.3克	国药准字Z20100064	广州王老吉药业股份有限公司
小儿健胃咀嚼片	片剂(咀嚼)	每片重0.3 g	国药准字Z20100065	山东神州制药有限公司
小儿感冒宁颗粒	颗粒	每袋装2.5 g	国药准字Z20100067	三九医药股份有限公司
六味能消片	片剂	0.5 g/片	国药准字Z20100068	甘肃奇正藏药有限公司
三味龙胆花片	片剂(薄膜衣)	每片重0.5 g	国药准字Z20100069	四川宇妥藏药药业有限责任公司
灯盏花素分散片	片剂	每片重0.19 g(含灯盏花素40 mg)	国药准字Z20100070	扬子江药业集团有限公司
丹灯通脑滴丸	滴丸	每丸重60 mg(每袋装36丸)	国药准字Z20100071	贵州世禧制药有限公司
洁白片	片剂(薄膜衣)	每片重0.4 g	国药准字Z20100072	甘南佛阁藏药有限公司
口炎清咀嚼片	片剂(咀嚼)	每片重1.6 g	国药准字Z20100073	浙江巨都药业集团有限公司

（严 慕）

2010 年批准的新药(生物制品)

药品名称	剂 型	规 格	批准文号	申请单位
水痘减毒活疫苗	注射剂	0.5 mL/人份/瓶,本品复溶后每瓶 0.5 mL。每 1 次人用剂量 0.5 mL,含水痘活病毒不低于 3.3 lgPFU	国药准字 S20100001	成都生物制品研究所
重组乙型肝炎疫苗(酿酒酵母)	注射液	60 μg/1.0 mL/支	国药准字 S20100002	深圳康泰生物制品股份有限公司
流感病毒亚单位疫苗	注射液	每瓶 0.5 mL	国药准字 S20100003	天士力金纳生物技术(天津)有限公司
流感病毒亚单位疫苗	注射液	每支 0.5 mL	国药准字 S20100004	天士力金纳生物技术(天津)有限公司
注射用鼠神经生长因子	注射剂	30 μg(生物活性不低于 15 000 AU)/瓶	国药准字 S20100005	丽珠集团丽珠制药厂
重组人干扰素 α2b 栓	栓剂	50 万 IU/枚	国药准字 S20100006	长春生物制品研究所
猪源纤维蛋白粘合剂	外用冻干制剂	5.0 mL/套	国药准字 S20100007	广州倍绣生物技术有限公司
重组乙型肝炎疫苗(汉逊酵母)	注射剂	每瓶 0.5 mL。每 1 次人用剂量 0.5 mL,含 HBsAg 10μg	国药准字 S20100008	华兰生物疫苗有限公司
(ACYW135)四价脑膜炎球菌多糖疫苗	注射剂(粉针剂)	复溶后每瓶 0.5 mL,每 1 次人用剂量 0.5 mL,含 200 μg 脑膜炎球菌多糖(含 A、C、Y 及 W135 群多糖各 50μg);所附稀释剂 0.5 mL/瓶	国药准字 S20100009	成都康华生物制品有限公司
乙型肝炎病毒、丙型肝炎病毒、人类免疫缺陷病毒(1 型)核酸检测试剂盒(PCR-荧光法)	诊断试剂盒	48 测试/套	国药准字 S20100010	上海浩源生物科技有限公司
乙型肝炎病毒、丙型肝炎病毒、人类免疫缺陷病毒(1 型)核酸检测试剂盒(PCR-荧光法)	诊断试剂盒	96 测试/盒	国药准字 S20100011	上海科华生物工程股份有限公司
乙型肝炎病毒、丙型肝炎病毒、人类免疫缺陷病毒(1 型)核酸检测试剂盒(PCR-荧光法)	诊断试剂盒	混样检测 48 个测试-拆分检测 48 个测试/盒 混样检测 96 个测试-拆分检测 12 个测试/盒	国药准字 S20100012	中山大学达安基因股份有限公司
精蛋白重组人胰岛素混合注射液(30/70)	注射液	3 mL:300 国际单位(10.5 mg)(笔芯)	国药准字 S20100013	珠海联邦制药股份有限公司中山分公司
精蛋白重组人胰岛素混合注射液(50/50)	注射液	3 mL:300 国际单位(10.5mg)(笔芯)	国药准字 S20100014	珠海联邦制药股份有限公司中山分公司
重组人胰岛素注射液	注射液	3 mL:300 国际单位(10.5 mg)(笔芯)	国药准字 S20100015	珠海联邦制药股份有限公司中山分公司

(严　慕)

药学人物

Prominent Figures

中国药学年鉴 2011

CHINESE PHARMACEUTICAL YEARBOOK

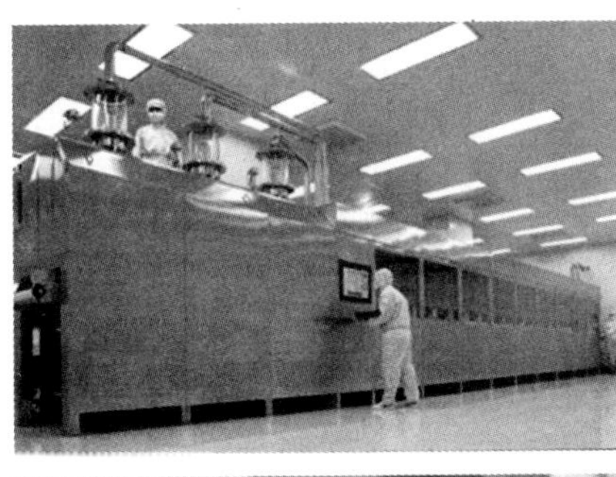

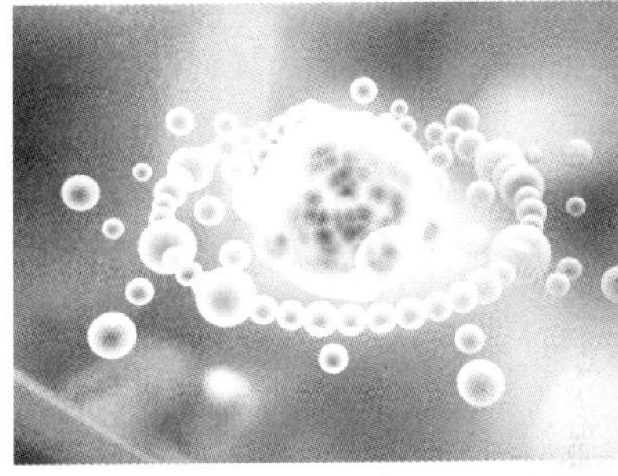

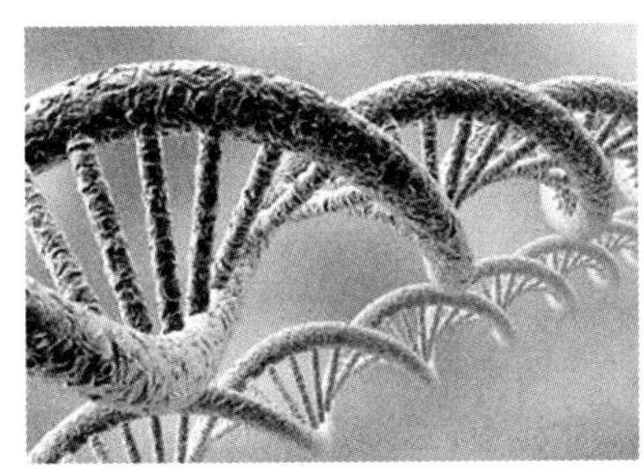

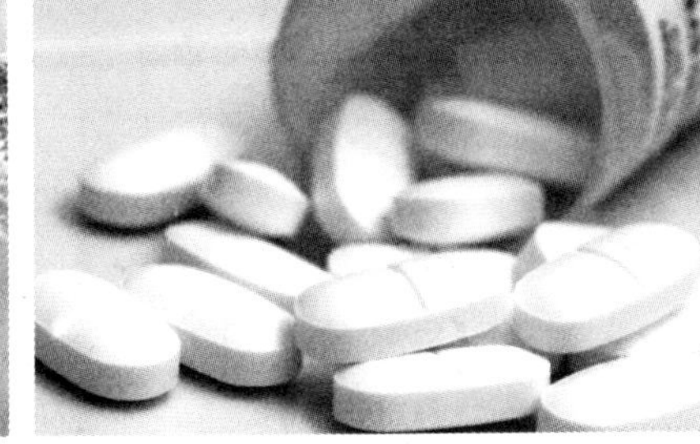

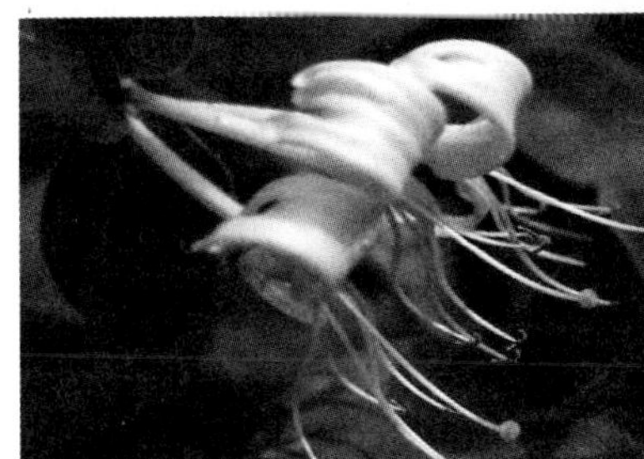

人物简介

编者按：本专栏对两院院士和上年度获得国家重要奖励的药学专业获奖者进行图片和简介报道。

裴　钢

——中国科学院院士

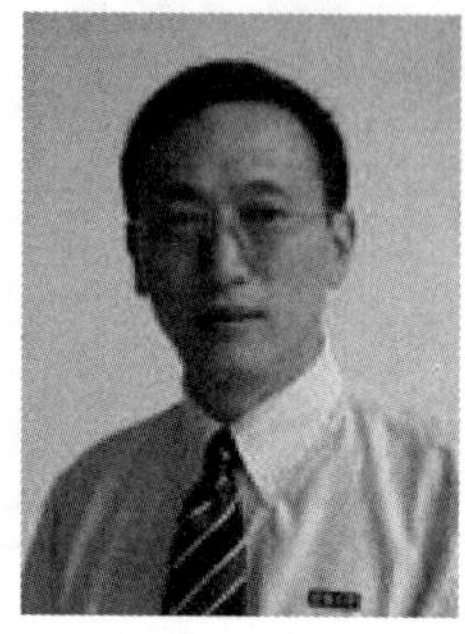

裴　钢

裴钢，男，1953 年 12 月生于辽宁省沈阳市。1982 年获沈阳药科大学学士学位，1984 年获硕士学位；1991 年获美国北卡大学生物化学和生物物理学博士学位；1992 年至 1995 年 2 月在美国杜克大学进行博士后研究。1995 年 3 月担任中国科学院和德国马普学会共同支持的青年科学家小组组长。1999 年当选中国科学院院士。2000 年 5 月起任中科院上海生命科学研究院院长。2007 年起任同济大学校长。

裴钢教授现任中国细胞生物学会理事长、亚太细胞生物学组织主席。担任 *Cell Research* 主编及 *Life Science*、*IUBMB Life* 等国内外学术期刊编委。1996 年获国家杰出青年科学基金，1997 年获香港求是科技基金会"杰出青年学者奖"，1998 年起享受国务院颁发的政府特殊津贴，1999 年当选国际麻醉品研究会议（INRC）执委会委员，2001 年当选第三世界科学院院士，2010 年获"何梁何利"生命科学奖，1999 年当选中国科学院院士。

裴钢教授长期从事 G 蛋白偶联受体（GPCR）信号转导的调控以及与其他信号转导通路间相互作用的研究，探究药物毒品成瘾机制和进行新药开发。研究组的工作主要在以下三个方面：（1）GPCR 信号转导的调控以及与其他信号转导通路间的相互作用。GPCR 是细胞表面最大的受体家族，是细胞接受外来信息最重要的感受器和起始点。研究揭示了 GPCR 与 p53、NF-κB 等多条信号通路间的对话及特征，极大丰富了对 GPCR 细胞信号转导机制、功能及作用的认识，为包括炎症、癌变、HIV 病毒感染和阿片滥用等重要疾病的发病机制和诊治提供了重要线索和潜在靶点。（2）研究 GPCR 信号调节表观遗传修饰对基因转录及细胞功能的调节的机制。近年来的研究发现 GPCR 通过促进 β-arrestin 1 进核传递信号，不仅揭示了 β-arrestin 1 在细胞核内调节表观遗传修饰的新功能，也揭示了受体信息由细胞膜到细胞核内传递和药物作用的一条崭新途径。研究还发现 β-arrestin 1 通过表观遗传调节作用促进那些具有自身免疫性的 CD4 + T 细胞存活，揭示了生物体内调节 CD4 + T 细胞凋亡和自生免疫的新机制，并且提示 β-arrestin 1 蛋白有可能成为研发自身免疫治疗药物的新靶点。（3）研究 GPCR 信号转导的生理功能。研究发现 β2-肾上腺素受体被激活后，增强 γ-分泌酶的活性，进而能够增加导致阿尔茨海默症的 β 淀粉样蛋白的产生。这项发现揭示了阿尔茨海默症致病的新机制，并且提示 β2-肾上腺素受体有可能成为研发阿尔茨海默症治疗药物的新靶点。"G 蛋白偶联受体信号与其他细胞信号通路间的对话机制"获 2006 年上海市自然科学一等奖；2007 年获得国家自然科学奖二等奖。"蛋白激酶在阿片类物质介导神经信号的转导和赖受依赖中的作用"获 2002 年国家自然科学二等奖。"阿片类药物耐受和成瘾的分子机制研究"获 2001 年首届中华医学科技奖一等奖。"阿片受体磷酸化及其对受体信号转导的调控机制"获 2001 年上海市科技进步一等奖。"孤啡肽受体及阿片受体的信号传导机理研究"获 1998 年教育部科学技术进步奖一等奖。"发现 β 抑制因子-1 是调节 CD4 + T 细胞存活和自身免疫性的关键因子"研究成果被评为 2007 年度中国基础研究十大新闻之一。

裴钢教授多年来为国家培养了许多品学兼优、基本功扎实、勇攀高峰的年轻科学人材。他指导的博士后分别获得"中国优秀博士后"、"上海优秀博士后"、"中科院优秀博士后"、德国洪堡 Fellowship、世界卫生组织 Fellowship 等荣誉。他指导的研究生中有多人获得全国优秀博士学位论文、中国科学院院长奖学金优秀奖、谈家桢-九源生命科学奖学金、地奥奖学金、明治乳业生命科学优秀奖、上海-联合利华研究与发展基金奖学金等奖励。裴钢教授被评为中国科学院"优秀研究生导师"，2006 年获中国科学院必和必托（BHPB）导师科研奖。

唐希灿

——中国工程院院士

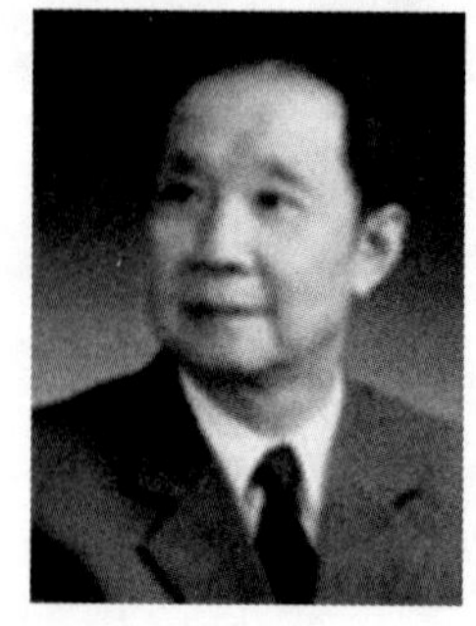

唐希灿

唐希灿，男，1932 年生，广东省潮阳县人。1957 年本科毕业于北京大学。现任中国科学院上海药物研究所研究员、博士生导师。

1987 年至 1991 年作为访问学者，应邀分别在法国国家健康及医学研究院、美国南伊利诺伊大学医学院及美国洛约勒（芝加哥）大学医学院开展合作研究。担任《中国新药与临床》杂志主编，《中国药理学报》编委，国际老年痴呆协会中国委员会委员。2001 年当选中国工程院院士。

唐希灿研究员的主要研究领域为开发、研究中草药的活性成分。他立足于我国具有丰富的植物资源优势，以及中草药长期积累的治病经验记载，与植物化学家合作发掘中草药内作用于神经系统的活性成分，将它们开发成新药用于临床，并深入研究它们的作用机制。

他对石蒜科植物内分离得到的活性成分"加兰他敏"进行开发研究，用于治疗神经系统疾患引起的多种肌无力病症，使国内临床应用不再依赖进口。此项研究成果被收入国家药典，并于1964年获得我国首次颁发的工业新产品奖二等奖。

他研究了生长于海南岛的轮环藤植物内活性成分，首次在国内植物中发现"氯甲左箭毒"，通过研究证明其肌肉松弛作用优于进口的"筒箭毒碱"，并在临床外科手术中得到证实，此项研究成果于1982年获国家科技发明奖三等奖。

他对中药"乌头"植物内多种活性生物碱的止痛、抗炎作用进行了较系统的研究，证明它们是一类具有抗炎作用且不同于吗啡的不成瘾止痛剂，阐明其止痛作用与脑内单胺神经递质水平有密切关联。他将其中的高乌甲素等多个生物碱成功开发用于治疗肿瘤疼痛、关节炎及牙疼等疾患。研究成果分别获得1985年国家科技发明奖三等奖及1987年国家科技进步奖三等奖。

他通过对民间用药经验调查，对浙江地区草药"蛇足石杉"治疗阿尔茨海默症(AD)的前景立题研究。通过建立简便、快速、有效的动物模型，引导化学家从该植物内发现二个新的强效、高选择性乙酰胆碱酯酶抑制剂——石杉碱甲及石杉碱乙。他领导的研究组对石杉碱甲(huperzine A)的药理作用进行深入研究，并将石杉碱甲成功开发用于治疗AD，发现石杉碱甲改善AD患者记忆障碍有通过作用于脑内胆碱能、单胺能，抗氧化应激及调控细胞凋亡相关基因表达等多靶点的参与。阐明石杉碱甲通过抑制氧自由基的产生及线粒体Caspase-3的活性，减轻大脑皮层神经元凋亡。近年来通过石杉碱甲构-效关系研究，发现新衍生物"zT-1"的作用优于石杉碱甲。他在石杉碱甲的系列研究中取得的进展，引起国际同行的极大关注，多次在国际专题学术会议报告，并受到四家国际著名期刊主编邀请撰写石杉碱甲研究综述。石杉碱甲的系列研究工作，先后荣获1987年国家科技发明奖二等奖及2001年国家自然科学奖二等奖。

唐希灿研究员治学严谨，始终工作在科研第一线。他领导的研究组已在国内一级期刊及国际著名期刊发表论文142篇，参与编写研究生教材《基础神经药理学》。1992年起享受政府特殊津贴，1988年获上海市侨界优秀知识分子称号，2000年当选上海市劳动模范。他非常重视人才的培养，已先后指导了6名硕士生、10名博士生、2名博士后，其中两位博士生获得中国科学院院长奖学金优秀奖。

陈志南

——中国工程院院士

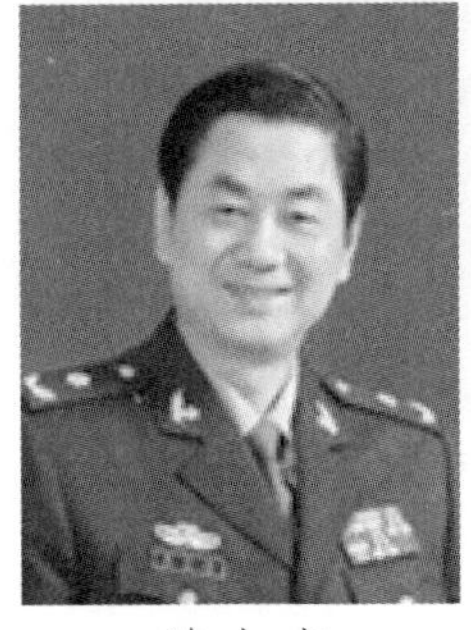
陈志南

陈志南，男，1952年6月生，江苏宜兴人。1979年毕业于第四军医大学，后一直在学校从事教学和科研工作。医学博士，现任第四军医大学教授、博士生导师，第四军医大学细胞工程研究中心、细胞生物学教研室主任，细胞生物学国家重点学科主任，肿瘤生物学国家重点实验室主任研究员。兼任国家重大科技专项"动物细胞大规模培养平台技术"责任专家，863计划"疫苗与抗体工程"总体专家组组长，973计划项目首席科学家，香港生物科技研究院细胞工程技术首席专家，中国细胞生物学会细胞工程与转基因生物分会会长，中国抗癌协会肿瘤标志专业委员会主任委员，陕西省细胞生物学会理事长，国家药典委员会委员，国家新药评审专家，军队药品评审专家，国家生物产业咨询委员会专家等职。2007年当选为中国工程院院士。

陈志南教授长期致力于肿瘤细胞生物学、抗体工程、细胞工程等生物制药领域的研究。历经25年，他成功研制了具有自主知识产权的国家生物制品一类新药——"碘[^{131}I]美妥昔单抗注射液"（商品名：利卡汀），首次解析了HAb18G/CD147胞外段晶体结构，并确定了该分子的癌组织谱及新药靶点，通过靶向杀伤和靶点封闭两个药理作用机制，达到抗癌作用和抗复发疗效。进行了60例肝癌肝移植后病例的抗复发治疗，治疗组与对照组相比，一年复发率降低了30.42%，生存率提高了20.62%，AFP阴性维持率87.82%。该成果已在全国41家三甲医院推广使用千余例，显示了较好的疗效及安全性，临床控制率86.3%，临床有效率27.40%，中位生存时间20个月。他牵头组建了国家级细胞工程中试基地，抗体年产量达千克；建立了动物细胞5～300 L大规模培养中试技术平台，抗体产量550 mg/L以上，达到国际同类先进水平，2005年12月通过国家科技部验收；2006年开始与企业合作组建3 000 L规模的工程细胞产业化技术平台。5年来，为9个院校和科研单位、企业培训了48名高级工程技术人员。

陈志南教授先后承担国家973、863、重大科技专项等重点、重大项目16项。获国家发明专利授权12项，PCT国际专利（德国）授权1项，软件著作权2项。发表SCI论文60余篇，主编专著7部。以第一完成人获2005年国家科技进步二等奖、2006年陕西省科学技术一等奖、1998年军队科技进步一等奖；并获中国药学会科技一等奖、中国药学突出成就奖、军队院校育才奖金奖、解放军杰出专业技术人才奖，先后荣获"全国优秀骨干教师"、"总后科技金星"等称号。

舒红兵

——2010年国家自然科学二等奖获得者

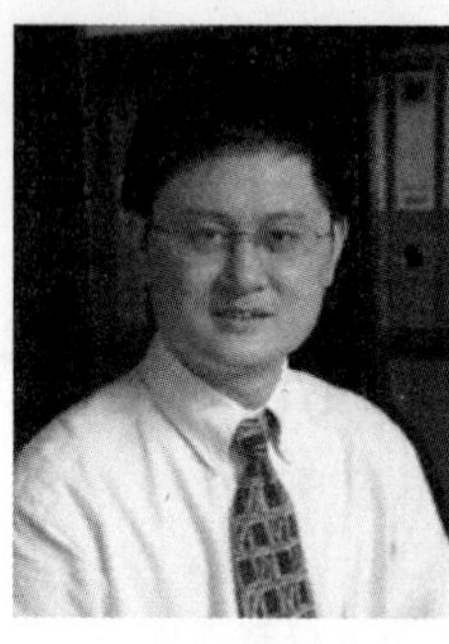
舒红兵

舒红兵，男，1967年1月出生于重庆荣昌。1987年毕业于兰州大学生物学系，1990年获中国医学科学院基础医学研究所硕士学位，1995年获美国 Emory 大学博士学位。现任武汉大学生命科学学院院长，兼任中国细胞生物学学会副理事长，国家自然基金委生命科学部专家咨询委员会委员等职。

舒红兵教授主要从事免疫相关的细胞信号转导研究，在抗病毒天然免疫反应等领域取得了一系列有重要国际影响的成果。

2006年他担任科技部"感染与免疫的基础研究"973项目首席科学家。发现了多个在病毒感染诱导细胞表达I型干扰素的过程中发挥关键作用的信号蛋白，为了解细胞抗病毒反应的分子机制做出了重要贡献；发现了多个负调控I型干扰素过量表达的蛋白和作用机制，这种精细调控机制避免机体产生过激的免疫反应；发现了新的肿瘤坏死因子家族成员，阐述了肿瘤坏死因子家族的多个成员信号转导的早期分子事件，为了解相关免疫疾病的分子机制做出了贡献。在"细胞凋亡与抗病毒反应的信号转导研究"中，系统性地研究了它们在细胞凋亡和抗病毒免疫反应中的调节作用，为人类理解由病毒感染所引起的各种疾病提供了新的理论基础，这一成果获2010年度国家自然科学二等奖。

舒红兵教授已发表SCI论文50余篇，获得2项美国授权专利。1999年获国家杰出青年基金，2000年获美国 Ellison 医学基金会新学者奖，2001年获美国犹太医学及研究中心首届"杰出青年教授奖"，2001年获美国 Harmon 基金会 Harmon 关节炎研究奖，2004年获美国细胞生物学学会 Dolph Adams 奖，2005年获教育部自然科学奖一等奖 。

李浩然

——2010年国家技术发明二等奖获得者

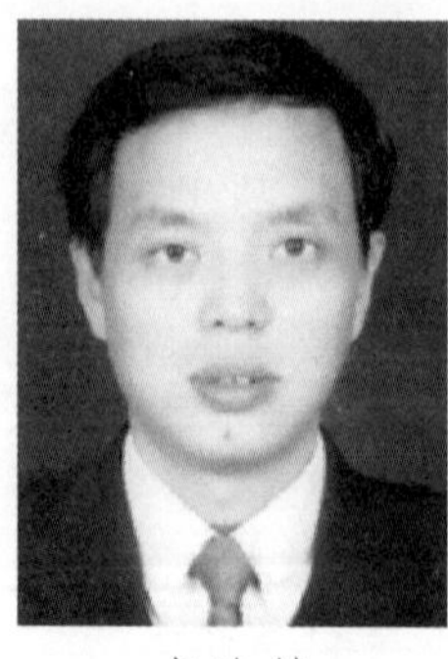
李浩然

李浩然，男，1964年1月出生，湖南湘潭人。1984年获浙江大学化学工程学士学位，1989年、1995年分别获浙江大学物理化学硕士学位、博士学位。1984～1995年分配到湘潭大学任教，1994年晋升为副教授，1995～1997年浙江大学化学工程博士后，1999年晋升为教授，2002年成为化工学科化学工程专业博士生导师。2004年入选浙江省"151人才工程"第一层次，2006年入选浙江省"151人才工程"重点培养人员。现任浙江大学理学部常务副主任。

李浩然教授担任中国化学会理事，中国化学会计算化学专业委员会委员，中国化学会化学热力学与热分析专业委员会委员，《化学学报》、《物理化学学报》编委，浙江省石油学会常务理事，浙江省化学会副理事长。

李浩然教授主要从事绿色化学化工基本原理研究。负责国家自然科学基金3项，浙江省自然科学基金青年科技人才专项资金1项，先后作为主要成员参加了国家自然科学基金3个重点项目和1个重大项目。发表论文150多篇。承担着国家863支撑项目子项目、国家科技攻关计划项目、浙江省科技计划重大、重点项目等多项科研任务，先后完成了维生素E、维生素H、维生素A、β-胡萝卜素、虾青素及其中间体异植物醇、β-紫罗兰酮、烯炔醇、甲氧基丙烯、对甲酚、去氢芳樟醇及芳樟醇等大型产业化项目，使我国维生素E、A、虾青素居世界前列。获国家技术发明奖二等奖1项，省部级科技进步奖一等2项、二等5项。申报发明专利40多项，授权20多项。以获国家发明奖的项目为例，2007～2009三年就累计实现销售64.1亿元，新增利润23.0亿元，税收5.3亿元，出口创汇6亿美元。

人物名录

2010年何梁何利基金奖 何梁何利基金2010年度颁奖大会在北京举行。中共中央政治局委员、国务委员刘延东，全国人大常委会副委员长路甬祥，全国政协副主席、科技部部长万钢，全国政协副主席何厚铧等出席颁奖大会并为获奖代表颁奖。1人获"科学与技术成就奖"，33人获"科学与技术进步奖"，17人获"科学与技术创新奖"。其中药学及相关领域获奖人员名单如下：

科学与技术进步奖

周　琪	生命科学奖	中科院动物研究所
金　力	生命科学奖	复旦大学
范上达	医学药学奖	香港大学
樊代明	医学药学奖	第四军医大学
王　辰	医学药学奖	首都医科大学附属朝阳医院
王　岩	医学药学奖	解放军总医院
赵玉沛	医学药学奖	北京协和医院
管华诗	农学奖	中国海洋大学
李　玉	农学奖	吉林农业大学
喻树迅	农学奖	中国农业科学院棉花研究所
李殿荣	农学奖	陕西省杂交油菜研究中心

科学与技术创新奖

邹节明	产业创新奖	桂林三金药业股份有限公司

（练云龙）

2010年陈嘉庚科学奖 2010年陈嘉庚科学奖共评出5位科学家获数理科学奖、化学科学奖、生命科学奖、地球科学奖和技术科学奖，其中：

化学科学奖

裴　钢　　同济大学

（练云龙）

2010年"吴杨奖" 2010年第十一届吴杨奖设8个评奖专业，每个专业1名获奖人。专业为临床医学领域4个专业：消化内科、移植外科、妇产科和儿科；药学领域2个专业：药物化学和药理学；公共卫生领域2个专业：流行病学与疾病预防控制专业和卫生学与健康促进专业。其中，药学领域获奖名单如下：

药理学专业

吴春福　　沈阳药科大学

药物化学专业

尤启冬　　中国药科大学

（练云龙）

2010年中国药学会-石药集团青年药剂学奖

甘　勇　　中国科学院上海药物研究所
张建军　　中国药科大学
吴　伟　　复旦大学药学院
祁　荣　　北京大学心血管研究所
孙　进　　沈阳药科大学
全东琴　　军事医学科学院毒物药物研究所

（练云龙）

2010年第13届中国药学会-施维雅青年药物化学奖

青年药物化学奖

裴剑锋　　北京大学前沿交叉学科研究院
焦　宁　　北京大学天然药物及仿生药物国家重点实验室
郭会芳　　中国医学科学院医药生物技术研究所
钱　海　　中国药科大学新药研究中心

专项资助

陈　靖　　宁夏医科大学药学院

（练云龙）

2010年中国药学会-赛诺菲安万特青年生物药物奖

孔建强　　中国医学科学院药物研究所
胡有洪　　中国科学院上海药物研究所
李聪然　　中国医学科学院医药生物技术研究所
刘　文　　中国科学院上海有机化学研究所
郑　珩　　中国药科大学生命科学与技术学院
李　剑　　天津天士力集团有限公司
蔡　芸　　解放军总医院临床药理研究室
张　兰　　首都医科大学宣武医院

（练云龙）

2010年第14届SERVIER青年药理学工作者奖

蔡本志　　哈尔滨医科大学
铁　璐　　北京大学医学部
王雪丁　　中山大学药学院
乐　江　　武汉大学基础医学院
章海燕　　中国科学院上海药物所
张红胜　　北京工业大学
张世红　　浙江大学医学院
赵文娟　　上海交通大学药学院

（练云龙）

2010年中国药学会优秀药师奖

梅　丹　　中国医学科学院北京协和医院
翟所迪　　北京大学第三医院
李　玲　　上海市第十人民医院
王　斌　　复旦大学附属华山医院
毛静怡　　天津市第三中心医院
李正翔　　天津医科大学总医院
程一帆　　重庆市中医院
姜　宁　　重庆市第四人民医院
杨建春　　唐山市妇幼保健院
沈颜红　　河北省胸科医院
杨广文　　山西省肿瘤医院
刘瑞婵　　太原市人民医院
李　强　　内蒙古巴彦淖尔市医院
樊　瑞　　内蒙古民族大学附属医院
汲　涌　　东北制药集团有限责任公司
殷　军　　沈阳药科大学
朱春未　　吉林省药学会
刘　磊　　吉林省九台市人民医院
孙旭光　　黑龙江齐齐哈尔市第一医院
李　越　　哈尔滨医科大学附属肿瘤医院
欧　宁　　江苏省人民医院
吕冬梅　　徐州医学院附属医院
卢晓阳　　浙江大学医学院附属第一医院
张秀华　　温州医学院附属第一医院
居　靖　　安庆市市立医院
秦　侃　　合肥市第一人民医院
郑　卫　　福建省微生物研究所
徐燕和　　福州海王福药制药有限公司
胡建新　　江西省人民医院
陆社桂　　南昌大学第二附属医院
张　文　　山东省立医院
刘新春　　山东大学齐鲁医院
张　伟　　河南省人民医院
安鸿志　　河南省肿瘤医院
刘　东　　华中科技大学同济医学院附属同济医院
张明伟　　湖北省中山医院
张　莉　　长沙市第三医院

易爱纯　　长沙市第一医院
叶丽卡　　广州医学院第二附属医院
李国成　　中山大学孙逸仙纪念医院
刘滔滔　　广西医科大学第一附属医院
莫可元　　广西壮族自治区人民医院
朱刚直　　海口市人民医院
陈国彪　　海南省药品检验所
蒋　刚　　四川省肿瘤医院
张伶俐　　四川大学华西第二医院
贺祝英　　贵州中医学院第一附属医院
黎俊华　　贵州遵义医学院附属医院
曹　玮　　云南省第一人民医院
李艳荣　　大理市第一人民医院
王慧春　　青海省药品检验所
冯伟力　　青海大学医学院
考玉萍　　陕西省中医医院
左　燕　　陕西省人民医院
葛　斌　　甘肃省人民医院
赵建邦　　甘肃省药品检验所
王惠成　　宁夏回族自治区人民医院
刘本臣　　银川市中医医院
金小越　　新疆医科大学第六附属医院
伊布拉音艾尔西丁　　新疆维吾尔自治区食品药品检验所
文　林　　西藏雄巴拉曲神水藏药厂
索朗扎西　　西藏自治区藏医院
蔡威黔　　深圳市龙岗区人民医院
王少华　　青岛市市立医院
谭爱萍　　大连医科大学附属第一医院
黄道飞　　宁波市天衡制药有限公司
陈雪梅　　厦门市中医院
张淑兰　　新疆生产建设兵团医院
茹仁萍　　杭州市第六人民医院
袁锁中　　北京世纪坛医院
贺建昌　　成都军区昆明总医院
张　琰　　解放军第四军医大学唐都医院
夏培元　　解放军第三军医大学第一附属医院
王林泉　　武警河南总队医院
史国兵　　沈阳军区总医院

（练云龙）

2010 年第四届“药明康德生命化学研究奖”

一等奖
杨　震　　北京大学化学与分子工程学院，深圳研究生院
蒋华良　　中国科学院上海药物研究所
二等奖
叶新山　　北京大学药学院
冯小明　　四川大学化学学院
朱依谆　　复旦大学药学院
张卫东　　第二军医大学药学院
周　翔　　武汉大学化学与分子科学学院
三等奖
王任小　　中科院上海有机化学研究所
再帕尔·阿不力孜　　中国医学科学院药物研究所
厍学功　　兰州大学化学化工学院
成公明　　香港中文大学化学系
杨光富　　华中师范大学化学学院
岳建民　　中科院上海药物研究所
周海兵　　武汉大学药学院
焦　宁　　北京大学药学院
谢　蓝　　军事医学科学院毒物药物研究所
雷晓光　　天津大学药物科学与技术学院

（练云龙）

学会与学术活动

Associations and Academic Activities

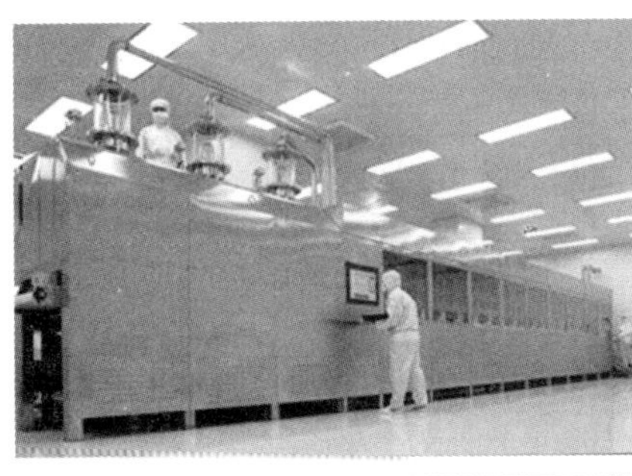
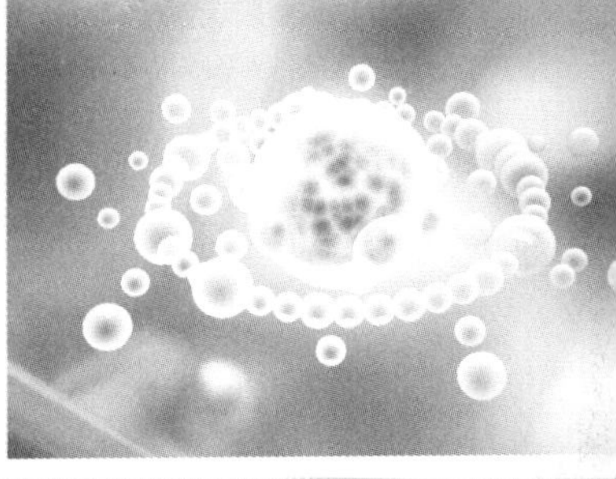
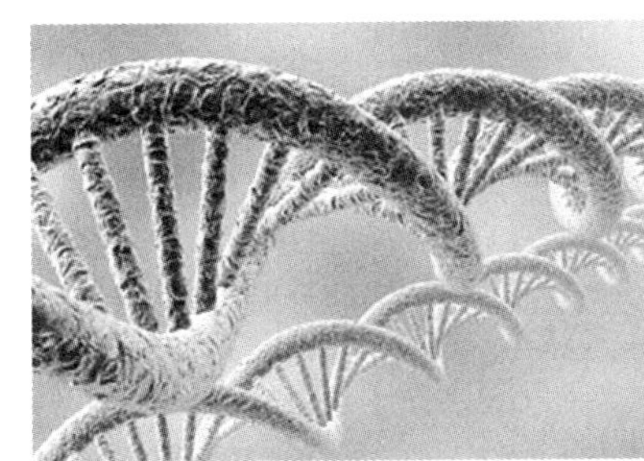
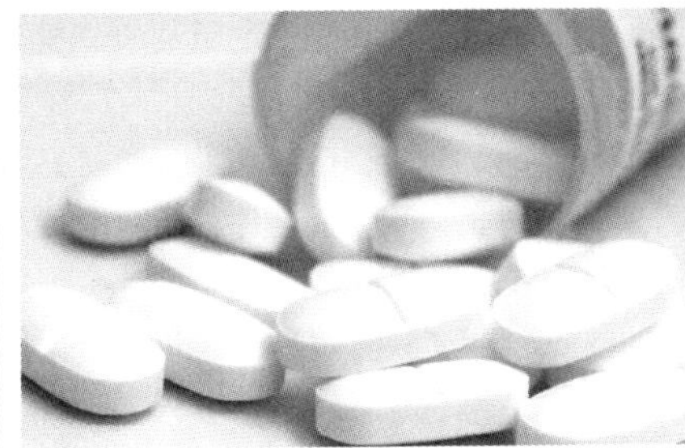
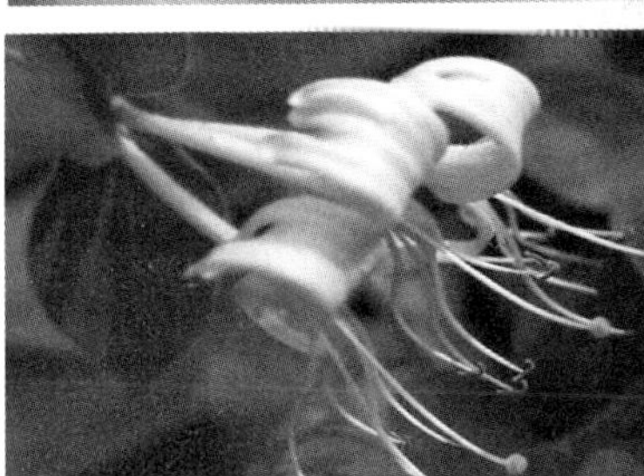

↗ 第四届中医药发展论坛在北京举行 2010年1月10日至12日，第四届中医药发展论坛在北京召开。此次论坛由中华国际医学交流基金会、中国民族卫生协会主办，世界中医药学会联合会等协办。全国人大和政协有关领导人、卫生主管部门负责人、全国中医药从业人员共计300余人参加了论坛。十届全国人大常委会副委员长顾秀莲宣布了会议开幕，中华国际医学交流基金会理事长宗淑杰同志致欢迎词。全国政协教科文卫体委员会副主任张大宁同志、卫生部副部长、国家中医药管理局局长王国强同志对于中医药发展论坛的召开表示祝贺并作讲话。论坛以"展示新中国60年中医药发展成就，探讨中医药新发展"为主题，邀请世界中医药学会联合会副主席兼秘书长、国家中医药管理局原副司长李振吉、航空医学与生物医学工程专家俞梦孙院士、中国工程院李连达院士分别作了题为"973计划中医理论专项实施情况介绍"、"学习系统理论认识生命现象，进一步理解上工治未病"、"中医药治疗流感的优势"的主题报告。中医药产学联盟成立及启动仪式同时举行。会上还表彰了中医药事业发展的先进单位和人物，揭晓了新中国60年中医药事业发展大事记和知名品牌。（赵 君）

↗ 新医改与药品招标采购政策研讨会 2010年4月25日，新医改与药品招标采购政策研讨会在北京大学召开。会议由北京大学光华管理学院及中国药学会药物经济学专业委员会共同主办。来自中央部委和地方政府直接负责国家基本药物制度、医疗监管、药品流通政策制定和实施的领导，以及高校科研机构和医药产业界代表等400余人参加了此次论坛。卫生部药物政策与基本药物制度司郑宏、卫生部医疗服务监管司张宗久、国务院研究室综合司陈文玲、卫生部规划财务司王玉洵、中国医药企业管理协会于明德、商务部市场秩序司王胜利分别作了题为"国家基本药物制度与流通体制改革"、"公立医院改革与医药分业管理的挑战"、"现代药品流通制度与医药产业的创新发展"、"国家医改与药品集中采购政策的转型"、"药品集中采购中的政府职能与市场机制的关系"、"建立高效公平的现代药品流通制度"的大会主题演讲。针对各主题演讲中的热点、难点问题，研讨会还进行了"圆桌对话"专场，邀请主题发言人和特邀嘉宾同参会代表进行面对面的沟通。（赵 君）

↗ 药物基因组学和药物代谢酶及基因调控国际研讨会在南京召开 2010年5月12日至15日，由南京大学医药生物技术国家重点实验室、美国纽约州立大学Albany分校分子毒理实验室以及江苏省生物化学与分子生物学学会、郑州大学等单位联合主办的"药物基因组学和药物代谢酶及基因调控国际研讨会"在南京大学召开。来自于5个国家和地区的130余人参加了本次会议。研讨会邀请了19位来自于美国国立健康研究院、美国疾病控制中心、加州大学洛杉矶分校和旧金山分校、匹兹堡大学、密歇根大学等世界知名大学和研究机构的国际药物基因组学和药物代谢酶及基因调控研究领域的专家学者做学术报告。报告主要围绕"核受体介导的基因表达调控"、"细胞色素P450表达和功能的调节"、"药物代谢及作用的药物基因组学"、"药物代谢的细胞信号转导机制"四个主题展开。报告内容均反映了该领域的国际最新进展。（赵 君）

↗ 全国第一次麻醉药理学术会议 2010年5月15日至17日，全国第一次麻醉药理学术会议暨中国药理学会麻醉药理专业委员会筹备会在江苏徐州市举行。会议由中国药理学会主办，徐州医学院承办，宜昌人福药业、江苏恩华药业共同协办。来自全国各地的80余名麻醉及药理学专家、学者、科技工作者以及研究生代表参加了本次大会。大会选举出中国药理学会麻醉药理专业委员会委员，以投票的方式选出了黄宇光等30名中国药理学会麻醉药理专业委员会常务委员。在麻醉药理专业委员会第一次常委会中，选举徐州医学院戴体俊教授担任中国药理学会麻醉药理专业委员会主任委员，黄志力等8位教授担任副主任委员，印晓星教授担任秘书长。会议特邀杜冠华教授等专家作了学术报告，与会代表就麻醉药物的基础与临床研究，如何发展我国的麻醉药理学，如何搞好麻醉药理学会工作，麻醉药理学教学及其他相关问题展开了深层次的交流和讨论。（赵 君）

↗ 药物信息协会(DIA)第二届中国年会 2010年5月16至19日，药物信息协会(DIA)第二届中国年会在北京召开。本届年会由美国药物信息协会(DIA)与中国医药国际交流中心共同举办。500余名与药物研发有关的专业人士参加了会议。本届年会以"从战略到实践，引领中国药物创新和开发"为主题。来自世界各国药物监管机构、科研学术机构和企业界的近100位讲演人围绕"法规监管事务"、"临床研究"、"药物警戒"、"临床数据管理与统计"、"非临床安全评估"、"cmc"等议题进行了汇报。国家食品药品监督管理局副局长吴浈发表题为"加强监管，鼓励创新，促进医药产业健康发展"的主题报告。（赵 君）

↗ 第18届国际微粒体和药物氧化学术会议 2010年5月17至20日，第18届国际微粒体和药物氧化学术会议(18th International Symposium on Microsomes and Drug Oxidations, 2010MDO)在北京召开。本次大会由中国医学科学院主办、药物研究所承办，来自世界各地国立科研院所、大学和制药企业的500余名代表参加了此次会议。60余名专家就药物代谢和转运研究的不同领域，包括药酶结构/功能及基因表达调控、药物基因组学、药物－药物相互作用、CYP450和转运蛋白的相互作用、基于药物代谢的新药研发、中药和天然产物的代谢以及药代研究新技术等作了大会报告和专题报告，所有参会者还以大字报形式进行了学术交流。会议期间举行了“MDO2010 Chinese Young Scientist Travel Award”的颁奖仪式，以表彰中国青年学者在药物代谢领域的优秀表现并提供一定的资助。（赵 君）

2010 药物经济学论坛暨改善创新药品可及性研讨会 2010 年 6 月 5 日，由复旦大学药物经济学研究与评估中心、国际药物经济学与结果研究协会（ISPOR）上海分会主办的“2010 药物经济学论坛暨改善创新药品可及性研讨会”在上海市召开。来自政府部门、科研机构和医药企业的代表共 105 人参加了会议。本次论坛围绕“改善创新药品可及性”，以药品定价与报销为切入点，追踪国际药物经济学进展，并结合我国新医改方案出台的大背景，探讨国内药品定价与报销政策的发展与实践。研讨会上，复旦大学公共卫生学院胡善联教授、国家发改委价格司医药处郭剑英处长、台湾财团法人医药品查验中心医药科技评估组蔡承恩博士、辉瑞 Mendel Grobler 博士、辉瑞亚太区公共事务及政策高级总监关志强先生就国际药物经济学进展、国内外创新药品的定价、创新药品的价值等前沿问题作了学术报告。此外，相关专家同与会者分享了各地医疗保险与创新药品保障的最新进展。（赵 君）

新药研发暨新药发现学术研讨会 2010 年 6 月 10 日，新药研发暨新药发现学术研讨会在北京召开。本次会议由中国药理学会主办，来自全国各地高校和研究机构的近 100 名代表参加了会议。中国医学科学院药物研究所杜冠华教授、北京大学医学部李学军教授、美国霍普金斯大学的段文贞教授分别作了题为“新药发现模式的转变与发展”、“水通道药物调节研究进展”、“Translational Neurobiology: current challenges and opportunities”的学术报告。中科院上海药物研究所李佳教授、中国医学科学院生物技术研究所司书毅教授、北京大学医学部张永鹤教授、中国医学科学院药物所刘艾林教授、北京大学中国药物依赖性研究所梁建辉教授分别就各自的研究工作进行了报告，会议期间，与会代表与专家们进行了充分的学术讨论和交流。（赵 君）

2010 海峡两岸中医药发展与合作研讨会 2010 年 6 月 20 日至 21 日，2010 海峡两岸中医药发展与合作研讨会在厦门市举行。研讨会由国家中医药管理局与厦门市人民政府共同主办。来自两岸卫生和中医药主管部门的主要负责人、相关行业协会人士、专家学者及有关中医药产业界人士约 300 人参加了会议。卫生部副部长兼国家中医药管理局局长王国强、国务院台湾事务办公室交流局副局长何岚菁等领导出席研讨会并讲话。本次会议以“加强两岸中医药交流合作，促进两岸中医药互利共赢”为主题，两岸专家学者围绕中医药科研、产业发展进行了深入研讨。会议还安排了对接项目签约仪式，有十余个两岸中医药合作项目进行签约。本次研讨会创设了两个新的配套活动。一是海峡两岸中医医院院长讲坛。邀请了国家中医药管理局领导，北京、上海、广东等地中医医院的管理专家就新医改政策及两岸发展新形势下如何发挥两岸中医药特色，促进中医医院发展等深层次问题及成功经验作演讲，并邀请台湾地区中医医院的管理专家介绍了中医中药在台湾全民保健体系中所发挥的作用等。二是启动了海峡两岸中医药科研平台。（赵 君）

中国首届创新药物与仿制药研发与评估国际化进程论坛 2010 年 6 月 21 日至 23 日，中国首届创新药物与仿制药研发与评估国际化进程论坛在东莞市召开。论坛由南方医科大学和美国美洲华人药学会联合主办。来自国内外的 300 余名专家学者参加了本次论坛。此次论坛主要设有以下议题：①创新药物研发的现状与展望；②美国仿制药的开发和评估；③中国创新药物研发国际化道路；④GMP，cGMP 与 GLP 的解读。特邀请了美洲华人药学会会长、美国联邦食品药品管理局（FDA）高级官员和审评专家余煊强博士，美洲华人药学会秘书长、美国联邦食品药品监督局审评专家李冰博士，美国联邦食品药品管理局药理学家杨永胜博士分别作了题为“仿制药的 CMC 的评估、解读美国 cGMP”、“各类仿制药的生物等效性的评估”、“药物安全性评价”的大会报告。会议还邀请了中国食品药品监督管理局相关专家、国内外大学的专家教授、国际大型制药企业的主管、药物非临床研究机构、CRO 公司主管等研究探讨了我国创新药物国际化进程并对新药及仿制药国外申请注册提供了全面而有针对性的培训。（赵 君）

世界中医药学会联合会中药分析专业委员会成立大会在长春召开 2010 年 7 月 2 日至 4 日，由世界中医药学会联合会、中药标准化技术国家工程实验室主办，沃特世科技（上海）有限公司、长春中医药大学、吉林敖东洮南药业股份有限公司承办的“世界中医药学会联合会中药分析专业委员会成立大会暨世界中联中药分析专业委员会第一届学术年会”在吉林长春市召开，国内外 200 余名代表参加了本次大会。会上选举中国工程院院士姚新生、国家中医药管理局原副局长任德全、长春中医药大学刘淑莹教授为名誉会长，推选中国科学院上海药物研究所果德安教授任世界中联中药分析专业委员会会长。果德安教授阐述了成立中药分析专业委员会的重要意义及今后发展规划。姚新生院士与任德权教授分别作了题为“中药化学成分研究与中药质量标准”、“中药分析是中药现代化的基础”的学术年会主题报告。刘淑莹、钱忠直教授等十余位学者亦围绕中药质量标准化技术与方法、现代中药分析新进展等方面作了专题报告。参会代表分别就质谱技术在中药分析中的应用、2010 版药典介绍、DNA 条码技术在药用植物鉴定中的应用、现代分析新进展、液质

在代谢组学中的应用等多个学术问题进行了交流与探讨。（赵 君）

2010 海峡两岸暨 CSNR 全国第九届天然药物资源学术研讨会 2010 年 7 月 17 日至 20 日，2010 海峡两岸暨 CSNR 全国第九届天然药物资源学术研讨会在广东召开。研讨会由中国自然资源学会天然药物资源专业委员会、中国药材 GAP 研究促进会（香港）等单位联合主办。我国 27 个省、市、自治区、港澳地区和欧洲国家的 400 余人参加了会议。会议征集到论文 220 篇。本次研讨会的中心主题为“中药及天然药物资源的科学利用与可持续发展”，大会下设三个分会场和一个专题会议，分别就“中药及天然药物资源调查与保护”、“转变发展模式促进中药材规范化生产（GAP）”和“中药及天然药物资源化学研究与科学利用”等主题进行学术研讨和交流；并就“中药资源与开发专业系列创新教材编写大纲”展开了研讨。大会特邀中国药材 GAP 研究促进会会长周荣汉教授、暨南大学姚新生教授、中国医学科学院药用植物研究所所长陈士林教授等 19 位专家就“联合起来，促进中药材产业化发展”、“中药质量标准与中药活性成分研究”、“本草基因组计划与中药资源前沿研究”等题目作了大会主题报告。（赵 君）

第十届全国抗炎免疫药理学学术会议在西宁召开 2010 年 7 月 29 日至 31 日，第十届全国抗炎免疫药理学学术会议在青海省西宁市召开。会议由中国药理学会抗炎免疫药理学专业委员会主办，中国人民解放军第三军医大学承办。来自全国各地的近 200 名代表参加了本次会议。会议由第三军医大学李晓辉教授主持，南方医科大学吴曙光教授致开幕词，第三军医大学药学院刘卫东院长及扬州大学刘延庆书记分别致辞。李晓辉教授、南京大学徐强教授、安徽医科大学魏伟教授、南方医科大学刘叔文教授等九名专家围绕近年来国内外抗炎免疫药理学研究的新理论、新进展等问题作了大会学术报告并与与会代表进行了充分交流。共 11 位青年科研工作者在会议优秀论文评选中获奖。本次会议还产生了中国药理学会抗炎免疫药理学专业委员会第十届委员会，由 40 名委员组成。（赵 君）

2010 年全国医药学术论文交流会 2010 年 8 月 9 日至 13 日，由中国药理学会主办，华中科技大学同济医学院附属同济医院《医药导报》编辑部承办的“2010 年全国医药学术论文交流会暨临床药学与药学服务研究进展培训班”在银川市召开。来自全国各地的 150 余名学员参加本次大会，会议收到交流论文 220 余篇。中国工程院秦伯益院士、复旦大学公共卫生学院胡善联教授、中国药理学会理事长杜冠华教授、《医药导报》主编曾繁典教授、第二军医大学长海医院药剂科胡晋红教授、华中科技大学同济医学院附属协和医院药剂科副主任陈东生教授、华中科技大学同济医学院附属同济医院药学部主任杜光教授分别作了题为“医疗体制改革在进行中”、“基本药物核心评价指标及建立国家信息系统”、“再谈中药注射剂安全性再评价的有关问题”、“基本药物与合理用药政策在新医改方案中的实践”、“药师在新医疗卫生体制改革中的职责与任务”、“药患沟通交流的技巧”、“处方点评在合理用药中的实践与展望”的大会报告。大会向与会代表授予了国家级 I 类继续教育学分 10 分。（赵 君）

第九届全国药用植物及植物药学术研讨会 2010 年 8 月 12 日至 13 日，第九届全国药用植物和植物药学术研讨会在海口市召开。本次研讨会由中国植物学会药用植物与植物药专业委员会主办，海南省医药保健品行业协会、海南大学生物工程综合实验室、农工党海南科技工作委员会共同承办。来自全国 27 个省市的高等院校、研究院所及医药企业的 150 余名专家学者参加了会议。本次研讨会以“产学研联合，促进药用植物资源开发”为主题，中国植物学会药用植物及植物药专业委员会主任、北京大学艾铁民教授、中国植物学会药用植物及植物药专业委员会顾问、成都中医药大学万德光教授等 36 位专家在会上主要围绕“中药材生产保护性发展”、“海南药用植物资源状况及其开发利用”、“中药质量控制思路、方法与实践”等课题作了学术交流报告，会议论文集共收录了 116 篇论文及论文摘要。（赵 君）

第三届中泰天然产物与药物发现双边学术研讨会 2010 年 8 月 17 日至 21 日，第三届中泰天然产物与药物发现双边学术研讨会在西安市召开。研讨会由国家自然科学基金委员会主办，西北大学承办。中泰双方 50 余人参会。此次研讨会旨在加强中泰天然产物与新药物发现学者的学术交流与合作，同时也为相关药物化学和天然产物化学学科的发展搭建一个高水平的交流和提高的平台。西北大学党委副书记李映方教授致欢迎词，国家自然科学基金委员会国际合作局副局长常青、化学科学部副主任陈拥军、国际合作局亚非处处长张永涛、医学科学部八处处长王昌恩、本届会议秘书长中科院上海有机化学所姚祝军等出席大会并分别发表讲话。大会特邀报告 31 场，围绕药物化学的核心研究方向展开并在天然产物化学前沿交叉领域展示了最新科研成果及学术动态，突出有机化学及相关学科前沿领域的最新发展和未来态势。（赵 君）

第八届全国抗菌药物临床药理学术会议 2010 年 9 月 4 日至 5 日，第八届全国抗菌药物临床药理学术会议暨北京大学临床药理研究所成立 30 周年大会在北京召开，会议由中国药理学会临床药理学专业委员会和北京大学临床药理研究所共同举办，来自国内外近 300 名学者出席了会议。北京大学临床药理研究所常务副所长吕媛教授主持了开幕式，北京大学临床药理研究所创始人、著名临床药理学家李家泰教授出席会议并发表讲话。北京大学临床药理研究所创办于1980年，是我国从事抗菌药物临床药理研究的专门学术机构。中国药理学会临床药理学专业委员会主任委员魏伟教授应邀担任此次大会的学术委员会主席，在开幕式上致辞，并主持了大会学术报告。会议就近年来细菌感染现状、细菌耐药及机制、新的抗菌药物的临床使用、抗菌药物的临床合理使用、新抗菌药物的开发等国内外研究和临床实践经验进行了广泛交流。（赵　君）

2010中国抚松国际人参大会　2010年9月7日，由中国药理学会主办，抚松县人民政府承办的“2010 · 中国抚松国际人参大会”在吉林抚松市召开，来自国内外从事人参科研、应用、开发等工作的专家学者200余人参加了本次会议。大会以“宣传推介抚松人参，拓宽人参开发应用领域”为主题，旨在提高我国人参研究和产业发展的水平。中国药理学会理事长、中国医学科学院药物研究所杜冠华教授主持了会议开幕式，抚松县人民政府李红光县长致开幕词。杜冠华教授作了题为“人参现代研究现状与发展趋势”的报告。日本理化学研究所张亨教授、中国中医研究院西苑医院李连达院士、中国医学科学院药物研究所张均田教授、中科院大连化学物理研究所霍玉书教授、吉林大学璀大负教授、付学奇教授、中国中医研究院西苑医院李跃华教授等对人参应用的研究成果，药食同源研究、产品开发、产业发展等方面的成果进行了论述。（赵　君）

国际药理学术研讨会暨第三届两岸三地药理学学术会议　2010年9月24日至27日，由中国药理学会、辽宁省药学会共同主办，沈阳药科大学与中国医科大学联合承办的“国际药理学术研讨会暨第三届两岸三地药理学学术会议”在沈阳市召开。来自国内外22所知名大学和研究机构的123名药理学领域相关研究人员出席了会议。香港药理学会理事长曹之宪教授、日本名城大学锅岛俊隆教授、中国药理学会理事长杜冠华教授、新加坡国立大学 Peter Wong 和 W. S. F. Wong 副教授围绕“药理学、临床药理学最新发展前沿、研究进展”进行了专题报告。来自沈阳药科大学、日本名古屋大学、日本名城大学、新加坡国立大学、中国医科大学、香港中文大学等院校的14位教授进行了大会报告。大会收到来自日本、新加坡、香港和内地投稿125份，会务组精心组织了27个青年论文报告以及21个壁报，并从中评选出12个优秀青年论文报告奖以及3个优秀论文壁报奖。（赵　君）

八省区首届蒙医药协作工作会议暨学术研讨会　2010年9月25日至26日，八省区首届蒙医药协作工作会议暨学术研讨会在沈阳市举行。此次研讨会由内蒙古民委、八省区蒙古语文工作协作小组办公室共同主办，辽宁省民委、辽宁省蒙医药学会、中国蒙医药杂志社联合承办。来自全国八省区的蒙医药界专家学者180余人参加会议。八省区蒙医药专家从“加强医患沟通，构建和谐医院”、“蒙医的基本理论及学术流派”、“如何发展蒙医药的思考”、“发挥蒙医优势病种，不断提高蒙医临床疗效”等方面进行了深入的交流和探讨，并在许多学术问题上达成了共识。本次会议还讨论了《2011－2015八省区蒙医药协作工作规划》和《八省区蒙医药协作会章程》。内蒙古自治区卫生厅乌兰副厅长代表八省区协作办作了题为“全面落实科学发展观、加强八省区蒙医药协作促进我国蒙医药事业的繁荣与发展”的工作报告。她从三个方面高度概括和总结了新中国成立以来我国蒙医药事业发展情况及八省区蒙医药协作工作概况，并对下一阶段八省区蒙医药协作工作提出了具体指导意见。（赵　君）

第二届有机合成与药物发展国际研讨会　2010年10月14日至17日，第二届有机合成与药物发展国际研讨会在南京大学举行。会议邀请了英国、法国、美国等国家与地区的专家，以及来自于北京大学、复旦大学、中科院上海有机所等国内多所大学与科研机构的教授学者作主题报告。200余名国内外学者参加了会议研讨。南京大学副校长潘毅、化学化工学院院长郭子建、国家自然基金委化学学部副主任陈拥军与江苏省化学化工学会副理事长秦志强出席会议并讲话。2004年诺贝尔奖获得者阿龙 · 切哈诺沃作了题为“蛋白质降解系统——从人类生病的机理到相应的药物发展”的演讲。会议还设两个分会场，分别就有机合成和药物发展两个研究方向进行主题研讨。来自美国东北大学的 Alexandros Makriyannis，Sigma－Aldrich 董事长兼总裁的 Jai P. Nagarkatti，法兰西科学院院士 Jean－Pierre Sauvage，美国 Emory 大学的 Albert Padwa 和 Lanny S. Liebeskind，哥廷根大学的 Lutz F. Tietze，加拿大蒙特利尔药物研究所的 Peter W. Schiller，英国南安普顿大学的 Christopher Proud，科罗拉多州立大学的史一安，CNRS 天然化学研究所的祝介平，北京大学席振峰，上海有机所的唐勇和马大为，均就各自研究领域的新动向和新发现做了专题报告。会议安排了优秀墙报展览及评选活动，共收到60份专业墙报。（赵　君）

民族医药发展论坛在昆明召开　2010年10月20日至21日，由云南省科学技术协会主办，云南省学会研究会、云南省民族民间医药学会、云南中医学院等单位联合承办的“民族医药发展论坛”在云南省昆明市召开。来自云南、内蒙古、新疆、贵州等省区的400多位专家学者和代表出席了会议，论坛收到学术论文120余篇。此次论坛特邀中国科学院昆明植物研究所孙汉董院士、中国民族医药学会诸国本会长、云南中医学院副院长郑进教授、中国科学院昆明植物研究所副所长刘吉开研究员4位专家分别围绕“民族药的现代研究"、"当代民族医药发展的机遇与挑战"、"云南民族医药的现状及发展建议"及"民族药的国际化及市场价值"作了专题报告。论坛设立了"中医、民族医发展战略研究"、"中医及针灸的文化传承与保护"、"民族医药现代研究"为主题的三个分论坛进行学术交流。与会代表们围绕"挖掘和整理各少数民族有效方药,抢救和保护民族医药中濒临失传的特色诊疗技术"、"借助云南天然药用植物的多样性,运用现代高科技方法,探索传统民族医药的现代化研究"等方面进行了学术交流。 (赵 君)

第十一届全国药物依赖性学术会议 2010年10月20日至23日,第十一届全国药物依赖性学术会议在浙江杭州市召开。本次会议由中国毒理学会、北京大学中国药物依赖性研究所主办;中国毒理学会药物依赖性专业委员会、《中国药物依赖性杂志》编辑部、国家药物滥用监测中心等协办。200余名国内外专家、学者和禁毒、戒毒、疾病预防与控制、全国药物滥用监测等相关部门的领导和代表参加了会议。部分专家就成瘾的记忆研究、阿片依赖治疗、美沙酮维持治疗、丁丙诺啡的应用、戒毒疫苗、苯丙胺类兴奋剂的滥用、药物依赖的社会心理干预、丙肝的替代治疗、云南少数民族饮酒与社会变迁研究等内容进行了大会报告并与参会代表就兴奋剂滥用、药物滥用/药物成瘾的基础、临床治疗、流行病学和社会学等方面的内容进行了分组讨论。会议期间还举行了全国药物滥用监测会议,以及进行了关于药物依赖治疗的的心理辅导培训。 (赵 君)

第十二次全国临床药理学学术会议 2010年10月22日至25日,第十二次全国临床药理学学术会议在武汉市召开。本次会议由中国药理学会临床药理学专业委员会主办,华中科技大学同济医学院、湖北省药理学会、湖北省药学会等单位联合承办。来自全国各地的近400名临床药理学工作者、医疗机构医师和药师、药品研发机构代表和研究生参加了会议。本次大会评选出了22篇青年优秀论文。受大会组委会邀请,周宏灏、刘昌孝、丁健院士,杜冠华、曾繁典教授等国内外知名学者针对临床药理学各领域发展趋势和前沿动态做了大会报告。国家食品药品监督管理局相关专家围绕我国药物临床试验机构管理现状与存在的问题、药物临床试验的质量管理与受试者保护等内容进行了学术交流。美国临床药理学与治疗学会主席等知名定量药理学专家就应用模型和仿真方法优化新药临床试验设计和临床研发策略进行了专题学术讲座。分会场报告分别以"基于模型的新药研发"、"临床药学与合理用药"、"药物研究与临床评价"三个专题同时进行。会议期间,召开了中国药理学会临床药理学专业委员会全体委员会议。 (赵 君)

第十届全国心血管药理学术会议暨2010(重庆)国际心血管疾病与药物高峰论坛 2010年10月22日至25日,第十届全国心血管药理学术会议暨2010(重庆)国际心血管疾病与药物高峰论坛在重庆市举行。此次会议由中国药理学会心血管药理专业委员会主办,中国人民解放军第三军医大学承办。来自全国各地的大专院校、研究院所、海外大学的专家学者以及重庆市科协和学校各级领导400余人参加了此次论坛。第三军医大学王云贵副校长、重庆市科协戴伟副主席、中国药理学会心血管药理专业委员会主任委员李学军教授出席开幕式并讲话。美国匹兹堡大学、美国Emory大学、美国俄亥俄州立大学、香港大学、香港中文大学、北京大学、复旦大学、西安交通大学、华中科技大学等国内外高等院校的20多位专家学者就国内外心血管药理学术前沿、科研方法作了大会学术报告并与参会代表进行了充分的交流与互动。会议选举产生了新一届中国药理学会心血管药理专业委员会,对优秀论文进行评选,3名青年科研工作者获一等奖,6名获得二等奖,9名获得三等奖。 (赵 君)

第二届中国药师大会在北京召开 2010年10月23日至24日,由卫生部合理用药专家委员会和中国执业药师协会共同主办的第二届中国药师大会在北京召开,来自全国各地医疗机构的负责人,药品生产、流通企业的管理者以及医药研发单位、医药学高等教育机构的代表共计300余人参加了本次会议。卫生部副部长陈啸宏、卫生部药物政策与基本药物制度司司长郑宏、国家食品药品监督管理局人事司司长张耀华、卫生部合理用药专家委员会主任委员张淑芳等领导出席了开幕式。陈啸宏在出席开幕式时指出,广大药学工作者作为医药卫生体制改革的重要参与者,在医药卫生体制改革中肩负着重任,要积极主动地发挥作用,为深化医药卫生体制改革做出贡献。此外,他还对中国执业药师协会在加强行业管理和人才队伍建设以及充分发挥协会的桥梁纽带作用等方面提出了希望。在为期两天的会议中,与会代表围绕"药师的责任:呵护人民健康"这个主题,通过主会场与分会场、对话论坛与展览展示相结合等多种形式,对公立医院改革、基本药物制度、医疗机构药事管理、新版GMP与药品质量保障、中国药典的发展与展望等热点话题进行了探讨。 (赵 君)

第八届国际新药发明科技年会在北京召开 2010年10月23日至26日,第八届国际新药发明科技年会在北京召开。本届大会由国家外国专家局国外人才信息研究中心和中国医药生物技术协会主办,大连百奥泰生物技术有限公司承办,中国国际贸易促进委员会大连市分会支持。来自国内外相关学术和企业机构的1 500余名人员参会。本届年会围绕"重大新药创制"计划,共设置了80多个专题论坛,主要包括:临床前药物基础性研究、药物化学、药物创制的新方法新工具、转化医学、癌症、神经、传染病等重大疾病的药物发现、新特临床药物里程碑、全球技术转换、CMO 和 CRO 外包新机遇以及国际项目的合作对接等。会议特邀请到 1991 年诺贝尔生理学医学奖获得者、德国马克斯普朗克生物物理化学研究所所长 Erwin Neher 博士，法国科学院院士、法国巴黎高等师范学院化学系教授、世界著名的生物电化学家 Christian Amatore 博士，以及罗氏公司、默克公司、阿斯利康公司、辉瑞公司、拜耳先灵医药公司、先灵葆雅公司等著名制药企业研发总裁领衔主讲。（赵　君）

第二届定量药理与新药评价国际学术会议　2010 年 10 月 29 日，第二届定量药理与新药评价国际学术会议在厦门市召开。本次会议由中国药理学会数学药理专业委员会、华侨大学分子药物学研究所、《中国临床药理学与治疗学》杂志社联合主办。来自国内外知名高校、科研院所、医院、医药公司的专家、学者、企业界人士及研究生代表共 240 余人参会。1991 诺贝尔奖生理学医学奖得主 Erwin Neher 教授、美国 FDA 定量药理审评组副主任王亚宁、中南大学周宏灏院士、国家食品药品监督管理局药品审评中心高晨燕分别作了题为“中枢神经系统信号及信号分子”、“定量药理学在美国 FDA 药品审评中的作用”、“药物安全性的遗传机制”、“药品研发与评价中的临床药代动力学研究”的学术报告。此次会议共进行了 16 场大会报告和 25 场专题报告，同时以专题讨论和壁报展示等形式就定量药理学的研究进展及发展展望、基于数学模型的新药研发、药代动力学与药效动力学在新药开发、临床药理学与治疗学中的应用等问题进行了研讨。会议期间还召开了中国药理学会数学药理专业委员会扩大理事会，共有 20 名理事和专家参加了会议。（赵　君）

中国药学大会暨第十届中国药师周　2010 年 11 月 5 日至 7 日中国药学大会暨第十届中国药师周在天津召开，主题为“发展生物医药新兴产业，保障人民身体健康”。全国人大常委会副委员长、中国药学会理事长桑国卫，天津市委副书记、天津市市长黄兴国，卫生部副部长、国家中医药管理局局长王国强，卫生部副部长刘谦，全国人大常委、中国科协书记处书记冯长根等出席开幕式。全国各地药学专家学者 2 000 余人参会。研讨会及分论坛包括国家“重大新药创制”实施计划专题报告会、我国医药行业发展政策研究研讨会、药学科普公益活动、医院药剂科品质管理专题研讨会、生物制品新进展论坛等。本次大会由中国药学会、天津市政府主办；天津市药监局和市药学会承办；天士力集团、浙江海正药业股份有限公司等协办。（赵　君）

首届内地—香港抗感染药物合理应用研讨会暨中国执业药师论坛 2010 年年会　2010 年 11 月 28 日，首届内地—香港抗感染药物合理应用研讨会暨中国执业药师论坛 2010 年年会在香港举行。本次研讨会由卫生部合理用药专家委员会与香港医管局、中国执业药师协会共同举办。会议以“合理应用抗感染药物”为主题，来自卫生部合理用药专家委员会、中国执业药师协会、香港医院管理局总感染控制委员会的有关领导、官员以及全国各省市、香港地区医务界、学术界的 100 余名药学工作者参加了本次会议。卫生部合理用药专家委员会、中国执业药师协会常务副会长兼秘书长张淑芳介绍了“国家基本药物制度与合理用药工作的进展情况”；香港医院管理局总感染控制主任、伊利沙伯医院微生物学顾问曾艾壮先生介绍了“香港地区《抗生素导向计划》(ASP) 的实施情况”；卫生部合理用药专家委员会委员、浙江大学医学院附属第一医院传染病诊治国家重点实验室肖永红教授作了“内地抗菌药物临床应用体系”的专题报告。（赵　君）

合理用药及新药评价专题研讨会　2010 年 11 月 15 日至 17 日，“合理用药及新药评价专题研讨会”在山东烟台市召开。本次会议由中国药理学会主办，绿叶制药集团有限公司和烟台大学药学院承办，来自全国各地的近 200 名代表参加了本次会议。会议首先举行了“第十四届药理学会－施维雅优秀青年药理学会工作者奖”颁奖仪式，为八名优秀青年药理学工作者颁奖。会议分为“临床合理用药”及“新药药效评价”两个专题进行。“临床合理用药”专题部分邀请到了我国药理学专家张均田、林志彬、张永鹤、申竹芳、黄民、魏伟、钟赣生、吕扬教授就“老年人的合理用药”、“抗糖尿病药物的合理应用”、“灵芝的抗肿瘤作用：疗效及其机制”、“睡眠调节药物的合理用药”等问题进行了学术报告与交流。“新药药效评价”专题部分邀请到了国家卫生部科教司吴沛新处长、国家药品审评中心的张磊部长及彭健、高晨燕、韩玲主任从药物审评的角度对新药临床前药理学的研究及创新药物研发做了学术报告。李学军、周文霞、张永祥、杜冠华教授针对药物的新靶点、网络药理学、组合靶点及新药研发的趋势等方面进行了专题交流和研讨，使与会者对新药评价有了更深层次的了解和认识。（赵　君）

第三届中医药现代化国际科技大会　2010 年 11 月 25 日至 26 日，第三届中医药现代化国际科技大会在四川成都市召开。本届大会由科技部、卫生部、国家中医药管理局、国家食品药品监管局、国家知识产权局、中国科学院、中国工程院、国家自然科学基金委等国家 15 个部委和四川省人民政府共同主办，四川省人民政府承办。来自美国、英国、德国等 21 个国家和地区的 2 000 余名代表参会，国内 29 个省市和香港特区组团参会。科技部副部长王伟中，四川省省委常委王少雄，卫生部副部长、国家中医药管理局局长王国强等领导出席大会开幕式并致词，四川省副省长李成云主持会议。老挝卫生部部长 Ponmek Dalaloy、缅甸卫生部副部长班梭、世界卫生组织传统医药部主任张奇、国际中医药标准化委员会秘书处主席 David Trevor Graham 等外国政府官员和国际组织官员；诺贝尔奖获得者 K. Barry Sharpless 教授、陈凯先院士、陈可冀院士等国内外知名专家学者及企业代表出席了会议。大会以“中医药创新与发展”为主题，开展了创新论坛、专题活动、科技博览三大板块活动，共收到论文 1 300 余篇，论文收录 1 037 篇，大会报告 8 人，分会和专题活动发言 350 余人次，集中展示了当前中医药政策、资源、科技、医疗、教育、产业等方面的最新研究成果和发展趋势。（赵　君）

第三届“量身定制儿童药物”高峰论坛在北京召开 2010 年 12 月 17 日至 20 日，第三届“量身定制儿童药物”高峰论坛在北京召开。本次论坛由世界卫生组织儿童卫生合作中心、中国医师协会儿科医师分会等单位联合主办。来自众多相关监督管理部门的领导及全国各大儿童医院、妇幼保健院，各大医疗机构儿科医师、药师和儿童药物主要生产企业出席峰会。本届高峰论坛以“儿童基本药物及临床安全合理使用”为主题，世界卫生组织儿童卫生合作中心戴耀华教授、中国医师协会儿科医师分会主任委员朱宗涵等专家就目前国际、国内儿童药物的现状及临床情况分别作了主题报告。与会代表们对我国儿童药物的生产使用现状也提出了自己的观点：目前在我国，专业的儿童药物生产企业太少，药物品种严重缺乏，儿童药成本高、利润薄，企业不愿意投入；在使用环节中同样存在不科学的做法。中国儿童用药产业亟须向产业化、系统化及科普化方向发展。（赵　君）

2010 年中国药学大会 2010 年 11 月 5 日至 7 日，由中国药学会、天津市人民政府主办，天津市食品药品监督管理局、天津市药学会承办，天津天士力集团有限公司等协办的 2010 年中国药学大会暨第十届中国药师周在天津市举行。国内外有关药学院校和企业 2000 余名代表参加会议。本次大会以“发展生物医药新兴产业，保障人民身体健康”为主题，尤其注重加快培育生物新兴医药产业，转变经济发展方式。本次大会中对生物医药科技领域及生化与生物技术药物、中药和天然药物等相关专业领域进行交流，分析研讨生物医药科技和产业领域以及药学学科发展现状和前景。并颁发 2010 年中国药学会科学技术奖、青年药剂学奖、青年药物化学奖、青年生物药物奖、优秀药师奖等奖项。全国人大常委会副委员长、中国药学会理事长桑国卫院士为获奖者颁奖并作《创新药物发展战略与现状》的主题报告。中国药学会所属的生化与生物技术药物、中药和天然药物、抗生素、医院药学等十九个专业委员会推荐的 19 名专家和 200 多个候选优秀论文作者代表等分别在分会场报告。（赵　君）

第十四届神经精神药理学学术交流会 2010 年 10 月 15～19 日，由中国药理学会神经药理专业委员会主办、南京医科大学承办的“第十四届（2010 年）中国神经精神药理学学术交流会”在南京市召开。来自美国、全国 23 个省市及港澳台地区的 350 多名神经精神药理学工作者参会。会议交流内容涵盖神经损伤、神经退行性疾病、药物成瘾、镇痛麻醉、抑郁焦虑、癫痫发作、睡眠控制、精神分裂症、新药研发、新靶点探索、动物模型、药代动力学研究等相关领域。与会代表通过特邀报告、专题报告、分组交流、青年英文报告、墙报等多种交流方式集中展现了我国两年来神经精神药理学领域的最新研究成果和进展。（赵　君）

第十届药典委员会成立暨中国药典 60 年庆典大会 2010 年 12 月 23～24 日，第十届药典委员会成立暨中国药典 60 年庆典大会在北京召开。全国人大常委会副委员长桑国卫出席大会，卫生部部长陈竺、卫生部副部长兼国家食品药品监督管理局局长邵明立发表重要讲话。国家中医药管理局等有关部局、解放军总后卫生部等单位相关负责同志及以及中国工程院院士王永炎等 318 名第十届药典委员会委员出席会议。

第十届药典委员会下设执行委员会及 23 个专业委员会。由与药品标准工作相关的临床、科研、教学、生产、检验、管理等领域的 348 名专家学者组成，其中两院院士 28 名。由卫生部部长陈竺任第十届药典委员会主任委员；卫生部副部长、国家食品药品监督管理局局长邵明立任常务副主任委员，解放军总后卫生部副部长陈新年、国家中医药管理局副局长于文明、国家食品药品监督管理局副局长吴浈任副主任委员。并邀请桑国卫同志担任名誉主任委员。

陈竺在讲话中强调，必须准确把握 2015 年版《中国药典》的编制要求，紧紧围绕“科学发展”的鲜明主题，努力实现“收载标准水平和数量同步提高”的目标。桑国卫向受表彰的在《中国药典》发展的各个历史时期做出卓越贡献的老一辈药典委员和专家颁奖。陈竺为第十届药典委员颁发聘书。最后，第十届药典委员会审议并通过《药典委员会章程》和《中国药典》2015 年版编制大纲。（赵　君）

药学书刊

Pharmaceutical Publications

中国药学年鉴 2011
CHINESE PHARMACEUTICAL YEARBOOK

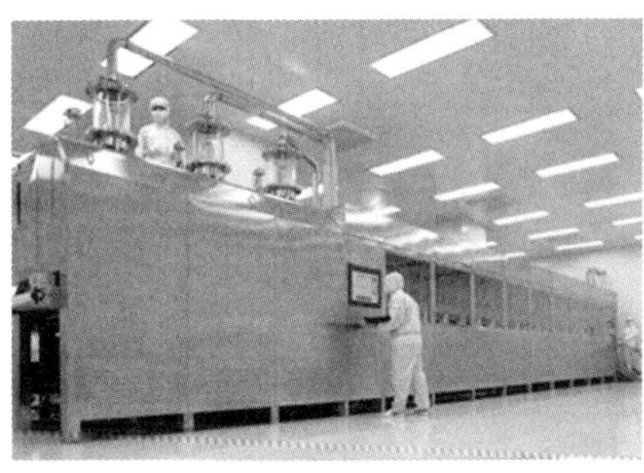

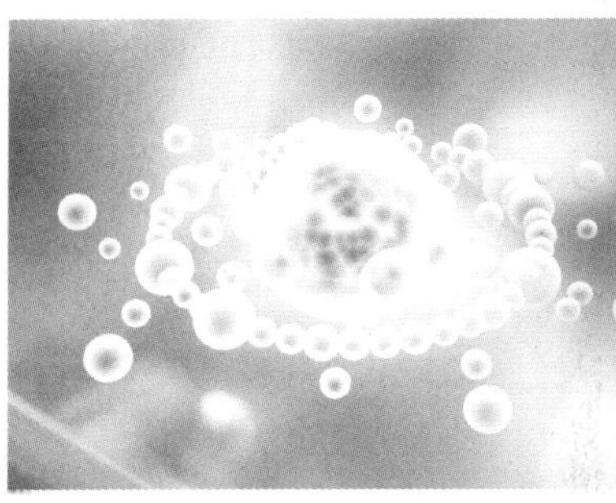

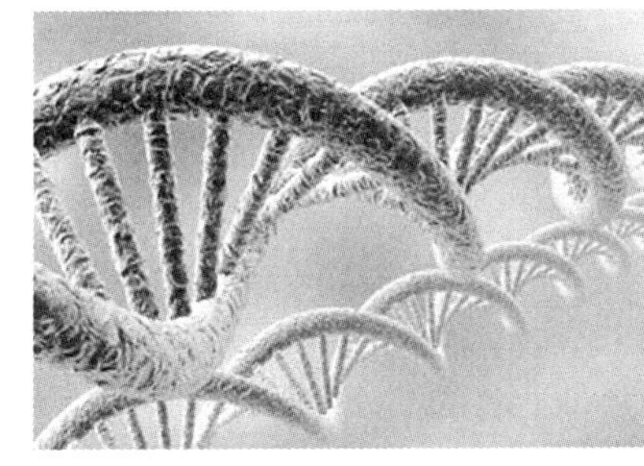

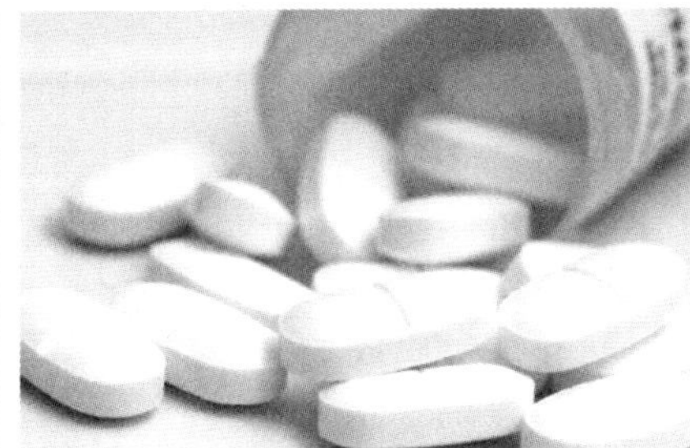

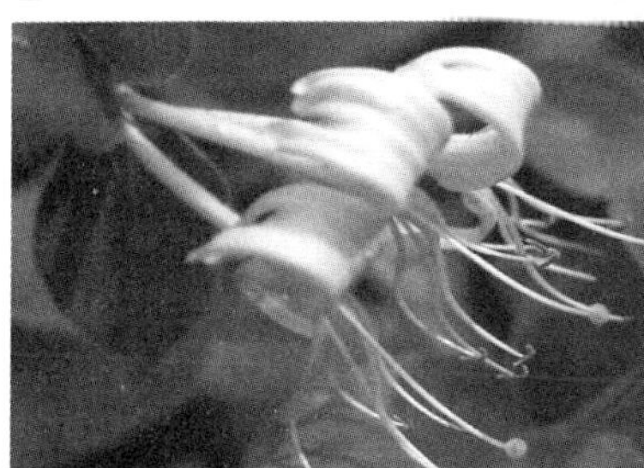

2010 年药学图书出版书目选录

2009 版国家基本药物简明手册
赵克健　主编
人民军医出版社　362 页　32 开　30.00 元

2010 国家执业药师资格考试历年真题解评 + 实战模拟:西药
马广慈　主编
北京科学技术出版社　524 页　16 开　56.00 元

2010 药学(师)职称考试强化训练与试题解析(第 3 版)
徐贵丽　主编
军事医学科学出版社　510 页　16 开　56.00 元

2010 药学(中级)职称考试强化训练与试题解析(第 3 版)
徐贵丽　主编
军事医学科学出版社　619 页　16 开　62.00 元

2010 中国医药产业发展报告
刘国恩　主编
科学出版社　200 页　16 开　42.00 元

21 世纪新药合成
陈荣业　王　勇　编著
中国医药科技出版社　483 页　16 开　62.00 元

307 种国家基本药物合理应用
解秀兰　董振咏　靳淑敏　主编
中国医药科技出版社　373 页　16 开　48.00 元

307 种国家基本药物全解
卢海儒　何红梅　崔丽萍　主编
中国医药科技出版社　354 页　16 开　48.00 元

400 种中草药野外识别图鉴
易　蔚　黄克南　主编
化学工业出版社　436 页　32 开　35.00 元

500 味中药临证精要:名老中医黄英儒用药经验
黄英儒　黄国东　编著
化学工业出版社　303 页　32 开　25.00 元

50 种名贵中药经验鉴别与应用
董维光　王世东　宋希贵　主编
中国农业出版社　112 页　16 开　20.00 元

HIV 耐药监测策略和检测技术
邵一鸣　主编
人民卫生出版社　210 页　16 开　28.00 元

《本草纲目》的美容秘方
李桂英　编著
中国纺织出版社　303 页　16 开　29.80 元

《滇南本草》植物药及云南名产中草药的现代研究(第一卷)
魏均娴　编著
云南科技出版社　913 页　16 开　180.00 元

艾滋病与药物滥用
李　燕　陆　林　主编
云南人民出版社　335 页　16 开　41.00 元

安全用药　心中有数:我的健康我做主
冯端浩　李贵堂　主编
人民军医出版社　285 页　16 开　25.00 元

白血病的中医药诊治
黄礼明　马武开　主编
科学出版社　263 页　16 开　58.00 元

百病药粥疗法
胡献国　主编
科学技术文献出版社　443 页　32 开　29.00 元

百种药用植物栽培答疑(第 2 版)
丁万隆　陈　震　王淑芳　主编
中国农业出版社　588 页　32 开　30.00 元

煲汤中草药应用手册
李振琼　编
广东科技出版社　122 页　32 开　20.00 元

本草人生:尚志钧本草论文集
尚志钧　著
中国中医药出版社　777 页　16 开　85.00 元

本草药妆品
董银卯　郑彦云　马忠华等　著
化学工业出版社　231 页 16 开　49.00 元

病毒性疾病中成药的药理与临床
苗明三　主编
人民军医出版社　373 页　32 开　39.00 元

常见病老药新用法
兰水中　王士才　主编
人民军医出版社　499 页　32 开　45.00 元

常见突发事件药物救治指南
梅旭辉　主编
湖北科学技术出版社　586 页　16 开　128.00 元

常见胃病用药 100 问
侯　宁　杨凤辉　主编
化学工业出版社　166 页　32 开　18.00 元

常用药物的安全应用
李德爱　周大勇　主编
人民卫生出版社　1 368 页　32 开　88.00 元

常用药物的使用观察及护理
李秀云　张冬林　主编
人民军医出版社　534 页　16 开　95.00 元

常用中药标准物质分析图谱
马双成　钱　勇　谢天培　主编
人民卫生出版社　446 页　16 开　64.00 元

常用中药的拓展应用(第1辑)清热药
刘孟宇等　主编
人民军医出版社　471页　32开　39.00元
常用中药配伍及禁忌示例
马子密　主编
中国医药科技出版社　287页　16开　36.00元
超声介导药物靶向递送系统
赵应征　主编
化学工业出版社　161页　16开　29.00元
处方药品集
孙　虹　赵玲玲　主编
中南大学出版社　493页　32开　32.00元
传统药食
[英]莫森(Momsen,S.)　著　张家楠　译
北京科学技术出版社　126页　16开　22.00元
大黄妙用是补药,人参误用是毒药:常见食物的性味使用手册
滕　巍　解读
重庆出版社　248页　16开　29.80元
大众药典:中国家庭药箱用药指南
药历网组织　编写
化学工业出版社　132页　32开　18.00元
单味中药超微配方颗粒的质量标准研究
蔡光先　杨永华　主编
人民卫生出版社　204页　16开　79.00元
胆囊炎与胆石病合理用药与调养
秦惠基　编著
西安交通大学出版社　126页　16开　18.60元
当归标准化生产技术
蔺海明　邱黛玉　编著
金盾出版社　176页　32开　10.00元
动物细胞与微生物发酵工程制药
袁建琴　高斌战　著
中国农业科学技术出版社　287页　32开　30.00元
动物药理
邱深本　李喜旺　主编
化学工业出版社　255页　16开　29.00元
动物药理
孙洪梅　王成森　主编
化学工业出版社　251页　16开　29.80元
读经典,学中药2:补益中药30种临证精析
李　艳等　编著
人民军医出版社　227页　32开　29.00元
恶性肿瘤名家传世灵验药对
李成卫　吴　洁　李泉旺　主编
中国医药科技出版社　256页　16开　35.00元
方剂20讲
韦永红　主编
西安交通大学出版社　258页　16开　29.80元
方剂速记速查口袋书
范　颖　马　骥　主编
辽宁科学技术出版社　295页　32开　22.00元
方剂学
鉏桂祥　文小平　编著
上海科学技术出版社　260页　16开　100.00元
方剂学
王　付　许仁平　张大伟　主编
中国中医药出版社　322页　16开　28.00元
方药学
杨柏灿　文小平　主编
上海科学技术出版社　286页　16开　35.00元
非处方药(OTC)营销与实务
王　悦　主编
人民卫生出版社　510页　32开　39.00元
肺癌生物靶向治疗
周彩存　吴一龙　主编
人民卫生出版社　279页　16开　36.00元
风湿病食疗与用药
戴德银　主编
化学工业出版社　274页　32开　19.00元
伏牛山药用植物志(第二卷)
尹卫平　王忠东等　著
科学出版社　384页　16开　98.00元
福建民俗与中医药文化
肖林榕　林端宜　主编
科学出版社　203页　16开　98.00元
妇产科常见疾病的临床用药
朱　兰　主编
人民卫生出版社　352页　16开　29.00元
肝炎合理用药与调养
喻凤兰　孙学东　主编
西安交通大学出版社　172页　16开　24.00元
高血压病合理用药与食疗
杨暐立　谢英彪　主编
西安交通大学出版社　176页　16开　25.00元
工业药剂学(第2版)
潘卫三　主编
中国医药科技出版社　549页　16开　62.00元
工业药剂学
胡容峰　主编
中国中医药出版社　492页　16开　42.00元
古代中国与东南亚中医药交流研究

冯立军　著
云南美术出版社　133 页　16 开　27.00 元
冠心病合理用药与食疗
陈金宜　谢英彪　主编
西安交通大学出版社　146 页　16 开　22.00 元
国家基本药物临床应用指南:2009 年版基层部分:中成药
国家基本药物临床应用指南编委会　主编
人民卫生出版社　167 页　32 开　17.00 元
国家基本药物实用指南(基层部分)
周超凡　刘玉玺　胡　欣　主编
人民军医出版社　240 页　16 开　39.00 元
国家基本药物使用手册:基层医疗卫生机构部分
王相海　蒋光峰　主编
中国海洋大学出版社　370 页　16 开　42.00 元
国家基本药物使用手册
何清湖　李凡成　主编
湖南科学技术出版社　377 页　32 开　18.00 元
国家基本药物使用手册
师海波　王克林　主编
军事医学科学出版社　417 页　32 开　28.00 元
国家基本医疗保险、工伤保险和生育保险药品用药指南
阚全程　朱　琳　主编
郑州大学出版社　856 页　32 开　69.00 元
国家执业药师资格考试复习应试全书:修订本:西药分册(第 2 版)
本社专家编写组　编著
北京科学技术出版社　562 页　16 开　79.00 元
国家执业药师资格考试复习应试全书:修订本:中药分册(第 2 版)
专家编写组　编著
北京科学技术出版社　517 页　16 开　78.00 元
国家执业药师资格考试历年真卷:中药学专业(第 2 版)
《国家执业药师资格考试历年真卷》编季会　编著
中国医药科技出版社　245 页　16 开　36.00 元
国内外中药市场分析(第 2 版)
刘铜华　肖诗鹰　主编
中国医药科技出版社　428 页　16 开　68.00 元
海南中药资源图集(第一集)
代正福　彭　明　戴好富　主编
云南科技出版社　306 页　32 开　58.00 元
汉方中草药对症图典(第二册)
李冈荣　编著
湖南美术出版社　373 页　16 开　68.00 元
汉方中草药对症图典(第三册)
李冈荣　编著
湖南美术出版社　373 页　16 开　68.00 元
汉方中草药对症图典(第四册)
李冈荣　编著
湖南美术出版社　373 页　16 开　68.00 元
汉英药学词汇
陈世铭　主编
化学工业出版社　808 页　16 开　89.00 元
合理选用中成药
陆丽珠　主编
北京科学技术出版社　227 页　16 开　26.00 元
何氏药物铺灸疗法
何天有　主编
中国中医药出版社　379 页　32 开　26.00 元
呼吸系统疾病药物治疗学
陈作忠　刘世青　主编
化学工业出版社　626 页　32 开　59.00 元
呼吸系统临床药理学
王本杰　主编
化学工业出版社　254 页　16 开　56.00 元
湖南省中药材标准:2009 年版
汪文涛　李　波　主编
湖南科学技术出版社　383 页　16 开　96.00 元
湖南省中药饮片炮制规范 2010 年版
汪文涛　李文莉　主编
湖南科学技术出版社　637 页　16 开　158.00 元
护理药理学
杨解人　宋建国　黄正明　主编
军事医学科学出版社　432 页　16 开　48.00 元
护理用药失误防范
周丽娟　梁　英　宁毅军　主编
人民军医出版社　435 页　16 开　66.00 元
基因工程制药
李德山　主编
化学工业出版社　201 页　16 开　25.00 元
计算机在药学中的应用
董鸿晔　主编
人民卫生出版社　175 页　16 开　22.00 元
家庭用药,看这本就够了
王　硕　邢远翔　主编
化学工业出版社　248 页　16 开　29.80 元
家庭中药使用手册
陈朝宗等　主编
人民军医出版社　260 页　16 开　30.00 元
简明实用中药药理手册 2009
梅全喜　主编
人民卫生出版社　495 页　16 开　59.00 元
近红外光谱法快速分析药品

胡昌勤　冯艳春　著

化学工业出版社　358 页　16 开　85.00 元

精编本草纲目

易　磊　编著

上海科学技术文献出版社　464 页　16 开　25.00 元

精神神经疑难病选方用药技巧

王　付　编著

人民军医出版社　443 页　32 开　39.00 元

开中药处方的经验

谢英彪　编著

人民军医出版社　148 页　16 开　24.00 元

抗癌药物分子库

陈清奇　编著

科学出版社　699 页　16 开　148.00 元

抗感染药物分类与用法

孟昭泉　谢颖光　主编

金盾出版社　321 页　32 开　20.00 元

抗生素安全合理应用手册

丁选胜　主编

人民卫生出版社　960 页　16 开　120.00 元

抗生素的应用(第 8 版)

师少军　编译

人民卫生出版社　848 页　32 开　69.00 元

抗肿瘤中药集锦

魏长志　屈　岭　寇天芹　主编

中医古籍出版社　366 页　32 开 18.00 元

苦丁茶研究与开发

贺震旦　主编

科学出版社　233 页　16 开　78.00 元

昆虫的药用、饲用和养殖

杨冠煌　编著

科学技术文献出版社　297 页　32 开 18.00 元

朗－戴尔药理学:原文第 6 版

[英]朗(Rang,H P)等　主编　林志彬　主译

北京大学医学出版社　867 页　16 开　295.00 元

老年药理学与药物治疗学

张洪泉　主编

人民卫生出版社　1 188 页　16 开　146.00 元

老药新用途(第 4 版)

李世文　康满珍　陈　雪　主编

人民军医出版社　583 页　32 开　45.00 元

临床常见非合理用药(第 4 版)

张安年　张慧颖　主编

人民卫生出版社　1131 页　16 开　139.00 元

临床合理用药 270 问

雷招宝　柳　青　贾东岗　主编

化学工业出版社　315 页　32 开　29.00 元

临床合理用药指导

隋忠国　苏乐群　孙　伟　主编

人民卫生出版社　972 页　16 开　120.00 元

临床静脉用药调配与使用指南

吴永佩　焦雅辉　主编

人民卫生出版社　482 页　16 开　58.00 元

临床药理学实验教程

王　萍　周红宇　主编

浙江大学出版社　98 页　16 开　18.00 元

临床药理学与药物治疗学

周红宇　陈醒言　编著

浙江大学出版社　354 页　16 开　43.00 元

临床药学“三基”训练习题集

李长龄　李玉珍　主编

北京科学技术出版社　298 页　32 开　25.00 元

临床用药安全指南

[加]图希(Rantucci,M. J.)　斯图尔特(Stewart,C.)

斯图尔特(Stewart,I.)　原著　邵　宏　主译

人民卫生出版社　257 页　32 开　28.00 元

临床用药指导

王广银　薛　敏　艾　静　主编

山东大学出版社　408 页　16 开　78.00 元

临床中药学技能实训

于　虹　主编

中国中医药出版社　285 页　16 开　39.00 元

临证常用药对 200 例

傅文录　编著

化学工业出版社　272 页　32 开　19.80 元

慢性胃病合理用药与调养

张昌敏　编著

西安交通大学出版社　216 页　16 开　28.00 元

美容药物学(第 2 版)

王　建　主编

人民卫生出版社　249 页　16 开　28.00 元

美容药物学

秦红兵　主编

人民卫生出版社　177 页　16 开　20.00 元

美容中药学

郭　忻　袁　颖　主编

上海科学技术出版社　212 页　16 开　28.00 元

名贵中药如何进补

王淑君　苏　悦　主编

人民军医出版社　177 页　16 开　26.00 元

名医论十大名中药

张　栋　张同文　主编

人民军医出版社　228页　16开　32.00元

名优中成药研究与应用:乌鸡白凤丸

石任兵　刘　斌　解素花　主编

人民卫生出版社　384页　32开　25.00元

纳米药物安全性

杨祥良　徐辉碧　廖明阳等　编著

科学出版社　219页　16开　60.00元

耐荫药用植物石蒜培育技术

杨志玲　杨　旭　谭梓峰　编著

中国林业出版社　196页　16开　40.00元

南方红豆杉可再生资源高效加工利用技术

付玉杰等　著

科学出版社　179页　16开　56.00元

内分泌临床药理学

孙淑娟　谷大建　主编

化学工业出版社　352页　16开　69.00元

内科用药速查

王春波　主编

北京科学技术出版社　872页　32开　49.00元

皮肤病实用中药学(上册)

王继生　主编

河北大学出版社　568页　16开　414.00元

奇经辨治与方药运用

谢　鸣　王　蕾　编著

人民卫生出版社　415页　16开　46.00元

千万不要乱吃药

鸿　扬　著

中国对外翻译出版公司　307页　16开　29.80元

前列腺增生症合理用药与调养

孙学东　主编

西安交通大学出版社　138页　16开　19.50元

全国中药材购销指南

龙兴超　马逾英　主编

人民卫生出版社　350页　16开　120.00元

全国专业技术资格考试中药学(师)考前冲刺:2010

牛　欣　主编

科学技术出版社　233页　16开　32.00元

全球药物:伦理、市场与实践

[美]佩特里纳(Petryna,A)等　编著　许烨芳　译

上海译文出版社　299页　32开　30.00元

妊娠与哺乳期用药100问

侯　宁　编著

化学工业出版社　180页　32开 20.00元

神经精神系统临床药理学

王海生　孙德清　主编

化学工业出版社　420页　16开　69.00元

肾病药物治疗学

黄　欣　许冬梅　主编

化学工业出版社　667页　32开　59.00元

肾内科常用药物的联用与辅用

刘皋林　袁伟杰　主编

人民卫生出版社　1 024页　32开　68.00元

肾衰药物手册

翟所迪　应颖秋　主编

人民军医出版社　733页　32开　69.00元

生物催化在制药工业的应用:发现、开发与生产

[美]陶军华(Junhua Tao)　[美]林国强(Guo-Qiang Lin)

[德]李斯(Liese,A.)　编著

许建和　陶军华　林国强　主译

化学工业出版社　309页　16开　50.00元

生物技术药物药代动力学与药效动力学:药物开发指导原则与应用实例

[美]迈博姆(Meibohm,B)　原著　程远国　主译

人民军医出版社　287页　16开　190.00元

生物技术制药概论(第2版)

姚文兵　主编

中国医药科技出版社　309页　16开　39.00元

生物药剂学

程　刚　主编

中国医药科技出版社　243页　16开　29.00元

生物药物知识

杨群华　杜　敏　主编

中国医药科技出版社　201页　16开　26.00元

生物药物制剂技术

王学民　主编

化学工业出版社　183页　16开　24.00元

生物制药技术专业技能实训教程

朱善元　王安平　主编

中国轻工业出版社　260页　16开　28.00元

生物制药综合应用技术

李榆梅　张　虹　主编

化学工业出版社　134页　16开　19.00元

生药学(第2版)

李　萍　主编

中国医药科技出版社　504页　16开　55.00元

生药学笔记

姬生国　主编

科学出版社　192页　16开　24.80元

生药学

李新中　姬生国　主编

科学出版社　442页+光盘1片　16开　49.00元

生药学

王跃华　张　浩　主编
四川大学出版社　363 页　16 开　34.00 元
施今墨对药(第 4 版)
吕景山　著
人民军医出版社　412 页　32 开　35.00 元
实用方药证治类编
苗明三　史艳萍　主编
人民军医出版社　125 页　16 开　25.00 元
实用临床药理学
孙忠实　主编
北京科技术出版社　560 页　16 开　59.00 元
实用心血管药物学
宋文宣　李德爱　主编
人民卫生出版社　816 页　16 开　99.00 元
实用药师英语 500 句
董亚琳　主编
化学工业出版社　170 页　32 开　15.00 元
实用药物商品知识(第 2 版)
杨群华　主编
化学工业出版社　353 页　16 开　45.00 元
实用中药材新编
张明心　主编
第二军医大学出版社　733 页　32 开　65.00 元
食品药品安全突发事件应急管理
秦怀金　徐景和　主编
中国医药科技出版社　250 页　16 开　46.00 元
食品药品安全与监管政策研究报告(2010)
上海市食品药品安全研究中心　编
社会科学文献出版社　465 页　16 开　69.00 元
食物是最好的药:细说国家卫生部推荐的 87 种药食两用食物
李蔓荻　靳　婷　编著
金城出版社　280 页　16 开　29.80 元
世界上市新药(2)
汪啸洋　主编
化学工业出版社　373 页　16 开　95.00 元
世界卫生组织药品标准专家委员会第 41 次技术报告
世界卫生组织　编　金少鸿　宁保明　主译
中国医药科技出版社　143 页　16 开　45.00 元
世界卫生组织药品标准专家委员会第 42 次技术报告
世界卫生组织　编　金少鸿　宁保明　主译
中国医药科技出版社　132 页　16 开　45.00 元
世界卫生组织药品标准专家委员会第 43 次技术报告
世界卫生组织　编　金少鸿　宁保明　主译
中国医药科技出版社　156 页　16 开　45.00 元
世界新药动态与分析
邹　栩　任文霞　主编
第二军医大学出版社　265 页　16 开　150.00 元
糖类药物合成与制备
方志杰　编著
化学工业出版社　440 页 16 开　98.00 元
糖尿病临床常用中药指南
李方玲　牟　新　主编
科学技术文献出版社　365 页　32 开　24.00 元
糖皮质激素在内科疾病中的合理应用
王海燕　沈　悌　主编
人民卫生出版社　121 页　32 开　18.00 元
天麻标准化生产技术
宫喜臣　编著
金盾出版社　165 页　32 开　10.00 元
天然产物化学(第 2 版)
刘　湘　汪秋安　编著
化学工业出版社　215 页　16 开　25.00 元
天然产物全合成荟萃·萜类
吴毓林　何子乐等　编著
科学出版社　522 页　16 开　98.00 元
天然产物研究方法和技术
再帕尔·阿不力孜　主编
化学工业出版社　352 页　16 开　60.00 元
天然药物化学(第 2 版)
宋晓凯　主编
化学工业出版社　275 页　16 开　32.00 元
天然药物化学笔记
程力惠　主编
科学出版社　222 页　16 开　24.80 元
天然药物化学
董小萍　主编
中国中医药出版社　370 页　16 开　32.00 元
天然药物化学
康　胜　主编
中国人民大学出版社　205 页　16 开　23.00 元
天然药物化学
沈　彤等　编著
甘肃科学技术出版社　269 页　16 开　35.00 元
天然药物化学实验与指导(第 2 版)
梁敬钰　主编
中国医药科技出版社　198 页　16 开　26.00 元
天然药物化学
杨世林　热娜·卡斯木　主编
科学出版社　521 页　16 开　58.00 元
突发事件中的药学保障与药品供应
吴久鸿　吴晓玲　主编

化学工业出版社　444 页　32 开　39.00 元

图表药理学

袁秉祥　臧伟进　主编

人民卫生出版社　207 页　16 开　29.00 元

图解本草纲目

《本草纲目》整理委员会组织编绘

化学工业出版社　368 页　32 开　48.00 元

图解中草药大全

李泽亮　编著

西苑出版社　352 页　16 开　53.80

图解中药学

黄志海　王　锦　主编

广东科技出版社　261 页　16 开　68.00 元

图说食药用菌栽培

杨槐俊　张治家　郭素萍著

中国农业科学技术出版社　96 页　32 开　50.00 元

胃肠病合理用药与食疗

逯尚远　谢英彪　主编

西安交通大学出版社　138 页　16 开　20.00 元

物理药剂学

王玉蓉　田景振　主编

中国中医药出版社　429 页　16 开　36.00 元

西药助学歌诀

董明强　编著

西安交通大学出版社　132 页　16 开　16.50 元

细数用药购药误区

孟庆轩　陈卫兵　主编

金盾出版社　206 页　32 开　14.00 元

现代个体化药物新剂型:中药卷(第 2 版)

侯连兵　杨西晓　主编

人民军医出版社　575 页　16 开　168.00 元

现代生物制药工艺学(第 2 版)

齐香君　主编

化学工业出版社　300 页　16 开　33.00 元

现代实用临床中药学

祁公任　陈　涛　主编

化学工业出版社　614 页　16 开　88.00 元

现代英汉药物词汇(第 3 版)

王在震等　主编

人民卫生出版社　1434 页　32 开　99.00 元

现代中药炮制研究

江　云　黄勤挽　主编

科学出版社　341 页　16 开　98.00 元

现代中药制剂设计理论与实践

侯世祥　主编

人民卫生出版社　960 页　16 开　109.00 元

现代中药质量控制及技术

高文远　主编

科学出版社　496 页　16 开　120.00 元

香辛料的鉴别、食用与药用

于　新　编著

化学工业出版社　182 页　16 开　28.00 元

消化系统疾病药物治疗学

鲁春燕　张建娜　主编

化学工业出版社　676 页　32 开　59.00 元

消化系统临床药理学

李　军　沈承武　主编

化学工业出版社　340 页　16 开　69.00 元

哮喘合理用药与食疗

苏　强　谢英彪　主编

西安交通大学出版社　176 页　16 开　25.00 元

写给老百姓的中医书:解读古人的养生方

赵进喜　著

科学出版社　256 页　16 开　25.00 元

写给老百姓的中医书:来自《黄帝内经》的养生智慧

赵进喜　著

科学出版社　225 页　16 开　25.00 元

心内科常用药物的联用与辅用

党瑜华　孙国举　刘　辉　主编

人民卫生出版社　573 页　32 开　42.00 元

心血管系统疾病和药物基因组学

尹　彤　郑金刚　主编

科学出版社　582 页　16 开　118.00 元

心血管系统临床药理学

常　萍　主编

化学工业出版社　462 页　16 开　76.00 元

心血管药理学(第 2 版)

苏定冯　缪朝玉　主编

科学出版社　466 页　16 开　120.00 元

心血管用药指南(第 7 版)

[美]朗尼(Lionel H. Opie),布纳德(Bernard J. Gersh)原著

杨庭树　曹　剑　主译

人民军医出版社　691 页　32 开　115.00 元

新编家庭药食保健

蔡振扬　编著

上海科技教育出版社　180 页　32 开　15.00 元

新编实用临床药物手册

王求淦　主编

广东科技出版社　630 页　32 开　40.00 元

新编医院药学

孙世光　闫　荟　主编

军事医学科学出版社　313 页　16 开　45.00 元

新编注射药物应用指南

张石革　崔　嵘　主编

北京科学技术出版社　724 页　32 开 39.00 元

新药研发的剂量优化

［美］克里希纳（Rajesh Krishna）　主编

黄晓晖　陈飞虎　李　俊　主译

科学出版社　246 页　16 开　65.00 元

袖珍中药配伍应用速查手册

周德生　主编

湖南科学技术出版社　576 页　32 开　25.00 元

眼科药物治疗学：Principles and practice

唐仕波　唐细兰　主编

人民卫生出版社　709 页　16 开　145.00 元

眼科用药指南

王增寿　主编

化学工业出版社　214 页　16 开　39.80 元

药到病自除：养足“精气神”的灵方妙药

唐　略　著

中国医药科技出版社　192 页　16 开　29.00 元

药非药 非常药：中华药膳古方精要 养生大智慧

唐华伟　主编

科学出版社　188 页　16 开　28.00 元

药剂学（第 2 版）

崔福德　主编

中国医药科技出版　630 页　16 开　68.00 元

药剂学笔记

龙晓英　主编

科学出版社　178 页　16 开　22.80 元

药理实验方法学（第 4 版）

魏　伟　吴希美　李元建　主编

人民卫生出版社　1722 页　16 开　228.00 元

药理实验方法学

魏　伟　主编

人民卫生出版社　1744 页　16 开　228.00 元

药理学（第 2 版）

樊一桥　吴国忠　主编

科学出版社　304 页　16 开　39.00 元

药理学（第 2 版）

乔国芬　娄建石　主编

北京大学医学出版社　476 页　16 开　55.00 元

药理学（第 2 版）

杨世杰　主编

人民卫生出版社　534 页　16 开 + 光盘 1 片　65.00 元

药理学笔记

谭毓治　主编

科学出版社　271 页　16 开　29.80 元

药理学

李长龄　主编

北京大学医学出版社　469 页　16 开　48.00 元

药理学

李　乐　著

浙江大学出版社　351 页　16 开　39.00 元

药理学

刘建文　主编

华东理工大学出版社　248 页　16 开　38.00 元

药理学实验

常福厚　韩瑞兰　杨玉梅　主编

北京大学医学出版社　60 页　16 开　12.00 元

药理学实验教程

李志毅　王文玉　主编

世界图书出版西安公司　157 页　16 开　22.00 元

药理学实验与指导（第 2 版）

钱之玉　主编

中国医药科技出版社　453 页　16 开　55.00 元

药理学速记

于海平　李　汇　主编

中国医药科技出版社　476 页　32 开　29.00 元

药理学

谭安雄　芦　靖　尤德姝　主编

华中科技大学出版社　280 页　16 开　32.00 元

药理学

吴　铁　冯冰虹　主编

科学出版社　600 页　16 开　59.80 元

药理学学习与解题指南

陈建国　汪　晖　主编

华中科技大学出版社　291 页　16 开　30.00 元

药理学学习指导

邹莉波　主编

中国医药科技出版社　360 页　16 开　45.00 元

药理学学习指南

刘玉娥　孙衍鲲　主编

山东大学出版社　300 页　16 开　29.00 元

药品价格管制的经济分析：中国医药市场的成长之谜

王耀忠　著

立信会计出版社　274 页　32 开　18.00 元

药品检验仪器操作规程：2010 年版

李云龙　主编

中国科学技术出版社　923 页　16 开　380.00 元

药品生物检定技术（第 2 版）

李榆梅　主编

化学工业出版社　196 页　16 开　28.00 元

药师论茶

董占军　吴文博　主编
河北科学技术出版社　241 页　16 开　29.80 元

药食抗衰老指南
朱志明　杨　励　主编
化学工业出版社　193 页　16 开　26.00 元

药食同源祛百病:中医民间药膳食疗防治病方 1600 例
由能力　主编
人民军医出版社　169 页　16 开　30.00 元

药事管理学(第 4 版)
杨世民　主编
中国医药科技出版社　415 页　16 开　49.00 元

药事管理学
宿　凌　张　雷　主编
华东理工大学出版社　265 页　16 开　39.00 元

药事管理学
杨书良　刘兰茹　主编
化学工业出版社　229 页　16 开　27.00 元

药事管理与法规(第 2 版)
宿　凌　主编
中国医药科技出版社　395 页　16 开　35.00 元

药事管理与法规(第 4 版)
宿　凌　主编
中国医药科技出版社　419 页　16 开　49.00 元

药事管理与法规(第 5 版)
国家执业药师资格考试指导丛书编委会编
人民军医出版社　331 页　16 开　40.00 元

药事管理与法规采分点必背
邓　卅　主编
中国协和医科大学出版社　248 页　32 开　16.00 元

药事管理与法规
吴海侠　时　健　主编
科学出版社　233 页　16 开　29.80 元

药事管理与法规
张泽鸿　著
中国中医药出版社　345 页　16 开　38.00 元

药事管理与法规真题汇析与模拟试卷
邓　卅　主编
中国中医药出版社　248 页　16 开　39.00 元

药王孙思邈奇方妙治
王竹星　主编
天津科学技术出版社　292 页　16 开　29.80 元

药物处方手册(第 2 版)
陈孝治　张　超　朱运贵　主编
湖南科学技术出版社　1279 页　32 开　58.00 元

药物毒理学
谭毓治　主编
科学出版社　844 页　16 开　168.00 元

药物发现:从病床到华尔街
[美]塔马斯·巴特菲(Tamas Bartfai)　[英]格兰姆.V.李(Lee,G.V.)　著　王明伟　译
科学出版社　248 页　16 开　58.00 元

药物分析(第 2 版)
王炳强　张正兢　主编
化学工业出版社　256 页　16 开　29.80 元

药物分析(第 2 版)
于治国　宋粉云　主编
中国医药科技出版社　576 页　16 开　65.00 元

药物分析笔记
宋粉云　主编
科学出版社　127 页　16 开　19.80 元

药物分析实验与指导(第 2 版)
狄　斌　主编
中国医药科技出版社　269 页　16 开　35.00 元

药物分析学习指导
傅　强　主编
中国医药科技出版社　344 页　16 开　39.00 元

药物合成反应(第 3 版)
闻　韧　主编
化学工业出版社　344 页　16 开　38.00 元

药物合成反应
李敬芬　著
浙江大学出版社　345 页　16 开　40.00 元

药物合成反应
张胜建　主编
化学工业出版社　264 页　16 开　32.00 元

药物合成技术
李丽娟　主编
化学工业出版社　247 页　16 开　28.00 元

药物合成设计
张万年　主编
第二军医大学出版社　403 页　16 开　75.00 元

药物化学笔记
张万金　主编
科学出版社　246 页　16 开　29.80 元

药物化学
郝艳霞　主编
化学工业出版社　321 页　16 开　35.00 元

药物化学
何敬文　徐　宁　主编
华中科技大学出版社　324 页　16 开　32.80 元

药物化学
孟繁浩　余　瑜　主编

科学出版社　508 页　16 开　54.80 元

药物化学实验与实训

金学平　武莹浣　主编

化学工业出版社　188 页　16 开　22.00 元

药物化学总论(第 3 版)

郭宗儒　著

科学出版社　641 页　16 开 98.00 元

药物经济学(第 2 版)

孙利华　主编

中国医药科技出版社　182 页　16 开　25.00 元

药物联用宜忌速查手册

张志清　主编

人民卫生出版社　1737 页　32 开　109.00 元

药物临床试验与 GCP 实用指南(第 2 版)

田少雷　邵庆翔　编著

北京大学医学出版社　472 页　32 开　33.00 元

药物贴膏剂生产与开发

熊维政　杨义厚　梁秉文　主编

化学工业出版社　327 页　16 开　78.00 元

药物洗脱支架内血栓的治疗和预防

卢才义　周圣华　张玉霄　主编

科学出版社　345 页　16 开　98.00 元

药物制剂工程技术与设备(第 2 版)

张洪斌　主编

化学工业出版社　374 页　16 开　39.00 元

药物制剂工艺及设备选型

任晓文　主编

化学工业出版社　317 页　16 开　88.00 元

药物制剂技术与设备(第 2 版)

杨瑞虹　主编

化学工业出版社　224 页　16 开　26.00 元

药物制剂设备与操作:固体制剂

王行刚　主编

化学工业出版社　141 页　16 开　19.00 元

药物制剂设备与操作:液体制剂

王行刚　主编

化学工业出版社　165 页　16 开　21.00 元

药物制剂疑难解析

李亚琴　主编

化学工业出版社　225 页　16 开　59.00 元

药物制剂自学考试学习指导

林相友　董桂英　主编

吉林大学出版社　659 页　16 开　85.00 元

药物治疗与心理治疗:整合与分治

[美]瑞伯(Riba,M. B.)　著　黄断忠　主译

人民卫生出版社　115 页　16 开　20.00 元

药学(师)应试指导及历年考点串讲(第 2 版)

吕竹芬　杨　帆　著

人民军医出版社　427 页　16 开　69.00 元

药学(士)精选习题解析

李勤耕　主编

人民卫生出版社　169 页　16 开　29.00 元

药学:中级(适用专业药学中级)

全国卫生专业技术资格考试专家委员会　编

人民卫生出版社　686 页　16 开　106.00 元

药学服务技术

万春艳　主编

化学工业出版社　220 页　16 开　26.00 元

药学监护常见问题解答:面向医护,答疑解惑

张石革　主编

化学工业出版社　536 页　32 开　39.00 元

药学缩略语手册

韩　凤　郑爱莲　刘仁涌　主编

中国医药科技出版社　215 页　32 开　19.00 元

药学专业知识(二)采分点必背:药剂学·药物化学

田　燕　主编

中国协和医科大学出版社　382 页　32 开　25.00 元

药学专业知识(一)采分点必背:药理学·药物分析

刘克辛　主编

中国协和医科大学出版社　300 页　32 开　19.00 元

药学专业知识(一)真题汇析与模拟试卷

李晓军　主编

中国中医药出版社　276 页　16 开　36.00 元

药学专业知识:2(第 2 版)

张泽鸿　主编

中国中医药出版社　600 页　16 开　59.80 元

药学综合知识与技能(第 2 版)

钱春梅　主编

中国医药科技出版社　293 页　16 开　42.00 元

药学综合知识与技能采分点必背

刘克辛　主编

中国协和医科大学出版社　274 页　32 开　18.00 元

药学综合知识与技能真题汇析与模拟试卷

刘克辛　主编

中国中医药出版社　240 页　16 开　32.00 元

药业伦理学

焦　泉　王　进　编著

人民卫生出版社　240 页　16 开　28.00 元

药用高分子材料学

刘　文　主编

中国中医药出版社　196 页　16 开　18.00 元

药用化学基础

訾少锋　主编
化学工业出版社　205 页　16 开　25.00 元
药用天然产物
徐筱杰　康文艺　主编
化学工业出版社　292 页　16 开　66.00 元
药用植物创新育种学
徐　良　主编
中国医药科技出版社　300 页　16 开　36.00 元
药用植物过程工程及其生态产业集成
陈洪章等　编著
科学出版社　287 页　16 开　55.00 元
药用植物生理生态学
阮　晓　王　强　颜启传　编著
科学出版社　481 页　16 开　86.00 元
药用植物学笔记
严寒静　主编
科学出版社　159 页　16 开　19.80 元
药用植物遗传育种学
任跃英　主编
中国中医药出版社　392 页　16 开　33.00 元
药用植物栽培与气象
李艾莲　编
气象出版社　112 页　32 开　9.00 元
药怎样吃才有效:中医名家告诉你如何对症开方
王　蕊　解读
重庆出版社　313 页　16 开　38.00 元
药怎样吃才有效:中医名家告诉你如何对症开方
王　蕊　解读
重庆出版社　313 页　16 开　38.00 元
药妆店营销策略:连锁药店的新蓝海
李从选　李秉彧　编写
化学工业出版社　209 页　16 开　39.00 元
野菜的加工、食用与药用
于　新　李小华　编著
化学工业出版社　232 页　16 开 35.00 元
一个月学中药(第 2 版)
杨文潮　主编
人民军医出版社　257 页　16 开　35.00 元
一味中药祛顽疾(第 4 版)
李世文　康满珍　黄永华　编著
人民军医出版社　527 页　32 开　42.00 元
医话药考
潘　纲　主编
第二军医大学出版社　274 页　32 开　23.00 元
医疗机构药物安全性监测
郭代红　张晓东　刘皈阳　主编
人民军医出版社　336 页　16 开　49.00 元
医药产品导论
李　敏　著
浙江大学出版社　206 页　16 开　25.00 元
医药的真相:别让药品害了你
[英]布奇(Bruch,D.)著　孙　红　马良娟　译
新世界出版社　279 页　16 开　29.80 元
医药化学基础实验及学习指导
李明梅　张　威　主编
化学工业出版社　206 页　16 开　24.00 元
执业药师(药学类)应试习题集
《执业药师资格考试应试习题集》专家组　编
中国协和医科大学出版社　722 页　16 开　76.00 元
医药市场营销学
官翠玲　主编
中国中医药出版社　315 页　16 开　27.00 元
医药市场营销学
许彦彬　伊　利　主编
济南:山东人民出版社　342 页　16 开　36.00 元
医药市场营销与实务
符华平　杨金凤　主编
人民卫生出版社　590 页　32 开　43.00 元
医药消费者行为学
陈　晶　主编
清华大学出版社　317 页　16 开　29.80 元
医院药事管理学问答
崔　嵘　张石革　主编
化学工业出版社　297 页　16 开　69.00 元
医院药学(第 3 版)
胡晋红　主编
第二军医大学出版社　322 页　16 开　48.00 元
医院药学管理规范
张淑慧等　主编
中国医药科技出版社　247 页　16 开　34.00 元
医院药学内控管理制度
黄德财　赵芝容　主编
中国医药科技出版社　190 页　16 开　27.00 元
银杏营养贮藏蛋白质特性研究
郭红彦　编著
中国农业科学技术出版社　173 页　32 开　30.00 元
应用药物经济学
[美]兰迪(Randy,F.)　[美]瓦根伯格(Vogenberg)
主编　俞雄等　译
化学工业出版社　282 页　32 开　39.00 元
用药不良反应及护理对策
吕　晶　禹兰茹　王佩欣　主编

人民军医出版社　284 页　32 开　29.00 元

用药杂谈

汪庆安　著

中国中医药出版社　224 页　32 开　18.00 元

知名药师解答“三高”用药

王文刚　王功立　编

化学工业出版社　130 页　16 开　18.80 元

执业药师(中药学类)应试习题集

《执业药师资格考试应试习题集》专家组　编

中国协和医科大学出版社　614 页　16 开　66.00 元

植物药黄酮成分与生理生化活性

韩公羽　沈企华　韩绍雯　编著

中国书籍出版社　239 页　32 开　15.00 元

制药单元操作技术(下)

于文国　程桂花　主编

化学工业出版社　273 页　16 开　30.00 元

制药工程专业实验(第 2 版)

宋　航　主编

化学工业出版社　226 页　16 开　25.00 元

制药工业三废处理技术

王效山　夏伦祝　主编

化学工业出版社　346 页　16 开　68.00 元

制药工艺设计基础

厉明蓉　主编

化学工业出版社　154 页　16 开　20.00 元

制药工艺学

林　强　霍　清　主编

化学工业出版　186 页　16 开　29.80 元

制药工艺学实验

王　沛　主编

中国中医药出版社　82 页　16 开　10.00 元

治疗药理学(第 2 版)

陈汝筑　黄守坚　主编

人民卫生出版社　408 页　16 开　58.00 元

中草药病虫害防治图谱:人参

冯　家　主编

吉林出版集团有限责任公司　98 页　32 开　16.00 元

中草药病虫害防治图谱:西洋参

冯　家　主编

吉林出版集团有限责任公司　105 页　32 开　16.00 元

中草药的故事

葛芸生　王朝香　著

希望出版社　159 页　16 开　19.80 元

中风名家传世灵验药对

李成卫　主编

中国医药科技出版社　251 页　16 开　35.00 元

中国本草养颜法

杜杰慧　主编

北京科学技术出版社　363 页　16 开　38.00 元

中国疗效中草药:320 种对症中药图鉴

郝　娅　著

时代文艺出版社　393 页　16 开　68.00 元

中国生物制药产业竞争力研究

汪　波　著

上海财经大学出版社　168 页　16 开　22.00 元

中国食药用菌学(上册)

黄年来　林志彬　陈国良等　著

上海科学技术文献出版社　524 页　16 开　249.00 元

中国食药用菌学(下册)

黄年来　林志彬　陈国良等　著

上海科学技术文献出版社　525-1 834 页　16 开　249.00 元

中国天然药物彩色图集(第一卷)

汪　毅　主编

贵州科技出版社　428 页　16 开　218.00 元

中国药典 2010 年版(一部)化学成分分析简明手册

曾元儿　主编

中山大学出版社　418 页　16 开　58.00 元

中国药事法理论与实务

邵　蓉　主编

中国医药科技出版社　366 页　16 开　39.00 元

中国药学大辞典

《中国药学大辞典》编委会　编写

人民卫生出版社　1 442 页　16 开　249.00 元

中国药学年鉴(2009)

彭司勋　主编

第二军医大学出版社　444 页　16 开　240.00 元

中国药学年鉴(2010)

彭司勋　主编

第二军医大学出版社　438 页　16 开 + 光盘 1 片　280.00 元

中国医药卫生改革与发展相关文件汇编:2009-2010 年度

中国药学会药事管理专业委员会　编

中国医药科技出版社　777 页　32 开　49.80 元

中国中医药年鉴．学术卷

中国中医药年鉴学术卷编辑委员会　编

上海中医药大学出版社　448 页　16 开 + 光盘 1 片　190.00 元

中华人民共和国药典:2010 年版(二部)

国家药典委员会　编

中国医药科技出版社　1258 页　16 开　650.00 元

中华人民共和国药典:2010 年版(三部)

国家药典委员会　编
中国医药科技出版社　347 页　16 开　200.00 元
中华人民共和国药典:2010 年版(一部)
国家药典委员会　编
中国医药科技出版社　1248 页　16 开　648.00 元
中华人民共和国药典中药材及原植物彩色图谱(上册)
国家药典委会员,中国医学科学院药用植物研究所　编著
人民卫生出版社　606 页　16 开　434.00 元
中华人民共和国药典中药材及原植物彩色图谱(下册)
国家药典委会员,中国医学科学院药用植物研究所　编著
人民卫生出版社　607-1236 页　16 开　434.00 元
中华药海:精华本
冉先德　主编
东方出版社　1932 页　16 开　300.00 元
中华药膳纲目:超值白金版(上)
彭铭泉　编著
华文出版社　429 页　16 开　29.80 元
中美药事法规比较
宿　凌　蔡绍晖　编
化学工业出版社　251 页　16 开　32.00 元
中条山药用树木资源
史敏华等　编著
中国林业出版　843 页　32 开　98.00 元
中药 20 讲
杨文潮　著
西安交通大学出版社　248 页　16 开　29.80 元
中药、天然药物研究注册工作手册
张淑秀　华玉琴　主编
中国医药科技出版社　270 页　16 开　36.00 元
中药材鉴定图典
赵中振　陈虎彪　主编
科学技术出版社　535 页　16 开　228.00 元
中药传奇
张国庆　著
军事医学科学出版社　387 页　32 开　26.00 元
中药的故事
陈沫金　编著
百花文艺出版社　256 页 32 开　18.00 元
中药对血管内皮细胞的作用
魏长志等　主编
吉林人民出版社　185 页　16 开　28.00 元
中药方剂学(第 2 版)
李铁男　主编
人民卫生出版社　448 页　16 开　45.00 元
中药分离原理与技术
郭立玮　编著
人民卫生出版社　889 页　16 开　110.00 元
中药分析
傅　强　主编
化学工业出版社　281 页　16 开　33.00 元
中药红外光谱分析与鉴定
孙素琴　周　群　陈建波　著
化学工业出版社　358 页　16 开　78.00 元
中药化学专论
匡海学　主编
人民卫生出版社　500 页　16 开　59.00 元
中药煎服法图解
吴　伟　主编
人民卫生出版社　64 页　32 开　26.00 元
中药鉴定新技术新方法及其应用
黄璐琦　胡之璧　主编
人民卫生出版社　381 页　16 开　58.00 元
中药鉴定学
卫莹芳　主编
上海科学技术出版公司　555 页　16 开　55.00 元
中药鉴定研究方法学
张贵君　主编
人民卫生出版社　931 页　16 开　115.00 元
中药类比歌诀
胡心藻　编著
山西科学技术出版社　314 页　16 开　23.00 元
中药临床药理学
向　楠　主编
中国医药科技出版社　806 页　16 开　128.00 元
中药炮制学实验
吴　皓　蔡宝昌　主编
中国中医药出版社　116 页　16 开　12.00 元
中药配方颗粒的研究与应用
张铁军　高文远　主编
中国医药科技出版社　680 页　16 开　108.00 元
中药上市后临床再评价关键技术
王永炎　吕爱平　谢雁鸣　主编
人民卫生出版社　430 页　32 开　39.00 元
中药速记速认口袋书
初　杰　崔撼难　主编
辽宁科学技术出版社　244 页　32 开　22.00 元
中药提取分离新技术
杨义芳　孔德云　主编
化学工业出版社　484 页　16 开　95.00 元
中药提取分离新技术

周　晶　冯淑华　主编
科学出版社　406 页　16 开　98.00 元
中药外用指南
姚九莲　主编
金盾出版社　244 页　32 开　17.00 元
中药现代研究与临床应用
唐德才　主编
上海科学技术出版社　298 页　16 开　38.00 元
中药学
张碧英　郭忻编　著
上海科学技术出版社　351 页　16 开　100.00 元
中药学笔记图解
唐志书　李　敏　主编
化学工业出版社　265 页　16 开　29.00 元
中药学笔记
翟华强　吴庆光　向　楠　主编
人民卫生出版社　202 页　16 开　28.00 元
中药学科学研究方法学导论
刘　娟　主编
科学技术文献出版社　238 页　32 开　18.00 元
中药学专业知识(二)采分点必背
吕慧怡　主编
中国协和医科大学出版社　268 页　32 开　17.00 元
中药学专业知识(二)
张泽鸿　主编
中国中医药出版社　439 页　16 开　37.00 元
中药学专业知识(二)真题汇析与模拟试卷
田　燕　主编
中国中医药出版社　248 页　16 开　32.00 元
中药学专业知识(一)采分点必背·中药学·中药药剂学
田　舸　主编
中国协和医科大学出版社　325 页　32 开　21.00 元
中药学专业知识(一)真题汇析与模拟试卷
田　燕　主编
中国中医药出版社　276 页　16 开　37.00 元
中药学综合知识与技能(第 5 版)
国家执业药师资格考试指导丛书编委会编
人民军医出版社　299 页　16 开　30.00 元
中药学综合知识与技能采分点必背
田　燕　主编
中国协和医科大学出版社　379 页　32 开　23.00 元
中药学综合知识与技能真题汇析与模拟试卷
田　燕　主编
中国中医药出版社　219 页　16 开　29.00 元
中药血清药物化学
王喜军　主编
科学出版社　445 页　16 开　188.00 元
中药药理学实验教程
王鑫国　主编
中国中医药出版社　187 页　16 开　16.00 元
中药药理学
徐晓玉　主编
中国中医药出版社　422 页　16 开　36.00 元
中药药理与临床研究进展(第七册)
王建华　张永祥　周文霞　主编
人民卫生出版社　828 页　16 开　59.00 元
中药饮片鉴别应用图谱
李兴广　主编
人民军医出版社　241 页　32 开　43.00 元
中药应该这样吃
陈贤正　编著
电子工业出版社　204 页　16 开　28.00 元
中药与食物的相宜相克(第 2 版)
欧阳荣　主编
湖南科学技术出版社　256 页　32 开　29.80 元
中药制药技术专业技能实训教程
秦　枫　主编
中国轻工业出版社　203 页　16 开　22.00 元
中药质量现代分析技术:中国药典一部参考手册
王书芳　钱忠直　主编
浙江大学出版社　1472 页　16 开　498.00 元
中药重剂证治录
黄　和　姜　顺　编著
中国中医药出版社　475 页　32 开　28.00 元
中药猪苓的现代研究与应用
赵英永　编著
化学工业出版社　161 页　32 开　29.00 元
中药注射剂安全应用手册
丁选胜　主编
化学工业出版社　622 页　16 开　98.00 元
中医方剂一点通
柳红芳　晏　军　主编
军事医学科学出版社　174 页　16 开　24.00 元
中医临床常用对药配伍
苏庆英　编著
人民卫生出版社　260 页　32 开　21.00 元
中医内科常用中药
宫卫星　主编
中国中医药出版社　416 页　16 开　45.00 元
中医药现代化研究方法论
张方　黄泰康　著
辽宁科学技术出版社　161 页　16 开　30.00 元

中医用药的方法：中医八法介绍

林政宏　编著

广东科技出版社　179 页　32 开　28.00 元

肿瘤药物治疗学

张　鉴　李　军　主编

化学工业出版社　617 页　32 开　56.00 元

周超凡论中药

林育华　主编

人民军医出版社　304 页　16 开　53.00 元

周超凡论中药

林育华　主编

人民军医出版社　304 页　16 开　53.00 元

注射药联合应用手册

魏敏杰　陈　磊　主编

人民军医出版社　685 页　32 开　68.00 元

最新国家基本药物临床手册

郑芙林　刘家全　曹安来　主编

安徽科学技术出版社　262 页　32 开　18.00 元

最新精神疾病用药

王晓慧　李清亚　主编

人民军医出版社　640 页　32 开　60.00 元

最新临床用药必备

迟延青等　主编

北京大学医学出版社　1103 页　16 开　256.00 元

最新药品注册法规及指导原则

国家食品药品监督管理局药品注册司，国家食品药品监督管理局政策法规司审定

中国医药科技出版社　865 页　16 开　298.00 元

最新中药材手册

杨　森　刘东义　杭传珍　主编

军事医学科学出版社　444 页　32 开　28.00 元

药学期刊选介

《安徽医药》

该刊由安徽省食品药品监督管理局主管，安徽省药学会主办。1997 年创刊，月刊，大 16 开。

主要栏目：综述与讲座、药学研究、药物分析、临床医学、药物与临床、医院药学、临床护理、药品监督、医药教育等。主编：刘自林。国内统一刊号：CN 34-1229/R。国际标准刊号：ISSN 1009-6469。邮发代号：26-175。定价：12 元/期，144 元/年。地址：安徽省合肥市望江东路 96 号。邮政编码：230023。电话：0551-4672615。传真：0551-3677697。电子邮箱：ahyyzz@126.com。网址：http://www.ada.gov.cn/ahyy。

《北京中医药》

该刊由北京市中医药管理局主管，北京中医药学会、北京中西医结合学会、北京市中医药对外交流与技术合作中心合办。1982 年创刊，月刊，大 16 开。

主要栏目：临床研究、学验传承、学术探讨、临证纵横、方药经纬、医案医话、实验研究、文献综述等。主　编：谢阳谷。国内统一刊号：CN 11-5635/R。国际标准刊号：ISSN 1674-1307。邮发代号：2-587。定价：8 元/期，96 元/年。地址：北京市东单三条甲 7 号。邮政编码：100005。电话/传真：010-65251589。电子邮箱：bjzy1589@126.com。网址：http://www.bjtcm.net。

《东方药膳》

该刊由湖南中医药大学主管和主办，湖南省药膳食疗研究会协办。月刊，48 页，大 16 开。

主要栏目：药膳研究、常见病治疗药膳、常见病诊治、药膳门诊、美容药膳、男女药膳、养生药酒、保健药茶、补益靓汤、营养药粥、中医药防治、养生药膳、家庭药膳、时令药膳、小儿药膳、单验方药膳、养生保健中药、百花园等。主编：谭兴贵。国内刊号：43-1461/R。国际标准刊号：ISSN 1671-3591。国内邮发代号：42-148。国外发行代号：M 6414。定价：4.5 元/期，54 元/年。地址：湖南长沙市韶山中路 113 号。邮政编码：410007。电话：0731-85540052。传真：0731-85556807。电子邮箱：dfx0845@163.com。网址：http://www.dfslw.com。

《毒理学杂志》

该刊是中华预防医学会系列杂志，由北京市卫生局主管，北京市预防医学研究中心和北京大学医学部公共卫生学院主办。1987 年创刊，原名《卫生毒理学杂志》，现为双月刊，大 16 开。主要报道毒理学研究的新理论、新技术和新成就。

主要栏目：论著、实验研究、综述、技术方法、安全性评价等。主编：高星。国内统一刊号：CN 11-5263/R。国际标准刊号：ISSN 1002-3127。定价：8 元/期，48 元/年。地址：北京市东城区和平里中街 16 号。邮政编码：100013。电话：010-64407284。传真：010-64407284。电子邮箱：dulixuezz@163.com。

《儿科药学杂志》

该刊原名《儿科药学》，重庆卫生局主管，重庆医科大学

附属儿童医院与中国药学会儿科药学专业组联合主办。1995年创刊,现为双月刊,大16开,64页。

主要栏目:专家论坛、论著(基础研究、儿科药物治疗学、儿科临床药学、儿科药物制剂与质量控制)、综述、经验交流、信息与动态等。主编:李廷玉。国内统一刊号:CN 50-1156/R。国际标准刊号:ISSN 1672-108X。定价:9元/期,54元/年。地址:重庆市渝中区中山二路136号,重庆医科大学附属儿童医院内。邮政编码:400014。电话:023-63633143。传真:023-63626877。电子邮箱:ymjd2003@163.com。网址:http://www.ekyxzz.com。

《福建医药杂志》

该刊由福建省卫生厅主管、中华医学会福建分会主办,福建省医学科学研究所承办。1979年创刊,双月刊,大16开。着重报道本省内医药卫生科研成果及防治疾病经验,反映其进展与水平。

主要栏目:论著、临床研究与报道、实验研究、综述与讲座、检验与临床、诊疗技术、药物与临床、调查报告、医院管理、护理、基层医生园地等。主编:陈秋立。国内统一刊号:CN 35-1071/R。国际标准刊号:ISSN 1002-2600。邮发代号:34-6。定价:10元/期,60元/年。地址:福州市五四路7号。邮政编码:350001。电话:0591-87516804。传真:0591-87516804。电子邮箱:fjyyzz@yahoo.com.cn。网址:http://www.fjsyks.com;http://fjyy.periodical.net.cn。

《福建中医药》

该刊由福建中医学院主管,福建省中医药学会和福建省中医学院主办。1956年创刊,双月刊,大16开。着重报道本省内医药卫生科研成果及防治疾病经验,反映其进展与水平。

主要栏目:学术探讨、临床报道、老中医经验、针灸与推拿、临证心得、实验研究、方与药、中医护理等。主编:李灿东。国内统一刊号:CN 35-1073/R。国际标准刊号:ISSN 1000-338X。邮发代号:34-10。国外发行代号:BM 618。定价:4.50元/期,27元/年。地址:福州市五四路282号。邮政编码:350003。电话:0591-83570396。电子邮箱:fjzy@fjtcm.edu.cn。网址:http://fjzy.chinajournal.net.cn。

《广东药学院学报》

该刊曾用名《广东医药学院学报》,由广东省教育厅主管,广东药学院主办。1985年创刊,双月刊,16开。主要反映本院及教学单位、校友、国内有关研究机构的医药研究成果。

主要栏目:药剂学、药物化学、中药与天然药物、药物分析、药理学、医学研究、综述、医药快讯等。主编:朱家勇。国内统一刊号:CN 44-1413/R。国际标准刊号:ISSN 1006-8783。邮发代号:46-148。定价:10元/期,60元/年。地址:广州市大学城外环东路280号。邮政编码:510006。电话:020-39352063。传真:020-39352063。电子邮箱:gdpu2599@163.net。网址:hppt://branch.gdpu.edu.cn/xuebao/。

《广西中医药》

该刊由广西中医学院主管,广西中医学院和中华中医药学会广西分会主办,广西中医学院第一附属医院和广西中医学院附属瑞康医院协办。1977年创刊,双月刊,大16开。着重报道本省内医药卫生科研成果及防治疾病经验,反映其进展与水平。

主要栏目:综述、临床研究、临床报道、针灸经络、手法医学、历史文献、治验集锦、经验总结、理论探讨、实验研究、中药方剂、验方集锦等。主编:王乃平。国内统一刊号:CN 45-1123/R。国际标准刊号:ISSN 1003-0719。邮发代号:48-32。定价:4.5元/期,27元/年。地址:广西南宁市明秀东路179号。邮政编码:530001。电话:0771-3137545。电子邮箱:GXZY@chinajournal.net.cn。

《国际生物制品学杂志》

该刊原名《国外医学:预防、诊断、治疗用生物制品分册》,2006年改为现名。由中华人民共和国卫生部主管,中华医学会和上海生物制品研究所联合主办。1978年创刊,双月刊,16开。主要报道国外生物制品学科的新动态、新技术、新进展和新经验。

主要栏目:论著、综述、标准与指南、简讯等。主编:朱威。国内统一刊号:CN 31-1962/R。国际标准刊号:ISSN 1673-4211。邮发代号:4-228。定价:6元/期,36元/年。地址:上海延安西路1262号。邮政编码:200052。电话/传真:021-62834337。电子邮箱:gjswzp@163.com。网址:http://www.medline.org.cn。

《国际药学研究杂志》

该刊由军事医学科学院主管,军事医学科学院毒物药物研究所主办。原名:《国外医学药学分册》,1958年创刊,双月刊,大16开,80页。根据国内药学科研、教学、临床和生产的需要,追踪报道世界各国药学领域的新进展、新动向、新技术和新成果。包括药物化学、药剂学、药物代谢、药物分析、药理和毒理、生化药学和临床药学等基础研究和应用研究方向的内容。

主要栏目:专家论坛、论著、综述、医药信息等。主编:刘克良。国内统一刊号:CN 11-5619/R。国际标准刊号:ISSN

1674-0440。邮发代号:82-135。国外发行代号:BM 6568。定价:10 元/期,60 元/年。地址:北京市太平路 27 号。邮政编码:100850。电话:010-66931618、010-66931637。传真:010-68211656。电子邮箱:guol@nic. bmi. ac. cn。网址:http://www. pharmacy. ac. cn。

《国际医药卫生导报》

该刊由中华人民共和国卫生部主管,中华医学会和国际医药卫生导报社主办。1995 年创刊,半月刊,大 16 开。

主要栏目:科研课题、论著、基础研究、临床研究、经验交流、药物与临床、药物研究、临床检验、中医中药、临床护理、综述等。主编:钟国华。国内统一刊号:CN 44-1417/R。国际标准刊号:ISSN 1007-1245。邮发代号:46-156。定价:15 元/期,360 元/年。地址:广州市番禺区洛溪新城奥园大厦 1022 号。邮政编码:511431。电话:020-84587431。传真:020-84587430。电子邮箱:imhgn@vip. sina. com。网址:http://www. imhgn. com。

《国际中医中药杂志》

该刊原名《国外医学中医中药分册》,由中华人民共和国卫生部主管,中华医学会主办。1978 年创刊,双月刊,大 16 开,80 页。以从事中医中药临床、教学及科研工作者为主要读者对象,报道中医中药及相关学科的最新研究进展、科研成果和临床诊疗经验。

主要栏目:实验研究,临床报道、信息研究、方药研究、思路与方法,综述、经验交流、不良反应报道等。主编:曹洪欣。国内统一刊号:CN 11-5398/R。国际标准刊号:ISSN 1673-4246。邮发代号:2-611。国外发行代号:BM 6563。定价:12 元/期,72 元/年。地址:北京市东直门内南小街 16 号。邮政编码:100700。电话(传真):010-64014411-3225。电子邮箱:guowaiyixue@yahoo. com. cn。网址:http://www. medline. org. cn。http://www. gjzy. cintcm. com。

《国外药讯》

该刊由国家食品药品监督管理局信息中心主办,月刊,16 开,42 页。为全国医药系统及有关单位及时提供国外最新医药信息。

主要栏目:政策、法规及治疗准则,新药及新适应证审批动态,新药临床开发、上市和应用,生物技术及产品,药物安全性监察,药物研究开发、生产及销售,行业论坛等。主编:李晓明。准印证号:京内资准字 9910-L0414。定价:328 元/年。地址:北京市西城区北礼士路甲 38 号。邮政编码:100810。电话:010-88330061, 62218947。传真:010-62214866。网址:http://www. cpi. gov. cn。

《国外医药抗生素分册》

该刊由中国医药集团主管,中国医药集团四川抗菌素工业研究所、中国医学科学院医药生物技术研究所共同主办。1980 年创刊,双月刊,大 16 开。着重报道抗生素药物的科研、生产和临床应用等方面的学科进展,包括抗生素的筛选、合成工艺、药物分析、药剂学、药理学、临床应用、生产情况、新药介绍及新技术新设备介绍等方面。

主要栏目:文摘、研究进展、临床报道、药研动态、临床报告等。主编:谭仁祥。国内统一刊号:CN 51-1127/R。国际标准刊号:ISSN 1001-8751。邮发代号:62-88。定价:8 元/期,48 元/年。地址:四川省成都市成华区龙潭都市工业集中发展区华冠路 168 号。邮政编码:610052。电话:028-84216030。传真:028-84216080。电子邮箱:kssfc@vip. 163. com。

《国外医药植物药分册》

该刊由中国药学会和天津药物研究院共同主办。1980 年创刊,双月刊,16 开,48 页。以报道世界植物药研究领域中的新技术、新理论和新成果为宗旨,向国内读者介绍国外植物药研究的新动向、市场动态及各国制定的相关法规与政策。

主要栏目:综述与编译、法律与管理、植化研究、质量研究、药理研究、临床研究、专利摘要、植物药数据库、参考资料等。国内统一刊号:CN 12-1169/R。国际标准刊号:ISSN 1001-6856。发行:该刊发行部。定价:13 元/期,78 元/年。地址:天津市南开区鞍山西道 308 号。邮政编码:300193。电话:022-23006823。传真:022-27381305。电子邮箱:zhiwuyao@163. com。网址:http://www. tjipr. com(天津药物研究院);http://www. cpa. org. cn(中国药学会)。

《海峡药学》

该刊由福建省食品药品监督管理局主管,中国药学会福建分会主办。1988 年创刊,2007 年起由双月刊改为月刊,大 16 开。主要报道药剂学、药理学、药物化学、药物分析、抗生素、中药与天然药物、药物与临床等。

主要栏目:综述与讲座、药剂、药理、药品检验、中药与天然药物、药物与临床、药物化学、实验研究、教学探讨、药物经济学、药物不良反应、经营与管理等。主编:张炳祥。国内统一刊号:CN 35-1173/R。国际标准刊号:ISSN 1006-3765。发行:海峡药学编辑部。定价:10 元/期,120 元/年。地址:福州市通湖路 330 号。邮政编码:350001。电话:0591-87663829。传真:0591-87663714。电子邮箱:hxyxbjb@163. com。网址:http://www. chinajournal. net. cn。http://wangfangdate. com. cn。

《河北医药》

该刊由河北省卫生厅主管,河北省医学情报研究所主办、河北省药学会协办。1972 年创刊,半月刊,16 开。

主要栏目:论著、临床研究、综述与讲座、临床研究、药物研究与分析、输血研究、临床检验、中医及中西医结合、经验交流、预防医学、护理园地、病例报告等。主编:狄岩。国内统一刊号:CN 13-1090/R。国际标准刊号:ISSN 1002-7386。国内邮发代号:18-3。国外发行代号:BM 6358。定价:8 元/期,192 元/年。地址:石家庄市和平西路 299 号。邮政编码:050071。电话:0311-85989639。传真:0311-85989638。电子邮箱:hb85882942@126.com。

《河北中医药学报》

该刊原名《河北中医学院学报》,由河北省教育厅主管,河北医科大学主办。1986 年创刊,季刊,大 16 开。

主要栏目:中医药实验研究、中医理论与临床、名老中医经验、方药研究、针灸学研究、综述、教学改革等。主编:宗全和。国内统一刊号:CN 13-1214/R。国际标准刊号:ISSN 1007-5615。国内发行:河北中医药学报编辑部。国外发行:中国出版对外贸易总公司(北京 782 信箱)。定价:5 元/期,20 元/年。地址:石家庄市新石南路 326 号。邮政编码:050091。

《黑龙江医药》

该刊由黑龙江省药品监督管理局主管,黑龙江省药品审评认证中心主办。1988 年创刊,双月刊,大 16 开。

主要栏目:工业药学、药品检验、科研园地、医药论坛、临床药学、临床医学、护理学等。主编:安宏。国内统一刊号:CN 23-1383/R。国际标准刊号:ISSN 1006-2882。邮发代号:14-248。定价:8.8 元/期,52.8 元/年。地址:哈尔滨市南岗区哈平路 120 号。邮政编码:150081。电话:0451-86661864。电子邮箱:heilongjiangyiyao@126.com。

《华西药学杂志》

该刊由中华人民共和国教育部主管,四川大学和四川省药学会联合主办,四川大学华西药学院承办。1986 年创刊,双月刊,大 16 开,120 页。

主要栏目:研究论文、综述、经验交流等。主编:张志荣。国内统一刊号:CN 51-1218/R。国际标准刊号:ISSN 1006-0103。国内邮发代号:62-79。国外发行代号:6348Q。定价:10 元/期,60 元/年。地址:成都市武侯区人民南路三段 17 号。邮政编码:610041。电话:028-85501400。电子邮箱:hxyxzz@scu.edu.cn。

《家庭药师》

该刊由中山大学主管,中国家庭医生杂志社主办,广州中山医药有限公司协办。2009 年创刊,月刊,大 16 开。是《家庭医生》的姊妹刊。

主要栏目:医药资讯、医药知识、医院篇、药店篇、家庭篇、医药生活等。主编:胡昌斌。国内刊号:CN 44-1651/R。国际刊号:ISSN 1674-4640。邮发代号:46-372。定价:15 元/期,180 元/年。地址:广州市体育西路广利路 77 号东洲大厦 B 座 24 楼家庭医生编务部。邮政编码:510620。电话:020-28812323。传真:020-28812267。

《家庭医药》

该刊由广西科学技术协会主办。为综合性科普刊物。2002 年创刊,月刊,大 16 开。

主要栏目:视控、菜地、感受等。社长:苏中。国内刊号:45-1301/R。国际刊号:1671-4954。邮发代号:48-69。定价:5 元/期,60 元/年。地址:广西南宁市古城路 31 号。邮政编码:530022。电话/传真:0771-2623155。网址:http://www.jtyy.com。

《家庭用药》

该刊由中国科学院主管,中国科学院上海生命科学研究院、上海药物研究所、上海市药理学会联合主办。2001 年创刊,月刊,大 16 开,64 页。

主要栏目:心脑血管之友、药博士信箱、名家专访、专家谈糖尿病俱乐部、药膳与食疗、防病治病、养生有道我的用药经验、骨关节疾病、抗癌知识、用药良言等。国内刊号:CN31-1845/R。国际标准刊号:ISSN 1009-6620。邮发代号:4-682。定价:5 元/期,60 元/年。地址:上海市太原路 294 号 31 号楼。邮政编码:200031。电话:021-54922861。传真:021-64742908。电子邮箱:jtyy@mail.shcnc.ac.cn。

《家庭中医药》

该刊由国家中医药管理局主管,中国中医科学院中药研究所主办。1993 年创刊,月刊,16 开,80 页。

主要栏目:当代名医、祖国医学长廊、中医原生态、中医药在海外、中医小常识、漫画与幽默、专家门诊、医生的故事、心脑血管疾病、肿瘤、糖尿病、常见病防治、编读往来、颐年有道、老药新用、家庭药箱、灵丹妙药、中医心理专家谈心理、精神卫生、家园、药膳食疗等。主编:张瑞贤。国内统一刊号:11-3379/R。国际标准刊号:1005-3743。邮发代号:82-645。定价:5.50 元/期,66 元/年。地址:北京市东直门内南小街 16 号。邮政编码:100700。电话:010-64052170 010-

64014411-2985。传真:010-64052170。电子邮箱:jtzyy@126.com。网址:http://jtzyy.blog.sohu.com。

《解放军药学学报》

该刊由中国人民解放军总后勤部卫生部主管,中国人民解放军总后勤部卫生部药品仪器检验所主办,1985年创刊,双月刊,大16开,96页。

主要栏目:研究论文、综述、研究简报、药事管理等。主编:叶晓炜。国内统一刊号:CN 11-4227/R。国际标准刊号:ISSN 1008-9926。国内邮发代号:82-974。国外发行代号:BM 1554。定价:15元/期,90元/年。地址:北京市丰台西路17号。邮政编码:100071。电话:010-66949020。传真:010-63858411。电子邮箱:jfjn2004@163.com。网址:http://jfjyxxb.cn。

《今日药学》

该刊由广东省食品药品监督管理局主管,广东省药学会主办,原名《广东药学》、《现代食品与药品杂志》,创刊于1991年,月刊,大16开。

主要栏目:药学资讯、论著、医院药学、药事管理、信息速递等。主编:陶剑虹。国内统一刊号:CN 44-1650/R。国际标准刊号:ISSN 1674-229X。国内发行代号:46-170。定价:10元/期,120元/年。地址:广州市东风东路753-2号10楼。邮政编码:510080。电话:020-37886325。传真:020-37886326。电子邮箱:jinriyaoxue@gmail.com。

《抗感染药学》

该刊由江苏省卫生厅主管,苏州市第五人民医院主办。2004年创刊,季刊,大16开。主要介绍和交流抗感染药学领域的基础理论、科研设计、生产工艺、临床应用、不良反应、国内外进展。

主要栏目:综述与论坛、研究生论文、实验研究、药物与临床、合理用药、药物不良反应、药事管理等。主编:丁龙其。国内统一刊号:CN 32-1726/R。国际标准刊号:ISSN 1672-7878。邮发代号:28-194。定价:9.80元/期,39.20元/年。地址:江苏省苏州市南门西二路2号。邮政编码:215007。电话/传真:0512-66607097。电子邮箱:kgryx@126.com。网址:http://ww.aiph.org.cn。

《临床合理用药杂志》

该刊由河北省科学技术协会主管和主办。2008年创刊,半月刊,16开。

主要栏目:论著、药物研究、临床用药、药品检验、药物质量控制、新药开发、药物不良反应,药物滥(乱)用分析、临床经验、临床护理等。主编:马智。国内统一刊号:13-1389/R。国际标准刊号:1674-3296。邮发代号:18-115。定价:10元/期,240/年。地址:河北省石家庄市和平东路20号自由港月座26层B-03室。邮政编码:050000。电话:0311-85119009。电子邮箱:lcyy18@163.com。

《临床药物治疗杂志》

该刊由北京市药品监督管理局主管,北京市药学会主办。2003年创刊,双月刊,大16开。

主要栏目:专家评说、临床研究、合理用药、不良反应、药学实践等。主编:方来英。国内统一刊号:CN 11-4989/R。国际标准刊号:ISSN 1672-3384。国内发行代号:82-110。国外发行代号:BM 1764。定价:10元/期,60元/年。地址:北京市朝阳区惠新东街8号2号楼(设计大厦)九层。邮政编码:100029。电话/传真:010-84662187。电子邮箱:zazhi@vip.sina.com。

《齐鲁药事》

该刊由山东省药品监督管理局主管,山东省药品检验所主办。前身为《山东医药工业》,1982年创刊,2004年改为现名,月刊,大16开,64页。

主要栏目:研究论文、药理研究、医药管理、不良反应、药物分析、药物与临床、新药介绍、中药研究等。主编:赵兰峰。国内统一刊号 CN 37-1420/R。国际标准刊号 ISSN 1672-7738。定价:10元/期,120元/年。地址:济南市高新技术开发区新泺大街西首1号。邮政编码:250101。电话/传真:0531-81216586。电子邮箱:qiluyaoshi@163.com。网址:http://sdgy.chinajournal.net.cn。

《全国药材信息》

本刊由中国中药材协会中药材种植养殖专业委员会主办,旬刊。

主要栏目:市场分析、热点点评、品种分析、地产报道、中药资源、市场动态、药市价览。地址:北京海淀区西四环北路15号依斯特大厦8层。邮政编码:100097。电话:010-88468207 88468209。定价:13.33/旬,480.00/年。

《上海医药》

该刊由上海市经济和信息化委员会主管,上海医药行业协会、上海市医药股份有限公司主办。1979年创刊,月刊,大16开。

主要栏目:临床指导、市场分析、医药论坛、信谊药品与健康、海外参考、医药综述、临床交流、信息荟萃等等。主编:张永信。国内统一刊号:CN 31-1663/R。国际标准刊号:

ISSN 1006-1533。国内发行代号:4-592。国外发行代号:DK 31004。定价:10 元/期,120 元/年。地址:上海市凤阳路 250 号。邮政编码:200003。电话:021-63276921。传真:021-63271166。电子邮箱:shpharm@ vip. 163. com。网址:http://www. shppa. net。

《沈阳药科大学学报》

该刊是由辽宁省教育厅主管、沈阳药科大学主办。1957 年创刊,月刊,大 16 开。主要报道国内外药剂学、药物化学、药物分析学、药理学、中药研究、生物药学、医药经济等学科的科技动态和科研成果。

主要栏目:药剂、药物化学、药物分析、药理、生物药学、临床药学、综述等。主编:吴春福。国内统一刊号:CN 21-1349/R。国际标准刊号:ISSN 1006-2858。国内发行代号:8-53。国外发行代号:BM 6706。定价:12 元/期,144 元/年。地址:沈阳市文化路 103 号。邮政编码:110016。电话:024-23986082 23994540。传真:024-23986086。电子邮箱:syyd@ chinajournal. net. cn。网址:http://www. syydxb. cn。

《生物产业技术》

该刊由中国石油和化学工业联合会主管,化学工业出版社和中国生物工程学会联合主办。报道最新的产业政策、技术进展、产品和市场信息以及研究动态,内容涵盖生物医药、生物农业、生物制造、生物能源、生物环境等领域。双月刊,大 16 开。

主要栏目:产业动态、医药生物技术、农业生物技术、工业生物技术等。特约编审:王德成。国内统一刊号:CN 11-5606/Q。国际标准刊号:ISSN 1674-0319。邮发代号:80-627。定价:48 元/期,288 元/年。地址:北京市东城区青年湖南街 13 号。邮政编码:100011。电话:010-64519292。电子邮箱:biobusiness@ 126. com。网址:hppt://www. biobusiness. com. cn。

《时珍国医国药》

该刊由湖北黄石市卫生局主管,时珍国医国药杂志社主办。1990 年创刊,月刊,大 16 开。

主要栏目:基金项目、药理药化、临床报道、学术探讨、教学实践与改革、护理与食疗等。主编:朱保华,周虹。国内统一刊号:CN 42-1436/R。国际标准刊号:ISSN 1008-0805。国内发行代号:38-168。国外发行代号:M4340。定价:15 元/期,180 元/年。地址:湖北省黄石市黄石大道 874 号。邮政编码:435000。电话/传真:0714-6224836。电子邮箱:shizhenchina@ 163. com。网址:http://www. shizhenchian. com。

《实用临床医药杂志》

该刊由江苏省教育厅主管,扬州大学主办,扬州大学医学院承办。其前身为《江苏临床医学杂志》。1997 年创刊,月刊,大 16 开,112 页。

主要栏目:专题研究、论著、技术与方法、临床药学、短篇论著、综述等。主编:卜平。国内统一刊号:CN 32-1697/R。国际标准刊号:ISSN 1672-2353。邮发代号:28-172。定价:8 元/期,96 元/年。地址:扬州市淮海路 11 号扬州大学医学院院内。邮政编码:225001。电话:0514-7978807,7978917。传真:0514-7978917。电子邮箱:jcm@ yzu. edu. cn。

《实用药物与临床》

该刊原名《辽宁药物与临床》,由辽宁省卫生厅主管,辽宁省药学会和中国医科大学附属盛京医院共同主办。1998 年创刊,双月刊,大 16 开。

主要栏目:论著、药学研究、临床药学、综述、安全用药、药物与临床、药房药事管理、药学教育等。主编:滕卫平。国内统一刊号:CN 21-1516/R。国际标准刊号:ISSN 1673-0070。邮发代号:8-36。定价:7 元/期,42 元/年。地址:沈阳市和平区三好街 36 号。邮政编码:110004。电话:024-96615-13759。电子邮箱:syywylch2004@ yahoo. com. cn。

《实用医药杂志》

该刊由济南军区联勤主管,济南军区联勤疗卫生部主办,1984 年创刊,月刊,大 16 开,128 页。

主要栏目:临床研究、药学与临床、护理、基础研究、个案与短篇、医学心理学、综述与讲座、卫生事业管理等。主编:李炳汝。国内统一刊号:CN 37-1383/R。国际标准刊号:ISSN 1671-4008。邮发代号:24-182。定价:8 元/期,96 元/年。地址:济南市段店南路 217 号。邮政编码:250022。电话/传真:0531-51671963。电子邮箱:SYYYZZ@ 126. com 。网址:hppt://syyyzz. periodicals. com. cn。

《食品与药品》

该刊由山东省药学科学院主管,山东省生物药物研究院主办,中国药学会生化与生物技术药物专业委员会和山东省卫生厅协办。1991 年创刊,曾用名“山东科技”“山东食品科技”“山东肉类科技”。2005 年改现名。月刊,大 16 开。

主要栏目:专论、论著、技术交流、综述、药学教育与药典、人物、知识介绍等。主编:凌沛学。国内统一刊号:CN 37-1438/R。国际标准刊号:ISSN 1672-979X。邮发代号:24-74。定价:15 元/期,180 元/年。地址:编辑一部:济南市高新区新泺大街 989 号,邮政编码 250101,电话/传真 0531-

88779125,电子邮箱:food_drug@ sina. com。编辑二部:北京市朝阳区东三环中路18号院4号楼2单元301,邮政编码100022,电话010-87751151,传真010-87751161,电子邮箱:xiao-hui220@ sohu. com。

《世界临床药物》

该刊前身为《国外医药:合成药、生化药、制剂分册》,由上海医药工业研究院主管和主办,上海现代制药股份有限公司协办。1980年创刊,月刊,大16开。着重报道与临床医学密切相关的药学内容,促进临床用药指南的推广,同时关注医疗市场热点和相关的医政、药政法规。

主要栏目:医药专论、研究论文(基础研究、临床研究、临床药学)、综述评论(研发前沿、药物与临床、市场与管理)、信息(全球医药快讯、上市新药)等。主编:周斌。国内统一刊号:CN 31-1939/R。国际标准刊号:ISSN 1672-9188。邮发代号:4-302。定价:26元/期,312元/年。地址:上海市北京西路1320号。邮政编码:200040。电话:021-62894305。传真:021-62890581。网址:http://www. pharmadl. com。电子邮箱:wcd@ pharmadl. com 。

《世界中医药》

该刊由国家中医药管理局主管,世界中医药学会联合会主办。2006年创刊,双月刊,大16开。

主要栏目:论坛、临床研究、老中医经验、临床报道、临床经验交流、医案医话、针灸经络、中医药教学、中药研究、各地中医药、中医成才经验、综述等。主编:李振岐。国内统一刊号:CN 11-5529/R。国际标准刊号:ISSN 1673-7202。国内邮发代号:80-596。国际发行代号:BM4982。定价:10元/期,60元/年。地址:北京市朝阳区小营路19号财富嘉园A座303室。邮政编码:100101。电话:010-58239055。传真:010-58239066。电子邮箱:wfcms2006zzs@ 163. com。

《首都医药》

该刊由北京市食品药品监督管理局主管,《首都医药》杂志社主办。主要刊登北京市食品药品监督管理局政策、法规、公告、通告,报道国内外医药发展动态,交流药品医疗器械管理工作、药检技术、临床医学、药学等。半月刊,大16开。

主要栏目:医疗器械导航、药品注册指南、临床医学、临床药学、中医中药、药物研究、药物不良反应、药品检验等。主编:方来英。国内统一刊号:CN 11-3507/R。国际标准刊号:ISSN 1005-8257。国内邮发代号:82-792。国外发行代号:SM6274。定价:8元/期,192元/年。地址:北京市丰台区宋家庄苇子坑路148号。邮政编码:100079。电话:010-83226401,83285413。电子邮箱:sdyyzz@ sina. com。

《数理医药学杂志》

该刊由湖北省教育厅主管,武汉大学、中国工业与应用数学学会、医药数学专业委员会共同主办。1988年创刊,双月刊,大16开。

主要栏目:医学数学模型探讨、方法评介、基础医学研究、临床科研分析、统计分析、药学研究、微机应用、医用药学与物理、成果应用、卫生管理、教学研究等。主编:张选群,罗泮祥。国内统一刊号:CN 42-1303/R。国际标准刊号:ISSN 1004-4337。国内邮发代号:38-174。国外发行代号:BM 6341。定价:10元/期,60元/年。地址:武汉大学医学院。邮政编码:430071。电话:027-68759117 62226004。传真:027-68752256。电子邮箱:slyyzz@ 163. com。网址:http://slyy. chinajournal. net. cn。

《天津药学》

该刊由天津市医药集团有限公司主管,天津市医药集团有限公司和天津市药学会共同主办,1989年创刊,双月刊,大16开。

主要栏目:实验研究、药品质量与检验、药品不良反应、药物与临床、中药、综述、药物经济学、医药管理、药学英语园地等。主编:董志立。国内统一刊号:CN 12-1230/R。国际标准刊号:ISSN 1006-5687。国内邮发代号:6-175。国外发行代号:DK 12001。定价:10元/期,60元/年。地址:天津市和平区沙市道同康里3门502室。邮政编码:300051。电话:022-23346705。电子邮箱:tjyaoxue @ 126. com。网址:http://www. pharm. com. cn/kw。

《天然产物研究与开发》

该刊由中国科学院主管,中国科学院成都文献情报中心主办,成都地奥集团和国家天然药物工程技术研究中心合办,四川省中药研究所协办。1989年创刊,双月刊,大16开。

主要栏目:研究论文、研究简报、开发研究、综述等。主编:李伯刚。国内统一刊号:CN 51-1335/Q。国际标准刊号:ISSN 1001-6880。国内邮发代号:62-107。国外发行代号:BM5715。定价:25元/期,150元/年。地址:成都市一环路南二段16号。邮政编码:610041。电话/传真:028-85210304。电子邮箱:trcw@ clas. ac. cn 。网址:http://www. natureproduct. cn。

《西北药学杂志》

该刊由陕西省教育厅主管,西安交通大学、陕西省药学会联合主办。1986年创刊,双月刊,大16开,80页。

主要栏目:药物分析、中药及天然药物、药理、药剂、药物与临床、药事管理、综述、不良反应等。主编:杨世民。国内统一刊号:CN 61-1108/R。国际标准刊号:ISSN 1004-2407。国内邮发代号:52-106。国外发行代号:BM 6523。定价:6元/期,36元/年。地址:西安市燕塔西路76号西安交通大学医学校区药学系。邮政编码:710061。电话/传真:029-82655134。电子邮箱:xbyxzz@ xjtu. edu. cn 。网址:hppt://ZBYZ. Chianjournal. net. cn。

《现代中药研究与实践》

该刊原名《基层中药杂志》,由安徽省教育厅主管,安徽中医药高等专科学校、中华中医药学会中药鉴定委员会联合主办。1987年创刊,双月刊,80页。

主要栏目:药材生产、资源鉴定、药理药化、质量控制与管理、制剂工艺、综述、药事管理等。主编:胡世林,赵国胜。国内统一刊号:CN 34-1267/R。国际标准刊号:ISSN 1673-6427。国内邮发代号:26-85。国外发行代号:Q 6347。定价:10元/期,60元/年。地址:安徽省芜湖市荆山西路16号。邮政编码:241000。电话/传真:0553-4836136。电子邮箱:jzzy@ chinajournal. net. cn 。网址:hppt://jzzy. chinajournal. net. cn。

《亚太传统医药》

该刊由中国民族医药学会、湖北省科技信息研究院主办。支持单位有联合国亚太技术转让中心、国家科学技术部和国家中医药管理局。2005年创刊,月刊。

主要栏目:发展论坛、基础研究、药学研究、临床研究、专论与综述、药事管理、文化教育、护理研究等。主编:鄢良。国内统一刊号:CN 42-1727/R。国际标准刊号:ISSN 1673-2197。国内邮发代号:38-134。定价:18元/期,216元/年。地址:武汉运营部:武汉市洪山路2号湖北科教大厦D座5楼,邮政编码430071,电话027-87300690,59706853。北京运营部:北京市东直门内南小街16号,邮政编码100700,电话010-64017562。电子邮箱:ytctyy@ 126. com 网址:http://www. aptm. com. cn。。

《药品评价》

该刊由江西省食品药品监督管理局主管,江西省药学会主办。2004年创刊,半月刊,大16开。

主要栏目:特别关注、经验交流(学术、病例、药物、中医、教育、技术)、行业广角(行业动态、医患关系、健康之道)、答疑解惑、新鲜时讯等。主编:廖二元,许章荣。国内统一刊号:CN 36-1259/R。国际标准刊号:ISSN 1672-2809。国内邮发代号:44-53。国外发行代号:BM 1852。定价:10元/期,120元/年。地址:江西省南昌市省府大院南一路12号。邮政编码:330046。电话/传真:0791-6279953。电子邮箱:xufeng@ tnbzy. com。网址:http://yppj. tnbzy. com。

《药物不良反应杂志》

该刊由北京市卫生局主管,首都医科大学宣武医院、北京地坛医院合办,学术协作单位有北京大学药学部、中国毒理学会药物毒理与安全性评价专业委员会。1999年创刊,双月刊,大16开。

主要栏目:临床论著、实验论著、调查研究、安全用药、中毒救治、法规准则、病例报告、中药不良反应、安全信息等。主编:程经华。国内统一刊号:CN 11-4015/R。国际标准刊号:ISSN 1008-5734。国内邮发代号:2-420。国外发行代号:BM 4886。定价:13.80元/期,82.80元/年。地址:北京市长椿街45号。邮政编码:100053。电话:010-83198917。传真:010-83156049。电子邮箱:cadrj @ sina. com。网址:http://www. cadrj. com。

《药物分析杂志》

该刊由中国科学技术协会主管,中国药学会主办,中国药品生物制品检定所药物分析杂志编辑部编辑出版。1981年创刊,2005年改为月刊,大16开。主要报道药物分析专业的新成果、新技术、新方法和快速、简便的分析手段及经验。

主要栏目:论著、交流、综述、标准研讨等。主编:金少鸿。国内统一刊号:CN 11-2224/R。国际标准刊号:ISSN 0254-1793。邮发代号:2-237。定价:25元/期,300元/年。地址:北京天坛西里2号。邮政编码:100050。电话:010-67058427。传真:010-67012919。电子邮箱:ywfx @ nicpbp. org. cn 。网址:http://www. nicpbp. org. cn。

《药物流行病学杂志》

该刊由中国药学会、武汉医药(集团)股份有限公司主办,1992年创刊,双月刊,2010年起改为月刊,大16开。报道药物在人群中的作用和利用情况的研究成果及方法的全国性学术期刊,通过对药物的有效性、安全性、经济性、适用性的评价,为医药的科研、生产、经营、使用和管理等提供信息。

主要栏目:述评、论著、临床用药与药效评价、药物警戒与合理用药、药物利用与药物经济学、论坛、综述、病例报道和病案分析等。主编:曾繁典。国内统一刊号:CN 42-1333/R。国际标准刊号:ISSN 1005-0698。邮发代号:38-187。定价:8元/期,96元/年。地址:湖北武汉市兰陵路2号。邮政编码:430014。电话:027-82835077。传真:027-82778580。电子邮箱:ywlxbxzz @ periodicals. net. cn。网址:http://www.

cnjpe. org。

《药物生物技术》

该刊由中华人民共和国教育部、国家食品药品监督管理局、中国科学技术协会主管，由中国药科大学、中国医药科技出版社、中国药学会联合主办。1994 年创刊，双月刊。主要刊登生物技术在医药卫生、化学和食品工业、农业等诸领域中的研究、应用方面的文章。

主要栏目：研究论文、综述、信息等。主编：吴梧桐。国内统一刊号：CN 32-1488/R。国际标准刊号：ISSN 1005-8915。国内邮发代号：28-243。国外发行代号：BM 4776。定价：20 元/期，120 元/年。地址：南京童家巷 24 号。邮政编码：210009。电话/传真：025-83220372。电子邮箱：ywswjs@cpu. edu. cn。网址：http://www. ywswjs. com。

《药物评价研究》

本刊由原《中文科技资料目录—中草药》杂志改刊而成，由中国药学会和天津药物研究院共同主办，于 2009 年 8 月正式出版了创刊号，为双月刊，大 16 开，80 页。主要内容为药物及其制剂的评价规范以及药学评价、安全性评价、药效学评价、药物代谢动力学评价、临床评价、上市药物评价等评价研究。

主要栏目：论坛、综述、方法学研究、试验研究（论著）、审评规范、国际信息、专题等。主编：汤立达。国内统一刊号：CN 12—1409/R。国际标准刊号：ISSN 1674-6376。发行：本刊编辑部自办发行。定价：15 元/期，90 元/年。地址：天津市南开区鞍山西道 308 号。邮政编码：300193。电话/传真：022-23006822。电子邮箱：ywpjyj@ 126. com。网址：http://www. tiprpress. com。

《药物与人》

该刊由北京市食品药品监督管理局主管，北京药学会主办。1988 年创刊，月刊，16 开。

主要栏目：健康新知、特别关注、讲医释药、保健你我他、心灵港湾、健康生活、读者俱乐部等。总编：冯梅。国内统一刊号：CN 11-2233/R。国际标准刊号：ISSN 1002-3763。邮发代号：82-624。定价：8 元/期，96 元/年。地址：北京市朝阳区安贞西里仟村商务大厦 A 座 1402 室。邮政编码：100029。电话：010-64425272。传真：010-64418642。电子邮箱：info@webmd. cn。网址：http://www. webmd. cn。

《药学服务与研究》

该刊由第二军医大学主管和主办，由江苏济川药业集团协办。2001 年创刊，双月刊，大 16 开。

主要栏目：专家论坛、论著、专题讲座、综述、临床药师、医院药学、技术和方法、经验交流、短篇报道、继续教育园地等。主编：胡晋红。国内统一刊号：CN 31-1877/R。国际标准刊号：ISSN 1671-2838。国内邮发代号：4-706。国外发行代号：MB 3731。定价：12 元/期，72 元/年。地址：上海市长海路 168 号。邮政编码：200433。电话/传真：021-65519829。电子邮箱：PharmCR @ yahoo. com. cn 。网址：http://www. pcarjournal. net. cn。

《药学教育》

该刊由中华人民共和国教育部主管，中国药科大学、广东药学院、中国医药教育协会等单位联合主办。1985 年创刊，双月刊，大 16 开，64 页。

主要栏目：理论研究、学生管理、教师队伍、教学园地、实践训练等。主编：吴晓明。国内统一刊号：CN 32-1352/G4 。国际标准刊号：ISSN 1007-3531 。国内邮发代号：28-314。定价：10 元/期，60 元/年。地址：南京市童家巷 24 号。邮政编码：210009。电话：025-83271476。传真：025-83271366。电子邮箱：pharm@ 163. com。网址：http://qk. cpu. edu. cn/edu/index. asp。

《药学进展》

该刊由中华人民共和国教育部主管，中国药科大学主办。1959 年创刊，月刊，48 页。

主要栏目：综述与专论、研究与交流、新药介绍、信息广角等。主编：廖清江。国内统一刊号：CN 32-1109/R。国际标准刊号：ISSN 1001-5094。定价：9 元/期，108 元/年。地址：南京市童家巷 24 号。邮政编码：210009。电话：025-83271475。传真：025-83271227。电子邮箱：yxjz@ 163. com。yxjz@ cpu. edu. cn。网址：http://qk. cpu. edu. cn/jinzhan/index. asp。

《药学实践杂志》

该刊是由第二军医大学主管，第二军医大学、中国药学会药事管理专业委员会主办。1983 年创刊，双月刊，逢单月出版。

主要栏目：综述、论著、药理学、药物与临床、药剂学、药物分析、药物利用研究、药事管理、药学教育、药物不良反应个案报道、药学继续教育等。主编：柴逸峰。国内统一刊号：CN 31-1685/R。国际标准刊号：ISSN 1006-0111。国内邮发代号：4-664。定价：8 元/期，48 元/年。地址：上海市国和路 325 号。邮政编码：200433。电话：021-25074468-22。传真：021-25074468-18。电子邮箱：yxsjzzs @ 163. com。网址：http://www. yxsjzz. cn。

《药学学报》

该刊由中国科学技术协会主管，中国药学会主办，中国医学科学院药物研究所药学学报编辑部编辑出版。1953年创刊，月刊，112页。主要报道药学各学科领域基础和应用基础研究的原始性、创新性科研成果。该刊荣获首届国家期刊奖，入选中国期刊方阵双高(高知名度、高学术水平)期刊，荣获第2届国家期刊奖百种重点科技期刊和第3届中国科技优秀期刊奖二等奖，并连续6届被评为"百种中国杰出学术期刊"。

主要栏目：综述、研究论文(药理学、药物化学、药物分析与药物代谢、药剂学、生药学)、研究简报等。主编：王晓良。国内统一刊号：CN 11-2163/R。国际标准刊号：ISSN 0513-4870。邮发代号：2-233。定价：30元/期，360元/年。地址：北京市先农坛街1号。邮政编码：100050。电话：010-63035012。传真：010-63026192。电子邮箱：yxxb@ imm. ac. cn 。网址：http://www. yxxb. com. cn。

《药学与临床研究》

该刊原名《药学世界》、《江苏药学与临床》，由江苏省食品药品监督管理局主管，江苏省药学会主办。1993年创刊，双月刊，大16开。

主要栏目：专家论述、综述、药学研究、合理用药、药事管理、经验交流等。主编：王明时。国内统一刊号：CN 32-1453/R。国际标准刊号：ISSN 1007-306X。定价：10元/期，60元/年。地址：南京市中山东路448号南大门。邮政编码：210002。电话：025-84547112，86647639。电子邮箱：yxylcyj@ 163. com。网址：http://www. pcr. org. cn。

《医药导报》

该刊由中国药理学会、华中科技大学同济医学院附属同济医院、中国医药商业协会联合主办。1982年创刊，月刊，大16开。

主要栏目：药物研究、专栏、药物与临床、药学进展、药物制剂、药品质量控制、用药指南、药物不良反应、药事管理、国外新药研发动态、作者·编者·读者等。主编：曾繁典。国内统一刊号：CN 42-1293/R。国际标准刊号：ISSN 1004-0781 。国内邮发代号：38-173。国外发行代号：BM 6485。定价：15元/期，180元/年。地址：武汉市解放大道1095号。邮政编码：430030。电话/传真：027-83643083，83666619。电子邮箱：y198203@ public. wh. hb. cn。网址：http://www. yydb. cn。http://www. yydbzz. com。

《医药工程设计》

该刊由中国石化集团上海工程有限公司主管，全国医药设计信息中心站主办。曾用名《医药设计》。1980创刊，双月刊，大16开，64页。

主要栏目：单元设备设计、工厂设计、制药厂与GMP、医药工艺设计、洁净空调设计、医药法规等。主编：缪德骅。国内统一刊号：CN 31-1429/R。国际标准刊号：ISSN 1008-455X。发行：该刊编辑部自办发行。定价：12元/期，72元/年。地址：上海市延安西路376弄22号永兴商务大楼11楼。邮政编码：200040。电话：021-32140428。传真：021-62489867。电子邮箱：spidi@ online. sh. cn。网址：http://www. nicpd. com. cn。

《医药论坛杂志》

该刊原名《河南医药信息》，由中华人民共和国卫生部主管，中华预防医学会、河南省医学情报研究所主办。1980年创，半月刊，大16开。

主要栏目：论著、公共卫生、医学研究、药物与临床、护理等。主编：乔国祥。国内统一刊号：CN 11-5479/R。国际标准刊号：ISSN 1672-3422。邮发代号：36-165。定价：7元/期，168元/年。地址：郑州市纬五路47号。邮政编码：450003。电话：0371-65937776。传真：0371-65945350。电子邮箱：YYLT@ 371. net 。

《中草药》

该刊由天津药物研究院、中国药学会主办。1970年创刊，曾用名《中草药通讯》。月刊，大16开。

主要栏目：中药现代化论坛、化学成分、制剂与质量、药理与临床、药材与资源、综述、信息等。主编：汤立达。国内统一刊号：CN 12-1108/R。国际标准刊号：ISSN 0253-2670。国内邮发代号：6-77。国外发行代号：M 221。定价：25元/期，300元/年。地址：天津市南开区鞍山西道308号。邮政编码：300193。电话：022-27474913。传真：022-23006821。电子邮箱：zcy@ tiprpress. com。网址：http://www. tjipr. com。

《中成药》

该刊由上海医药(集团)有限公司主管，国家食品药品监督管理局信息中心中成药信息站主办，是有关中成药、中药饮片生产、科研和应用的专业学术性期刊。1978年创刊，月刊，大16开。

主要栏目：中药指纹图谱、制剂、质量、饮片炮制、临床、药理、饮片炮制、成份分析、综述、科研报道、学术探讨、医院药房等。主编：张聪。国内统一刊号：CN 31-1368/R。国际标准刊号：ISSN 1001-1528。国内邮发代号：4-249。国外发行代号：M 1093。定价：25元/期，300元/年。地址：上海市汉口路239号450室。邮政编码：200002。电话：021-

63213275。传真:021-63213363。电子邮箱:med@ stn. sh. cn。投稿网址:http://zaya. cb. cnki. net。

《中国处方药》

该刊由国家食品药品监督管理局主管,国家食品药品监督管理局南方医药经济研究所主办。2002 年创刊,月刊,大16 开。

主要栏目:时评、观察、封面、监管、新药推介、专栏、药物评价、数据等。主编:陶剑虹。国内统一刊号:CN 44-1549/T。国际标准刊号:ISSN 1671-945X。邮发代号:46-260。定价:10 元/期,120 元/年。地址:广州市东风东路 753 号天誉商务大厦西塔 5 楼。邮政编码:510080。电话:020-37886675,020-37886676。传真:020-37886660。电子邮箱:service@ chinapid. com。网址:http://www. chinapid. com。

《中国当代医药》

该刊由中华人民共和国卫生部主管,中国保健协会和当代创新(北京)医药科学研究院主办。1994 年创刊,旬刊,大16 开。

主要栏目:医药资讯、封面报道、业界关注、专家论坛、论著、研究进展、实验研究、临床研究、药品鉴定、药物与临床、麻醉与镇痛、医学检验、病理分析、影像与介入、中医中药、护理研究、医药教育、健康教育、个案报道、误诊误治、不良反应监测、制剂与技术、医院管理、调查研究、工作探讨、医护论坛等。主编:王霞。国内统一刊号:CN 11-5786/R。国际标准刊号:ISSN 1674-4721。国内邮发代号:2-515。国外发行代号:M 5169。国内定价:15 元/期,540 元/年。地址:北京市朝阳区通惠家园惠润园(壹线国际)5-3-602。邮政编码:100025。电话:010-59679076。传真:010-59679056。电子邮箱:ddyy@ vip. 163. cpm。网址:http://www. dangdaiyiyao. com。

《中国海洋药物》

该刊由中国科协主管,中国药学会主办。1982 年创刊,双月刊,大 16 开。

主要栏目:研究报告、综述、科学典籍评介、资源开发、科技园地等。主编:关美君。国内统一刊号:CN 37-1155/R。国际标准刊号:ISSN 1002-3461。定价:10 元/期,60 元/年。地址:青岛市延安三路 101 号国风药业院内。邮政编码:266071。电话/传真:0532-88083130。电子邮箱:zghyyw@ growful. com。网址:http://www. cpa. org. cn 。

《中国抗生素杂志》

该刊由中国医药集团总公司主管,中国医药集团总公司四川抗菌素工业研究所、中国医学科学院医药生物技术研究所主办。1976 创刊年,月刊,大 16 开。

主要栏目:综述、微生物药物筛选、遗传育种与生物合成、分离纯化与化学合成、药理与临床、分析与质控与制剂、研究简报、短文等。主编:谭仁祥。国内统一刊号:CN 51-1126/R。国际标准刊号:ISSN 1001-8689。邮发代号:62-193。定价:9.00 元/期,108.00 元/年。地址:四川省成都市成华区龙潭都市工业集中发展区华冠路 168 号 。邮政编码:600052。电话/传真:028-84216021。电子邮箱:siiacjap@ 126. com 。

《中国临床药理学与治疗学》

该刊由中国科学技术协会主管,中国药理学会主办,皖南医学院弋矶山医院承办。曾用名《中国临床药理学与治疗学杂志》,1996 年创刊,月刊,16 开。主要报道我国临床药理学研究的新成果,以及基础和临床药物治疗学领域的新进展,交流临床用药经验,介绍国内外研究动态 注重反映用多学科手段研究临床药理学与药物治疗学的成果。

主要栏目:专论、基础研究、短篇论著、临床药理学、药物治疗学、综述与讲座等。主编:孙瑞元。国内统一刊号:CN 34-1206/R。国际标准刊号:ISSN 1009-2501。邮发代号:26-165。定价:12 元/期,144 元/年。地址:安徽芜湖市皖南医学院戈矶山医院。邮政编码:241001。电话:0553-5738350、5739333。电子邮箱:ccpt96@ 21cn. com。

《中国临床药理学杂志》

该刊由中国科学技术协会主管,中国药学会主办,北京大学临床药理研究所承办。1985 年创刊,双月刊,大 16 开。主要报道我国临床药理学专业的学术成果;交流临床药理的科研、教学培训、药物评价、药物治疗等工作中的经验体会;介绍国内外的最新进展、学术动态;促进国内与国际的学术交流。

主要栏目:临床研究、耐受性研究、药代动力学与生物等效性研究、基础研究、研究方法、综述、读者园地等。主编:韩启德。国内统一刊号:CN 11-2220/R。国际标准刊号:ISSN 1001-6821。国内邮发代号:82-142。国外发行代号:BM 818。定价:15 元/期,180 元/年。地址:北京市海淀区学院路 38 号。邮政编码:100191。电话:010-82802540。传真:010-62072817。电子邮箱:cjcp@ tom. com 。

《中国临床药学杂志》

该刊由中国科学技术协会主管,中国药学会主办,复旦大学药学院承办。1992 年创刊,双月刊。主要报道我国临床药学及相关领域的新成果、新技术、新方法,药物不良反应,药物相互作用,药物动力学,血药浓度监测以及有关医院药学学科的研究成果与实践。

主要栏目:论著、短篇论著、医师药师园地、经验交流、药物不良反应、药事管理、综述等。主编:王永铭。国内统一刊号:CN 31-1726/R。国际标准刊号:ISSN 1007-4406。国内邮发代号:4-573。定价:8 元/期,48 元/年。地址:上海市医学院路 138 号。邮政编码:200032。电话:021-54237256。传真:021-64176498。电子邮箱:lcyx@fudan.edu.cn。网址:http://zglcyxzz.periodicals.net.cn。http://lczz.chinajournal.net.cn。

《中国民族民间医药》

该刊由云南省科学技术协会主管,云南省民族民间医药研究会主办。1992 年创刊,半月刊,大 16 开。

主要栏目:民族医药、药物研究、学术探讨、临床研究、医疗论坛、护理研究、医院管理、经验交流等。主编:郑进,黄传贵。国内统一刊号:CN 53-1102/R。国际标准刊号:ISSN 1007-8517。国内邮发代号:64-56。国外发行代号:BM 6366。定价:16 元/期,384 元/年。地址:云南省昆明市关通路 57 号。邮政编码:650200。电话:0871-5349183。传真:0871-5339255。电子邮箱:zgyy1992@163.com。网址:http://mzmj.chinajournal.net.cn。

《中国民族医药杂志》

该刊由国家中医药管理局主管,全国中医药图书情报工作委员会和内蒙古中蒙医研究所主办。1994 年创刊,月刊,大 16 开。

主要栏目:临床报道,临证经验,医药结合,疗法应用与研究,方药纵横,实验研究,药物定性定量研究,工艺与制备,文献研究,医学琐谈,护理,短篇报道等。主编:苏根元。国内统一刊号:CN 15-1175/R。国际标准刊号:ISSN 1006-6810。国内邮发代号:16-94。国外发行代号:6501/Q。定价:8 元/期,96 元/年。地址:呼和浩特市健康路 11 号。邮政编码:010020。电话:0471-6920167。传真:0471-6933673。

《中国生化药物杂志》

该刊由南京生物化学制药研究所主管,南京生物化学制药研究所、全国生化制药情报中心站、中国生化制药工业协会、中国药品生物制品检定所联合主办。1976 年创刊,双月刊,大 16 开。

主要栏目:论著、药物与临床、综述等。主编:孙欣。国内统一刊号:CN 32-1355/R。国际标准刊号:ISSN 1006-6810。国内邮发代号:28-233。国外发行代号:BM 4561。定价:12 元/期,72 元/年。地址:南京市浦口区浦东北路 9 号。邮政编码:210031。电话:025-58588537。传真:025-58588536。电子邮箱:shyw@jlonline.com。网址:http://shyw.chinajournal.net.cn。

《中国生物制品学杂志》

该刊是由卫生部主管,中华预防医学会承办。1988 年创刊,双月刊,2007 年起改为月刊。主要刊载生物制品和生物技术产品相关领域(预防医学、免疫学、医学微生物学、流行病学、生物化学等)的研究、生产、使用和质控方面的论著、综述、评述、简报、简讯等。

主要栏目:论著、简报、综述、述评、译文。主编:封多佳。国内统一刊号:CN 22-1197/Q。国际标准刊号:ISSN 1004-5503。邮发代号:12-128。定价:12 元/期,144 元/年。地址:长春市西安大路 137 号。邮政编码:130062。电话:0431-7923344。传真:0431-7910140。电子邮箱:zgsw@ccibp.com。

《中国实验方剂学杂志》

该刊由国家中医药管理局主管,中国医学科学院中药研究所、中国中西医结合学会中药专业委员会合办。1995 年创刊,半月刊,大 16 开。

主要栏目:制剂与工艺、化学与分析、资源与鉴定、药理、临床、综述、经验交流、基层园地等。主编:姜廷良。国内统一刊号:CN 11-3495/R。国际标准刊号:ISSN 1005-9903。国内邮发代号:2-417。国外发行代号:BM 4655。定价:10 元/期,180 元/年。地址:北京市东直门内南小街 16 号。邮政编码:100700。电话:010-64014411-2849。传真:010-84076882。电子邮箱:syfjx_2010@188.com。网址:http://www.syfjxzz.com。

《中国天然药物》

该刊由中华人民共和国教育部主管,中国药科大学和中国药学会主办。主要报道中药与天然药物中活性化合物的发现与改造、药理作用机制等。2003 年创刊,双月刊,大 16 开,80 页。2010 年改为英文版。

主要栏目:论文、综述、思路与方法等。本刊被 Elsevier Science Direct 全文收录。主编:吴晓明。国内统一刊号:CN 32-1708/R。国际标准刊号:ISSN 1672-3651。国内邮发代号:28-306。国外发行代号:BM 1759。定价:30 元/期,180 元/年。地址:南京市童家巷 24 号。邮政编码:210009。电话:025-83271565。传真:025-83271229。电子邮箱:zgtryw@cpu.edu.cn。网址:http://www.cpucjnm.com;http://www.sciencedirect.com/science/journal/18755364。

《中国现代药物应用》

该刊由中华人民共和国卫生部主管,中国水利电力医学科学技术学会主办。2007年创刊，半月刊，大16开。

主要栏目：论著、短篇论著、临床医学、药物与临床、临床案例、临床护理、经验交流、综述、卫生论坛等。主编：王建峰。国内统一刊号：CN 11-5581/R。国际标准刊号：ISSN 1673-9523。国内邮发代号：80-705。国外发行代号：M 4698。定价：12元/期，288元/年。地址：北京市和平里七区18号207室。邮政编码：100013。电话：010-84254812。电子邮箱：zgxdywyy@ yahoo. com. cn。网址：http://www. zgxdywyy. cn。

《中国现代应用药学》

该刊由中国科学技术学会主管，中国药学会主办。1984年创刊，月刊，大16开。

主要栏目：论著、综述、中药与天然药物、药物化学、药剂、药物分析与检验、医院药学、信息等。主编：李连达。国内统一刊号：CN 33-1210/R。国际标准刊号：ISSN 1007-7693。国内邮发代号：32-67。国外发行代号：M 4698。定价：15元/期，180元/年。地址：杭州市中河中路250号改革月报大楼10楼。邮政编码：310003。电话：0571-87297398。传真：0571-87245809。电子邮箱：xdyd@ chinajournal. net. cn。网址：http://www. chinjmap. com。

《中国现代中药》

该刊由国家中医药管理局主管，中国中药协会、中国医药集团总公司、中国药材集团公司联合主办。原名《中药研究与信息》，1999年创刊，月刊，64页。

主要栏目：综述、栽培规范、质量标准、工艺研究、药理研究、中药经济、国际贸易、产销分析、药市动态、行业动态、中药材真伪鉴别、信息天地等。主编：赵润怀。国内统一刊号：CN 11-5442/R。国际标准刊号：ISSN 1673-4890。国内邮发代号：82-302。国外发行代号：7087M。定价：10元/期，120元/年。地址：北京市海淀区西四环北路15号依斯特大厦8层。邮政编码：100195。电话：010-88468213。传真：010-88468211。电子邮箱：zybjb@ 163. com。网址：http://www. sinozgyc. com。

《中国乡村医药》

该刊由中华人民共和国卫生部主管，中国农村卫生协会主办。1994年创刊，月刊，大16开，80页。

主要栏目：专家论坛、论著与经验交流、中医与中西医结合、药物与临床、病例报告、检验与影像、急诊与急救、社区卫生、临床护理、综述、讲座、农村适宜技术等。主编：朱德霖。国内统一刊号：CN 11-3458/R。国际标准刊号：ISSN 1006-5180。邮发代号：82-76。定价：8元/期，96元/年。地址：北京崇文区广渠门南小街领行国际1-2-1702。邮政编码：100061。电话/传真：010-67155142。电子邮箱：crmp @ sina. com。

《中国新药与临床杂志》

该刊由中国科学技术协会主管，中国药学会、上海市食品药品监督管理局科技情报研究所主办。原名《新药与临床》，1982年创刊，月刊，大16开，80页。着重报道药物的临床研究和临床应用，介绍国内外新药的进展及动态，主要刊登新的临床试验，生物等效性，新药临床前研究，药物的临床应用，药物不良反应及监测，合理用药、相互作用与评价，新药的进展和动态等。

主要栏目：专题、综述、专家笔谈、短篇论著、合理用药、读者·作者·编者等。主编：唐希灿。国内统一刊号：CN 31-1746/R。国际标准刊号：ISSN 1007-7669。国内邮发代号：4-347。国外发行代号：M5892。定价：12元/期，144元/年。地址：上海市柳州路615号。邮政编码：200233。电话/传真：021-64511836。电子邮箱：xyylc_tougao@ 126. com。网址：http://xyyl. chinajournal. net. cn。

《中国新药杂志》

该刊是由国家食品药品监督管理局主管，中国医药科技出版社、中国医药集团总公司、中国药学会共同主办。1991年创刊，2006年改为半月刊，大16开，96页。

主要栏目：世界新药之窗、新药研发论坛、新药申报与审评、重大新药创新专项巡礼、综述、实验研究等。主编：桑国卫。国内统一刊号：CN 11-2850/R。国际标准刊号：ISSN 1003-3734。国内邮发代号：82-488。国外发行代号：M4240。定价：12元/期，288/年。地址：北京市西城区北三环中路乙6号伦洋大厦8层。邮政编码：100120。电话：010-82282300。传真：010-82282289。电子邮箱：cndj@ newdrug. cn。网址：http://www. newdrug. cn。

《中国药店》

该刊由中华人民共和国卫生部主管，中国药店杂志社编辑出版。1994年创刊，月刊，大16开，96页。

主要栏目：终端透视、圈点、高层视点、深度、公司、海外、区域市场、运营、商学院、专栏、门店、上游等。常务副主编：郝岚。国内统一刊号：CN 11-4476/R。国际标准刊号：ISSN 1009-5012。国内邮发代号：2-387。定价：8元/期，96元/年。地址：北京市安外邮局88信箱。邮政编码：100011。电话：010-51667828。传真：010-84129101。电子邮箱：zgyd228@ 163. com。网址：hppt://www. ydzz. org。

《中国药房》

该刊由中华人民共和国卫生部主管，中国医院协会、中国药房杂志社主办。1990 年创刊,现为周刊,每季度末休刊一期,全年 48 期,每周三出版。

主要栏目:第一周刊为“药房与药事”专题,主要栏目包括:药业专论、药事管理、实验研究、药房管理、制剂与工艺、药品检验、药师之友、药店与执业药师、综述讲座等;第二周刊为“药房与临床”专题,主要栏目有药物警戒与干预、药物经济学、用药分析、临床药学、药物与临床、不良反应监测、药学服务、药师与临床等;第三周刊为“药房与中药”专题,栏目包括中药论坛、中药研究、中药工艺与制剂、中药临床、中药分析与鉴定、中药资源与栽培、中药视窗等;第四周刊为“药房与基本药物”,栏目有医药政策、基本药物论坛、药品价格、药品招投标、基本药物配送、基本药物应用、医疗器材、基层医药等。主编:金有豫。国内统一刊号:CN 50-1055/R。国际标准刊号:ISSN 1001-0408。国内邮发代号:78-33。国外发行代号:4703TM。定价:10 元/期,480 元/年。地址:重庆市渝中区大坪正街 129 号四环大厦 8 层。邮政编码:400042。电话/传真:023-89809905,68585211。电子邮箱:info@ china-pharmacy. com。网址:http://www. china-pharmacy. com。

《中国药科大学学报》

该刊由中华人民共和国教育部主管,中国药科大学主办,主要报道药学科学创新性科研成果,登载合成药物化学、天然药物化学、中药学、药剂学、药物分析学、药代谢动力学、生物技术、生物制药工程、药理学及其他相关学科的研究成果和学术动态。1956 年创刊,双月刊,大 16 开,96 页。

主要栏目:药学前沿、论文、综述、信息等。主编:彭司勋。国内统一刊号:CN 32-1157/R。国际标准刊号:ISSN 1000-5048。国内邮发代号:28-115。国外发行代号:BM 6016。定价:20 元/期,120 元/年。地址:南京童家巷 24 号。邮政编码:210009。电话:025-83271566。传真:025-83271279。电子邮箱:cpuxuebao@ sohu. com。网址:http://zgyd. chianjournal. net. cn。

《中国药理学报:英文版》

该刊由中国科学技术协会主管,中国药理学会、中科院上海药物研究所主办。1980 年创刊。根据期刊影响因子排名的 SCI 药理及药学核心期刊榜内,该刊是唯一的中国期刊,同时进入十余种国际著名检索系统,与 60 多种国外著名医药期刊建立交换关系。

主要栏目:综述、研究原著(神经药理学、心血管药理学、肺药理学、肾药理学、内分流药理学、抗肿瘤药理学、免疫药理药学、临床药理学、药物筛选、药物代谢动力学、药剂学)等。主编:丁光生。国内统一刊号:CN 31-1347/R。国际标准刊号:ISSN 1671-4083。国内邮发代号:4-295。定价:50 元/期,600 元/年。地址:上海市太原路 294 号 31 号楼。邮政编码:200031。电话:021-54922821。传真:021-54922823。电子邮箱:aps@ mail. shcnc. ac. cn。网址:http://www. chinaphar. com 。

《中国药理学通报》

该刊由中国科学技术协会主管,中国药理学会主办,安徽医科大学承办。1985 年创刊,月刊,大 16 开。主要刊登药理学研究原著。

主要栏目:讲座与综述、论著、中药复方药理学、实验方法学、研究简报等。主编:魏伟,李俊。国内统一刊号:CN 34-1086/R。国际标准刊号:ISSN 1001-1978。国内邮发代号:26-52。定价:25 元/期,300 元/年。地址:合肥市梅山路 81 号。邮政编码:230032。电话:0551-5161221。传真:0551-5161222。电子邮箱:agtkxtb8@ 163. com。网址:http://ylx. ahmu. edu. cn;http://yaol. chinajournal. net. cn。

《中国药理学与毒理学杂志》

该刊由军事医学科学院主管,军事医学科学院毒物药物研究所、中国药理学会和中国毒理学会共同主办。1986 年创刊,双月刊,大 16 开,80 页。主要刊登实验药理学与实验毒理学各分支学科的研究论著、专题述评、综述、短讯和新技术方法的创建。

主要栏目:论著、综述等。主编:张永祥。国内统一刊号:CN 11-1155/R。国际标准刊号:ISSN 1000-3002。国内邮发代号:82-140。国外发行代号:BM 1051。定价:15 元/期,90 元/年。地址:北京市太平路 27 号。邮政编码:100850。电话:010-68276743。传真:010-68211656。电子邮箱:cipt@ nic. bmi. ac. cn。网址:http://www. cipt. ac. cn。

《中国药品标准》

该刊由国家食品药品监督管理局主管,国家药典委员会主办。2000 年创刊,双月刊,大 16 开,80 页。

主要栏目:专题报道、标准论坛、论著、方法学研究、标准管理法规等。主编:周福成。国内统一刊号:CN 11-4422/R。国际标准刊号:ISSN 1009-3656。国内邮发代号:2-509。定价:12 元/期,72 元/年。地址:北京市崇文区法华南里 11 号楼。邮政编码:100061。电话:010-67157647。传真:010-67157648。电子邮箱:zgypbzzz@ chp. org. cn。网址:http://www. chp. org. cn。

《中国药师》

该刊由国家食品药品监督管理局主管,国家食品药品监督管理局培训中心和武汉医药(集团)股份有限公司合办。1998 年创刊,月刊,大 16 开,120 页。

主要栏目:研究论文、药学进展、继续教育、研究报告、药学与临床、综述、科技交流等。主编:江德元。国内统一刊号:CN 12-1626/R。国际标准刊号:ISSN 1008-049X。国内邮发代号:38-325。定价:16 元/期,192 元/年。地址:湖北武汉市兰陵路 2 号。邮政编码:430014。电话:027-82835077。传真:027-82778580。电子邮箱:yh@ cnjpe. org。网址:http://www. zgys. org。

《中国药事》

该刊由国家食品药品监督管理局主管,中国药品生物制品检定所主办。1987 年创刊,月刊,大 16 开,88 页。

主要栏目:监督管理、理论探讨、论著、工作研究、药品检验·药品质量、药物与临床等。主编:桑国卫。国内统一刊号:CN 11-2858/R。国际标准刊号:ISSN 1002-7777。国内邮发代号:18-142。国外发行代号:M 4653。定价:12 元/期,144 元/年。地址:北京市天坛西里 2 号。邮政编码:100050。电话:010-67095523。传真:010-67033529。电子邮箱:zhongguoyaoshi@ sina. com。网址:http://www. zhgysh. org。

《中国药物化学杂志》

该刊由辽宁省教育厅主管,沈阳药科大学、中国药学会合办。1990 年创刊,双月刊,大 16 开,80 页。

主要栏目:研究论文、快报、研究简报、综述、新药信息等。主编:张礼和。国内统一刊号:CN 21-1313/R。国际标准刊号:ISSN 1005-0108。国内邮发代号:8-101。国外发行代号:BM 5991。定价:12 元/期,144 元/年。地址:沈阳市文化路 103 号。邮政编码:110016。电话:024-23986082。传真:024-23986086。网址:http://www. zgyhzz. cn。

《中国药物经济学》

该刊由中国农工民主党中央委员会主管,中国中医药研究促进会主办。2006 年创刊,双月刊,大 16 开,64 页。

主要栏目:文献研究、方法、医改论坛、传真、法规等。主编:刘国恩。国内统一刊号:CN 11-5482/R。国际标准刊号:ISSN 1673-5846。国内邮发代号:80-929。定价:26. 80 元/期,160. 80 元/年。地址:北京市东城区安定门外大街 55 号。邮政编码:100011。电话:010-84113228。电子邮箱:cjpe@ 163. com。网址:http://www. cjpe. org. cn。

《中国药物警戒》

该刊由国家食品药品监督管理局主管,国家食品药品监督管理局药品评价中心、国家药品不良反应监测中心合办。2004 年创刊,月刊,大 16 开。

主要栏目:基础研究、循征药学、管理及工作研究、综述、药品不良反应监测、个案分析、译文专栏等。主编:金少鸿。国内统一刊号:CN 11-5219/R。国际标准刊号:ISSN 1672-8629。国内邮发代号:62-518。国外发行代号:Q 1877。定价:10 元/期,120 元/年。地址:北京市西城区三里河一区 3 号院 6 号楼。邮政编码:100045。电话:010-68586107。传真:010-68586113。电子邮箱:ywjj @ cdr. gov. cn。网址:http://www. zgywjj. com。

《中国药物滥用防治杂志》

该刊由中华人民共和国卫生部主管,中国药物滥用防治协会、军事医学科学院毒物药物研究所合办。1995 年创刊,双月刊,大 16 开,64 页。报道我国在药物滥用防治领域的学术动向和进展。介绍麻醉药品、精神药品、酒精、烟草等有依赖性物质的滥用实验研究、临床诊疗、医学预防、流行病学调查和政策分析。

主要栏目:论著、调查报道、临床研究、经验交流、病例报道、合理用药、药物反应、论坛等。主编:李锦。国内统一刊号:CN 11-3742/R。国际标准刊号:ISSN 1006-902X。国内邮发代号:82-768。定价:10 期,60 年。地址:北京市崇文区法华南里 11 号楼。邮政编码:100061。电话:010-67633679。传真:010-67157910。电子邮箱:zylf@ chinajournal. net. cn。网址:http://zylf. chinajournal. net. cn。

《中国药物依赖性杂志》

该刊由中华人民共和国教育部主管,北京大学、中国毒理学会合办。1992 年创刊,双月刊,16 开,80 页。主要刊载药物(包括毒品、烟、酒、镇静催眠药等)依赖性研究、药物滥用及其相关疾病的防治和麻醉药品、精神药物合理应用的科学研究论著。

主要栏目:综述、论著、政策探讨、病例报告、文摘等。主编:陆林。国内统一刊号:CN 11-3920/R。国际标准刊号:ISSN 1007-9718。国内邮发代号:82-775。国外发行代号:BM 4632。定价:10 元/期,60 元/年。地址:北京海淀区学院路 38 号。邮政编码:100191。电话:010-62032625。传真:010-62032624。电子邮箱:cjdd1992 @ bjmu. edu. cn。网址:http://www. nidd. ac. cn。

《中国药物应用与监测》

该刊由中国人民解放军总医院主管和主办,2004 年创刊,双月刊,大 16 开,64 页。

主要栏目:临床评价、实验研究、用药分析、不良反应调查、临床药师园地、药学进展、药学服务、经验交流、期刊研究、病例监测、新药动态等。主编:郭代红。国内统一刊号:CN 11-5227/R。国际标准刊号:ISSN 1672-8157。国内邮发代号:80-623。定价:9 元/期,54 元/年。地址:北京市复兴路 28 号。邮政编码:100853。电话/传真:010-66937047。电子邮箱:zhgywyyyjc@263.net。

《中国药物与临床》

该刊由中华人民共和国卫生部主管,中国医院协会主办。2001 年 12 月创刊,月刊,大 16 开,80 页。

主要栏目:专论、论著、实验研究、基础研究、药物研究、调查研究、临床研究、综述、药物制备、医院管理、新技术等。总编:董海原。国内统一刊号:CN 11-4706/R。国际标准刊号:ISSN 1671-2560。国内邮发代号:2-348。国外发行代号:M 1557。定价:10 元/期,120 元/年。地址:山西省太原市东华门 23 号。邮政编码:030001。电话:0351-5261401。传真:0351-5261402。电子邮箱:zgywylc@163.com。

《中国药学》(英文版)

《中国药学》(Journal of Chinese Pharmaceutical Sciences)由中国科学技术协会主管,中国药学会主办,北京大学医学部药学院承办的中国药学会所属 20 种刊物中惟一的英文版杂志。1992 年创刊,季刊,2010 年改为双月刊,大 16 开,76 页。主要内容有药物化学、植物化学、生药学、药物分析、药剂学、药理学等方面的研究论文、研究简报、综述及研究生论文摘要、学术动态和新药介绍等。该刊为《中国期刊网》、《中国学术期刊(光盘版)》全文收录期刊,中国学术期刊综合评价数据库来源期刊。

主要栏目:综述、研究论文、简报等。主编:张礼和。国内统一刊号:CN 11-2863/R。国际标准刊号:ISSN 1003-1057。定价:15 元/期,90 元/年。地址:北京市学院路 38 号。邮政编码:100191。电话/传真:010-82801713,010-82805496。电子邮箱:jcps@bjmu.edu.cn。网址:http://www.jcps.ac.cn。

《中国药学文摘》

该刊由国家食品药品监督管理局主管、国家食品药品监督管理局信息中心主办,1983 年创刊,月刊,是国内药学文献的检索刊物,内容包括国内公开发行的 700 多种有关中西药学文献,以文摘、提要、简介和题录等形式报道,每期报道 2200~2400 条。主要分类:药学理论、一般性药学综述和历史文献、生药学和中药材、药物化学、药物生产技术、药剂学和制剂技术、药理学和毒理学、生物药剂学、药物分析、临床应用和药物评价、药事管理、制药设备和工厂设计、药品介绍与药品综述等。主编:郭丰文。国内统一刊号:CN 11-2529/R。国际标准刊号:ISSN 1003-3521。定价:36 元/期,432 元/年。地址:北京市西城区北礼士路甲 38 号。邮政编码:100810。电话:010-62214715。传真:010-62214866。电子邮箱:zgyxwz@163.comm。网址:http://www2.cpi.ac.cn/demo/trip.html。

《中国药学杂志》

该刊由中国科学技术协会主管,中国药学会主办,1953 年创刊,半月刊,大 16 开,80 页。

主要栏目:专家笔谈、综述、论著、药物与临床、药事管理、药物经济学等。主编:桑国卫。国内统一刊号:CN 11-2162/R。国际标准刊号:ISSN 1001-2494。国内邮发代号:2-232。国外发行代号:SM 313。定价:20 元/期,480 元/年。地址:北京市朝阳区建外大街四号建外 SOHO 九号楼 18 层。邮政编码:100022。电话:010-58699026。传真:010-58699035。电子邮箱:zgyxzz@cpa.org.cn。网址:http://www.zgyxzz.com.cn。

《中国药业》

该刊由国家食品药品监督管理局主管,重庆市食品药品监督管理局主办。1992 年创刊,半月刊,大 16 开,64 页。

主要栏目:卷首篇、本刊视线、信息集锦、食品药品监管、药业论坛、药学专论、药物研究、药物鉴定、制剂技术、药事组织、传统医药、个案报道、综述报告等。主编:刘斌。国内统一刊号:CN 50-1054/R。国际标准刊号:ISSN 1006-4931。国内邮发代号:78-130。国外发行代号:SM 5135。定价:8.50 元/期,204 元/年。地址:重庆市江北区建新北路 8 号红鼎国际名苑 C 座(商务领馆)25 楼 23 号。邮政编码:400020。电话:023-86716348。传真:023-86716332。电子邮箱:zgyaoye@tom.com。网址:http://www.zgyaoye.com。

《中国医药》

该刊由中华人民共和国卫生部主管,中华医学会主办。2006 年创刊,月刊,大 16 开,64 页。

主要栏目:论著、短篇论著、病例报告、综述、作者·编者·读者等。主编:杨秋。国内统一刊号:CN 11-5451/R。国际标准刊号:ISSN 1673-4777。国内邮发代号:80-528。国外发行代号:M 4358。定价:10 元/期,120 元/年。地址:北京市朝阳区安贞路 2 号首都医科大学附属北京安贞医院北楼。邮政编码:100029。电话/传真:010-64428528。电子邮箱:zgyy8888@163.com。网址:http://www.medline.org.cn。

《中国医药导报》

该刊由中华人民共和国卫生部主管,中国医学科学院主办。1992 年创刊,旬刊,大 16 开,64 页。每月上、中、下旬各出一期。

主要栏目:医药资讯、特别报道、产经观点、业界关注、论著、基础研究、药物研究、临床研究、药物与临床、中医中药、医学影像、医学检验、教育论坛、医药监管、调查报告、工作探讨、个案报道、现代护理、交流园地等。社长:池慧。国内统一刊号:CN 11-5539/R。国际标准刊号:ISSN 1673-7210。国内邮发代号:80-372。国外发行代号:TP 2705。定价:15 元/期,360 元/年。地址:北京市朝阳区通惠家园惠润园(壹线国际)5-3-601。邮政编码:100025。电话:010-59679061。传真:010-59679056。电子邮箱:yyzx11@163.com。网址:http://www.chinayiyao.com.cn。

《中国医药导刊》

该刊由国家食品药品监督管理局主管,国家食品药品监督管理局信息中心主办。1999 年创刊,双月刊,2008 年改为月刊,大 16 开。

主要栏目:临床医学、药物临床应用与研究、临床检验、基础研究、临床护理、合理用药、病例报告、药物制备、药物分析、经验交流、管理与实践等。总编:胡大一。国内统一刊号:CN 11-4395/R。国际标准刊号:ISSN 1009-0959。国内邮发代号:2-492。定价:23 元/期,276 元/年。地址:北京市西城区北礼士路甲 38 号国家食品药品监督管理信息中心。邮政编码:100810。电话:010-62219478。传真:010-62214866。电子邮箱:yydk@dfda.gov.cn。

《中国医药工业杂志》

该刊由上海医药工业研究院、中国化学制药业工业协会主办。1970 年创刊,月刊,大 16 开,80 页。

主要栏目:工艺研究、药物研究、试剂与中间体、药物合成路线图解、制剂研究、药物分析与质量、综述与专论等。社长:朱宝泉。国内统一刊号:CN 31-1243/R。国际标准刊号:ISSN 1001-8255。国内邮发代号:4-205。国外发行代号:M 6070。定价:12 元/期,144 元/年。地址:上海市北京西路 1320 号。邮政编码:200040。电话:021-62793151。传真:021-62890581。电子邮箱:cjph@pharmadl.com。网址:hppt://www.pharmadl.com。

《中国医药技术经济与管理》

该刊由中华人民共和国科学技术部主管,中国科学技术信息研究所、科学技术文献出版社主办,中国医药科技成果转化中心承办。2007 年创刊,月刊,大 16 开,96 页。

主要栏目:特别关注、经济与市场、创新与管理、技术与资本、政策与改革、技术经济资讯与技术经济人物等。主编:芮国忠。国内统一刊号:CN 11-5598/R。国际标准刊号:ISSN 1673-9809。国内邮发代号:78-130。定价:20 元/期,240 元/年。地址:北京市西城区鼓楼西大街 154 号。邮政编码:100009。电话:010-51665863-870。传真:010-51665863-828。电子邮箱:zazhi@pharmtec.org.cn。网址:http://www.zgyaoye.com。

《中国医药生物技术》

该刊由中华人民共和国卫生部主管,中国医药生物技术协会主办。2006 年创刊,双月刊,大 16 开,80 页。

主要栏目:论著、综述、技术与方法、讨论与争鸣、调查与研究、讲座、产业动态、读者来信等。主编:赵铠。国内统一刊号:CN 11-5512/R。国际标准刊号:ISSN 1673-713X。国内邮发代号:80-622。国外发行代号:BM 4275。定价:18 元/期,108 元/年。地址:北京市海淀区皂君庙乙 7 号。邮政编码:100081。电话:010-62135779。传真:010-62115976。电子邮箱:cmbj01@126.com。网址:http://www.cmbp.net.cn。

《中国医院药学杂志》

该刊由中国科学技术协会主管,中国药学会主办。1981 年创刊,半月刊,大 16 开,86 页。主要介绍国内外医院药学创新性成果、药学先进技术、临床合理用药、中西药制剂、医院调剂、医院药学学科的科学管理与改革、药学基础知识及理论等。

主要栏目:研究论文、药物与临床、综述、药事管理、医院调剂、科技简报、药物不良反应等。主编:陈华庭。国内统一刊号:CN 42-1204/R。国际标准刊号:ISSN 1001-5213。国内邮发代号:38-50。国外发行代号:SM 65-38。定价:12 元/期,288 元/年。地址:武汉市汉口胜利街 155 号。邮政编码:430014。电话/传真:027-82836596。电子邮箱:pharmacy@vip.163.com。网址:http://www.zgyyyz.com。

《中国医院用药评价与分析》

该刊由中华人民共和国卫生部主管,中国生物技术协会、中国药房杂志社主办。2001 年创刊,月刊,大 16 开,80 页。

主要栏目:专家论坛、用药评价、用药分析、临床试验、药物经济学、用药观察、不良反应、合理用药、药学监护、综述等。主编:马劲。国内统一刊号:CN 11-4975/R。国际标准刊号:ISSN 1672-2124。邮发代号:82-536。定价:10 元/期,120 元/年。地址:北京市西城区车公庄大街 6 号北京行政学院 1 号楼 617 室。邮政编码:100044。电话:010-64813551。传真:010-64813550。电子邮箱:pharmacy_bj@163.com。网址:http://yy.jourserv.com。

《中国执业药师》

该刊由国家食品药品监督管理局主管,中国执业药师协会主办。2003 年创刊,月刊,大 16 开。

主要栏目:合理用药、药物警戒、药学信息服务、药物经济学、质量控制、药房药店、行业透视、基本药物观察、继续教育、CE 课堂、医药快讯等。主编:张淑芳。国内统一刊号:CN 11-5132/R。国际标准刊号:ISSN 1672-5433。国内邮发代号:80-740。定价:8 元/期,96 元/年。地址:北京市西城区车公庄大街 9 号五栋大楼 B1-1001。邮政编码:100044。电话:010-88312157。电子邮箱:zgzyys@263.net。

《中国制药信息》

该刊由中国化学制药工业协会和中国医药集团公司联合主办。1984 年创刊,月刊,16 开。

主要栏目:综述、科研与开发、新药与临床、环球药讯、市场等。主编:俞观文。京内资准字号:1999-L 2698。定价:18 元/期,216 元/年。地址:北京海淀区知春路 20 号中国医药大厦 718 室。邮政编码:100088。电话:010-82080748-13/12。传真:010-82080788。电子邮箱:zgzyxx@sohu.com。

《中国中药杂志》

该刊由中国科学技术协会主管,中国药学会主办,中国中医科学院中药研究所中国中药杂志编辑部编辑出版。1955 年创刊,半月刊,大 16 开,112 页。主要报道我国中药栽培、养殖、资源、鉴定、炮制、制剂、化学、药理、临床及不良反应等各专业领域科研成果和进展动态。

主要栏目:资源与鉴定、炮制与制剂、化学、药理、临床、药事管理等。主编:肖培根。国内统一刊号:CN 11-2272/R。国际标准刊号:ISSN 1001-5302。国内邮发代号:2-45。国外发行代号:SM 399。定价:30 元/期,720 元/年。地址:北京市东直门内南小街 16 号。邮政编码:100700。电话:010-64045830。传真:010-64048922。电子邮箱:cjcmm2006@188.com。网址:http://cjcmm.com.cn。

《中国中医药科技》

该刊由国家中医药管理局主管,中华中医药学会主办。1994 年创刊,双月刊,大 16 开,64 页。

主要栏目:基础研究、临床研究、中药研究与开发、专题报道、科研思路与方法、经验交流、短篇报道、基层园地、论文摘编、综述等。主编:陈可冀。国内统一刊号:CN 23-1353/R。国际标准刊号:ISSN 1005-7072。国内邮发代号:14-240。国外发行代号:BM 6353。定价:10 元/期,60 元/年。地址:哈尔滨市南岗区阿什河街 122 号。邮政编码:150001。电话:0451-53671501。

《中国中医药现代远程教育》

该刊由国家中医药管理局主管,世中联(北京)远程教育科技发展中心主办,2003 年创刊,半月刊,大 16 开。

主要栏目:学术专著、经,典温课、硕博论坛、薪火传承、教育新论、临床论著、针灸启学、中西医汇讲、教学专题、临床教学、医案医话、方药精讲、护理教学、远程辅导、影像教学、健康教育、岐黄学步、护理讲堂、管理教参、百家新声、医海拾珠、实验研究、科研进展、临证精华、综合资讯等。主编:杨建宇。国内统一刊号:CN 11-5024/R。国际标准刊号:ISSN 1672-2779。国内邮发代号:82-107。国外发行代号:M 1751。定价:10 元/期,240 元/年。地址:北京市复兴门南大街甲 2 号配楼知医堂 101 室。邮政编码:100031。电话:010-51813289。传真:010-51813296。电子邮箱:zyyjyy2008@126.com。网址:http://www.zyyjy.com.cn。

《中国中医药信息杂志》

该刊由国家中医药管理局主管,中国中医科学院中医药信息研究所主办。1994 年创刊,月刊,大 16 开。

主要栏目:中医动态、专题论坛、论著、流行病学调查、循证医学、实验研究、中药研究与开发、质量标准研究、制剂与工艺、临床报道、临证心得、专家经验、思路与方法、研究与进展、中医药信息学、医院药学、中医教育、综述等。主编:叶祖光。国内统一刊号:CN 11-3519/R。国际标准刊号:ISSN 1005-5304。国内邮发代号:82-670。国外发行代号:M 4564。定价:10 元/期,120 元/年。地址:北京市东直门内南小街 16 号。邮政编码:100700。电话/传真:010-64058131。电子邮箱:Lxx@mail.cintcm.ac.cn。网址:http://xxzz.cintcm.com。

《中华中医药学刊》

该刊由中华人民共和国国家中医药管理局主管,中华中医药学会、辽宁中医药大学合办。1982 年创刊,月刊,大 16 开。

主要栏目:博士导师新论、中华名医经典、国家项目点击、省级项目平台、地方项目宽带、博士课题网络、硕士课题网站、药效学研究盘点、临床研究传真等。主编:康廷国。国内统一刊号:CN 21-1546/R。国际标准刊号:ISSN 1673-7717。国内邮发代号:8-182。国外发行代号:M 1163。定价:10 元/期,120 元/年。地址:沈阳市皇姑区崇山东路 79 号。邮政编码:110847。电话/传真:024-31207045。电子邮箱:zhzyyxk@vip.163.com。网址:http://www.zyyzk.com。

《中华中医药杂志》

该刊由中国科学技术协会主管,中国中医药学会主办。曾用名《中国中医药学报》。1986 年创刊,月刊,大 16 开。

主要栏目:述评、论著、临证经验、思路与方法、标准与规范、研究报告、临床报道、学术动态等。国内统一刊号:CN

11-5334/R。国际标准刊号:ISSN 1673-1727。国内邮发代号:18-90。国外发行代号:M 968。定价:20 元/期,240 元/年。地址:北京市和平街北口樱花路甲 4 号。邮政编码:100029。电话/传真:010-64216650。网址:http://www.zhzyyzz.com。

《中南药学》

该刊由湖南省食品药品监督管理局主管,湖南省药学会主办,中南大学湘雅二医院和湖南省人民医院承办。其前身是 1999 年创办的《湖南药学》。该刊主要介绍国内外药学进展、科研成果和理论及药事法规、执业药师等;内容涵盖药剂、药理药物分析、药物化学、生化药物、中药与天然药物、医院药学、药学教育等。2003 年改为现名,月刊,大 16 开。

主要栏目:研究论文、综述、专题讲座、药物与临床、医院药学等。主编:李焕德。国内统一刊号:CN 43-1408/R。国际标准刊号:ISSN 1672-2981。国内邮发代号:42-290。定价:10 元/期,120 元/年。地址:长沙市人民中路 139 号中南大学湘雅二医院。邮政编码:410011。电话:0731-84895602。传真:0731-82258487。电子邮箱:znyxzz@tom.com;znyxzz2006@163.com。

《中药材》

该刊由国家食品药品监督管理局中药材信息中心站主办。1978 年创刊,月刊,大 16 开。主要报道中药材的种(养)技术(GAP),资源开发和利用,药材的加工炮制与养护,鉴别,成分,药理,临床,制剂,用药等方面的研究论文。

主要栏目:药用植物栽培、动物药研究、资源、加工炮制与养护、鉴别、化学成分、药理、制剂与质量、考证、综述、临床用药等。主编:元四辉。国内统一刊号:CN 44-1286/R。国际标准刊号:ISSN 1001-4454。国内发行:该刊编辑部。定价:25 元/期,300 元/年。地址:广州市中山二路 24 号中粤大厦 10 楼。邮政编码:510080。电话/传真:020-87665465。电子邮箱:81888465@163.com。网址:http://zyca.chinajournal.net.cn。

《中药新药与临床药理》

该刊由国家食品药品监督管理局主管,广州中医药大学主办。1990 年创刊,双月刊,大 16 开。

主要栏目:药效与毒理学研究、药物动力学研究、化学成份研究、色谱指纹图谱研究、质量分析研究、工艺研究、临床研究、综述等。主编:王宁生。国内统一刊号:CN 44-1308/R。国际标准刊号:ISSN 1003-9783。国内邮发代号:46-210。国外发行代号:M 4647。定价:10 元/期,60 元/年。地址:广州市机场路 12 号。邮政编码:510405。电话:020-36585613。传真:020-36590367。电子邮箱:tg@zyxy99.com。网址:http://www.xintcm.com。

《中药药理与临床》

该刊由中国药理学会主办,1985 年创刊,双月刊,16 开,64 页。

主要栏目:名方研究、实验研究、临床研究、思路与方法学探讨、学术争鸣、综述等。主编:邓文龙。国内统一刊号:CN 51-1188/R。国际标准刊号:ISSN 1001-859X。定价:20 元/期,120 元/年。地址:成都市人民南路四段 51 号四川省中药研究所内。邮政编码:610041。电话:028-85234707。传真:028-85224504。电子邮箱:zyyl707@163.com。

《中医药导报》

该刊由湖南省卫生厅主管,湖南省中医药学会、湖南省中医药管理局合办。1995 年创刊,月刊,大 16 开,64 页。

主要栏目:科研报告、学术探讨、名医学术经验、专家临证经验、临床报道、专科集萃、临证医案、针灸推拿、医案医话、临床护理、方药研究、文献综述、医院管理、医学教育等。主编:袁长津。国内统一刊号:CN 43-1446/R。国际标准刊号:ISSN 1672-951X。国内邮发代号:42-144。国外发行代号:M 6653。定价:8 元/期,96 元/年。地址:湖南省长沙市湘雅路 30 号湖南省卫生厅。邮政编码:410008。电话:0731-4365506。传真:0731-4828502。电子邮箱:hnzyydb@163.net。网址:http://hnzyydb.periodicals.net.cn。

《中医药管理杂志》

该刊由国家中医药管理局主管,中华中医药学会主办。1993 年创刊,月刊,64 页。

主要栏目:中心论坛、科研管理、调查报告、中医教育、人力资源、卫生经济、药学发展、医疗服务、预防保健、工作研究、信息平台等。主编:曹正逵。国内统一刊号:CN 11-3070/R。国际标准刊号:ISSN 1007-9023。定价:20 元/期,240 元/年。地址:北京市朝阳区樱花园东街甲 4 号。邮政编码:100029。电话:010-62005172。传真:010-62005168。电子邮箱:zyyg@chinajournal.net.cn。网址:http://zyyg.chinajournal.net.cn。

《中医药临床杂志》

该刊由安徽省卫生厅主管,中华中医药学会、中医药临床杂志社主办。1988 年创刊,双月刊,大 16 开,96 页。

主要栏目:专题研究、名医精粹、医案医话、临床经纬、临床试验、针推骨伤研究、临床报道、药理实验、中药研究、临床护理、学术探讨、中医药研究进展等。主编:邓大学。国内统一刊号:CN 34-1268/R。国际标准刊号:ISSN 1672-7134。国内邮发代号:26-31。国外发行代号:M 6656。定价:6 元/期,36 元/年。地址:安徽省合肥市大通路明光小区 5 幢。邮政编码:230011。电话:0551-4475775。传真:0551-4475734。电子邮箱:cjtcm@163.com。网址:http://ahlc.chinajournal.cn。

《中医药通报》

该刊由中华中医药学会、厦门市中医药学会主办。2002 年创刊,双月刊,大 16 开,64 页。

主要栏目:专家论坛、治未病、名医精华、思路与方法、针灸经络、理论探讨、古籍研究、思考中医、海外中医、方药研究、临床研究、综述等。主编:卢太坤。国内统一刊号:CN 35-1250/R。国际标准刊号:ISSN 1671-2749。国内邮发代号:34-95。定价:10 元/期,60 元/年。地址:厦门市仙岳路 1739 号。邮政编码:361009。电话/传真:0592-5579661。电子邮箱:zyytb@yahoo.com.cn。

《中医药文化》

该刊由上海市教育委员会主管,上海中医药大学主办。2005 年创刊,双月刊,大 16 开,56 页。

主要栏目:名家心路、名师讲堂、轩岐论坛、名老药铺、医界春秋、养生旨趣、诊余随笔、文化语丝、医史博览、学术争鸣、中医药文化之旅等。主编:王群。国内统一刊号:CN 31-1971/R。国际标准刊号:ISSN 1673-6281。国内邮发代号:4-449。国外发行代号:BM 1069。定价:6.80 元/期,40.8 元/年。地址:上海市浦东新区蔡伦路 1200 号。邮政编码:201203。电话/传真:021-51322541。电子邮箱:zyywh@126.com。网址:http://www.tcm100.com/zyywh。

《中医药学报》

该刊由中华中医药学会、黑龙江中医药大学主办。双月刊,大 16 开,80 页。

主要栏目:学术探讨、临床研究、方药研究、临床报道、医籍探析、综述、争鸣与商榷等。主编:匡海学。国内统一刊号:CN 23-1193/R。国际标准刊号:ISSN 1002-2392。国内邮发代号:14-44。国外发行代号:M 1125。定价:6 元/期,36 元/年。地址:哈尔滨市和平路 24 号。邮政编码:150040。电话/传真:0451-82117809。电子邮箱:zyyxbhl@sina.com。

《中医药信息》

该刊由黑龙江省教育厅主管,中华中医药学会、黑龙江中医药大学合办。1984 年创刊,双月刊,大 16 开,80 页。

主要栏目:理论探讨、中药研究、方药经纬、临床研究、质量工艺、针灸推拿、中西医结合、证治探讨、临床报道、名医经验、实验研究、中药研究进展、临床研究进展、教学改革等。主编:匡海学。国内统一刊号:CN 23-1194/R。国际标准刊号:ISSN 1002-2406。国内邮发代号:14-132。国外发行代号:BM 1127。定价:6 元/期,36 元/年。地址:哈尔滨市香坊区和平路 24 号。邮政编码:150040。电话/传真:0451-82117809。电子邮箱:zyyxxbjb@sina.com。

药学记事

Events

2011 中国药学年鉴

CHINESE PHARMACEUTICAL YEARBOOK

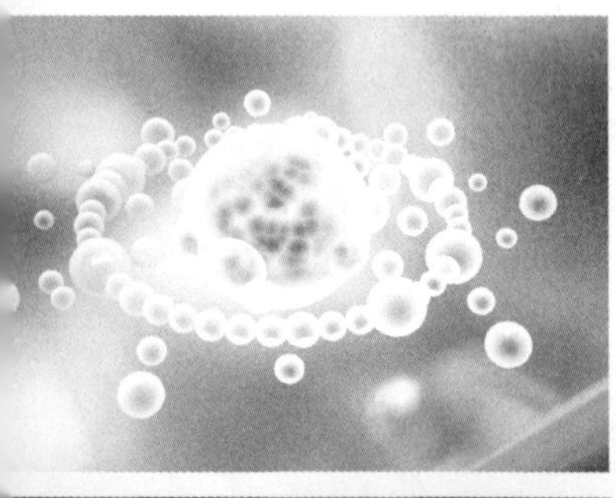

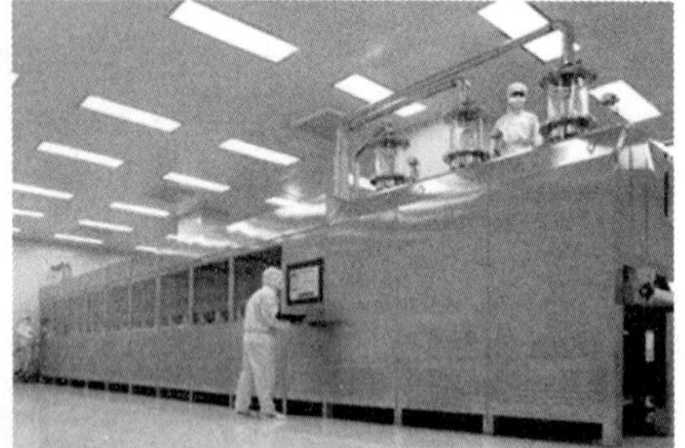

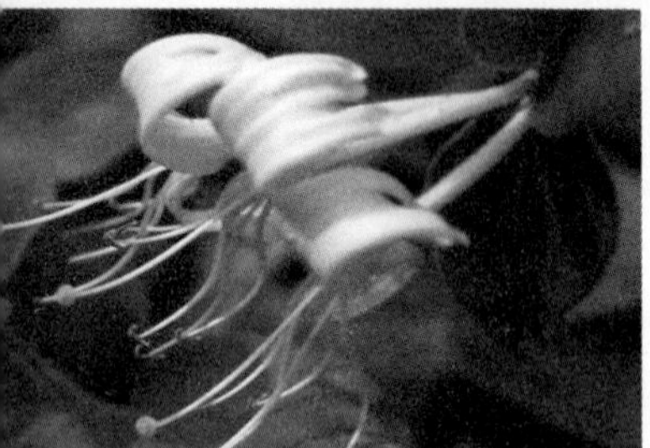

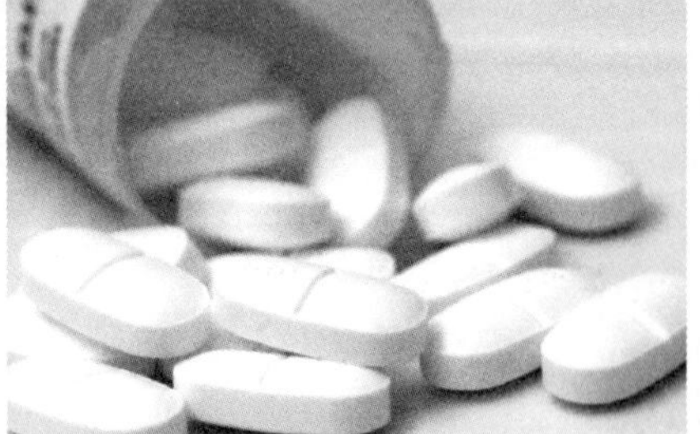

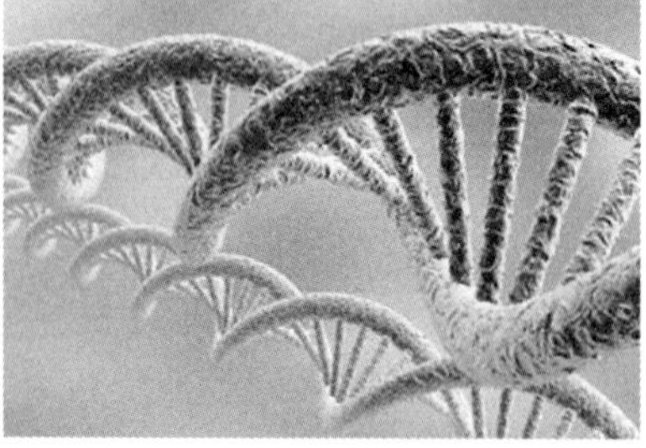

1 月

1 日 《国家食品药品监督管理局政府信息公开工作办法》开始施行。根据《办法》,国家局将向社会公开 14 类信息。该《办法》是国家局为规范和推进政府信息公开工作,提高食品药品监管工作的透明度,促进依法行政而制定的。

1 日* 按照联合国教科文组织《反对在体育运动中使用兴奋剂国际公约》和国务院《反兴奋剂条例》的要求,日前,国家体育总局、商务部、卫生部、海关总署、国家食品药品监管局联合发布公告,公布了 2010 年兴奋剂目录。2010 年兴奋剂目录中兴奋剂品种包括:蛋白同化制剂品种、肽类激素品种、麻醉药品品种、刺激剂(含精神药品)品种、药品类易制毒化学品品种、医疗用毒性药品品种以及其他品种。

5 日 2010 年全国卫生工作会议在北京召开。会议明确了新的一年卫生系统各项工作重点。大力加强食品药品监管是其中一项重要内容。会上,434 个"全国医药卫生系统先进集体"和 989 名"全国医药卫生系统先进个人"受表彰。其中,有 31 个先进集体和 25 名先进个人来自食品药品监管系统。

6 日* 国家食品药品监督管理局近日对 3 种利用互联网违法宣传销售的产品进行曝光。这 3 种产品的名称分别是:花旗・糖胰特康胰酶胶囊,标示企业名称为中国中医医科院疑难病研究总院;温肾 TM 降糖宁胶囊,标示监制单位为中国中医学会基因药物研究院,该品种系盗用北京勃然制药有限公司生产的降糖宁胶囊批准文号;奥舒肽胶囊、格瑞莱胶囊,标示企业名称为北京附属医科大学精神障碍康复中心。

11 日 2009 年国家科学技术奖励大会在北京召开,国家最高科学技术奖等项目揭晓,共授奖 374 项(人)。医药卫生领域共有 44 项成果获得奖励,占获奖项目总数的 10% 以上,其中包括国家技术发明奖 3 项,国家自然科学奖 3 项,国家科技进步奖 38 项。

11 日* 日前,从中国医学科学院医药生物技术研究所获悉,采用基因工程技术研制的我国一类化学新药候选物、新型大环内酯类抗生素——必特霉素,已完成Ⅲ期临床研究,并获得 3 项国家发明专利,这是世界上首个采用基因工程技术研制成功的杂合抗生素类化学新药候选物。

10 ~ 12 日 第四届中医药发展论坛在北京召开。论坛以"展示新中国 60 年中医药发展成就,探讨中医药发展机遇"为主线,就我国中医药发展现状、新医改给中医药事业带来的机遇与挑战、继承创新与合作等热点问题展开探讨。

15 日 医药经济报评出 2009 年食品药品监管十大新闻。这十大新闻是:①首批餐饮服务许可证颁发;②六部门联合开展药品安全专项整治;③打击制售假药部际协调联席会议制度建立;④两高出台司法解释打击生产销售假劣药品行为;⑤2010 年版《中国药典》编制完成;⑥我国自主研发的甲流疫苗获准上市;⑦中药注射剂安全性再评价全面开展;⑧医疗器械生产质量管理规范出台;⑨国家局出台规定加强基本药物质量监管;⑩全国广泛开展"安全用药家庭健康"科普宣传活动。

15 日* 由中国香港现代中医药研究发展中心研制的防治甲流中药"双花解毒胶囊"取得香港卫生署的中成药注册,近日在香港正式上市销售,这标志着香港中医药界在用中药治疗急性传染性疾病方面的研究达到了与内地相当的水平。

18 日 2010 年全国食品药品监督管理工作暨党风廉政建设工作会议在北京召开。中共中央政治局常委、国务院副总理李克强对会议召开作出重要批示。

24 ~ 25 日 全国药品安全监管工作会议在宁波市召开。国家食品药品监督管理局副局长吴浈出席会议并发表讲话。

25 日 国家食品药品监督管理局召开 2010 年版《中国药典》发行工作视频会议。国家食品药品监督管理局副局长吴浈出席会议并发表讲话。

27 ~ 28 日 为贯彻落实全国药品安全监管工作会议精神,国家食品药品监督管理局稽查局在南宁市组织召开了 2010 年全国食品药品监管稽查工作会议。国家食品药品监督管理局边振甲副局长出席会议并作重要讲话。

2 月

1 日 第九届药典委员会第三次委员大会暨 2010 年版《中国药典》编制工作总结会在北京召开。卫生部副部长、国家食品药品监督管理局局长、第九届药典委员会主任委员邵明立出席会议并发表重要讲话。

1 日* 总投资达 1.4 亿元研发的国家一类新药"银杏内酯 B 注射液"已经完成Ⅲ期临床试验。该药是风行发展集团下属的广州市花城制药厂与中国人民解放军总医院、合肥工业大学共同研发拥有自主知识产权的国家新药。

2 日 国家辽宁(本溪)生物医药科技产业基地在沈阳市举行揭版仪式。全国政协副主席、科技部部长万钢出席了仪式并讲话。

4 日 中共中央政治局常委、国务院总理温家宝在中央举办的省部级主要领导干部深入贯彻落实科学发展观加快经济发展方式转变专题研讨班发表重要讲话。温家宝指出,要进一步深化医药卫生体制改革,加快建立覆盖全民基本医疗卫生制度，完善基本医疗保障制度、基本医疗服务体系，实施国家基本药物制度，大力推进基本公共卫生均等化，推进公立医院改革，努力实现人人都有基本医疗保障，人人享有方便可及的基本医疗卫生服务，保障全体人民病有所医。

4~5日　全国药品注册管理工作会议在武汉市召开。国家食品药品监督管理局副局长吴浈出席会议并作重要讲话。

5日　国家食品药品监管局在北京举行2010年媒体座谈会。国家食品药品监管局局长邵明立在座谈会上指出，要进一步加强与媒体合作，加强食品药品安全信息的发布，以开放的思想接受舆论监督，加强对公众的科普宣传教育。中宣部、国务院新闻办公室有关领导出席了座谈会。

7日　卫生部发布了《中国国家处方集(化学药品与生物制品卷)》，以规范医院用药行为、保障患者用药安全。该处方集将于近日印发全国，指导临床合理用药。

8日　根据《中华人民共和国药品管理法》第六十条规定，经卫生部和国家食品药品监督管理局共同审核，认定《中国心血管杂志》、《中外医疗》、《中国心理卫生杂志》、《麻醉与镇痛》杂志中文版、《癌症进展》、《中国骨与关节外科》、《中国临床神经科学》、《中国循证儿科杂志》、《肝博士》9个医学、药学专业刊物可以发布处方药广告。

9日　国家食品药品监督管理局邵明立局长会见了来访的法国健康产品卫生安全局(AFSSAPS)让·玛里姆贝尔特局长一行。双方就中法草药合作、药品检查、人员培训等议题进行了交流，并就双方续签监管合作协议一事达成了共识。

9日*　为深入贯彻国家深化医药卫生体制改革的总体部署和要求，落实基本药物制度等国家药物政策，卫生部委托中国医院协会组织国内百余名著名医药学专家，历时两年编写了《中国国家处方集(化学药品与生物制品卷)(2010年版)》印发全国，指导临床合理用药。

11日　国家食品药品监督管理局邵明立局长会见了来访的香港特别行政区政府卫生署林秉恩署长一行。双方就中药质量标准、药品检查、药品不良反应监测、应急处理等议题进行了交流，并就双方签署框架性合作协议达成了意向。

11日*　由深圳微芯生物科技公司自主研发的抗肿瘤创新药西达本胺(爱普沙)正式获得美国食品药品管理局(FDA)临床试验批准，在美国展开临床研究。据悉，这是我国首个在美国获准进入临床研究的小分子抗肿瘤创新药。

23日　先声药业宣布，其下属企业之一的南京先声东元制药有限公司获得国家食品药品监督管理局药品注册批准通知——获准生产和销售扎那米韦(商品名乐感清)。扎那米韦是世界卫生组织批准的对治疗甲型H1N1流感有效的两种药物之一，为葛兰素史克(GSK)的专利药品，并以乐感清为商品名在全球销售。先声药业是该药品在中国唯一的制造商。

23日*　近日，国家自然科学基金委员会对国家自然科学基金重大项目“禽流感关键基础科学问题研究”进行了结题验收。专家组认为，该项目在禽流感病毒分子流行病学、病毒蛋白结构与功能、感染机制与免疫应答、禽流感病毒感染人的特点与传播途径等方面取得了原创性的结果，为进一步开展流感基础研究、流感疫苗的研制、药物开发提供了新的思路。

24日　药明康德宣布其在上海的c-GMP制剂生产以及药物分析实验室荣获由瑞典药品署(MPA)代表欧洲药品管理局(EMEA)颁发的GMP证书。同时，药明康德苏州非临床安全评价中心荣获国际实验动物评估认证管理委员会(AAALAC)的国际认证。

25日*　目前，国内唯一的3个月缓释促性腺激素释放激素类似物——“达菲林3月缓释剂型”上市，该剂型疗效和安全性与曲普照瑞林28天缓释剂型相似，但可减少给药次数，提高患者对治疗的依从性。

25日　中国药学会与美国药物信息协会(DIA)在北京签署了谅解备忘录。

3月

2日*　我国第一个主要用于糖尿病血管并发症的中药新药——芪蛭降糖片目前已正式上市，并被纳入国家医保目录。该药由中国中医科学院首席研究员、著名中医专家林兰教授根据“糖尿病三型辩证”理论，历时15年在中国中医科学院广安门医院临床应用20余年的院内制剂“降糖通脉宁”的基础上研制成功的。据悉，这是我国首个主要用于糖尿病血管并发症的中药新药。

3日　国家食品药品监督管理局邵明立局长会见了来访的拉脱维亚卫生部长罗婕塔列女士、拉脱维亚驻华大使乐音女士一行，商讨了双方在药品监管领域的合作事宜。

4日*　由上海现代制药股份有限公司投资12亿元的原料、合成药生产基地正式签约落户海门临江新区。该项目属央企投资项目，注册资本2.4亿元。基地以生产医药原料药和中间体为主，建成后将形成年产原料药1 024吨的生产能力，成为国内最大及最先进的化学合成药生产基地。

5日　第十一届全国人民代表大会第三次会议在北京人民大会堂开幕。国务院总理温家宝向大会作政府工作报告时指出，要加快推进医药卫生事业改革发展，积极稳妥推进医药卫生体制改革，全面落实五项重点工作，继续扩大基本医疗保障覆盖面。

11日　中国医药集团总公司与成都市政府在北京签署了战略合作框架协议，双方将共同打造西部药材战略基地。

15日　在云南省开远市人民法院红河哈尼族彝族自治州中级人民法院对备受关注的刺五加注射液致死案做出一审宣判，以销售假药罪判处原黑龙江完达山药业股份有限公司云南片区销售经理张国宏有期徒刑7年，并处罚金9 000元；以销售假药罪判处该公司原质量保证部主任王汝平有期徒刑3年，缓刑5年，并处罚金9 000元。

26日　国家食品药品监督管理局邵明立局长会见了来访的欧盟委员会企业与工业总司海茵茨·佐利克总司长一行，双方回顾了自建立磋商与合作机制以来的良好合作，并就中欧药品、医疗器械、化妆品监管合作事宜沟通了情况。

26日*　继药明康德公司、国际肝细胞联合研究中心的项目之后，全球最大的单克隆抗体研制基地落户无锡（马山）生物医药研发服务外包区。美国OriGene基因科技有限公司与无锡市马山滨湖区签约，正式成立无锡单克隆抗体有限责任公司。

30日　中国药品生物制品检定所加挂国家食品药品监管局医疗器械标准管理中心牌子的揭牌仪式在中检所举行。国家食品药品监管局副局长张敬礼出席仪式并讲话。

4月

1日　全国食品药品广告审查监管工作座谈会在绍兴市召开，会议总结了去年全国药品、医疗器械、保健食品广告管理工作，部署了今年的药品、医疗器械、保健食品广告审查监管工作，重点对严厉打击违法广告提出了明确措施。国家食品药品监管局副局长边振甲出席会议并讲话。

12日　国家食品药品监督管理局局长邵明立会见了来访的阿尔巴尼亚卫生部长佩特里特·瓦西利先生一行。双方就两国药品监管机构建立合作机制一事达成了共识，并就药品、医疗器械产品信息及标准交流、专家交流等方面提出了合作意向。

13日　辽宁省政府与中国医药工业科研开发促进会（下称中国药促会）签署了共建沈阳药科大学战略合作协议，中国药促会的18家成员企业与沈阳药科大学签署了产学研联盟合作协议。全国人大常委会副委员长、中国工程院院士、中国药促会会长桑国卫，辽宁省省委书记、省人大常委会主任王珉，辽宁省省长陈政高参加了签字仪式。

14日*　青海省玉树藏族自治州玉树县发生7.1级地震，给当地人民群众生命财产造成严重损失。为切实做好抗震救灾药品、医疗器械质量和餐饮服务食品安全监管工作，国家食品药品监管局相继下发通知，要求加强抗震救灾药械质量监管，加大对捐赠的药品和医疗器械的监督检查力度，加强地震灾区餐饮服务食品安全监管，确保灾区群众饮食用药安全。中国医药集团立即启动抗震救灾医药储备调拨应急系统，成立了抗震救灾工作领导小组。根据国家工信部的指令，中国医药集团已于4月14日夜间紧急采购调运了骨科夹板、手术包和担架等救灾物资运抵地震灾区。

15日*　国家工商行政管理总局、国家食品药品监督管理局发布违法药品广告公告，对《沈阳晚报》、《桂林晚报》、《每日新报》（天津）、《大河报》（河南）、《大河健康报》（河南）、《河南商报》6家媒体发布违法低俗不良药品广告行为进行公告。

19～20日　由中国医药报社、山东省食品药品监管局、菏泽市人民政府联合主办，《中国食品药品监管》杂志社和菏泽市食品药品监管局承办的“全国食品药品监管系统科学监管研讨会”在菏泽市召开。研讨会由山东省副省长王随莲主持，国家食品药品监管局局长邵明立出席会议并做主题报告。

22日*　科技部将贵州省的“半夏何首乌、金钗石斛等8种药材规范化种植和野生保护抚育关键技术研究及应用示范”项目列入了“十一五”国家科技支撑计划，同时配套安排专项经费2 798万元，这标志着中药现代化领域首个国家科技支撑计划项目落户贵州省。

23～25日　中华医学会召开第24次全国会员代表大会，选举产生新一届理事会。卫生部部长、中国科学院院士陈竺当选为新一届中华医学会会长。中华医学会成立于1915年，现已拥有50万余名会员、83个专科分会，是我国科学技术协会历史悠久、会员众多、享有国内外盛誉的学术性群众组织。

27日　2010年全国劳动模范和先进工作者表彰大会在北京人民大会堂隆重举行。北京同仁堂股份有限公司技术主管吴金焕、国家食品药品监督管理局中国药品生物制品检定所副所长王军志等人被中华全国总工会授予全国劳动模范和全国先进工作者光荣称号。

30日*　国内首家中药抗病毒研究中心——白云山和黄中药抗病毒研究中心正式成立。钟南山院士担任该中心学科带头人。

5月

1日　为进一步加强药品类易制毒化学品的管理，规范生产经营秩序，有效防止其流入非法渠道被用于制毒，由国家食品药品监督管理局起草，并由卫生部正式发布的《药品类易制毒化学品管理办法》，自即日起开始施行。

10日　由哈尔滨医科大学卫生学院吴坤教授领衔完成的一系列国家自然科学基金课题，首次以胃癌细胞为靶点，深入探寻维生素E琥珀酸酯（VES）在肿瘤化学防治中的作用及信号传导途径。

11日　国家食品药品监督管理局下发《关于基本药物进行全品种电子监管工作的通知》。通知要求生产基本药物的企业，在2011年3月31日前必须加入药品电子监管网，并在产品最小销售包装上加印统一标识的药品电子监管码，通过监管网进行数据采集和报送，相关数据采集和赋码系统成为企业的急需。

11日　卫生部、公安部、工业和信息化部、国家工商管理总局、国家食品药品监管局、国家中医药管理局联合在北京召开药品安全专项整治六部局第二次协调会议。会议通报了各部门专项整治的进展情况，研究解决专项整治中的一些问题，并就下一步深入推进全国药品安全专项整治工作提出了要求。卫生部部长陈竺出席会议并讲话。卫生部副部长、国家食品药品监督管理局局长邵明立主持会议。

11日*　备受社会各界关注的全国首个药品交易所——重庆药品交易所股份有限公司在重庆市工商局注册成立。该公司由重庆渝富资产经营管理有限公司、重庆交通运输控股（集团）有限公司和重庆市城市建设投资公司共同出资组建，注册资本1亿元，主要从事药品、医疗器械、医用耗材等相关医用产品的招标采购交易服务。药品交易所采用了全球尚无先例的药品流通模式，以集中招标、竞价议价、拍卖等方式实现药品价格的良性回归。

13日　在上海举行的第五次中国科协论坛中国艾滋病疫苗高层论坛上，中国艾滋病疫苗联盟执行委员会主席、中国疾病预防控制中心艾滋病首席专家邵一鸣教授透露，在国家科技重大专项支持下，具有我国自主知识产权的DNA——天坛痘苗复合型艾滋病疫苗已完成Ⅰb期临床试验，在人体观察到良好的安全性和预期的特异性免疫应答。

14日　中国药品生物制品检定所在北京召开甲型H1N1流感疫苗和诊断试剂检验工作阶段总结暨表彰大会，表彰在防控甲型H1N1流感工作中做出突出贡献的4个先进集体和30个先进个人。卫生部部长陈竺和国家食品药品监管局局长邵明立出席大会并讲话。

15日*　卫生部、总后卫生部联合发布公告，据国务院常务会议审议通过的“重大新药创制”科技重大专项实施方案，专项“十二五”计划将分批启动实施。其中，专项“十二五”实施计划2011年课题申报指南已编制完成，国家食品药品监管局参与其中两项专题研究。

24日　香港特区政府卫生署与国家食品药品监管局在港签署协议，以进一步推动内地与香港在药品及医疗器械监管领域的交流与合作。

28日　中共中央政治局就世界医药卫生发展趋势和我国医药卫生体制改革问题进行第二十次集体学习。中共中央总书记胡锦涛强调建立健全覆盖城乡居民的基本医疗卫生制度。

26～29日　由中国医药报社、江苏省知识产权局及无锡市知识产权局联合主办的中美欧医药专利申请培训班在无锡市举行，来自全国各地的医药企业、研发单位和专利中介服务机构的130余位代表参加了此次培训学习。

6月

3日*　国家食品药品监管局要求各地查处非法药品“蜂蚁健骨素”、“特供叁号”和“糖瑞平·胰活胶囊”。

8～10日　由国家食品药品监管局药品注册司、环境保护部对外经济合作领导小组办公室共同主办、中国医药国际交流中心承办的“中国药用吸入式气雾剂氯氟化碳类物质（CFCS）淘汰项目实施启动会”在北京召开，这标志着我国药用吸入式气雾剂CFCS淘汰工作正式拉开了帷幕。

9日　江西省政府与中国医药集团总公司《战略合作框架协议》签字仪式在南昌市举行。同日，中国医药集团旗下的核心骨干企业国药控股股份有限公司和江西创力投资有限公司共同投资的国药控股江西有限公司挂牌成立。

11日*　第三军医大学研发的世界首个胃病疫苗已获得新药证书，有望明年年底上市。据了解，作为国家科技重大专项“重大新药创制”课题——“口服重组幽门螺杆菌疫苗”，可以让胃部黏膜表面产生对幽门螺杆菌的免疫力，保护率高达72%。

11～13日　由中国药学会和美国药学科学家协会、中国药学会药剂专业委员会共同主办，沈阳药科大学和辽宁省药学会承办，东北制药集团股份有限公司协办的“第二届亚洲阿登制药技术研讨会暨中国药学会药剂专业委员会2010年学术年会”在沈阳市举行。

12日　杭州市公安局和市食品药品监管局联合召开新闻发布会，宣布破获新中国成立以来杭州市最大的生产、经营假药案件，涉案货值金额高达3 000万元。涉案人员丁某等四人因涉嫌非法经营罪，经检察机关批准被依法逮捕。

13日　全国医药流通行业发展规划征求意见座谈会（华中区）在武汉市举行，就今年即将出台的《全国药品流通行业发展规划纲要（2011～2015年）》进行研讨。这是商务部和《全国医药流通行业发展规划（2011～2015年）》课题组第五次在全国范围征求企业意见。

18～20日　由山东省人民政府与中国生物工程学会等17家国家级协会、学会等联合主办的第四届中国生物产业大会在济南市、德州市举行，大会的主题是“创新生物经济环境，培育战略新兴产业”。开幕式上，117项生物领域高技术产业化项目被国家发改委授予“国家高技术产业化示范工程”牌匾，这些项目涉及生物医药、现代中药、生物医学工程等9大领域。本次大会由全国人大常委会副委员长、大会主席桑国卫宣布大会开幕，卫生部副部长刘谦、国家食品药品监管局副局长边振甲等出席开幕式。

21日　“中国首届创新药物与仿制药研发及评估国际化进程论坛”在东莞市松山湖科技产业园区展贸中心举行。

21日　由中、美两国卫生部共同举办的“中美卫生政策论坛”在北京举行。会议着眼于两国在推进医药卫生发展中共同面临的挑战，就卫生筹资和医保制度、疾病控制和公共卫生服务、医疗服务提供体系和医院管理等议题开展了研讨。

25日　全国副省级城市食品药品监管局局长座谈会在哈尔滨市举行，会议就体制改革后如何加强食品安全监管进行了探讨和交流。

28日　国家食品药品监管局副局长吴浈会见了来访的马其顿卫生部长布亚尔奥斯马尼和马其顿驻华大使奥利文沙姆贝夫斯基等一行。双方商讨了在药品监管领域的合作事宜。

7月

6日　国家食品药品监管局副局长边振甲会见了来访的巴基斯坦卫生部长沙哈布丁一行，双方就如何在合作谅解备忘录框架下开展合作进行了交流。

8～10日　第45届全国新特药品交易会与第二届全国健康科技高层论坛将在北京国家会议中心隆重举行。此次展会的主题为“远见未来——汇集药物创新整体解决方案”。

13日　全国基本药物全品种电子监管工作座谈会在南昌市召开。会议要求，各级食品药品监管部门要建立切实可行、责任明确的保障制度，确保如期完成基本药物全品种电子监管工作。国家食品药品监管局副局长吴浈主持会议并讲话。

14日　国家食品药品监管局药品注册司邀请国内中药生产领域部分全国人大代表、政协委员在京召开中药监督管理工作座谈会。药品注册司承办的74件2010年“两会”提案、建议，90%以上已进行了正式书面答复和电话沟通。会议就进一步完善中药监管的政策法规、提高中药监管水平展开了交流。

15日　由国务院纠风办、卫生部、国家发改委、监察部、财政部、国家工商总局、国家食品药品监管局等7部门联合签发的《药品集中采购监督管理办法》、《医疗机构药品集中采购工作规范》，规范参与集中采购的药企在采购周期内涨价等行为。

15日　方正集团旗下北大国际医药集团重庆医药制造基地在该市两江新区水复功能区水土工业园破土动工，基地总投资50亿元，将于2012年正式投产。

17日　“重大新药创制”科技重大专项总体专家组第十次会议在北京召开。“重大新药创制”科技重大专项“十二五”计划2011年课题的评审工作已经全部结束。

20日*　湖州市长兴县人民法院对“长兴2·18生产销售假药网络案”的7名犯罪嫌疑人作出一审刑事判决。至此，这个涉案货值2 000余万元，被国家食品药品监管局和公安部列为联合督办案件，并被列为2009年度浙江省药监系统十大案件之首的假药案，经过一年多的调查、审理，终于画上了句号。

22日　国家食品药品监管局药品不良反应监测中心发布《第30期药品不良反应信息通报》（以下简称《通报》），提醒广大医务工作者、药品生产企业和公众，警惕拉米夫定和替比夫定引起横纹肌溶解的风险。

26日　国家食品药品监管局收到英维达国际贸易（上海）有限公司报告，丹麦利奥制药有限公司委托英维达国际贸易（上海）有限公司主动召回在中国市场上所有批次的注射用夫西地酸钠（商品名：立思丁，进口注册证号：H20090197）。日前，丹麦利奥制药有限公司已在全球对该产品实施召回。

27日　制药巨头默克公司宣布，与国药集团签署战略合作备忘录，国药集团和默克将就人乳头瘤病毒疫苗等的产品在中国境内的销售开展合作。

27日　从广州医药集团获悉，奇星华佗再造丸等已进入俄罗斯国家《基本药物目录》，并获得永久药品批文。为此，广药集团启动了“首批八大名优心脑血管中药独联体专项研究”，中药正式以药品身份进入国际市场。

27日*　国家食品药品监督管理局曝光了六种未经注册并借虚假机构或盗用合法药品生产企业的名义，违法宣传销售的药品。这六种药品包括：泰尔·稳压素（标示生产企业名称：中国国际心血管病研究院）、泰尔·稳压素（标示生产企业名称：海军总医院高血压康复中心）、奥奇消疝康、壮骨通络丸、宜肺消喘丸、十八味诃子利尿丸。

31日　华润集团与北京市国资委正式签约，对华润医药集团和北药集团医药类资产进行重组。

8 月

1～3 日　全国食品药品监管工作座谈会在宁波市召开。国家食品药品监管局党组书记、局长邵明立作了题为《坚定不移地树立和实践科学监管理念》的工作报告。报告总结了今年上半年以来的监管工作，对下半年工作做出安排部署。延安市局局长史俊琴在大会上了发言。

1 日*　"西夫韦肽研讨会暨Ⅱb 期临床总结会"在北京召开，由我国自主开发的艾滋病病毒膜融合抑制剂西夫韦肽已顺利完成Ⅱb 期临床试验。由扶素生物技术有限公司自主开发的西夫韦肽属于国家一类创新专利药物，是依据艾滋病病毒膜融合蛋白 gp41 的空间结构，全新设计和合成的新一代膜融合抑制剂，已获得中国、美国及欧洲等专利授权。

2 日　国家食品药品监督管理局、公安部、卫生部联合发布公告，自 2010 年 9 月 1 日起，4-甲基甲卡西酮列入第一类精神药品管理，未经批准，任何单位和个人不得进行 4-甲基甲卡西酮的实验研究、生产、经营、使用、存储、运输和进出口等活动。

6 日　国家食品药品监管局发布 2010 年第 2 期互联网购药安全警示公告，集中曝光了 14 家发布虚假药品信息销售假劣药品网站。国家食品药品监管局已将违法网站依法移送有关执法部门进行查处。

7 日　"现代中药国际化产学研联盟启动暨复方丹参滴丸 FDA Ⅱ期临床试验结果报告会"在北京举行，全国人大常委会副委员长桑国卫出席报告会。会议宣布，复方丹参滴丸成为我国首例完成美国 FDA Ⅱ期临床试验，并即将进入 FDA Ⅲ期临床试验的中成药。

7～9 日　由中华国际医学交流基金会、中国民族卫生协会联合主办"第五届中医药发展论坛"在北京举行，开幕式上揭晓了"中医药影响力榜"、"中医药贡献奖"等推选结果。

10 日　卫生部新闻发言人表示，已责成湖北省食品安全监管领导小组办公室尽快核查并妥善处理"早熟门"事件。8 月 12 日，卫生部表示已介入奶粉疑致性早熟事件调查，委托了有关技术机构对湖北省提供的相关奶粉样品进行检测。同时，卫生部已请中国疾病预防控制中心牵头，成立由内分泌、儿科、妇幼、食品安全等领域 9 名专家组成的专家组，协助有关地方政府，对部分婴儿性早熟个案进行专题研究。

10 日　在华访问的美国 FDA 局长玛格丽特·汉姆伯格来到北京大学，以"中美合作保障药品安全"为主题进行了演讲。玛格丽特·汉姆伯格指出，中国已成为全球医药产品和部分补品所需活性药物成分的最大供应商，美国 FDA 与中国药品监管部门的合作已取得了相当的成就。

11 日　国家食品药品监督管理局邵明立局长在北京会见了来访的美国食品药品管理局局长玛格丽特-汉姆博格女士一行。双方回顾了 2007 年中美签署《关于药品和医疗器械安全的合作协议》以来的合作进展情况，并就进一步加强两国在药品和医疗器械安全监管领域的合作和更好地保护两国人民用药安全等方面开展了深入的讨论。

12 日　第九届全国药用植物和植物药学术研讨会在海口市召开。会上，34 位植物药学专家围绕我国中药材生产保护性发展、海南药用植物资源状况及其开发利用、中药质量控制等做了学术交流报告。据了解，目前已搜集和整理的海南药用植物共有 2 954 种，海南省将进一步利用药用植物资源优势，发展中药天然药物产业。

17 日　国家食品药品监管局曝光了"五十八味益肾胶囊"、"默克·生胰素"、"生物降压方"、"欢康骨筋丸胶囊"等 33 种假药，并要求各省、自治区、直辖市食品药品监管部门加强对辖区内药品经营企业、医疗机构的监督检查，一旦发现，立即依法查处。

19～20 日　在粤港药品安全合作的联系机制下，受香港特区政府卫生署的邀请，广东省食品药品监督管理局一行赴香港会晤特区政府创新科技署、政府化验所有关负责官员，并实地调研、商讨推进粤港药品、医疗器械检验检测合作有关事宜。

20 日　国家食品药品监管局局长邵明立会见了美国商务部副部长助理葛艾如博士和美国驻华使馆公使衔商务参赞蔡瑞德先生一行。双方回顾了在中美商贸联委会框架下的合作关系，并就药品、医疗器械和保健食品有关议题进行了深入交流。

25 日*　国家食品药品监管局党组做出决定，聘任燕辉为中国医药报社社长（试用期一年），解聘翟启运中国医药报社社长职务。

30 日*　中国科学院上海生命科学研究院知识产权与技术转移中心以 4 亿多元的价格，将一项蛋白抗肿瘤药物专利授权给了跨国制药集团——赛诺菲-安万特公司。上海生命科学研究院生化与细胞研究所的科研人员在多种肿瘤细胞中发现了 Slit 蛋白，能与它的受体蛋白 Robo 结合，相互作用便促进肿瘤血管生成，制备出这两者之间的抑制剂，从而抑制肿瘤的生长和转移。该研究成果曾被国际肿瘤生物学刊物《癌细胞》杂志以报道，并配发了评论，称中国科学家所做工作为"肿瘤新生血管形成研究之'必读'"。

9 月

2 日*　广州市药品检验所通过了中国合格评定国家认

可委员会(CNAS)评审组的检验增项评审,新增32项检测能力。至此,该所总检测能力达到635项,为将于11月开幕的2010年广州亚运会食品药品检验检测提供了有力保障。

6~7日　为促进我国仿制药的发展,中国医药国际交流中心在京举办"仿制药国际论坛"。美国食品药品管理局等机构代表出席了此次论坛。

9日　国家食品药品监督管理局吴浈副局长会见了来访的丹麦药品管理局局长林薇格女士一行,双方就药品和医疗器械领域共同关注的议题进行了交流。

9日　由中国中药协会主办的中药价格与招标采购政策走势研讨会在北京召开。广药集团广州白云山和黄中药有限公司等十几家知名中药企业的代表及为业内外专家出席了会议。

9日　苏州工业园区知识产权局建成生物医药专利数据库,并开展专题培训。这是国内首个针对生物医药行业的专利数据库。

10日*　桂林南药股份有限公司自去年4月正式向美国药典(USP)委员会提交青蒿琥酯原料药和青蒿琥酯片质量标准后,经过美国药典委员会一年多的严格评判,日前获得确认,将作为新的2009年USP标准入选美国药典。

13~14日　全国药品标准工作会议在北京召开。国家食品药品监督管理局吴浈副局长出席会议并作重要讲话。

17日　国家食品药品监督管理局邵明立局长会见了来访的新加坡卫生与科学局林建伟局长一行,围绕中国新版GMP修订和药品监管信息化工作进展、新加坡药品监管最新动态等进行了交流讨论,就深入加强双方国际交流与合作交换了意见。

17日　国家食品药品监管局与江西省人民政府在南昌举行共建食品药品安全示范区合作备忘录签约仪式。在南昌市出席"2010中国·江西(南昌)生物和新医药产业合作推进会"的卫生部副部长刘谦、国家中医药管理局副局长李大宁应邀出席签约仪式。

18日*　日前,浙江章光101有限公司相关产品因含有化妆品禁用组分米诺地尔,被浙江省食品药品监管局依法查处。

22日　国务院总理温家宝在联合国千年发展目标与艾滋病讨论会上发表讲话,指出全球医疗机构和医药企业要努力降低艾滋病医疗费用和药品价格。

26日*　中国药品生物制品检定所成立60周年庆典开幕。中检所正式更名为中国食品药品检定研究院。全国人大常委会副委员长桑国卫出席庆典并表示祝贺。来自国家局机关和直属单位、相关科研院所以及世界卫生组织等国际组织共300多位代表参加了庆典。

26日　国家食品药品监督管理局正式发布《2009年药品注册审批年度报告》。报告由药品注册管理工作情况、批准药品生产上市情况、批准药品临床研究情况、重要治疗领域的药品批准情况、药品注册申请受理情况和结语六部分组成。

27日*　中国科学院微生物研究所宣布,经过近一年的攻关,对2009甲型H1N1流感病毒表面的两个重要蛋白——血凝素(HA)和神经氨酸苷酶(NA)的研究取得重要突破。有关HA的研究成果发表在《蛋白质与细胞》杂志上,NA的研究成果在线发表在《自然——结构和分子生物学》杂志上。

28日　绿叶制药集团的抗肿瘤产品希美纳获日本专利授权通知书。据悉,这是继希美纳在中国、美国、欧洲获得专利权后,又一重量级专利授权,也是国内为数不多的能够获得日本专利授权的药品。

10月

1日　《中国药典》2010年版开始实施,收载品种共计4 567个,其中新增品种1 386个,在标准要求、形式内容等方面均有重大改进和进高,注重解决制约药品质量与安全的问题,全面提升了药品质量标准。

13日　国家食品药品监督管理局边振甲副局长出席了中国卫生部与瑞典卫生和社会事务部在上海市共同举办的"中瑞和谐健康论坛"开幕式并致辞,会见了瑞典卫生和社会事务部及瑞典药品署的有关负责人。双方在加强药品监管领域的交流与合作方面达成共识。

16~17日　由人力资源和社会保障部、全国博士后管理委员会、总政干部部联合主办,军事医学科学院承办的全国首届药学博士后论坛在北京举行。著名药学专家张礼和、陈凯先、秦伯益、沈倍奋4位院士出席并做主旨报告。

16~18日　面向海峡两岸规模最大的医药健康产品博览会——首届海峡(福州)医药健康产品博览会,在福州国际会展中心举办。

18日　中国医科大学本溪校区举行奠基典礼,辽宁省副省长滕卫平参加奠基仪式并调研中国药都建设情况。

18日　根据四家制药企业终止中药品种保护的申请,依据《中药品种保护条例》及《关于印发中药品种保护指导原则的通知》(国食药监注〔2009〕57号)的有关规定,日前,国家食品药品监督管理局印发通知,决定提前终止海口奇力制药股份有限公司"益气复脉胶囊"、郑州羚锐制药股份有限公司"生白口服液"、安康北医大制药股份有限公司"绞股蓝总甙胶囊"和江西山高制药有限公司"绞股蓝总甙胶囊"的中药品种保护。自通知印发之日起,上述品种不再按国家中药保护品种管理,不得冠以"国家中药保护品种"的称谓。

20日　国家食品药品监督管理局曝光"辉瑞健脑回春丹"等4种假药。该局表示,4种假药均未经批准注册,盗用合法药品生产企业的名称或盗用合法药品批准文号进行治疗疑难病的虚假宣传。

20～22日　第四届中美药典国际论坛在杭州市举办。国家食品药品监管局副局长、国家药典委员会秘书长吴浈在大会开幕式上致辞。

26日　中国疾病预防控制中心通报，在对既往收集保存的菌株进行NDM-1耐药基因检测时，检出3株携带NDM-1耐药基因阳性细菌。国际上报道发现携带NDM-1耐药基因细菌后，引起社会广泛关注，卫生部立即组织有关医疗机构和疾病预防控制机构，开展了该耐药菌的调查、检测和监测，并采取相应防控措施，确保广大群众健康。

29日　由国家食品药品监管局南方医药经济研究所主办的第22届全国医药经济信息发布会在广州市召开。本届信息发布会主题为"寻找撬动未来支点——中国医药经济转型升级的国际维度"。《医药经济报》30周年纪念活动同期举行。此次会上正式发布了《2010年度中国医药市场发展蓝皮书》，并对2011年我国医药产业进行了综合预测。

11月

1日　卫生部、公安部、工业和信息化部、工商总局、国家食品药品监管局、国家中医药管理局六部局药品安全专项整治联合督查工作启动会在北京召开。根据安排，11月上中旬，六部局组成的六个督查组将分赴山西、浙江、山东、江苏、河南、甘肃、四川、重庆、河北、贵州、辽宁、黑龙江12个省(市)进行药品安全专项整治联合督查。

5日*　桂林南药从WHO发来的关闭信函获悉，桂林南药青蒿琥酯注射剂车间GMP现场检查已符合WHO-GMP规范。WHO官方网站已正式将桂林南药生产的注射用青蒿琥酯Artesun列入PQ药品清单，并被推荐为疟疾急救第一选择。由此，桂林南药成为国内第一家通过WHO-PQ认证的注射剂生产企业。

5日*　《中华人民共和国药典中药材及原植物彩色图鉴》正式出版。《药典图鉴》系由国家药典委员会与中国医学科学院药用植物研究所通力合作，组织专家共同编著完成，填补了《中华人民共和国药典》(一部)没有基原植物形态描述的空白。

6～7日　2010年中国药学大会暨第十届中国药师周在天津市隆重举行。本届大会由中国药学会、天津市人民政府主办，天津市食品药品监督管理局、天津市药学会承办。大会主题是发展生物医药新兴产业，保障人民身体健康。全国人大常委会副委员长、中国药学会理事长桑国卫院士，天津市市长黄兴国，卫生部副部长、国家中医药管理局局长王国强，卫生部副部长刘谦，全国人大常委会委员、中国科协书记处书记冯长根，国家食品药品监督管理局副局长吴浈等领导出席会议，两院院士、特邀嘉宾、中国药学会理事、各省(区、市)药学会秘书长、药学专家学者等2 000多人参加本次盛会。

10日*　为加强药物临床试验质量管理和受试者保护，规范和指导伦理委员会的药物临床试验伦理审查工作，提高药物临床试验伦理审查工作质量，根据《药品注册管理办法》和《药物临床试验质量管理规范》的有关规定，国家食品药品监督管理局组织制定了《药物临床试验伦理审查工作指导原则》，并印发。

10日　以"绿色API，走进制药新时代"为主题的第65届中国国际医药原料药、中间体、包装、设备交易会在苏州国际博览中心隆重举行。

13日　第十二届中国专利奖颁奖大会在北京隆重召开，步长集团丹红注射液专利荣获中国专利奖金奖，这也是我国对药品实施专利保护以来，首个中药产品获得该奖。

16日　山东省最大的现代医药物流中心奠基暨山东北药中信医药有限公司成立揭牌仪式在济南市槐荫工业园区举行。山东省副省长王随莲等领导出席仪式，并为现代医药物流中心奠基。

18日　《中国食品药品监督管理年鉴》编委会议在国家食品药品监管局召开。

23日　复星医药旗下重庆药友制药通过了加拿大卫生部GMP认证。药友制药是中国第一家处方制剂通过加拿大卫生部GMP认证的制药企业。

23日　"第8届中国国际新药创制前沿技术与产业化发展高峰论坛暨项目合作洽谈会"在昆明市召开。

25～26日　由科技部、卫生部、国家中医药管理局、国家食品药品监督管理局等国家15个部委和四川省人民政府共同主办的"第三届中医药现代化国际科技大会"，在成都市与"2010年中医药国际科技博览会"、"第64届全国药品交易会"共同举行。

26日　由中华中医药学会、九江市人民政府联合举办的"全国中医药文化建设会议暨第二届庐山市杏林论坛"在庐山举行。

30日　由中国医药报社发起并联合中国医药企业管理协会、中国化学制药工业协会、中国医药商业协会、中国中药协会、中国外商投资企业协会药品研制与开发行业委员会、中国非处方药物协会共同主办的"医药政策与医药行业发展研讨会"在北京举办。

30日　中恒集团梧州制药与步长集团步长制药在北京人民大会堂召开新闻发布会。双方宣布，中恒集团梧州制药与步长制药下属子公司山东步长医药的产品总经销协议正式启动。

30日　杭州市公安局和杭州市食品药品监管局联合召开新闻发布会，通报破获的胡某贩卖毒品盐酸曲马多、非法经营含麻黄碱复方制剂案。这是浙江省破获的首例贩卖毒品、非法经营药品案,涉案金额450余万元。此案为公安部和国家食品药品监督管理局重点目标案件和重点挂牌督办案件。

12 月

2日　国家食品药品监管局局长邵明立与清华大学校长顾秉林在清华大学签订合作协议,双方将在科技、人才、管理三方面拓宽合作领域。这是国家局首次同知名学府开展战略合作,具有重要的示范意义。

3日　香港《中医药条例》即日生效,其中第119条规定,中成药必须获得香港卫生署注册。

3日*　国家食品药品监督管理局接到举报,反映在市场上有利用伪造的虚假权威机构宣传具有治疗慢性病、疑难病等功能的产品。经核实,举报反映的产品均为未经批准注册的假药,具体情况如下:“益肾糖灵胶囊”,标示生产企业名称:“中国人民解放军军事医学科学院糖尿病研究中心”;“杞黄降糖胶囊”,标示药品研究机构:“解放军生物医学科学院糖尿病研究中心”;“强力击疝宝胶囊”,标示产品生产单位:“中国疝病康复中心”。

7日　中国食品药品检定研究院国家药物安全评价监测中心临床检验实验室在通过了美国病理学家学会(CAP)专家的现场检查后,通过了CAP认证。CAP认证是美国病理学家学会创建的一种国际认证,目前是世界各国公认的国际级实验室标准,是美国FDA药品审评时参考的重要依据。通过CAP认证则意味实验室达到世界顶尖水准,并获得国际间各相关机构认可。

9日　复星医药参股公司汉达药业收到美国FDA正式通知,其仿制的大品种缓释喹硫平获得预批准,这是中国医药企业关联公司中第一个首仿获批的产品。

9~11日　第64届全国药品交易会在南昌市举行。本届药交会主题为“共赢在医药流通变革新时代”。

13日　由科技部、卫生部、国家食品药品监督管理局、国家中医药管理局、中国国际贸易促进会和江苏省人民政府共同举办的首届中国(泰州)国际医药博览会在江苏泰州中国医药城开幕,该博览会的主题为“创新医药发展、引领健康未来”。

16日*　日前,我国首个“长效和靶向制剂国家重点实验室”建设计划通过了科技部论证,作为实验室建设方的绿叶制药集团是国内第一家在长效缓控释和靶向技术领域设立国家级重点实验室的企业。

21日　海峡两岸关系协会会长陈云林与台湾海峡交流基金会董事长江丙坤在台北签署了《海峡两岸医药卫生合作协议》。

21日　国家食品药品监管局召开“开展打击侵犯知识产权和制售假冒伪劣商品专项行动工作”座谈会,公布了今年以来全国食品药品监管系统查处的侵犯知识产权并利用互联网宣传销售假药的十大典型案件。

23~24日　第十届药典委员会成立暨中国药典60年庆典大会在北京召开。全国人大常委会副委员长桑国卫出席大会,卫生部部长陈竺、卫生部副部长兼国家食品药品监督管理局局长邵明立发表重要讲话,国家食品药品监督管理局副局长吴浈主持会议。

(注:*为事件报道日期,非事件发生日期)

(李炜芳　周欣宇)

附录
Appendix

2011 中国药学年鉴
CHINESE PHARMACEUTICAL YEARBOOK

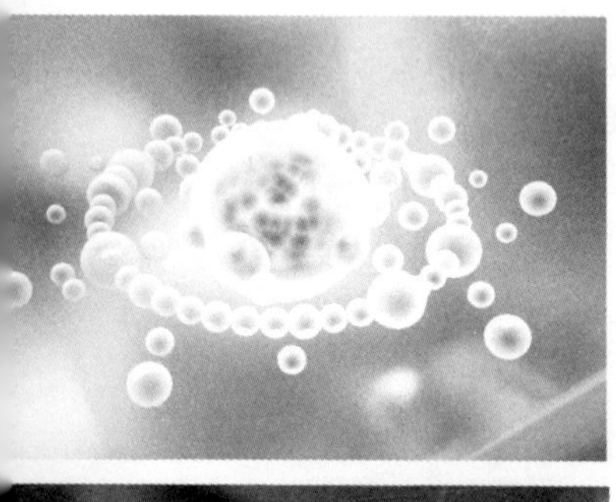
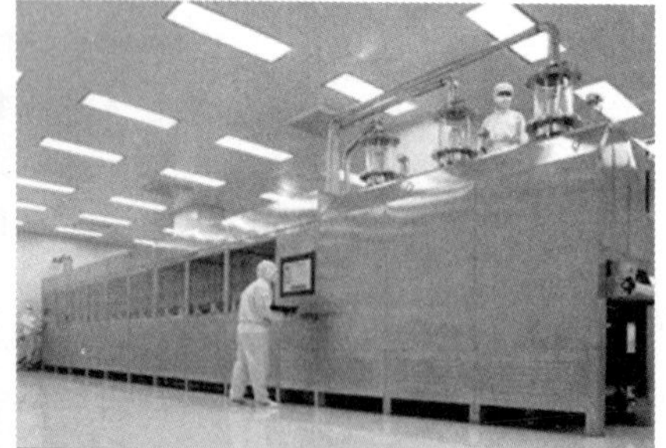
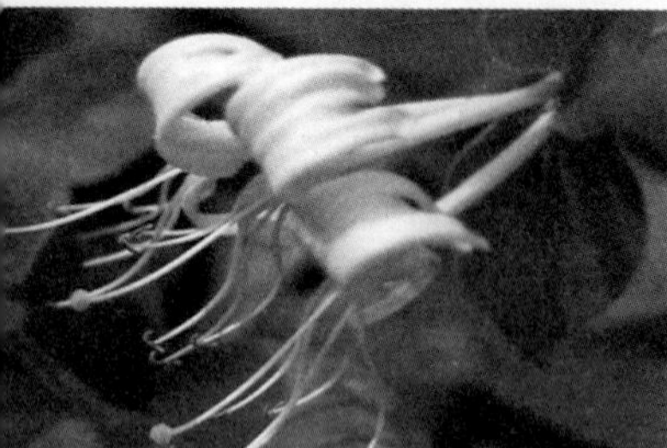
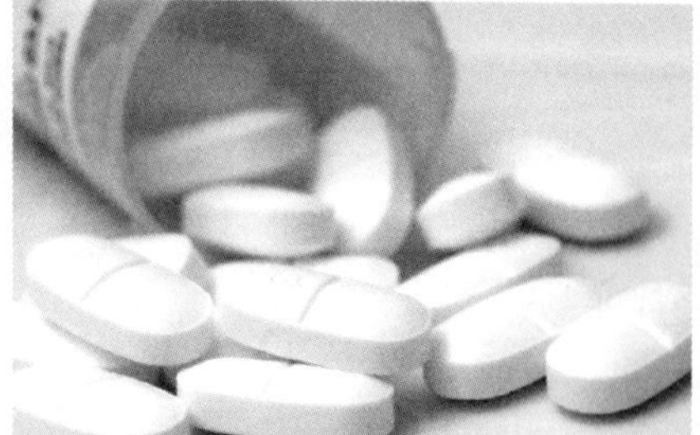
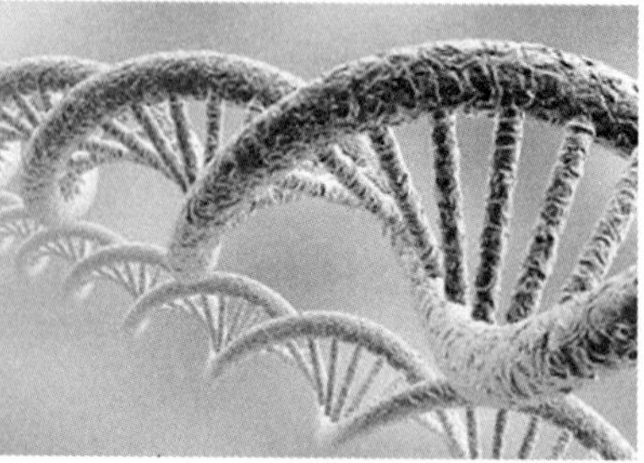

↗ **“十一五”期间“重大新药创制”成效显著** 2006年,《国家中长期科学和技术发展规划纲要》颁布,党中央、国务院决定实施国家科技重大专项,依靠自主创新,改善民生,培育新兴产业,提高综合国力。“重大新药创制”被确立为16个重大专项之一。“重大新药创制”重大专项经过两年调研,编写实施方案,2008年初经国务院常务会议批准正式实施。

“十一五”期间,我国“重大新药创制”重大专项实施成效显著,向实现大幅度提高创新能力、提高产业竞争能力、改善民生的三大目标迈出了坚实、有力的一步。专项积极探索举国体制,集成前期工作基础,培育企业创新主体,调动全国优势力量,融入经济、支撑经济、引领经济,实施近5年成效显著,对照“十一五”目标,申请国外专利比原计划超额192%,取得国外授权比原计划超额125%;取得新药证书和提出新药申请共40项,比原计划超额完成33%;国际论文数量和专利发明申请数均跃至国际第三;医药工业产值达10 832亿,同样跻身世界前三,取得了超出预想的突出成绩。

2010年是“十一五”收官之年,“重大新药创制”重大专项自编制到实施,不到5年时间交出了一份科研创新能力、产业竞争力双重跃升的答卷,在创新药物研究开发、药物大品种技术改造、创新药物研究开发技术平台建设、企业新药物孵化基地建设以及新药研究开发关键技术研究方面均取得了重大进展。

1. 探索实施举国体制,实现跨越式发展

作为我国科技跨越式发展的着力点之一,“重大新药创制”重大专项一直受到中央领导的高度重视。专项集成了产学研医政等各方面的优势力量:全国前50强的大型医药企业、前15强的药物研发机构、排名前30的大型医院都得到了专项资助;15个大的园区和新成立的15个产学研联盟都参与了课题;在近5 000多个申请项目、70 000多名人员中,经过专家评审、部门审核等多个环节,遴选出一批优势单位、顶尖人才和团队,还吸引了近200名高水平留学人员;实现了海内外最优秀华人医药人才的有效整合,形成了服务国家目标、联合作战的大团队。

按照专项的实施方案,“十一五”期间从创新品种研发、大品种改造、技术平台、基地建设、关键技术5个方面共安排了千余项课题,中央经费投入逾40亿元。“重大新药创制”任务部署采取了包括22个步骤的最为严格的专家评审程序,包括专家独立评审、专家会议评审、专项总体组综合平衡、成药性审查、专利审查、牵头部门审查、领导小组批准等多个环节。专项实施管理办公室采取了一系列措施,整合各方面资源,调动各方面积极性,把专项目标与地方经济社会发展有机结合,促进专项与区域经济发展战略的有效对接;北京、上海、江苏等地方政府均成立了专门的专项领导机构,将生物医药确定为区域发展战略性新兴产业的重要领域。如以治疗脑卒中的药品丁苯酞氯化钠注射液为例,该专项虽然是由恩必普药业申办,由北京协和医院牵头,但全国共有37家药物临床试验机构前后参与进来。

2. 研发自主知识产权新药,努力改变“吃药靠仿制、靠进口”的被动局面

研发出高水平的创新药物是重大专项的重要目标和工作重点。“重大新药创制”重大专项主要针对危害我国人口健康的10类重大疾病开展创新药物研发。

在专项支持下,已有16个品种获得新药证书,24个品种提交新药注册申请,部分新药研发的创新性和质量明显提升,已接近国际先进水平,其中近三分之二的新药是我国在世界上首次确定化学结构、作用靶点的一类新药。据不完全统计,有10多个由我国自主研制的新药在发达国家进行临床试验;还有17个品种完成全部研究工作,41个品种处于Ⅲ期临床研究阶段;96个品种处于Ⅰ、Ⅱ期临床研究阶段;近200个品种处于临床前研究阶段,近500个候选药物正在研究之中。

新药物研发解决了若干重大疾病的预防与救治,一些药物填补了领域内的空白,攻克了悬而未决的难题,大幅度提高了我国医药研究的创新能力。肝炎疫苗的研发成功,为国家节约治疗费用高达7 000多亿元,减少肝炎感染人数170万。2009年4月,由第三军医大学与重庆康卫生物共同研制的口服重组幽门螺杆菌疫苗,作为全球第一个幽门螺杆菌疫苗问世,是由我国自主研发、具有完全自主知识产权的原创性疫苗。全世界有近一半人口感染幽门螺杆菌,仅中国感染者就超过6亿,每年我国因胃癌死亡约20万人,临床试验结果表明,口服重组幽门螺杆菌疫苗保护率高达72.1%,在国内外口服疫苗中位居前列。由浙江贝达药业有限公司历经10年研制、我国第一个具有完全自主知识产权的小分子靶向抗癌新药——盐酸埃克替尼(凯美纳)上市,它是以表皮生长因子受体(EGFR)酪氨酸激酶为靶标的新一代抗癌药,也是我国第一个具有完全自主知识产权的小分子靶向抗癌药。在Ⅲ期临床试验中,选择国际品牌专利药易瑞沙(吉非替尼)为阳性对照进行随机双盲试验,结果显示凯美纳疗效与易瑞沙相当,安全性更好,给药剂量和方案更适合中国人。由我国自主创制的第一个氟喹诺酮新药——盐酸安妥沙星是“重大新药创制”取得的首批重要成果,化学结构全新,有自主知识产权,其药效明确优于国际临床一线用药,但价格仅为国外同类产品的1/3。恒瑞集团已有11个一类新药进入临床研究阶段,2个已经在欧美等国家开展临床研究。军事医学科学院研究的军科奥韦已用于甲型H1N1流感的防控工作;总装航天医学研究所研发的一种航天作业专用药有望进入国际空间站,其部署的安多霖胶囊、抗晕动病新药、新型生物促愈合止血药等目标品种研发类课题进展良好。

3. 开展大药技术改造,降低用药费用,提高用药安全水平

大药改造是有中国特色的新药创制的新路,通过品种带

动企业发展，“重大新药创制”重大专项“十一五”期间部署的36个药物大品种技术改造课题进展顺利，解决了老百姓的实际问题。专项提出了名优中成药二次开发的理念，事实证明大药二次开发风险小，回报高，企业参与的积极性高。

大品种药物的技术改造，是对用量最多的药物品种进行创新改造，使其变得产量更高、疗效更好、不良反应更少、价格更便宜。如石药集团改造的抗高血压药物“玄宁”，与进口药“络活喜”相比，使患者负担由每人每天7元降到了0.7元，减少费用90%；进口抗肿瘤新药“阿霉素脂质体”价格为8 890元/支，而国内同类产品经技术改造后，价格仅为2 000元/支，减少费用78%；肠溶性阿司匹林进口价格为56元/100片，国内产品仅为1.7元/100片，减少费用97%。另外，每天安全使用已达300万人次的清开灵注射剂，每支价格仅6元，初步实现了安全、有效、价格低廉。天士力集团的现代中药复方丹参滴丸于2007年启动美国FDAⅡ期临床试验，全部研究于2009年底在美国顺利完成。复方丹参滴丸在Ⅱ期临床试验中没有出现药物相关的不良反应，即将在美国开展Ⅲ期临床试验，有望成为我国第一个进入国际市场的现代中药制剂。

促进了中国药物由原料出口向制剂出口的转变。浙江海正药业的氟伐他汀胶囊在2008年以自主品牌制剂进入欧洲市场，成为我国第一个真正意义上的出口制剂品种，而该企业的他克莫司胶囊于2009年1月通过英国官方检查，即将以自主品牌形式进入欧洲市场，成为我国自主品牌制剂步入国际市场的重要里程碑。浙江华海药业则在国内首家通过了美国FDA制剂认证，并自主拥有ANDA(新药简略申请)制剂文号，成为目前国内通过美国FDA、欧洲COS、澳大利亚TGA等国际主流市场官方认证最多的制药企业之一，在制剂出口以及国际化发展领域走在了国内医药行业的前列，其核心产品普利类药物关键技术获得2008年国家科技进步二等奖。

4. 突破关键核心技术，建设医药科技强国

“十一五”期间，新药研究开发关键技术研究项目针对化学药、中药和生物技术药新药研究开发、药物大品种技术改造和新药产业化发展的关键环节，国家和地方共投入经费近10亿元，力求突破一批制约创新药物研究开发的关键技术，加速新药创制的进程。

目前，我国生物医药领域相关国际论文的数量达到国际第三位；专利发明的申请数位居国际第三；医药工业产值达10 832亿元，同样跻身世界前三。对照“十一五”目标，我国申请国外专利864项，比原计划超额192%；取得国外授权211项，比原计划超额125%；取得新药证书和提出新药申请共40项，比原计划超额完成33%。医药创新能力的大幅度提高，为民生的改善和医药工业竞争能力的提高发挥了重要的作用。

关键技术让药物研发更加有效、更有预测性、更加快捷。我国要建设成为医药科技强国，必须在新药研制关键技术上取得重大突破，使我国医药企业和研究单位能够和国外医药巨头同等参与国际竞争，进而实现我医药科技和产业的发展与飞跃。专项主要通过攻克制约我国创新药物研究开发的重大共性关键技术和新药研发过程中的技术瓶颈，发展、建立和掌握一批具有国际先进水平的新技术，在我国创新药物研发过程中产生引领和推动作用。

中药注射剂是否安全，全社会广泛关注。重大专项针对中药注射剂技术改良这一问题专门设立中药注射剂安全课题。如河北神威药业解决了中药注射剂质量控制关键技术，有效避免了中药注射剂不良反应问题，目前该公司生产的“清开灵注射液”日使用量达300万人次，截至目前，无明显安全问题。其市场占有率达到80%，单品品种年销售额达到10亿元。

浙江新昌制药生产的维生素E占领了国际技术制高点，产品大量进入国际市场，打破了国外制药巨头巴斯夫等对国际维生素E价格和市场的控制。另外，他们生产的万古霉素已被美国药典USP收录为标准品，其衍生物的研究开发可能对治疗耐药细菌很有价值。

通过专项，我国在发酵菌的改造、发酵罐的研制、发酵过程的控制等一系列关键技术上取得突破，使我国微生物药物发酵技术水平进入国际先进行列。石家庄制药和华北制药为代表企业在发酵产品形成的抗生素和维生素制备方面的竞争能力已经打败国际同行的生产体系，使我国抗生素和微生物的拥有量和国际市场的占有量上升到60%以上。

浙江海正集团建立了抗体药物创新联盟，上海中信国健药业有限公司在关键技术项目支持下自主设计、建设了一条具有2个3 000 L规模生物反应器的自动化生产线，率先在医药行业使用新型自动控制系统，解决了细胞培养规模从几百升到几千升跨越过程中面临的污染控制、搅拌、气体传递和细胞生长等关键技术工艺，解决了蛋白纯化规模从百克到千克放大中的关键技术难点，标志着我们在国际公认的抗体药物规模化生产方面取得突破。

5. 建造研究开发平台，打造医药通向国际市场的桥梁

“十一五”期间，“重大新药创制”重大专项共建设15个以药物研发技术集成为目的的综合性大平台，使之成为药物创新的重要基地；共建立和完善新药筛选及相关技术、新药临床前药效学评价技术、药物代谢动力学技术等9类46个专业性新药研发单元技术平台，使之成为新药研发的重要技术支撑；共重点支持26个新药临床评价研究技术平台，使之成为新药临床评价研究的样板和示范；共重点支持8个药物安全评价技术平台，使之成为推动我国创新药物进入国际市场的重要保障。

一直以来，我国药物因缺少与国际接轨的研发平台，导致创新能力不高。药物研究与国际药品注册标准不接轨，中国药物难以进入国际市场。专项通过技术平台的建设，形成

了一批功能完备、技术优势突出、功能互补、创新能力强的新药研究开发技术平台，促进了企业技术创新主体的形成，部分平台逐渐实现了国际互认，初步构建了我国创新药物研发的技术体系，大大缩短了我国与发达国家新药研发技术方面的差距。平台已经成为我国新药研发走向国际舞台的坚实基础，已经成为我国创新药物研发持续发展、新药研发技术水平持续提升的重要保障，也为"十二五"继续实施重大专项奠定了良好基础。

15个综合性大平台，成为药物创新的重要基地。中国科学院上海药物研究所综合大平台共取得各类国家新药证书11项，其中一类新药证书2项；获得各类临床批文11项，其中4个一类新药正在进行临床研究；20多个一类候选新药正在进行临床前研究；有3个候选新药正在进行国际合作研究开发。形成了新药研发"发现一批，研发一批，转化一批"的良好态势，并逐步走向国际；初步具备功能齐全、技术先进、综合集成、无缝衔接、运行高效、国际规范的化学创新药物研发技术体系，部分单元平台达到国际先进水平或与发达国家互认。军事医学科学院综合大平台共获得新药生产批件1个、新药临床批件7个，申请中国发明专利45项、国际发明专利10项，授权中国发明专利34项、国际专利3项，承接对外委托服务47项。特别在非典、甲型流感等国家公共卫生事件中发挥了重要作用。2009年5月，为应对日益严峻的流感疫情，由军事医学科学院牵头，协调浙江海正药业有限公司和宜昌长江药业有限公司完成磷酸奥司他韦原料药扩产工作。武汉综合性大平台开发的一类新药——抗出血热单克隆抗体即将获得新药证书；胰岛素口腔喷雾剂已经完成Ⅲ期临床实验，向国家食品药品监督局提出新药证书申请；13个品种已经获得临床批件；7个1.1类新药正在进行临床前研究。同时平台还承担了11个新药的安全性评价工作，20余个新药的药代动力学评价和10余个新药的药效学评价。华南综合性新药研发技术大平台已获得新药证书1个，将有5个新药品种申报新药证书；已有15个品种获得临床批件；已开展和即将开展研究的候选药物17个。

参与平台建造的单位研究规模进一步扩大，引进了一批高水平人才，落实了匹配经费、研究场地和相关硬件。山东省重大新药创制平台部分单元平台初步形成了比较完整的新药研发体系，总投资15亿元、建筑面积10万平方米的山东省重大新药创制中心预计将于2011年投入使用。武汉综合大平台在既往基础上建立了4万平方米的独立新药研发大楼，实验动物中心、药物安评中心、模式动物与转基因动物中心、新药孵化技术平台于2010年8月正式入住。

通过平台建设，课题参与单位研发水平进一步提升。中国药科大学初步建立了临床前药物代谢动力学技术平台、新药筛选研究平台和新药制剂技术研究平台，近两年已发表学术论文2 035篇，其中SCI收录1 003篇，申请专利202件，授权61件(均为发明专利)。南京中医药大学附属医院临床药理实验室于2008年9月通过了ISO17025认可，已完成德国进口植物药仙露贝的临床试验，并获得新药证书；正在参加2项国际多中心临床试验。

平台建设全面提速，部分平台已得到国际互认，获得国际订单进一步增多。中国医学科学院肿瘤医院承担了169项临床研究，其中作为负责单位参与国际多中心研究45项。2008年，接受了欧盟药政主管部门派来的专家对承担的国际多中心临床试验的稽查工作，得到国际同行的认可，预计到课题结束时，将建成具有国际先进水平的抗肿瘤新药临床评价研究中心。中国药品生物制品检定所国家药物安全评价监测中心、上海医工院安全评价中心、四川大学国家成都中药安全性评价中心等单位通过了AAALAC(国际实验动物评估和认可委员会)认证；上海药物研究所安全评价中心建成了国内首家国际认可的安全评价信息技术/信息系统(IS/IT)。各中心先后与美国、法国、瑞士、丹麦、韩国等多家国际知名企业开展了数十项国际合作毒理与安全评价项目。在中法中药合作项目中，受法国药政局委托开展10种中药的安全性评价研究，其中6种中药已被欧洲药典收载，为我国中药进入国际提供了技术支撑。

6. 培育企业主体地位，医药产业大国雏形显现

"重大新药创制"重大专项"十一五"和"十二五"先期第一批企业创新药物孵化基地建设专题共立项41项课题。企业创新药物孵化基地建设项目，有3个创新药物已获得新药证书。12个责任课题单位的52个品种处于Ⅲ期临床阶段，已申报新药证书待批14个；获得新药证书2个。

专项"十一五"第三批设立了"技术创新产学研战略联盟"专题，共有14个单位申请了"技术创新产学研战略联盟"课题，7个联盟课题获得立项支持，涵盖化学药、中药和生物药；联盟单位中医药企业61个，大学35个，科研院所34个；中央财政资金投入近3亿元，地方、企业资金超过10亿元。

建立了一批以企业为主体的创新药物孵化基地。上海复旦张江生物医药股份有限公司通过着力推进6个靶向抗肿瘤创新药物的开发和产业化，带动高选择性蛋白质药物、脂质体药物、光动力药物三个靶向药物研究平台的建设和完善，建成包括化学原料药、化学药外用制剂和注射剂、细胞毒性药物注射剂在内的四条GMP生产线；形成6个创新药物：氨基酮戊酸(艾拉)、脂质体阿霉素(里葆多)、海姆泊芬(1.1类)、淋巴毒素(生物药1类)、脂质体长春新碱和多替泊芬(1.1类)。深圳微芯生物科技有限责任公司创新药物西达本胺，2010年1月在美国FDA接受新药临床试验(IND)申请，并于4月在美国启动了Ⅰ期临床试验研究，这是中国首个自主研发的抗肿瘤化学创新药进入发达国家进行国际临床开发。

"技术创新产学研战略联盟"课题的实施，有效地推动了国内生物医药企业的整合兼并重组。2009年中国医药集团与中国生物技术集团公司实行联合重组，有效整合了中国医

药集团在血液和疫苗领域的空缺，成为科工贸一体的医药健康产业平台，实现了规模效益，2009 年中国医药集团营业收入 650 亿元。

园区技术创新优势明显，产业聚集效应突出。上海张江园区基地医药企业在研药物品种超过 261 个。据不完全统计，截至 2010 年 6 月园区企业已获临床批件 47 个；在研国际临床品种 14 个，其中和记黄埔医药（上海）有限公司的 HMPL-004 和 HMPL-011 分别在美国和澳大利亚开展国际临床研究；已获生产批文（新药证书）18 个。

部分医药企业已成为省新药研发主体。河北省共承担新药专项课题 20 项，几乎全部课题都以企业牵头承担。华北制药集团已建成总数达 5 万株以上的药用微生物菌种资源库和总数 10 万以上的微生物代谢库，发现了 100 多个首次发现的新结构活性化合物；在抗耐药菌感染和抗排斥药物方面，有 10 个品种实现了产业化，成为全球掌握免疫抑制剂类药物生产技术最全的企业；在生物技术药物生产上，正在建设我国规模最大、年产吨级以上的重组蛋白生产基地。石家庄制药集团共投入 14 亿元用于新药研发经费，是专项中央财政支持经费的 14 倍；研发队伍达 1 200 多人，科研用房面积达 3 万平方米以上；在专项支持下已有 7 个项目获得新药证书和生产批件。以岭药业集团在专项支持下，已有 9 个国家专利新药进入市场，8 个进行新药研究，10 个完成临床前研究，30 多个在研项目，预计 2020 年专利新药工业总产值将达到 100 亿；目前主要产品通心络年销售额达 10 亿元，莲花清瘟胶囊达到 5 亿元，参松养心胶囊达到 4 亿元。通过专项的实施，先后有 8 个省提出了医药产业产值过千亿的规划目标，石药、华药、北药等一批 8 个企业先后提出产值超过 500 亿元。未来 5 年，我国医药产业产值将翻一番，由 1 万亿元上升到 2 万亿元，规模有望达到世界第 2 位。重大专项正引领和推动我国从医药大国向强国跨越。

从仿制为主转变到创新为主，从产业大国转变到产业强国，通过“重大新药创制”重大专项的实施向两个转变的目标迈出了坚实的一步。“十一五”期间，专项不仅完成了预期目标，促进产业发展，更重要的是探索了市场经济体制下的举国体制，形成了一种优势力量集成的良好氛围，为实施“十二五”规划、进一步保障和改善民生奠定了稳固基础。

今后，我国将大力发展用于重大疾病防治的生物技术药物、新型疫苗和诊断试剂、化学药物、现代中药等创新药物大品种，提升生物医药产业水平，加快生物医药产业发展。“十二五”期间，“重大新药创制”重大专项将突出培育战略性新兴产业、突出自主创新的特点，进一步健全国家药物创新体系，大幅提高医药科技创新能力，加速我国医药科技由仿制向创新的根本性转变的进程，使我国成为药物后期研发的强国；加速大型骨干企业和品牌产品的培育，大幅度提高医药产业的国际竞争力，推动我国由医药大国向医药强国的转变。

“十一五”期间我国疫苗研发成果显著 为提高人口健康水平，我国高度重视疫苗的生产和研发工作。“十一五”期间，我国着力提升多方面自主创新能力，攻克重大疾病防治和新药创制的关键技术是其中一项重要内容，启动了多个重点项目，大力推进疫苗研发进程。科技部会同有关部门在“863”计划（国家高技术研究发展计划）、科技支撑计划、“重大新药创制”和“病毒性肝炎和艾滋病等重大传染性疾病防治”国家重大科技专项等计划中，对疫苗研发与产业化予以重点安排。

坚持自主创新，加速迈向疫苗强国 2009 年 3 月，国家食品药品监督管理局为我国具有完全自主知识产权的口服重组幽门螺杆菌疫苗颁发了新药证书，这是世界上首个获准上市的口服重组幽门螺杆菌疫苗。研制幽门螺杆菌疫苗，可以实现从源头上防控病菌感染，具有重要的医疗社会价值。2010 年 8 月 23 日，国际著名医学刊物《柳叶刀》刊登了我国自主研制的戊型肝炎疫苗三期临床试验结果，意味着我国戊型肝炎疫苗研制方面的世界领先地位已赢得国际权威认可，是全世界戊型肝炎预防与控制领域的一个重大突破。2009 年 9 月 8 日卫生部部长陈竺宣布“中国成为世界上第一个可以应用甲型 H1N1 流感疫苗的国家”。借助自主建立的血凝素定量替代方法和临时标准试剂，我国不用等待世界卫生组织提供标准化试剂，大大缩短了临床试验时间，从而使甲型 H1N1 流感疫苗研发抢在了其他国家前面。

疫苗研发领域焕发勃勃生机 “十一五”期间，国家食品药品监督管理局批准进入临床试验的国产疫苗品种 60 多个。一批我国自主研发、用于重大传染性疾病防治的创新性疫苗产品取得重大突破：由中国疾病预防控制中心性病艾滋病预防控制中心和北京生物制品研究所联合研制的 DNA-天坛痘苗复合型艾滋病疫苗于 2006 年底获准进入临床试验；由中国医学科学院医学生物学研究所研制的 Sabin 株脊髓灰质炎灭活疫苗于 2007 年 5 月获准进行临床试验；由广州拜迪生物医药有限公司、解放军第 458 医院和广州药业股份有限公司联合研制的治疗性双质粒 HBV DNA 疫苗于 2007 年 8 月获准进入临床试验；由中国人民解放军第三军医大学研制的治疗用（合成肽）乙型肝炎疫苗于 2009 年 8 月获准进入Ⅱ期临床试验。此外，目前我国已有 3 家企业初步完成了用于预防手足口病的 EV71 病毒灭活疫苗的临床前研究，从毒株分离、鉴定，到生产工艺及质量标准的研究、建立等，均由我国企业和相关研究检定机构完成，已正式申请进行临床试验。

截至 2010 年底，我国共有 36 家疫苗生产企业，疫苗品种基本涵盖了其他国家已上市的所有预防性疫苗种类，可预防控制 27 种传染性疾病，生产的总剂量达 10 亿剂以上。当前国产疫苗从质量上及数量上均可满足包括国内免疫规划所需的全部疫苗需求，为中国保持无脊髓灰质炎状态，降低乙肝、甲肝、百日咳、流行性脑炎、乙型脑炎、白喉等传染病发病率及预计2012年消除麻疹等重大公共卫生成绩起到了非常重要的支撑作用。

我国现行疫苗质量标准已与世界接轨，满足世界卫生组织、欧洲药典等对于疫苗质量指标的各项要求。我国已是世界上最大的疫苗生产国和使用国，但距离真正的疫苗研发和生产强国仍任重道元。加强对新病原体的监测工作，加大对关键领域的支持力度，对提升我国疫苗研发的整体实力至关重要。（新华网）

2010年中国卫生十大新闻

十七届五中全会"十二五"规划建议指出要加快医疗卫生事业改革发展 2010年10月18日，中国共产党第十七届中央委员会第五次全体会议通过《中共中央关于制定国民经济和社会发展第十二个五年规划的建议》，指出要加快医疗卫生事业改革发展，按照保基本、强基层、建机制的要求，增加财政投入，深化医药卫生体制改革，调动医务人员积极性，把基本医疗卫生制度作为公共产品向全民提供，优先满足群众基本医疗卫生需求。《建议》为卫生事业改革发展指明了方向。

胡锦涛在中共中央政治局第二十次集体学习时强调建立健全覆盖城乡居民的基本医疗卫生制度 5月28日，中共中央政治局就世界医药卫生发展趋势和我国医药卫生体制改革问题进行第二十次集体学习。中共中央总书记胡锦涛在主持学习时强调，医药卫生事业关系亿万人民健康，关系千家万户幸福，关系经济发展和社会和谐，关系国家前途和民族未来，是一个十分重大的民生问题。建立健全覆盖城乡居民的基本医疗卫生制度，为群众提供安全、有效、方便、价廉的医疗卫生服务，是党和政府义不容辞的责任，是保障和改善民生、促进人的全面发展的必然要求，是全面建设小康社会、加快推进社会主义现代化的重要任务。

深化医药卫生体制改革工作总体进展顺利，公立医院改革试点启动 一年来，全国卫生系统根据国务院2010年度医改工作安排，以医改五项重点工作为核心，加大力度，稳步实施，总体进展顺利。新农合参合率保持在90%以上，基本药物制度已经在50%以上政府办基层医疗卫生机构实施，9类国家基本公共卫生服务项目和重大公共卫生项目稳步推进。我国先后出台了《关于公立医院改革试点的指导意见》和《关于进一步鼓励和引导社会资本举办医疗机构的意见》，16个国家级联系试点城市和31个省级试点城市开展了公立医院改革试点工作，试点工作开局良好、进展顺利。

国务院研究部署进一步加强艾滋病防治工作 11月29日，国务院总理温家宝主持召开国务院常务会议，研究部署进一步加强艾滋病防治工作的政策措施。12月1日，温家宝来到四川凉山彝族自治州考察艾滋病防治工作，探望艾滋病病毒感染者、病人和致孤儿童，慰问工作在艾滋病防治一线的医务人员并进行座谈。11月22日，李克强副总理考察了中国疾控中心艾滋病预防控制中心，现场主持召开国务院防治艾滋病工作委员会全体会议，要求提高科学防治艾滋病工作水平，切实维护人民群众身体健康和生命安全。

全国医药卫生系统深入开展创先争优活动 5月以来，按照中央的统一部署和要求，全国医药卫生系统启动深入开展创先争优活动，进一步巩固和拓展科学发展观的学习实践活动成果，推动卫生事业科学发展，加强基层单位党建工作。全国医药卫生系统开展创先争优活动坚持从深化医药卫生体制改革和全国医药卫生系统的实际出发，以"落实医改任务、提高服务水平、改进医德医风、加强基层组织"为总的实践载体，努力创建以"五个好"为基本要求的先进基层党组织、争做以"五带头"为主要内容的优秀共产党员。

我国完成1.02亿人的麻疹疫苗强化免疫 9月，卫生部在全国范围开展适龄儿童麻疹疫苗强化免疫活动，以尽可能给予免疫空白人群接种机会，最大限度阻断麻疹病毒的传播，加快消除麻疹进程，提高全人群健康水平。9月11日至29日，全国共接种1.02亿人，没有与疫苗接种相关的死亡病例发生，没有群体性不良反应发生。本次强化免疫活动异常反应发生率低于世界卫生组织公布的参考指南，低于既往水平。

青海玉树地震、甘肃舟曲山洪泥石流灾害紧急医学救援工作取得重大胜利 4月14日，青海玉树发生地震，8月7日夜至8日凌晨，甘肃舟曲突发特大山洪泥石流。两次特大自然灾害发生后，卫生部门迅速启动卫生应急一级响应，创新建立前后方指挥一体化、军警地协同一体化工作机制，协调组织全国卫生力量奔赴灾区开展卫生应急工作，全力指导支持灾区卫生部门开展紧急医学救援、伤员转运、疾病控制、卫生监督、高原病防治、心理援助和鼠疫防控等工作，实现了"最大程度降低死亡率和伤残率"和"大灾之后无大疫"的目标。

我国进一步维护乙肝表面抗原携带者入学和就业权利 2月10日，人力资源社会保障部、教育部、卫生部联合下发通知，进一步明确取消入学、就业体检中的乙肝病毒检测项目，各级各类教育机构、用人单位在公民入学、就业体检中，不得要求开展乙肝项目检测，不得要求提供乙肝项目检测报告，也不得询问是否为乙肝表面抗原携带者；各级医疗卫生机构按要求不得在入学、就业体检时提供乙肝项目检测服务。此项措施得到了公众的积极支持。

我国检测出携带NDM-1耐药基因细菌 10月26日，中国疾病预防控制中心通报，在对既往收集保存的菌株进行NDM-1耐药基因检测时，检出3株携带NDM-1耐药基因阳性细菌。国际上报道发现携带NDM-1耐药基因细菌后，引起社会广泛关注，卫生部立即组织有关医疗机构和疾病预防控制机构，开展了该耐药菌的调查、检测和监测，并采取相应防控措施，确保广大群众健康。

卫生部调查"圣元乳粉疑致儿童性早熟"情况 2010

年8月，针对媒体报道有婴幼儿因食用圣元乳粉导致性早熟的情况，在国务院食品安全委员会办公室的统一组织协调下，卫生部成立专家组，会同有关部门和湖北省立即开展调查处理，对相关产品进行检测和评估，并及时向社会通报。卫生部专家组评估认为，湖北3例婴幼儿单纯性乳房早发育与食用圣元优博婴幼儿乳粉没有关联，市场上抽检的圣元乳粉和其他婴幼儿乳粉激素含量没有异常。

（卫生部新闻办公室）

2010年十大医药新闻

1.2010版《中国药典》施行。2010版《中国药典》注重解决制约药品质量与安全的问题，全面提升了药品质量标准。

2.卫生部发布《中国国家处方集》。该处方集是我国第一部国家级权威性处方集。

3.全国食品药品监管系统掀起学习史俊琴热潮。陕西省延安市食品药品监管局局长史俊琴的先进事迹经《中国医药报》报道后，全国食品药品监管系统掀起了向史俊琴学习的热潮。

4.上海世博会药品安全保障有力。上海世博会历时184天，未发生一起药品安全事件。

5.携带NDM-1的耐药细菌被发现。滥用抗菌药是造成细菌耐药的重要原因。

6.《关于加快医药行业结构调整的指导意见》出台，医药行业结构调整步伐加快。以企业巨头为代表的重组扩张高潮迭起。

7.《药品集中采购监督管理办法》发布施行。作为该《办法》顺利施行保障举措之一的基本药物全品种电子监管备受关注。

8.我国研发的蛋白抗肿瘤药物专利与技术以4亿元易主。该专利与技术转让给了跨国药企赛诺菲-安万特，交易金额在国内基础科研领域较为鲜见。

9.中国药品生物制品检定所更名为中国食品药品检定研究院。

10.《海峡两岸医药卫生合作协议》签署。海峡两岸将在药品的非临床检测、临床试验等领域开展广泛的交流与合作。

（中国医药报社）

2010年中医药十大新闻

中医药积极参与医改、全面落实《若干意见》取得成效 各地普遍提高中医药报销比例、降低报销起付线，推进中药基本药物的增补、配备和使用，县中医院、乡镇卫生院中医药科室得到加强，中医坐堂医进一步规范，将中医药内容作为基本公共卫生服务绩效考核内容，安徽、北京、甘肃等地探索有利于发挥中医医院特色优势的体制机制。中央安排50多亿元，国家重点支持了16个中医临床研究基地、41所地级市以上中医院和147所县中医院建设。吉林、上海等9个省（区、市）出台扶持促进中医药发展的专门文件。卫生部、国家中医药管理局出台意见支持甘肃中医药发展。国家中医药管理局首次召开全国民间医药和民营中医医疗工作座谈会，提出鼓励和引导社会资本举办中医医疗机构，形成多元办医格局。

中医针灸列入人类非物质文化遗产代表作名录 中医药申报人类非物质文化遗产代表作名录取得突破。11月，“中医针灸”正式被联合国教科文组织列入人类非物质文化遗产代表作名录，这是目前213项代表名录中的第一个传统医药类项目。《本草纲目》、《黄帝内经》两部中医古籍成功入选世界记忆亚太地区名录。

澳大利亚中医药孔子学院成立，向世界开启了一扇了解中医和中国文化的新窗口 6月，由南京中医药大学与澳大利亚皇家墨尔本理工大学合办的中医孔子学院在墨尔本成立。中医药学凝聚着深邃的哲学智慧和中华民族几千年的健康养生理念及其实践经验，是中国古代科学的瑰宝，也是打开中华文化宝库的钥匙。该院是继2008年黑龙江中医药大学、哈尔滨师范大学与伦敦南岸大学合办伦敦中医孔子学院之后全国第二家中医孔子学院，为国外民众开启一扇了解中医和中国文化的新窗口。

国际标准化组织（ISO）确定中医药技术委员会秘书处落户中国上海，并召开第一次会议 国际标准化组织成立中医药技术委员会（暂定名），并将秘书处设在我国，国际疾病分类与代码（ICD-11）首次将中医药等传统医学纳入。中医药技术委员会秘书处由国家标准化管理委员会和国家中医药管理局共同负责指导和管理，对中医药进入国际标准化体系意义重大。

中医药参与玉树、舟曲重大自然灾害防病救治，发挥了独特作用 4月，青海玉树强烈地震和8月甘肃舟曲特大泥石流灾害发生后，中医药系统紧急组建救援医疗队参加救灾救治，中医（藏医）传统疗法和制剂在抢救伤员、灾后防疫、康复保健中得到广泛应用，发挥了独特作用。

新中国成立以来首次全国中医基本现状调查完成，摸清了中医家底 全国中医基本现状调查顺利完成。这是新中国成立以来第一次在全国范围内开展的中医现状调查。被调查机构达80万个，此次调查是一项事关中医药事业发展全局的战略性、基础性工作，对做好中医药宏观战略规划、科学管理决策、政策研究制定，确保中医药事业科学发展具有重要意义。

中医中药中国行活动再启程，重点转向“进乡村、进社区、进家庭” 9月，以“进乡村、进社区、进家庭”为主题的中医中药中国行第二阶段活动顺利启动，通过中医药文化科普宣传周、中医药文化科普巡讲、全国万名基层中医师读报等系列活动，普及中医药科学知识，引导民众正确认识中医药、使用中医药。这也是对张悟本等人引发的“养生乱象”所暴露出的群众对中医药服务强烈需求与中医药文化科普宣传薄弱不相适应的有效回应。

四部委印发《全国民族医药近期重点工作实施方案》，加大对民族医药的扶持力度　国家中医药管理局会同国家民委、卫生部、国家食品药品监管局印发《全国民族医药近期重点工作实施方案(2010-2012)》，对民族医药工作全面部署。首次对民族医药进行大规模整理研究，对150部民族医药特色文献和140个民族医药诊疗技术进行规范整理和研究。确定了16个民族医药重点学科建设点。中国民族医药学会第一次换届改选顺利完成，组织建设得到加强。

发展现代中药被列为国家发展战略性新兴产业生物医药部分重点之一　国务院出台《关于加快培育和发展战略性新兴产业的决定》，提出要"大力发展现代中药"。工业和信息化部等三部门联合印发《关于加快医药行业结构调整的指导意见》，提出优先发展具有中医药优势的治疗领域的药品，培育50个现代中药。卫生部等三部局发布《关于加强医疗机构中药制剂管理的意见》，简化审批程序，扩大调剂范围，规范制剂管理。中成药复方丹参滴丸完成美国 FDA Ⅱ期临床试验，并将进入Ⅲ期临床试验。

5个中医药项目获国家科技进步二等奖　"抑郁症中医证候学规律的研究"、"肾阳虚证的神经内分泌学基础与临床应用"、"基于中医药特点的中药样品库的建立与新药研究"、"经方现代应用的临床与基础研究"、"中药质量控制综合评价技术创新及其应用"获国家科技进步二等奖。首届国家中医药发展论坛"珠江论坛"在广州举行，论坛倡导科学精神、学术民主和平等自由交流，推动学术创新发展。

(国家中医药管理局)

↗ 2010年版《中国药典》编制完成，标准提高

2010年版《中国药典》是新中国成立60年以来组织编制的第九版药典，在总结历版药典的基础上，充分利用近年来国内外药品标准资源，注重创新与发展，实事求是地反映了我国医药产业和临床用药水平的发展现状，为进一步加强药品监督管理提供了强有力的技术支撑，自2010年10月1日起正式实施。2010年版《中国药典》分为三部出版，一部为中药，二部为化学药，三部为生物制品；收载品种4 600余种，其中新增1 300余种，基本覆盖国家基本药物目录品种和国家医疗保险目录品种，药品标准进一步提高。

1. *药品安全性得到进一步保障*

在药品安全性方面，除在附录中加强安全性检查总体要求外，在品种正文标准中大幅度增加或完善安全性检查项目，进一步提高对高风险品种的标准要求，进一步加强对重金属或有害元素、杂质、残留溶剂等的控制，并规定眼用制剂按无菌制剂要求，明确用于烧伤或严重创伤的外用剂型均按无菌要求。新版药典的附录和凡例等通用性、基础性技术规定与要求，对药典以外的所有上市药品都有直接的作用和影响力。

在有效性和质量可控性方面，除新增和修订相关的检查方法和指导原则外，在品种正文标准中增加或完善有效性检查项目，大幅度增加了符合中药特点的专属性鉴别，含量测定采用了专属性更强的检查方法，增加溶出度、含量均匀度等检查项目。

增加了化学药注射剂安全性检查法应用指导原则；在制剂通则中将渗透压摩尔浓度检查作为注射剂的必检项目；对药典一部收载的中药注射剂品种全部增加了重金属和有害元素限度标准；对其他注射剂品种的标准也不同程度地增加了对产品安全性、有效性及质量可控性等方面的质控要求，这些措施对于解决注射剂、特别是中药注射剂的安全性问题将起到积极的作用。

2. *中药标准整体水平全面提升*

中药收载品种数量大幅度提高　新版药典收载中药材、中药饮片、中成药和中药提取物标准大幅提升，一举改变和扭转长期以来收载品种少、基础差，尤其是中药饮片缺乏标准的局面，在中药资源保护及其相关标准技术创新得到跨越式发展。

中药品种分别增加和完善了安全性质控指标　(1)在中药附录中加强安全性检查总体要求，如在附录制剂通则中，口服酊剂增订甲醇限量检查，橡胶膏剂首次提出不得检出致病菌检查要求等；在附录检测方法中，新增二氧化硫残留量测定法、黄曲霉毒素测定法、渗透压摩尔浓度测定法、异常毒性检查法、降压物质检查法、过敏反应检查法、溶血与凝聚检查法等。(2)在中药正文标准中增加或完善安全性检查项目，如对易霉变的桃仁、杏仁等新增黄曲霉素检测，方法和限度与国际一致；在正文标准中全面禁用苯作为溶剂；对工艺中使用有机溶剂的均检查有机溶剂残留；对川乌、草乌、马钱子等剧毒性饮片，采用高效液相色谱法(HPLC)等更先进、更精确的方法加以限量检查。(3)在重金属和有害元素控制方面，新版药典采用电感耦合等离子体质谱(ICP-MS)测定中药中砷、汞、铅、镉、铜的含量；对一部所有中药注射剂及枸杞子、山楂、人参、党参等用药时间长、儿童常用的品种均增加了重金属和有害元素限度标准。

解决了中药饮片标准的问题　大幅增加了中药饮片标准的收载数量，初步解决了长期困扰中药饮片产业发展的国家标准较少、地方炮制规范不统一等问题，对于提高中药饮片质量，保证中医临床用药的安全有效，推动中药饮片产业健康发展将起到积极的作用。

大幅增加符合中药特点的专属性鉴定　大幅增加符合中药特点的专属性鉴别：一是中药标准中不再使用颜色或沉淀的化学反应和光谱鉴别方法。二是标准中大幅增加横切面或粉末显微鉴别。2005年版药典共收载显微鉴别620项；2010年版仅新增显微鉴别就达633项，所有的药材和饮片及含生药粉的中成药基本都增加了专属性很强的横切面或粉末显微鉴别。三是标准中大量使用专属性较强的薄层色谱

(TLC)鉴别技术,2005年版药典共收载薄层色谱鉴别1 507项;2010年版药典仅新增薄层色谱鉴别就达2 494项,除矿物药外均有专属性强的薄层鉴别方法。

3. 现代分析技术广泛应用

扩大了对成熟新技术方法的收载 如附录中新增离子色谱法、核磁共振波谱法、拉曼光谱法指导原则等。中药品种中采用了液相色谱/质谱联用、DNA分子鉴定、薄层-生物自显影技术等方法,以提高分析灵敏度和专属性,解决常规分析方法无法解决的问题。新增药品微生物检验替代方法验证指导原则、微生物限度检查法应用指导原则、药品微生物实验室规范指导原则等,以缩小附录在微生物方面与国外药典的差距。

进一步扩大了对新技术的应用 除在附录中扩大收载成熟的新技术方法外,品种正文中进一步扩大了对新技术的应用。药典一部根据中医药理论和中药成分复杂的特点,建立能反映中药整体特性的方法,将反映中药内在质量整体变化的色谱指纹图谱技术应用到药品标准中,以保证质量的稳定均一。药典二部采用了分离效能更高的离子色谱法和毛细管电泳法;红外光谱在原料药和制剂鉴别中的应用进一步扩大;总有机碳测定法和电导率测定法被用于纯化水、注射用水等标准中;气相色谱技术被广泛用于检查残留溶剂等。药典三部逐步采用体外方法替代动物试验用于生物制品活性/效价测定,采用灵敏度更高的病毒灭活验证方法等。

2010年版《中国药典》的颁布实施,将在我国全面提高药品质量过程中起到积极而重要的作用,并将进一步扩大和提升我国药典在国际上的积极影响。 (中新网)

2010年全球上市新药

2010年全球批准上市的新分子实体(new molecular entity, NME)15个、新生物药品(new biologics)9个,共24个(见表1)。其中,遗传病治疗药4个、抗肿瘤药3个、抗感染药3个、心血管治疗药3个、免疫治疗药3个、内分泌与代谢类药物3个、中枢神经系统药物2个、呼吸系统药物1个、眼科用药1个和疫苗1个。

表1 2010年全球上市新药

中文名	英文名	商品名	适应证	申请者	最先批准国家或地区
卡巴他赛	cabazitaxel	Jevtana	前列腺癌	赛诺菲-安万特	美国
甲磺酸依立布尔	eribulin mesylate	Halaven	晚期转移性乳房癌	卫材	美国
培拉米韦	peramivir	Rapiacta	成人非并发性季节性流感	BioCryst/盐野义	日本
拉尼米韦	laninamivir	Inavi	流感	日本第一三共株式会社	日本
头孢洛林酯	ceftaroline fosamil	Teflaro	细菌感染	日本武田制药和Forest Laboratories	美国
维纳卡兰	vernakalant	Brinavess	房颤	默克/Cardiome制药	欧盟
替卡格雷	ticagrelor	Brilique	血小板粘连	阿斯利康	欧盟
罗氟司特	roflumilast	Daxas	慢性梗阻性肺部疾病	Nycomed	欧盟
苯甲酸阿洛列汀	alogliptin benzoate	Nesina	2型糖尿病	武田制药	日本
替莫瑞林	tesamorelin	Egrifta	HIV相关性脂肪代谢障碍	EMD Serono	美国
盐酸鲁拉西酮	lurasidone hydrochloride	Latuda	成人精神分裂症	Sunovion制药	美国
达氨吡啶	dalfampridine	Ampyra	多发性硬化症	Acorda Therapeutics	美国
芬戈莫德	fingolimod	Gilenya	多发性硬化症	诺华	俄罗斯
比拉斯汀	bilastine	Drynol	过敏性鼻-结膜炎和荨麻疹	西班牙Faes制药	欧盟
地夸磷索四钠	diquafosol tetrasodium	Diquas	干眼症	参天制药/Inspire制药	日本
西普鲁塞-T	sipuleucel-T	Provenge	前列腺癌疫苗	Dendreon生物制药公司	美国
干细胞再生治疗产品t2c001	tem cell-based regenerative therapies t2c001		急性心肌梗塞和慢性缺血性心脏病	t2cure	欧盟
克内斯他α	conestat alfa	Ruconest	遗传性血管性水肿的急性发作	Pharming集团/Orphan Biovitrum	欧盟
培罗替酶	pegloticase	Krystexxa	痛风	Savient制药	美国
间充质前体细胞产品	Mesenchymal precursor cells		需组织再生的一些疾病	Mesoblast	澳大利亚
地舒单抗	denosumab	Prolia	骨质疏松和骨质丢失	安进	欧盟
α1-抗胰蛋白酶	α1-antitrypsin	Glassia	α1-抗胰蛋白酶缺乏症	Kamada	美国
维拉糖酶α	velaglucerase alfa	VPRIV	儿童与成人Ⅰ型戈谢病	Shire	美国
胶原酶肉毒杆菌	collagenase clostridium histolyticum	Xiaflex	可触知肌索的迪皮特朗挛缩	Auxilium Pharm	美国

(邹 栩)

索引
Index

中国药学年鉴 2011
CHINESE PHARMACEUTICAL YEARBOOK

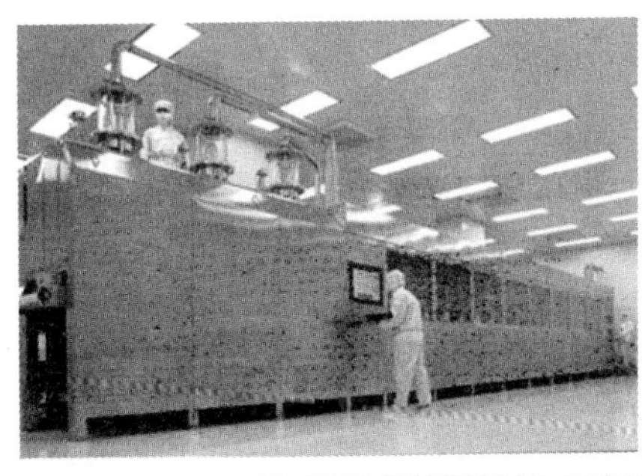
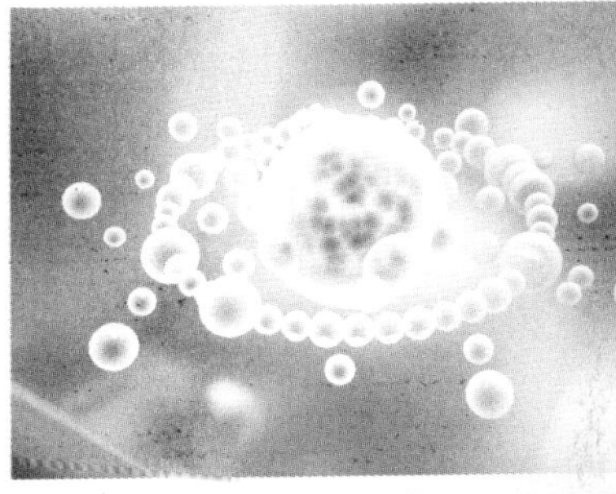
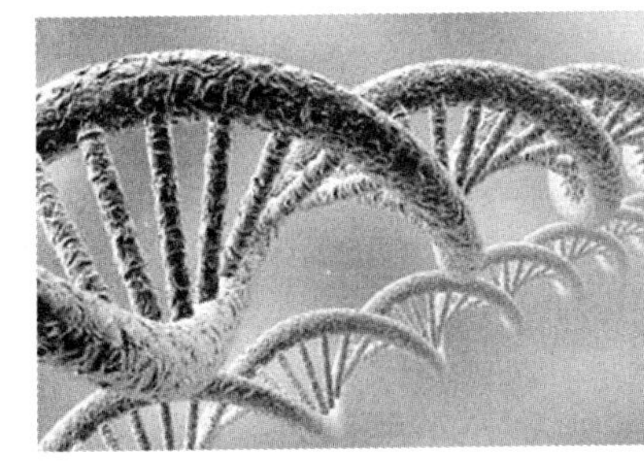
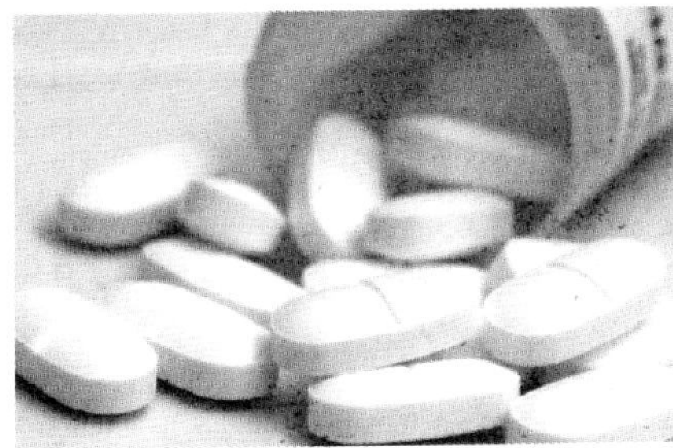
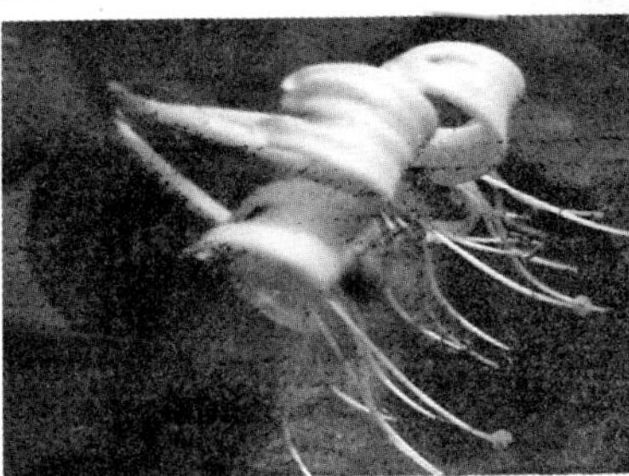

1980～2011 卷企事业机构索引

科研、情报机构

学　校

医药企业、药厂

药检、监察机构

医院药学部、药剂科

药品经营机构

1980～2011 卷药学人物索引